LES

GRANDS ÉCRIVAINS

DE LA FRANCE

NOUVELLES ÉDITIONS

PUBLIÉES SOUS LA DIRECTION

DE M. AD. REGNIER

Membre de l'Institut

MÉMOIRES

DE

SAINT-SIMON

TOME VIII

PARIS. — TYPOGRAPHIE A. LAHURE
Rue de Fleurus, 9

MÉMOIRES

DE

SAINT-SIMON

NOUVELLE ÉDITION

COLLATIONNÉE SUR LE MANUSCRIT AUTOGRAPHE

AUGMENTÉE

DES ADDITIONS DE SAINT-SIMON AU JOURNAL DE DANGEAU

et de notes et appendices

PAR A. DE BOISLISLE

Membre de l'Institut

Et suivie d'un Lexique des mots et locutions remarquables

TOME HUITIÈME

PARIS

LIBRAIRIE HACHETTE ET Cie

BOULEVARD SAINT-GERMAIN, 79

1891

MÉMOIRES

DE

SAINT-SIMON

Il étoit donc question de se préparer à une guerre vive en Italie[1], où Tessé avoit été envoyé comme un[2] homme agréable à M. de Savoie et à ses ministres, qui avoit négocié à Turin la dernière paix et le mariage de Mme la duchesse de Bourgogne[3]. C'étoit un homme doux, liant, insinuant, avec plus de manège que d'esprit ni de capacité, mais heureux en tout au dernier point, avec une figure fort noble, et un langage de cour qu'[il] savoit tourner et retourner[4]. On avoit un besoin continuel de M. de Savoie pour le passage et les vivres, on s'en vouloit assurer pour allié[5]; Mantoue aussi, par sa situation,

1701. Mesures en Italie. Tessé*.

1. Voyez notre tome VII, p. 370-371. — 2. *Une* corrigé en *un*.
3. Tome III, p. 128-134 et appendice XIII, p. 419-449.
4. Voyez ci-après, p. 263, et comparez le portrait plus long déjà donné en 1696 (tome III, p. 128-131) et celui qui viendra en 1703 (tome III de 1873, p. 387-388; Addition au *Journal de Dangeau*, tome IX, p. 96).
5. Déjà dit en 1700 : tome VII, p. 371. Voyez les lettres du Roi à

* La date se trouve six lignes trop haut dans le manuscrit (voyez notre tome VII, p. 379), et *Tessé* a été ajouté après coup à la manchette.

étoit un objet principal, et Tessé connoissoit fort M. de Mantoue[1]. Il étoit donc parti chargé de beaucoup d'instructions, et, si Torcy y avoit beaucoup travaillé pour le politique[2], Barbezieux avoit eu une grande besogne à dresser pour tous les détails des troupes, des vivres et des différentes parties et plans de la guerre[3].

Mort et caractère de Barbezieux.

Au fort de ce travail il eut la douleur de voir, comme je l'ai dit[4], Chamillart ministre dans le temps où on s'y attendoit le moins. Ce fut pour lui un coup de foudre. Depuis plus de soixante ans ses pères avoient eu, dans sa même place, une très principale part au gouvernement de l'État[5], et lui-même, depuis près de dix ans qu'il la rem-

M. d'Harcourt, dans l'*Avènement des Bourbons*, par Hippeau, tome II, p. 467 et 500, et le *Journal de Dangeau*, tome VIII, p. 12, 14, 43, 56, 57, 70 et 71.

1. Ferdinand-Charles IV de Gonzague : tome II, p. 310. Voyez ci-après, p. 256-257.

2. Dangeau, que notre auteur suit, a écrit plus correctement (*Journal*, tome VII, p. 457) : « Tessé recevra les instructions de M. de Torcy pour la politique, et de M. de Barbezieux pour le militaire. »

3. On avait profité de la présence de M. de Colmenero pour faire le choix des officiers généraux et des troupes destinées à passer soit à Gênes, soit dans le Milanais. Le détail en est donné, dès décembre 1700, dans le *Journal de Dangeau*, tome VII, p. 462-465, dans les *Mémoires de Sourches*, tome VI, p. 338-339, dans la *Gazette d'Amsterdam*, n° XVII, dans la copie des *Dépêches vénitiennes*, ms. Ital. 1918, p. 62-63, etc. Comparez les *Mémoires de Tessé*, tome I, p. 182 et suivantes, et le début du tome I des *Mémoires militaires relatifs à la succession d'Espagne sous Louis XIV*, par le général baron Pelet, publiés dans la collection des Documents inédits relatifs à l'histoire de France, où sont les instructions données à Tessé et sa correspondance. Ses lettres à la duchesse de Bourgogne commencent au 1er janvier 1701 dans le recueil publié par le comte de Rambuteau. Hippeau en a publié d'autres, au roi d'Espagne et à M. d'Harcourt, en 1862, dans les *Mémoires de l'Académie de Caen*, p. 439-450.

4. Tome VII, p. 358-359.

5. C'est le 13 avril 1643 que le grand-père, Michel le Tellier (tome I, p. 84), avait été pourvu de la charge de secrétaire d'État de la guerre, occupée alors par Sublet de Noyers, et, en 1661, il avait été fait ministre d'État. Louvois, associé à la même secrétairerie le 24 février 1662, l'avait dirigée conjointement avec M. le Tellier jusqu'à ce que celui-ci

plissoit[1], ne s'y étoit guères moins acquis de crédit et d'autorité qu'eux. Chamillart, tout nouveau et depuis deux ans en place, en étoit encore à rechercher de lui faire sa cour, après avoir été souvent dans l'antichambre de son père et dans la sienne[2]. Cette préférence lui fut insup-

succédât à M. d'Aligre comme chancelier et garde des sceaux (28 octobre 1677), et il avait été déclaré ministre au commencement de 1672.

1. Comme M. le Tellier s'opposait à ce que Barbezieux, alors commandeur de Malte, fût nommé survivancier au détriment de son frère aîné Courtenvaux, qui l'était déjà, et du second fils Souvré, c'est seulement après la mort du Chancelier, en novembre 1685, que ce changement fut exécuté. Admis au Conseil à partir du 1er mars 1687, Barbezieux remplaça son père le 16 juillet 1691, comme secrétaire d'État, mais non comme ministre, tout en touchant la pension de vingt mille livres, et il fut également pourvu de la charge de chancelier et garde des sceaux de l'Ordre. L'ambassadeur vénitien dit que Barbezieux s'était jeté aux pieds de Mme de Maintenon pour qu'elle intercédât près du Roi, et que celui-ci se décida à le prendre, soit par gratitude pour la mémoire de Louvois, soit pour montrer qu'aucun ministre ne lui était indispensable. Avant d'être appelé à cette succession, Barbezieux possédait la commanderie de Piéton, près Charleroy, occupée en dernier lieu par un des oncles de notre auteur (tome I, p. 415, 426-427, 431, 434 et 460), et s'appelait alors le commandeur de Louvois ou de Souvré. (*Journal de Dangeau*, tome I, p. 237 et 245; Rousset, *Histoire de Louvois*, tome III, p. 481-485; *Relazioni veneziane*, série FRANCIA, tome III, p. 512; Papiers du P. Léonard, Arch. nat., MM 828, fol. 16.)

2. Cette phrase se retrouve presque textuellement dans un portrait de Barbezieux que nous a laissé le marquis d'Argenson (*Loisirs d'un ministre*, dans l'édition Jannet, tome I, p. 7-8), sans doute d'après les récits de l'abbé de Choisy, et qu'il faut citer en entier : « Le ministère de la guerre avoit passé, à la mort de M. de Louvois, à M. de Barbezieux, son fils, qui le conserva pendant dix années. Ce secrétaire d'État, qui avoit naturellement de l'esprit, une conception vive et prompte, et une grande habitude de détails auxquels son père l'avoit formé de bonne heure, avoit aussi de grands défauts. Il avoit été gâté, dans sa jeunesse, par tout le monde, excepté par son père. Libertin, dissipé, impertinent, et traitant quelquefois trop légèrement le militaire, qui, suivant son usage, ne lui épargnoit pas jusqu'aux bassesses quand il pouvoit obtenir des grâces, et se plaignoit avec hauteur dès qu'il n'avoit plus rien à espérer, il se livroit à ses bureaux par nécessité, mais leur imposoit toujours, parce que le fils de M. de Louvois, leur créateur pour ainsi dire, ne pouvoit manquer de leur inspirer du respect,

portable en elle-même, et encore par le coup de caveçon[1] qu'elle lui donnoit, et qui lui fit bien sentir qu'il n'étoit pas saison de s'en plaindre. Chamillart, qui n'avoit pas imaginé d'être appelé si tôt au conseil d'État[2], fit en homme modeste et en bon ami tout ce qu'il put pour le consoler. Barbezieux ne fut point piqué contre lui; mais, outré de la chose, il ne put se laisser adoucir le courage[3], haut, fier et présomptueux à l'excès. Sitôt qu'il eut expédié Tessé, il se livra avec ses amis à la débauche

de la vénération, et même de l'attachement. Louis XIV, qui connoissoit les défauts de M. de Barbezieux, s'en plaignoit dans son intérieur, le rabrouoit même quelquefois en particulier; mais il lui laissoit sa place, parce qu'il sentoit l'importance de conserver dans l'administration de la guerre l'esprit et les principes de M. de Louvois. M. de Barbezieux n'entra jamais au conseil d'État. On prétend qu'il mourut, pour ainsi dire, de rage d'y voir siéger M. de Chamillart, qu'il avoit fait attendre souvent dans l'antichambre de son père et dans la sienne; mais, selon toute apparence, l'alliance ruineuse et mortelle que M. de Barbezieux voulut faire d'une vie libertine avec le travail et les expéditions multipliées qu'exigeoient les préparatifs de la guerre de succession d'Espagne fut ce qui causa la maladie qui l'entraîna en peu de jours au tombeau. M. Fagon, premier médecin du Roi, la jugea mortelle dès le premier instant qu'il l'eut vu. Il en fit part au Roi, qui en parut peu touché. M. de Barbezieux mourut le 5 janvier 1701, et le malheureux Chamillart fut aussitôt chargé du département de la guerre, par surcroît à celui des finances. »

1. Cette locution figurée a déjà passé dans notre tome I, p. 116. Elle assimile l'homme fougueux, qui a besoin d'être retenu et maîtrisé, au jeune cheval que l'on dompte en lui serrant les naseaux avec le caveçon en fer.

2. Comme ministre d'État. Il écrivait au premier président Nicolay, le 24 novembre 1700 : « Vous me trouverez toujours fidèle à mes amis, plein de bonnes intentions et plus occupé d'une bonne réputation que de tous les honneurs du monde. L'élévation au ministère ne me donnera pas plus de vanité que la place de contrôleur général, et vous me retrouverez à Montfermeil tel que vous m'y avez vu, toujours plus à vous que personne, et très véritablement, etc. » (*Pièces pour servir à l'histoire des premiers présidents de la Chambre des comptes de Paris*, n° 679.)

3. L'*a* de *courage* surcharge un *g*. — *Courage* est pris au sens de l'ensemble des sentiments du cœur, le premier que donne Littré, avec force exemples du dix-septième siècle. N'eût-il pas dû citer celui-ci à ADOUCIR 4°, dans le sens de calmer, réprimer, apaiser?

plus que de coutume, pour dissiper son chagrin. Il avoit bâti entre Versailles et Vaucresson[1], au bout du parc de Saint-Cloud, une[2] maison en plein champ, qu'on appela l'Etang[3], qui, dans la plus triste situation du monde, mais à portée de tout, lui avoit coûté des millions[4]. Il y alloit souvent, et c'étoit[5] là qu'il tâchoit de noyer ses déplaisirs, avec ses amis, dans la bonne chère et les autres plaisirs secrets[6]; mais le chagrin surnageoit, qui, joint à des plai-

1. La seigneurie de Vaucresson, petite paroisse située au milieu des bois, à un peu plus d'une lieue N. de Versailles, et autant de Sèvres, avait appartenu à un conseiller au Parlement du nom de Coignet de Claye, puis aux intendants Arnoul et aux Rafellis de Rus dont il a été parlé dans notre tome VI, p. 230, note. Plus tard, elle passa aux mains du trésorier la Jonchère et du lieutenant général de police Hérault.

2. *Un*, par mégarde, au masculin.

3. C'est un écart de la localité qui s'appelle aujourd'hui Villeneuve-l'Étang, et non le village de l'Étang-la-Ville, proche Marly, comme on l'a dit quelquefois. L'Étang et le château que Barbezieux y habitait sur une éminence, à vingt toises du château ancien, furent réunis en 1702 à la paroisse de Marnes, comme plus voisins de cette église que de celle de Garches. Il y avait aussi un petit château à la Villeneuve, qui fut également distrait de Garches. Voyez l'abbé Lebeuf, *Histoire du diocèse de Paris*, tome VII, p. 67-68.

4. Cette construction avait été terminée tout récemment, comme on le voit par le récit d'une visite que la duchesse de Bourgogne y alla faire le 3 juin 1700 (*Journal de Dangeau*, tome VII, p. 319); mais Barbezieux habitait là depuis 1694 au moins (*Lettres de Mme de Sévigné*, tome X, p. 154 et 174; *Journal de Dangeau*, tome V, p. 5), ayant acheté une petite maison du président Talon. La terre avait appartenu auparavant au grand-père commun de Chamillart et de sa femme (dans notre tome VI, p. 361, note 4), qui était Louis Compaing, secrétaire du Roi, capitaine de Limours, maître des eaux et forêts de Montlhéry, et nous la verrons revenir plus tard au même Chamillart. Les travaux de Barbezieux, à peine achevés, avaient déjà coûté six cent mille livres, selon les *Mémoires de Sourches* (tome VII, p. 14), lorsqu'il mourut, et Chamillart, qui se rendit acquéreur du château, ne le paya que cent cinquante mille livres, deux cent mille avec les meubles.

5. Les premières lettres de *c'estoit* surchargent un *a*, et, à la ligne suivante, *amis* est en surcharge sur deux lettres illisibles.

6. *Les* corrige *la*, et les trois mots suivants sont en interligne, au-dessus de *débauche*, biffé.

sirs au-dessus de ses forces, dans lesquelles il se fioit trop, lui donna le coup mortel. Il revint au bout de quatre jours de l'Étang à Versailles, avec un grand mal de gorge et une fièvre ardente, qui, dans un tempérament[1] d'athlète comme étoit le sien, et à son âge[2], demandoient force saignées, que la vie qu'il venoit de mener rendoit fort dangereuses. La maladie le parut dès le premier moment; elle [ne] dura que cinq jours[3]. A peine eut-il le temps de

1. *Dans un* et les premières lettres de *tempérament* surchargent un *p* et d'autres lettres effacées du doigt.

2. Il était né le 23 juin 1668.

3. Du 31 décembre au 5 janvier : *Journal de Dangeau*, tome VIII, p. 2 et 3, avec Addition; *Mémoires de Sourches*, tomes VI, p. 341, et VII, p. 2. Les chansons du temps prouvent que cette maladie et cette fin prématurée furent effectivement dues à la débauche; Mme des Noyers raconte même qu'il s'agissait encore de cette femme galante chez qui le comte de Mailly, en 1699, avait gagné, lui aussi, un mal de gorge mortel, et que le Roi la fit éloigner : voyez notre tome VI, p. 164 et 165. Dangeau, en annonçant les débuts du mal (*Journal*, tome VIII, p. 2), s'est borné à dire : « On cite plusieurs exemples de gens jeunes morts de la même maladie; » et, le second jour, au soir (*ibidem*) : « Le Roi travailla avec M. de Saint-Pouenge, et il lui ordonna de dire à M. de Barbezieux, de sa part, qu'il enverroit à tout moment savoir de ses nouvelles, s'il n'en apprenoit dix fois le jour par M. Fagon. » La terminaison si prompte de cette maladie inspira le couplet qui suit, fait sur l'air de *Joconde* (*Nouveau siècle de Louis XIV*, tome III, p. 37-38) :

Pour avoir au dieu de l'amour
Trop su marquer son zèle,
Barbezieux a perdu le jour
D'une façon cruelle.
Si le clairvoyant Pontchartrain
Trouvoit quelque Nanette
Qui le menât le même train,
O la belle défaite!

On rappela aussi (p. 41) les bruits qui avaient couru en 1691 du suicide de Louvois. Est-ce pour cette raison que le procès-verbal de l'autopsie de Barbezieux, signé par Bourdelot et les chirurgiens, fut publié dans le *Mercure*, janvier 1701, p. 145-153? Il n'y aurait pas moyen de tirer un diagnostic sérieux de cette pièce. Les obsèques eurent lieu le 7, et le corps fut transféré auprès de celui de Louvois, dans l'église des Capucines de la place de Vendôme reconstruite par les soins de ce ministre.

faire son testament et de se confesser, quand l'archevêque de Reims[1] l'avertit du danger pressant, contre lequel il disputoit contre Fagon même. Il mourut tout en vie, avec fermeté, au milieu de sa famille, et sa porte ayant été continuellement assiégée de toute la cour[2]. Elle venoit de partir pour Marly; c'étoit la veille des Rois. Il finit avant trente-trois ans[3], dans la même chambre où son père étoit mort[4].

C'étoit[5] un homme d'une figure frappante, extrêmement [Add. St-S. 345]

1. Son oncle paternel.

2. C'est Dangeau qui donne ces détails; voici ce que racontent les *Mémoires de Sourches* (tome VIII, p. 2) : « Le 4, le mal du marquis de Barbezieux augmenta considérablement, et les médecins le trouvèrent en très grand danger, quoiqu'il se levât tous les jours, et qu'il les passât presque tout entiers dans son fauteuil. Le 5, sur les dix heures du matin, il écrivit encore plusieurs lettres de sa main, et puis il écrivit aussi son testament, de trois grandes pages d'écriture. Il se confessa ensuite; mais, peu de temps après, il se sentit fort affoibli, et, s'étant mis au lit, il tourna tout d'un coup à la mort, et mourut en effet sur les quatre heures après midi.... » Mme de Maintenon écrivait, quarante-huit heures plus tard, à M. d'Ayen (recueil Geffroy, tome I, p. 333) : « Que de réflexions à faire, mon cher comte! M. de Barbezieux meurt tout jeune dans une grande fortune, et à la veille de la voir encore plus grande[a]! Il n'a qu'un moment pour se préparer à paroître devant Dieu, et l'habitude de penser plutôt aux affaires qu'au salut fait partager ce moment entre le testament et la confession! »

3. *Avant 33 ans* est ajouté en interligne.

4. Nous avons déjà vu (tome V, p. 332, note 6) que Barbezieux avait conservé l'installation de son père dans l'ancienne Surintendance des bâtiments, beaucoup plus grande que le logement des secrétaires d'État: Dussieux, *le Château de Versailles*, tome II, p. 417, et récit de la mort de Louvois par son fils, reproduit par M. Rousset, tome IV, p. 498, puis par Fr. Ravaisson, *Archives de la Bastille*, tome VII, p. 139-140. Avant Louvois, Colbert y avait habité, et la Dauphine y avait fait ses couches en 1682. Là aussi devait mourir, en 1723, le cardinal Dubois.

5. Comparez le portrait qui va suivre avec la notice favorable, mais sans valeur, que J. d'Auvigny a consacrée à Barbezieux dans ses *Vies des hommes illustres de la France*, tome VI, p. 175-181.

[a] Ses amis, nous l'avons vu, voulaient le faire entrer au Conseil. Mme de Maintenon exprime cela en termes tout semblables à ceux qu'a employés notre auteur dans ses Additions à Dangeau.

agréable, fort mâle, avec un visage[1] gracieux et aimable, et une physionomie forte[2] ; beaucoup d'esprit, de pénétration, d'activité ; de la justesse, et une facilité incroyable au travail, sur laquelle il se reposoit pour prendre ses plaisirs, et en faisoit plus et mieux en deux heures qu'un autre en un jour[3]. Toute sa personne, son langage, ses manières, et son énonciation aisée, juste, choisie, mais naturelle, avec de la force[4] et de l'éloquence, tout en étoit gracieux. Personne n'avoit autant l'air du monde, les manières d'un grand seigneur tel qu'il eût bien[5] voulu être, les façons les plus polies, et, quand il lui plaisoit, les plus respectueuses, la galanterie la plus naturelle et la plus fine, et des grâces répandues[6] partout. Aussi, quand il vouloit plaire, il charmoit, et, quand il obligeoit, c'étoit au triple de qui que ce fût par les manières. Nul homme ne rapportoit mieux une affaire, ni ne possédoit plus pleinement tous les détails, ni ne les manioit plus aisé-

1. Avant *visage*, il a biffé les premières lettres de ce mot, surchargées en *gr*. *Gracieux et* est en interligne, au-dessus de *masle et*, biffé.

2. Mignard a peint de lui, en 1691, un portrait qui fut gravé par Vermeulen en format in-folio maximo. Des commentateurs de la Bruyère ont voulu, d'après la description physique que nous avons ici, reconnaître Barbezieux dans le GITON des *Caractères* (tome I, p. 272 et 507) : « Le teint frais, le visage plein et les joues pendantes, l'œil fixe et assuré, les épaules larges, l'estomac haut, la démarche ferme et délibérée.... » Mais le reste du personnage ne concorde nullement.

3. C'est sans doute cette facilité qui avait décidé Louvois à le prendre pour successeur au lieu de son frère : voyez l'*Histoire de Louvois*, par M. Rousset, tome III, p. 481-485 ; mais on sait que, pendant les premiers temps, Louis XIV ne se servit guère de lui que comme d'un expéditionnaire, pour écrire sous sa dictée : *Journal de Dangeau*, tome III, p. 387, et *Œuvres de Louis XIV*, tome III, p. 14. Il avait eu pour gouverneur un gentilhomme nommé Valcroissant, dont il est parlé plusieurs fois par Mmes de Sévigné, de Grignan et de Scudéry, probablement le même qui avait tenté de faire évader Foucquet en 1670, et que Louvois fit gracier d'abord, puis nommer inspecteur.

4. *Force* corrige *forte*, et, cinq mots plus loin, *en* est en interligne.

5. *Bien* est en interligne, et, ensuite, avant *estre*, il y a une *l'* biffée.

6. La première lettre de *répandues* corrige un *p*.

ment que lui. Il sentoit avec délicatesse toutes[1] les différences des personnes, et avec capacité toutes celles des affaires, de leurs gradations, de leur plus ou moins d'importance, et il épuisoit les affaires d'une manière surprenante[2]; mais[3] orgueilleux à l'excès, entreprenant, hardi, insolent, vindicatif au dernier point, facile[4] à se blesser des moindres choses, et très difficile à en revenir. Son humeur étoit terrible et fréquente : il la connoissoit, il s'en plaignoit; il ne la pouvoit vaincre. Naturellement brusque et dur, il devenoit alors brutal et capable de toutes les insultes et de tous les emportements imaginables, qui lui ont ôté beaucoup d'amis[5]. Il les choisissoit

1. *Toute*, au singulier, dans le manuscrit.

2. L'ambassadeur vénitien disait, en 1695 (*Relazioni*, FRANCIA, tome III, p. 512) : « Il n'a ni l'habileté, ni le crédit nécessaire, ni l'application, et, malgré l'expérience de ses collaborateurs subalternes, il est certain qu'on ne trouve plus, dans la conduite des affaires, l'assurance, la ponctualité de jadis; mais il est civil, a de bonnes paroles, et n'a pas hérité de l'âpreté paternelle. »

3. Avant ce *mais*, le manuscrit ne porte qu'une virgule.

4. Avant *facile*, il y a un *et* biffé, et ensuite on voit une trace de point après *choses*.

5. On chantait en 1690 (ms. Fr. 12 690, p. 153) :

Voyez cet air audacieux,
Cette rudesse dans les yeux,
Cette insolence dans l'allure,
Et vous ne conclurez pas mal
Qu'il n'est pas une règle sûre,
Ou Barbezieux est un brutal.

Le duc de Luynes nous a conservé aussi (*Mémoires*, tome I, p. 359) des vers de l'abbé Regnier-Desmarais finissant ainsi :

La sottise du personnage
De son haut rang me dédommage;
Je lui sais bon gré d'être un fat.

Ézéchiel Spanheim a placé à côté du nom de Barbezieux (Appendice sa *Relation de la cour de France en 1690*, p. 414) les signes cryptographiques signifiant : peu estimé, glorieux, ambitieux, aimant les femmes, dur et cruel, haï à la cour, brutal; et voici comment il est dépeint dans les *Caractères de la famille royale, des ministres d'État*, etc., imprimés en 1702, 1703 et 1706 (p. 48) : « M. de Barbezieux possédoit

mal, et, dans ses humeurs, il les outrageoit, quels qu'ils fussent, et les plus proches et les plus grands, et après il en étoit au désespoir. Changeant avec cela; mais le meilleur et le plus utile ami du monde tandis qu'il l'étoit, et l'ennemi le plus dangereux, le plus terrible, le plus suivi[1], le plus implacable, et naturellement[2] féroce. C'étoit un homme qui ne vouloit trouver de résistance en rien, et dont l'audace étoit extrême[3]. Il avoit accoutumé le Roi à remettre son travail quand il avoit trop bu, ou qu'il avoit une partie qu'il ne vouloit pas manquer, et lui mandoit qu'il avoit la fièvre[4]. Le Roi le souffroit par l'utilité et la facilité de son travail, et le plaisir de croire tout faire et de former un ministre[5]; mais il ne l'aimoit point, et s'a-

assez le fonds des affaires; mais si brutal et si voluptueux, qu'il commettoit de terribles écarts dans l'exécution. Sans le secours de ses commis, il n'eût jamais rempli la moitié de ses fonctions. Il étoit en chemin d'aspirer plus haut. Il donnoit d'assez bonne grâce; mais il refusoit en crocheteur. Vindicatif comme son père, s'il avoit eu autant de pouvoir que de mauvais penchant, il auroit bouleversé le monde. Il avoit l'air imposteur. S'il n'eût affecté de récompenser ses serviteurs, on l'auroit cru tout à fait ingrat. »

1. Comparez un emploi analogue dans notre tome III, p. 114.

2. *Et* et les premières lettres de *naturellt* surchargent *à ne.*

3. Comparez le passage de d'Argenson donné ci-dessus, p. 3, note 2.

4. Il était franchement paresseux (Papiers du P. Léonard, Arch. nat., MM 828, fol. 18); mais surtout, comme Saint-Simon l'a dit dans l'Addition n° 277 (tome VI, p. 444), il voulait, par ses galanteries et ses succès féminins, « être à la mode » et « du bel air. » De là ses voyages fréquents à Paris, « où les plaisirs le détournoient, » et cet éclat de 1698 avec sa seconde femme et les d'Alègre (tome VI, p. 55-58). On avait songé à lui faire épouser Pauline de Grignan, et sa première femme, Mlle d'Uzès, avait été visée pour Saint-Simon, sinon pour le duc du Maine.

5. Comparez l'Addition au *Journal de Dangeau*, tome III, p. 365-366 : « Mme de Maintenon (à la mort de Louvois) prit ouvertement la protection de Barbezieux, et flatta si bien le Roi du plaisir de le former aux affaires, et d'en avoir cependant tout l'honneur, que le Roi s'en expliqua souvent d'une manière peu décente, et compta de recouvrer ainsi la gloire qu'il se croyoit dérobée par le père. » C'est ce qu'a dit l'ambassadeur vénitien, et ce fut le même sentiment qui fit donner à Chamillart la succession de Barbezieux : voyez notre tome VII, p. 439, et

percevoit très bien de ses absences et de ses fièvres factices[1]. Mais Mme de Maintenon, qui avoit perdu son père trop puissant[2], et par des raisons personnelles, protégeoit le fils, qui étoit en respect devant elle et hors d'état d'en sortir à son égard. C'étoit, à tout prendre, de quoi faire un grand ministre, mais étrangement dangereux[3]. C'est même une question si ce fut une perte pour l'État par

une anecdote rapportée par d'Alembert dans l'éloge du président Rose : *Histoire des membres de l'Académie françoise*, tome I, p. 496-499. La Fare dit de même (*Mémoires*, p. 298) que ce fut l'amour-propre qui poussa le Roi à faire de ce jeune homme frivole un secrétaire d'État. On chanta alors ce couplet (ms. Fr. 12 691, p. 279) :

Tout le monde est surpris du choix
Du plus grand roi de la terre,
D'avoir pris un jeune bourgeois
Pour le ministre de la guerre,
Qui passe le jour à lorgner,
Toute la nuit à ivrogner.

1. Voyez, entre autres passages du *Journal de Dangeau*, celui du 6 janvier 1692, tome IV, p. 4 : « M. de Barbezieux est malade depuis quelques jours, et le Roi travaille encore plus qu'à son ordinaire ; » et cet autre passage, du 28 du même mois (p. 15) : « Le Roi ne sortit point de tout le jour, non plus que hier. Il donne beaucoup d'audiences et travaille tout le reste du jour ; il s'est accoutumé à dicter, et fait écrire à M. de Barbezieux, sous lui, toutes les lettres importantes qui regardent les affaires de la guerre. » Nous l'avons vu, en 1693, apprendre la promotion de sept maréchaux « par les chemins, » et recevoir un « coup de caveçon » du Roi (tome I, p. 116). Le 15 août 1697, il était encore absent quand arriva la nouvelle que Barcelone était pris, et ce fut Saint-Pouenge qui introduisit M. de Chemerault chez le Roi : notre tome IV, p. 154.

2. Voyez ce qu'il a dit dans notre tome VI, p. 348.

3. On s'étonne de ne pas voir d'allusion plus directe à la fameuse note que le Roi remit aux mains de l'archevêque de Reims, en 1695, sur l'inconduite de son neveu, et qui, suivant Dangeau (tome V, p. 313, avec note du duc de Luynes), força Barbezieux à travailler davantage et à renoncer à certains plaisirs, notamment à son équipage de chasse. Le résumé de cette pièce a été publié dans les *Œuvres de Louis XIV*, tome VI, p. 24, et le texte dans la *Revue encyclopédique* de 1825, tome XXVIII, p. 337-342 (par Barbier), puis dans *le Spectateur militaire* de 1844, p. 110-117, et, par M. Chéruel, dans l'Appendice du tome XII des *Mémoires*, édit. 1856, p. 505-507, etc. Voltaire (*Siècle de Louis XIV*, chap. xxviii) en connut l'original, qui est dans les papiers des Joly de Fleury.

l'excès de son ambition[1]; mais ce n'en fut pas une pour[2] la cour et le monde, qui gagna beaucoup à la mort d'un homme que tous ses talents n'auroient rendu que plus terrible à mesure de sa puissance, et dont la sûreté étoit très médiocre dans le commerce, et fort accusée dans les affaires de sa gestion, non par avarice, car c'étoit la libéralité, la magnificence et la prodigalité même, qui l'avoient déjà mené bien loin, mais pour servir ou pour nuire, et surtout pour aller à son but. On a vu, sur le siège de Barcelone et sur M. de Noailles[3], un échantillon de ce qu'il savoit faire[4].

Aussitôt qu'il fut mort, Saint-Pouenge[5] le vint dire au

1. Quoique Saint-Simon ait dit, en 1694 (tome II, p. 163), que Barbezieux, « avec tous ses grands airs, sentoit plus l'intendant que le général d'armée, » il lui attribue, en d'autres endroits (Addition au *Journal de Dangeau*, sur Louis XIV, tome XVI, p. 31, et notre tome VII, p. 359), un « esprit supérieur, » et ne voit que le chancelier Pontchartrain à lui comparer de tous les derniers ministres du grand roi; mais la Fare et le marquis d'Argenson, dans leurs *Mémoires*, expliquent ce qu'il faut entendre par là : le premier (p. 298) dit que Barbezieux avait plus d'esprit que son frère Courtenvaux, mais pas davantage de sagesse ni d'expérience, et le second (ci-dessus, p. 3, note 2), qu'il « avoit naturellement de l'esprit, une conception vive et prompte, et une grande habitude de détails.... » Comme secrétaire d'État de la guerre, nous savons déjà qu'il était conseillé et dirigé en tout par Chamlay, lequel jouissait de la confiance entière du Roi. Le détail des bureaux retombait sur M. de Saint-Pouenge, qui avait sous lui un premier commis très laborieux, nommé Alexandre (*Journal de Dangeau*, tome VIII, p. 163). Les autres premiers commis étaient Tourmont, Charpentier, du Fresnoy, ce dernier déjà connu de nous, ainsi que sa femme, mais mort en 1698.

2. *Pour* surcharge *que*, et, plus loin, *qui* est en interligne.

3. Dans notre tome II, p. 217-222 et 285-291.

4. Villars aussi avait éprouvé cette perfidie (voyez ses *Mémoires*, tome I, p. 142 et 162-164); mais Tessé (recueil Rambuteau, p. 15, note) disait avoir trouvé en lui « tout ce que les hommes cherchent, un ami, de la confiance, une ouverture de cœur infinie. » Nous l'avons vu plusieurs fois conduire des intrigues secrètes avec M. d'Harcourt.

5. Saint-Pouenge travaillait chaque jour avec le Roi pendant cette maladie, comme dans les absences de Barbezieux. Quelques mois plus tard, il fut remplacé par Chamillart de Vilatte, cousin du nouveau ministre, aux bureaux de la guerre.

Roi à Marly, qui[1], deux heures auparavant, partant de Versailles, s'y étoit si bien attendu, qu'il avoit laissé la Vrillière pour mettre le scellé partout[2]. Fagon, qui l'avoit condamné d'abord[3], et qui ne l'aimoit point, non plus que son père, fut accusé de l'avoir trop saigné exprès[4]; du moins lui échappa-t-il des paroles de joie de ce qu'il n'en reviendroit point, une des deux dernières fois qu'il sortit de chez lui. Il[5] désoloit souvent par ses réponses, qu'il faisoit toujours haut à ses audiences, où on lui parloit bas, et faisoit attendre les principales personnes de la cour, hommes et femmes, tandis qu'il se jouoit avec ses chiens dans son cabinet ou avec quelque bas complaisant, et, après s'être fait longtemps attendre, sortoit souvent par les derrières[6]. Ses beaux-

1. *Qui* est en interligne, au-dessus de *le Roy*, biffé.

2. Dangeau dit seulement (tome VIII, p. 3), avant de raconter les derniers moments : « Le Roi partit à trois heures de Versailles pour venir ici (à Marly). Une heure après qu'il y fut arrivé, M. de Saint-Pouenge vint de Versailles apporter la nouvelle que M. de Barbezieux étoit mort. » Puis, à la fin de l'article : « Sur les onze heures du matin, M. de Barbezieux fit son testament et se confessa. Il ne se croyoit pas fort mal, et soutenoit même à M. Fagon que sa maladie n'étoit point dangereuse. Il avoit des hoquets, qui empêchèrent qu'on ne lui proposât de recevoir le saint viatique. Il tourna tout d'un coup à la mort, et mourut à quatre heures. » Les *Mémoires de Sourches* placent là cet article (tome VII, p. 2) : « Le Roi, qui étoit allé à Marly pour cinq jours, ayant appris la nouvelle de sa mort, témoigna le regretter, disant qu'il commençoit bien à se corriger de ses défauts. »

3. *Journal de Dangeau*, p. 2, à la date du dimanche 2.

4. Ci-dessus, p. 6. Sur la saignée, qu'on pratiquait alors en toutes circonstances, voyez plus loin, p. 241 et 320. Louvois, mourant, et déjà saigné d'un bras, n'avait pu l'être de l'autre.

5. *Il*, Barbezieux, et non plus Fagon. Le manuscrit a une virgule au lieu de point.

6. On trouve cette anecdote dans les notes du P. Léonard (Arch. nat., MM 828, fol. 18) : « M. de Fourcy, prévôt des marchands, étant allé, le premier jour de l'an [1692], pour lui présenter la bourse de jetons d'argent, [et Barbezieux] ayant appris qu'il avoit été chez les autres ministres d'État avant lui, il fit rester dans son cabinet le gentilhomme qui lui vint dire que M. le prévôt demandoit à le saluer. Ledit prévôt en-

frères[1] mêmes étoient toujours en brassière de ses humeurs, et ses meilleurs amis ne l'abordoient qu'en tâtant le pavé[2]. Beaucoup de gens et force belles dames perdirent beaucoup à sa mort : aussi y en eut-il plusieurs fort éplorées dans le salon de Marly[3] ; mais, quand elles se mirent à table et qu'on eut tiré le gâteau[4], le Roi témoigna une joie qui parut vouloir être imitée. Il ne se contenta pas de crier : *la Reine boit!* mais, comme en franc cabaret, il frappa et fit frapper chacun[5] de sa cuiller et de sa fourchette sur son assiette : ce qui causa un charivari fort étrange, et qui, à reprises, dura tout le souper[6]. Les pleu-

voya un second messager, qui fut encore retenu : ce que voyant M. de Fourcy, il donna sa bourse de jetons à un des gens de M. de Barbezieux qu'il trouva là, et s'en alla trouver le Roi, à qui il conta l'affaire. S. M. lui dit : « Vous avez fort bien fait de ne pas demeurer ; mais vous avez « mal fait de laisser la bourse. Il falloit l'emporter avec vous. »

1. Les ducs de la Rochefoucauld et de Villeroy, qui avaient épousé ses sœurs ; peut-être aussi les frères de sa première femme, Jean-Charles, duc d'Uzès, et le comte d'Uzès, et le duc d'Antin, mari de leur sœur.

2. C'est le dernier emploi de cette locution au figuré que cite *l'Académie* de 1718, au sens d'agir avec circonspection, avec irrésolution.

3. La première lettre de *Marly* en surcharge une autre.

4. Pour la fête des Rois. Quoique Dangeau n'en parle pas cette fois, il a mentionné la même fête en plus d'une autre occasion (tomes II, p. 89, IV, p. 3 et 217, VI, p. 272 et 274, XII, p. 44, etc.), et ses éditeurs ont reproduit, à l'année 1708 (tome XII, p. 44-51, note), un très long et curieux article du *Mercure* d'alors. Comparez une lettre de Madame, 25 mars 1706, dans le recueil Rolland, p. 272, la *Muse historique* de Loret, en 1651, tome I, p. 81, et les *Mémoires de Sourches*, en 1708, tome XI, p. 3-7. Dangeau raconte, en 1698 (tome VI, p. 272 et 274), que le Roi a renoncé à faire les Rois à Versailles, ne pouvant inviter les quatre cents dames et plus qui avaient le droit de « prétendre raisonnablement à manger avec lui, » et que, pour ce motif, il est allé à Marly.

5. Les quatre derniers mots sont ajoutés en interligne, et, avant *chacun*, l'auteur a biffé *tout le monde*.

6. Les *Mémoires de Sourches*, en racontant la fête du 5 janvier 1704 (tome VIII, p. 257), disent : « Il y eut musique pendant le souper ; on y chanta des chansons à boire à deux parties, et le chœur chanta : *la Reine boit!* toutes les fois qu'une des deux reines (Madame à la table du Roi, la comtesse de Mailly à celle du duc de Berry, qui remplaçait son père) en donna l'occasion. » Le *Mercure* de janvier 1708, indiqué tout

reuses[1] y firent plus de bruit que les autres, et de plus longs éclats de rire, et les plus proches et les meilleures amies en firent encore davantage[2]. Le lendemain, il n'y parut plus. On fut deux jours à raisonner de la vacance. Je me sus bon gré de ne m'y être pas trompé[3].

à l'heure, vient aussi à l'appui de ce que notre auteur raconte. « Pendant, dit-il, que les reines burent, on suivit l'usage ancien et général, et les cris de : *la Reine boit!* se firent entendre; et comme il arrivoit quelquefois que deux ou trois reines buvoient dans le même temps, le bruit que faisoient ces cris étoit plus ou moins grand, mais toujours fort agréable, parce que les voix des dames l'emportoient sur celles des hommes qui étoient à ces tables; et ce qui augmentoit encore le bruit du concert formé par tant de voix différentes est que, quoique ceux qui servoient n'y mêlassent pas leurs voix, les uns se frappoient dans les mains, et les autres trouvoient moyen de frapper harmonieusement sur quelque pièce d'argenterie, de manière que tous ces bruits ensemble, et formés sur différents tons, avoient quelque chose de divertissant, et convenoient fort à la cérémonie du jour. » Enfin, si Dangeau ne parle pas de la fête de 1701 dont il s'agit, en revanche les *Mémoires de Sourches* disent (tome VII, p. 2) : « Ce soir-là, S. M. fit les Rois avec une grande quantité de dames, à trois tables, et on y cria bien fort : *la Reine boit!* car ce fut, à la table du Roi, la marquise de Maulévrier, à celle de Monseigneur, la marquise de Villequier, et, à la petite table, la marquise de Bouzols, qui furent reines. » Saint-Simon reproche au Roi d'avoir encouragé ou provoqué cette gaieté déplacée, et cela non seulement dans les *Mémoires*, mais aussi dans l'Addition n° 345, et dans la grande Addition sur Louis XIV, déjà citée tout à l'heure, où il parle (*Journal*, tome XVI, p. 31) de cette « mort prompte, à la fleur de l'âge et de la fortune, » qui « fit pitié à tout le monde, et dont, dès le soir même, à Marly, le Roi, en pleine table encore, ne put contenir sa joie. » D'ailleurs, il accuse, en maint autre endroit, Louis XIV d'avoir vu mourir ses ministres et ses favoris sans regret, ou même d'en avoir témoigné du soulagement : voyez notamment le *Parallèle des trois premiers rois Bourbons*, p. 110, où sont réunis un grand nombre de cas.

1. Allusion aux pleureuses gagées pour accompagner les enterrements. Mme de Sévigné, en 1672, se plaint du « nombre infini de pleureuses de M. de Longueville, qui rend ridicule le métier » (*Lettres*, tome III, p. 142).

2. *Davantage* est en interligne, au-dessus de *plus que les autres*, biffé.

3. Il fut question un instant de Chamlay, ou même de Saint-Pouenge (*Gazette d'Amsterdam*, n°s IV et V); mais, dès la fin de son article du 7 (tome VIII, p. 8), Dangeau écrivait : « Le Roi manda à M. de Chamillart

Chamillart secrétaire d'État. Son caractère. [Add. S^tS. 346]

Chamillart étoit allé faire les Rois chez lui à Montfermeil, d'où il avoit été mandé pour la place de contrôleur général[1] : ce fut encore au même lieu où le Roi lui manda, le 7, par un valet de chambre de Mme de Maintenon, de se trouver le lendemain à son lever, à l'issue duquel il le[2] fit entrer dans son cabinet, et lui donna la charge de Barbezieux[3]. Chamillart, en homme sage, lui voulut remettre les finances, ne trouvant pas, avec raison, de comparaison entre la périlleuse place de contrôleur général et celle de secrétaire d'État de la guerre; et sur ce que le Roi ne voulut point qu'il les quittât, il lui représenta l'impossibilité de s'acquitter de deux emplois ensemble qui séparément avoient occupé tous[4] entiers Colbert et Louvois. Mais c'étoit précisément le souvenir de ces deux ministres et de leurs débats qui faisoit vouloir obstinément au

de venir le lendemain à son lever; les courtisans qui le surent ne doutèrent point que ce ne fût pour lui donner la charge de secrétaire d'État.» Comparez les *Mémoires de Sourches*, tome VII, p. 3, et la lettre de Mme de Maintenon au comte d'Ayen, du 7, avant le dîner.

1. Voyez notre tome VI, p. 292. — 2. *Il le* corrige *elle*.

3. Dangeau dit (p. 8) : « M. de Chamillart vint au lever du Roi comme il en avoit reçu l'ordre. S. M. lui donna la charge de secrétaire d'État comme M. de Barbezieux l'avoit, et veut qu'il demeure contrôleur général. Ainsi le voilà chargé de la guerre et des finances, ce que nous n'avions point encore vu à personne. » J'ai publié le texte des provisions de Chamillart, datées du 8 janvier, dans l'Appendice du tome II de la *Correspondance des Contrôleurs généraux*, p. 470-471. Il y est parlé de sa sage conduite comme intendant en Normandie, de son zèle dans « toutes les affaires qui regardèrent les finances, le soulagement des peuples, l'administration de la justice et le maintien de l'autorité ; » et, comme intendant des finances, le Roi dit « avoir connu plus particulièrement par soi-même l'étendue de ses lumières et son parfait dévouement à tout ce qui a pu concerner sa personne. » Le serment fut prêté le 13 janvier, avec concession d'un brevet d'assurance de la somme de cent mille écus que le nouveau pourvu devait payer aux filles du défunt (Arch. nat., O[1] 45, fol. 5 et 7, et 47, fol. 110 v°). Celui-ci laissait une fortune en assez mauvais état : *Journal de Dangeau*, tome XIII, p. 5, 6 et 8; Arch. nat., E 1983, arrêt du 28 avril 1716. Sa veuve avait douze mille livres de douaire.

4. Le manuscrit porte bien *tous*, avec accord.

Roi de[1] réunir les deux ministères, et qui le rendit sourd à tout ce que Chamillart lui put dire[2].

C'étoit un bon et très honnête homme, à mains parfaitement nettes[3] et avec les meilleures intentions, poli, patient, obligeant[4], bon ami, ennemi médiocre, aimant l'État, mais le Roi sur toutes choses, et extrêmement bien avec lui et avec Mme de Maintenon[5]; d'ailleurs très borné, et, comme tous les gens de peu d'esprit et de lumière[6], très

1. Ce *de* est bien dans le manuscrit.

2. Malgré l'article officieux du *Mercure* (ci-après, appendice I), l'opinion publique ne se méprit pas sur la valeur de cette combinaison. On en fit ce couplet (*Nouveau siècle de Louis XIV*, tome III, p. 42) :

> Ne chargez pas tant ce bardeau[a];
> De succomber il a la mine,
> Il courbera sous le fardeau
> Quoiqu'il ait grosse et large échine.
> Vous croyez donc que Chamillart
> Joue aux échecs comme au billard?

Comparez le même recueil, p. 108 et 141, et le Chansonnier, mss. Fr. 12 624, p. 357, 12 625, p. 39, et 12 692, fol. 455. On trouvera plus tard la fameuse réponse de Louis XIV : « Nous périrons ensemble! » C'est ainsi qu'il avait imposé la marine à Colbert (lettre du 24 avril 1671) et la présidence du conseil des finances à Beauvillier (notre tome VI, p. 491).

3. Locution déjà rencontrée dans l'Addition n° 331, tome VII, p. 394. « Ce juge *a les mains nettes*, il n'a jamais fait de concussion ni d'injustice, » dit Furetière. — Les chansons, en effet, reconnaissent que Chamillart était plus honnête que le reste de la cour : ms. Fr. 12 693, p. 418.

4. On l'a vu plus haut, p. 4, essayer de consoler Barbezieux. Comparez aussi ce qui a été dit en 1699 : tome VI, p. 292-301.

5. Voyez les observations de M. Geffroy dans l'Introduction de *Mme de Maintenon d'après sa correspondance authentique*, tome I, p. LIX-LXI. Vingt jours après la nomination, la marquise écrivait à M. d'Ayen (*ibidem*, p. 336) : « M. Chamillart ne me paroît pas enflé de sa grandeur. Je crains bien qu'elle ne lui coûte cher. » Quant à la lettre à Mme de Saint-Géran produite par la Beaumelle et souvent citée, elle est tenue pour fausse. Nous verrons rendre Mme de Maintenon responsable de ce choix, plus même que le Roi.

6. Spanheim l'appréciait avec plus d'indulgence : « Honnête homme; aimé et considéré du Roi; beaucoup d'esprit; estimé de tout le monde. » (Appendice à la *Relation de la cour de France en 1690*, p. 416.)

[a] *Bardot*, mulet servant de décharge.

opiniâtre, très entêté, riant jaune[1] avec une douce compassion à qui opposoit des raisons aux siennes, et entièrement incapable de les entendre, par conséquent dupe en amis, en affaires, et en tout, et gouverné par ceux dont, à divers égards, il s'étoit fait[2] une grande idée, ou qui, avec un très léger poids, étoient fort de ses amis. Sa capacité étoit nulle, et il croyoit tout savoir, et en tout genre; et cela étoit d'autant plus pitoyable, que cela lui étoit venu avec ses places, et que c'étoit moins présomption que sottise, et encore moins vanité, dont il n'avoit aucune[3]. Le rare est que le grand ressort de la tendre affection du Roi pour lui étoit cette incapacité même[4]. Il l'avouoit au Roi à chaque pas, et le Roi se complaisoit à le diriger et à l'instruire, en sorte qu'il étoit jaloux de ses succès comme du sien propre, et qu'il en excusoit tout[5]. Le monde aussi et la cour l'excusoit de même, charmé de la facilité de son abord, de sa joie d'accorder ou de servir, de la

1. Furetière cite cette singulière locution : « Rire jaune comme farine. » Il n'y a point d'analogue dans l'*Académie* de 1718.

2. *Fait* surcharge *for*[*mé*].

3. Berwick le dépeint (*Mémoires*, p. 407) comme un bon homme, plein d'excellentes intentions, mais si mal doué du côté du génie, qu'on ne comprenait pas que le Roi l'eût choisi, ou du moins le gardât. « Il avoit une opinion merveilleuse de sa capacité et disoit toujours, quand on commençoit à lui parler : « Je le sais, » quoiqu'il fût question de tout autre chose que de ce qu'il s'imaginoit. » Il n'est pas surprenant, ajoute le maréchal comme l'a fait et le fera encore notre auteur, qu'un tel homme n'ait point suffi à la double besogne d'un Colbert et d'un Louvois. Mais, Saint-Simon l'a dit, ce n'était ni présomption ni vanité; rien ne lui déplaisait plus que l'éloge, et, très sincèrement, en février 1700, il écrivait à un poète bourguignon tout prêt à versifier en son honneur : « Nous ne sommes plus dans le temps d'Horace; trop heureux qui n'est point chanté. » Feuquière (*Mémoires*, tome II, p. 138-139) dit que son administration pécha surtout par un défaut de discrétion encore plus marqué que chez Barbezieux, et par le manque de bons commis.

4. Comparez la grande Addition sur Louis XIV, tome XVI du *Journal*, p. 31. Nous aurons plus d'une fois à revenir sur le choix des ministres dans la dernière période du règne.

5. Comme pour Barbezieux : ci-dessus, p. 10.

douceur et de la douleur de ses refus, et de son infatigable patience à écouter. Sa mémoire lui représentoit fort nettement les gens et les choses malgré la multitude qui en passoit par ses mains, en sorte que chacun étoit ravi de voir que[1] son affaire lui étoit parfaitement présente, quoique entamée et délaissée depuis longtemps. Il écrivoit aussi fort bien[2], et ce style net et coulant et précis plaisoit extrêmement au Roi et à Mme de Maintenon, qui ne cessoient de le louer, de l'encourager, et de s'applaudir d'avoir mis sur de si foibles épaules deux fardeaux dont chacun eût suffi à accabler les plus fortes[3].

Torcy chancelier, et Saint-Pouenge

Torcy eut la charge de chancelier de l'Ordre[4], qu'avoit Barbezieux, et, la sienne de grand trésorier de l'Ordre[5], le Roi en voulut récompenser Saint-Pouenge[6], qui ne pou-

1. *Que* surcharge *et*.

2. Sa correspondance des finances a été donnée en partie dans le tome II de la *Correspondance des Contrôleurs généraux*, et celle de la guerre dans les *Mémoires militaires relatifs à la succession d'Espagne*. J'ai déjà parlé aussi de la publication d'une partie de ses papiers par M. l'abbé Esnault.

3. Cette satisfaction ne devait pas durer toujours; mais il fallut sept ou huit ans pour en reconnaître le peu de fondement.

4. Barbezieux avait obtenu la réunion nouvelle des deux charges de chancelier et de garde des sceaux, le 16 août 1691. Il en sera parlé dans la suite des *Mémoires*, tome III de 1873, p. 439-444. Le portrait de Torcy en chancelier se trouve dans le ms. Clairambault 1171, fol. 1.

5. Comme il a été dit au tome III, p. 143, c'était la charge la plus productive de l'Ordre; elle donnait environ vingt mille livres (*Dangeau*, tome XVI, p. 2; *Luynes*, tome VIII, p. 326). Le titulaire n'était reçu que dans le cabinet du Roi, point à la chapelle, et il ne portait qu'un petit manteau, sans collier, mais mettait celui-ci autour de ses armes. Voyez les articles LI-LV des statuts.

6. M. de Torcy la vendait quatre cent trente mille livres; mais, comme, d'autre part, le Roi l'obligeait de payer à Saint-Pouenge, en pur don, une somme de deux cent mille livres, que celui-ci, en devenant grand trésorier, recevait en outre un brevet de retenue de pareille somme, et qu'enfin il vendait sa charge de secrétaire du cabinet deux cent vingt mille livres, il se trouvait ne débourser qu'une faible somme : *Journal de Dangeau*, tome VIII, p. 8, 9 et 11, et tome XI, p. 235; *Mémoires de Sourches*, tome VII, p. 3. De plus, le Roi lui allouait douze mille livres

grand trésorier de l'Ordre. [*Add. St-S.* 347]

voit plus servir de principal commis à un étranger, comme il avoit fait sous ses plus proches[1], dont il avoit toujours eu le plus intime secret, et souvent, par là, celui du Roi sur les choses de la guerre, avec lequel même il avoit eu souvent[2] occasion de travailler[3]. En même temps, il vendit sa charge de secrétaire du cabinet[4] à Charmont[5], des Hennequins de Paris[6], qui se défit de sa charge de procu-

de pension et un logement à Versailles, à côté de celui de M. de Torcy. Il était fort riche d'ailleurs, soit par lui-même, soit par sa femme, fille du maître des comptes Berthemet, et, un an plus tard, il acheta la principauté de Chabanais, sous le nom de laquelle sa descendance s'est continuée jusqu'à nous. Le portrait de Saint-Pouenge en grand trésorier est dans le ms. Clairambault 1171, fol. 3.

1. Le Tellier, Louvois, Barbezieux. C'est le Tellier qui, en arrivant à la guerre, donna au père de Saint-Pouenge, alors maître des comptes, une moitié de la place de premier commis qu'avait Timoléon le Roy. Ce père mourut le 29 avril 1663, conseiller d'État et intendant en Picardie; le fils devint premier commis, en remplacement de J.-B. Colbert, dès qu'il fut en âge : *Mémoires de M. de Bordeaux*, tome IV, p. 254-255.

2. Après avoir écrit : « il avoit eu souvent », il a, par mégarde, ajouté un second *eu*, en interligne, à la suite de *souvent*.

3. Voyez l'Addition indiquée ici, l'Addition n° 141, dans notre tome III, et le fragment inédit placé à l'Appendice du tome VI, n° XVII.

4. Ci-après, p. 22, note 2. Saint-Pouenge, après avoir été secrétaire des commandements de la Reine pendant trois ans, s'était démis pour acheter une des charges de secrétaire de la chambre et du cabinet, celle de Jacques Galland, dont il fut pourvu le 13 avril 1681.

5. Joseph-Antoine Hennequin, seigneur de Charmont et baron de Chassenay, en Champagne, reçu page de la grande écurie en 1680, avoit servi comme mousquetaire et comme capitaine au régiment du Roi avant d'entrer au Grand Conseil, d'abord comme substitut de son père, alors procureur général, puis comme conseiller (1692), et il avait succédé à son père en novembre 1694. Il eut les provisions de secrétaire du cabinet le 15 février 1701 (Arch. nat., O^1 45, fol. 26 v°). Il ne mourut qu'après 1735.

6. Famille bourgeoise venue de Troyes et qui avait formé de si nombreuses branches à Paris, dès le seizième siècle, qu'on lui appliquait le surnom de « grande maignie Hennequin » emprunté aux légendes fantastiques du moyen âge. Beaucoup de personnages de la famille avaient joué un rôle considérable au temps de la Ligue, et presque tous avaient exercé des charges de magistrature; la seule branche d'Ecquevilly était à la cour, comme possédant la capitainerie générale des toiles de chasse et de l'équipage du sanglier. Leur meilleure généalogie est celle du *Dic-*

reur général du Grand Conseil[1], et qui fut ensuite ambassadeur à Venise, où il ne réussit pas[2]. Saint-Pouenge[3], qui avoit depuis longtemps la charge d'intendant de l'Ordre[4], la vendit à la Cour des Chiens, fameux financier[5].

tionnaire de Moréri; comparez le dossier bleu 9144, au Cabinet des titres, le mémoire de d'Hozier sur les membres du Parlement, ms. Clairambault 754, p. 284, et le *Mercure* de juin 1703, p. 135-138. Le père de M. de Charmont, qui avait refusé de quitter le Grand Conseil pour passer premier président du parlement de Rouen, était un homme lettré et tenait deux conférences par semaine dans la maison du cloître Notre-Dame qu'il habitait avec l'évêque d'Orléans, l'une pour les ecclésiastiques, sur les conciles, et l'autre pour les magistrats civils, sur la coutume de Paris; il passait à Saint-Lazare le temps des fêtes religieuses (Arch. nat., Papiers du P. Léonard, MM 825, fol. 96).

1. Il la vendit deux cent quinze mille livres au fils cadet du partisan Berryer, et paya deux cent vingt mille livres celle de secrétaire du cabinet (*Journal de Dangeau,* tome VIII, p. 11 et 19). La première ne valait plus que cent soixante-dix mille livres en 1718 (*ibidem,* tome XVII, p. 231). Le costume était une robe de satin noir.

2. Nommé ambassadeur au mois d'avril suivant (ci-après, p. 260), il fut, dès sa seconde année, accusé de favoriser la contrebande du sel avec les États allemands, revint en France aussitôt que son temps de séjour fut expiré, en octobre 1704, obtint alors un brevet de retenue de cent mille livres (O[1] 48, fol. 158 v°), et, à partir de la fin de 1705, remplaça Noblet comme secrétaire des commandements du duc de Bourgogne.

3. Cette dernière phrase est ajoutée dans le blanc qui restait à la fin du paragraphe, et en interligne.

4. C'était une des petites charges, ne donnant droit de porter aucune marque de l'Ordre. Quoique titulaire, Saint-Pouenge en avait partagé les profits, de quatre ou cinq mille livres, avec son collègue de la guerre, M. du Fresnoy, jusqu'à la mort de celui-ci (*Dangeau,* tome VI, p. 81). Les fonctions se réduisaient à une vérification des comptes. La liste des intendants est au tome IX de l'*Histoire généalogique,* p. 339-342.

5. François Mauricet de la Cour, dit la Cour des Chiens parce que sa sœur avait épousé Pierre des Chiens, fameux commis de Colbert : voyez *la Maison mortuaire de Molière,* par M. Auguste Vitu, p. 255-262, et la *Description de Paris,* par Piganiol de la Force, à l'article de la rue Neuve-Saint-Augustin. C'est seulement en mai 1703 (*Dangeau,* tome IX, p. 198) que ce traitant acheta la petite charge de Saint-Pouenge. Il fut trésorier général des Invalides, munitionnaire des armées, et mourut le 7 février 1710. Saint-Simon, dont il avait affermé les revenus à Blaye, parlera longuement de lui en 1706.

Mort de Rose, secrétaire du cabinet. [*Add. St-S. 348 et 349*]

Rose[1], autre secrétaire du cabinet du Roi[2], et qui, depuis cinquante ans, avoit la plume, mourut en ce temps-ci à quatre-vingt-six ou sept ans, avec toute sa tête et dans une santé parfaite jusqu'au[3] bout[4]. Il étoit aussi président à la Chambre des comptes[5], fort riche[6] et fort avare[7]; mais

1. Toussaint Rose, baptisé à Provins le 5 septembre 1615, et fils d'un « honorable homme, » ancien maire de cette ville, qui parvint à se faire anoblir en 1655 comme maître d'hôtel du Roi et en récompense de certaines négociations, eut des commencements très humbles chez les Harlay, puis se fit connaître comme secrétaire du cardinal de Retz et du cardinal Mazarin, et acquit alors une charge d'avocat aux conseils. Il possédait même un brevet de conseiller d'État quand le ministre le pourvut d'une des charges de secrétaire du cabinet du Roi, celle de l'intendant Jacques Brachet (mai 1657), avec survivance pour son fils (30 octobre 1660; Arch. nat., KK 1454, fol. 124; Bibl. nat., ms. Clairambault 664, p. 745; Papiers du P. Léonard, MM 827, fol. 119-120; *Sorberiana*, p. 208; *Menagiana*, p. 356; Loret, *la Muse historique*, tome II, p. 329). Il fut élu membre de l'Académie française le 12 décembre 1675, eut une présidence à la Chambre des comptes le 11 décembre 1684, mourut le 6 janvier 1701, et fut enterré dans l'église Saint-Germain-l'Auxerrois. Il avait été aussi maître des eaux et forêts de Saint-Germain (26 mai 1668), puis grand maître de l'apanage de Monsieur.

2. Sur les secrétaires de la chambre et du cabinet du Roi, voyez l'*État de la France*, année 1698, tome I, p. 208-209, le *Traité des droits*, par Guyot, tome I, p. 598, et surtout le ms. Clairambault 664, p. 741 et suivantes. Ils étaient au nombre de quatre, exerçant chacun par trimestre, avec douze cents livres de gages, six mille d'appointements, trois cents de droit d'habit, dix-sept cent cinquante livres de bouche en cour; mais « la plume, » réservée d'ordinaire au plus ancien, donnait huit mille livres de plus : *Dangeau*, tome XII, p. 296; *Correspondance de Madame*, recueil Brunet, tome I, p. 296; *Mémoires de Luynes*, tome VIII, p. 85 et 92; Arch. nat., O¹ 362, fol. 23.

3. *Jusque* surcharge *lorsque*, et ensuite *bout* a un jambage de trop.

4. *Journal de Dangeau*, tome VIII, p. 5; *Mercure*, janvier 1701, p. 104-106.

5. Il avait acheté cette présidence des comptes à la fin de 1684, pour la faire passer à son fils (*Journal de Dangeau*, tome I, p. 52; *Gazette* de l'année, p. 792).

6. On évaluait sa fortune à huit cent mille écus. En 1688 (*Dangeau*, tome II, p. 134 et 143), le Roi lui avait accordé un brevet de retenue de deux cent vingt mille livres.

7. Il se vantait de n'avoir jamais prêté ni emprunté à personne, dit le

c'étoit un homme de beaucoup d'esprit, et qui avoit des saillies et des reparties incomparables, beaucoup de lettres, une mémoire nette et admirable, et un parfait répertoire de cour et d'affaires[1]; gai, libre, hardi, volontiers

P. Léonard, et ne portait qu'une pièce de quatre louis d'or sur lui, pour ne pas céder à quelque tentation.

1. « Il avoit de l'esprit et de la capacité, écrivoit facilement, et plaisoit à son maître. » (*Mémoires de l'abbé de Choisy*, tome I, p. 165.) Bussy-Rabutin, après avoir inséré une lettre de lui (*Mémoires*, tome II, p. 115-116), dit : « Rose étoit un fort honnête homme, et qui avoit bien de l'esprit[a]. » Racine, qu'il cultivait beaucoup, ainsi que Boileau, comme étant ses confrères et historiographes royaux, parle en un endroit (*Œuvres*, tome VI, p. 553) de ses « expressions fortes, vigoureuses, et qu'on voit bien en vérité qui partent du cœur; » et, dans une réponse à Racine (p. 604), Boileau dit : « Les gens de son tempérament sont de fort dangereux ennemis; mais il n'y a point aussi de plus chauds amis, et je sais qu'il a de l'amitié pour moi. » Mais, en tant qu'académicien, on lui reprochait (*ibidem*, tome VII, p. 19 et 45) de ne pas être assez utile et bienveillant pour la Compagnie; il avait essayé d'empêcher l'élection de J. de la Fontaine et avait fait échouer quatre fois Fontenelle. Lui-même, élu en remplacement de Conrart, laissa si peu de témoignages de sa valeur littéraire, que l'abbé d'Olivet, dit-on, se démit de la charge d'historiographe de l'Académie pour ne pas avoir à faire son éloge. C'est à d'Alembert que revint cette tâche, dans son *Histoire des membres de l'Académie*; encore ne put-il citer qu'une contrefaçon latine de la chanson de Sganarelle dans *le Médecin malgré lui*, qui prouve des relations familières avec Molière : voyez les *Œuvres* de celui-ci, tome VI, p. 56, note[b]. On a aussi (*Lettres de Colbert*, tome I, p. 532-536) deux relations qu'il fit, sous la dictée ou d'après les indications du Roi, des derniers moments de Mazarin. Son élection à l'Académie avait été, selon les historiens de cette compagnie, la récompense de ce qu'en 1667 il avait obtenu pour elle le droit d'aller haranguer le Roi dans les circonstances solennelles. On a, dans le recueil imprimé de 1709, le discours qu'il fit pour la réception de l'abbé de Clérambault, 3 juin 1695.

a « Un esprit vif, une grande connoissance des belles choses; un arbitre en fait de style. » (*Mémoires de Sourches*, tome II, p. 250.)

b D'Alembert n'a fait que réunir un certain nombre d'anecdotes, prises principalement à Charles Perrault. Une ballade de Benserade fait connaître quel était le crédit de Rose dans les élections académiques :

Soyez dévots, fréquentez l'église,
Écrivez mal, mais sur sujets pieux,
Faites des vers que jamais on ne lise,
Vous entrerez. Rose a dit : « Je le veux.... »

audacieux[1], mais, à qui ne lui marchoit point sur le pied, poli, respectueux, tout à fait en sa place, et sentant extrêmement la vieille cour[2]. Il avoit été au cardinal Mazarin, et fort dans sa privance et sa confiance[3], ce qui l'y avoit mis avec la Reine mère, et qu'il se sut toujours conserver avec elle et avec le Roi jusqu'à sa mort, en sorte qu'il étoit compté et ménagé même par tous les ministres. Sa plume l'avoit entretenu dans une sorte de commerce avec le Roi, et quelquefois d'affaires qui demeuroient ignorées des ministres[4]. *Avoir la plume*[5], c'est être faussaire public, et faire par charge ce qui coûteroit la vie à tout autre.

La plume.

1. Très colère aussi, il éborgna un jour certain frondeur qui l'appelait *mazarin*, nous disent les notes du P. Léonard.

2. D'Alembert l'a surnommé le « courtisan philosophe. »

3. Voyez les *Mémoires de Gourville*, p. 516 et 519, ceux de *l'abbé de Choisy*, tome I, p. 164-165 (celui-ci tirait de lui des historiettes sur le cardinal), les *Lettres de Colbert*, tome I, p. 28, 82, 97 et 100, et la *Muse historique* de Loret, tome II, p. 98, en 1655. Son habileté à écrire les lettres du cardinal de Retz l'avait fait prendre par Mazarin, avant 1650, pour s'occuper des matières bénéficiales, et il avait été envoyé à Rome. Ayant eu des démêlés avec la cour pontificale, on le rappela pour prendre une charge d'avocat aux conseils, avec la pratique du clergé, et Mazarin acheva de faire sa fortune en le plaçant auprès du Roi (Papiers du P. Léonard). Il avait dix-sept mille trois cents livres d'appointements chez Mazarin (Chéruel, *Mémoires sur Foucquet*, tome II, p. 75), et conserva cette position tout en entrant au cabinet.

4. Ainsi le Roi le chargea secrètement de mener les négociations avec le saint-siège en 1679 : *Revue des Questions historiques*, 1er janvier 1878, p. 37-65, et notre tome VI, p. 340, note 1. Comme, en mourant, il ne voulut ni médecin ni prêtre, on fit ces vers :

Ci-gît le vieux président Rose,
Secrétaire du cabinet,
Qui fut, en mourant, si secret,
Que, sur ses péchés même, il eut la bouche close.

Voyez une note sur son éloge dans le tome II de l'*Histoire des membres de l'Académie françoise*, p. 6-7.

5. La même expression est employée par Bassompierre (*Mémoires*, tome II, p. 67-71), mais avec une application différente, à l'occasion du prince de Condé qui, en 1616, demandait à *avoir la plume* quand il serait à la cour, c'est-à-dire à signer les arrêts du Conseil, l'arrêté de la semaine aux finances et les comptes de l'Épargne.

Cet exercice consiste à imiter si exactement l'écriture du Roi qu'elle ne se puisse distinguer de celle que la plume contrefait, et d'écrire en cette sorte toutes les lettres que le Roi doit ou veut écrire de sa main, et toutefois n'en pas[1] prendre la peine. Il y en a quantité aux souverains et à d'autres étrangers de haut parage; il y en a aux sujets, comme généraux d'armées ou autres gens principaux par secret d'affaires ou par marque de bonté, ou de distinction[2]. Il n'est pas possible de faire parler un grand roi avec plus de dignité que faisoit Rose, ni plus convenablement à chacun, ni sur chaque matière, que les lettres qu'il écrivoit ainsi[3], et que le Roi signoit toutes de sa main; et pour le caractère[4], il étoit si semblable à celui du Roi, qu'il ne s'y trouvoit pas la moindre différence[5]. Une infinité de choses importantes avoient passé par les mains de Rose, et il y en passoit encore quelquefois : il étoit extrêmement fidèle et secret, et le Roi s'y fioit entièrement. Ainsi celui des quatre secrétaires du cabinet qui a la plume en a toutes les fonctions[6], et les trois autres n'en

1. Avant *pas*, le manuscrit porte *veut*, biffé.

2. Voyez l'appendice II sur cette charge de secrétaire de la plume et sur le recueil des lettres « de la main » tenu par Rose.

3. Il brillait surtout par une heureuse faculté de varier à l'infini les formules courantes et les façons de dire. On lui reprocha (*Siècle de Louis XIV*, ch. XXVIII) d'avoir fait parler le Roi trop familièrement dans cette lettre si connue au duc de la Rochefoucauld : « Je me réjouis comme votre ami, etc.; » mais, au cours de l'éloge académique du président, d'Alembert affirme que c'est le Roi seul qui était responsable cette fois-là, et que Rose, tout au contraire, demanda la suppression de la lettre.

4. L'écriture. — 5. Voyez l'appendice II, p. 417.

6. Comme il a été dit plus haut, c'est l'ancien des quatre qui « avait la plume; » mais, au besoin, un ou deux de ses collègues remplissaient les mêmes fonctions auprès des princes : ainsi, M. de Charmont en fut chargé chez le duc de Bourgogne, et, en 1708, Picon d'Andrezel remplaça d'Estancheau auprès de Monseigneur (*Journal de Dangeau*, tome XII, p. 117 et 118). Rose, servant toute l'année, disait qu'il se mettait en quatre quartiers pour ses collègues (Papiers du P. Léonard, Arch. nat., MM 827, fol. 119 v°).

Callières a la plume.

ont aucune, sinon leurs entrées[1]. Callières[2] eut la plume à la mort de Rose[3]. Ce bonhomme[4] étoit fin, rusé, adroit et dangereux. Il y a de lui des histoires sans nombre, dont je rapporterai deux ou trois seulement parce qu'elles le caractérisent[5], lui et ceux dont il s'y agit. Il avoit fort près de Chantilly une belle terre et bien bâtie[6], qu'il aimoit fort, et où il alloit souvent. Il rendoit force respects à Monsieur le Prince (c'est du dernier mort dont[7] je parle[8]); mais il étoit attentif à ne s'en pas laisser dominer chez lui. Monsieur le Prince, fatigué d'un voisinage qui

Rose et Monsieur le Prince.

1. Un très vieux secrétaire, nommé le Gendre, avait ainsi conservé les entrées : *Dangeau*, tome VII, p. 387; *État de la France*, 1698, tome I, p. 259.

2. Voyez nos tomes III, p. 279, 293-301, et IV, p. 142 et 234-235. Callières était aussi de l'Académie française, depuis 1689, mais avait publié bon nombre d'ouvrages, et, d'autre part, il était bien connu pour sa participation heureuse, soit publique, soit secrète, aux négociations qui avaient terminé la dernière guerre. Saint-Simon a oublié de dire que le Roi lui avait donné, le 7 mars 1698, celle des quatre charges de secrétaire du cabinet qui vaquait depuis la mort de l'académicien Bergeret, pour le trimestre d'avril (Arch. nat., O[1]42, fol. 47 v°; *Dangeau*, tome VI, p. 299-300). Il avait eu en même temps un brevet de retenue de soixante mille livres comme compensation de cinquante mille livres que le Roi avait exigé qu'il payât à M. de Crécy, et de quinze mille livres versées à l'abbé Morel, tous deux ses collègues dans les négociations de la paix générale.

3. « Le Roi a dit à M. de Callières, un des quatre secrétaires du cabinet, qu'il se serviroit de lui toujours pour cette fonction, et qu'il s'étudiât à prendre son style et ses manières ainsi qu'avoit fait M. le président Rose.... » (Papiers du P. Léonard, Arch. nat., M 757, p. 275.) Comparez le *Journal de Dangeau*, tomes VIII, p. 12-13, et IX, p. 246.

4. Rose, et non Callières. — 5. *Carter[isent]* corrigé par surcharge.

6. C'est en 1656 que Rose avait acquis la terre de Coye, au S. de Chantilly, ancien domaine des comtes de Senlis, donné par eux à Isabeau le Bouthillier, avec un château entouré de fossés à pont-levis, dont il ne reste plus que des vestiges, et, au mois de janvier 1697, en récompense d'un demi-siècle de services, il avait obtenu l'érection en marquisat : Arch. nat., X[1a] 9001; Dépôt des affaires étrangères, vol. *France* 1014, fol. 9.

7. On avait imprimé *que*, au lieu de *dont*, en 1873.

8. Henri-Jules de Bourbon, qui porta le titre de 1686 à 1709.

le resserroit, et peut-être plus que lui ses officiers de chasse[1], fit proposer à Rose de l'en accommoder ; celui-ci n'y voulut jamais entendre, ni s'en défaire pour quoi que ce fût. A la fin, Monsieur le Prince, hors de cette espérance, se mit à lui faire[2] des niches pour le dégoûter et le résoudre, et, de niche en niche, il lui fit jeter trois ou quatre cents[3] renards ou renardeaux qu'il fit prendre et venir de tous côtés, par-dessus les murailles de son parc. On peut se représenter quel désordre y fit cette compagnie, et la surprise extrême de Rose et de ses gens d'une fourmilière inépuisable de renards venus là en une nuit. Le bonhomme, qui étoit colère et véhément, et qui connoissoit bien Monsieur le Prince[4], ne se méprit pas à l'auteur du présent : il s'en alla trouver le Roi dans son cabinet, et, tout résolument, lui demanda la permission de lui faire une question peut-être un peu sauvage. Le Roi, fort accoutumé à lui et à ses goguenarderies[5], car il étoit plaisant et fort salé, lui demanda ce que c'étoit. « Ce que c'est, Sire? lui répondit Rose d'un visage enflammé ; c'est que je vous prie de me dire si nous avons deux rois en France. — Qu'est-ce à dire? dit le Roi surpris, et rougissant à son tour. — Qu'est-ce à dire? répliqua Rose ; c'est que, si Monsieur le Prince est roi comme vous, il faut pleurer et baisser la tête sous ce tyran. S'il n'est que premier prince du sang, je vous en demande justice, Sire ; car vous la devez à tous vos sujets, et vous ne devez pas

1. Il a raconté, au début des *Mémoires* (tome I, p. 137-141), comment le héros, père de ce prince, « embla » la capitainerie d'Halatte au marquis de Saint-Simon pour arrondir les chasses de Chantilly.

2. *Luy faire* surcharge *le fatig[uer]*, effacé du doigt.

3. *Cent*, sans accord, dans le manuscrit.

4. Il a déjà parlé de l'humeur méchante, tyrannique et intolérable de ce prince : tomes I, p. 101, et VII, p. 58 et 233.

5. Ce substantif ne se trouve ni dans le *Dictionnaire de l'Académie* de 1718, qui ne donne que l'adjectif et le verbe, ni dans Furetière. Il est dans Molière (*le Médecin malgré lui*, acte II, scène 2), mais comme improvisé par Géronte en riposte à l'adjectif *goguenard* employé par Valère.

souffrir qu'ils soient la proie de Monsieur le Prince. » Et de là lui conte comme il l'a[1] voulu obliger à lui vendre sa terre, et après l'y forcer en le persécutant, et raconte enfin l'aventure des renards. Le Roi lui promit qu'il parleroit à Monsieur le Prince de façon qu'il auroit repos désormais. En effet, il lui ordonna de faire ôter par ses gens, et à ses frais, jusqu'au dernier renard du parc du bonhomme, et de façon qu'il ne s'y fît aucun dommage, et qu'il réparât ceux que les renards y avoient faits[2]; et pour l'avenir, lui imposa si bien, que Monsieur le Prince, plus bas courtisan qu'homme du monde, se mit à rechercher Rose, qui se tint longtemps sur son fier[3], et oncques[4] depuis n'osa le troubler en la moindre chose[5]. Malgré tant d'avances, qu'il

1. *La*, sans apostrophe. — 2. *Fait* corrigé après coup en *faits*.

3. Seul exemple que Littré ait cité de cette locution, qui ne se trouve ni dans Furetière, ni dans *l'Académie*, ni dans le *Dictionnaire de Trévoux*.

4. Nous avons déjà rencontré ce vieil adverbe; il est écrit *onques*.

5. Gourville, l'intendant des Condé, ne rapporte pas cette anecdote, mais bien une ou deux autres (*Mémoires*, p. 562), qui montrent le président aussi intraitable que Monsieur le Prince était envahissant, et voulant profiter de ce que celui-ci avait besoin de faire passer une route au travers d'un bois de Coye pour vendre sa terre tout entière, deux fois plus qu'elle ne lui avait coûté : comme il refusait toutes les offres d'indemnité, si convenables qu'elles fussent, le prince passa outre, et fit ouvrir la route sans son consentement. Le président en fut au désespoir, et « parla même de Monsieur le Prince beaucoup plus librement qu'il n'auroit dû. » De là un procès qui ne finit qu'après la mort du président, dont les héritiers vendirent Coye de gré à gré, pour sa vraie valeur. Gourville raconte encore une histoire de faisans qu'on apportait de Coye au président, et que les gardes du prince interceptèrent au passage. « M. de Louvois, l'ayant su, lui dit, à la première vue : « Monsieur Rose, est-il vrai que le convoi de Coye a été battu? » Celui-ci se mit dans une grande colère, et se plaignit fort du peu de justice que le Roi lui faisoit sur tout ce qui se passoit entre Monsieur le Prince et lui.... » Quoique ces anecdotes soient placées par Gourville au milieu de souvenirs antérieurs à la guerre de Hollande, elle ne peuvent s'appliquer qu'au fils du grand Condé, qui survécut au président et finit par traiter avec ses héritiers. C'est lui aussi qui, selon le même Gourville (p. 579), dépouilla le premier président Nicolay d'une petite capitainerie « que ce président s'étoit érigée, » sous prétexte qu'elle dé-

fallut bien enfin recevoir, il la lui gardoit toujours bonne[1], et lui lâchoit volontiers quelque brocard. Moi et cinquante autres en fûmes un jour témoins[2]. Les jours de Conseil, les ministres s'assembloient dans la chambre du Roi, sur la fin de la messe, pour entrer dans le cabinet quand on les appeloit pour le Conseil, lorsque le Roi étoit[3] rentré par la galerie droit dans ses cabinets. Il y avoit toujours des courtisans à ces heures-là dans la chambre du Roi, ou qui avoient affaire aux ministres, à qui ils parloient là plus commodément, quand ils avoient peu à leur dire, ou pour causer avec eux. Monsieur le Prince y venoit souvent, et il étoit vrai qu'il leur parloit à tous sans avoir rien à leur dire, avec le maintien d'un client qui fait bassement sa cour. Rose, à qui rien n'échappoit, prit sa belle qu'il y avoit beaucoup du meilleur de la cour[4], que le hasard y avoit rassemblé ce jour-là, et que Monsieur le Prince avoit cajolé les ministres avec beaucoup de souplesse et de flatterie. Tout d'un coup, le bonhomme, qui le voyoit faire, s'en va droit à lui, et[5], clignant un œil avec un doigt dessous, qui étoit quelquefois son geste : « Monsieur, lui dit-il tout haut, je vous

pendait de sa capitainerie d'Halatte ; mais les documents officiels (*Pièces justificatives pour servir à l'histoire de la maison de Nicolay*, tome I, n° 363) prouvent que l'affaire fut menée conjointement par le prince et par son père, en 1685, et que Gourville y chercha une occasion de se venger des rigueurs de la Chambre des comptes. A la génération suivante, en 1722 (*Mémoires*, tome II, p. 229), Mathieu Marais raconte encore, que, le seigneur d'Ermenonville n'ayant pas voulu vendre à Monsieur le Duc, celui-ci, en manière de vengeance, a fait ordonner, par arrêt du Conseil, l'ouverture de plusieurs routes dans Halatte.

1. *La garder bonne à quelqu'un*, « conserver son ressentiment jusqu'à une occasion de se venger. » (*Furetière.*)

2. L'anecdote qui va suivre, comme l'autre, se trouvent toutes deux accouplées aussi dans les Additions.

3. *Lorsque* et *estoit* ont été ajoutés en interligne.

4. C'est-à-dire saisit une occasion où la fine fleur de la cour se trouvait réunie là. Nous avons déjà eu un emploi analogue de *sa belle* dans notre tome VI, p. 316.

5. *Et* surcharge [*clignant*].

vois faire ici un manège avec tous ces Messieurs, et depuis plusieurs jours, et ce n'est pas pour rien ; je connois ma cour et mes gens depuis longues années, on ne m'en fera pas accroire : je vois bien où cela va ; » et avec des bonds et des inflexions de voix qui embarrassoient tout à fait Monsieur le Prince, qui se défendoit comme il pouvoit. Ce dialogue amassa les ministres et ce qu'il y avoit là de principal autour d'eux. Comme Rose se vit bien environné, et le Conseil sur le point d'être appelé[1], il prend respectueusement Monsieur le Prince par le bout du bras, avec un souris fin et malin : « Seroit-ce point, Monsieur, lui dit-il[2], que vous voudriez vous faire premier prince du sang? » et à l'instant[3] fait la pirouette et s'écoule. Qui demeura stupéfait? ce fut Monsieur le Prince, et toute l'assistance à rire sans pouvoir s'en empêcher. C'étoit là de ces tours hardis de Rose; celui-là fit[4] plusieurs jours l'amusement et l'entretien de la cour. Monsieur le Prince fut enragé; mais il ne put et n'osa que dire[5]. Il n'y avoit guères plus d'un an de cette aventure lorsque ce bonhomme mourut[6].

Rose et M. de Duras. Il n'avoit jamais pardonné à M. de Duras un trait qui en effet fut une cruauté. C'étoit à un voyage de la cour. La voiture de Rose avoit été, je ne sais comment, déconfite[7]; d'impatience, il avoit pris un cheval. Il n'étoit pas bon cavalier : lui et le cheval se brouillèrent, et le cheval

1. *Appeller* corrigé en *appellé*.
2. Ces trois mots sont en interligne.
3. Ces quatre mots sont en interligne. — 4. *Fut* ou *fist* corrigé en *fit*.
5. Les boutades du président ne respectaient personne ; en voici une qui est consignée dans le recueil de bons mots de Gaignières, ms. Nouv. acq. fr. 4529, p. 76 : « M. Rose se plaignoit un jour, à l'armée, que l'on maltraitoit ses gens et qu'on les chassoit des logements. Le Roi lui dit : « Que ne prenez-vous ma livrée? » Rose lui dit : « Sire, si j'avois « une livrée à prendre, ce seroit celle de M. de Louvois. »
6. M. de Condé va être déclaré premier prince du sang dans quelques mois, comme son père l'avait été : ci-après, p. 360-361.
7. Ce terme, selon les dictionnaires anciens, comme selon les modernes, s'appliquait plutôt aux personnes qu'aux choses.

s'en[1] défit dans un bourbier. Passa M. de Duras, à qui Rose cria à l'aide de dessous son cheval au milieu du bourbier, M. de Duras, dont le carrosse alloit doucement dans cette fange, mit la tête à la portière, et, pour tout secours, se mit à rire et à crier que c'étoit là[2] un cheval bien délicieux, de se rouler ainsi sur les *roses ;* et continua son chemin et le laissa là. Vint après le duc de Coislin[3], qui fut plus charitable, et qui le ramassa, mais si furieux et si hors de soi de colère, que la carrossée fut quelque temps sans pouvoir apprendre à qui il en avoit. Mais le pis fut à la couchée. M. de Duras, qui ne craignoit personne et qui avoit le bec aussi bon[4] que Rose, en avoit fait le conte au Roi et à toute la cour, qui en rit fort. Cela outra Rose à un point qu'il n'a jamais depuis approché de M. de Duras, et n'en a parlé qu'en furie, et, quand quelquefois il hasardoit devant le Roi quelque lardon sur lui, le Roi se mettoit à rire et lui parloit du bourbier[5].

Sur la fin de sa vie il avoit marié sa petite-fille[6], fort riche, et qui attendoit encore de plus grands biens de

Rose et les Portails.

1. Les cinq derniers mots sont en interligne, au-dessus de *qui*, biffé, et d'un premier *s'en*, oublié par mégarde.
2. *Là* est en interligne.
3. Celui que nous avons vu si cérémonieusement poli.
4. « On dit... qu'on *a bon bec* pour dire qu'on parle bien et beaucoup. » (*Furetière.*) Nous trouverons aussi « avoir bec et ongles. »
5. Cette anecdote peut bien se placer dans la journée du 3 mai 1670, où Pellisson raconte (*Lettres historiques*, tome I, p. 9-10) que toute la cour s'embourba aux environs de Landrecies, que le major Forbin faillit y être noyé, et que Rose, qui était dans le carrosse du maréchal de Bellefonds avec M. de Villars et Benserade, fut obligé d'en descendre et de faire le chemin à pied.
6. Le président avait eu de Madeleine de Villiers, qui mourut cinq mois après lui, le 27 juin 1701, à quatre-vingt-un ans et cinq mois, un fils unique, Louis Rose, dit M. de Coye, conseiller au parlement de Metz et survivancier de la charge de secrétaire du cabinet, qui épousa en mars 1681 une fille du président de Châteaugontier, et mourut le 25 mars 1688[a], laissant un fils, une fille et une veuve, qui se remaria au

[a] Les *Mémoires de Sourches* disent (tome II, p. 153) que le père « en eut une extrême douleur parce qu'il étoit son fils unique, quoique d'ailleurs ils

lui[1], à Portail qui longtemps depuis est mort premier président du parlement de Paris[2]. Le mariage ne fut point concordant[3] : la jeune épouse, qui se sentoit riche parti, méprisoit son mari, et disoit qu'au lieu d'entrer en quelque bonne maison[4] elle étoit demeurée *au portail*[5]. A la fin, le père, vieux conseiller de grand chambre[6], et le fils

marquis de Vatan. Le petit-fils, nommé aussi Louis, marquis de Coye, puis de Vaudreuil, né en 1684 et tenu sur les fonts par le Roi le 14 octobre 1691 (*Gazette*, p. 608), fit son apprentissage aux mousquetaires, passa lieutenant aux gardes, puis acheta le régiment d'infanterie de Sourches en janvier 1705, mais mourut au siège de Turin, le 24 août 1706. Sa sœur, Rose-Madeleine, mariée le 28 avril 1699 (*Dangeau*, tome VII, p. 63, et *Mercure*, mai 1699, p. 195-198; elle avait dû épouser le marquis de Poissy à la fin de 1694), mourut le 21 mai 1766, dans sa quatre-vingt-quatrième année.

1. *Encore de plus* est en interligne, au-dessus de *de grds biens de luy*.

2. Antoine Portail, IVe du nom, seigneur de Vaudreuil et de Chatou, né le 18 mars 1674, avocat du Roi au Châtelet en 1694, conseiller au Parlement en 1697, avocat général en 1698, devint président à mortier le 20 mai 1707, premier président le 24 septembre 1724, membre de l'Académie française le 28 décembre suivant, et mourut le 3 mai 1736. Voyez l'Addition au *Journal de Dangeau*, tome XI, p. 355.

3. Nous avons déjà eu cette expression au tome V, p. 105. — Il y eut une séparation passagère entre les nouveaux époux, presque aussitôt après le mariage, dit le P. Léonard.

4. Comme on l'a vu au tome I (p. 171 et Addition n° 44), l'auteur de cette famille parlementaire était un premier chirurgien de Louis XIII qui avait servi aussi les trois rois précédents. Cette origine est dissimulée dans la généalogie que dressa en 1754 l'abbé d'Estrées; mais d'Hozier l'avait consignée dans son mémoire de 1706 sur les familles du Parlement : ms. Clairambault 754, p. 281.

5. Jeu de mots renouvelé encore à la génération suivante : *Journal de Barbier*, tome II, p. 289.

6. C'est le rapporteur du procès des ducs et pairs contre le maréchal de Luxembourg : tome II, p. 73.

ne fussent pas trop bien ensemble; mais le Roi eut soin de le consoler en lui donnant, sans qu'il le demandât, un brevet de retenue de deux cent mille livres, qui étoit toute la valeur de sa charge. » Et l'annotateur a ajouté : « Il méritoit bien la grâce que le Roi lui faisoit par ses longs et fidèles services, outre que, le Roi lui ayant donné depuis longtemps la survivance de la charge pour son fils, il étoit, en quelque manière, de la justice qu'il lui en conservât le prix par ce brevet de retenue. »

firent leurs plaintes au bonhomme. D'abord il n'en tint pas grand compte, et, comme elles recommencèrent, il leur promit de parler à sa petite-fille, et n'en fit rien. A la fin, lassé de ces plaintes : « Vous avez toute raison, leur répondit-il en colère ; c'est une impertinente, une coquine dont on ne peut venir à bout, et, si j'entends encore parler d'elle, je l'ai résolu, je la déshériterai. » Ce fut la fin des plaintes[1].

Rose étoit[2] un petit homme ni gras ni maigre, avec un assez beau visage, une physionomie fine[3], des yeux perçants et petillants d'esprit[4], un petit manteau, une calotte de satin sur ses cheveux presque blancs, un petit rabat uni presque d'abbé[5], et toujours son mouchoir entre son habit et sa veste : il disoit qu'il étoit là plus près de son nez. Il m'avoit pris en amitié, se moquoit très librement des princes étrangers, de leurs rangs, de leurs prétentions, et appeloit toujours les ducs avec qui il étoit familier[6] : *Votre Altesse Ducale* ; c'étoit pour rire de ces autres pré-

1. Cette historiette se retrouve dans l'éloge du président par d'Alembert, comme dans les *Mémoires de Mathieu Marais* (tome III, p. 40), qui dit, à propos du duc de Lauzun menaçant de déshériter M. de Biron, s'il ne faisait donner l'évêché de Laon à M. de Belsunce (anecdote qui ne paraîtra pas dans nos *Mémoires*) : « C'est le 2e tome de M. Rose, secrétaire du cabinet. Son gendre se plaignoit à lui des galanteries de sa femme. « Vous avez raison, dit-il : c'est une femme « qui se conduit mal, et je vous promets de la déshériter. » Le mari n'en parla plus, et s'en fut sans dire mot. » Mme Portail continua le même train, quoique non jolie ; à quarante-sept ans, elle avait encore pour amant le président Lambert de Thorigny, que la petite vérole foudroya chez elle (*Journal de l'avocat Barbier*, tome I, p. 432).

2. *Estoit* est répété deux fois.

3. Le manuscrit porte : « *une* assez beau visage, *un* physionomie fine ». Comparez ci-dessus, p. 8, le portrait de Barbezieux.

4. Le P. Lelong cite deux portraits du président, l'un gravé par R. Lochon, en 1660, l'autre par Landry, en 1665, d'après S. Gribelin.

5. Le rabat ordinaire est « une pièce de toile que les hommes mettent autour du collet de leur pourpoint, tant pour l'ornement que pour la propreté. » (*Furetière*.)

6. *Familiers*, au pluriel, dans le manuscrit.

tendues *Altesses*. Il étoit extrêmement propre et gaillard, et plein de sens jusqu'à la fin. C'étoit une sorte de personnage[1].

Mort de Stoppa.

Stoppa[2], colonel des gardes suisses[3] et d'un autre régi-

1. Le logement que Rose occupait dans la cour des secrétaires d'État, au-dessus de celui de l'évêque de Meaux, fut donné, six mois plus tard, à la princesse de Montauban. Quant à la charge de secrétaire du cabinet, elle resta entre les mains de son petit-fils, alors âgé de dix-sept ans à peine, et qui cependant comptait en être pourvu pour épouser la belle Mlle de Villefranche, si l'on s'en rapporte à une lettre (n° cxxxix, donnée par la Beaumelle) de Mme de Maintenon à l'archevêque de Paris, du mardi gras de l'année 1700; mais le paragraphe de cette lettre où il est parlé de lui n'existe pas dans l'autographe revu par Lavallée, et, en tout cas, la date ne pourrait être, au plus, que 1701. A la fin de 1703, M. Portail, comme tuteur des héritiers, vendit la charge cent vingt mille livres au président Duret. (*Journal de Dangeau*, tomes VIII, p. 143, et IX, p. 337; Arch. nat., O[1] 47, fol. 228.)

2. Pierre Stuppa (ce nom était devenu par corruption, en France, *Stoppa*, *Stoup*, *Stoupp* ou *Stouppe*, et, dans sa Table générale, tome XX de 1873, p. 576, notre auteur a eu soin de mettre : « STOPPA, communément appelé *Stoub* ») mourut le 6 janvier 1701, à quatre-vingt-trois ans selon les *Mémoires de Sourches*, à soixante-dix-sept selon la *Gazette*, à quatre-vingt-un ans et demi selon Dangeau et l'*Histoire militaire des Suisses* de Zürlauben; il était originaire de Chiavenna, dans les Grisons. Lieutenant en 1648 dans la compagnie des gardes suisses commandée par un oncle de son nom à qui Jal a consacré un article (*Dictionnaire critique*, p. 1151), il passa capitaine en 1652, leva un régiment suisse en 1671, fut fait brigadier en 1672, gouverneur d'Utrecht en 1673, maréchal de camp en 1676, lieutenant général en 1678, et enfin colonel des gardes suisses le 1er octobre 1685, tout en conservant le corps qu'il avait levé en 1671. « Jamais Suisse ne posséda en même temps en France autant de régiments et de compagnies que Stuppa. » (*Moréri*.)

3. Le régiment des gardes suisses avait été porté, en 1688, de dix à douze compagnies de deux cents hommes, formant quatre bataillons, et dont l'*État de la France* donne la composition. Voyez d'ailleurs le grand ouvrage du baron de Zürlauben (1751-1763) : *Histoire militaire des Suisses au service de la France*. Le colonel touchait onze cent soixante livres par mois, plus huit cents pour l'état-major de ses officiers de justice, et chaque capitaine avait quatre mille deux cents livres par mois pour sa compagnie; le colonel possédant la première, cela portait le produit de sa charge à près de soixante-quinze mille livres, plus de quarante mille net (*Dangeau*, tomes I, p. 225, VII, p. 13 et 42, et VIII

ment suisse de son nom[1], mourut en même temps[2]. Il avoit amassé un bien immense pour un homme de son état, avec une grosse maison pourtant et toujours grand chère[3]. Il avoit toute la confiance du Roi sur ce qui regardoit les troupes suisses et les Cantons, au point que, tant qu'il vécut, M. du Maine n'y put, et n'y fit aucune chose[4].

colonel des gardes suisses. [*Add. St-S.* 380]

p. 420). Le service était le même que celui des gardes françaises; mais ceux-ci passaient les premiers, et leur commandant donnait des ordres aux détachements de l'un et l'autre corps réunis en une seule brigade, les Suisses fournissant alors un tiers de moins que les Français (*Luynes*, tome XI, p. 231). En guerre, trois bataillons allaient à l'armée, et le quatrième restait auprès du Roi (*Dangeau*, tome XI, p. 59). Depuis 1692, chaque compagnie avait vingt grenadiers (*Dangeau*, tome IV, p. 64). Tous portaient l'habit rouge depuis 1685, et, depuis 1699, ils l'ornaient d'agréments, comme faisaient les gardes françaises sur leur habit bleu (*Dangeau*, tomes I, p. 57 et 139, et VII, p. 71). Le colonel logeait au château.

1. En temps ordinaire, d'après les traités passés avec la Suisse, nous devions entretenir vingt-cinq mille mercenaires de cette nation, et, en temps de guerre, ce nombre avait été porté, par les soins de Stoppa, jusqu'à trente-six mille; mais il était parvenu, sous Louvois, à réduire la paye à cinq écus par mois, ce qui faisait alors une économie de dix-huit cent mille livres par an (*Mémoires de Sourches*, tomes I, p. 308, et II, p. 307). Pendant la dernière guerre, Louis XIV avait eu les neuf régiments suisses dont les noms suivent : Stoppa, Hésic, Reynold, Greder, Surbeck, Monein, Salis, Courten, Schelberg; mais, à la paix, une moitié avait été réformée, comme dans les autres corps étrangers, et Stoppa n'avait gardé que dix-huit mille hommes, quoique les traités avec la Suisse stipulassent un *minimum* de vingt-cinq mille (*Dangeau*, tome VI, p. 295 et 316; *Sourches*, tome V, p. 371).

2. *Journal de Dangeau*, tome VIII, p. 7 et 11; *Mémoires de Sourches*, tomes VI, p. 323, et VII, p. 3.

3. Dangeau, en 1694 (tome V, p. 22, avec l'Addition mise ici), lui attribuait cent mille livres de rente. Mais les *Mémoires de Sourches* disent (tome VII, p. 3) qu'il « ne laissa pas un sol à ses héritiers, après avoir dépensé des biens immenses. »

4. Le *Dictionnaire de Moréri* dit, dans la notice Stuppa : « Le Roi l'employa en diverses négociations en Suisse, et lui confia l'exercice de la charge de colonel général des Suisses, excepté les droits honorifiques, pendant la minorité de M. le duc du Maine. Stuppa la remplit avec honneur jusqu'à sa mort.... » M. Camille Rousset a cité, dans le tome I de son *Histoire de Louvois*, p. 333-335, 394 et 443, des témoignages authentiques de l'estime que toute l'armée professait pour Stoppa.

Le Roi s'étoit servi de lui en beaucoup de choses secrètes[1], et de sa femme[2] encore plus[3], qui, sans paroître, avoit toute la confiance de Mme de Maintenon, et étoit extrê-

1. En effet, lorsque commença la guerre de 1672, c'est grâce au grand crédit dont il jouissait en Suisse qu'il put recruter jusqu'à vingt-cinq mille hommes à la fois, et, comme le dit Pomponne (*Mémoires*, tome I, p. 138-139), il parvint même à éviter que les Cantons ne s'opposassent à l'emploi de leurs concitoyens contre les protestants hollandais. En 1689, il ne fut pas moins habile à obtenir le renouvellement des traités et le maintien de la neutralité du territoire suisse (*Mémoires de Sourches*, tome III, p. 72). Mais on ne doit pas le confondre, à cause de ces missions, avec son frère cadet Jean-Baptiste, qui était à la fois l'agent caché de Louvois et un pamphlétaire utile pour mener la guerre de plume contre les Pays-Bas (Cabinet des titres, dossier bleu 16471, fol. 5). M. Léon Feer et M. Pierre de Witt ont fait des études sur celui-ci, dans le *Bulletin de la Société de l'Histoire du Protestantisme français*, années 1882, p. 78-91, 226-234, et 1883, p. 368-374. C'est évidemment de ce frère qu'il est question dans l'*Histoire de Louvois*, tome I, p. 431-434, et dans les négociations de Cromwell avec Mazarin (Chéruel, *Ministère de Mazarin*, tomes I, p. 63, et II, p. 81, note); il parvint au grade de brigadier, quoique protestant, et périt à la bataille de Steinkerque, laissant une fille unique. L'auteur de la première *Vie de B. de Spinoza* (1706) raconte que, quoique ayant combattu ce philosophe dans un livre sur *la Religion des Hollandois*, Stoppa cadet lui donna l'hospitalité, à l'instigation du prince de Condé, et essaya, mais en vain, de l'enrôler parmi les pensionnaires de Louis XIV.

2. Stoppa avait épousé — mariage d'amour, selon le *Journal de Dangeau*, tome V, p. 22 —, par contrat du 9 janvier 1661, Anne-Charlotte de Gondy, qui était fille naturelle de Jean-Baptiste, baron de Gondy, de la famille des ducs de Retz, introducteur des ambassadeurs, et veuve en premières noces d'un Colbert de Saint-Mar, contrôleur des finances en la généralité de Paris. Elle ne fut légitimée qu'en juin 1662, et mourut le 8 juin 1694, à soixante-quatre ans environ, ayant fondé trois lits à l'hospice de Château-Thierry. (Cabinet des titres, *Pièces originales*, dossier 60983.) Notre auteur a dit ces quelques mots d'elle, dans la notice du duché de RETZ (*Écrits inédits*, tome V, p. 400) : « Sa sœur bâtarde (de Jérôme, baron de Gondy) avoit épousé Pierre Stoppa, colonel du régiment des gardes suisses, l'un et l'autre plus connus que lui, et dont Louis XIV et ses ministres se sont servis en plusieurs affaires importantes et secrètes, et de la femme autant que du mari: morts tous deux fort riches et sans enfants. »

3. Le manuscrit porte la virgule entre *encore* et *plus*.

mement crainte et comptée, plus encore que son mari, quoiqu'il le fût beaucoup. Il avoit plus de quatre-vingts ans avec le même sens, la même privance[1] du Roi, la même pleine autorité sur sa nation en France, et grand crédit en Suisse[2]. Sa mort rendit M. du Maine effectivement colonel général des Suisses[3] avec pleine autorité, qu'il sut étendre en même temps sur ce qu'il n'avoit pu encore atteindre dans l'artillerie avec M. de Barbezieux[4].

Mort du prince de Monaco.

La mort d'un plus grand seigneur fit moins de bruit et de vuide : ce fut celle de M. de Monaco, ambassadeur à Rome[5],

1. Par mégarde, il a ajouté, après coup, une *s* à *privance*, tout en laissant *la mesme* au singulier.

2. « Comme il sollicitoit un jour auprès de Louis XIV les appointements des officiers suisses, qui n'avoient pas été payés depuis longtemps, M. de Louvois, piqué de ses sollicitations, dit au Roi : « Sire, « on est toujours pressé par les Suisses; si Votre Majesté avoit tout « l'argent qu'elle et les Rois ses prédécesseurs ont donné aux Suisses, « on pourroit paver d'argent une chaussée de Paris à Bâle. — Cela « peut être, répondit sur-le-champ Stuppa; mais aussi, si Votre Majesté « avoit tout le sang que les Suisses ont répandu pour le service de la « France, on pourroit faire un fleuve de sang de Paris à la ville de « Bâle. » Le Roi, frappé de cette réponse, ordonna à M. de Louvois de faire payer les Suisses. » (*Moréri.*)

3. Tome VI, p. 316. Le prince avait eu cette charge, en remplacement du comte de Soissons, le 1er février 1674, n'ayant que quatre ans, et des lettres de surannation du 23 mars 1693 l'avaient dispensé du serment.

4. La *Gazette d'Amsterdam* annonça (nos VI et XIII) que c'était pour soulager Chamillart que le duc du Maine s'occuperait dorénavant du détail de l'artillerie, des cuirassiers (*lisez :* carabiniers) et des Suisses. Dangeau dit, six jours après la mort de Stoppa (tome VIII, p. 11): « Le Roi veut présentement que M. du Maine seul se mêle de toutes les affaires des Suisses, et a déclaré qu'il ne prétendoit pas que cela fût attaché à la charge de colonel général des Suisses; c'est une confiance particulière qu'il a dans la personne de M. du Maine. » Le commandement des gardes fut donné au colonel suisse Greder. Comparez les *Mémoires de Sourches*, tome VII, p. 7.

5. C'est quelques lignes avant le paragraphe que nous venons de citer en dernier lieu que Dangeau, le 11 janvier (tome VIII, p. 11), annonce : « Le Roi, à son coucher, nous apprit la nouvelle de la mort de M. de Monaco, son ambassadeur à Rome. » Les *Mémoires de*

ambassadeur à Rome.

qui y fut peu regretté, comme il y avoit été peu considéré, très médiocrement soutenu les affaires du Roi[1], et très peu soutenu de la cour. On en a vu les raisons[2]. C'étoit un Italien glorieux, fantasque, avare, fort bon homme, mais qui n'étoit pas fait pour les affaires[3]; avec cela, gros comme un muid, et ne voyoit pas jusqu'à la pointe de son ventre[4]. Il avoit passé sa vie en chagrins domestiques, d'abord de la belle Mme de Monaco[5], sa femme, si amie de la première femme de Monsieur[6], et si mêlée dans ses galanteries, et elle-même si galante[7], et qui, pour se tirer

Sourches disent (tome VII, p. 5) : « Le 12, on eut nouvelle que le prince de Monaco, étant retourné à Rome, d'où il étoit sorti peu de jours auparavant, y étoit mort, en trois jours, d'une fluxion de poitrine, et il fut universellement regretté. » Le duc de Luynes, dans une note au *Journal de Dangeau*, et la *Gazette d'Amsterdam*, n°s IX et XI, disent que cette mort fut le résultat d'une imprudence. Elle arriva le 3 janvier, à une heure après minuit : *Gazette*, p. 43 et 56. Voyez les Papiers du P. Léonard sur Rome : Arch. nat., K 1324, n° 123, fol. 47-49, et 1325, n° 5.

1. La virgule est après *affaires*, au lieu d'être après *du Roy*. Du reste, toute la phrase se trouve singulièrement construite.

2. Tomes VI, p. 123-126, et VII, p. 12-13 et 350-351. Il avait été question qu'on le rappelât dans les derniers jours de 1700 : *Mémoires de Sourches*, tome VI, p. 336.

3. Le « caractère » que Spanheim nous a laissé du prince de Monaco, écrit en 1700, c'est-à-dire avant qu'on eût pu bien juger de la valeur de celui-ci comme diplomate, est ainsi conçu (*Relation de la cour de France*, Appendice, p. 421) : « Les paroles et les démarches ne lui coûtent point pour réussir. Il comble d'honnêtetés ceux qui ont affaire à lui. (*En signes cryptographiques :* Beaucoup d'esprit; aimé et considéré du Roi, fastueux, riche, fin et adroit.) »

4. Comparez ce qu'il a déjà dit en 1697, tome IV, p. 29-30. Plus jeune, le prince avait fort grand air, et c'est tout juste si Mademoiselle ne le préférait pas alors à Lauzun : voyez ses *Mémoires*, tome III, p. 404, et ceux de *Mme de la Fayette*, p. 187. Le palais de Monaco possède un portrait de lui, fait vers 1680, et attribué à Fr. de Troy.

5. Catherine-Charlotte de Gramont, princesse de Monaco, a été simplement nommée dans notre tome III, p. 20.

6. Henriette d'Angleterre : ci-après, p. 272-276 et 370.

7. Aimée du Roi après l'avoir été de M. de Lauzun, elle fut fort maltraitée, et même brutalisée par celui-ci, comme les *Mémoires* nous le raconteront en finissant : tome XIX, p. 175-176. Comparez la *Rela-*

d'avec son mari, se fit surintendante de la maison de Madame, la seule fille de France qui en ait jamais eu[1]. Elle étoit sœur de ce galand comte de Guiche et du duc de Gramont[2]. Sa belle-fille[3] ne lui avoit pas donné moins de peine, comme on a vu ici en son temps[4], et le rang qu'elle lui avoit valu[5] le jeta dans des prétentions dont pas une ne réussit, et qui l'accablèrent d'ennuis et de dégoûts, qui portèrent à plomb sur les affaires de son ambassade.

Mort de Bontemps. [Add. St-S. 351]

Bontemps[6], le premier des quatre premiers valets de chambre du Roi[7] et gouverneur de Versailles et de

tion de Spanheim, p. 11 et 32, les *Mémoires de Mme de la Fayette*, p. 187, ceux de *Daniel de Cosnac*, tome II, p. 63-64 et 213-214, ceux de *l'abbé de Choisy*, tome II, p. 60-62 et 218, ceux du *marquis de la Fare*, p. 264, la *Correspondance de Madame*, recueil Brunet, tome I, p. 254, et tome II, p. 15; l'*Histoire amoureuse des Gaules*, tome II, p. 365-370, etc. Spanheim dit que, « d'humeur galante et d'une réputation moins entière (que celle de la princesse de Soubise), elle se trouva aussi plus facile, ou par tempérament, ou par habitude, ou par intérêt, à satisfaire un premier penchant que le Roi lui fit paroître, mais dont aussi il se dégoûta bientôt, et qui fut de peu de durée. » On a un ancien portrait d'elle à Versailles, n° 3526, et une très belle peinture, par Claude le Febvre, au palais de Monaco.

1. Il dira plus tard (tomes VI de 1873, p. 184, et XIX, p. 175) comment furent créées successivement trois charges de surintendante pour Marie-Thérèse, pour Anne d'Autriche, enfin pour Madame. Cette dernière fut donnée à Mme de Monaco en avril 1673. Voyez ci-après, p. 173.

2. Tome III, p. 20 et 21.

3. La duchesse de Valentinois, fille de Monsieur le Grand.

4. En 1697 : tome IV, p. 28-31. Voyez les *Annales de la cour et de Paris pour 1697 et 1698*, tome I, p. 38-49.

5. Le rang de prince étranger accordé en 1688 : tome III, p. 21-23, et tome IV, p. 28, et Addition n° 140, à laquelle il eût convenu de joindre celle du 1er janvier 1692, tome IV du *Journal de Dangeau*, p. 1-2.

6. Alexandre Bontemps, qu'il a dit (tome I, p. 85, 134-135, 170-171, et Addition n° 44) être le fils d'un premier valet de chambre de Louis XIII placé auprès de ce roi par Claude de Saint-Simon.

7. Voyez notre tome IV, p. 355. Les quatre premiers valets de chambre avaient chacun leur trimestre; mais ils se remplaçaient indifféremment les uns les autres, et tout était commun entre eux. « Ils font plusieurs fonctions honorables dans la chambre, comme de garder la

Marly[1], dont il avoit l'entière administration des maisons, des chasses et de quantité de sortes de dépenses[2], mourut aussi en ce temps-là[3]. C'étoit, de tous[4] les valets intérieurs, celui qui avoit la plus ancienne et la plus entière confiance du Roi pour toutes les choses intimes et personnelles[5].

porte du Conseil, et même, en l'absence des premiers gentilshommes de la chambre, de donner l'ordre aux huissiers. Ils couchent au pied du lit du Roi et gardent les clefs des coffres. » (*État de la France*, 1698, tome I, p. 160-161.) Nous connaissons déjà les titulaires des trois autres charges, Nyert, Blouin et Quentin de la Vienne. Par un arrêt du 15 mars 1675, le Conseil leur avait confirmé la qualité de *premier* (Arch. nat., O^1 19, fol. 62 v°), et, par un autre du 13 novembre 1696 (Arch. nat., E 1896), le titre nobiliaire d'écuyer.

1. C'est le 27 mai 1665 qu'il avait succédé à Blouin père dans la charge d'intendant, et non gouverneur[a], du château et de la seigneurie de Versailles, avec les parcs, terres et autres dépendances qui y furent jointes ensuite, Marly, Trianon, la Ménagerie, etc. (*Gazettes en vers*, tome I, col. 20 et 26; copie des provisions aux Archives nationales, O^1 274, fol. 70 v°; *État de la France*, 1698, tome I, p. 352).

2. On trouve dans les papiers du Trésor royal et du Contrôle général les bordereaux journaliers, hebdomadaires ou mensuels des dépenses extraordinaires de Versailles, Marly et Trianon que présentait Bontemps, et sur lesquels il avait avancé quelquefois quatre ou cinq cent mille francs (*Dangeau*, tome I, p. 392). Il s'était fait décharger du soin des tables de Marly en 1693 (*ibidem*, tome IV, p. 319 et 390). Voyez les autres détails dans l'Addition. C'est à lui qu'est adressée la lettre par laquelle Charles Perrault (dans ses *Œuvres diverses*) demandait une place pour *les Hommes illustres* dans la bibliothèque du château de Versailles, et réclamait une bibliothèque pour la ville. Le Roi lui avait donné aussi, en 1693, le gouvernement de Rennes, mais seulement pour le vendre : *Dangeau*, tomes IV, p. 229, et VI, p. 296. Il avait eu, avec son collègue Nyert, la surintendance de la maison de la Dauphine.

3. Le 17 janvier, à soixante-quatorze ans et demi : *Dangeau*, tome VIII, p. 13-15; *Sourches*, tome VII, p. 5-6; *Mercure* du mois, p. 153-159. Le corps fut transféré le 19 dans l'église Saint-Louis-en-l'Ile. Voyez l'article BONTEMPS dans le *Dictionnaire critique* de Jal, p. 247-249, et le discours imprimé du curé pour la réception du corps.

4. Le *t* de *tous* corrige un *d*.

5. « S. M., en se promenant à Trianon, fit l'éloge du bonhomme Bontemps, et témoigna le regretter tendrement. » (*Dangeau*.) — « Le Roi en témoigna beaucoup d'inquiétude (de l'apoplexie), voulant qu'on lui

[a] C'est Dangeau lui-même qui fait cette distinction (tome VIII, p. 13).

C'étoit un grand homme fort bien fait, qui étoit devenu fort gros et fort pesant, qui avoit près de quatre-vingts ans, et qui périt en quatre jours, le 17 janvier, d'une apoplexie. C'étoit l'homme le plus profondément secret[1], le plus fidèle, et le plus attaché au Roi qu'il eût su trouver[2],

vint dire de ses nouvelles à tous moments, même chez la marquise de Maintenon.... Le Roi lui donna cette louange si belle et si rare, qu'il ne lui avoit jamais dit du mal de personne, et qu'il n'avoit jamais passé un jour sans lui dire du bien de quelqu'un. » (*Sourches.*) — « Bontemps étoit bien le meilleur valet qui ait jamais été, le plus affectionné, cachant un bon esprit et assez de finesse sous un extérieur grossier, fidèle sans intérêt et sans ambition, ne songeant qu'à faire le profit du maître sans presque songer à établir sa famille. Quand le Roi lui donna la survivance de sa charge de premier valet de chambre pour son fils aîné, il l'assura qu'il ne lui demanderoit jamais rien, et je crois, Dieu me veuille pardonner! qu'il lui a tenu parole : chose incroyable dans un pareil courtisan, qui étoit six fois par jour à portée de demander et d'obtenir. Aussi le Roi paroissoit-il l'aimer tendrement, et, quand sa fille mourut dans le temps qu'il l'alloit marier, ce grand prince, aussi sensible qu'un particulier, eut la bonté d'employer quelques moments à le consoler. » (*Mémoires de l'abbé de Choisy*, tome I, p. 180.) — « Le bonhomme Bontemps, toujours obligeant et désintéressé, lui demandoit une charge vacante de gentilhomme ordinaire pour la famille du mort : « Hé! Bontemps, lui dit « le Roi, demanderez-vous toujours pour les autres? Je donne la charge « à votre fils. » (*Ibidem*, p. 23.) — Chaulieu écrivait, vers 1680 (*Lettres inédites*, p. 86-87) : « Bontemps est l'homme de France le mieux à la cour, et c'est la créature et l'affidé de toute la maison de Colbert.... Ce sont les seules gens qui parlent familièrement au Roi et qui peuvent lui dire des choses et vous rendre des services dont tous les grands seigneurs ne sont pas capables. » Comparez les *Mémoires du bailli de Forbin*, éd. Michaud et Poujoulat, p. 505, 508, 509, 531 et 544; une épître en vers du P. Sanlecque, dans le ms. Arsenal 3461, p. 137; la dédicace du *Saint-Evremoniana* (par Cotolendi, 1700); l'article du *Mercure* de janvier 1701 et les vers de Bellocq reproduits par les éditeurs de Dangeau en note de l'Addition de Saint-Simon, tome VIII, p. 17; le journal publié dans l'*Annuaire-Bulletin de la Société de l'Histoire de France*, 1868, 2e partie, p. 24; le *Nouveau siècle de Louis XIV*, tome IV, p. 195, etc.

1. L'abbé de Choisy, racontant de qui il recueillait des souvenirs et des récits, dit du chancelier de Pontchartrain : « On tireroit plutôt de l'huile d'un mur; il fait mystère de tout. C'est un vrai Bontemps. » (*Mémoires*, tome I, p. 21 et 32.)

2. Il a déjà dit (tome IV, p. 355) : « Bontemps,... par qui les choses

et, pour tout dire en un mot, qui avoit disposé la messe nocturne dans les cabinets du Roi, que dit le P. de la Chaise à Versailles, l'hiver de 1683 à 1684, que Bontemps servit, et où le Roi épousa Mme de Maintenon en présence de l'archevêque de Paris Harlay, Montchevreuil et Louvois[1]. On peut dire de Bontemps et du Roi en ce genre : tel maître, tel valet ; car il étoit veuf, et avoit chez lui, à Versailles[2], une Mlle de la Roche, mère de la Roche qui suivit le roi d'Espagne et fut son premier valet de cham-

du secret domestique du Roi passoient de tout temps.... » C'était également l'intermédiaire des correspondantes de Mme de Maintenon (*Lettres historiques*, publiées par Lavallée, tome I, p. 8). Nous l'avons vu conduisant Mme de Monaco ou Mme de Soubise aux rendez-vous, plaçant la Moresse au couvent, et nous le verrons mariant au seigneur de la Queue une bâtarde non reconnue du Roi, etc.

1. Il a déjà parlé de ce mariage problématique à propos de M. de Montchevreuil (tome I, p. 108 ; comparez la notice MONTCHEVREUIL, dans notre tome VI, p. 588). L'opinion commune est que le mariage eut lieu réellement ; mais on ne s'accorde pas sur la date, entre 1683, 1684, 1685 et 1686 (cette dernière date adoptée dans le *Siècle de Louis XIV*, ch. XXVII), non plus que sur les noms des assistants. L'abbé de Choisy dit (tome II, p. 31) que M. de Harlay, archevêque de Paris, et le P. de la Chaise furent les célébrants de cette cérémonie, Bontemps et le chevalier de Forbin les témoins, mais que Louvois n'y fut point appelé. Voltaire proteste contre l'intrusion du chevalier de Forbin dans un acte aussi intime et secret ; mais il dit : « Montchevreuil et Bontemps, premiers valets (*sic*) de chambre, y furent comme témoins. » La Fare (*Mémoires*, p. 289), devançant les événements de dix ans, fait célébrer le mariage par M. de Noailles, archevêque de Paris, « moins scrupuleux que le Roi, mais bon courtisan, » avec l'assistance du P. de la Chaise et de Louvois. Mme de Caylus (*Souvenirs*, p. 502), en se défendant de pénétrer « un mystère respectable par tant de raisons, » nomme seulement ceux qui « vraisemblablement » furent dans le secret : l'archevêque Harlay, M. et Mme de Montchevreuil, Bontemps, et une femme attachée à Mme de Maintenon, « fille aussi capable que qui que ce soit de garder un secret, et dont les sentiments étoient fort au-dessus de son état, » sans doute Nanon Bailbien. Enfin Languet de Gergy se borne à dire que M. de la Berchère, archevêque de Narbonne, lui a nommé plusieurs fois les témoins. Notre auteur y reviendra, avec plus de détails, dans le grand portrait de Louis XIV, tome XII, p. 99.

2. Son hôtel était à l'extrémité du côté droit de l'avenue de Paris,

bre et eut son estampille vingt-cinq ans jusqu'à sa mort[1]; cette Mlle de la Roche ne paroissoit nulle part, et assez peu même chez lui, dont elle ne sortoit point, et le gouvernoit parfaitement sans presque le paroître[2]. Personne ne doutoit que ce ne fût sa Maintenon, et qu'il ne l'eût épousée. Pourquoi ne le point déclarer? c'est ce qu'on n'a jamais su. Bontemps étoit rustre et brusque, avec cela respectueux et tout à fait à sa place, qui n'étoit jamais que chez lui ou chez le Roi, où il entroit partout à toutes heures, et toujours par les derrières[3], et qui n'avoit d'esprit que pour bien servir son maître, à quoi il étoit tout entier sans jamais sortir de sa sphère. Outre les fonctions si intimes de ses deux emplois[4], c'étoit par lui que passoient

au bord de l'étang de Porchefontaine, avec un jardin magnifique, dont quelques arbres subsistent encore, dit-on.

1. Tome VII, p. 345, et ci-après, p. 181-182.

2. Comparez le tome XVII des *Mémoires*, p. 318. Jeanne Bosc, veuve du sieur de la Roche, premier commis du Trésor royal (Jal, *Dictionnaire critique*, p. 732), était une vieille parente de la défunte femme de Bontemps, qui avait pris un empire despotique sur lui; d'ailleurs très bonne personne, disent les *Mémoires de Sourches*, tomes III, p. 218, et VI, p. 44, d'accord en cela avec l'Addition n° 351, qui est plus explicite que les *Mémoires*. Il lui avait fait obtenir, en 1698, une pension de deux mille livres, portée à trois mille l'année suivante (*Dangeau*, tomes VI, p. 380, et VII, p. 128; Arch. nat., O[1] 43, fol. 237 v°). Plus anciennement, en 1690, il avait transféré au fils de cette dame, celui que nous avons vu partir pour l'Espagne, la survivance d'une charge de premier valet de garde-robe achetée à l'intention de son propre fils, qui se trouvait trop jeune pour l'exercer, et cet arrangement avait beaucoup étonné (*Dangeau*, tome III, p. 86; *Sourches*, tome III, p. 218).

3. Dangeau (tome VIII, p. 15) et les *Mémoires de Sourches* (tome VII, p. 7) parlent du passe-partout qu'il avait pour entrer par les derrières chez le Roi, et qui fut conservé à ses fils.

4. Plus tard, il a dit (*Parallèle des trois premiers rois Bourbons*, p. 289-290) : « La cour eut aussi son lieutenant de police. Ce fut celui des quatre premiers valets de chambre qui étoit gouverneur de Versailles, qui, par un nombre de Suisses qui ne dépendoient que de lui, et force espions qu'il entretenoit et qui suivoient la cour en quelque lieu qu'elle allât, servoit à la cour aux mêmes usages que faisoit le lieutenant de police à Paris : tellement que, par ces espions répandus

tous les ordres et les messages secrets, les audiences ignorées, qu'il introduisoit chez le Roi, les lettres cachées au Roi et du Roi, et tout ce qui étoit mystère[1]. C'étoit bien de quoi gâter un homme qui étoit connu pour être depuis cinquante ans dans cette intimité, et qui avoit la cour à ses pieds, à commencer par les enfants du Roi et les ministres les plus accrédités, et à continuer par les plus grands seigneurs. Jamais il ne sortit de son état, et, sans comparaison, moins que les plus petits garçons bleus, qui tous étoient sous ses ordres[2]. Il ne fit jamais mal à qui que ce

jour et nuit dans les coins obscurs des escaliers, des galeries, des corridors, des cours et des jardins, dans les cabarets, dans les rues, et jusque dans les appartements, par des domestiques donnés ou gagnés, le gouverneur de Versailles savoit tout ce qui se passoit et en rendoit compte, tellement que, jusqu'aux galanteries de la cour et de la ville et aux aventures de chacun, le Roi étoit informé de tout. Souvent il ignoroit les aventures des jeunes gens qui l'amusoient, pour ne pas paroître informé; souvent il punissoit d'autres choses, sans que les gens pussent imaginer d'où le coup leur étoit parti.... »

1. Aussi plusieurs commentateurs des *Caractères* voulurent-ils l'identifier avec le « MERCURE qui n'est rien davantage. » Mais, en dernier lieu, M. Servois semble plutôt y avoir reconnu Lassay : voyez son édition des *Caractères*, tome II, p. 319-320, et *la Comédie de la Bruyère*, par Éd. Fournier, tome I, p. 188-189. Dans un des libelles d'ordre infime qui se publièrent à l'étranger contre Louis XIV, les *Amours de Louis le Grand et de Mlle du Tron* (1695), réimprimés par M. Ch. Livet à la suite de l'*Histoire amoureuse des Gaules*, tome IV, p. 123-238, l'héroïne est une nièce de Bontemps : en effet, la sœur de ce dernier avait épousé Nicolas le Cordier, marquis du Troncq, premier président de la Chambre des comptes de Rouen, et avait eu, outre un fils que le Roi fit abbé de l'Ile-Barbe, et un autre qui mourut lieutenant général en 1742, une fille, Marie-Angélique, demoiselle du Troncq, qui épousa en 1696 M. Savary de Saint-Just, grand maître des eaux et forêts de Normandie, et une autre qui eut, de 1690 à 1719, l'abbaye de Villiers, près Nemours.

2. « Il y a.... des courtisans rigides qui croiroient faire un crime, s'ils décidoient de la moindre petite chose sans en parler au Roi, ou sans faire croire qu'ils lui en parlent. Le bonhomme Bontemps, premier valet de chambre, étoit de ce nombre; on ne pouvoit lui rien demander, qu'il ne répondît : « J'en parlerai au Roi. » Si bien qu'un jour un petit-maître, fatigué de cette réponse banale, lui dit : « Monsieur,

soit, et se servit toujours de son crédit pour obliger[1]. Grand nombre de gens, même de personnages, lui durent leur fortune, sur quoi il étoit d'une modestie à se brouiller avec eux, s'ils en avoient parlé[2] jusqu'à lui-même. Il aimoit, vouloit et procuroit les grâces pour le seul plaisir de bien faire, et il se peut dire de lui qu'il fut toute sa vie le père des pauvres, la ressource des affligés et des disgraciés[3] qu'il connoissoit le moins, et peut-être le meilleur des humains, avec des mains non seulement parfaitement nettes[4], mais un désintéressement entier[5] et une application extrême à tout ce qui étoit sous sa charge[6]. Aussi, quoique fort diminué de crédit pour les autres par son âge et sa pesanteur, sa perte causa un deuil public et à la cour, et à Paris, et dans les provinces : chacun en fut affligé comme d'une perte particulière, et il est également innombrable et inouï tout ce qui fut volontairement rendu à sa mémoire, et de services solennels célébrés partout pour lui[7]. J'y perdis un ami sûr, plein de respect et de reconnoissance pour mon père, comme je l'ai dit ailleurs[8]. Il laissa deux fils[9], qui ne lui ressemblèrent en rien,

« comment se porte Madame votre femme ? » A qui M. de Bontemps ne manqua, machinalement, de répondre encore : « J'en parlerai au « Roi. » (*Lettres de Mme Dunoyer*, lettre xxxii, tome I, p. 389.)

1. Ci-dessus, p. 40, note 5. — 2. Le manuscrit ne porte pas de virgule ici.

3. Ici, une virgule effacée du doigt. — 4. Ci-dessus, p. 17.

5. *Entier* est en interligne, au-dessus de *parfait*, biffé.

6. C'est ainsi qu'en 1684, il rétablit à ses frais l'abbaye d'Hyvernaux, en Brie, dont il avait été commendataire dans sa jeunesse, et qui était encore toute ruinée des suites des guerres du siècle précédent (*Mémoire de la généralité de Paris*, éd. 1881, p. 31). Par acte du 8 mai 1677, il fonda des services perpétuels aux Feuillants de la rue Saint-Honoré, pour le repos de son frère, de sa mère, de sa femme, et du roi Louis XIII, premier bienfaiteur de sa famille. Il fonda également trois messes pour l'anniversaire de la naissance de Louis XIV.

7. Le 29 janvier, le chapitre de Notre-Dame de Paris, qu'il avait l'habitude de traiter splendidement à Versailles, célébra un service pour le repos de son âme (*Gazette d'Amsterdam*, n° x).

8. Tome I, p. 135 et 170.

9. Ayant déjà quarante ans passés, il avait épousé, le 6 mars 1667

l'aîné[1] ayant sa survivance de premier valet de chambre,
Blouin. l'autre[2] premier valet de garde-robe[3]. Blouin[4], autre premier

(curieux détails dans les *Gazettes en vers*, tome II, p. 714 et 723), Marguerite Bosc du Bois, alors âgée de treize ans, dont le frère fut plus tard prévôt des marchands de Paris, procureur général en la Cour des aides, etc. Leur père était un premier commis du Trésor royal.

1. Louis-Alexandre Bontemps, né à Paris le 14 mars 1669, et tenu sur les fonts, à l'église Saint-Julien de Versailles, le 19 avril 1675, par le Roi et Mademoiselle. Pourvu de la survivance de la charge de premier valet de chambre le 7 mars 1677, il succéda à son père en 1701, acheta de plus la capitainerie de Montrouge et Grenelle en 1710, celle des Tuileries en 1717. Il mourut le 22 mars 1742, intendant et contrôleur général des bâtiments et jardins de la Reine (1726), lieutenant de Roi en Guyenne (1718), prévôt et maître des cérémonies des ordres de Saint-Lazare et du Mont-Carmel.

2. Claude-Nicolas-Alexandre Bontemps, pourvu en février 1689 d'une charge de gentilhomme ordinaire, avait eu, le 26 mars 1690, une des charges de premier valet de garde-robe, celle de Denis Moreau, avec survivance pour Claude-Étienne de la Roche (Arch. nat., O[1] 34, fol. 78 et 82 v°; ci-dessus, p. 43, note 2). A la mort de son père, il reçut une pension de quatre mille livres, et son frère aîné une de six mille (O[1] 45, fol. 12; *Dangeau*, tome VIII, p. 15; *Sourches*, tome VII, p. 6-7). Quant à la charge de secrétaire général des Suisses et Grisons, que possédait leur père, et qui était d'un très beau revenu, M. le duc du Maine la fit passer à son ami Malezieu. Les deux frères conservèrent des logements à Versailles et aux Tuileries, et les entrées par les derrières. Saint-Simon se plaindra de l'ingratitude du premier. Ils avaient perdu, le 5 août 1700, à trente et un ans, leur sœur unique, la présidente Lambert de Thorigny, « belle comme le jour, » dont la vie n'avait pas été correcte. Mme de la Roche et Bontemps avaient tenu ensemble sur les fonts, le 27 janvier 1697, le dernier enfant de cette dame.

3. Il y avait quatre premiers valets de garde-robe, comme quatre premiers valets de chambre : c'étaient Bachelier, Quentin, Félix fils et Bontemps fils. Ils servaient par quartier et avaient seize valets ordinaires sous leurs ordres. Le titre de *premier* leur avait été confirmé en 1675 (Arch. nat., O[1]19, fol. 80 v°), et la qualité d'écuyer en 1696 et 1697 (E 1896, 27 novembre 1696, et E 1899, 18 février 1697). Les charges se vendaient de cent à cent vingt mille livres (*Dangeau*, tomes III, p. 86, et IV, p. 75; *Luynes*, tome XI, p. 33), et les appointements fixes s'élevaient à un peu plus de trois mille quatre cents livres. Le service auprès du Roi est indiqué dans l'*État de la France*, 1698, tome I, p. 195-197.

4. Louis Blouin a déjà figuré en 1696 (tome III, p. 34), à propos de

valet de chambre, eut l'intendance de Versailles et de Marly, au père de[1] qui, pour cet emploi, Bontemps avoit succédé[2]. Blouin eut aussi la confiance des paquets secrets et des audiences inconnues[3]. C'étoit un homme de beaucoup d'esprit, qui étoit galant et particulier[4], qui choisissoit sa

ses relations avec la fille de Mignard, mariée alors au comte de Feuquière. C'était un des nombreux filleuls du Roi, qui l'avait tenu sur les fonts, avec la Reine mère, le 29 avril 1664, dans la chapelle du Louvre.

1. *Au père de* est en interligne, au-dessus d'*à*, biffé.

2. Le père s'appelait Jérôme Blouin, et avait été apothicaire des cardinaux de Richelieu et Mazarin avant de devenir premier valet de chambre de Monsieur (*Journal de Dubuisson-Aubenay*, tome I, p. 18, avril 1648), puis valet de chambre ordinaire du jeune roi, avec un brevet d'assurance de soixante mille livres (ms. Fr. 4193, fol. 16), et c'est en septembre 1661, à la mort de M. de Beaumont, qu'il avait été fait intendant de Versailles, avec pouvoir d'administrer les revenus et profits, vendre et afformer, passer les baux et marchés, veiller à la conservation et à l'entretien des bâtiments, à l'acquittement des devoirs des vassaux, etc.; par un brevet du 25 mars 1662, il avait été chargé de faire les acquisitions nécessaires pour la formation du nouveau parc. (Arch. nat., O[1] 7, fol. 197 v°, et 10, fol. 196 v°; KK 1454, fol. 178.) Il périt d'un accident de voiture en mai 1665, et c'est alors que

Le sieur Bontemps, plein de sagesse,
De jugement, d'esprit, d'adresse,

devint, comme il a été dit ci-dessus, p. 40, note 1,

Concierge de ce lieu charmant
Dont l'art et la nature ensemble,
Ont voulu faire, ce me semble,
Sur la terre un beau paradis....

(*Gazettes en vers*, publiées par le feu baron J. de Rothschild, tome I, col. 3 et 26.) Le fils de Jérôme Blouin, trop jeune en 1665, rentra dans cette partie de l'héritage paternel le 16 janvier 1701 : Arch. nat., O[1] 45, fol. 15 v°; *Journal de Dangeau*, tome VIII, p. 15. En lui annonçant sa nomination, le Roi dit que Versailles lui était destiné depuis que Bontemps s'alourdissait, et que « cela avoit été cause qu'il ne lui avoit pas fait du bien plus tôt. »

3. Il a dit (tome V, p. 258) que Bontemps et Blouin servaient d'intermédiaires pour la correspondance du Roi avec Mme de Soubise.

4. *Particulier* est encore pris au sens de peu communicatif, vivant à l'écart ou avec des personnes de son choix, que nous avons eu dans notre tome I, p. 56, et qu'on trouve fréquemment en ce temps-là.

compagnie dans le meilleur de la cour, qui régnoit chez lui dans l'exquise chère, parmi un petit nombre de commensaux grands[1] seigneurs, ou de gens qui suppléoient d'ailleurs aux titres, qui étoit froid, indifférent, inabordable, glorieux, suffisant et volontiers impertinent, toutefois peu méchant, mais à qui pourtant il ne falloit pas déplaire. Ce fut un vrai personnage, et qui se fit valoir et courtiser par les plus grands et par les ministres, qui savoit bien servir ses amis, mais rarement, et[2] n'en servoit point d'autres, et ne laissoit pas d'être en tout fort dangereux, et de prendre en aversion sans cause, et alors de nuire infiniment.

M. de Vendôme.

M. de Vendôme revint d'Anet après avoir passé encore une fois par le grand remède[3]. Il se comptoit guéri, et ne le fut jamais. Il demeura plus défiguré qu'il ne l'étoit auparavant cette seconde dose, et assez pour n'oser se montrer aux dames et aller à Marly[4]. Bientôt il s'y accoutuma, et tâcha d'y accoutumer les autres. Ce ne fut pas sans dégoût, et sans chercher sa physionomie et ses principaux traits, qui ne se retrouvèrent plus. Il paya d'audace en homme qui se sent tout permis et qui se veut tout permettre; il avoit de bons appuis. C'étoit en janvier, et il y avoit des bals à Marly[5] : le Roi s'en amusa tous les voyages jusqu'au carême, et la maréchale de Noailles en

Bals particuliers à la cour.

1. Avant *g*^{rds}, le manuscrit porte un *de* biffé.
2. *Rarement, et* est ajouté en interligne.
3. Voyez notre tome VII, p. 172.
4. « Le 17 janvier, le duc de Vendôme arriva à la cour, et tout le monde trouva qu'il étoit en très bonne santé, à quelques dents près qu'il avoit perdues dans l'opération. » (*Sourches*, tome VII, p. 6.) — « M. de Vendôme arriva à Versailles lundi (17), après avoir demeuré longtemps à Anet, où il a fait le grand remède. Il se croit guéri; les chirurgiens croient aussi qu'il l'est; cependant il n'a pas voulu demander à venir ici (à Marly), de peur de faire encore de la peine aux dames. Si sa santé est entièrement raffermie, et qu'il ne paroisse rien ce printemps, on croit qu'il épousera Mlle d'Elbeuf. » (*Dangeau*, tome VIII, p. 20.)
5. Les bals commencèrent le 21 janvier : *Dangeau*, tome VIII, p. 19; *Sourches*, tome VII, p. 8.

donna souvent à Mme la duchesse de Bourgogne[1] chez elle à Versailles[2], qui avoient l'air d'être[3] en particulier.

Plusieurs bonnes nouvelles. Avaux ambassadeur en Hollande au lieu

Plusieurs nouvelles agréables arrivèrent fort près à près[4]. Le Roi reçut de Milan un acte qu'on n'avoit pas[5], quoique connu : c'étoit l'investiture de Charles V du duché de Milan et du comté de Pavie[6] pour tous les successeurs tant mâles que femelles[7]; la certitude du passage de

1. Le premier eut lieu le 3 février. « Cela ne se peut pas appeler un bal, car il n'y avoit point d'hommes; cependant on y laissa entrer l'ambassadeur d'Espagne, qui y mena le connétable de Castille et les seigneurs qui sont venus avec lui en France. Il y avoit beaucoup de dames chez Mme de Noailles, et la plupart masquées. » (*Dangeau*, p. 29-30.)

2. L'hôtel de Noailles, n° 1 de la rue de la Pompe, bâti vers 1682, est devenu l'institution Notre-Dame : J.-A. le Roi, *Histoire des rues de Versailles*, tome I, p. 141.

3. Les deux dernières lettres d'*estre* surchargent un *a* ou un *e*.

4. Locution déjà rencontrée dans notre tome III, p. 42. Actuellement le *Dictionnaire de l'Académie* la déclare peu usitée.

5. *Pas* est ajouté en marge, et, plus loin, *c'estoit* est en interligne.

6. Pavie, ancienne capitale du royaume lombard, érigée en comté par l'empereur Wenceslas (1395), avait eu divers possesseurs avant que les Visconti réunissent tout ce pays à leurs États de Milanais, qui passèrent ensuite aux Sforza, et Charles-Quint avait fait l'annexion de l'apanage de ceux-ci après la mort du dernier héritier du nom.

7. Ceci est pris du *Journal de Dangeau*, tome VIII, p. 3, 4 janvier 1701; comparez *l'Esprit des cours de l'Europe*, 1701, 1re partie, p. 153-155, et 2e partie, p. 250-254. L'acte par lequel Charles V avait donné l'investiture à son propre fils Philippe II, malgré la promesse faite de la réserver pour un fils de François Ier, est du 12 décembre 1549. Quand l'exemplaire dont parle notre auteur arriva à Paris, le P. Léonard s'en procura une traduction, qui est restée dans ses papiers : Arch. nat., K 1327, n° 42. Lamberty (*Mémoires*, tome I, p. 199) et la Torre (*Négociations*, tome II, p. 316-320) ont reproduit ou analysé les actes par lesquels l'empereur Léopold prétendait, depuis la fin de 1700, établir ses droits sur le Milanais comme fief de l'Empire. Louis XIV publia un manifeste en réponse, et il parut alors (*Mémoires de Sourches*, tome VII, p. 18-19) un recueil latin et français intitulé : *Investiture du duché de Milan et autres lieux*, qui établissait que Philippe V devait bénéficier de l'investiture perpétuelle donnée aux rois d'Espagne ses ancêtres maternels, et confirmée successivement par tous les empereurs. On trouve aussi dans le recueil de Lamberty, tome I, p. 366-367, la réponse de M. de Vaudémont et du sénat de Milan aux réclamations de la cour d'Au-

de Briord, fort malade.

ses troupes en Italie accordé par M. de Savoie en la forme qu'on desiroit[1], et un succès en Flandres qui tenoit de la merveille, et très semblable à un changement de théâtre d'opéra. Briord, ambassadeur en Hollande[2], étoit tombé dangereusement malade[3]; les affaires y étoient en grand mouvement[4] : il demanda par plusieurs courriers un successeur, et d'Avaux y fut envoyé[5]. Les États[6], qui, de concert avec l'Angleterre, ne cherchoient qu'à nous amuser

triche. L'ambassadeur espagnol à Vienne reçut ordre de solliciter l'investiture, et, s'il ne l'obtenait, de demander son congé. Voyez ci-après, p. 254.

1. *Dangeau*, tome VIII, p. 12, 14, 22, etc. Voyez ci-après, p. 257.

2. Tome IV, p. 34. Arrivé le 18 mars 1700, son entrée avait eu lieu le 28 décembre.

3. *Dangeau*, p. 9, 11-12, 21, 23, 24, 44 et 84; *Mercure*, janvier 1701, p. 134-135; Lamberty, *Mémoires*, tome I, p. 365.

4. Voyez le recueil des *Lettres de Louis XIV au comte de Briord* (1700-1701), imprimé à la Haye, en 1728.

5. *Journal de Dangeau*, tome VIII, p. 12. Nous ne verrons Briord revenir que p. 253. Ses lettres de remerciement au Roi sont aux Affaires étrangères, vol. *Hollande* 192, fol. 41 et 111. — Son remplaçant, Jean-Antoine de Mesmes, quatrième fils du président de Mesmes, mort en 1673, avait relevé le titre de comte d'Avaux à la mort de cet oncle paternel si célèbre comme négociateur de la paix de Münster. Conseiller au Parlement le 21 janvier 1661, maître des requêtes le 20 mai 1667, il avait eu en 1672-74 sa première mission, comme ambassadeur à Venise, avec une pension de trois mille livres (20 janvier 1672), puis avait pris part aux négociations de Nimègue de 1675 à 1678, était allé alors en Hollande, comme ambassadeur, et y avait ménagé la trêve de 1684 avec l'Espagne, avait eu une place de conseiller d'État semestre en octobre 1683 et la survivance de grand prévôt et maître des cérémonies de l'Ordre en septembre 1684, était revenu de l'ambassade de la Haye à la fin de 1688, avait été chargé d'accompagner le roi Jacques en Irlande en mars 1689, était rentré à Paris en 1690, avait failli passer secrétaire d'État l'année suivante, avait été nommé ambassadeur en Suède au mois de novembre 1692, conseiller d'État ordinaire le 17 août 1695, et n'était revenu de Stockholm que dans l'été de 1699. Sa seconde ambassade à la Haye finit au mois d'août 1701; il n'eut plus d'autre mission officielle, et mourut à Paris, le 10 février 1709, âgé de soixante-neuf ans. Une grande partie de ses correspondances diplomatiques ont été publiées soit en France, soit à l'étranger.

6. Les États-Généraux des Provinces-Unies.

en attendant que leur partie fût prête, ne se lassoient point de négocier[1]. Ils demandoient des conférences avec d'autant plus d'empressement que Briord étoit hors d'état d'ouïr parler d'affaires; le roi d'Angleterre faisoit presser le Roi[2] de les accorder[3]. Quelque desir qu'eût le Roi d'entretenir la paix, il ne pouvoit se dissimuler les mouvements découverts[4] de l'Empereur, ni la mauvaise foi de ses anciens alliés[5].

Les troupes françoises, introduites au même instant dans les places espagnoles des Pays-Bas, y arrêtent et désarment les garnisons hollandoises, que le Roi fait relâcher.

Les Hollandois avoient vingt-deux bataillons dans les places espagnoles des Pays-Bas, sous des gouverneurs espagnols, qui y avoient aussi quelques troupes espagnoles, en moindre nombre. Puységur[6] travailla à un projet là-dessus, par ordre du Roi, qu'il approuva[7]. Il fut communiqué au maréchal de Boufflers, gouverneur de la Flandre françoise, et Puységur alla à Bruxelles pour le concerter avec l'électeur de Bavière, gouverneur général des Pays-Bas pour l'Espagne[8]. Les mesures furent si se-

1. Actes publiés dans la *Gazette d'Amsterdam*, premiers numéros de 1701, et dans les *Mémoires* de Lamberty, tome I, p. 200 et suivantes. Voyez aussi le Supplément au *Journal de Verdun*, tome II, p. 28-37.

2. *Roy* surcharge *nᵉ* (*nostre*). — 3. *Dangeau*, tome VIII, p. 44-45.

4. Faits à découvert, au su et vu de tous. Voyez ci-après, p. 217.

5. Les confédérés de la ligue d'Augsbourg. Dangeau écrivait, à la date du 22 février (p. 42) : « On mande de Vienne que les levées que fait l'Empereur d'hommes et d'argent dans ses pays héréditaires vont fort lentement; cependant personne ne doute, en ce pays-là, qu'il ne veuille faire la guerre. »

6. Tome I, p. 233. Voyez les *Mémoires du marquis D****, tome I, p. 297 et suivantes, la *Gazette d'Amsterdam*, nᵒˢ IX et XVI, et les *Mémoires militaires relatifs à la succession d'Espagne sous Louis XIV*, par le général Pelet, tome I, p. 5-20. Puységur était très renommé comme maréchal général des logis.

7. Villars se vante, dans ses *Mémoires* (tome I, p. 318-320), d'avoir conseillé cette mesure; mais elle était depuis longtemps méditée entre le Roi, Torcy et M. d'Harcourt : voyez les pièces dans l'*Avènement des Bourbons*, tome II, p. 360-361, 364-366, 432-437, 442-444, 456-457.

8. Nous avons vu (tome VII, p. 335) quelle attitude correcte ce prince avait prise, avec certaines réserves cependant (p. 339, note 3), car il avait eu des intrigues pour lui enlever le gouvernement des Pays-Bas

crètes et si justes, et leur exécution si profonde, si exacte et si à point nommé, que, le dimanche matin 6 février, les troupes françoises entrèrent toutes au même instant dans toutes les places espagnoles des Pays-Bas, à portes ouvrantes, s'en saisirent, prirent les troupes hollandoises entièrement au dépourvu, les surprirent, les dépostèrent[1], les désarmèrent, sans que, dans pas une, il fût tiré une seule amorce[2]. Les gouverneurs espagnols et les chefs de nos troupes leur déclarèrent qu'ils n'avoient rien à craindre, mais que le roi d'Espagne vouloit de nos troupes au lieu des leurs, et qu'ils demeureroient ainsi arrêtés jusqu'à ce qu'on eût reçu les ordres du Roi[3]. Ils furent très différents de ce qu'ils attendoient et de ce qu'on devoit faire : l'ardeur de la paix fit croire au Roi qu'en renvoyant ces troupes libres avec leurs armes et toutes sortes de bons traitements, un procédé si pacifique toucheroit et rassureroit les Hollandois, qui avoient jeté les hauts cris à la nouvelle de l'introduction de nos troupes, et leur persuaderoit[4] d'entretenir la paix avec des voisins des bonnes intentions desquels ils ne pouvoient plus douter après un si grand effet. Il se trompa[5]. Ce fut vingt-deux très bons bataillons tous armés et tout équipés[6] qu'il leur renvoya,

espagnols, qu'il exerçait, avec des pouvoirs presque royaux, depuis la fin de 1691 : Lamberty, *Mémoires*, tome I, p. 114 et suivantes. Un historien moderne a dit que Louis XIV lui promettait de rendre le gouvernement héréditaire. Voyez ci-après, p. 248-251.

1. Nous avons déjà eu ce verbe dans le tome I, p. 46, et nous le rencontrerons souvent encore, aussi bien dans le *Journal de Dangeau* ou dans les Additions, que dans les *Mémoires*.

2. La première lettre de *seule* surcharge *a* [*morce*].

3. *Dangeau*, tome VIII, p. 30, 32 et 33; *Sourches*, tome VI, p. 330, 331, 339 et 340, et tome VII, p. 16; *Gazette d'Amsterdam*, n°s XII-XV; Supplément au *Journal de Verdun*, tome II, p. 49-54; correspondance du marquis d'Harcourt avec le Roi, dans le recueil d'Hippeau, tome II, p. 462 et 469-470, et dans celui du général Pelet, tome I, p. 14-22, etc.

4. *Persuaderoient*, au pluriel, dans le manuscrit.

5. Voyez les pièces publiées dans les *Mémoires et négociations*, par M. de la Torre, tome II, p. 339-370.

6. C'est ainsi qu'est orthographiée la phrase.

qui leur auroient fait grand faute, qui les auroient mis hors d'état de faire la guerre, et, par conséquent, fort déconcerté l'Angleterre, l'Empereur et toute cette grande alliance qui se bâtissoit et s'organisoit contre les deux couronnes. Le vendredi 11 février[1], c'est-à-dire six jours après l'occupation des places et la détention des vingt-deux bataillons hollandois, l'ordre du Roi partit portant liberté de s'en aller chez eux avec armes et bagages dès qu'ils seroient rappelés par les États. Ceux-ci, qui n'espéroient rien moins, reçurent cette nouvelle avec une joie inespérée et des marques de reconnoissance qui servirent de couverture nouvelle, encore plus spécieuse[2], de leurs mauvais desseins, et, frémissants cependant du danger qu'ils avoient couru, n'en devinrent que plus ardents à la guerre, gouvernés par le roi d'Angleterre, ennemi personnel du Roi[3], qui, avec eux, se moqua d'une simplicité

1. Dangeau enregistre (tome VIII, p. 33), le mercredi 9 février, jour des Cendres, que le Roi, outre le conseil ordinaire, en a tenu un autre après dîner, de quatre heures, et a encore travaillé deux heures avec Chamillart, chez Mme de Maintenon. Deux jours plus tard (p. 34), il rapporte que, dans ce conseil, « S. M. résolut de permettre à toutes les troupes de Hollande qui sont dans les places de Flandre, et dont nous sommes maîtres présentement, de s'en retourner en Hollande selon l'ordre qu'ils en auront de MM. les États-Généraux leurs maîtres. » Et il ajoute : « On permet même aux sujets du roi d'Espagne et aux sujets du Roi qui servent dans ces régiments d'y demeurer, et on ne leur apportera aucun obstacle. Un procédé aussi noble n'a pas été sans contradiction; mais le Roi prend toujours les partis les plus justes et les plus glorieux. » Comparez les *Mémoires de Sourches*, tome VII, p. 17 et 20, et le recueil du général Pelet, p. 22 et suivantes.

2. Voyez d'autres emplois de *spécieux* dans notre tome VII, p. 514 et 566, dans le tome IX des *Mémoires*, p. 142, et dans la *Relation* de Spanheim, p. 166, au second sens donné par Littré. Quant à *couverture* au sens de prétexte, courant alors, il est peu usité aujourd'hui.

3. Dès le mois suivant (*Dangeau*, p. 55), on avait ces nouvelles : « Les Hollandois lèvent un grand nombre de matelots; ils ont acheté quelques troupes de quelques princes d'Allemagne et composent deux régiments des religionnaires réfugiés qui sont dans leur pays. Ils ont envoyé au roi d'Angleterre pour recevoir ses ordres sur ce qu'ils ont à faire, et demandent au parlement d'Angleterre de les secourir en cas qu'ils

si ingénue, et qui retraça à l'Europe celles de Louis XII et de François Ier qui furent si funestes à la France[1]. Celle-ci ne la fut aussi guères moins[2].

Flottille

Enfin l'arrivée de la flottille[3] couronna ce succès : elle

soient attaqués, conformément au dernier traité fait entre ces deux nations. » Avant que deux autres jours se fussent écoulés (p. 56), on sut que toutes les troupes de l'Empereur étaient en mouvement, puis que le parlement anglais avait voté une levée de trente mille matelots.

1. En effet, Louis XII fut plusieurs fois dupe de sa bonne foi naïve, par exemple au traité de Lyon (1503); mais peut-on qualifier de simplicité ingénue la conduite, parfois chevaleresque, mais surtout peu politique avec des adversaires tels qu'Henri VIII et Charles-Quint, qui amena pour François Ier les traités désastreux de Madrid et de Cambray?

2. Les *Mémoires de Villars* (éd. Vogüé, tome I, p. 320) disent que le prince de Bade manifesta à cet ambassadeur son étonnement qu'on eût gardé les places seulement, et non les garnisons. Villars ne put rien répondre, sinon que son maître avait préféré se montrer généreux au dépens d'intérêts plus positifs. Nous donnons à l'Appendice, n° III, la lettre d'explication que M. de Torcy écrivit aussitôt à Louville.

3. *Journal de Dangeau*, tome VIII, p. 31 et 33 : « M. le duc d'Harcourt a envoyé un courrier au Roi pour lui apporter la nouvelle que la flotte d'Espagne est arrivée; on la croit riche de plus de soixante millions en argent, et de douze millions en marchandises. C'est la flotte qu'on a coutume d'appeler *la flottille*. On compte que les Anglois et les Hollandois ont du moins le quart sur cette flotte-là. Les deux vaisseaux les plus richement chargés sont déjà entrés dans Cadix. » Comparez les *Mémoires de Sourches*, tome VII, p. 15, et l'*Avènement des Bourbons*, tome II, p. 454, 459, 465, 470, 501. — On appelait *flotte* tout court le convoi de seize vaisseaux marchands, ou environ, qui, chaque année, partait de Cadix à destination du Mexique, sous l'escorte de trois navires du roi d'Espagne, la capitane, l'amirante et la patache, et qui en revenait dix-neuf ou vingt mois après. La *flottille* ne se composait que de quelques bâtiments rapides qui prenaient l'avance au départ de la Vera-Cruz et venaient annoncer la prochaine rentrée de la flotte. Quant aux convois qui se dirigeaient vers le Pérou, Carthagène et Porto-Bello, c'étaient les *galions* (ci-après, p. 293). Voyez Savary, *Dictionnaire général du Commerce*, tome V, p. 854-855, 858-859 et 1362, et les *Mémoires sur l'Espagne*, par Mme d'Aulnoy, tomes I, p. 381, 418, 419, 422, 556-558, et II, p. 371. Comme l'indique Dangeau, les matières métalliques composaient la partie principale des chargements; les marchandises comprenaient surtout les produits américains appelés *las frutas*, indigo et cochenille, peaux, grains, tabacs, cacao. On en trouve souvent le

étoit riche de plus de soixante millions en or ou argent, et de douze millions de marchandises, sans les fraudes[1] et les pacotilles[2]. J'avancerai, à cette occasion, le récit d'une aventure qui n'arriva que depuis que le roi d'Espagne fut à Madrid. En déchargeant les vaisseaux, il se trouva huit grandes caisses de chocolat[3] dont le dessus[4] étoit : *Choco-*

arrivée. Chocolat des jésuites.

détail dans notre *Gazette*, comme en 1721, p. 465, 466 et 515, en 1723, p. 413, en 1727, p. 160, en 1729, p. 161. Voyez aussi les *Relazioni*, série Espagna, tome II, p. 588-591, et les rapports officiels de 1701, au Dépôt des affaires étrangères, vol. *Espagne* 88, fol. 95-101 et 120. L'arrivée des convois était toujours l'occasion de réjouissances publiques, comme si c'eût été un gain fortuit, inespéré, et en effet le commerce européen s'en ressentait tout entier.

1. Les marchandises non déclarées au fisc espagnol, qui percevait un droit d'indult ou *bon passage*, d'environ deux et demi pour cent, mais porté parfois beaucoup plus haut. Des gens nommés *metadores* traitaient avec les commerçants pour faire la fraude, moyennant une bonne remise.

2. On appelait *pacotille* ou *paquotille* (le mot n'est ni dans Furetière, ni dans l'*Académie*) le petit ballot de marchandises que chaque marin ou officier de la flotte pouvait introduire en franchise.

3. L'usage du chocolat, apporté du Mexique lors de la conquête, avait pris un tel développement, que c'eût été le comble de la misère, pour un Espagnol, de ne pouvoir se procurer chaque jour cet aliment. Mais, d'ordinaire, les marchands ne recevaient des colonies que les matières premières, non préparées ni mélangées, c'est-à-dire le cacao, la vanille, l'achiolt ou rocou, l'essence de campêche, la canelle, le sucre de canne, la farine de maïs, et ils fabriquaient eux-mêmes un chocolat très différent des produits mexicains, suivant des formules qu'on trouve dans le *Dictionnaire du Commerce* de Savary, éd. 1760, tome I, col. 1095-1100. A l'exemple des Espagnols, les marchands parisiens avaient amélioré et perfectionné la fabrication : mais le chocolat était infiniment moins en valeur chez nous que dans l'autre pays, où l'on verra qu'il faisait la base de l'alimentation des plus grands seigneurs comme des plus petits particuliers. Il se prenait froid, à la glace, ou chaud, pur ou mélangé de lait et d'œufs, avec du biscuit ou avec un pain sec fait exprès. Chez les grandes dames, on le servait dans les tasses les plus précieuses. Quelques-unes en prenaient jusqu'à six fois par jour. « Il ne faut pas s'étonner, dit Mme d'Aulnoy (tome I, p. 287-288), si elles sont si sèches, puisque rien n'est plus chaud. » On n'estimait pas que cette nourriture rompît le jeûne.

4. L'adresse, comme sur une lettre : tome III, p. 289.

lat pour le Très Révérend Père Général de la Compagnie[1] *de Jésus*[2]. Ces caisses pensèrent rompre les reins aux gens qui les déchargèrent, et qui s'y mirent au double de ce qu'il falloit à les transporter[3] à proportion de leur grandeur. L'extrême peine qu'ils y eurent encore avec ce renfort donna curiosité de savoir quelle[4] en pouvoit être la cause. Toutes les caisses arrivées dans les magasins de Cadix[5], ceux qui les régissoient en ouvrirent une entre eux, et n'y trouvèrent que de grandes et grosses billes[6] de chocolat arrangées les unes sur les autres. Ils en prirent une, dont la pesanteur les surprit, puis une seconde et une troisième, toujours également pesantes. Ils en rompirent une, qui résista; mais le chocolat s'éclata, et, ayant redoublé, ils trouvèrent que c'étoient toutes billes d'or revêtues d'un doigt d'épais de chocolat tout alentour; car, après cet essai, ils visitèrent au hasard le reste de la caisse, et après toutes les autres. Ils en donnèrent avis à Madrid, où, malgré le crédit de la Société[7], on s'en voulut donner le plaisir. On fit avertir les jésuites, mais en vain : ces fins politiques se gardèrent bien de réclamer un cho-

1. Il a écrit, en abrégé : *Très R. P. G*[l] *de la Comp*[e].

2. Les cinq derniers mots sont en interligne, au-dessus de *des Jésuittes*, biffé. — Le général de la Compagnie, qui avait sa résidence à Rome, était, depuis 1681, Thyrse Gonzalez, Espagnol de nation, et il mourut le 24 octobre 1705.

3. Après avoir d'abord écrit : *à transporter ces quaisses*, il a biffé les deux derniers mots et ajouté *les* en interligne. Plus haut il a écrit : *caisses*, et, plus bas, *quaisses* ou *caisses*.

4. Il a écrit l'abréviation de *que* et *elle*, au lieu de *quelle*.

5. Cadix, dont le port était très beau et d'une défense singulièrement facile, devait sa richesse et sa réputation au va-et-vient des flottes et aux entrepôts que les marchands de toute l'Europe y avaient pour les produits destinés aux Indes occidentales ou en provenant. Voyez l'*État présent de l'Espagne*, par l'abbé de Vayrac, tome I, p. 232-237, et le passage indiqué ci-dessus du tome II des *Relazioni*.

6. *Bille* était réservé d'ordinaire pour les billes de billard; cependant *l'Académie* de 1718 dit : « On appelle *billes* d'acier des morceaux d'acier carrés. »

7. Ci-après, p. 230-231.

colat si précieux, et ils aimèrent mieux le perdre que de l'avouer. Ils protestèrent donc d'injure[1], qu'ils ne savoient ce que c'étoit, et ils y persévérèrent avec tant de fermeté et d'unanimité, que l'or demeura au profit du roi, qui ne fut pas médiocre, et on en peut juger par le volume de huit grandes caisses de grandes et grosses billes solides d'or; et le chocolat qui les revêtissoit[2] demeura à ceux qui avoient découvert la galanterie[3].

Philippe V reconnu par le Danemark. Connétable de Castille

Le Danemark reconnut le roi d'Espagne[4]. Ce prince fut rencontré à Bordeaux[5] par le connétable de Castille venant ambassadeur extraordinaire pour remercier le Roi de l'acceptation du testament[6]. Il s'appeloit don Joseph Fernandez

1. Ils protestèrent qu'on leur faisait injure de les croire capables de pratiquer la contrebande.

2. Imparfait incorrect, mais auquel les meilleurs écrivains se laissaient aller, comme le prouvent les exemples recueillis par Littré.

3. C'est cette anecdote sur les jésuites que le libraire Hivert, en 1828, prit pour réclame de l'édition nouvelle des *Mémoires de Saint-Simon* préparée par F. Laurent, et le marquis de Saint-Simon, en protestant alors contre l'annonce insérée dans le *Journal des Débats* du 3 janvier, profita de l'occasion pour se faire remettre les derniers portefeuilles du manuscrit original gardés par le ministère des affaires étrangères.

4. *Journal de Dangeau*, tome VIII, p. 15-16. Dès le mois de juin suivant, le Danemark vendit des troupes auxiliaires à l'Empereur et aux Hollandais : *Gazette*, p. 328. Villars chercha en vain à le gagner.

5. *Journal de Dangeau*, tome VIII, p. 5 et 12. On trouvera le récit du trajet par eau, depuis Blaye jusqu'à Bordeaux, dans la relation du duc de Bourgogne : *Curiosités historiques* (1759), tome II, p. 135-139, et dans celle de Petis de la Croix, ms. Arsenal 4137, p. 131-153.

6. « Il prendra la qualité d'ambassadeur du roi d'Espagne, ou d'ambassadeur de la junte, tout comme il plaira au Roi, » dit Dangeau. La désignation de ce seigneur, au lieu de M. de Villena ou de San-Estevan, fut considérée comme une manœuvre du parti autrichien ou de la reine : *Avènement des Bourbons*, tome II, p. 336 et 357; *Mémoires de Louville*, tome I, page 102; *Mémoires de Noailles*, p. 73; *Gazette*, p. 5 et 24; *Mercure*, janvier 1701, p. 369-379. Les lettres de créance que la reine et la junte lui avaient délivrées le 2 décembre sont aux Affaires étrangères, vol. *Espagne* 86, fol. 30 et 33, et son instruction dans le volume 87, fol. 80. Il avait adressé lui-même ses félicitations à Louis XIV, le 29 novembre : vol. *Espagne* 85, fol. 499. Il signait : *el Condestable*.

ambassadeur extraordinaire à Paris.

de Velasco, duc de Frias[1]. Il fut reçu au Bourg-la-Reine[2] par le baron de Breteuil, introducteur des ambassadeurs[3], qui est un honneur qui, de ce règne, n'avoit été fait à aucun autre qu'au marquis de la Fuente, qui, après l'affaire du maréchal d'Estrades et du baron de Watteville à Londres pour la préséance, vint ambassadeur extraordinaire pour en faire excuse et déclarer en présence de tous les autres ambassadeurs, en audience publique, que l'Espagne ni ses ambassadeurs ne disputeroient jamais la préséance au Roi ni à ses ambassadeurs, et la lui céderoient partout[4]. Le connétable de Castille parut avec une grande splendeur et fut extrêmement accueilli et festoyé[5]. Le Roi

1. Il était marquis de Jodar et général des galères de Naples quand le titre et les prérogatives honorifiques de connétable de Castille, ainsi que le duché de Frias, lui étaient revenus par la mort d'un oncle, en octobre 1696 : voyez le *Journal de Dangeau*, tome VI, p. 31 ; Imhof, *Genealogiæ XX illustrium in Hispania familiarum*, p. 324 ; le *Theatro universal de España*, par Garma, tome III, p. 408-424, et l'*État présent de l'Espagne*, par Vayrac, tome III, p. 118. Il fut fait capitaine d'une des compagnies de gardes du corps en novembre 1703, majordome-major en 1705, et mourut le 19 janvier 1713.

2. Le manuscrit porte, avec une initiale minuscule : *bourg la Reine*. — Ce village étant situé à un peu moins de deux lieues de Paris et sur la grande route d'Orléans, c'est là que la cour venait attendre les personnages considérables venant du Midi. On y montre encore la maison attribuée au temps d'Henri IV et de Gabrielle d'Estrées, où Louis XV reçut l'infante d'Espagne en 1722 ; mais le connétable était simplement descendu à l'hôtellerie des Trois-Rois.

3. Voyez les mémoires de Breteuil lui-même, sur cette ambassade, dans le ms. Arsenal 3861, p. 9-79, 81-89 et 100-117, imprimés en partie dans *le Magasin de librairie*, tome I, p. 464-475, et les nos x et xiv de *la Gazette d'Amsterdam* de 1701.

4. Il a déjà parlé deux fois de cet incident diplomatique de 1662 : tome III, p. 240-242, et tome IV, p. 99-100. Ici, c'est le texte de Dangeau qui le rappelle encore à Saint-Simon, et qu'il transcrit ; mais, en 1662, on alla chercher l'ambassadeur à Saint-Denis, et non à Bourg-la-Reine.

5. *Journal de Dangeau*, tome VIII, p. 23-25, 42, 54, 55 et 72 ; *Mémoires de Sourches*, tome VII, p. 11 et 32 ; *Gazette*, p. 48 ; *Mercure*, janvier 1701, p. 369-377, et mars, p. 417-449 ; *l'Esprit des cours de l'Europe*, 1701, 1re partie, p. 151-152 et 412-413, 2e partie, p. 94-99 ; Hippeau, *Avènement des Bourbons*, tome II, p. 464-465 ; Ubilla, *Diario*, p. 40-56 ;

le distingua extrêmement et lui fit un présent très considérable à son départ[1]. Il ne fut pas longtemps en France, et il y parut fort magnifique, fort galand et fort poli[2].

Philippe V à Bayonne, à Saint-Jean-de-Luz. Séparation des princes.

A Bayonne[3], le roi trouva le marquis de Gastanaga[4], dix ou douze autres personnes de considération, et plus de quatre mille Espagnols accourus pour le voir. Harcourt y étoit arrivé deux jours auparavant de Madrid, au-devant de lui[5]. Le roi se mit dans un fauteuil, à la porte de son

Lamberty, *Mémoires*, tome I, p. 385-388. — Par le registre de la maison du Roi (Arch. nat., O¹ 362, fol. 37 et 92), on voit que la cour s'attacha à traiter ce connétable comme avaient été traités, en 1679, les ambassadeurs espagnols venus pour emmener leur future reine.

1. *Journal de Dangeau*, p. 68 et 72. Le baron de Breteuil fut chargé de lui remettre un portrait du Roi garni de diamants estimés cinquante ou soixante mille livres, et il le substitua aux descendants de son nom (*Gazette d'Amsterdam*, n° XXXI). Ses lettres de recréance, du 4 avril, sont aux Affaires étrangères, vol. *Espagne* 88, fol. 151.

2. C'était un homme d'environ trente-deux ans, de taille petite, avec l'œil assez bon, une physionomie spirituelle et l'esprit liant. Selon une lettre de M. de Beauvillier (*Mémoires de Noailles*, p. 73), on pensait qu'il ne serait pas long à quitter le parti autrichien. Ne trouvant pas d'hôtel assez beau à Paris, il se logea à Montrouge, chez Mme de Morstin.

3. *Journal de Dangeau*, tome VIII, p. 20-21; *Gazette*, p. 47; relation du duc de Bourgogne, dans les *Curiosités historiques*, tome II, p. 152-153; relation de Petis de la Croix, ms. Arsenal 4137, p. 157-163; Papiers du P. Léonard, Arch. nat., K 1332, n° 1¹, p. 106.

4. François-Antoine de Agurto, marquis de Gastanaga (Saint-Simon écrit : *Castanaga*), chevalier de l'ordre d'Alcantara, avait été mestre de camp général, puis lieutenant-gouverneur et capitaine général des Pays-Bas espagnols avant l'électeur de Bavière, et s'était démis par suite de dissentiments avec Guillaume d'Orange. Il était devenu vice-roi de Catalogne, après avoir fourni sa justification, à la fin de 1694, en remplacement de M. d'Escalona-Villena, et avait cédé cette charge à François de Velasco en juin 1696. L'arrivée de Philippe V le fit sortir de la retraite où il vivait à Logroño, et il fut fait commissaire général des troupes en mars 1701 (sa lettre de remerciement au Roi est aux Affaires étrangères, vol. *Espagne* 89, fol. 7); mais il mourut en novembre 1702, au moment où on venait de lui donner un régiment de gardes à cheval.

5. C'est à Dax, le 12 janvier, que M. d'Harcourt avait rencontré le nouveau roi, spécialement recommandé à ses soins; Saint-Simon paraphrase mal le texte du *Journal*, p. 20.

cabinet, ayant derrière lui M. de Beauvillier entre MM. de Noailles et d'Harcourt; le duc d'Ossone étoit plus en avant, pour marquer au roi ceux qui, étant gentilshommes, pouvoient avoir l'honneur de lui baiser la main. Tous, à l'espagnole, se mirent à genoux en se présentant devant lui[1]. Il vit toute cette foule les uns après les autres, et les satisfit tous ainsi au dernier point fort aisément. M. de Beauvillier avoit souvent entretenu le roi d'Espagne tête à tête pendant le voyage; il y eut, pendant le séjour de Bayonne, des conférences où le duc d'Harcourt fut presque toujours en tiers, et quelquefois le duc de Noailles avec eux[2]. Ils allèrent à Saint-Jean-de-Luz, et, le 22 janvier, se fit la séparation des princes avec des larmes qui allèrent jusqu'aux cris[3]. Après quantité d'embrassades réitérées aux bords de la Bidassoa, au même

1. « Il avoit auprès de lui le duc d'Osuna, le duc de Béjar et le fils aîné du duc d'Albe, qui lui marquoient ceux (les gentilshommes) qui devoient avoir l'honneur de lui baiser la main; tous les autres lui faisoient la révérence. » (*Dangeau*). Il a déjà été parlé du baise-main au tome VII, p. 320; la révérence à l'espagnole se faisait comme celle des grandes cérémonies chez nous, en croisant les jambes : *Mercure*, janvier 1701, p. 286; *Mémoires de Saint-Simon*, tome III de 1873, p. 143.

2. C'est encore Dangeau qui dit (p. 21) : « Pendant le voyage, M. de Beauvillier a été souvent enfermé avec le roi d'Espagne, pour l'instruire des affaires. Depuis qu'il est à Bayonne, le duc d'Harcourt a entrée dans leur conseil; le duc de Noailles y entre aussi quelquefois. » J'ai parlé, dans le tome VII, p. 373, note 1, de ce qui subsiste actuellement des lettres écrites par Beauvillier au Roi durant le voyage.

3. Cette nouvelle fut apportée par Noblet, dont Dangeau a mentionné le rapport (p. 25), en ajoutant : « Il y eut bien des larmes répandues de la part des princes, et on eut peine à les séparer. Il paroît que leur amitié a encore augmenté dans le voyage. » Comparez les diverses relations déjà indiquées dans notre tome VII, p. 347, note 2, et 373, note 1. Celle du duc de Bourgogne lui-même passe plus légèrement qu'on ne le pourrait croire sur les déchirements de la séparation. « Le samedi 22 janvier, dit-il, qui fut le plus triste jour de tout le voyage, nous partîmes de Saint-Jean-de-Luz sur les onze heures, et, après avoir passé à Orogne, nous arrivâmes sur les une heure au passage de Béhobie.... Nous descendîmes et embrassâmes le roi d'Espagne pour lui dire adieu, en versant beaucoup de larmes. M. de Beauvillier, M. de

endroit des fameuses conférences de la paix des Pyrénées[1], le duc de Noailles emmena le roi d'Espagne d'un côté, et le duc de Beauvillier les deux autres princes de l'autre, avec lesquels il remonta en carrosse, et retournèrent à Saint-Jean-de-Luz[2]. Il y avoit un pont et de très jolies barques galamment ajustées par ceux du pays. Le roi d'Espagne[3] passa dans une avec le duc d'Harcourt, le marquis de Quintana, gentilhomme de la chambre[4], et le comte d'Ayen[5]. La petite rivière qui sépare[6] les deux royaumes étoit bordée d'un peuple innombrable à perte de vue des

Comte d'Ayen passe en Espagne.

Noailles et tous les autres gens de la cour prirent aussi congé, et aussitôt nous remontâmes en carrosse.... »

1. Dangeau dit au contraire, mais par avance (p. 21) : « On a fait un pont sur la Bidassoa qui n'est pas au même endroit où étoit celui de la Conférence. » Comparez le *Diario* d'Ubilla, p. 66-67. Le cours de ce fleuve était contesté entre les deux nations; on a, sur ce point, un mémoire de Colbert, en 1663 (*Lettres*, tome VI, p. 211-219), avec l'historique des événements importants qui s'étaient passés là.

2. *Dangeau*, p. 26; *Gazette*, p. 59 et 60; *Mercure*, février, p. 266-293.

3. La relation envoyée à Mme de Maintenon par le comte d'Ayen (*Correspondance générale*, tome IV, p. 391-410) commence à ce départ de Saint-Jean-de-Luz. En outre, il tint pour son père un journal qui ne compte pas moins de mille pages, et est conservé au Dépôt des affaires étrangères, vol. *Espagne* (mémoires et documents) 100.

4. Martin-Dominique de Guzman Enriquez Niño y Moxica, IVe marquis de Montealegre et de Quintana par sa mère, gentilhomme de la chambre depuis décembre 1675, commandeur de l'ordre de Saint-Jacques, avait été créé grand de Castille par Charles II, le 28 octobre 1697, et venait d'échanger, en 1699, la compagnie espagnole de la garde contre la compagnie allemande; il a sa notice dans le *Portrait de la cour d'Espagne*, ci-après, appendice XII. Une lettre du duc d'Harcourt (recueil Hippeau, tome II, p. 387-388) fait connaître comment la junte, non sans difficulté, avait choisi ce seigneur pour se rendre au-devant du roi, comme ayant soutenu le parti français dès 1699, alors qu'il avait les bonnes grâces de Charles II. Il fut confirmé gentilhomme de la chambre le mois suivant, et son frère nommé premier écuyer. Le marquis devint un des favoris de Philippe V.

5. Il y avait aussi quatre grandes dames en costume de cérémonie : les duchesses d'Albe et d'Osuna, la connétable et l'amirante de Castille.

6. *Sépare* est en interligne, au-dessus de *borde*, biffé, et ensuite le manuscrit porte : *royaues*, avec une lettre omise.

deux côtés ; les acclamations ne finissoient point, et redoubloient à tous moments. Au sortir de la barque, le roi d'Espagne marcha un peu à pied pour contenter la curiosité de ces peuples, et alla coucher à Irun[1]. Il fut d'abord à l'église, où le *Te Deum* fut chanté, et, dès le même soir, il commença à être servi et à vivre à l'espagnole[2]. Il fut visiter le lendemain Fontarabie, puis Saint-Sébastien[3], et continua son voyage à Madrid, ayant toujours le duc d'Harcourt dans son carrosse, un ou deux de ses officiers principaux espagnols, et le comte d'Ayen[4]. Ce dernier fut trouvé là fort mauvais, l'entrée du carrosse du roi n'étant que pour ses officiers les plus principaux. Ce neveu de Mme de Maintenon[5], à qui Harcourt faisoit sa cour, avoit une nombreuse suite et une musique complète, dont il tâchoit les soirs d'amuser le roi d'Espagne[6]. Son âge, sa

1. Il écrit : *Iron*. Cette petite ville est située à treize kilomètres E. de Saint-Sébastien. Hippeau a publié la lettre que M. d'Harcourt adressa de là au Roi, le 23 janvier.

2. Tout cela est résumé du *Journal de Dangeau*, p. 26. Comparez la *Gazette d'Amsterdam*, 1701, n°s XII et XIII, de Bayonne. — On voit dans les *Mémoires de Mademoiselle*, tome III, p. 461-462, comment était servi le dîner royal.

3. Cette ville principale de la province de Guipuzcoa avait, selon le *Moréri*, des maisons assez belles, des rues propres, des dehors fort agréables, et était dominée par une citadelle.

4. « D'Irun, S. M. C. ira jusqu'à Vittoria à cheval ou sur des mules, et, à Vittoria, il montera en carrosse, où il sera seul dans le fond, le duc d'Harcourt seul au-devant; le comte d'Ayen et un gentilhomme de la chambre seront aux portières. » (*Dangeau*, p. 21.)

5. Voyez ce qui a été dit de lui en 1698 (tome V, p. 122-125), à l'occasion de son mariage avec la nièce de Mme de Maintenon.

6. Nous avons parlé de cette musique (tome VII, p. 326, note 1), et sa composition est donnée par le *Mercure* de décembre 1700, p. 234-236. Voici une lettre de quelque « domestique » de la maison de Noailles, qui rend compte d'une des réunions du soir où la troupe symphonique se distingua : « Du 11 (janvier), à Dax. Nous venons de faire, Madame, une grande et vilaine journée. Demain nous séjournerons, et, après-demain, si le temps ne s'y oppose, le roi d'Espagne et les princes s'embarqueront sur la galère de M. le duc de Gramont, pour arriver le même jour à Bayonne. On ne vous peut dire combien

faveur en France, l'imitation des airs libres et familiers et des grands rires de sa mère[1], montrèrent à l'Espagne un fort jeune homme bien gâté, et qui les scandalisa infiniment par toutes ses manières avec les seigneurs de cette cour, et par la familiarité surtout[2] qu'il affecta avec le roi d'Espagne[3]. Il fut le seul jeune seigneur françois qui passa

on y séjournera; l'arrivée de la maison du roi d'Espagne à Hiron (*sic*) nous déterminera. Ce qui m'afflige terriblement est qu'il y faut quitter M. le comte d'Ayen, que je regretterai jusqu'à son retour. Monsieur son père efface ici par sa prodigieuse dépense tout ce que vous avez jamais vu et entendu dire; il donna au Mont-de-Marsan un souper au duc de Becar' (*sic*), au duc de Pepoli (*sic*) et à sept ou huit autres Espagnols de qualité, dont on ne peut assez vanter la magnifique délicatesse. Pendant le repas, on chanta l'*Idylle de Sceaux;* mais on la chanta comme si Lully y avoit été. A la fin du repas, on but la santé des rois, et la musique fit place à un chœur de trompettes, qui sonnèrent les plus beaux airs du monde. Enfin les étrangers ont peine à se persuader ce qu'ils voient. Je suis bien inquiété de la maladie de M. de Barbezieux; si vous serois bien obligé, si vous vouliez bien m'en mander des nouvelles. M. le duc de Beauvillier nous quitte après le départ du roi d'Espagne. Toutes ces séparations me sont très désagréables; M. le duc de Noailles me tiendra lieu de tout. Je vous supplie de faire ma cour à Mme la maréchale, et d'être persuadée, Madame, de mon sincère attachement à votre personne. » (Bibl. nat., ms. Fr. 6944, fol. 38.) M. d'Ayen lui-même était bon musicien et composait des motets; en outre, il avait avec lui Moreau, le compositeur attitré de Saint-Cyr. On donna aussi de la musique aux deux autres princes, dans la suite de leur voyage.

1. Après *mère*, le manuscrit porte : *qu'il voulut imiter*, biffé. — Saint-Simon a déjà dit (tome V, p. 124) que Mme de Noailles avait trop d'esprit, trop d'entregent, trop d'intrigue, et était mal vue du Roi.

2. *Sur tout*, en deux mots.

3. En effet, à peine arrivés au Buen-Retiro, on ne laissa plus entrer que M. d'Ayen, pour que le jeune roi s'habituât aux Espagnols : voyez le recueil Hippeau, tome II, p. 495. Louville, en réclamant une instruction générale au duc de Beauvillier, lui exposa son inquiétude en ces termes : « M. de Beauvillier sait ce qu'est le comte d'Ayen. Peu sincère, médisant, entêté de sa fortune et de la faveur de Mme de Maintenon, à laquelle il dit tout (et Dieu veuille que ce soit simplement ce qu'il sait!), on peut compter qu'il fera beaucoup d'extravagances en Espagne; qu'il sera familier à l'excès, surtout avec le roi, pour montrer qu'il est favori; qu'il voudra les entrées, sous prétexte qu'il les a eues en France. Un

avec lui[1]. Noblet[2] fit deux journées en Espagne, puis vint rendre compte au Roi de ce qui s'étoit passé[3] durant le voyage. De Saint-Jean-de-Luz, les princes allèrent à Acqs[4], où ils demeurèrent huit ou dix jours assiégés par les eaux. Là, ils commencèrent à vivre avec plus de liberté, à manger quelquefois avec les jeunes seigneurs de leur cour, et à se trouver affranchis de toutes les mesures qu'imposoit la présence du roi d'Espagne. Le duc de Noailles demeura leur conducteur comme l'avoit été jusque-là M. de Beauvillier, qui, se trouvant toujours plus mal, avoit eu besoin de tout son courage pour venir jusqu'à la frontière, d'où il revint droit par le plus court autant que sa santé le lui permit[5]. Le roi d'Espagne emporta des lettres patentes enregistrées[6] pour lui conserver, et à sa postérité, leurs

Duc de Beauvillier revient malade.

Lettres patentes de conservation des droits

bruit s'est même répandu que son voyage d'Espagne avoit pour but secret de se procurer la Toison, et que c'est là le principe de la dépense qu'il se dispose à faire, et qui, réellement, sera infinie. On parle d'une cargaison de bijoux qu'il porte pour donner à droite et à gauche. Comment s'y prendre pour ménager avec un tel homme sans entrer dans ses folies? » M. de Beauvillier répondit : « Ne lui parler que le moins qu'on pourra chez le roi, et l'éviter ailleurs, sous prétexte qu'une assiduité réciproque compromettroit l'un et l'autre vis-à-vis des Espagnols. » (*Mémoires secrets du marquis de Louville*, tome I, p. 47 et 48.)

1. Les autres (tome VII, p. 326, note 1) revinrent avec les princes. Leurs noms sont donnés tout au long par Pétis de la Croix : ms. Arsenal 4137, p. 108-109.

2. Le commis de Torcy qui représentait ce secrétaire d'État et avait tenu la correspondance jusque-là : tome VII, p. 344. Il reçut cinq mille livres, outre ses frais de voyage (*Gazette d'Amsterdam*, n° XVI).

3. Après *passé*, le manuscrit porte un point, qui prouve que les trois mots qui suivent ont été ajoutés après coup.

4. Ancienne forme de Dax, *Aquæ Tarbellicæ*.

5. *Journal de Dangeau*, tome VIII, p. 21, 26, 29 et 30; *Mercure*, février 1701, p. 293-323. Les lettres que le maréchal de Noailles adressa au Roi à partir de la séparation, et en marge desquelles se lisent les réponses du Roi, ont été publiées en 1852, par M. Rathery, dans le *Bulletin du Comité des monuments écrits*, tome IV, p. 94-118, ainsi que les lettres des deux princes à Mme de Maintenon et des extraits du journal de l'aîné.

6. Datées de décembre 1700 et enregistrées le 1er février 1701 (*Dangeau*, p. 28).

droits à la couronne[1], pareilles à celles qu'Henri III avoit emportées en Pologne, et qu'on en avoit dressé[2] de toutes prêtes pour y envoyer à M. le prince de Conti[3]. à la couronne de Philippe V, etc.

1. Elles assuraient à Philippe V et à ses enfants mâles « la succession à la couronne de France en cas que Mgr le duc de Bourgogne vînt à mourir sans enfants mâles, ou que la branche de ses enfants mâles manquât ou tombât en quenouille; et cela nonobstant que Philippe V soit absent ou résidant hors du Royaume, ou qu'après son décès, ses hoirs mâles, procréés en loyal mariage, soient nés et habitent hors du royaume de France. » (*Dangeau.*) Elles furent publiées aussitôt dans les gazettes étrangères (*Amsterdam*, n° xv), et elles ont été reproduites en dernier lieu dans le recueil Hippeau, tome II, p. 404-407. Le brouillon et l'imprimé du temps sont au Dépôt des affaires étrangères, vol. *Espagne* 85, fol. 536-544, et 86, fol. 64-83. Un duplicata fut déposé au Trésor des chartes : Arch. nat., J 931, n° 1.

2. Tournure incorrecte; il suffirait de supprimer le *que*.

3. Tome IV, p. 190 et note 5. C'est Dangeau qui avait dit, dès la fin de novembre (tome VII, p. 439) : « Henri III, étant duc d'Anjou et sortant de France pour aller être roi de Pologne, ne voulut point partir sans avoir de pareilles lettres patentes, et le Roi avoit promis à M. le prince de Conti, quand il alla en Pologne, de lui en faire expédier sitôt qu'il seroit couronné roi de Pologne. » Le duc de Luynes a ajouté une note de même teneur sur le passage du *Journal* relatif à l'enregistrement, tome VIII, p. 28. La *Gazette d'Amsterdam* rappela en outre (n° xii) un troisième précédent, celui du duc d'Alençon devant épouser la reine Élisabeth. — Ces lettres patentes de 1700 inspirèrent des réflexions défavorables pour la France, et nos historiens modernes, Mignet, Rosseeuw Saint-Hilaire, M. Alfred Baudrillart, ont montré que c'était une faute capitale d'annuler ainsi le testament de Charles II, comme c'en avait été une de renoncer au traité de partage pour accepter le testament : la renonciation que, douze ans plus tard, imposèrent les traités d'Utrecht, fut la contre-partie. Voici de quelles critiques la *Gazette d'Amsterdam* (Extr. xv) fit suivre le texte même des lettres patentes, belles d'ailleurs par la hauteur des pensées et par la dignité du style : « .... Le testament du feu roi d'Espagne et les lettres patentes du roi très chrétien pour conserver au roi d'Espagne, son petit-fils, « les droits de sa naissance » sont deux pièces remarquables pour l'histoire de ce temps. La première appelle « le duc d'Anjou » à la succession de la monarchie, à la charge que, « s'il vient à hériter de la couronne de France, la succession sera dévolue au duc de Berry, » et ensuite, dans le même cas, « à l'Archiduc, etc., » sur le fondement que les deux couronnes doivent demeurer « séparées » et que la renon-

La reine d'Espagne abandonnée et reléguée à Tolède.

La reine d'Espagne avoit écrit au Roi les lettres les plus fortes par le connétable[1] de Castille, par lesquelles elle demandoit aux deux rois leur protection et la punition du comte de San-Estevan[2] et de ses dames, qui l'avoient[3] quittée et outragée. Le style en étoit fort romanesque. Il y en eut aussi pour Madame, dont elle réclamoit les bons offices par leur parenté[4]. Je ne sais qui put lui donner ce

ciation des reines Anne et Marie-Thérèse » doit subsister à l'égard de cette incompatibilité. Les lettres patentes font bien mention de « l'acceptation du testament du feu roi d'Espagne; » mais elles rappellent en même temps « les droits légitimes de M. le Dauphin sur la couronne « d'Espagne, » auxquels il a bien voulu renoncer « en faveur de son « second fils le duc d'Anjou, » et elles conservent à ce nouveau roi d'Espagne le droit de succéder à la couronne de France, sans aucune restriction ni limitation par rapport aux clauses du testament sur cette incompatibilité. La suite du temps fera le commentaire de ces deux pièces authentiques et débrouillera tout ce que ce grand événement de nos jours réserve pour l'avenir. Quelques spéculations qu'on puisse faire sur ce sujet, il en faut revenir à ces belles paroles de la déclaration de S. M., que « les jugements impénétrables de la Providence « nous laissent seulement voir que les Princes ne doivent établir leur « confiance ni dans leurs forces, ni dans l'étendue de leurs États, ni « dans une nombreuse postérité, et que ces avantages, qu'ils reçoivent « uniquement de sa bonté, n'ont de solidité que celle qu'il lui plaît de « leur donner. » Comparez *l'Esprit des cours de l'Europe*, tome IV, p. 155-156 et 237-259.

1. *C.*, en abrégé, corrigé en *Cble*.

2. Ci-après, p. 218. La cause de cette retraite était son dépit de n'avoir pas été choisi plutôt que le Connétable pour l'ambassade en France.

3. *Avoient* corrige *ont*, emprunté à Dangeau.

4. *Journal de Dangeau*, tome VII, p. 465, et tome VIII, p. 2. C'est un colonel espagnol qui, de la part du Connétable, apporta « à Madame des lettres de la reine d'Espagne, qui demande aux deux rois leur protection, et à Madame ses bons offices auprès de S. M. Ces lettres sont en françois et pleines de grandes plaintes de la manière dont on la traite en Espagne; elle demande qu'on punisse sévèrement le comte de San-Estevan, son *majordomo-major*, et la duchesse de Frias, sa dame d'honneur, qui l'ont quittée honteusement et l'ont outragée en la quittant. Elle demande cette grâce au Roi comme roi et comme cavalier, qualité qui l'engage à protéger les dames malheureuses. Le style de ces lettres est fort extraordinaire. Le Roi y a fait réponse en termes généraux. » Les

conseil. Sa partialité déclarée, et sa liaison avec tout ce peu qui ne voyoit qu'à regret succéder la maison de France à celle d'Autriche en Espagne[1], ne lui devoit pas laisser espérer de succès. Aussi le roi d'Espagne n'eut pas beaucoup fait de journées en Espagne, qu'elle eut ordre de quitter Madrid et de se retirer à Tolède, où elle demeura reléguée avec peu de suite, et encore moins de considération[2]. La junte avoit été de cet avis, et en avoit

originaux, sauf la lettre à Madame, sont au Dépôt des affaires étrangères, vol. *Espagne* 86, fol. 7-10. Ils sont datés du 1er décembre; mais, la veille, la reine avait écrit déjà aux deux rois qu'elle désirait ne pas trop s'éloigner de Madrid (vol. *Espagne* 85, fol. 507 et 509). Il y en a encore d'autres du 30 décembre et du 13 janvier (vol. *Espagne* 86, fol. 493, et 87, fol. 162.) La lettre du Roi à M. d'Harcourt est dans le recueil Hippeau, p. 464-465.

1. Voyez notre tome VII, p. 124-126, etc., et les portraits de cette reine d'après les relations vénitiennes, ci-après, appendice XIII. Mobile à l'excès et dominée par la violence de ses passions, elle avait laissé éclater sa rage en apprenant les seconds projets de partage, puis s'était figuré qu'avec l'appui de Louis XIV elle conserverait le pouvoir sous le nouveau roi : aussi M. d'Harcourt, préoccupé d'empêcher tout contact entre eux, et, en outre, de soustraire la junte elle-même à une influence dangereuse, avait tout préparé pour l'éloignement de la reine, sans qu'il y parût rien (Hippeau, *Avènement des Bourbons*, tome II, p. 224, 315, 325-330, 344, 373-374, 386-387, 426 et 447). Son dépit de la démission de ses principaux officiers se manifesta si vivement, que la junte acheva de comprendre qu'il était nécessaire d'intervenir, et des ordres furent donnés en conséquence pour que M. d'Harcourt agît de concert avec le cardinal (*ibidem*, p. 358-360, 373-374). Dans l'instruction rédigée pour Philippe V par le Roi (*Œuvres de Louis XIV*, tome II, p. 464; comparez l'instruction pour Louville, dans le recueil Hippeau, tome II, p. 522), il était dit : « N'ayez de commerce avec la reine douairière que celui dont vous ne pouvez vous dispenser. Faites en sorte qu'elle quitte Madrid et qu'elle ne sorte pas d'Espagne. En quelque lieu qu'elle soit, observez sa conduite et empêchez qu'elle ne se mêle d'aucune affaire. Ayez pour suspects ceux qui auront trop de commerce avec elle. »

2. On apprit par le courrier du 7 février, de Burgos (*Dangeau*, tome VIII, p. 36), que la reine était déjà partie pour Tolède, la junte ne voulant pas qu'elle vît le nouveau roi, et, aussitôt après (p. 40), que la comtesse d'Oñate, qui avait succédé à la duchesse de Frias comme camarera-mayor, s'était retirée dès la fin de janvier. A Tolède

chargé le duc d'Harcourt pour en faire envoyer l'ordre[1] par le roi d'Espagne. Ce fut[2] un trait de vengeance de Portocarrero[3].

Philippe V reconnu par les Provinces-Unies.

Ce prince n'étoit pas encore à Madrid, qu'il fut reconnu par les Hollandois[4]. Ils n'en avoient pas moins résolu la[5] guerre; mais toutes les machines de l'alliance n'étoient

on lui donna le palais bâti par Charles-Quint, au lieu du couvent que la règle lui imposait, comme veuve.

1. La première lettre d'*ordre* est un *O* majuscule corrigé en *o*.

2. Cette dernière phrase semble ajoutée après coup.

3. Le duc d'Harcourt ayant eu vain essayé de la persuasion (voyez sa lettre du 27 décembre), le cardinal et lui se firent adresser par le jeune roi un ordre formel, de leur propre rédaction. La lettre que M. de Beauvillier écrivit de Tartas, le 10 janvier, en envoyant les dépêches de Versailles à M. d'Harcourt, a figuré, le 23 mars 1888, dans une vente d'autographes faite par M. Étienne Charavay; celles de Louis XIV et de Philippe V ont été publiées dans l'*Avènement des Bourbons*, tome II, p. 409, 410 et 417-419. Sur l'exécution, voyez *ibidem*, p. 386-387, 401, 452-454 et 464. La lettre de Philippe V à la reine douairière parut sur le moment même, dans la *Gazette d'Amsterdam* (n° XVI, de Paris), avec des réflexions dans l'Extraordinaire. Une première réponse dilatoire est aux Affaires étrangères, vol. *Espagne* 87, fol. 92.

4. Il avait été convenu que le nouveau roi ne donnerait avis de son avènement aux États européens qu'après due négociation et au cours de son voyage (*Mémoires et négociations*, par M. de la Torre, tome II, p. 240-241); mais nous avons vu (tome VII, p. 332 et 341) que, dès le mois de novembre, tous les représentants des États italiens, celui de la Savoie, et même le résident de Suède, l'avaient spontanément reconnu et traité comme souverain. La nouvelle de la Haye arriva le 24 février (*Dangeau*, tome VIII, p. 44; *Mémoires de Sourches*, tome VII, p. 24 et 25; *Gazette d'Amsterdam*, n°s XVII-XX) : les Hollandais mandaient que leurs souhaits étaient pour la paix, mais qu'ils comptaient sur la sortie des garnisons mises à la place des leurs, et le Roi se hâta de communiquer ces bonnes nouvelles au connétable de Castille et à M. de Castel dos Rios, comme une « disposition à la paix, » d'autant qu'on ne signalait aucun mouvement des troupes de l'Empereur. Mais, si le peuple hollandais avait effectivement des tendances pacifiques, peut-être par esprit d'opposition au roi Guillaume, on sut tout aussitôt que celui-ci faisait faire des levées considérables dans les Pays-Bas et soudoyait des troupes allemandes.

5. Avant *la*, l'auteur a biffé un *a* et le signe du pluriel qu'il avait, par mégarde, ajouté à *résolu*.

pas prêtes, et[1] ne s'expliquer point eût été s'expliquer, et découvrir des desseins qu'ils prenoient de si grands soins de cacher[2].

Ouragan à Paris et par la France.

Il y eut, le jour de la Chandeleur[3], un ouragan si furieux, que personne ne se souvint de rien qui eût approché d'une telle violence, dont les désordres furent infinis par tout le Royaume[4]. Le haut de l'église de Saint-Louis dans l'Ile[5], à Paris, tomba; beaucoup de gens qui y entendoient la messe furent tués ou blessés; entre autres, Verderonne[6], qui étoit dans la gendarmerie[7], en mourut le lende-

1. *Et* surcharge *ne*.

2. Voyez *l'Esprit des cours de l'Europe*, tome IV, p. 331-336.

3. *Journal de Dangeau*, tome VIII, p. 29-31; *Sourches*, tome VII, p. 14; *Gazette d'Amsterdam*, n°s XII et XIII.

4. A Laval, notamment, selon les *Mémoires de Sourches*, une tour de l'église fut renversée et blessa ou tua plus de cinquante personnes. A Mortagne, le clocher de l'église tomba également : *Correspondance des Contrôleurs généraux*, tome II, n° 251. Peu de jours auparavant, il y avait eu une sorte de raz de marée dans les ports de Bayonne et de Bordeaux, et des inondations dans toute la région pyrénéenne, qui arrêtèrent longtemps le voyage des princes : ci-dessus, p. 64. Sur la Manche, en Irlande, à Cologne, mêmes désordres (*Gazette d'Amsterdam*, Extr. XI, n° XIII et Extr. XVI).

5. La première maison de l'île Notre-Dame ou Saint-Louis n'avait été construite qu'en 1600, par un maître couvreur, qui y éleva aussi une petite chapelle. Quand ce quartier commença à devenir plus populeux, on érigea la chapelle en paroisse, puis on l'engloba dans une église qui fut construite en partie, avec le secours du Roi, de 1664 à 1679. Selon Piganiol, ce serait une partie du vieux bâtiment qui aurait causé l'accident dont il va être parlé. L'église fut complétée, deux ans plus tard, par l'adjonction d'une nef, dont le cardinal de Noailles posa la première pierre le 7 septembre 1702 (*Mercure* d'octobre, p. 63-92), mais qui ne fut terminée que bien plus tard, à l'aide d'une loterie.

6. Charles de l'Aubespine, chevalier de Verderonne, né le 27 avril 1664, quatrième fils de Claude, marquis de Verderonne et seigneur de Stors, était petit-fils d'un chancelier de Monsieur Gaston, et il sera parlé ailleurs de son bisaïeul, comme premier greffier de l'Ordre en 1579. Sa mère était une fille du chancelier d'Aligre.

7. Il avait une compagnie au régiment du Roi, non dans la gendarmerie comme le dit notre auteur, et s'était fait pourvoir, le 5 septembre 1699, de la charge de capitaine des petits chiens d'Écosse du

main[1]; il s'appeloit l'Aubespine comme ma mère[2]. Cet ouragan a été l'époque du dérangement des saisons et de la fréquence des grands vents en toutes; le froid en tout temps, la pluie, etc., ont été bien plus ordinaires depuis, et ces mauvais temps n'ont fait qu'augmenter jusqu'à présent, en sorte qu'il y a longtemps qu'il n'y a plus du tout de printemps, peu d'automnes, et, pour l'été, quelques jours par-ci par-là. C'est de quoi exercer les astronomes[3].

Mort de l'évêque-comte de Noyon.

Monsieur de Noyon[4] mourut en ce temps-ci à Paris, à soixante-quatorze ans[5]. Il avoit l'Ordre[6], et s'étoit, à l'exemple de Monsieur de Reims, laissé faire conseiller

Roi pour la chasse du lièvre, à la place de son père, qui la reprit le 8 février 1701 : Arch. nat., O¹ 45, fol. 22 v°; *Mémoires de Sourches*, tome VII, p. 15 et 17; *Journal de Dangeau*, tome VIII, p. 35; *Mercure* du mois, p. 116-117.

1. Selon la note précédente, l'*Histoire généalogique*, tome VI, p. 563, et les *Mémoires de Sourches*, c'est le 6 que mourut le chevalier; mais, selon le *Journal de Dangeau*, tome VIII, p. 35, ce ne serait que le 11. Plusieurs autres personnes qui assistaient à la messe de la Vierge avaient aussi été blessées, si ce n'est tuées comme le dit Saint-Simon, par des plâtras ou des poutres de la vieille chapelle.

2. C'était une branche cadette des marquis de Châteauneuf et d'Hauterive (notre tome I, p. 212 et 213), et la terre de Verderonne, dans la paroisse de Liancourt-sous-Clermont, avait été érigée en marquisat en octobre 1650 : *Histoire généalogique*, tome VI, p. 561-563. Comme cousins paternels, Claude de Saint-Simon et la duchesse sa femme avaient figuré, en 1687, dans le contrat de mariage du frère aîné du chevalier de Verderonne avec Mlle de Fostard, fille du marquis de Beaucourt, en Picardie (Arch. nat., Y 267, fol. 131 v°). C'est ce même frère qui, quatre ans auparavant, avait vendu à Charles de Sévigné la sous-lieutenance des gendarmes du Dauphin.

3. Voyez ci-après l'appendice IV.

4. François de Clermont-Tonnerre, évêque-comte de Noyon et pair de France : tomes I, p. 279-281, et II, p. 191-202, et Addition n° 57, dans le tome I, p. 376-381.

5. Le 15 février : *Journal de Dangeau*, tome VIII, p. 37.

6. Ç'avait été sa part de la succession de M. de Harlay, archevêque de Paris (tome II, p. 354), et nous l'avons vu recevoir par le Roi, avec l'ambassadeur Guiscard, le 1er janvier 1696.

d'État d'Église[1]. J'ai tant parlé de ce prélat[2], que je me contenterai de dire qu'il mourut fort pieusement après avoir très soigneusement gouverné son diocèse[3]. On trouva dans ses papiers des brouillons de sa main pour servir à son oraison funèbre[4], tant la folie de la vanité avoit séduit ce prélat[5], d'ailleurs docte, fort honnête homme, très [Add. St-S. 352]

1. En 1691 : voyez notre tome IV, Appendice, p. 385 et 393. On trouvera l'explication de ce reproche, fait conjointement à Messieurs de Reims et de Noyon, dans le mémoire de 1711 sur les *Changements arrivés à la dignité de duc et pair*, au tome III des *Écrits inédits*, p. 138-139. C'était consacrer l'exclusion des ducs-pairs du Conseil, où, jusque-là, ils avaient siégé de droit. Le *Mercure* (février 1691, p. 284) dit que la nomination de 1691 s'était faite « sans préparation. »

2. Il a beaucoup moins parlé de ce prélat, pour qui « il faudroit un *Clermontiana*, » dans les *Mémoires*, que dans l'Addition déjà placée sous le n° 57, et surtout dans la notice des *Pairs ecclésiastiques nommés sous Louis XIV*. Celle-ci est inédite ; nous la donnons à l'Appendice, n° V, avec les commentaires qu'elle comporte, et avec la note généalogique de Ch.-R. d'Hozier sur la maison de Clermont-Tonnerre.

3. Ce diocèse ne valait que quinze mille livres, mais donnait en outre un très gros casuel, et était comté-pairie. M. de Clermont-Tonnerre fut le dernier évêque enterré dans l'église cathédrale.

4. Deux de ces brouillons ont été imprimés en 1744, dans le *Recueil A-Z*, tome I, p. 191 et suivantes, et, en 1787, dans l'*Histoire des membres de l'Académie françoise*, par d'Alembert, tome II, p. 44-51 ; mais celui-ci, répondant par une apologie en forme (*ibidem*, p. 9-37) aux plaisanteries qui couraient sur le prélat, notamment à celles que notre auteur a rapportées (tome II, p. 193-202, et Additions et corrections, p. 503-504) à propos de sa réception à l'Académie et de la réponse de l'abbé de Caumartin, n'a pas voulu admettre que ces brouillons eussent été dictés par l'évêque lui-même.

5. Le « courtisan orgueilleux » des *Caractères*. Le recueil d'ana copié par Gaignières (Bibl. nat., ms. Nouv. acq. fr. 4529, p. 122) cite cette jolie riposte : « Lorsque Monsieur de Noyon, de la maison de Clermont, fut fait évêque de Noyon, M. de Laval, évêque de la Rochelle, et l'abbé du Rivau Beauvau, cousin de Monsieur de Noyon, lui étant venus faire des compliments, il se mit à vanter sa maison, et, en frappant sur l'épaule de M. l'abbé du Rivau, il dit : « Voilà un gentilhomme qui se « peut vanter d'être d'une des meilleures maisons du monde par sa mère « (qui étoit de la maison de Clermont). » L'abbé lui répondit : « Mon- « seigneur, cela m'est d'autant plus honorable qu'il y a des gens plus « glorieux que moi, qui ne se peuvent pas vanter de la même chose

homme de bien, bon évêque, et de beaucoup d'esprit. Il ne laissa pas d'être regretté, et beaucoup dans son diocèse[1]. Sa vanité eût été étrangement mortifiée, s'il eût prévu ses successeurs[2].

Abbé Bignon conseiller d'État d'Église. [*Add. St-S. 353 et 354*]

Le Chancelier, qui avoit extrêmement aimé sa sœur, femme de Bignon conseiller d'État, et qui en avoit comme adopté les enfants[3], étoit fort embarrassé de l'abbé Bignon[4]. C'étoit ce qui, véritablement, et en bonne part, se pouvoit appeler un bel esprit[5], très savant, et qui avoit prêché avec beaucoup d'applaudissements[6]; mais sa vie avoit si peu répondu à sa doctrine, qu'il n'osoit plus se montrer en chaire[7], et que le Roi se repentoit des bénéfices

« (parce que la mère de Monsieur de Noyon étoit Vignier). » En effet, du côté maternel. Monsieur de Noyon avait de très médiocres quartiers : Babou, Robertet, de Fors, Saumaise, la Motte-Jacqueron, de Mesgrigny et de Pleurre.

1. Voyez ci-après, p. 426, 427 et 441, les notes de l'appendice V, et comparez les notes de l'apologie de d'Alembert, qui vient d'être citée, p. 37-38.

2. Ceci ne peut s'appliquer, s'il parle de Noyon, qu'aux deux premiers successeurs, d'Aubigny et de Rochebonne, car le troisième n'est autre que ce Saint-Simon de la branche aînée qui, devenu évêque de Metz, fut le légataire des manuscrits de notre auteur.

3. Déjà dit trois fois : tomes II, p. 270, IV, p. 2, et VI, p. 274.

4. Jean-Paul Bignon : tome VI, p. 274.

5. « On appelle *beaux esprits* ceux qui se distinguent du commun par la politesse de leurs discours et de leurs ouvrages. » (*Académie*, 1718.)

6. Voyez la notice consacrée à l'abbé par le *Moréri*, d'après son éloge académique par Mairan. Ce n'est qu'après avoir passé cinq ou six ans à l'Oratoire qu'il vint prêcher devant le Roi, sous les auspices de son oncle, en 1691 et 1692, et il obtint, dès le début, un très vif succès (*Sourches*, tome III, p. 423-424; *Dangeau*, tomes III, p. 314, et IV, p. 204 et 207). Ses sermons à Paris, faits avec une telle facilité qu'il put prononcer jusqu'à quatre panégyriques différents de saint Louis, lui valurent (17 février 1693) la place de prédicateur ordinaire du Roi, quoique la suppression en fût résolue, avec maintien des appointements de trois mille livres, que son oncle avait d'abord refusés pour lui.

7. Il y avait été fort hardi : le 20 août 1695, aux Feuillants, il traça des portraits si vifs du haut clergé, des ministres, des financiers, des gens d'affaires, que ses amis durent lui conseiller le silence, car on lui savait des relations avec Port-Royal, quoique très lié avec

qu'il lui avoit donnés[1]. Que faire donc d'un prêtre à qui ses mœurs ont ôté toute espérance de l'épiscopat? Cette place de conseiller d'État[2] d'Église[3] parut à son oncle toute propre à l'en consoler et à le réhabiliter dans le monde en lui donnant un état. L'embarras étoit que ces places étoient destinées aux[4] évêques les plus distingués, et qu'il étoit bien baroque[5] de faire succéder l'abbé Bignon à M. de Tonnerre évêque-comte de Noyon, pour le mettre en troisième avec Monsieur de Reims et Monsieur de Meaux; c'est pourtant ce que le Chancelier obtint, et ce fut tout l'effort de son crédit[6]. Il fit par là un tort à l'épiscopat, et une plaie au Conseil, où pas un évêque[7] n'a voulu entrer depuis par l'indécence d'y seoir après un homme du second ordre[8], ce qui ne peut s'éviter que par des évêques-pairs, qui précèdent le doyen des conseillers

certains jésuites, comme le P. Bouhours, ou avec M. de Noailles, l'archevêque, et quelques personnes le croyaient janséniste. (Notice dans les Papiers du P. Léonard : Arch. nat., M 762, tome I, fol. 14.)

1. Le Roi, quand il lui donna l'abbaye de Saint-Quentin-en-l'Ile, en 1693, affecta (*Dangeau*, tome IV, p. 229) de faire remarquer à M. de Pontchartrain que, contre son usage constant, il ne s'était pas plus informé des mérites de l'impétrant que de la valeur du bénéfice.

2. *D'Estat* est ajouté en interligne.

3. Celle que laissait vacante la mort de Monsieur de Noyon.

4. *Au*, au singulier, dans le manuscrit, par mégarde.

5. *Barroque*. *L'Académie* de 1718 n'applique ce terme qu'aux perles.

6. Comparez, outre les Additions placées ici, la notice sur PONTCHARTRAIN imprimée dans l'Appendice de notre tome VI, p. 560 et 561. Dangeau dit seulement, le 17 février (tome VIII, p. 38) : « Le Roi a donné la place de conseiller d'État d'Église qu'avoit Monsieur de Noyon à M. l'abbé Bignon, neveu de M. le Chancelier. Il a déjà deux frères dans le Conseil : l'aîné, conseiller d'État, et l'autre, intendant des finances, charge qui lui donne place et rang dans le Conseil. »

7. Pas un évêque non-pair.

8. Cette nomination, disent en effet les *Mémoires de Sourches* (tome VII, p. 21), « donna un extrême chagrin aux archevêques et évêques prétendants, » qui faisaient valoir que « le Roi n'avoit jamais accordé cet honneur à des ecclésiastiques du second ordre. » Le second ordre du clergé séculier se composait, comme nous l'avons déjà dit, des prêtres non revêtus de la dignité épiscopale.

d'État, comme faisoient[1] Messieurs de Reims et de Noyon[2]. L'abbé Bignon fut transporté de joie d'une distinction jusqu'à lui inouïe[3]. Son oncle le mit dans des bureaux[4] en attendant qu'il lui en pût donner[5], et à la tête de toutes les Académies[6]. Ce dernier emploi étoit fait exprès pour

1. *Faisoit* corrigé en *faisoient*, les dernières lettres corrigeant une *M*.

2. Voyez la première partie de la notice sur *les Conseils du Roi*, dans notre tome IV, Appendice, p. 393 et 394.

3. Il y avait déjà eu un conseiller d'État ecclésiastique du second ordre, l'abbé de Comtes, doyen de Notre-Dame (1658-1679). Mathieu Marais dit (tome II, p. 342) que l'abbé Bignon préféra le Conseil à un évêché pour ne pas être obligé à une certaine contrainte.

4. Les bureaux du Conseil : tome IV, Appendice, p. 423-434.

5. C'est-à-dire qu'il lui donna place dans des bureaux en attendant de lui en attribuer la présidence, qui valait une pension. Il finit par présider, à partir de 1712, le bureau des affaires ecclésiastiques, dont j'ai parlé au tome IV, p. 424 (Additions et corrections dans notre tome VII, p. 640), et il devint doyen du Conseil en 1731, après la mort de M. d'Argouges de Ranes.

6. Il y avait déjà dix ans que l'abbé Bignon faisait partie de l'Académie des sciences, et son oncle l'avait fait élire, le 14 mai 1693, membre de l'Académie française (lettre de Pontchartrain publiée dans l'*Athenæum français*, année 1853, p. 1164). Il venait de présider la première de ces compagnies, pendant les années 1699 et 1700, avec l'abbé de Louvois pour vice-président (Arch. nat., O[1] 44, fol. 10 v°). A la petite académie, dite des inscriptions et médailles, sans être de la compagnie, il dirigeait les travaux depuis l'entrée de son oncle à la secrétairerie d'État dont elle relevait, et il avait particulièrement activé l'exécution de l'*Histoire du Roi par les médailles*, qui fut terminée vers 1700. C'est alors que, pour maintenir l'existence de ce corps savant en lui donnant des attributions plus précises, il fit faire par son oncle, devenu chancelier, le règlement du 16 juillet 1701, qui constitua définitivement cette académie à l'instar de l'Académie française et de celle des sciences, et lui attribua la connaissance de toutes les belles-lettres anciennes et modernes. Le nombre des académiciens fut porté à quarante, plus dix membres honoraires, qui furent Jean-Paul Bignon lui-même, les abbés de Caumartin et de Soubise, l'évêque de Soissons, le P. de la Chaise, le premier écuyer Beringhen, les conseillers d'État le Peletier de Souzy et Foucault, le duc d'Aumont et le P. Mabillon. Bignon appartint aussi à l'Académie de peinture et de sculpture, comme membre honoraire, à partir de 1709 ; c'est pour cette raison, et à cause de ses bonnes relations avec les artistes, que nous avons tant de beaux portraits de

lui : il étoit un des premiers hommes de lettres de l'Europe, et il y brilla, et solidement[1]. Il amassa plus de cinquante mille volumes, que, nombre[2] d'années après, il vendit au fameux Law[3], qui cherchoit à placer de l'argent à tout[4]. L'abbé Bignon n'en avoit plus que faire : il étoit devenu doyen du Conseil, à la tête de quantité de bureaux et d'affaires, et bibliothécaire du Roi[5]. Il se fit une île

lui, gravés d'après les peintures de Rigaud et de Vivien. Dans ces trois académies, MM. de Pontchartrain père et fils lui laissèrent toute la direction. On voit aussi, par les notes du P. Léonard (M 762 et 767), qu'il avait formé une association avec quatre bons mathématiciens de l'Académie des sciences pour préparer une sorte d'encyclopédie des arts et des sciences, avec figures, qui devait se publier chez le libraire Anisson.

1. Voyez les éloges qui furent faits de lui, en 1743, à l'Académie des inscriptions et belles-lettres, par Fréret, et à celle des sciences, par Dortous de Mairan, et l'*Histoire littéraire du règne de Louis XIV*, par l'abbé Lambert, tome I, p. 270.

2. Il a biffé une *s* mise par mégarde à la fin de *nombre*.

3. Jean Law de Lauriston, né à Édimbourg le 21 avril 1671, fils aîné d'un orfèvre-changeur qui s'était enrichi, ne prit définitivement pied en France qu'après la mort de Louis XIV, obtint alors le privilège d'une banque générale (2 mai 1716) et celui de la compagnie d'Occident ou des Indes (août 1717), fit transformer la première en banque royale le 4 décembre 1718, fut élu membre honoraire de l'Académie des sciences le 2 décembre 1719, devint contrôleur général des finances, moyennant abjuration préalable du protestantisme, le 4 janvier 1720, fut renversé le 29 mai suivant, s'enfuit de Paris le 14 décembre, et finit presque misérablement sa vie à Venise, le 21 mars 1729.

4. Voir une pièce du 11 septembre 1721, dans les papiers de la liquidation de Law, Arch. nat., V⁷ 254. Law n'eut, à bon marché d'ailleurs, quoi qu'en dise l'Addition, qu'une partie de ces livres, que le cardinal Dubois racheta en 1723, et Bignon donna à la Bibliothèque du Roi ses ouvrages chinois, indiens et tartares.

5. Il écrit : *bibliothéquaire*. — Comme chancelier, M. de Pontchartrain confia à son neveu la librairie, c'est-à-dire la direction des examinateurs auxquels étaient soumises les demandes de privilège d'impression (voyez ses registres : Bibl. nat., mss. Fr. 21 938 à 21 942), et il remplit cette fonction jusqu'à la retraite de Pontchartrain, en juillet 1714 (*Dangeau*, tome XV, p. 192). Il reprit aussi la publication du *Journal des savants* après la mort du président Cousin, en 1702. C'est seulement sous la Régence, à la mort de l'abbé de Louvois, que le duc d'Orléans choisit Bignon pour succéder à celui-ci comme « maître

enchantée auprès de Meulan[1], qui se put comparer en son genre à celle de Caprée[2], l'âge ni les places ne l'ayant pas changé, et n'y ayant gagné qu'à faire estimer son savoir et son esprit aux dépens de son cœur et de son âme[3].

Aubigny évêque-comte de Noyon. [*Add. StS. 355 et 356*]

Noyon ne fut pas mieux rempli, mais à la renverse[4] de la place de conseiller d'État, par un homme de condition[5]

de la librairie du Roi, intendant et garde de son cabinet des livres, manuscrits, médailles et raretés antiques, et garde de sa bibliothèque. » Les provisions ne furent délivrées que dix mois plus tard (15 septembre 1729). En 1720, on réunit à la direction de la bibliothèque de la rue Vivienne celle des bibliothèques du Louvre et de Fontainebleau. (*Journal de Dangeau*, tome XVII, p. 413 et 418; *le Cabinet des manuscrits*, par M. Léopold Delisle, tome I, p. 358-361, 368-374, 380-387, 407-416.) Parmi les faits importants de l'administration de Bignon, il faut signaler le transfert de la Bibliothèque à la rue Richelieu, dans l'ancien palais de Mazarin.

1. C'est l'ancien prieuré de Saint-Côme, situé dans une île de la Seine entre Meulan et Mézy, dont il avait obtenu l'extinction en 1695, étant alors second promoteur de l'assemblée du clergé, et qu'il fit ériger ensuite en châtellenie sous le nom de l'Île-Belle (lettres patentes d'août 1724). Une description de ce séjour enchanteur est dans le *Grand dictionnaire géographique* d'Expilly, tome III, p. 854. — De 1710 à 1721, l'abbé avait habité à Paris la belle maison du doyenné de Saint-Germain-l'Auxerrois, bien connue alors de tous les académiciens et savants. Dès 1695, selon les notes du P. Léonard, il menait un tel train de vie, que ses quarante mille livres de rente n'y purent suffire longtemps, et force lui fut de se restreindre en 1705.

2. Aujourd'hui Capri, où Tibère fit construire douze palais et passa ses dernières années dans la débauche, comme le raconte Suétone.

3. Voyez ci-après, appendice VI, quelques documents du temps.

4. Littré n'a pas signalé cet emploi de la locution *à la renverse*, au sens d'*à l'inverse*, qui d'ailleurs n'est pas donné par les dictionnaires du temps, non plus qu'*inversement*. Furetière a cependant les locutions *à la renverse*, au propre et au figuré, et *en l'inverse d'une règle*.

5. La première lettre de *condition* surcharge une *s*. — « On dit absolument : *de condition*, pour dire : de bonne naissance. » (*Académie*, 1718.) Il y avait cependant une nuance importante, que précise le duc de Luynes en parlant (*Mémoires*, tome II, p. 236) d'un personnage qui est « gentilhomme, et même homme de condition. » « Mettez mon fils à l'académie, écrivait à sa femme le financier Montauron, donnez-lui un gouverneur; car il le faut élever en homme de condition. » (*Historiettes de Tallemant des Réaux*, tome VI, p. 233.)

et de très saintes mœurs et vie, mais d'ailleurs un butor. Monsieur de Chartres avoit trouvé à Saint-Sulpice un grand et gros pied plat[1], lourd, bête, ignorant, esprit de travers, mais très homme de bien, saint prêtre pour desservir, non pas une cure, mais une chapelle, surtout Sulpicien excellent en toutes les minuties et les inutiles puérilités qui y font loi, et qu'il mit toute sa vie à côté ou même au-dessus des plus éminentes vertus. Ce garçon[2] n'en savoit pas davantage, et n'étoit pas capable de rien apprendre de mieux; d'ailleurs, pauvre, crasseux et huileux à merveilles[3]. Ces dehors, trop puissants sur Monsieur de Chartres, et qui, par ses mauvais choix, ont perdu notre épiscopat[4], l'engagèrent à s'informer de lui. C'étoit un homme de bonne et ancienne noblesse d'Anjou, qui s'appeloit d'Aubigny[5] : ce nom le frappa encore plus[6]; il le prit,

1. *Plat-pied*, « terme de mépris qui se dit d'un paysan, d'un gros lourdaud, d'un campagnard grossier. » (*Académie*, 1718.) Regnard a dit, dans *le Joueur* (acte V, scène VI) :

> Qu'on ne s'étonne plus qu'un laquais, un pied plat,
> De sa vieille mandille achète un marquisat.

2. Claude-Maur d'Aubigny de Tigny reçut l'abbaye de Pothières à la distribution de Pâques de 1686, celle de la Victoire, en place de Pothières, à la Toussaint de 1692, fut pris comme grand vicaire par l'évêque de Chartres, fut nommé évêque-comte de Noyon le 26 mars 1701 et sacré évêque à Saint-Cyr, devint archevêque de Rouen le 24 décembre 1707, et mourut dans cette ville, le 22 avril 1719.

3. Il avait fait piètre figure au collège de Dainville, lit-on dans les notes du P. Léonard sur l'évêché de Noyon : Arch. nat., L 738.

4. Voyez ce qu'il en a dit en dernier lieu : tome VII, p. 178-179.

5. La généalogie a été publiée dans l'*Histoire généalogique*, tome II, p. 446-455, à propos du prélat dont il va être parlé. La terre qui avait donné son nom à cette famille est Aubigné-Briand, auprès de Doué, dans l'arrondissement de Saumur : Célestin Port, *Dictionnaire historique et biographique de Maine-et-Loire*, tome I, p. 148-150.

6. Aubigny et Aubigné sont absolument le même nom, avec le simple changement de désinence qui dépendait du temps ou de la région. Notre auteur s'est servi tantôt de l'une, tantôt de l'autre forme, de même qu'il a écrit : *Sévigny*, pour les Sévigné, qui, eux aussi, se servaient des deux orthographes depuis le quinzième siècle, comme l'a dit M. Mesnard, dans la *Notice biographique*, tome I, p. 33, note 1.

ou le voulut prendre pour parent de Mme de Maintenon, qui étoit d'Aunis et s'appeloit d'Aubigné[1]. Il lui en parla, et à ce pied plat aussi, qui, tout bête qu'il fût, ne l'étoit pas assez pour ne sentir pas les avantages d'une telle parenté dont on lui faisoit toutes les avances. Mme de Maintenon se trouva ravie de s'enter sur ces gens-là[2]. Les armes, le nom, et, peu après, pour tout unir, la livrée, furent bientôt les mêmes. Le rustre noble[3] fut présenté à Saint-Cyr à sa prétendue cousine, qui ne l'étoit pas tant[4], mais qui pouvoit tout. Teligny[5], frère de l'abbé[6], qui languissoit de misère dans sa chaumine[7], accourut par le

1. On a déjà vu (tome I, p. 136, note 1) que le frère de Mme de Maintenon avait signé de l'une et l'autre forme; elle-même aussi. La différence d'orthographe n'avait donc pas d'importance. Celle de la province en présente un peu plus, quoique, du Saumurois à l'Aunis, ou plutôt à la Saintonge, la transmigration d'une branche fût possible à supposer. C'est, en effet, dans la Saintonge que les d'Aubigné ou d'Aubigny protestants, ceux de Mme de Maintenon, d'origine bourgeoise, avaient leurs très petits fiefs de Surimeau, Saint-Pompin, etc.; mais j'ai fait observer que le père même de notre Saint-Simon n'hésita point, en 1688, à accepter les preuves de noblesse concluant à l'identité des deux maisons.

2. Voyez ci-après, appendice VII, la note de d'Hozier sur l'origine des Aubigné d'Anjou, et quelques éclaircissements qui y sont joints.

3. C'est-à-dire, comme il a été qualifié plus haut, un homme de condition, mais butor, pied plat, etc.

4. Ni si rustre, ni si noble.

5. Lisez : *Tigny* (aujourd'hui *Tigné*), en Saumurois, qui était la principale terre de cette branche des d'Aubigny depuis 1620, tandis que celle de Teligny appartenait aux Cordouan de Langey. Tigné est à trente kil. O. de Saumur, et l'on y voit encore l'ancien château restauré.

6. Urbain d'Aubigny, seigneur de la Touche et baron de Tigny, eut de Marie Gabriau, parente de l'avocat Riparfons que nous avons vu parler pour les ducs et pairs contre M. de Luxembourg (dans le tome II, p. 70 et suivantes) : 1° Louis d'Aubigny, dit le marquis de Tigny, qui épousa modestement une demoiselle Petit de la Guerche, et duquel Dangeau lui-même ne dit mot, mais dont le fils parvint au grade de lieutenant général, sous le titre de comte d'Aubigné, et continua le nom; 2° Claude-Maur d'Aubigny, notre prélat.

7. Diminutif déjà rencontré au tome V, p. 308. « Petite chaumière, » dit *l'Académie* de 1718. On se rappelle la « chaumine enfumée » de Rabelais et de J. de la Fontaine (*Œuvres* de ce dernier, tome I, p 107).

messager[1], et fit aussi[2] connoissance avec le prélat et sa royale pénitente[3]. Celui-ci se trouva un compère délié, entendu et fin, qui gouverna son frère, et suppléa tant qu'il put à ses bêtises[4]. Monsieur de Chartres, qui voulut décrasser son disciple, le prit avec lui, le fit son grand vicaire, et ce bon gros garçon, sans avoir pu rien apprendre en si bonne école que des choses extérieures, fut nommé évêque de Noyon[5], où sa piété et sa bonté se firent estimer, et ses travers et ses bêtises détester, quoique parées par son frère, qui ne le quittoit point, et qui étoit son tuteur[6].

Mlle Rose, béate extraordinaire. [Add. StS. 357]

M. le cardinal de Noailles, depuis peu revenu de Rome[7], chassa de son diocèse Mlle Rose[8], célèbre béate[9] à extases,

1. « *Messager* est celui qui est établi pour porter ordinairement les paquets et les hardes d'une ville à une autre : *il s'en est allé par le messager, par la voie du messager.* » (*Académie*, 1718.)

2. L'*u* surcharge deux *ss*.

3. Voyez ci-après, appendice VIII, la notice inédite sur ce prélat.

4. « L'amitié supplée à bien des choses. Son mérite supplée au défaut de sa naissance. » (*Académie*, 1718.) Il a dit plus haut (p. 48) : « Suppléer aux titres, » et il dira plus tard (tome XVIII, p. 263) : « Une oille excelente suppléa à d'autres mets auxquels nous étions peu accoutumés. »

5. Le samedi-saint qui suivit la mort de M. de Clermont-Tonnerre : *Dangeau*, tome VIII, p. 65; *Sourches*, tome VII, p. 38 et 95; *Mercure*, mars 1701, p. 471, et juillet, p. 290. Depuis 1699, Mme de Maintenon, n'ayant pu avoir pour lui l'évêché de Luçon, lui donnait des secours d'argent en attendant que ses instances, appuyées par le P. de la Chaise, réussissent mieux : *Correspondance générale*, tome IV, p. 232 et 318.

6. A la fin de 1709, Fénelon écrivait au duc de Bourgogne (tome I de sa *Correspondance*, p. 321) : « Je connois depuis vingt-cinq ans M. l'archevêque de Rouen. Je l'ai toujours vu incapable d'entendre la théologie, mais disciple ardent de M. de Targny, docteur attaché au parti (janséniste) qui demeure chez M. l'abbé de Louvois. De plus, il étoit fort uni à M. Barrillon, évêque de Luçon[a], et je l'ai souvent ouï parler en faveur du jansénisme.... C'est Monsieur de Chartres et Mme de Maintenon qui l'ont changé pour la conduite; mais le fonds n'est pas bon. »

7. Il était arrivé le 28 janvier : *Dangeau*, tome VIII, p. 25.

8. Catherine d'Almayrac, dite la sœur Rose de Sainte-Croix.

9. Qualification déjà employée pour Marie d'Agreda (tome VI, p. 373). Plus tard (tome XVIII de 1873, p. 448), il dira : « Un béat. »

[a] Il a été parlé de celui-ci dans notre tome VI, p. 182.

à visions, à conduite fort extraordinaire, qui dirigeoit ses directeurs, et qui fut une vraie énigme[1]. C'étoit une vieille Gasconne, ou plutôt du Languedoc[2], qui en avoit le parler à l'excès, carrée[3], entre deux tailles, fort maigre, le visage jaune extrêmement laid, des yeux très vifs, une physionomie ardente, mais qu'elle savoit adoucir ; vive, éloquente, savante, avec un air prophétique qui imposoit[4]. Elle dormoit peu, et sur la dure, ne mangeoit presque rien, assez mal vêtue, pauvre, et qui ne se laissoit voir qu'avec mystère. Cette créature a toujours été une énigme, car il est vrai qu'elle étoit désintéressée, qu'elle a fait de

1. *Dangeau*, p. 45, 27 février 1701 : « M. le cardinal de Noailles a chassé du diocèse de Paris une prétendue dévote qu'on appelle sœur Rose. On dit qu'elle s'appeloit autrefois la sœur de Sainte-Croix, et que même elle avoit eu encore un autre nom. Elle logeoit au Luxembourg, chez Mme de Vibraye. Il y avoit plusieurs gens très vertueux et très sages persuadés de la sainteté de cette créature-là. On en faisoit des contes extraordinaires et merveilleux. D'autres gens en parloient comme d'une friponne. » Il n'en est pas question dans les *Mémoires de Sourches*. Elle se retira, comme Mme Guyon jadis, à Annecy, et Duguet l'y revit encore en 1715.

2. Elle était de Lagnac ou Lanhac, en Rouergue, y avait été baptisée le 24 août 1651, et avait épousé un simple paysan comme elle, le 13 novembre 1668. M. Tamizey de Larroque a déjà parlé d'elle, dans ses *Notes sur la vie et les ouvrages de l'abbé J.-J. Boileau* (1877), p. 21, note, d'après le ms. Fr. 19 855, qui y est indiqué comme renfermant des détails curieux sur les « miracles de la sœur Rose. » Ce manuscrit et d'autres documents de même ordre nous permettront d'examiner plus à fond, dans l'appendice IX, ce qu'étaient ces prétendus miracles et jusqu'à quel point Saint-Simon et les personnages dont il va parler en furent dupes.

3. Il écrit : *quarrée*.

4. L'auteur des « Miracles, » qui la vit, en 1693 ou 1694, chez une fruitière de la rue Saint-Dominique, dit : « Elle ne me parut point exténuée. Son visage étoit assez plein. Elle n'avoit point l'air d'une malade, ni d'une personne qui se nourrit aussi peu qu'on le disoit. Elle me parut âgée d'environ quarante-cinq ou cinquante ans, fort laide, l'air fier et hardi, et plus d'un homme que d'une femme. » Cette première résidence à Paris ayant été interrompue par l'archevêque d'alors, M. de Harlay, elle n'y revint qu'après la promotion de M. de Noailles, à la fin de 1699 ou au commencement de 1700.

grandes et de surprenantes conversions qui ont tenu, qu'elle a dit des choses fort extraordinaires, les unes très cachées, qui étoient, d'autres à venir, qui sont arrivées, qu'elle a opéré des guérisons surprenantes sans remèdes, et qu'elle a eu pour elle des gens très sages, très précautionnés, très savants, très pieux, d'un génie sublime, qui n'avoient ni ne pouvoient rien gagner à cet attachement, et qui l'ont conservé toute leur vie[1]. Tel a été M. Duguet[2], si célèbre par ses ouvrages, par la vaste étendue de son esprit et de son érudition, qui se peut dire universelle, par l'humilité sincère et la sainteté de sa vie, et par les charmes et la solidité de sa conversation[3]. Mlle Rose,

1. On verra dans l'appendice IX que Saint-Simon lui-même doit être compté au nombre des gens dont il vient de faire l'éloge, et que les principaux, dans l'ordre ecclésiastique, outre Duguet, de qui il va parler particulièrement, étaient l'abbé Jean-Jacques Boileau *de l'Archevêché* (tome VI, p. 101-104) et le P. de la Tour, supérieur général de l'Oratoire (tome VII, p. 85). Parmi les dames de distinction qui furent aussi de ferventes adeptes de la Béate, la marquise de Vibraye et Mme de Harlay, femme du conseiller d'État, comptaient en première ligne.

2. Il écrit : *Du Gué*. La signature est en un seul mot, mais avec le *G* un peu plus fort que les autres lettres. — Jacques-Joseph Duguet, fils d'un avocat du Roi au présidial de Montbrison, naquit dans cette ville le 9 décembre 1649, fut élevé dans le collège que les Oratoriens y dirigeaient, puis, en septembre 1667, entra à l'Institution de Paris, y fit profession, alla enseigner la philosophie à Saumur, ensuite à Troyes, ne revint à Paris qu'en 1674, pour recevoir les ordres, et fut placé enfin au séminaire de Saint-Magloire en 1677. Son succès fut le même partout; mais il quitta l'Oratoire au commencement de 1685, pour ne pas signer le formulaire, rejoignit Arnauld à Bruxelles, et, n'ayant pu supporter le climat de cette ville, il revint à Paris, où l'hôtel de Ménars lui servit de retraite à partir de 1690. Quoique forcé d'errer d'asile en asile pendant ses dernières années, il mourut à Paris, le 25 octobre 1733. On l'appelait *le Théologien*, pour le distinguer de ses deux frères entrés comme lui à l'Oratoire.

3. Voyez la *Vie de Duguet* (par Goujet) publiée en 1741, sa notice du *Moréri*, les notes recueillies sur lui par le P. Léonard, Bibl. nat., ms. Fr. 23 968, fol. 40, l'*Étude* que lui a consacrée M. Paul Chételat en 1879, ce que Sainte-Beuve avait dit de lui dans *Port-Royal*, au tome VI,

ayant longtemps vécu dans son pays, où elle pansoit[1] les pauvres et où sa piété lui avoit attaché des prosélytes, vint à Paris, je ne sais à quelle occasion. De doctrine particulière, elle n'en avoit point ; seulement fort opposée à celle de Mme Guyon, et tout à fait du côté janséniste[2]. Je ne sais encore comment elle fit connoissance avec ce M. Boileau qui avoit été congédié de l'Archevêché pour le *Problème* dont j'ai fait l'histoire en son temps[3], et qui vivoit claquemuré et le plus sauvagement du monde dans son cloître Saint-Honoré[4]. De là, elle vit M. du Charmel[5] et d'autres, et enfin M. Duguet[6], qui, pour en dire la vérité, ne s'en éprirent guères moins tous trois que Monsieur de Cambray de Mme Guyon[7]. Après avoir mené assez longtemps une vie assez cachée à Paris[8], M. Duguet et M. du Charmel eurent, aussi bien qu'elle, un extrême desir de la faire voir à Monsieur de la Trappe, soit pour s'éclairer d'un si grand maître sur une personne si extraordinaire, soit dans l'espérance d'en obtenir l'approbation, et

M. Duguet.

et enfin la lettre que notre auteur écrivit en 1743 à Mme Mol, nièce de Duguet et la compagne de presque toute sa vie, lettre publiée à la suite des *Mémoires*, tome XIX de 1873, p. 346-347. Saint-Simon n'avait de lui que quatre de ses nombreux ouvrages : l'*Explication de la Genèse* (1732), l'*Explication du livre de Job* (1732), les *Principes de la foi chrétienne* (1736), et enfin l'*Institution d'un prince* (1739), dont il sera parlé plus loin. Une partie de ses papiers appartiennent actuellement à la bibliothèque Mazarine (mss. 1228-1231), et un recueil de copies de lettres spirituelles, en partie inédites, est à la bibliothèque de l'Arsenal, ms. 5362.

1. Il a écrit : *pensoit*.

2. Voyez le livre de M. Ch. Guerrier sur *Madame Guyon*, p. 230.

3. En 1699, avec une grosse erreur : tome VI, p. 98-104. Ce n'est qu'à la fin de 1703 que Boileau fut congédié de l'Archevêché.

4. C'est à ce propos que M. Tamizey de Larroque a eu à parler de la Béate. Même quand les plus enthousiastes, comme Duguet, eurent reconnu qu'ils avaient été dupes, Boileau conserva toute sa foi en elle.

5. Tome V, p. 380 et suivantes.

6. Duguet avait été le collaborateur de Boileau dans les disputes sur la grâce.

7. Tomes II, p. 340-346, III, p. 41-46, et IV, p. 62 et suivantes.

8. Pendant le premier séjour, plutôt que pendant le second.

de relever leur sainte par un si grand témoignage[1]. Ils partirent tous trois sans dire mot[2], et s'en allèrent à la Trappe, où on ne savoit rien de leur projet. M. du Charmel se mit aux hôtes à l'ordinaire dans la maison[3], et M. de Saint-Louis, qui occupoit la maison abbatiale au dehors[4], ne put refuser une chambre à M. Duguet, et une autre à sa béate, et de manger avec lui. C'étoit un gentilhomme peu éloigné de la Trappe[5], qui avoit servi toute sa vie avec grande réputation, qui avoit eu longtemps un régiment de cavalerie et étoit devenu brigadier[6]. M. de Turenne, le maréchal de Créquy, et les généraux sous qui il avoit servi, le Roi même, sous qui il avoit fait la guerre de Hollande et d'autres campagnes, l'estimoient fort, et l'avoient toujours distingué[7]. Le Roi lui

M. de Saint-Louis retiré à la Trappe.

1. C'est à propos d'une certaine faiblesse de Duguet pour le surnaturel que Sainte-Beuve a parlé de « la Béate » dans le tome VI de *Port-Royal*, p. 56-58. Nous donnerons d'amples détails sur leurs relations.

2. Dans ce voyage, Duguet et la Béate avaient pour troisième compagnon M. de Paraza (ci-après, p. 87), et non M. du Charmel; mais celui-ci se trouva à la Trappe.

3. Dans le quartier de la maison réservé aux hôtes ordinaires.

4. M. de Rancé avait construit, pour les abbés commendataires, une maison où nous avons vu qu'il logeait sa pénitente la duchesse de Guise : tome III, p. 64. Le P. Léonard, dans ses notes sur la Trappe (Bibl. nat., ms. Fr. 24123, fol. 3), dit que M. de Saint-Louis « a fait bâtir un beau corps de logis proche la maison abbatiale, où il va de temps en temps se retirer. » Nous aurons tout à l'heure : *l'Abbatial*, par ellipse, pour le logis abbatial.

5. « Des pays d'entre le Perche et le comté d'Évreux, » dira-t-il dans une dernière rédaction plus étendue (tome X de 1873, p. 333).

6. Il a déjà parlé de lui, presque en termes pareils, dans l'anecdote du portrait de Rancé (tome III, p. 256); il a également dit une première fois ce qui va suivre, à propos des affaires de l'abbaye en 1698, tome V, p. 390 et 391, et il se répétera encore plus tard.

7. La *Gazette* de 1676 (p. 400) le signale pour sa belle conduite devant Bouchain, et Pellisson (*Lettres historiques*, tome III, p. 57 et 58) dit que, la même année, il avait été chargé des corps de grosse cavalerie lors du séjour du Roi à Heurtebise. Est-ce bien lui qui, en mai 1680, reçut des coups de bâton du brutal chevalier de Tilladet (*Correspondance de Bussy*, tome V, p. 121)?

donnoit une assez forte pension[1], et avoit conservé beaucoup de bonté pour lui. Il se trouva presque aveugle[2] lorsqu'en 168[4] la trêve de vingt ans fut conclue[3] : cela le fit retirer du service. Peu de mois après, Dieu le toucha. Il connoissoit Monsieur de la Trappe par le voisinage, et avoit même été lui offrir ses services au commencement de sa réforme sur ce qu'il apprit que les anciens religieux, qui étoient de vrais bandits, et qui demeuroient encore à la Trappe, avoient résolu de le noyer dans leurs étangs[4]. Il avoit conservé quelque commerce depuis avec Monsieur de la Trappe : ce fut donc là où il se retira, et où il a mené plus de trente ans la vie la plus retirée, la plus pénitente, et la plus sainte. C'étoit un vrai guerrier sans lettres aucunes[5], avec peu d'esprit, mais un sens le plus droit et le plus juste que j'aie vu à personne, un excellent cœur, et une droiture, une franchise, une vérité, une fidélité admirables. Le hasard fit que j'allai aussi à la Trappe tandis qu'ils y étoient. Je n'avois jamais vu M. Du-

1. Je ne trouve trace que d'une gratification annuelle de quatre cents livres.

2. « Il avoit eu un œil crevé du bout d'une houssine, en châtiant son cheval ; la fluxion gagna l'autre œil, qu'il fut en danger de perdre lorsque le Roi conclut cette trêve de vingt ans que la guerre de 1688 rompit. » (Tome X de 1873, p. 334.)

3. Trêve signée à Ratisbonne, le 15 août 1684 : tome V, p. 391. — Ici, il a laissé en blanc le quatrième chiffre de la date.

4. Comparez notre tome V, p. 392, et le tome X de 1873, p. 333-334. Le monastère était comme caché au fond d'un vallon, par la forêt et par les collines environnantes, et, tout autour, neuf étangs rendaient impossible d'y arriver sans guide. Ce doit être vers 1662, lors de la prise de possession des religieux de l'étroite observance, que Rancé fut menacé de violences par ceux qu'il expulsait de l'abbaye. Félibien (*Description de l'abbaye de la Trappe*, p. 11-20), le P. Léonard (ms. Fr. 24 123, fol. 3) et la *Vie de l'abbé de Rancé*, par le Nain, tome I, p. 85-86, racontent en effet que M. de Saint-Louis vint au secours de son voisin avec une compagnie de cavalerie, mais que Rancé refusa toute intervention armée et dompta les mutins.

5. *Lettres* au pluriel, *aucune* au singulier. Nous avons déjà eu la même locution au tome VI, p. 196.

guet, ni sa dévote. Elle ne voyoit personne à la Trappe, et n'y sortoit presque point de sa chambre, que pour la messe à la chapelle, où les femmes pouvoient l'entendre, joignant ce logis abbatial au dehors. Du vivant de Monsieur de la Trappe, j'y passois d'ordinaire six jours, huit, et quelquefois dix. J'eus donc loisir de voir Mlle Rose à plusieurs reprises[1], et M. Duguet, qui[2] ne fut pas une petite faveur. J'avoue que je trouvai plus d'extraordinaire que d'autre chose en Mlle Rose[3]. Pour M. Duguet, j'en fus charmé. Nous nous promenions tous les jours dans le jardin de l'Abbatial. Les matières de dévotion, où il excelloit, n'étoient pas les seules sur lesquelles nous y en avions[4] : une fleur, une herbe, une plante, la première chose venue, des arts, des métiers, des étoffes, tout lui fournissoit[5] de quoi dire et instruire, mais si naturellement, si aisément, si coulamment[6], et avec une simplicité si éloquente et des termes si justes, si exacts, si propres, qu'on étoit également enlevé des grâces de ses conversations[7], et en même temps épouvanté de l'étendue de ses connoissances qui lui faisoient expliquer toutes ces choses comme auroient pu faire les botanistes[8], les droguistes, les artisans et les marchands les plus consommés dans tous ces métiers[9]. Son attention, sa vénération pour Mlle Rose,

1. Une des relations qui seront analysées à l'Appendice révèle quels rapports assez étroits il y eut entre la dévote et notre auteur.

2. *Qui* « se dit quelquefois pour *ce qui*, et, dans cette acception, on dit : qui plus est, qui pis est. » (*Académie*, 1718.) Cet emploi était beaucoup plus fréquent au seizième siècle.

3. Pourtant nous avons déjà constaté sa crédulité.

4. *Seuls* est au masculin, et les six derniers mots sont en interligne, au-dessus de *que nous y avions*, tournure meilleure pour dire : sur lesquelles nous y avions matière à entretien, à dissertation, à discussion.

5. L'*u* de *fournissoit* surcharge une première *r*.

6. *Coulamment*, « d'une manière coulante, aisée, qui n'a rien de rude, se dit des ouvrages en prose ou en vers. » (*Académie*, 1718 et 1878.)

7. *Conversation*, au singulier, dans le manuscrit.

8. *Botaniste* n'est pas dans Furetière, mais dans l'*Académie* de 1718.

9. Le P. Léonard, dans ses notes sur Duguet (Bibl. nat., ms. Fr.

sa complaisance, son épanouissement à tout ce peu qu'elle disoit ne laissoient pas de me surprendre[1]. M. de Saint-Louis, tout rond et tout franc, ne la put jamais goûter[2], et le disoit très librement à M. du Charmel, et le laissoit sentir à M. Duguet, qui en étoient affligés. Mais ce qui les toucha bien autrement fut la douce et polie fermeté avec laquelle, six semaines durant qu'ils furent là, Monsieur de la Trappe se défendit de voir Mlle Rose[3], quoique en état encore de pouvoir sortir et la voir au dehors[4]. Aussi s'en excusa-t-il moins sur la possibilité, que sur son éloignement de ces[5] voies extraordinaires, sur ce qu'il n'avoit ni mission ni caractère pour ces sortes d'examens, sur son[6] état de mort à toutes choses et de vie pénitente et cachée qui l'occupoit assez pour ne se point distraire à des curiosités inutiles, et qu'il valoit mieux pour lui suspendre son jugement et prier Dieu pour elle, que de la voir et d'entrer dans une dissipation qui n'étoit point de son état[7]. Ils partirent donc comme ils étoient venus, très mortifiés de n'avoir pu réussir au but qu'ils s'étoient proposé[8] de ce voyage[9]. Mlle Rose se tint

23968, fol. 40), dit qu'à l'âge de vingt ans, il s'était révélé savant anatomiste dans une conférence avec un médecin, que sa mémoire prodigieuse et universelle lui permettait de posséder tous les vocabulaires, et il ajoute : « Il a une manière de s'exprimer [si] belle et charmante, soit dans son visage, soit dans le ton de sa voix argentine, soit dans son air modeste, qu'il impose. »

1, 2 et 3. Voyez l'appendice IX, p. 472, 478, 485, 488, 503, 504.

4. Il a dit, en 1696 (tome III, p. 253-254), que Rancé, « devenu extrêmement infirme, ne sortoit presque plus de l'infirmerie, et ne se trouvoit plus en lieu où on le pût attraper. »

5. *De ces* corrige *des*.

6. Avant *son*, il a biffé *ce que*.

7. De son côté, la Béate expliquait qu'elle ne l'avait point vu parce qu'elle « ne vouloit rien faire au delà de ce qui étoit nécessaire pour son œuvre » (ms. Fr. 19855, p. 23).

8. *Proposés*, au pluriel, comme si c'était la forme passive; accord irrégulier qu'il fait presque toujours.

9. Ce voyage est raconté par M. Duguet, dans les relations que nous analyserons dans l'appendice IX.

depuis assez cachée à Paris, et chez des prosélytes dans le voisinage, jusqu'à ce que, le nombre s'en étant fort augmenté, elle se produisit beaucoup davantage et devint une directrice qui fit du bruit. Le cardinal de Noailles la fit examiner; je pense[1] même que Monsieur de Meaux la vit[2]. Le bout[3] fut qu'on la chassa[4]. Elle avoit converti un grand jeune[5] homme fort bien fait dont le père, bien gentilhomme, avoit été autrefois major de Blaye, et qui avoit du bien. Ce jeune homme quitta le service et s'attacha à elle qu'il ne la quitta plus depuis[6]; il s'appeloit Gondé[7], et il s'en alla avec elle à Annecy lorsqu'elle[8] fut chassée de Paris; on n'en a guères ouï parler depuis, quoiqu'elle y ait vécu fort longtemps[9]. J'avancerai ici le court récit d'une anecdote qui le mérite. Le prétexte de ce voyage de la Trappe de Mlle Rose fut la conversion qu'elle avoit faite[10], auprès de Toulouse, d'un curé fort bien fait, et qui ne vivoit pas trop en prêtre. Il étoit frère d'un M. Parazar conseiller au parlement de Toulouse[11]. Elle persuada à ce

1. *Pense* corrige *cr[ois]*.

2. Il ne semble pas que ces deux prélats l'aient fait « examiner »; mais l'un et l'autre l'expulsèrent successivement de leurs diocèses respectifs, en février et en mai 1701.

3. Le mot est difficile à lire, et l'on avait imprimé jusqu'ici : *beau*. Mais l'autre lecture est sûre, et bien préférable d'ailleurs.

4. Ci-dessus, p. 79 et 80. — 5. Avant *jeune*, il a biffé *et j[eune]*.

6. A tel point qu'il ne la quitta plus depuis. Voyez notre appendice IX, p. 475, 479 et 507.

7. En parlant de l'état-major de Blaye (tome I, appendice IX, p. 540, note 4), nous avons vu que c'est, non pas la charge de major, mais celle de lieutenant de Roi, qui fut occupée, entre 1658 et 1664, par un sieur de Goudet, ou plutôt de Gondé, comme ce nom est écrit ici ainsi que dans les deux manuscrits indiqués sur la sœur Rose.

8. Il a écrit deux fois l'abréviation de *que*.

9. Il a biffé ici *depuis*. — Elle mourut à Annecy, le 12 avril 1722.

10. Après *faite*, il a biffé *d'un curé*.

11. Paraza, et non Parazar, commune du département de l'Aude, au N. O. de Narbonne, sur le canal de Languedoc, était le fief d'une famille parlementaire nommée Jougla, et le curé en question, qui, ayant un bénéfice outre sa cure de Toulouse, avait néanmoins vécu dans la

curé de quitter son bénéfice, de venir à Paris, et de se faire religieux de la Trappe. Ce dernier point, elle eut une peine extrême à le gagner sur lui, et il a souvent dit, avant et depuis, qu'il s'étoit fait moine de la Trappe malgré lui[1]. Il le fut bon pourtant, et si bon, que, M. de Savoie ayant, longtemps depuis, demandé à Monsieur de la Trappe un de ses religieux par qui il pût faire réformer l'abbaye de Tamiers[2], celui-ci[3] y fut envoyé pour exécuter ce projet, et en fut abbé[4]. Il y réussit si bien, que M. de Savoie, atteint alors d'un assez long accès de dévotion, le goûta fort, fit plusieurs retraites à Tamiers, et lui donna toute sa confiance. De là est, pour ainsi dire, né cet admirable ouvrage de l'*Institution d'un prince*[5], de M. Du-

*Institution d'un prince, par M. Duguet**.

débauche, et en était même resté malade, prit le nom d'Arsène à la Trappe. Son frère le conseiller s'appelait Jean de Jougla.

1. Sa maladie avait fait longtemps hésiter à le recevoir à la Trappe. Sa conversion et son entrée au couvent, sous l'impulsion de la Béate, ont été racontées par lui-même, dans une suite de lettres imprimées en 1701; voyez ci-après, appendice IX, p. 497 et suivantes.

2. Cette abbaye subsiste encore sur la route de montagne qui porte le nom de col de Tamiers ou Tamié, à une faible distance d'Albertville, et elle est devenue française par l'annexion de la Savoie.

3. *Cy* est ajouté en interligne.

4. Le frère Arsène était devenu maître des novices à la Trappe, quand on l'envoya, comme prieur, à Buonsollazzo, en Toscane, seule maison d'Italie qui eût été réformée, et il s'y trouvait encore lorsque les moines de Tamiers l'élurent pour leur abbé, le 30 octobre 1707. Il mourut le 24 juin 1727. Le *Moréri* parle de lui à l'article TAMIED (*sic*).

5. *Institution d'un prince, ou Traité des qualités, des vertus et des devoirs d'un souverain;* imprimé à Leyde, Utrecht et Londres en 1739, quatre volumes in-18. Il y avait eu anciennement un livre intitulé : *De l'institution du Prince*, par Guillaume Budé (impr. 1547), et une *Instruction du jeune prince*, par Georges Chastelain (impr. 1517). Pour Louis XIV, Hardouin de Péréfixe avait fait paraître, en 1647, l'*Institutio Principis*, et des ouvrages analogues avaient été écrits pour Monseigneur: *le Monarque, ou Devoirs d'un souverain*, par le P. Senault; *l'Art de régner*, par le P. Lemoyne; l'*Institution du prince chrétien*, nouvelle traduction du latin d'Érasme, par le chanoine Claude Joly,

* Cette manchette se trouve six lignes plus haut dans le manuscrit, ce qui fait ici seize lignes.

guet, dont on voit le comment[1] dans le court avertissement qui se lit au-devant de ce livre. Il faut ajouter que M. Duguet, réduit depuis à chercher sa liberté hors du Royaume[2], se retira un temps à Tamiers[3], et y vit M. de Savoie, sans que ce prince se soit jamais douté qu'il fût l'auteur de cet ouvrage, ni qu'il lui en ait jamais parlé[4] : en quoi l'humilité de l'auteur est peut-être plus admirable que le prodige de l'érudition, de l'étendue et de la justesse de cette *Institution*[5]. Elle fut faite entre la mort du

et M. de Montausier lui-même avait composé des *Réflexions chrétiennes et politiques pour la conduite d'un prince.*

1. Nous avons déjà rencontré (tome II, p. 288) cet emploi de *comment* pris substantivement. Saint-Simon s'en sert très volontiers, par exemple dans le tome XI, p. 391, où il parlera de « la cause, le comment et les suites, » et Littré l'a relevé dans Lamartine.

2. C'est son opposition à la bulle *Unigenitus* et son attachement à la doctrine de Quesnel qui l'obligèrent, sous le nouveau règne, de chercher diverses retraites contre les tracasseries de la police.

3. La première lettre de *Tamiers* corrige un *P*.

4. Ceci se trouve en contradiction avec le récit des biographes du temps. Selon l'abbé Goujet, dans la *Vie de Duguet* imprimée en 1741, p. 47-52, celui-ci écrivit l'*Institution* pour le fils du duc qui fut plus tard roi de Sardaigne sous le nom de Charles-Emmanuel. Dans le *Moréri*, nous lisons : « M. Duguet étant, vers 1715, dans l'abbaye de Tamied, dans les États de Victor-Amédée, roi de Sardaigne, nouvellement réformée par l'abbé de Jouglas (*sic*), il eut l'honneur d'y avoir plusieurs conférences fort longues avec le roi, de qui il avoit l'avantage d'être connu, puisqu'il avoit fait, avant que d'aller en Savoie, le traité de l'*Institution d'un prince* pour le fils aîné de ce souverain. » Mais ce fils serait, par les dates que Saint-Simon va donner, celui que nous avons vu naître en 1699, et qui mourut avant son père (ci-après, p. 90, note 3), et non le puîné Charles-Emmanuel, qui fut duc d'Aoste avant de relever le titre de prince de Piémont et de devenir héritier de la couronne. « M. Duguet, ajoute encore le *Moréri*, avoit fait aussi pour le duc de Savoie un autre traité plus étendu sur la religion. » Selon la préface de l'éditeur de 1739, dom Arsène obtint de Duguet qu'il écrivît un traité d'éducation pour le prince, mais à condition que le livre serait présenté comme l'œuvre de l'abbé, et qu'il signerait même les dédicaces au prince et à son père. Le secret aurait été gardé religieusement.

5. Voyez l'analyse de ce livre dans l'*Étude sur Duguet*, par M. Paul Chételat (1877), p. 225-318.

prince électoral de Bavière[1] petit-fils de l'empereur Léopold, et la mort du roi d'Espagne Charles II[2], dans le temps que M. de Savoie se flatta que cette immense succession regarderoit le prince de Piémont qui est mort avant lui[3]; et toutefois, à la lire, qui ne soupçonneroit qu'elle est faite d'aujourd'hui, c'est-à-dire[4] vingt-cinq ans après la mort de Louis XIV[5], qu'elle a commencé à paroître, quelques années depuis la mort de l'auteur[6], et à l'instant défendue, pourchassée, et traitée comme les ouvrages le plus pernicieux, qui toutefois n'en a été que plus recherchée et plus universellement goûtée et admirée[7].

1. Tome VI, p. 109-114, 6 février 1699.

2. Le 1er novembre 1700.

3. Victor-Amédée-Joseph-Philippe, prince de Savoie (6 mai 1699 22 mars 1715) : tome VI, p. 191. Saint-Simon racontera, en 1715, comment ce jeune prince périt alors victime de la jalousie paternelle. C'est dans la préface de l'*Institution* qu'il a lu que Victor-Amédée, ayant obtenu le frère du conseiller Jougla de Paraza pour faire la réforme de Tamiers, lui demanda aussi des conseils pour l'éducation de ce fils qui pouvait recueillir la succession d'Espagne, et que l'abbé recourut alors à M. Duguet.

4. Avant *c'est-à-dire*, le manuscrit porte une *l* biffée.

5. C'est la même date de 1740 que nous avons déjà trouvée par le calcul dans le volume précédent : tome VII, p. 370, note 2.

6. Duguet lui-même arrêta une impression commencée à Annecy en 1732 ou 1733; mais, comme il mourut alors, un éditeur reprit le travail, et l'*Institution* parut en Hollande en 1739.

7. Ces trois participes sont au masculin. — Le marquis d'Argenson écrivait, dans ses *Mémoires* (tome III, p. 75-76), à la date du 17 mai 1740 : « Il paroît un livre, le livre des livres, composé par feu l'abbé Duguet, sur l'institution des princes. Ce livre, composé par ordre du roi de Sardaigne pour l'éducation de son fils aujourd'hui roi, traite de toutes les matières morales, politiques et religieuses avec une dignité, une noblesse, une éloquence et une pureté de cœur qui enlève à sa lecture. Le cardinal de Fleury a le front de défendre ce livre et d'en rechercher les exemplaires avec un soin qu'on ne prendroit pas pour Spinoza. Il en reçoit l'affront que tout le monde dit que c'est à cause d'un certain passage qui traite de la honte qu'il y a pour un prince de se donner un premier ministre, etc. » Ni l'avocat Barbier, ni le duc de Luynes, ne parlent de cette interdiction; mais la date est précisément celle où notre auteur écrivait la présente partie de ses *Mémoires*.

Helvétius à Saint-Aignan*. Retour du duc de Beauvillier. [Add. StS. 358]

M. de Beauvillier, dont le mal étoit un dévoiement qui le consumoit depuis longtemps et auquel la fièvre s'étoit jointe[1], eut bien de la peine à gagner sa maison de Saint-Aignan[2], près de Loches[3], où il fut à l'extrémité. J'avois su, depuis son départ, que Fagon l'avoit condamné, et ne l'avoit envoyé à Bourbon, peu avant ce voyage[4], que par se trouver à bout sans espérance de succès, et pour se délivrer du spectacle en l'envoyant finir au loin[5]. A cette nouvelle de Saint-Aignan, je courus chez le duc de Chevreuse pour l'exhorter de mettre toute politique à part, et d'y envoyer diligemment Helvétius[6], et j'eus une grande joie d'apprendre de lui qu'il en avoit pris le parti, et qu'il

1. Voyez notre tome VII, p. 346, et ci-dessus, p. 64.

2. Saint-Aignan, sur le Cher, aux confins du Berry et de l'Orléanais, ville assez importante, avec un château fort dominant la rivière, avait été apporté en mariage aux Beauvillier à la fin du quinzième siècle, et ils en avaient obtenu l'érection en comté au mois d'avril 1538, en duché-pairie au mois de décembre 1663, pour le père du gouverneur du duc de Bourgogne. Quoique le nom de Beauvillier se soit éteint dans notre siècle, le château ducal et ce qui subsiste de ses archives sont restés aux mains des représentants de la maison, comme je l'ai déjà dit (tome VII, p. 373, note 1)

3. A six lieues S. O. de Saint-Aignan; voyez le tome XVIII, p. 428.

4. Tome VII, p. 215 et 346.

5. Philippe V écrivait à son ancien gouverneur, le 17 mars : « Je suis en inquiétude de votre santé, car on m'a dit que votre incommodité étoit augmentée. Je vous prie de me mander comment vous vous trouvez présentement. J'espère que ce ne sera rien, et que je vous reverrai, dans peu d'années, en bonne santé. Pour moi, je me porte fort bien, et je suis toujours le même à votre égard. » (Correspondance conservée au château de Saint-Aignan.)

6. Adrien Helvétius, né à la Haye vers 1661, fils d'un médecin spagirique, était médecin par quartier de Monsieur. Il resta au service du duc d'Orléans, devint inspecteur général des hôpitaux de Flandres vers 1710, médecin ordinaire du Roi en 1716, fut anobli en 1724, et eut le titre de médecin consultant et à la suite du Roi de 1721 à 1726. Il mourut le 20 février 1727, à soixante-cinq ans, laissant un fils qui devint premier médecin de la reine Marie Leszczynska, et un petit-fils qui fut l'un des chefs de la secte philosophique.

* Ici, *Agnan*, qui est encore la prononciation locale.

partoit lui-même le lendemain avec Helvétius[1]. C'étoit un gros Hollandois qui, pour n'avoir pas pris les degrés de médecine[2], étoit l'aversion des médecins, et en particulier l'horreur de Fagon, dont le crédit étoit extrême auprès du Roi, et la tyrannie pareille sur la médecine et sur ceux qui avoient le malheur d'en avoir besoin. Cela s'appeloit donc un empirique[3] dans leur langage, qui ne méritoit que mépris et persécution, et qui attiroit la disgrâce, la colère et les mauvais offices de Fagon sur qui s'en servoit[4]. Il y avoit pourtant longtemps qu'Helvétius étoit à Paris[5], guérissant beaucoup de gens rebutés ou abandonnés des médecins[6], et surtout les pauvres, qu'il

1. On doit faire remarquer qu'il avait raconté encore plus longuement cette anecdote dans une grande Addition sur M. de Beauvillier (tome XV du *Journal de Dangeau*, p. 228-230), mais que, là, il ne disait mot de son intervention personnelle : « Le mal de M. de Beauvillier augmenta si fort, qu'il pensa n'arriver jamais chez lui à Saint-Aignan, qui ne l'éloignoit pas de la route ; mais on l'y crut sans ressource, et, sur les nouvelles qu'on en avoit eues souvent auparavant, Fagon l'avoit condamné. Dans cette extrémité, M. de Chevreuse mena Helvétius en poste à Saint-Aignan : ils le trouvèrent presque sans espérance. Helvétius donna son remède, le traita à son gré, et réussit si bien, qu'il le ramena guéri. »

2. Il n'était que docteur de la faculté de Reims, ayant fait ses études à Leyde : voyez son article dans le *Dictionnaire* de Jal, p. 575-576.

3. Il écrit : *empyrique*, contrairement à l'orthographe de l'*Académie*.

4. Comme pour Carretto (tome V, p. 177-181). Celui-ci n'était qu'un charlatan, vendeur d'eau claire en bouteilles, tandis que Brossette disait d'Helvétius : « C'est un guérisseur, qui n'est pas médecin. »

5. Dès son arrivée, il s'était fait naturaliser, en mars 1684, et avait épousé, le 3 août suivant, malgré ses parents, la veuve d'un capitaine de navire, qui lui avait déjà donné un enfant.

6. Voyez l'annonce-réclame insérée dans la *Gazette de Leyde*, à la date du 7 septembre 1684. Les succès qu'il obtint d'abord sur le conseiller Chabannes, du parlement de Bordeaux, sur M. Brisacier, des Missions, sur la duchesse de Chaulnes, qui lui valut le patronage de Colbert et du P. de la Chaise, sur le marquis de Vardes, en 1688, puis sur la duchesse d'Uzès, en 1695, abandonnés l'un et l'autre de la faculté, firent beaucoup de bruit, encore que Vardes commit la faute de se laisser mourir entre ses mains (*Sourches*, tomes II, p. 151, et IV, p. 440 ; *Correspondance de Bussy*, tome VI, p. 158). On l'appelait alors *le médecin*

traitoit avec une grande charité; il en recevoit tous les jours chez lui à heure fixée, tant qu'il y en vouloit venir, à qui il fournissoit les remèdes, et souvent la nourriture. Il excelloit particulièrement aux dévoiements invétérés et aux dysenteries[1]. C'est à lui qu'on est redevable de l'usage et de la préparation diverse de l'ipécacuana[2] pour les divers genres de ces maladies, et le discernement encore de celles où ce spécifique n'est pas à temps, ou même n'est point propre[3].

hollandais. Voyez les Papiers du P. Léonard, Arch. nat., M 759, 5e volume des AUTEURS, et MM 818, p. 191, et le dossier bleu 9120 du Cabinet des titres, fol. 7. Villars aussi se servit de lui avec succès, en 1701, quoiqu'on voulût l'en détourner (ses *Mémoires*, tome II, p. 5), et un médecin de Lyon, M. Humbert Mollière, vient de publier *Un mot d'historique sur l'ipéca; le maréchal de Villars et la poudre d'Helvétius*.

1. Saint-Simon écrit : *dyssenterie;* mais l'autre orthographe, qui a récemment prévalu, était déjà préférée par l'*Académie*, et on la trouve même dans la *Gazette*, années 1670, p. 789, 1676, p. 550 et 618, 1688, p. 566, etc.

2. Saint-Simon a écrit ici : *epiquaquana*, et ailleurs (tome VI de 1873, p. 304) : *hepiquecuana*. — C'est la poudre extraite d'une racine d'Amérique appelée *bejuquillo* en espagnol. Selon certains auteurs, son emploi aurait été inauguré par le père d'Helvétius; mais les *Mémoires de Trévoux* en font honneur à un gentilhomme portugais qui la produisit lors de la dysenterie du Dauphin. Il est certain que l'ipécacuana était bien connu des droguistes de Paris, et employé par plusieurs médecins; Helvétius ne fit qu'en régulariser l'usage : Savary, *Dictionnaire du Commerce*, éd. 1761, tome III, col. 451-454.

3. Le 15 juillet 1687, Helvétius obtint permission de le mettre en usage contre les dysenteries, et on lui livra, peu après, des malades de l'Hôtel-Dieu pour expérimenter le remède (Arch. nat., O1 31, fol. 136 v°, 137, 142 et 235). Les résultats furent bons : sur un rapport de d'Aquin, le 23 août 1688 (Arch. nat., G7 716, dossier du 7 octobre 1709), le Roi lui accorda le privilège de vendre son spécifique pendant quatre ans « pour guérir immanquablement et sans retour le flux de ventre, le flux de sang et la dysenterie. » Une note des *Mémoires de Sourches* (tome V, p. 208) prouve que bientôt le « remède d'Helvétius, » que *le Livre commode* de 1692 appelle « poudre émétique, » fut considéré comme souverain contre ces affections; mais il employait aussi, nous l'avons vu précisément à propos du duc de Beauvillier (tome VII, p. 346, note 2), l'écorce de quinquina, sur laquelle il publia en 1694 une *Méthode pour guérir les fièvres malignes*. En 1705, il fit paraître aussi un *Traité des maladies les plus fréquentes* (c'était encore la dysenterie), et, dans les

C'est ce qui donna[1] la vogue à Helvétius, qui d'ailleurs étoit un bon et honnête homme, homme de bien, droit et de bonne foi. Il étoit excellent encore pour les petites véroles et les autres maladies de venin[2]; d'ailleurs, médiocre médecin[3]. M. de Chevreuse dit au Roi la résolution qu'il prenoit. Il l'approuva, et le rare est que Fagon même en fut bien aise, qui, dans une autre occasion, en seroit entré en furie; mais, comme il étoit bien persuadé que M. de Beauvillier ne pouvoit échapper et qu'il mourroit à Saint-Aignan, il fut ravi que ce fût entre les mains d'Helvétius, pour en triompher. Dieu merci, le contraire arriva. Helvétius le trouva au plus mal; en sept ou huit jours, il le mit en état de guérison certaine et de pouvoir s'en revenir[4].

années suivantes, surtout en 1709, où le Royaume fut autant éprouvé par les maladies épidémiques que par la disette, on fit grand usage de ses « prises, » ainsi que le prouve la *Correspondance des Contrôleurs généraux;* néanmoins, le Roi refusa de créer pour lui une charge de commissaire ordonnateur et distributeur général des remèdes pour les pauvres. Dans l'article chronologique que lui consacre le *Mercure* (février 1727, p. 405), il est parlé des soins qu'il donnait aux indigents.

1. *Donna* surcharge *luy*, effacé du doigt.

2. « *Venin* se dit de tout ce qui est pris dans le corps dont les propriétés sont contraires à la nutrition. » (*Furetière.*) « *Venin* se dit de certaines qualités qui se trouvent dans quelques maladies malignes. » (*Académie*, 1718.) Dangeau se sert souvent de la locution *maladies de venin* (tomes XIII, p. 344, XIV, p. 106, XV, p. 135, etc., du *Journal*).

3. Comparez la suite des *Mémoires*, tome VI de 1873, p. 303-304.

4. Dangeau écrivait, le 27 février (tome VIII, p. 46) : « M. le duc de Beauvillier, que l'on avoit dit si dangereusement malade à Lusignan, est chez lui à Saint-Aignan, où M. de Chevreuse lui a mené Helvétius. Ils l'ont trouvé à peu près dans le même état où il étoit en partant d'ici. Il se promène à pied et à cheval, et compte de revenir à la cour dans huit ou dix jours, et on espère que Bourbon, où il ira au mois de mai, le rétablira. » Une lettre de Mme de Beauvillier à la maréchale de Noailles, sur cette cure, a été publiée en 1871, dans *le Cabinet historique*, 1re partie, p. 171-172; elle est datée de Saint-Aignan, 3 mars, et la duchesse y dit : « Il est mieux depuis qu'il est ici. Il prit hier une médecine. Elvesius (*sic*) lui a ordonné une drogue qui lui fait du bien, et l'exemple de Mme la duchesse de Guiche nous a fort enhardis. Il croit le mettre en état d'attendre les eaux de Bourbon sans nouvel acci-

Il arriva de fort bonne heure à Versailles le 8 mars[1]. Je courus l'embrasser avec toute la joie la plus vive. Revenant de chez lui, et traversant l'antichambre du Roi, je vis un gros de monde qui se pressoit à un coin de la cheminée : j'allai voir ce que c'étoit[2]. Ce groupe de monde se fendit. Je vis Fagon tout débraillé, assis la bouche ouverte, dans l'état d'un homme qui se meurt : c'étoit une attaque d'épilepsie[3]. Il en avoit quelquefois, et c'est ce qui le tenoit si barricadé chez lui, et si court en visites chez le peu de malades de la cour qu'il voyoit, et chez lui jamais personne. Aussitôt que j'eus aperçu ce qui assembloit ce monde, je continuai mon chemin chez M. le maréchal de Lorge, où entrant avec l'air épanoui de joie, la compagnie, qui y étoit toujours très nombreuse, me demanda d'où je venois avec l'air satisfait. « D'où je viens? répondis-je ; d'embrasser un malade condamné qui se porte bien, et de voir le médecin condamnant qui se meurt. » J'étois ravi de M. de Beauvillier, et piqué sur lui contre Fagon. On me demanda ce que c'étoit que cette

dent, et que Bourbon achèvera de le fortifier. » Les *Mémoires de Sourches* avaient dit dès le début (tome VII, p. 22) que Fagon conseillait d'aller à Bourbon après quelques jours de repos à Saint-Aignan.

1. *Dangeau*, p. 52 : « M. de Beauvillier revint du voyage qu'il a fait avec les princes; il n'est pas plus incommodé qu'il étoit avant son départ, et on l'a mandé plus malade qu'il n'avoit été. » Le *Mercure* du mois annonça ce retour, p. 170. L'été venu, le duc alla aux eaux de Forges.

2. C'est Dangeau qui raconte, immédiatement après l'arrivée de M. de Beauvillier (p. 52) : « M. Fagon se trouva fort mal chez le Roi sur les six heures; il fut longtemps sans connoissance. Sur les dix heures, tous les remèdes qu'on lui avoit fait prendre l'avoient tellement soulagé, qu'il vouloit aller au coucher du Roi. » Les *Mémoires de Sourches* (p. 31) disent que la perte de connaissance dura trois heures, et que le vin émétique put seul y mettre fin. Outre cet émétique, la *Gazette d'Amsterdam* (n° XXII) parle de grains d'Angleterre.

3. Il est seul à prononcer le mot d'*épilepsie*, tandis que les autres textes parlent d'apoplexie; mais, bientôt (tome III de 1873, p. 197), il dira : « Fagon, asthmatique, très bossu, très décharné, très délicat, et sujet aux atteintes du haut mal, étoit un *méchant sujet*, en terme de chirurgie. » Dans les Additions au *Journal de Dangeau*, il n'en parle pas.

énigme. Je l'expliquai, et voilà chacun en rumeur sur l'état de Fagon, qui étoit à la cour un personnage très considérable, et des plus comptés jusque par les ministres et par tout l'intérieur du Roi. M. et Mme la maréchale de Lorge me firent signe de peur que je n'en disse davantage, et me grondèrent après, avec raison, de mon imprudence. Apparemment qu'elle ne fut pas jusqu'à Fagon, avec qui je fus toujours fort bien[1].

Cardinal de Bouillon à Cluny, restitué en ses revenus.

On sut[2] en même temps[3] que le cardinal de Bouillon, à bout d'espérances sur ses manèges et sur les démarches réitérées du Pape en sa faveur[4], étoit enfin parti de Rome[5],

1. Dans l'Addition déjà citée sur Beauvillier (tome XV du *Journal*, p. 229-230), il dit : « Cette hardiesse de mener un empirique que Fagon haïssoit sur tous autres fit un fracas qu'on ne peut se représenter; cela fut regardé comme un acte héroïque, et bien des gens en crurent M. de Chevreuse perdu. Peut-être même eut-il besoin du succès, auquel le Roi ne put refuser sa joie, ni Fagon sa modération. Il la poussa même jusqu'à trouver bon qu'Helvétius continuât à conduire la santé de son convalescent. Peut-être l'effort qu'il se fit lui causa-t-il un accident auquel la jeunesse du duc de Saint-Simon ne put résister. C'étoit le jour que M. de Beauvillier arrivoit en droiture à Versailles.... » Et après avoir raconté son bon mot, il ajoute : « Ce mot indiscret lui pensa coûter cher (au jeune duc de Saint-Simon); Fagon, s'il le sut, ne voulut pas faire semblant; mais d'autres le relevèrent. »

2. Après *sut*, le manuscrit porte l'abréviation de *que* biffée.

3. *Journal de Dangeau*, tome VIII, p. 49, 3 mars 1701.

4. Voyez notre tome VII, p. 355, et comparez p. 483, 502, 506, 508, 509, 511-515, 611 et 612. Aussitôt après la mort de M. de Monaco, le cardinal avait écrit au Pape pour qu'il intercédât en sa faveur (lettre dans le ms. Nouv. acq. Fr. 5089, fol. 35-38), et on voit, par le *Journal* (p. 50), que, le jour même où vint la nouvelle qu'il s'était mis en route, le Nonce et le cardinal de Noailles allèrent encore exposer à Versailles la requête de Clément XI; mais le Roi trouva cette intervention déplacée, et ne voulut lire aucune lettre du cardinal. Il y a un article dans *l'Esprit des cours de l'Europe*, 1701, 1re partie, p. 50-52.

5. C'est le 22 février qu'il se mit en route, mais avec l'intention de marcher lentement, pour que les courriers de France pussent lui parvenir à temps. Nous avons, dans ses papiers (mss. Nouv. acq. Fr. 774, fol. 58-68, et 780, fol. 87), la dernière lettre, datée du Noviciat, qu'il écrivit au cardinal Spada, le 21, et la réponse de celui-ci, un article à mettre dans la *Gazette* et des minutes de lettres écrites au cours du voyage.

et s'étoit rendu à son exil de Cluny[1], où bientôt après il eut mainlevée de la saisie de ses biens et de ses bénéfices[2]. Il n'avoit pu se tenir, après avoir ouvert la porte sainte du grand jubilé, d'en faire frapper des médailles où cette cérémonie étoit d'un côté, lui de l'autre avec son nom autour et la qualité de grand aumônier de France, qu'il n'étoit plus alors[3]. Cela avoit irrité le Roi de nouveau

En traversant le Piémont et la Savoie, il eut soin de passer partout *incognito*.

1. On apprit le 23 avril (*Dangeau*, p. 86) qu'il était arrivé à Cluny le dimanche 17. Il partagea depuis lors ses loisirs, en « homme tranquille dans sa bonne conscience, » entre Cluny, où il commença l'édification d'un hôpital et prépara les projets d'un mausolée de famille, Tournus, où Coulanges alla lui faire visite et où il fit peindre à fresque l'ouverture de la porte sainte, et Paray, d'où il faisait des excursions alentour. Voyez sa correspondance dans le ms. Nouv. acq. fr. 774, fol. 69 et suivants, les lettres réunies dans les mss. Nouv. acq. fr. 779 et 780, celles que lui écrivit le nonce Gualterio, dans le ms. 778, fol. 138-152, les *Lettres de Mme de Sévigné*, tome X, p. 461-462, 466, 513-519, 521 et 527, et la *Nouvelle histoire de l'abbaye.... et de la ville de Tournus*, 1733, p. 358 et suivantes.

2. *Journal de Dangeau*, tome VIII, p. 114-115 : « Le Roi fait rendre à M. le cardinal de Bouillon le revenu de tous ses bénéfices. On ne les avoit saisis que parce qu'il n'avoit pas obéi aux ordres du Roi en venant dans le lieu de son exil : il y est présentement; on lui rend son bien. » On n'excepta de l'arriéré à restituer que ce qui avait servi aux réparations nécessaires. La pension du clergé fut rendue aussi. Les deux arrêts de réintégration portent la date des 3 et 21 juin 1701 : Arch. nat., E 1916. D'ailleurs, l'intendant du cardinal avait eu permission, dès le mois de novembre précédent, de toucher les revenus de ses biens particuliers : *Mémoires de Sourches*, tome VI, p. 317 ; comparez le Supplément au *Journal de Verdun*, tome II, p. 119-121.

3. C'est en remontant dans le *Journal* jusqu'au commencement de l'année que notre auteur a trouvé cette mention (p. 13) : « M. le cardinal de Bouillon a fait frapper une médaille à Rome qui fait du bruit ici; dans cette médaille, il prend la qualité de grand aumônier de France.... On a envoyé de ces médailles-là au Roi, et l'on dit que le cardinal de Bouillon présentement tâche à les supprimer. » Mais, cette fois encore comme lorsqu'il y a fait une simple allusion en 1700 (tome VII, p. 4), il n'a pas observé que Dangeau disait : « Cette médaille a été frappée à la clôture du jubilé; le Pape ferme la porte de Saint-Pierre, et le cardinal-doyen celle de Saint-Paul. » En effet, si le

contre lui, et eut peut-être part à la fermeté avec laquelle il résista au Pape sur le retour et l'exil du cardinal de Bouillon, et à tout ce qu'il employa pour s'en délivrer.

Exil du comte de Melfort.

Mylord Melfort[1], chevalier de la Jarretière, qu'on a vu ci-devant[2] exilé de Saint-Germain, et revenu seulement à Paris[3], écrivit une lettre à Mylord Perth[4], son frère, gou-

cas s'était passé à l'occasion de l'ouverture de la porte sainte, c'est-à-dire six mois avant les mesures prises contre le cardinal, il n'eût point été répréhensible. En janvier 1701, comme le dit la *Gazette d'Amsterdam* (n° VI, de Paris), cette médaille « ne fut pas bien reçue à Versailles. »

1. Jean Drummond de Melfort, secrétaire d'État du roi Jacques II pour l'Écosse et gentilhomme de sa chambre, conseiller au conseil privé, élevé à la pairie, sous le titre de vicomte Melfort, le 20 avril 1685, créé comte de Melfort et vicomte Forth le 12 août 1686, vint en France avec son maître, en 1688, puis l'accompagna à l'expédition d'Irlande, mais en fut rappelé sur les instances de M. d'Avaux, reçut de Jacques II le titre ducal et l'ordre de la Jarretière les 17 et 20 avril 1692, fit auprès de lui les fonctions de premier ministre, mais fut disgracié en mai 1694, et relégué à Rouen jusqu'en novembre 1697, qu'il obtint permission de revenir à Paris, et même de se présenter à Saint-Germain. Il mourut à Paris, le 25 janvier 1714, dans sa soixante-quatrième année.

2. Il n'en a point parlé, mais vient de lire cela dans le *Journal*, tome VI, p. 228-229, en y cherchant ce que Dangeau avait pu dire du lord.

3. La préposition *à* a été ajoutée après coup au bas de la page 247 du manuscrit, et *Paris* au commencement de la suivante, sur la marge.

4. Jacques Drummond, IIIe du nom, frère aîné du précédent, conseiller d'État sous Charles II, en 1670, grand justicier d'Écosse en 1680, grand chancelier du même royaume en 1684, s'était converti au catholicisme dans des conditions très remarquables, en 1688, et, malgré les persécutions et les mauvais traitements, il avait d'abord fait le voyage de Rome, puis était venu rejoindre à Saint-Germain le roi Jacques II, qui le nomma premier gentilhomme de sa chambre, grand chambellan de la reine et gouverneur de leur fils (juillet 1696). Il mourut à Saint-Germain, le 11 mai 1716, dans sa soixante-huitième année, et fut inhumé à Paris, au collège des Écossais. Ses titres étaient : duc de Perth, marquis de Drummond, comte de Perth et de Stobhal, vicomte de Cargill, baron de Drummond, Concraig, etc., chef de nom et armes, sénéchal héréditaire de Strathearn, chevalier de l'ordre du Chardon et de celui de la Jarretière. Le titre de comte de Perth lui appartenait dès 1675; c'est à Saint-Germain, à la fin de 1696[a], que Jacques II lui donna celui

[a] C'est ce que dit le *Peerage* de Burke; mais Dangeau (tome VIII, p. 289-290) ferait remonter la création du titre au temps de l'expédition d'Irlande.

verneur du prince de Galles, par laquelle il paroissoit qu'il y avoit un parti considérable en Écosse en faveur du roi Jacques, et qu'on songeoit toujours ici à le rétablir, et la religion catholique, en Angleterre[1]. Je ne sais, ni personne n'a su comment il arriva que cette lettre, au lieu d'aller à Saint-Germain, fut à Londres[2]. Le roi Guillaume la fit communiquer au parlement et en fit un grand usage contre la France, qui ne pensoit à rien moins, et qui avoit bien d'autres affaires pour soutenir la succession d'Espagne[3]; et d'ailleurs ce n'eût pas été au comte de Melfort qu'on se fût fié d'un dessein de cette importance, dans la situation où il étoit avec sa propre cour et la nôtre[4]. Mais

de duc, et Louis XIV le lui confirma en 1701, lors de la mort de Jacques, comme aux autres ducs créés de même, Berwick, Albemarle, Melfort.

1. Dangeau dit, le 9 mars (p. 52-53) : « Le roi Guillaume a fait voir au parlement d'Angleterre une lettre que Milord Melfort, qui est à Paris, écrivoit au comte Perth, son frère, gouverneur du prince de Galles; cette lettre, au lieu d'être envoyée à Saint-Germain, a été portée à Londres. Il y a dans cette lettre plusieurs choses dont le roi Guillaume se sert pour persuader le parlement qu'en France on songe toujours à rétablir la religion catholique et le roi Jacques en Angleterre; il y est parlé d'un parti considérable qu'on trouvera en Écosse pour appuyer les intérêts du roi Jacques. » La lettre était datée du 18 février 1701; nous en avons une copie dans les Papiers du P. Léonard (Arch. nat., K 1301, n° 36), une autre dans les *Dépêches vénitiennes* (ms. Ital. 1918, p. 299-307), et elle a été imprimée dans les *Mémoires de Lamberty*, tome I, p. 467-470. M. de Melfort et son frère étaient connus pour vouloir pousser leur prince à des partis extrêmes; toutefois, bien des gens crurent, même en Angleterre et en Hollande, que c'était une invention du roi Guillaume pour agir sur son parlement, et que lord Melfort avait été gagné par ses agents.

2. Selon les *Mémoires de Sourches*, la lettre aurait été envoyée par la poste et mise dans le paquet de Londres parce que la suscription était en anglais; selon la *Gazette d'Amsterdam* (Extr. XXIV), elle était adressée à la cour d'Angleterre, sans indication de Saint-Germain. La traduction insérée dans les *Dépêches vénitiennes* porte, pour suscription : « A M. le comte de Perth, gouverneur du Prince. » Du reste, M. de Melfort se contenta de dire que les copies étaient inexactes.

3. Voyez les notes et copies du P. Léonard sur l'Angleterre, Arch. nat., K 1301, n°s 39-44.

4. Il y était parlé de la participation de Mme de Maintenon aux menées.

il n'en falloit pas tant au roi Guillaume pour faire bien du bruit, ni aux Anglois pour les animer contre nous dans la conjoncture des affaires présentes[1]. Melfort fut, pour sa peine, envoyé à Angers[2], et fut fort soupçonné. Je ne sais si ce fut à tort ou non[3]. Peu de jours après[4], le roi Jacques se trouva fort mal et tomba en paralysie d'une partie du corps sans que la tête fût attaquée. Le Roi, et toute la cour à son exemple, lui rendit de grands devoirs. Fagon l'envoya à Bourbon; la reine d'Angleterre l'y accompagna. Le Roi fournit magnifiquement à tout, chargea d'Urfé[5] d'aller avec eux de sa part, et de leur faire rendre partout les mêmes honneurs qu'à lui-même, quoiqu'ils voulussent être sans cérémonies[6].

Roi Jacques à Bourbon.

Philippe V[*] à Madrid.

Le roi d'Espagne arriva enfin le 19 février à Madrid[7],

1. Voyez les correspondances de Londres dans la *Gazette d'Amsterdam*, notamment le n° XIX et l'Extraordinaire XXIV, et les *Dépêches vénitiennes*, ms. Ital. 1918, p. 290, 337 et 389-392.

2. *Journal de Dangeau*, tome VIII, p. 57; *Mémoires de Sourches*, tome VII, p. 36. L'ordre, daté du 12 mars, est dans les registres du secrétaire d'État des affaires étrangères, vol. *France* 1086, fol. 192.

3. Sa disgrâce de 1694 avait déjà donné lieu à des soupçons d'infidélité (*Dangeau*, tome V, p. 17; voyez des pièces très probantes dans le tome IX des *Archives de la Bastille*, p. 307-454, *passim*), comme sa conduite en 1689 (C. Rousset, *Histoire de Louvois*, tome IV, p. 192 et 206-208). La mission qu'il avait eue en 1690, pour obtenir l'appui du Pape contre la Ligue, a été étudiée sommairement par M. Charles Gérin, dans la *Revue des Questions historiques*, 1er octobre 1876, p. 478-481 (comparez Lockard, *Histoire secrète des intrigues de la France*, trad. 1713, tome II, p. 169, 170 et 180), et l'on possède au Musée britannique, ms. Addit. 31 246, les lettres qu'il écrivit, de 1691 à 1694, comme premier ministre de la cour de Saint-Germain, à l'abbé Alexandre Caprara, auditeur de rote.

4. Le 11 mars. — 5. Joseph-Marie, marquis d'Urfé : tome III, p. 205.

6. *Journal de Dangeau*, tome VIII, p. 49, 54, 57, 65, 73 et 74; *Mémoires de Sourches*, tome VII, p. 29-30, 33 et 37. Il fut attribué cent mille livres de plus, par mois, aux deux souverains, cent vingt chevaux furent tenus à leur disposition, sur la route, et on leur assura partout des agréments de séjour. Ils ne se mirent en route que le 5 avril, le roi ayant fait l'honneur à M. de Lauzun de coucher chez lui au passage.

7. Cette arrivée eut lieu le 18, et non le 19 : il lit mal l'article du

[*] *Ph. V*, en abrégé, dans le manuscrit.

ayant eu partout sur sa route une foule et des acclamations continuelles, et, dans les villes, des fêtes, des combats de taureaux, et quantité de dames et de noblesse des pays par où il passa. Il y eut une telle presse à son arrivée à Madrid[1], qu'on y compta soixante personnes étouffées[2]. Il trouva hors la ville et dans les rues une infinité de carrosses qui bordoient sa route, remplis de dames fort parées[3], et toute la cour et la noblesse qui remplissoient le Buen-Retiro, où il fut descendre et loger[4]. La junte et

Journal de Dangeau, tome VIII, p. 46-47; comparez les *Mémoires de Sourches*, tome VII, p. 27, le *Diario* d'Ubilla, p. 71-74, les *Mémoires de Noailles*, p. 75, les *Mémoires de Louville*, tome I, p. 108, la *Gazette*, p. 108, le *Mercure* du mois de mars, p. 477-539, la relation du comte d'Ayen (*Correspondance générale de Mme de Maintenon*, tome IV, p. 408), la *Gazette d'Amsterdam*, n° XXII, le recueil de feu M. Hippeau, tome II, p. 494-496, les Papiers du P. Léonard, K 1332, n° 1², fol. 112-113, etc. L'entrée solennelle n'eut lieu que le 14 avril suivant: notre auteur n'en parlera pas, parce que Dangeau n'en a dit qu'un seul mot (tome VIII, p. 88). On peut voir dans l'*État présent de l'Espagne*, par l'abbé de Vayrac, tome II, p. 247-252, quel était le cérémonial en ces occasions.

1. Il fut remarqué que c'était un vendredi, jour néfaste.

2. Vayrac, *État présent de l'Espagne*, tome I, p. 30. Les *Mémoires de Sourches* (tome VII, p. 27) disent : « Malgré les défenses qu'on avoit faites de sortir de cette ville (de Madrid), il s'étoit fait un si grand concours de peuple au-devant de lui (le roi), qu'à six lieues de Madrid, et de là jusque dans ses portes, à peine son cheval pouvoit mettre le pied à terre sans marcher sur des hommes, et qu'on n'avoit osé le faire entrer à cheval dans Madrid, de peur que la foule du peuple ne renversât son cheval. »

3. Une lettre du 19 dit : « Jamais je n'ai vu tant de pierreries et de si vilains visages que ceux qu'avoient, cette journée, les dames de Madrid. Il faut pourtant avouer qu'entre cinq ou six mille que nous vîmes, il y en avoit bien de passables, cinquante de jolies, et sept à huit qu'on peut appeler belles par comparaison aux autres. » (Papiers du P. Léonard, K 1332, n° 1², fol. 112.)

4. C'est parce que le palais royal n'était pas prêt qu'on s'était rejeté sur le Buen-Retiro. Cette maison de plaisance, construite par Philippe IV à l'extrémité des jardins du palais et hors de la porte d'Alcala, sur le penchant d'une colline, figurait un carré parfait entourant un parterre à fontaine. Les appartements étaient commodes, mais de mauvais goût, et on les avait dépouillés, depuis la mort de Philippe IV, d'une collection

beaucoup de grands le reçurent à la portière, où le cardinal Portocarrero se voulut jeter à ses pieds pour lui baiser la main; le roi ne le voulut pas permettre : il le releva et l'embrassa, et le traita comme son père; le cardinal pleuroit de joie, et ne cessa, de tout le soir, de le regarder[1]; enfin, tous les conseils, tout ce qu'il y avoit d'illustre, une foule de gens de qualité, une noblesse infinie, et toute la maison espagnole du feu roi Charles II. Les rues de son passage avoient été tapissées[2], et, à la mode d'Espagne, chargées de gradins remplis de beaux tableaux et d'une infinité d'argenterie, avec des arcs de triomphe magnifiques d'espace en espace[3]. Il n'est pas possible d'une plus grande ni plus générale démonstra-

inestimable de peintures italiennes. L'ameublement passait pour magnifique. Les jardins étaient négligés. Une salle surnommée le Colisée servait aux représentations d'opéra ou de comédie. Le parc avait une lieue de tour, et l'on y chassait aux oiseaux (*Gazette*, 1701, p. 171), ou, pendant l'hiver, on venait voir des Flamands patiner sur la glace (*Gazette*, 1683, p. 102). L'entrée était un portail de marbre inauguré en 1680 (*Gazette* de l'année, p. 66). Saint-Simon en fera la description en 1722.

1. Tout cela est pris de Dangeau. M. d'Harcourt, en rendant compte au Roi de l'arrivée, dit : « Le cardinal se présenta au bas de l'escalier, à la descente du carrosse, et se jeta aux pieds du roi, et lui baisa la main plusieurs fois. S. M. l'embrassa et le releva, et fit avec beaucoup de dignité et de douceur ce qu'il y avoit à faire. » (*Avènement des Bourbons*, tome II, p. 494.) Louville rapporte (*Mémoires secrets*, tome I, p. 108) que « Portocarrero reçut son maître avec une effusion de tendresse respectueuse, que ses cheveux blancs, sa dignité de cardinal-primat et les dix-sept ans du roi rendoient encore plus auguste, et qui pénétra l'âme des spectateurs. »

2. On voit, par les *Mémoires du maréchal de Gramont*, p. 317-318, et par une relation du mariage de 1660 (*Archives curieuses*, 2e série, tome VIII, p. 309), quelle était l'abondance extraordinaire de tapisseries admirables dans le garde-meuble royal de Madrid. Pour toutes les réjouissances publiques, les particuliers étalaient, du haut en bas de la façade de leurs maisons, ce qu'ils avaient de plus précieux en ce genre et comme pièces d'argenterie.

3. La junte avait ordonné que, pendant deux jours, tout le monde eût ses plus beaux habits, et que les places et maisons fussent illuminées : *Avènement des Bourbons*, tome II, p. 480.

tion de joie[1]. Le roi étoit bien fait[2], dans la fleur de la première jeunesse, blond comme le feu roi Charles et la reine sa grand mère[3], grave, silencieux, mesuré, retenu, tout fait pour être parmi les Espagnols[4]; avec cela, fort attentif à chacun[5], et connoissant déjà les distinctions des personnes par l'instruction qu'il avoit eu loisir de prendre d'Harcourt le long du voyage[6]. Il ôtoit le chapeau ou le

1. Ce singulier emploi de *possible de quelque chose* semble n'avoir pas été relevé.

2. Avec les genoux un peu cagneux : Papiers du P. Léonard, Arch. nat., K 1332, n° 1[1], fol. 9. La foule madrilène le trouva très beau (*Mémoires de Louville*, tome I, p. 128).

3. Marie-Thérèse. — Spanheim (*Relation*, p. 441), alors que le prince avait dix ans de moins, le dépeignait beau et blond comme son frère Berry, plus ressemblant à Monseigneur que le duc de Bourgogne, plus délicat aussi et plus petit, mais plus souple et maniable. Voyez, au musée de Versailles, n° 2103, le portrait peint par Rigaud avant le départ, et comparez la gravure faite par Vermeulen en 1701, d'après Vivien.

4. Voyez notre tome VII, p. 328, note 4, et Appendice, p. 602. Tout le monde s'accordait à reconnaître sa bonne mine, unie à une gravité réellement castillane, qui était sensible surtout dans le parler rare, lourd et lent, dans la manière de marcher à pas comptés. « Il a bien l'air d'un roi d'Espagne, » disait Madame dès le mois de juillet 1700 (recueils Rolland, p. 214, et Jaeglé, tome I, p. 239), et Mme de Maintenon, écrivant au comte d'Ayen, insistait sur cette gravité « dont il a été prévenu dès le ventre de sa mère. » Le duc de Beauvillier prétendait n'avoir jamais eu besoin de lui faire deux fois la même réprimande, et, dans une de ses lettres au Roi qui existent à Saint-Aignan (celle du 28 décembre 1700, écrite de Mirambeau), il prédisait que ce serait, comme monarque, un des plus honnêtes hommes du monde, et ajoutait : « C'est un esprit tardif et qui ne s'ouvre que peu à peu; mais je répondrois bien que, dans deux ou trois ans, il sera, sans comparaison, tout autre qu'il est à présent. Il sera d'un excellent caractère. » Louis XIV a répondu en marge : « Je souhaite que vous ne vous trompiez point. »

5. Nous avons vu, en 1700 (tome VII, p. 337, note 1), son habileté courtoise à répondre à toute une suite de harangues. Ses lettres n'étaient pas moins remarquables.

6. Dangeau dit, le 22 janvier (tome VIII, p. 21), que, pendant le voyage, M. de Beauvillier a été souvent enfermé avec le roi d'Espagne pour l'instruire des affaires, et qu'ensuite le duc d'Harcourt et le duc de Noailles y ont été admis en tiers. D'Harcourt avait reçu alors les entrées, ainsi que MM. de Louville et de Montviel (p. 24).

soulevoit presque à tout le monde, jusque-là que les Espagnols s'en formalisèrent et en parlèrent au duc d'Harcourt, qui leur[1] répondit que, pour toutes les choses essentielles, le roi se conformeroit à tous les usages, mais que, dans les autres, il falloit lui laisser la civilité françoise[2]. On ne sauroit croire combien ces bagatelles d'attention extérieures attachèrent les cœurs à ce prince[3]. Le cardinal Portocarrero étoit transporté de contentement : il regardoit cet événement comme son ouvrage, et le fondement durable de sa grandeur et de sa puissance[4]; il en jouissoit en plein. Harcourt et lui, sentant en habiles gens le besoin réciproque qu'ils auroient l'un de l'autre, s'étoient intimement liés, et leur union s'étoit encore cimentée pendant le voyage par l'exil de la reine à Tolède, que le cardinal avoit obtenu[5], et par celui de[6] Mendozze[7], évêque de Ségovie, grand inquisiteur, charge qui balance, et qui a quelquefois embarrassé l'autorité

Exil de Mendozze, grand inquisiteur.

1. Le manuscrit porte : *luy*.

2. En une autre occasion, à propos de grands invités à manger avec lui à la chasse, le jeune roi répondit (*Dangeau*, p. 75) que, « dans les choses où il s'agiroit de la grandeur de la monarchie, il suivroit exactement l'étiquette du palais, mais qu'il s'en vouloit dispenser quand il ne s'agiroit que de procurer à des gens comme eux des commodités et des agréments. »

3. « On mande qu'il est adoré en ce pays-là, et qu'il commence déjà à remettre beaucoup d'ordre dans les affaires du royaume. » (*Ibidem.*)

4. En dehors de la lettre de remerciement très chaleureuse, mais officielle, que Louis XIV lui avait écrite le 18 novembre (recueil Hippeau, tome II, p. 312), l'instruction remise à Louville (dans ses *Mémoires secrets*, tome I, p. 39) portait : « Le roi doit donner sa principale confiance au cardinal Portocarrero : il la mérite; mais il ne doit pas le nommer premier ministre. Après le cardinal, le duc de Montalto et don M. Arias méritent le plus de confiance. »

5. Ci-dessus, p. 66-67.

6. *De* corrige *du*, et ensuite *Evesq.* est en interligne, au-dessus d'*Arch.*, biffé.

7. Balthazar de Mendoza : tome VII, p. 313. Voyez ci-après, p. 531-532, appendice XIII le *Portrait de la cour d'Espagne en 1701*. Cette maison, qui prétendait descendre du Cid, se divisait en Santillane, Mondejar, Priego, Infantado, etc.

royale, et que le Pape confère sur la présentation du roi[1]. Mendozze étoit un homme de qualité distinguée, mais un assez pauvre homme, qui n'avoit rien commis de répréhensible, ni qui pût même donner du soupçon[2]. Il ne méritoit pas une si grande place; mais il méritoit encore[3] moins d'être chassé[4]. Son crime étoit d'être parvenu à ce grand poste par le crédit de la reine, qui avoit fort maltraité le cardinal durant son autorité, et, après la chute de sa puissance et la mort de Charles II, le grand inquisiteur avoit tenu sa morgue[5] avec le cardinal, qu'il n'avoit pas salué assez bas dans l'éclat où il venoit de monter[6]. Ce *punto*[7] espagnol, qui pouvoit être loué de grandeur de

1. Ce détail n'est pas tiré du *Portrait de la cour d'Espagne*, p. 531. Saint-Simon considérait l'Inquisition espagnole comme « abominable devant Dieu et exécrable aux hommes, » et il estimait que rien n'était plus redoutable que sa toute-puissance et sa cruauté : tomes IX de 1873, p. 27, XIV, p. 274 et 277-278, XVIII, p. 163-164, etc. Au point de vue politique, Louis XIV, lui non plus, n'admettait pas qu'un personnage de si grande autorité que l'inquisiteur général, et ne dépendant que de Rome, subsistât à côté du roi : voyez ses *Œuvres*, tome VI, p. 124-125; et l'on peut se souvenir qu'en 1697 (tome IV, p. 153), une des premières mesures du duc de Vendôme entrant dans Barcelone avait été d'y supprimer l'Inquisition. Néanmoins, les instructions rédigées par M. de Beauvillier pour Philippe V (recueil Hippeau, tome II, p. 521) lui recommandèrent d'avoir une grande retenue sur tout ce qui regardait une institution si révérée en Espagne, et de tâcher seulement d'en tempérer les excès.

2. Il avait été fort tracassé l'année précédente, lors du changement de confesseur (*Mémoires de Louville*, tome I, p. 80).

3. La première lettre d'*encore* surcharge une *m*.

4. Il était haï de tous, selon les favoris qui obtinrent sa relégation (recueil Hippeau, tome II, p. 460-463), et, en décembre 1700, il avait fait bannir le premier inquisiteur pour une querelle de préséance.

5. « On dit d'un homme qui fait les fonctions publiques de sa charge avec une gravité affectée que c'est un homme qui sait bien *tenir sa morgue*. Il est bas. » (*Académie*, 1718.)

6. A cette époque, Blécourt le dénonça comme tout acquis à la reine.

7. Quoique Saint-Simon ait encore parlé ailleurs (tome XVII, p. 409 et 429) du *punto* et du parti qu'il en sut tirer, il ne daigne pas expliquer le sens de ce mot tout local. Selon le dictionnaire de l'Académie espagnole, c'est notre « point d'honneur. » Dans une lettre à Mme de Maintenon (recueil Bossange, 1826, tome III, p. 443), la princesse des

courage, acheva d'allumer la colère du cardinal, ennemi de toutes les créatures de la reine, et passionné de le leur faire sentir. D'ailleurs, comme assuré de toute l'autorité séculière, et pour bien longtemps sous un prince aussi jeune et étranger qui lui devoit tant, il ne pouvoit souffrir la puissance ecclésiastique dans un autre, et avoit un desir extrême de les réunir toutes deux en sa personne par la charge de grand inquisiteur[1] : tellement qu'encouragé par l'exil de la reine qu'il venoit d'emporter, il s'aventura d'exposer l'autorité naissante du roi en lui demandant l'exil du grand inquisiteur. M. d'Harcourt, son ami, et qui le connoissoit bien, n'eut garde de s'opposer à un desir si ardent et si causé[2], et, quoique le roi eût déclaré qu'il ne disposeroit d'aucune chose, ni petite ni considérable, qu'après son arrivée à Madrid, de l'avis de M. d'Harcourt, il envoya au cardinal l'ordre qu'il demandoit par son même courrier[3]. Mendozze, qui sentit bien

Ursins dit : « Quand les dames de la reine n'obtiennent pas les grâces qu'elles lui demandent, elles s'en plaignent hautement, en disant que le refus qu'on leur fait est absolument contre leur *punto*. »

1. Arias et Portocarrero étaient à deux pour briguer cette succession, comptant l'un et l'autre que le Pape se prêterait à leur nomination.

2. Emploi de *causé* déjà rencontré dans notre tome IV, p. 74.

3. C'est le 19 février que Dangeau a enregistré cette nouvelle (tome VIII, p. 40-41) : « Le roi d'Espagne a chassé le grand inquisiteur, qui est de la maison de Mendoce (*sic*). Il étoit de la junte. C'est le cardinal Portocarrero qui a donné ce conseil-là au roi. » Les *Mémoires de Sourches* mentionnent seulement, au 14, un bruit que le grand inquisiteur, l'Amirante, Aguilar, le Connétable et M. de Leganès auraient été chassés. Louis XIV n'approuva que médiocrement cette mesure. Le 8 février (*Œuvres*, tome VI, p. 55), il écrivait au duc d'Harcourt : « J'aurois souhaité que le roi eût différé davantage à reléguer l'inquisiteur général, quand ce n'auroit été que pour éviter d'écrire au Pape sur ce sujet. Cette résolution étant exécutée, il faut présentement la soutenir; mais il est très nécessaire, dans les commencements de son règne, et jusqu'à ce qu'il ait pris une connoissance exacte des affaires, qu'il soit lent à punir, etc. » Torcy aussi blâmait ces rigueurs; mais on finit par les faire accepter même à Rome : *Mémoires de Noailles*, p. 75 et 85; Dépôt des affaires étrangères, vol. *Espagne* 88, fol. 271.

d'où le coup lui venoit, balança tout un jour entre demeurer et obéir. En demeurant, il eût fort embarrassé par l'autorité et les ressorts de sa place, et le nombre de gens considérables attachés à la reine; mais il prit enfin le parti d'obéir[1], et combla de joie la vanité et la vengeance du cardinal, qui, enhardi par ces deux grands coups, en fit un[2] troisième : ce fut un ordre qu'il obtint du roi, qui approchoit déjà de Madrid, au comte d'Oropesa[3], de demeurer dans son exil[4]. Il étoit premier ministre et président du conseil de Castille[5]. Il y avoit deux ans[6] que Charles II l'y avoit envoyé sur une furieuse sédition que le manque de pain et de vivres avoit causée à Madrid, qui fit grand peur à ce prince, et dont[7] la faute fut imputée au premier ministre[8].

Exil confirmé du comte d'Oropesa, président du conseil de Castille.

Puisque je me trouve ici en pleine Espagne, et qu'il

Disgression sur l'Espagne.

1. C'est le 4 février qu'il quitta Madrid : *Dangeau*, tome VIII, p. 40-41; *Gazette d'Amsterdam*, n° xviii; *Avènement des Bourbons*, tome II, p. 460-463. — Les détails donnés ici viennent du *Portrait de 1701*, ci-après, p. 531-532.

2. *Une*, dans le manuscrit.

3. Tome VII, p. 252-253. Voyez ci-après, Appendice, p. 529 et 557-558, son article dans le *Portrait de la cour d'Espagne en 1701* et dans les *Relations vénitiennes*.

4. Dangeau n'en parle point.

5. Voyez ce que nous avons dit de cette charge en 1700, et ci-après, p. 142-151, la longue digression dont elle sera l'objet. M. d'Oropesa, l'ayant eue, en juillet 1684, avec des prérogatives qui le soustrayaient à l'autorité du premier ministre, avait conservé celles-ci en y joignant la présidence du conseil d'Italie en août 1690 : *Gazette* de 1684, p. 450, et de 1690, p. 432. Une première disgrâce l'avait éloigné des affaires de 1691 à 1698.

6. Avril et mai 1699 : *Journal de Dangeau*, tome VII, p. 87; *Mémoires de Sourches*, tome VI, p. 158; *Mémoires de Torcy*, p. 540. Voyez ci-après, p. 529 et 567.

7. *Dont* est en interligne, au-dessus de *qui*, surchargeant *im* et biffé.

8. Il n'était pas premier ministre, mais en faisait les fonctions : ci-après, p. 110, où nous verrons de quels crimes ou de quelles tendances criminelles il était accusé. Toutefois, à côté de sa méchanceté et de son entêtement, on lui reconnaissait de l'intégrité, un dévouement aux intérêts du pays aussi absolu que celui du cardinal, l'esprit de gouvernement et l'intelligence des réformes nécessaires.

est curieux de la connoître un peu à cet avènement de la branche de France, et qu'il sera souvent mention de ce pays dans la suite, je m'y espacerai un peu à droit et à gauche, en parlant de ce qu'il s'y passa à l'arrivée du nouveau roi[1].

Branches de la maison de Portugal établies en Espagne. Oropesa.

Oropesa étoit de la maison de Bragance[2], et l'aîné des trois branches de cette maison établies et restées en Espagne[3]. Le grand-père du comte d'Oropesa[4] étoit cousin germain de Jean, duc de Bragance[5], que la fameuse révolu-

1. Cette digression, comme celle qui viendra bientôt, encore plus étendue, sur la grandesse, fait bien partie du plan des *Mémoires*, ainsi qu'on le verra à la fin de ceux-ci (tome XVII, p. 438-441); mais elles ne nous ont point évité les redites, quoi qu'en dise notre auteur. Celle-ci a été, pendant un temps, supprimée par les éditeurs.

2. Bragance, *Bragança*, qui a donné son nom à cette maison, et dont le titre ducal, encore aujourd'hui, reste affecté à l'héritier présomptif de la dynastie régnante, est une ville de Portugal, province de Traz-os-Montès. Les ducs avaient leur résidence au château de Villaviciosa.

3. La filiation historique de cette maison avait été donnée dans l'*Histoire généalogique de la maison de France*, tome I, p. 569 et suivantes, comme étant issue, selon le tableau dressé en 1610 par Théodore Godefroy (Arch. nat., K 1333, n° 14), de Robert Ier, duc de Bourgogne et troisième fils de Robert le Pieux, roi de France. Elle avait pris place, par suite, dans le *Moréri*, et notre auteur s'était primitivement servi de l'un et l'autre de ces textes, souvent inexacts d'ailleurs, pour faire une très longue digression sur les Portugal et les Bragance, à la suite de la notice du duché-pairie d'ÉPERNON, sous prétexte que le duc de ce nom dut sa charge de colonel général de l'infanterie aux prétentions que Catherine de Médicis voulut faire valoir sur la couronne des Bragance : tome V des *Écrits inédits*, p. 364-390, où il a placé un tableau synoptique des trois branches. Imhof avait publié aussi, en 1708, un volume intitulé : *Stemma regium Lusitanicum, sive Historia genealogica familiæ regum Portugalicæ*, et le P. Antonio-Gaëtan de Sousa, en 1735-36, l'*Historia genealogica dal caza real Portugueza*.

4. *D'Oropesa* surcharge *de Lemos*. — Ce grand-père, « Ferdinand Alvarez de Portugal Tolède Monroy Ayala, marquis de Flexilla et de Xarandilla, devint comte d'Oropesa, seigneur de Cebolla et de plusieurs autres lieux, par la renonciation que lui en fit, l'an 1619, son aïeul maternel Jean Alvarez de Tolède, et mourut en la fleur de son âge. » (Imhof, *Grands*, p. 211; Vayrac, *État présent*, tome III, p. 201-204.)

5. *J.*, en abrégé, dans le manuscrit. — Jean IV, dit *le Fortuné*, né

tion de Portugal mit sur le trône en 1640[1], dont la quatrième génération y est aujourd'hui[2]. Ce même grand-père de notre comte d'Oropesa étoit petit-fils puîné de Jean Ier, duc de Bragance[3], et eut Oropesa[4] par sa mère Béatrix de Tolède[5]. Le père de notre comte passa par les vice-royautés de Navarre et de Valence, eut la présidence du conseil d'Italie, fut fait grand d'Espagne, et mourut en 1671[6].

le 19 mars 1604, proclamé roi de Portugal le 1er décembre 1640, comme petit-fils de la fille d'Édouard, prince de Portugal, et mort le 6 novembre 1656, avec une grande réputation d'avarice.

1. *En 1640* est ajouté en interligne, le *6* corrigeant un *4*. — C'est de cette révolution que l'abbé de Vertot fit pour la Dauphine, en 1689, l'histoire ou le roman historique. Les Espagnols détenaient le Portugal depuis 1580 : ci-après, p. 132. « Le Portugal redevenait alors un royaume. Jean, duc de Bragance, prince qui passait pour faible, avait arraché cette province à un roi plus faible que lui.... Cette révolution du Portugal valut à la France plus que n'eussent fait les plus signalées victoires. Le ministère français, qui n'avait contribué en rien à cet événement, en retira sans peine le plus grand avantage qu'on puisse avoir contre son ennemi, celui de le voir attaqué par une puissance irréconciliable. » (Voltaire, *Siècle de Louis XIV*, éd. Bourgeois, 1890, p. 16-17.) Voyez une relation manuscrite dans le carton K 1333, n° 10, aux Archives nationales. Depuis longtemps, quoi qu'en dise Voltaire, nous fomentions l'agitation en Portugal.

2. Jean V, né en 1689, roi en 1707, mort en 1750, n'était que la troisième génération, quoique quatrième roi, puisque le fils aîné de Jean IV, Alphonse-Henri VI, mourut, nous l'avons vu, sans enfants et détrôné.

3. Encore *J.*, en abrégé. — Jean Ier, duc de Bragance et de Barcellos, connétable de Portugal, ayant transigé sur ses droits avec Philippe II, reçut la Toison en 1581, et mourut à Villaviciosa l'année suivante.

4. Petite ville, avec un vaste palais, dans la Nouvelle-Castille, près des frontières de l'Estramadure. Le comté avait été créé en 1475 pour les Alvarez de Tolède. Le ministre de Charles II signait : *Oropessa*.

5. Béatrix, fille et héritière de Jean Alvarez de Tolède, comte d'Oropesa, etc., mariée à Édouard de Portugal, lequel vint s'établir en Espagne et y fut fait grand.

6. Édouard-Fernand Alvarez de Portugal Tolède, VIIe comte d'Oropesa, fut chevalier de l'ordre d'Alcantara, capitaine général du royaume de Tolède et de la Castille-Neuve, successivement vice-roi de la Navarre, du Guipuzcoa, du royaume de Valence et de la Sardaigne, président du conseil des ordres en 1663, du conseil d'Italie en 1669, et mourut à Madrid, le 1er juillet 1671.

Cette branche d'Oropesa[1], quoique si proche et si fraîchement sortie de celle de Bragance, en étoit mortellement ennemie. Lorsque l'Espagne eut enfin reconnu le roi de Portugal, il vint un ambassadeur de Portugal à Madrid : le jour de sa première audience, Oropesa fit lever son fils malade de la fièvre, qui étoit dans les gardes espagnoles, et lui fit prendre la pique devant le palais, afin, dit-il, que le roi de Portugal sût quelle étoit la grandeur du roi d'Espagne, qui étoit gardé par ses plus proches parents[2]. Ce fils est notre comte d'Oropesa, qui fut capitaine général de la Nouvelle-Castille[3], conseiller d'État, président du conseil d'Italie comme son père, très bien avec Charles II, qui le fit président du conseil de Castille et premier ministre[4], et qui, deux ans avant sa mort, l'exila comme je l'ai raconté[5]. Tout d'un temps achevons la fortune de ce

1. Ce qui suit n'est tiré ni de l'*Histoire généalogique*, ni du *Moréri*.

2. De leur côté, les Portugais haïssaient profondément les Castillans : voyez les *Mémoires de Fontenay-Mareuil*, p. 57.

3. « Capitaine général du royaume de Tolède, » dit l'*Histoire généalogique*. Il y avait des siècles qu'on ne parlait plus de royaume de Tolède, et cette ville n'était que la capitale de la Nouvelle-Castille.

4. Il n'était que favori, mais presque égal à un premier ministre par les privilèges de ses charges : voyez ci-après, p. 553, etc., les *Relations vénitiennes*. Le *Moréri* dit, et c'est ce qui a trompé notre auteur : « Il étoit regardé comme le premier ministre d'État de la monarchie d'Espagne. »

5. Ci-dessus, p. 107. Comparez les *Écrits inédits*, tome V, p. 380, et ci-après, appendice XII, le *Portrait de la cour d'Espagne en 1701*, p. 529. Voltaire (*Siècle de Louis XIV*, p. 299) dit que cette disgrâce (sinon celle de 1691) fut provoquée par Oropesa lui-même, qui, comme étant de la maison de Bragance, osa soutenir en plein conseil les droits du roi Pierre II de Portugal à la succession d'Espagne, en qualité de descendant d'un fils naturel de Pierre le Justicier. On voit, au contraire, dans la correspondance de M. d'Harcourt (recueil Hippeau, tome II, p. 28, 44, 47, 48, 71 et 78), qu'il donnait à corps perdu dans le parti autrichien pour se maintenir au pouvoir. Mais, plus anciennement, en 1685, lors d'une émotion populaire contre les Français, M. d'Oropesa, faisant alors les fonctions de premier ministre par *intérim*, avait été soupçonné de fomenter ces désordres. Les *Mémoires de Sourches* disent à ce propos (tome I, p. 291 ; comparez le *Journal de Dangeau*, tome I, p. 203) : « Il étoit de la maison de Bragance, qui est celle du

seigneur et de cette branche. Lassé de son exil, auquel il ne voyoit point de fin[1], il passa du côté de l'Archiduc[2] en 1706, et mourut à Barcelone, en décembre de l'année suivante, à soixante-cinq ans[3]. Il avoit mené ses deux fils avec lui : le marquis d'Alcaudete eut douze mille livres de pension de l'Empereur sur Naples, et ne fit ni fortune ni alliance[4]; l'aîné[5] passa à Vienne, fut chambellan de l'Em-

roi de Portugal, et même l'aîné des branches cadettes, qui pouvoit hériter de la couronne, et on disoit que son dessein avoit été de faire déclarer la reine incapable d'avoir des enfants, pour faire dissoudre son mariage et marier ensuite le roi avec l'infante de Portugal. » Quatre ans après, la jeune reine, notre princesse d'Orléans, mourut subitement, et sa mort passa pour être le résultat d'un empoisonnement tramé entre Oropesa et l'ambassadeur impérial, comte de Mansfeld : voyez notre tome IV, p. 287, note 6. Garma (*Theatro universal*, tome IV, p. 266) donne des dates de sa participation aux travaux du conseil d'État un peu différentes de celles que nous avons établies, d'après les gazettes, dans notre tome VII, p. 252 et 253.

1. Blécourt s'opposait à ce qu'on le rappelât, l'estimant des plus dangereux : *Avènement des Bourbons*, tome II, p. 417. Voyez néanmoins la lettre de félicitation qu'il avait adressée au roi de France : Dépôt des affaires étrangères, vol. *Espagne* 85, fol. 492.

2. C'est ce même fils cadet de l'empereur Léopold pour lequel nous avons vu, en 1700, le parti autrichien briguer la succession de Charles II, et, presque au début de la guerre qui va s'ouvrir, il sera proclamé roi d'Espagne, sous le nom de Charles III, par les ennemis de Louis XIV, tandis qu'on ne l'appellera jamais que l'Archiduc en France. En 1704, nous le verrons passer en Portugal, puis en Espagne, faire une campagne victorieuse en 1705, une autre encore plus heureuse en 1706, dégager Barcelone, et pénétrer jusque dans Madrid. C'est alors que la défection sera presque générale dans les royaumes de Valence et d'Aragon, comme dans les Flandres, et qu'un certain nombre de personnages considérables abandonneront Philippe V.

3. Comparez la suite des *Mémoires*, tomes IV de 1873, p. 441-442, et V, p. 397, et l'Addition au *Journal de Dangeau*, tome XII, p. 66.

4. « Antoine de Cordoue Portugal Tolède, comte (*et non* marquis) d'Alcaudete, auquel l'Empereur donna une pension de quatre mille écus sur le royaume de Naples en octobre 1716. » (*Histoire généalogique*, p. 628.) Ni Imhof, ni Vayrac ne parlent de ce fils cadet. La *Gazette* de 1727 le mentionne (p. 330) comme colonel dans les troupes impériales.

5. Vincent-Pierre-Ferdinand (Imhof, *Genealogiæ XX illustrium in Hispania familiarum*, p. 314), marquis de Frechilla et de Jarandilla, né

pereur, chevalier de la Toison d'or en 1712[1], puis garde-sceau[2] de Flandres. Il étoit gendre et beau-frère des ducs de Frias, connétables de Castille[3]. La paix étant faite en 1725[4], en avril, entre l'Empereur et Philippe V, le comte d'Oropesa[5] revint avec sa femme en Espagne, où il mourut bientôt après[6]. Son fils unique[7] y épousa fort jeune la fille du comte de S. Estevan-de-Gormaz, premier capitaine des gardes du corps, et qui devint peu après marquis de Villena et majordome-major du roi à la mort de son père[8]. Le comte d'Oropesa son gendre fut fait chevalier de la Toison d'or, et mourut peu après sans

le 5 avril 1685, succéda à la grandesse et au titre de comte d'Oropesa. « Ce seigneur, dit Vayrac, a de bonnes qualités; mais, entraîné par le mauvais exemple de son père, il passa en 1706 parmi les ennemis, et laissa à Madrid son fils, que le Roi prit sous sa protection, et qu'il fait élever avec soin. » Il avait été capitaine général de la Nouvelle-Castille.

1. Le manuscrit porte : *1612*.

2. Il écrit, en un seul mot et avec cédille : *gardesçeau*. Le mot manque dans *l'Académie* de 1718. En espagnol : *grand sello*. Voyez les *Mémoires du maréchal de Mérode-Westerloo*, tome II, p. 176.

3. Le marquis de Jarandilla épousa Marie-Catherine de Velasco, fille de Joseph, VIIIe duc de Frias et connétable de Castille, nommé ci-dessus, p. 58, et sœur de Bernardin de Velasco, titré comte de Haro au temps d'Imhof, plus tard connétable de Castille et grand d'Espagne, mort sans postérité en avril 1727.

4. Le dernier chiffre corrige un *6* ou un *3*. — C'est le traité d'alliance conclu entre l'Espagne et l'Empereur contre la France et l'Angleterre, les 30 avril et 1er mai 1725, à Vienne, après la rupture du congrès de Cambray, avec pleine amnistie de part et d'autre pour les sujets qui avaient servi contre leur souverain respectif.

5. Le marquis de Jarandilla, devenu comte d'Oropesa après son père.

6. Le *Moréri* de 1735 donne, sur la rentrée de ce dernier Oropesa, des détails qui ne sont point dans l'*Histoire généalogique*, et il ajoute, ce qui y manque également par la raison que les continuateurs du P. Anselme avaient fait paraître leur premier volume dès 1726 : « Il mourut à Madrid le 4 juillet 1728, dans la quarante-quatrième année de son âge. »

7. Autre Pierre-Vincent Alvarez de Portugal Tolède, etc.

8. Tome VII, p. 254, note 9. Ce second marquis de Villena, que la *Gazette* appelle Antoine, et non Mercure, fut gentilhomme de la chambre, capitaine général, etc., et mourut à Madrid, le 7 juin 1738, à cinquante-neuf ans.

postérité masculine[1]. Ainsi cette branche d'Oropesa est finie[2].

Celle de Lemos[3] sort de Denis[4], fils puîné de Ferdinand II, Lemos.

1. Tout ceci n'est qu'erreur et confusion. Voici le texte du *Moréri* de 1735 : « .... Pierre-Vincent, etc., survéquit peu de jours à son père, étant mort en sa terre de Terrefou, le 15 du même mois de juillet 1728, le même jour et à la même heure qu'il accomplissoit la vingt-deuxième année de son âge, et de la même maladie dont son père étoit mort. » Comparez la *Gazette* de 1728, p. 364 et 379. Mais il avait une sœur : « Anne-Marie-Bernardine de Portugal et Tolède, qui fut mariée à Madrid, le 22 (la *Gazette* donne la date du 24) octobre 1727, avec le comte de San-Estevan-de-Gormaz, fils du marquis de Villena. Par la mort de son frère, elle devint comtesse d'Oropesa, etc., et hérita de tous les biens de cette maison, de plus de quatre-vingt mille ducats de revenu ; mais elle en jouit peu de temps, étant morte elle-même à Madrid, le 13 octobre 1729, dans la vingt-unième année de son âge, laissant seulement deux filles. » L'erreur était déjà dans la rédaction primitive de notre auteur (*Écrits inédits*, tome V, p. 380), ainsi conçue : « Il y mourut peu après, et laissa un fils, qui épousa depuis la fille du marquis de Villena, majordome-major du roi, et ce dernier comte d'Oropesa est mort aussi peu après. » Confusion d'autant plus étonnante que Saint-Simon se vantera d'avoir entretenu des relations assez étroites avec les Villena.

2. Ici, la rédaction des *Écrits inédits* (p. 380-381) ajoutait : « Cette branche n'en a point fait d'autres. Comme elle participe immédiatement au droit qui a donné la couronne au roi de Portugal, les comtes d'Oropesa ont l'*Altesse* seuls en Portugal, et le rang après les infants sur tous les seigneurs ; mais ils n'ont jamais résidé en Portugal, et sont demeurés en Espagne sans rang, honneur ni distinction quelconque autre que comme grands d'Espagne depuis qu'ils le sont, et on voit qu'il n'y a pas fort longtemps, et mêlés parmi les grands tout comme les autres grands, et sans avoir jamais eu de prétention. » Comparez la suite des *Mémoires*, tome XVIII, p. 99. Les comtes d'Oropesa avaient le privilège de porter l'épée royale devant le roi, dans les entrées publiques.

3. Lemos est une petite province de Galice, dont la capitale s'appelle Monforte-de-Lemos. — « La branche de Lemos, dit l'autre rédaction (*Écrits inédits*, tome V, p. 381), ne seroit guères moins illustre, si elle n'étoit obscurcie par celle d'Oropesa, puisque Denis, tige de cette branche, étoit second fils de Ferdinand II, troisième duc de Bragance, et de la fille du duc de Viseo, qui étoit sœur du roi Emmanuel, et qui porta à ses enfants un droit à la couronne reconnu par ce roi, etc. »

4. « Denis de Portugal, comte de Lemos..., établit sa demeure en Castille, et sa postérité y prit le nom de Castro. » (*Histoire généalogique*,

duc de Bragance[1], petit-fils d'Alphonse[2], bâtard du roi de Portugal Jean Ier[3]. Ce Denis, par conséquent, étoit frère puîné de Jacques[4], duc de Bragance[5], grand-père de Jean Ier, duc de Bragance[6], duquel est sortie la branche d'Oropesa. Denis devint comte de Lemos en Castille[7] avec une fille héritière[8] de Roderic, bâtard d'Alphonse[9], mort sans enfants avant son père Pierre-Alvarez de Castro[10] Ossorio, seigneur de Cabrera et Ribera, en faveur duquel Henri[11] IV, roi de

p. 630.) Comparez l'article Lemos dans Imhof et dans l'abbé de Vayrac.

1. *Ferd.*, en abrégé, dans le manuscrit. — Ce troisième duc de Bragance, fort aimé de tout le pays, fut décapité le 22 juin 1483, par ordre de son beau-frère le roi Jean II, qui voulait abaisser la noblesse : *Histoire généalogique*, p. 616.

2. *Alph.*, en abrégé, dans le manuscrit. — C'est le premier duc de Bragance, par érection de l'année 1442, pendant la régence de son frère Pierre, duc de Coïmbre, et l'orageuse minorité de leur neveu Alphonse V. Il mourut en 1461 (*ibidem*, p. 614).

3. Jean Ier, né le 11 avril 1358, était lui-même un bâtard du roi Pierre le Justicier; il s'empara du trône, au préjudice de sa nièce, en 1383 ou 1385, et mourut le 14 août 1433. Voyez le long article qu'il a dans l'*Histoire généalogique*, p. 590-592.

4. *Jacq.*, en abrégé, dans le manuscrit.

5. Jacques, duc de Bragance, marquis de Villaviciosa, etc., désigné en 1498 par le roi Emmanuel pour lui succéder, s'il n'avait pas d'enfants, et mis à la tête de l'expédition d'Afrique en 1513 (*ibidem*, p. 617).

6. Ci-dessus, p. 109. — 7. Lisez : *en Galice*, province de Lugo.

8. *Fille héritière* surcharge *héritière d*[*e*], effacé du doigt, et il est probable qu'on doit suppléer, avant *avec*, les mots : « par son mariage ».

9. L'*Histoire généalogique* dit seulement (p. 630) : « Béatrix de Castro Osorio, comtesse de Lemos en Galice, mariée environ l'an 1500, fille et héritière de Roderic de Castro Osorio, comte de Lemos en Galice, bâtard de sa maison, et de Thérèse Osorio, des marquis d'Astorga. » C'est le *Moréri* qui donne tout au long la généalogie de cette maison; comparez la filiation dressée par le P. Ange (Arch. nat., M 496). Imhof (*Grands d'Espagne*, p. 195, et *Genealogiæ illustrium XX in Hispania familiarum*, p. 217-229) dit que Béatrix de Castro « épousa Pierre-Alvar Osorio, comte de Lemos, dont vint Alphonse de Castro Osorio, mort du vivant de son père, » et que « Roderic de Castro Osorio, qui suit, étoit fils naturel de cet Alphonse. » Il vaut mieux écrire : *Ossorio*.

10. *De Castro* est ajouté en interligne. — 11. *H.*, en abrégé.

Castille[1], avoit érigé Lemos en comté[2]. C'est de là que cette branche de Lemos a toujours ajouté le nom de Castro à celui de Portugal, comme celle d'Oropesa y ajouta toujours celui de Tolède. Par ce mariage, les enfants de Denis s'attachèrent plus à l'Espagne qu'au Portugal. Ferdinand[3], l'aîné, fut fait grand d'Espagne, et fut ambassadeur de Charles V et de Philippe II à Rome[4], et son fils, Pierre-Ferdinand, servit Philippe II[5] à la conquête de Portugal[6]. Les quatre générations suivantes ont eu les plus grands emplois d'Espagne et les premières vice-royautés[7]. La quatrième[8], qui est le père du comte de Lemos vivant à l'avènement de Philippe V, étoit gendre du duc de Gandie[9]

1. Henri IV, dit *l'Impuissant*, fils de Jean II, dernier roi de Castille, né en 1424, mourut le 11 décembre 1474, étant combattu depuis douze ans par une partie de ses sujets.

2. « Pierre Alvarez Osorio, seigneur de Cabrera et de Ribera, fut créé comte de Lemos en 1457, par le roi Henri IV. » (*Moréri.*)

3. L'initiale majuscule de *Ferdinand* surcharge un *D*, et ensuite celle d'*Espagne* surcharge un *C*.

4. Le manuscrit porte, en abrégé : *Ch. V* et *Ph. II.*

5. *Ph. II*, en abrégé.

6. L'*Histoire généalogique* dit seulement du père (p. 632) : « Ferdinand-Ruis de Portugal Castro, comte de Lemos, premier marquis de Sarria, grand d'Espagne, ambassadeur de l'empereur Charles V, puis du roi d'Espagne Philippe II, à Rome; » et du fils : « Pierre-Ferdinand de Portugal Castro Andrada, comte de Lemos, d'Andrada et de Villalva, marquis de Sarria, grand d'Espagne, servit Philippe II, roi d'Espagne, à la conquête de Portugal, en 1580. »

7. Dans ces générations figure un autre Pierre Fernandez, et non Ferdinand, comte de Lemos, mort sans postérité en 1622, célèbre comme protecteur des Lope de Vega, des Cervantès, des Saavedra, etc. Étant vice-roi de Naples après avoir rempli les fonctions de président du conseil des Indes et de capitaine général, il se fit une cour littéraire, mais fut enveloppé dans la disgrâce de son beau-père le duc de Lerme, en 1618.

8. « Pierre-Antoine-Ferdinand de Portugal Castro, comte de Castro, de Lemos, d'Andrada et de Villalva, marquis de Sarria, duc de Taurisano, vice-roi du Pérou, mourut en 1678. » (*Histoire généalogique*, p. 635.) C'est en septembre 1666 qu'il eut cette vice-royauté, omise dans le *Moréri*, et il fit son entrée à Lima le 21 novembre 1667.

9. Il épousa, disent Imhof, l'*Histoire généalogique* et le *Moréri*,

et vice-roi du Pérou. Son fils, qui a épousé la sœur du duc del Infantado, de la maison de Silva[1], n'en a point eu d'enfants[2]. Il vit encore, et n'a jamais eu d'emploi pour le premier de cette branche, en qui elle va finir[3]. C'est un bon homme, mais un très pauvre homme, qui est bien connu pour tel, et qui passe sa vie à fumer[4]. Sa femme et son beau-frère l'entraînèrent du côté de l'Archiduc pendant la guerre. Ils furent arrêtés comme ils y passoient,

« Anne de Borgia, veuve de Henri Pimentel de Guzman, marquis de Tavera, et fille de Charles Borgia, duc de Gandie, et d'Artémise Doria. » Mais ce mariage ne se trouve pas dans la filiation des ducs de Gandie donnée ailleurs par Imhof (*XX in Hispania familiæ*, p. 22 et 28), et notre *Histoire généalogique* (tome V, p. 525 et 526) dit elle-même que Charles Borgia n'eut qu'une fille, mariée au prince de Ligne.

1. Ci-après, p. 117. Sur cette maison, voyez Imhof, *Genealogiæ XX illustrium in Hispania familiarum*, p. 263-304.

2. Imhof, *Grands*, p. 196. « Ginez Fernandez de Portugal..., premier gentilhomme de la chambre du roi d'Espagne, vice-roi de Sardaigne, puis capitaine général des galères de Naples, ensuite capitaine d'une des compagnies des gardes du corps de S. M. C., et chevalier de la Toison d'or, vivoit en 1716, sans enfants de Catherine-Marie de Silva Mendoza, qu'il avoit épousée le 8 septembre 1687, et (*pour* fille) de Georges-Marie de Silva Mendoza, duc de Pastrane et de l'Infantando (*sic*), et de Marie de Haro Guzman. » (*Histoire généalogique*, p. 635-636.) Il eut la Toison en octobre 1692, le généralat des galères de Naples en janvier 1698, la vice-royauté de Sardaigne en avril 1702, et une compagnie des gardes du corps à cheval en novembre 1703, mais la perdit en 1705, fut arrêté en 1706, au moment où il allait rejoindre l'Archiduc, et n'obtint l'amnistie qu'en août 1707. Sa femme était née le 9 août 1669, selon Imhof.

3. Il avait perdu un premier frère devant Namur, en 1692 (*Gazette*, p. 397; *Dangeau*, tome IV, p. 107), et un autre, du nom de Salvador, en 1694, qui laissait trois filles et sa femme enceinte (*Gazette*, p. 461).

4. Comparez la suite des *Mémoires*, tomes XVII, p. 428, et XVIII, p. 94. Pendant deux ans qu'il administra la Sardaigne, la cour ne reçut aucune lettre de lui, et l'on fut obligé aussi de lui enlever sa compagnie des gardes, en 1705, parce qu'il ne voulait pas faire le service (*Dangeau*, tome X, p. 428; *Sourches*, tome X, p. 156; *Mémoires de Noailles*, p. 185). Le duc de Gramont le dépeignait en ces quelques mots, dans les portraits de l'année 1705 que nous avons souvent cités : « Lemos est une bête brute, tout à fait incapable de l'emploi qu'il exerce, et que la faveur de sa femme auprès de Mme des Ursins lui a fait obtenir. »

et prisonniers quelque temps[1]. Le duc del Infantado[2] a toujours été mal à la cour depuis[3]. Sa sœur, qui a de l'esprit et du manège, s'y sut raccommoder, et à la fin fut camarera-mayor de Mlle de Beaujolois lorsqu'elle fut[4] envoyée en Espagne pour épouser D. Carlos[5], et c'étoit une des dames d'Espagne des plus capables[6] de cet emploi, mais qu'on fut surpris qu'elle voulût bien accepter[7].

La troisième branche de la maison de Bragance ou de Portugal établie en Espagne est celle de Veragua[8]. Mais,

Veragua, cadette de

1. En 1706 et 1707 : *Journal de Dangeau*, tome XI, p. 185 et 223.

2. Jean-de-Dieu de Silva Mendoza Sandoval, VIe duc de Pastrana, VIIe prince de Melino et d'Evoli, VIIIe duc de Lerma et X[e] duc del Infantado, etc., né le 13 novembre 1672, mort à Madrid le 8 octobre 1728. Sa lettre de félicitation sur l'avènement de Philippe V est au Dépôt des affaires étrangères, vol. *Espagne* 86, fol. 317.

3. Voyez ce que Saint-Simon dira de lui plus tard : tomes IV de 1873, p. 94, et XVII, p. 427-430. Le duc de Gramont le dépeignait ainsi, en 1705 : « Un jeune homme qui ne se mêle de rien. L'on peut dire de lui qu'il n'est ni chair ni poisson, et je suis très persuadé qu'il n'a jamais mérité les bottes (?) qu'on lui a données. Il ne veut que la paix et le repos, et n'est pas capable d'autre chose. »

4. Ces deux mots, *elle fut*, et l'abréviation de *que* sont ajoutés en marge.

5. Philippe-Élisabeth, fille du Régent, née le 18 décembre 1714, ayant été accordée avec D. Carlos, infant d'Espagne (notre tome VII, p. 259), et les articles du contrat signés le 26 novembre 1722, à Versailles, elle fut conduite à Madrid le 16 février 1723; mais cette cour la renvoya lors de la rupture de 1725, et elle mourut non mariée, le 21 mai 1734, à Bagnolet, près Paris. Saint-Simon parlera d'elle, assez longuement, en 1707 : tome V de 1873, p. 185-186.

6. Le *p* surcharge *ba*, et, plus loin, *mais* est en interligne.

7. Il répétera cela presque dans les mêmes termes, en parlant de la grandesse des Lemos : tome XVIII, p. 95. Dans la rédaction primitive (*Écrits inédits*, tome V, p. 382), il avait dit : « Belle, d'esprit et de mérite, [elle] est morte camarera-mayor de la fille de M. le duc d'Orléans régent destinée à l'infant D. Carlos et traitée comme son épouse jusqu'à son renvoi en France, causé par celui de l'Infante en Espagne. » — Dans l'*Histoire généalogique*, le dernier degré est représenté, non par le mari de cette comtesse de Lemos, mais par son frère cadet, qui était mort dès 1694, laissant trois filles.

8. Ici, *Veraguas*, tandis qu'il a écrit : *Veragua*, en 1700 (tome VII, p. 251 et suivantes). L'un et l'autre se disaient.

Ferreira ou Cadaval.

pour l'expliquer, il faut remonter à celle de Cadaval ou de Ferreira, dont elle est sortie, laquelle est demeurée en Portugal[1]. Alvare, marquis de Ferreira[2], étoit fils puîné de Ferdinand Ier, duc de Bragance[3], lequel étoit fils d'Alphonse[4], bâtard du roi de Portugal Jean Ier. Ainsi ce premier marquis de Ferreira étoit frère puîné de Ferdinand II, duc de Bragance, duquel est sortie la branche de Lemos[5], et qui[6] étoit aussi quatrième aïeul du duc de Bragance que la révolution de Portugal remit sur le trône[7], bisaïeul du roi de Portugal d'aujourd'hui[8] : par où on voit l'extrême éloignement de sa parenté avec les ducs de Cadaval et de Veragua, et combien leur branche est cadette et éloignée de celle de Lemos, et encore plus de celle d'Oropesa. Alvare, premier marquis de Ferreira, eut deux fils : Roderic, marquis de Ferreira[9], duquel les ducs de

1. Il va se servir encore, comme il l'avait fait dans la digression des *Écrits inédits*, de l'*Histoire généalogique*, tome I, p. 637-642. Comparez un mémoire sur la noblesse de Portugal, rédigé en 1685, par le sieur Argoud : Arch. nat., KK 594, p. 887-892, et la correspondance du marquis de Reffuge avec l'abbé le Grand, sur la même noblesse, dans les notes du P. Léonard relatives au Portugal : *ibidem*, K 1333, portefeuille 23.

2. Cet Alvare, troisième fils du second duc de Bragance et de l'héritière de Cadaval, sortit de Portugal en 1483, ce qui fit confisquer ses biens; mais il devint grand trésorier de Castille, président du conseil royal et grand alcade de Séville, en récompense des services rendus par lui contre les Maures. Plus tard, le roi Emmanuel le rappela en Portugal et le fit chef de la justice. Son marquisat de Ferreira était une ville de la province d'Alemtejo, à l'ouest de Beja.

3. *Ferd.*, en abrégé, comme ensuite *Alph.* et *Ferd.* — Ce second duc de Bragance (*Histoire généalogique*, p. 615) fut gouverneur de Ceuta, connétable de Portugal, président du conseil de régence en 1471, et combattit les Maures et les Castillans.

4. Ci-dessus, p. 114. — 5. Ci-dessus, p. 113.

6. *Qui* surcharge *ce f[ut]*.

7. Ci-dessus, p. 108 et 109. — 8. Jean V : *ibidem*.

9. L'*Histoire généalogique* dit seulement (p. 638) qu'il défendit Tanger contre les Maures et fut enterré au monastère d'Evora; elle n'explique pas quand fut érigée pour lui en marquisat la ville de Ferreira, dont son père n'était que seigneur.

Cadaval sont sortis, et Georges, comte de Gelves[1], de qui les ducs de Veragua sont venus[2]. Georges, comte de Gelves, épousa la fille héritière du fils de[3] ce fameux Christophle Colomb[4] qui étoit duc de Veragua[5], marquis de la Jamaïque[6],

1. « George (*sic*) de Portugal,... alcaïde des châteaux de Séville,... fut créé comte de Gelves, en Castille, par l'empereur Charles-Quint, en considération de ses services. » (*Histoire généalogique*, p. 646.) Gelves est un bourg très proche de Séville, sur le Guadalquivir. Voyez Salazar, *Historia de la casa de Lara*, tome I, p. 687.

2. L'*Histoire généalogique*, dont va se servir encore notre auteur, s'est servie elle-même d'Imhof, *Grands d'Espagne*, p. 103-105, également copié par l'abbé de Vayrac dans son *État présent de l'Espagne*, tome III, p. 245-248, et par le *Moréri*. Saint-Simon reviendra sur cette filiation des Veragua au tome XVIII, p. 47-48, et fera quelques erreurs, que M. Harrisse a relevées dans son dernier livre : *Christophe Colomb et ses descendants*, p. 332-335.

3. *De* corrige *du*.

4. C'est en secondes noces qu'il épousa « Isabel Colomb, troisième fille de Jacques ou Diego Colomb, premier duc de Veraguas, amiral et vice-roi des Indes, et de Marie de Tolède. » (*Histoire généalogique*, p. 646.) Christophe Colomb (ici, notre auteur écrit : *Christophle Colomb*, tandis qu'il avait orthographié le nom : *Colon*, à l'espagnole, en parlant du duc de Veragua en 1700) naquit en Italie entre 1446 et 1451, découvrit en 1492, pour le compte d'Isabelle la Catholique, les premières îles connues de l'Amérique, fut anobli et créé amiral héréditaire des Indes le 17 avril 1492, fit plusieurs autres voyages de découverte, soit dans les archipels du Nouveau Monde, soit sur le continent même, et mourut le 21 mai 1506, à Valladolid. Son fils Diego (tome XVIII, p. 47), d'abord page à la cour et lieutenant des gardes, amiral et vice-roi des Indes en 1520, mourut le 23 février 1526 : *Christophe Colomb et ses descendants*, par M. Harrisse, tome II, p. 227-245. L'héritière, Isabelle, née à Saint-Domingue vers 1513, épousa, le 3 mai 1531, Georges de Portugal, qui avait été créé comte de Gelves le 20 juin 1529 (*ibidem*, p. 321 et suivantes).

5. C'est le nom d'une province de l'Amérique centrale, limitrophe de Panama, que Colomb découvrit dans son quatrième voyage. Son petit fils, et non son fils, en fut fait duc, contre renonciation à ses droits sur la vice-royauté des Indes, en 1536.

6. L'île de la Jamaïque, une des Antilles, au sud de Cuba, ayant été découverte en 1494, dans le second voyage, était devenue colonie espagnole en 1509. Philippe II, en 1556, reprit au petit-fils de Colomb l'État de Veragua et lui donna en échange la terre de la Vega, dans la Jamaïque, et Louis Colomb, comme ses descendants, portèrent depuis

que les Anglois ont usurpée[1], et amiral héréditaire et vice-roi des Indes après son célèbre père. De ce mariage un fils[2], qui en laissa deux et qui mourut de bonne heure, et sa branche ne dura pas[3]. Le second, Nuño de Portugal-Colomb[4], dont cette branche ajouta toujours le nom au sien, disputa les droits de son aïeule, héritière des Colomb, et gagna son procès. Il devint ainsi duc de Veragua, grand d'Espagne et amiral héréditaire des Indes[5]. Son fils[6] n'eut point d'emplois; mais son petit-fils mourut gouverneur de la Nouvelle-Espagne, ayant la Toison d'or[7]. Lui et le comte de Lemos d'alors avoient été des[8] seigneurs témoins à l'acte fait à Fontarabie par l'infante Marie-Thérèse[9] allant épouser le Roi[10]. Celui-ci mourut en 1674. Pierre-

lors le double titre de ducs de Veragua et de la Vega avec celui de marquis de la Jamaïque. (Imhof, *Grands d'Espagne*, p. 103.)

1. C'est en 1655, pendant le Protectorat, que l'amiral Penn l'enleva aux Espagnols. Voyez le tome XVIII, p. 48.

2. *Un* est en interligne, au-dessus de *deux*, biffé, et, après *fils*, l'auteur a encore biffé : « et l'aisné n'en eut qu'un, qui ne laissa qu'une fille. »

3. L'*Histoire généalogique* ne fait que mentionner le fils, nommé Alvare, et les deux petits-fils, dont le premier, Georges-Albert, eut une fille, qui porta le comté de Gelves aux Castro-Lemos.

4. Il a écrit : *Nugno*, au lieu d'employer la tilde espagnole. Selon M. Harrisse, Nuño de Portugal y Cordova, né vers 1568, chevalier de l'ordre d'Alcantara, épousa une Portocarrero en avril 1593, et mourut à Madrid, le 9 mars 1622.

5. Tout cela est une transcription presque textuelle de l'*Histoire généalogique*, p. 650, ou plutôt d'Imhof.

6. *Ibidem*, p. 651. Alvare-Hyacinthe, né en 1598, fut gentilhomme de la chambre et capitaine général, et mourut à Lisbonne, le 26 avril 1636, ayant épousé sa cousine Catherine de Castro y Portugal.

7. « Pierre-Nuño de Portugal-Colomb, duc de Veraguas, chevalier de la Toison d'or, fut envoyé vice-roi en la Nouvelle-Espagne, où il mourut peu après son arrivée, l'an 1674. » (*Ibidem*, p. 651.) Né à Madrid le 13 décembre 1618, fait mestre de camp général aux Pays-Bas en décembre 1664, général de l'armée navale en juillet 1665, vice-roi du Mexique le 19 juin 1672, il y mourut le 13 décembre 1672, ayant eu la Toison en 1670.

8. *Des* surcharge *un*. — 9. *M. Th.*, en abrégé.

10. « Il avoit été un des seigneurs témoins à l'acte fait à Fontarabie,

Emmanuel[1]-Nuño, duc de Veragua, son fils[2], fut vice-roi de Galice, de Valence et de Sicile, général des galères d'Espagne, chevalier de la Toison d'or, enfin conseiller d'État et président du conseil d'Italie[3]. C'est le père de celui qui existoit lors de l'avènement de Philippe V[4]. Cette branche est encore finie dans le fils de ce dernier[5], dont sa sœur,

en juin 1660, par l'infante Marie-Thérèse d'Autriche, future reine de France. » (*Histoire généalogique.*) Voyez ci-après, p. 210 et 211. L'acte a été publié par Mignet dans le tome I des *Négociations relatives à la succession d'Espagne*, p. 58-64, comme dans le *Corps diplomatique*, tome VI, 2e partie, p. 291; mais on n'y voit point de Lemos. Les seuls signataires sont, par ordre de préséance : Louis de Haro, le duc de Medina-las-Torrès, le marquis de Heliche, le comte de Monterey, le duc de Terra-Nova, le marquis d'Aytona, le comte de Medellin, le duc de Veragua, le marquis de Mondejar, le patriarche des Indes et le comte de Fuensaldaña.

1. *Em.*, en abrégé.

2. Tome VII, p. 251 et note 1, et page 259. Ce septième duc de Veragua naquit le 25 décembre 1651.

3. Président du conseil des ordres (15 janvier 1703), et non du conseil d'Italie. Gouverneur et capitaine général de Galice, ensuite vice-roi de Valence (1679), il avait été révoqué et exilé pour violation des privilèges de l'Église (*Gazette*, 1681, p. 53 et 161), puis avait eu la vice-royauté de Sicile de 1695 à 1701. Il fut fait aussi membre du conseil dit *du cabinet* en juin 1709; mais il mourut l'année suivante, 9 septembre 1710, et non en 1703, comme Saint-Simon l'a dit ailleurs (*Écrits inédits*, tome V, p. 386). Il fut le protecteur du grand poète Calderon. Voyez ci-après, p. 543, le *Portrait de la cour d'Espagne en 1701*.

4. Le père lui-même existait aussi lors de l'avènement.

5. Le fils, celui que Saint-Simon connut en 1721, était né le 17 octobre 1676, et s'appelait Pierre-Nuño III, marquis de la Jamaïque. C'est sous ce titre qu'il vint en mars 1701 à la cour de Versailles, pour affirmer le dévouement de la Sicile, dont son père était vice-roi (*Dangeau*, tome VIII, p. 51; *Mercure*, mars 1701, p. 156-158). Il fera la campagne de 1704 comme aide de camp de Philippe V, reviendra remplir une mission de compliment en juillet 1705, sera nommé vice-roi de la Sardaigne, où les Impériaux le feront prisonnier de guerre en 1708, aura la vice-royauté de Navarre en février 1712, le ministère de la marine et du commerce en février 1715, une place au conseil de guerre en 1726, une charge de gentilhomme de la chambre, une commanderie de Saint-Jacques, etc. Il mourut à Madrid, le 4 juillet 1733, âgé de cinquante-six ans, ayant perdu, le 28 mai 1712, sa femme, fille du duc de Sessa,

la duchesse de Liria[1], a recueilli toute la riche succession. J'aurai lieu ailleurs[2] de parler d'elle et de son frère[3], dernier duc de Veragua de la branche de Portugal[4], cadette de celle de Cadaval, dont je dirai un mot par curiosité à cause des alliances lorraines qu'elle a nouvellement prises en France.

Cadaval restée en Portugal.

On a vu[5] que Georges, comte de Gelves, de qui descendent les ducs de Veragua, étoit frère puîné de Roderic, marquis de Ferreira, d'où sont sortis les ducs de Cadaval,

âgée de vingt-trois ans, mère d'un fils et d'une fille qui moururent en bas âge, et, en juillet 1714, sa propre mère (*Gazette*, p. 375), fille du comte d'Ayala.

1. Catherine-Ventura de Portugal y Ayala, née le 14 juillet 1690, épousa : 1° le 15 août 1709, François de Tolède, comte de Villa-Harta ; 2° le 31 décembre 1716, Jacques Fitz-James, comte Tynemouth, puis duc de Leiria ou Liria et de Xerica, en Espagne, enfin duc de Berwick à partir de 1734, seul fils issu du premier mariage de notre maréchal. Elle fut faite dame du palais de la princesse des Asturies en octobre 1721, et mourut en 1740, deux ans après son mari.

2. Tomes III de 1873, p. 109 et 135, XVII, p. 313-314, et XVIII, p. 23, 46-48, 109, 129, 325, etc.

3. Il se vantera d'avoir tiré de ce duc de Veragua de « bonnes instructions sur les grandesses, les maisons et les personnages d'Espagne, » mais fera un singulier crayon de sa personne malpropre, de ses galanteries, et répétera plusieurs fois, à tort, qu'il ne s'était pas marié.

4. Dans la digression des *Écrits inédits*, il avait fini ainsi cet article, en y joignant un tableau synoptique de la maison royale de Portugal et des quatre branches de Bragance : « Le duc de Veragua n'a ni femme, ni enfants, ni dessein, à ce qui paroît, d'en avoir (voyez la note précédente et p. 121, note 5), de sorte que voilà Oropesa, Lemos, Cadaval et Veragua, les quatre branches sorties de Bragance seules existantes, éteintes, si le dernier comte d'Oropesa, mort si jeune et si nouveau marié, n'a point laissé d'enfant mâle, et les trois autres prêtes à s'éteindre. Le duc Pierre de Veragua d'aujourd'hui a eu, quoique très jeune alors, de grands emplois sous Philippe V, l'administration des finances et du conseil des Indes, et conseiller d'État. Le cardinal Alberoni le fit arrêter fort injustement. Il revint à la disgrâce de ce premier ministre, et il est gentilhomme de la chambre et chef du conseil de guerre.... » Le titre ducal est passé, depuis la fin du siècle dernier, des Berwick-Gelves-Portugal aux Ortegon-Larreategui.

5. Ci-dessus, p. 119.

tous deux fils d'Alvare, fils et frère puîné de Ferdinand Ier et de Ferdinand II[1], ducs de Bragance. Alvare épousa Philippe, fille héritière de Roderic de Mello, comte d'Olivença[2] : ce qui a fait ajouter le nom de Mello[3] à celui de Portugal à toute cette branche jusqu'à aujourd'hui. Roderic, chef de cette branche, François et[4] Nuño-Alvarez, fils et petit-fils de Roderic, portèrent le nom de marquis de Ferreira, et tous demeurèrent en Portugal[5]. François[6], fils de Nuño-Alvarez, aidé de Roderic son frère, administrateur de l'évêché d'Evora[7], et de sa charge de général de la cavalerie de Portugal, eut une part principale à la révolution de Portugal qui remit le duc de Bragance sur le trône[8]. Il commandoit la cavalerie pour ce prince à la bataille de Badajoz que les Espagnols perdirent en 1644[9], après avoir été ambassadeur en France en 1641, et mourut en 1645 à Lisbonne. Ses frères[10], qui n'eurent point d'enfants, eurent de grands emplois en Espagne et en Portugal. Le roi de Portugal étant mort en 1656[11], après quinze

1. Toujours *Ferd.*, en abrégé. — 2. *Histoire généalogique*, p. 637.

3. Bourg de la province de Beïra, à vingt-six kilomètres N. O. de Guarda.

4. *Fr.* est en abrégé, et la conjonction *et* a été ajoutée en interligne.

5. L'*Histoire généalogique* ne dit rien d'eux, si ce n'est que le dernier mourut en Afrique. Voyez une généalogie plus complète dressée par le P. Ange, Arch. nat., K 1333, n° 8, p. 313 et suivantes.

6. François II, chevalier de Saint-Jacques, grand veneur, etc.; mort en mars 1645 : *Histoire généalogique*, p. 640; *Gazette* de 1645, p. 383, et de 1727, p. 127.

7. Ce Roderic ne fut nommé administrateur d'Evora qu'en 1642, après la révolution, et mourut sans avoir eu ses bulles. Evora, dans la province d'Alemtejo, à l'est de Lisbonne, était, depuis 1540, le siège d'un archevêché, et non d'un évêché.

8. C'est à Evora que les deux frères firent proclamer roi Jean IV de Bragance, le 2 décembre 1640, en même temps que les Espagnols étaient expulsés de Lisbonne, et ce prince fit le marquis de Ferreira grand maître d'hôtel de la reine.

9. Victoire remportée par Jean IV le 26 mai 1644.

10. Il n'eut que Roderic comme frère, mais deux sœurs.

11. Le 6 novembre 1656, à cinquante-deux ans et demi.

ans depuis que la révolution l'avoit porté sur le trône, Louise de Guzman, sa femme, fille et sœur des ducs de Medina-Sidonia, dont l'esprit et le grand courage l'avoient porté[1] dans cette élévation, fut régente de ses fils en bas âge et du royaume[2]. Nuño-Alvarez, marquis de Ferreira, fils de François dont je viens de parler, fut dans le premier crédit auprès d'elle. Il avoit eu la charge de son père de général de la cavalerie, et il fut fait duc de Cadaval, n'y ayant plus aucun autre duc dans le royaume, et n'y [en] ayant point eu depuis. A ce titre furent attachés de grands honneurs et la charge héréditaire de grand maître de la maison du roi[3]. Mais, en 1662[4], le roi Alphonse[5], gouverné par[6] Louis Vasconcellos Sousa, comte de Castelmelhor[7],

1. *Porté* est en interligne, au-dessus de *mis*, biffé.

2. C'est le 10 décembre 1632 que Jean de Bragance épousa Louise-Marie-Françoise, fille d'Emmanuel Perez de Guzman, VIIIe duc de Medina-Sidonia (1579-1636), et sœur du duc Gaspard. Elle le décida à se rendre aux instances de la noblesse portugaise; devenue régente en 1656, elle continua à diriger les affaires à cause de la faiblesse d'esprit de son fils, jusqu'au 23 juin 1662, se retira alors dans un couvent, et mourut le 28 février 1666, dans sa cinquante-sixième année. Gaspard, IXe duc, ayant aussi conçu un projet de se faire roi dans son gouvernement d'Andalousie, n'obtint sa grâce de Philippe IV qu'en dénonçant les menées de son beau-frère Jean, et en lui adressant une ridicule provocation en duel. Après la chute de son oncle le duc d'Olivarès, il tomba dans l'obscurité, et mourut en 1664.

3. *Histoire généalogique*, p. 640-641; *Gazette* de 1679, p. 538; *Écrits inédits de Saint-Simon*, tome V, p. 383-384. — Cadaval est une petite ville de l'Estramadure, au N. E. de Lisbonne: Barbosa, *Portugal antico e moderno*, tome II, p. 30-31. Une partie des papiers du duc sont actuellement conservés à la Bibliothèque nationale, dans le fonds portugais.

4. *1622* corrigé en *1662*. — Voyez l'*Histoire généalogique*, p. 622.

5. Alphonse VI, dont la fin a été racontée en 1699: tome VI, p. 240.

6. *Par* est répété à la fin d'une ligne et à la suivante.

7. Ce personnage était fils d'un gouverneur du Brésil qui, en 1640, avait abandonné Philippe IV pour passer aux Bragance. Ayant éloigné la reine, il exerça un pouvoir absolu pendant cinq ans, mais gouverna bien et affermit l'indépendance du Portugal. Quand le roi lui manqua en 1667, il dut chercher un refuge en Piémont, d'où il paraît avoir pris une part active aux machinations des conspirateurs et empoison-

se retira à Alcantara[1] au mois d'avril, d'où il manda à la reine sa mère qu'il vouloit gouverner par lui-même, et relégua en même temps le duc de Cadaval. La reine se retira dans un couvent[2] près de Lisbonne, et y mourut en février 1666. En juin suivant[3], ce roi épousa la sœur de la mère du premier roi de Sardaigne[4], fille du duc de Nemours et d'une fille de César, duc de Vendôme, qui, lasse de ses folies et de la cruauté qu'il faisoit paroître, forma un parti, l'accusa de foiblesse d'esprit et d'impuissance, se fit juridiquement démarier[5], 24 mars 1668, l'y fit consentir et abdiquer, et, la[6] même année, le 2 avril, c'est-à-dire dix jours après la cassation de son mariage,

neurs de Paris, en 1675 et 1676 : voyez les *Archives de la Bastille*, tomes IV, p. 107, 124-126, 130-132, 155, 163, V, p. 155-156, et VII, p. 130. Cependant, vers le même temps, Louis XIV s'employa auprès de la reine de Portugal, qui l'avait fait exiler, pour qu'on le laissât résider librement dans ce pays (ses *Œuvres*, tomes V, p. 546 et 555, et VI, p. 379-382) : c'était le payement des services rendus en 1665 dans l'affaire du mariage de Portugal. Établi à la cour d'Angleterre à partir de 1677, il assista Charles II à son lit de mort, et partit comblé de présents pour rentrer à Lisbonne, après la mort de la reine (*Gazette* de 1685, p. 586, et de 1686, p. 413). Là, il reprit peu à peu son crédit, si bien qu'en 1713, quoique aveugle et fort âgé, il était encore, comme le duc de Cadaval, le soutien des intérêts français. Voyez la *Relation des troubles arrivés dans la cour de Portugal l'an 1667 et 1668*, et le *Recueil des instructions aux ambassadeurs en Portugal*, publié en 1886, p. 98, 100, 110, 114, 208 et 252. Il mourut à Lisbonne, le 15 août 1721, dans sa quatre-vingt-sixième année. Son fils aîné avait épousé une Soubise en 1694.

1. Alcantara était une modeste maison de plaisance, toute voisine de Lisbonne, avec un port et un parc où la cour allait chasser.

2. Ici, *couvent*, et non plus *convent*. Auparavant, *se retira* est en interligne, au-dessus des deux mêmes mots, qui en surchargeaient d'autres effacés du doigt, mais dont les dernières lettres apparaissent sous *dans*. — L'*Histoire généalogique* dit (p. 621) que ce couvent venait d'être fondé par la reine à Xabregas, près de Lisbonne.

3. Ce qui suit est déjà dans notre tome VI, p. 240 et 241.

4. Victor-Amédée II.

5. *Démarier*, « séparer ceux qui étaient mariés, casser, annuler leur mariage. » (*Académie* et *Furetière*.)

6. *Le*, dans le manuscrit.

elle épousa dans le palais de Lisbonne Pierre, frère du roi son mari, elle conservant le nom de reine, et lui se contenta de celui de régent. L'année suivante, le précédent roi D. Alphonse fut envoyé aux îles Terceires, avec deux cent soixante-dix mille[1] livres de rente, où [il] passa presque toute sa vie, sur la fin de laquelle il fut ramené au château de Cintra, à sept lieues de Lisbonne, où il mourut en septembre 1683[2]; et alors D. Pierre prit le nom de roi. La reine sa femme ne survécut son premier mari que jusqu'au 27 décembre de la même année, n'ayant que trente-huit ans. Dès qu'elle fut la maîtresse, dès avant son démariage[3], elle rappela le duc de Cadaval, qui fut premier plénipotentiaire pour la paix avec l'Espagne, en 1667 et 1668[4], et, ayant pratiqué avec la duchesse de Savoie, sa sœur, le mariage de sa fille unique[5] avec le duc de Savoie son fils, depuis premier roi de Sardaigne, pour être roi de Portugal après D. Pierre[6], ce fut

1. Il a écrit : *270 mil*, chiffre donné par l'*Histoire généalogique*.

2. *Gazette* de 1683, p. 593 et 618-619.

3. On trouve *démariage* dans les *Lettres de J. Chapelain*, tome I, p. 644, mais non dans les dictionnaires qui donnent *démarier*.

4. « Dès que le roi Alfonse eut pris les rênes du gouvernement, il le relégua fort loin de sa cour, le connoissant trop attaché à sa mère ; la reine Marie-Élisabeth de Savoie-Nemours le fit rappeler et rétablir dans le ministère, et il fut nommé premier plénipotentiaire pour traiter la paix avec l'Espagne en 1667 et 1668. » (*Histoire généalogique*, p. 641.) Il signa le traité de paix du 13 février 1668 : *Corps diplomatique*, tome VII, 1re partie, p. 70.

5. Élisabeth ou Isabelle, infante de Portugal : tome VI, p. 241 et note 7. Le P. d'Orléans, de la Compagnie de Jésus, fit imprimer, en 1696, une *Vie de Marie de Savoie, reine de Portugal, et de l'infante Isabelle, sa fille*. Une autre Vie de la première a été publiée en 1865.

6. Les péripéties de cette négociation matrimoniale, qui fit tant de bruit de 1678 à 1682, et sur laquelle Louis XIV comptait pour obtenir la Savoie, peut-être même le Piémont, lorsque Victor-Amédéeériterait de la couronne de Portugal, se trouvent dans la *Gazette* et sont résumées dans l'*Histoire de Louvois*, par M. Camille Rousset, tome III, p. 95-98, 117-120, 123, 132, 133, 137, 144, 151-153 et 166, dans les *Mémoires de Pomponne sur l'état de l'Europe*, p. 84-91, et dans un volume supplé-

le duc de Cadaval qui l'alla chercher à Nice[1], avec la flotte qu'il commandoit, pour l'amener en Portugal, où ce prince ne voulut jamais se laisser conduire, ni achever ce mariage. C'étoit en 1680[2]. M. de Cadaval se retira de la cour bientôt après la mort de la reine[3], et céda son titre et ses emplois à son fils aîné, qui mourut jeune en 1700, sans enfants d'une bâtarde du roi D. Pierre[4]. Son

mentaire du *Mercure* de juillet 1681. Voyez aussi une lettre de M. Girardin, secrétaire d'État de Savoie, à l'abbé de la Roque (Arch. nat., K 1333, n° 12), et le *Recueil des instructions données aux ambassadeurs en Portugal*, p. 136-137. Tout était arrangé avec M. de Cadaval dès 1677.

1. Ces deux derniers mots sont ajoutés en marge à la fin de la ligne.

2. *Histoire généalogique*, p. 623 et 641. Cela ne se passait pas en 1680, mais un an après la signature du contrat et la célébration des fiançailles, qui eurent lieu en 1681. Les *Mémoires de Sourches* disent, en juin 1682 (tome I, p. 117) : « Le Roi avoit offert à la reine de Portugal des vaisseaux pour mener le duc de Savoie à Lisbonne; mais cette princesse n'accepta pas l'offre du Roi, les Portugais étant trop glorieux pour épargner la dépense en une semblable occasion. Elle fit donc construire ces huit vaisseaux tout exprès, lesquels étoient d'une magnificence extraordinaire, et dont le plus grand étoit de quatre-vingts pièces de canon, et les sept autres de soixante. Cette escadre étoit commandée en chef par le duc de Cadaval, qui étoit le plus grand seigneur d'entre les Portugais, et il étoit accompagné de tous les principaux seigneurs du royaume. » Le duc et sa suite arrivèrent à Turin en juin, mais trouvèrent M. de Savoie ou malade ou décidé à ne pas partir, et la flotte portugaise, comblée de cadeaux, s'en retourna à Lisbonne au mois d'octobre (*ibidem*, p. 123 et 145-146; *Gazette* de 1681, p. 257, 305, 379, 391 et 497, et de 1682, p. 351, 367, 375, 379, 400, 423, 547, 550, 611, 614, 661, 686, 699, 745 et 778). Le bruit fut que M. de Cadaval lui-même avait aidé à cette rupture, qui devint définitive en 1683 (*Gazette*, p. 7, 78 et 102; *Instructions*, p. 156 et 183-184).

3. Elle mourut le 27 décembre 1683; mais M. de Cadaval resta, jusqu'à la mort du roi, sinon premier ministre, du moins favori de ce prince, et il ne tint pas à lui que le Portugal ne demeurât fidèle à ses premiers engagements avec Louis XIV et Philippe V : *Journal de Dangeau*, tomes IX, p. 176, 235 et 278, et XI, p. 276. Il est même encore question de lui, comme ayant conservé son crédit auprès du nouveau roi Jean V, dans l'instruction donnée à l'abbé de Mornay en octobre 1713.

4. Louis-Ambroise de Portugal Pereira, marquis de Ferreira, né en mai 1677, du troisième mariage dont il va être parlé, épousa en mai 1695 Louise, fille légitimée du roi Pierre, et mourut à Lisbonne, le 13 novem-

frère[1] lui succéda. Le[2] père, qui survécut son aîné[3], avoit été marié trois fois : la première sans enfants[4], la seconde à une Lorraine fille et sœur des princes d'Harcourt[5], la troisième à une fille de Monsieur le Grand[6]. De

bre 1700 (*Histoire généalogique*, p. 641 ; *Gazette*, 1727, p. 127). C'est en mars 1684 (*Gazette*, p. 185) que son père avait obtenu pour lui le titre de duc, et pour soi-même une commanderie fort riche, avec une charge d'alcaïde-mor. Il fut généralissime de Portugal.

1. Ci-après, p. 129. — 2. *Le* surcharge *la*.

3. L'*Histoire généalogique* dit qu'il « mourut au mois d'avril 1712, ayant cédé longtemps auparavant les honneurs de son rang à son fils aîné, et, après la mort de celui-ci, à son second fils. » Mais il ne mourut que le 29 janvier 1727, à quatre-vingt-neuf ans, et eut alors des obsèques quasi royales, racontées dans la *Gazette*, p. 114 et 125-127.

4. La première femme était une Portugal-Faro, comtesse d'Odemira, veuve du comte de la Feira, et très française de cœur.

5. C'est le 7 février 1671 qu'il épousa par procuration, à Paris, M. de Lionne étant son procureur et le coadjuteur de Retz faisant la célébration comme cousin, Marie-Angélique-Henriette de Lorraine, fille de François, comte d'Harcourt (*Gazette* de 1671, p. 153, 821, 822, 825 et 897; *Lettres de Mme de Sévigné*, tome II, p. 37-38 et 54-56, et *Lettres inédites* publiées par M. Capmas, tome I, p. 245, note 9), et c'est dans le contrat que les Lorrains eurent l'habileté de faire passer pour la première fois le « très haut et puissant prince » et le « Monseigneur » : voyez notre tome III, appendice III, p. 385. La jeune duchesse, dont l'abbé Arnauld fait l'éloge dans ses *Mémoires*, p. 555, mourut en couche, à Lisbonne, le 9 juin 1674 (*Gazette*, p. 715), et son fils unique en 1678 (*Gazette*, p. 635). Son père, François de Lorraine, comte d'Harcourt, de Rochefort, etc., né en 1623, troisième fils de Charles II, duc d'Elbeuf, et de la bâtarde d'Henri IV, mourut le 27 juin 1694.— Alphonse-Henri-Charles, d'abord comte de Montlaur, puis comte ou prince d'Harcourt, fils aîné de François, un vrai bandit selon notre auteur, naquit le 14 août 1648, n'eut d'autres fonctions que de conduire la reine d'Espagne à Madrid, en 1679, servit cependant comme aide de camp du Dauphin en 1684, prit part ensuite, comme lieutenant général, à l'expédition des Vénitiens en Morée, eut une charge de capitaine des gardes à la cour de Lorraine de 1702 à 1703, fut fait bailli et gouverneur de Clermont en 1707, et mourut à Montjeu, en janvier 1719. Nous connaissons déjà sa femme, fille de Brancas *le Distrait*.

6. Marguerite de Lorraine, fille aînée de M. et Mme d'Armagnac, sœur du comte de Brionne, des princes Camille et Charles, de la duchesse de Valentinois et de Mlle d'Armagnac, née le 17 octobre 1662,

la seconde il n'eut qu'une fille[1], et de la troisième ses autres enfants[2]. Nuño-Alvarez, duc de Cadaval par la mort de son aîné, né en décembre 1679[3], a joint à ses autres emplois héréditaires ceux de conseiller d'État, de major-dome-major de la reine, de président du *desembargo*[4] du palais, et de mestre de camp du palais et de l'Estremadoure[5]. Il épousa la veuve de son frère[6], et, l'ayant per-

mariée par procureur le 25 juillet 1675, à Versailles, devenue veuve le 29 janvier 1727, et morte à Lisbonne le 16 décembre 1730. Mme de Sévigné (tome III, p. 531) la dit jolie et belle, et nous avons son portrait gravé chez Bonnart en 1694. Ce mariage eut l'avantage d'attacher définitivement M. de Cadaval aux intérêts de la France, mais à condition encore qu'il fût tenu et surveillé de près : *Recueil des instructions aux ambassadeurs en Portugal*, p. 133, 143, 183, 184, 199, 208, 229, 252, etc.

1. Isabelle-Henriette, mariée au marquis de Fontès, et morte le 27 novembre 1699, dans sa vingt-sixième année.

2. Il n'eut pas moins de dix enfants de ce troisième lit.

3. Le 7 décembre, selon la *Gazette*. Il prit possession du titre ducal en juillet 1701. Le *Moréri* l'appelle Jacques-Alvarez, et la *Gazette*, James.

4. Le *desembargador*, que le dictionnaire de l'Académie espagnole interprète par : « Magistrato supremo y general del consejo del rey en el reyno de Portugal, » et que notre *Gazette*, en 1704 (p. 198), comparait aux maîtres des requêtes de France, avait évidemment pour mission, soit dans le palais royal (*Paço*), soit dans certaines provinces, colonies et ports, à la maison de ville de Lisbonne, à Porto, à la maison de Supplication, aux Algarves, etc., de veiller sur l'introduction des marchandises et denrées étrangères et sur la perception des droits dus au roi (*Gazette*, 1683, p. 78; 1685, p. 385; 1725, p. 208, 354 et 621; 1727, p. 532; 1736, p. 184; 1738, p. 17, 53, 201 et 500; 1740, p. 177 et 311, etc.). On voit, en 1724 (*Gazette*, p. 64), le duc de Cadaval, comme président du *desembargo*, faire dresser par la police des faubourgs de Lisbonne un état des facultés de chaque habitant, pour constater si la dépense de certains n'excédait pas leurs revenus ou gains licites. Le *desembargo do Paço*, composé de cinq membres, était considéré comme le premier tribunal du royaume (*Gazette*, 1679, p. 368, et 1686, p. 186).

5. *Histoire généalogique*, p. 642. — Il s'agit là de l'Estramadure portugaise, dont le chef-lieu est Lisbonne, et les villes principales Santarem, Cintra, Leiria, Thomar, etc.

6. Cette bâtarde (ci-dessus, p. 127) avait été légitimée le 25 mai 1691 et titrée princesse de Carnide. Elle se remaria le 16 septembre 1702, avec des dispenses que la France lui fit obtenir *gratis* à Rome.

due, s'est remarié en 1738[1] à une fille du prince de Lambesc, c'est-à-dire[2] du fils du frère de sa mère[3]. Il y a en Portugal plusieurs branches masculinement et légitimement sorties[4] des ducs de Bragance qui n'ont aucune distinction particulière[5].

Achevons tout d'un temps[6] les branches de Portugal établies en Espagne.

Alencastro* ducs d'Aveiro. Jean II, roi de Portugal[7], étoit arrière-petit-fils du roi Jean Ier, qui, comme on l'a vu[8], étoit bâtard du roi Pierre Ier[9], qui ne laissa point d'enfants mâles ni légitimes[10], et ce

1. C'est le 11 janvier 1739 (*Luynes*, tome II, p. 317), un an seulement avant la rédaction de cette partie des *Mémoires*, que le prince de Lambesc demanda l'agrément du roi Louis XV pour faire une troisième alliance de sa maison avec celle de Cadaval. Sa fille, Henriette-Julie-Gabrielle, dite Mlle de Brionne, née le 3 octobre 1722, fut mariée par procureur le 3 mai, et arriva le 7 août en Portugal, où elle fut reçue avec magnificence. Suivant l'usage de Portugal comme d'Espagne, les filles issues de ces alliances relevèrent le nom de Lorraine, et le placèrent même avant le nom portugais de leur père.

2. Le *c* initial surcharge une *f* effacée du doigt.

3. Le prince de Lambesc était Louis de Lorraine, fils unique du comte de Brionne et petit-fils de Monsieur le Grand, par conséquent neveu de Marguerite d'Armagnac, duchesse de Cadaval (p. 128, note 6). Né le 13 février 1692, il débuta comme mousquetaire, fut nommé mestre de camp de cavalerie en 1708, grand sénéchal héréditaire de Bourgogne, gouverneur en survivance du duché d'Anjou, sur la démission de son père, en 1712, brigadier en 1719, quitta le service en 1730, et mourut à Paris le 9 septembre 1743. Sa femme était une fille du duc de Duras.

4. *Sortis* corrigé en *sorties*.

5. La filiation des branches secondaires est établie dans l'*Histoire généalogique*, y compris même celles dont l'origine était illégitime, comme les Alencastro dont notre auteur va parler, tandis que ces derniers ont été mis à part dans le *Moréri*, au nom ABRANTÈS.

6. Même locution que ci-dessus, p. 110.

7. Né le 3 mai 1455, devenu roi le 28 août 1481, mort le 25 octobre 1495.

8. Ci-dessus, p. 114.

9. Pierre Ier, dit *le Justicier*, issu de la maison de Bourgogne et né en 1321, succéda au roi Alphonse IV en 1357, et mourut le 18 janvier 1367.

10. Pierre Ier laissa un fils légitime, nommé Ferdinand et né le 4 dé-

* Il avait commencé à écrire : *Abrantès en*, mais a biffé ces deux mots.

bâtard fut élu roi par les états généraux de Portugal assemblés à Coïmbre[1]. Jean II étoit donc petit-fils du roi Édouard[2], duquel Alphonse, tige de la maison de Bragance, étoit bâtard[3] : tellement que ce roi Jean II étoit cousin issu de germain par bâtardise de Ferdinand II, duc de Bragance, frère de don Alvare, duquel sont sorties les branches de Cadaval et de Veragua, et père de Denis, comte de Lemos, son puîné, de qui la branche de Lemos est sortie[4] ; et ce même Ferdinand II, duc de Bragance, étoit bisaïeul de Jean Ier, duc de Bragance, duquel, par Édouard, son puîné, la branche d'Oropesa est venue ; lequel Jean Ier, duc de Bragance, fut grand-père d'autre Jean, duc de Bragance, que la révolution de Portugal mit sur le trône à la fin de 1640[5].

Ce Jean II, roi de Portugal, ne laissa qu'un bâtard, nommé Georges[6]. La couronne passa à Emmanuel[7], frère du cardinal Henri[8], qui succéda au roi D. Sébastien tué, sans

cembre 1340, qui fut proclamé roi en 1367, et mourut en octobre 1383 (*Histoire généalogique*, p. 589).

1. Acte du 6 avril 1385. C'est à Coïmbre, célèbre par son université, que les rois portugais avaient longtemps résidé.

2. Édouard, fils de Jean Ier, né le 31 octobre 1391, devenu roi le 15 août 1433, mort le 9 septembre 1438.

3. *Alph.*, en abrégé, dans le manuscrit. — Comme il l'a dit plus haut (p. 118), Alphonse de Bragance était bâtard, non du roi Édouard, mais de Jean Ier (*Histoire généalogique*, p. 595 et 614).

4. Ci-dessus, p. 113-116.

5. Tout cela a déjà été dit, p. 108-109.

6. Georges, né en 1480, d'Anne de Mendoza, fut grand administrateur des ordres, duc de Coïmbre, prieur de Crato, et mourut entre 1549 et 1555. Il eût été roi, si la reine n'avait empêché sa légitimation (*Histoire généalogique*, p. 599 et 668). Saint-Simon a parlé de son origine et de sa descendance dans la digression déjà citée sur le Portugal : *Écrits inédits*, tome V, p. 368.

7. Emmanuel (il écrit : *Emanuel*), dit *le Grand*, né le 1er juin 1469, devenu roi le 27 octobre 1495, mort le 13 décembre 1521.

8. Celui-ci n'était pas frère, mais cinquième fils du roi Emmanuel (*Histoire généalogique*, p. 607). Né le 31 janvier 1512, il fut prieur de Coïmbre, archevêque de Braga, abbé, etc., devint cardinal-prêtre en

enfants, en Afrique[1], duquel Emmanuel étoit bisaïeul[2]; après la mort duquel Philippe II, roi d'Espagne, s'empara du Portugal[3]. Emmanuel et ce cardinal étoient fils du duc de Viseo[4], frère d'Alphonse V, roi de Portugal[5], père du roi Jean II.

Georges, bâtard de ce roi Jean II, fut fait duc de Coïmbre par le roi Emmanuel pour sa vie, et, pour sa postérité, seigneur d'Aveiro, Torrès-Novas et Monte-Mor, en 1500[6]. Il épousa une fille d'Alvare[7] tige des branches

1545, passa ensuite archevêque d'Evora et de Lisbonne, eut les titres de grand inquisiteur et de légat perpétuel du saint-siège en Portugal, reçut la régence du royaume en 1562, pendant la minorité de Sébastien, son petit-neveu, qui suit, lui succéda le 28 août 1578, et mourut le 31 janvier 1580, sans que les états eussent pourvu à sa succession. C'était le huitième souverain de la branche d'Aviz, depuis 1395.

1. Sébastien, né posthume le 20 janvier 1554, devint roi le 14 juin 1557, et fut tué dans une expédition au Maroc, le 4 août 1578, sans avoir été marié (*Histoire généalogique*, p. 606 et 607). C'est sur ce prince que se forma une légende célèbre, qui provoqua deux faux Sébastiens.

2. Sébastien était arrière-petit-fils d'Emmanuel et petit-fils de Jean III, mort en 1557; son père était mort en 1554.

3. Voyez ce que raconte de cette conquête l'*Histoire généalogique*, p. 608 et 609, dont notre auteur a paraphrasé le texte, comme je l'ai dit (p. 108, note 3), dans sa notice du duché d'ÉPERNON.

4. Viseo ou Viseu est une ville de la province de Beïra, avec évêché suffragant de Braga. — Ferdinand de Portugal, deuxième fils du roi Édouard et frère d'Alphonse V, naquit en 1433, fut fait duc de Viseo, grand maître des ordres du Christ et de Saint-Jacques, connétable du royaume, alla en Afrique avec Alphonse V, et mourut le 18 septembre 1470 (*Histoire généalogique*, p. 600). Emmanuel seul était son fils, et le cardinal Henri son petit-fils.

5. Alphonse V, dit *l'Africain*, né en janvier 1432, devint roi en 1438, eut une minorité très orageuse, et mourut le 28 août 1481.

6. L'*Histoire généalogique* dit seulement (p. 668) que, le bâtard étant venu trouver Emmanuel après la mort de son père, ce roi « lui donna le titre de duc de Coïmbre, et le fit seigneur de Torrès-Novas, d'Aveiro et de Monte-Mor, le 25 mai 1500. » Aveiro est une ville de la province de Bas-Beïra, au N. de Coïmbre, avec évêché et port de mer. Torrès-Novas (il a écrit à l'espagnole : *Nuevas*) est situé sur le Tage, au N. E. de Santarem. Monte-Mor-Velho est à vingt-quatre kil. O. de Coïmbre.

7. Après ce nom, l'auteur a biffé *puisné d'Alph*[*onse*].

de Cadaval et de Veragua[1], et prit pour sa postérité le nom d'Alencastro, c'est-à-dire de Lancastre, en mémoire de la reine Philippe de Lancastre[2], femme du roi Jean Ier de Portugal[3], grand-père et grand mère du roi Jean II, dont il étoit bâtard[4]. [Add. SᵗS. 359

Jean d'Alencastro, fils du bâtard Georges, fut fait duc d'Aveiro par le même roi D. Emmanuel, en 1530[5]. Son fils[6] ne laissa qu'une fille, qui épousa Alvare, son[7] cousin germain, fils du frère de son père[8]. De ce mariage plusieurs enfants, de l'aîné desquels continua[9] la suite des ducs d'Aveiro, et du puîné vinrent les ducs d'Abrantès[10].

1. Ci-dessus, p. 118. C'est le 31 mai 1500 que le duc de Coïmbre épousa Béatrix, fille d'Alvare de Portugal et de Philippe de Mello.

2. *Ph.*, en abrégé. — Philippe de Lancastre, mariée le 2 février 1387 au roi Jean Ier, et morte de la peste le 19 juin 1415, à soixante-quatre ans, était fille de Jean d'Angleterre, duc de Lancastre, et sœur du roi Henri IV (*Histoire généalogique*, p. 592, d'après les *Grands* d'Imhof, p. 2). En regard de l'article du *Journal* où Dangeau, en 1693 (tome IV, p. 225-226), annonçant la mort du cardinal d'Alencastro, disait que ce nom (en portugais : *Lencastre*) avait été donné « à cause d'une grand mère de la maison de Lancastre, qui étoit une branche de la maison royale d'Angleterre, » Saint-Simon a fait l'Addition que nous plaçons ici, n° 359, comme rédaction primitive de ce passage des *Mémoires*.

3. Après ce nom, il a biffé *bisay[eul]*.

4. Ces quatre derniers mots semblent ajoutés après coup. — Jean Ier et Philippe de Lancastre eurent pour fils Édouard, qui fut père d'Alphonse V, père de Jean II : donc ils n'étaient que bisaïeuls de celui-ci.

5. Il copie mal l'*Histoire généalogique* (p. 669) : « Jean de Portugal-Alencastro fut créé par le roi Emmanuel marquis de Torrès-Novas, puis duc d'Aveiro, en 1530, par le roi Jean III, qui l'envoya vers l'empereur Charles V, etc. » Sur ces Aveiro, voyez le *Moréri*, tome I, p. 63-64, l'*Historia de la casa de Lara*, tome II, p. 222, et Barbosa, *Portugal antico e moderno*, tome I, p. 258-276.

6. Georges II, tué à Alcaçer, avec D. Sébastien, le 4 août 1578.

7. *Alvare son* est écrit en interligne, au-dessus de *son oncle, frère de son père*, biffé.

8. « Julienne de Portugal-Alencastro, duchesse d'Aveiro, mariée à Alvare de Portugal-Alencastro, cousin germain de son père. » (*Histoire généalogique*, p. 669.) Cet Alvare était fils d'Alphonse, ambassadeur à Rome en 1550 et second fils de Georges Ier (p. 670).

9. Tel est bien le texte. — 10. Ci-après, p. 136-140.

L'aîné des deux[1] ne laissa qu'un fils et une fille. Le fils mourut sans enfants en 1665[2], à trente-huit ans, s'étant jeté tout jeune dans le parti d'Espagne, et y passa en 1661 sous prétexte d'y demander le duché de Maqueda[3] de l'héritage de sa mère[4]. Il fut fait général de la flotte et grand d'Espagne[5]. Sa sœur unique hérita de sa grandesse et des duchés d'Aveiro, confisqué en Portugal avec les autres biens qui y étoient, et de Maqueda, et des biens situés en Espagne[6]. Elle eut après ordre de sortir de Portugal, et vint en Espagne, où elle épousa Emmanuel[7] Ponce de Léon, duc d'Arcos, grand d'Espagne[8]. Elle plaida contre le prince

Duchesse d'Arcos héritière d'Aveiro. [*Add. St-S. 860*]

1. Georges III, mort le 8 septembre 1631. — 2. *1655* corrigé en *1665*.

3. Bourg et château de la Vieille-Castille, à quelques lieues de Tolède, érigés en duché en 1520.

4. Anne-Marie Manrique Cardenas de Lara, fille du duc de Maqueda, deuxième femme de Georges III, mourut le 17 décembre 1660, et le duché de Maqueda fut adjugé à son fils en mai 1664.

5. Ce dernier Aveiro, Raymond, mourut à Cadix, le 5 décembre 1665, possédant alors une grande situation en Espagne et commandant la flotte contre le Portugal; son duché et ses biens de ce pays ayant été confisqués par Jean de Bragance, Philippe IV lui avait donné Ciudad-Real comme compensation, avec un titre de duc, une capitainerie générale, etc. (Imhof, *Grands*, p. 18 et 19; Salazar, *Casa de Lara*, tome II, p. 222-224).

6. Il copie l'*Histoire généalogique*, p. 672, qui a modifié le texte d'Imhof.

7. *Em.*, en abrégé.

8. Marie-de-Guadeloupe Alencastro Cardenas y Manrique, héritière des duchés d'Aveiro, de Torrès-Novas et de Maqueda, épousa Emmanuel Ponce de Léon, VIe duc d'Arcos, grand commandeur de Castille, qui était né le 15 septembre 1633 et mourut le 28 novembre 1693 en défendant à ses enfants d'aller résider en Portugal, sous peine d'encourir sa malédiction (*Gazette*, 1694, p. 5). Elle mourut en mars 1716, âgée de quatre-vingt-quatre ans. — Le comté d'Arcos, en Andalousie, sur la rivière de Guadalete, avait été donné, en 1440, à Pierre Ponce de Léon, en échange de celui de Medellin, et était passé dans une autre branche, avec le duché de Cadix, à la fin du même siècle; mais la couronne, ayant repris Cadix, érigea alors Arcos en duché et Casarès en comté (20 janvier 1498). Sur ces Ponce de Léon, qu'on prétendait issus des comtes de Toulouse, mais qui, sûrement, descendaient d'une princesse de Léon et Castille, voyez Imhof, *Grands d'Espagne*, p. 16-17, et *XX in Hispania familiæ*, p. 241-244, et, sur les ducs d'Arcos et de Maqueda, l'*Historia de la casa de Lara*, tome II, p. 207-212 et 222-224.

Pierre, régent et depuis roi de Portugal, et contre le duc d'Abrantès[1], pour[2] les biens de sa maison, qui lui furent adjugés en 1679 à condition qu'elle iroit demeurer en Portugal[3]. Elle n'en tint pas grand compte, et demeura veuve en 1693. C'étoit une[4] personne très vertueuse, mais très haute, et fort rare pour son esprit et son érudition. Elle savoit parfaitement l'histoire sacrée et profane[5], le latin, le grec[6], l'hébreu, et presque toutes les langues vivantes[7]. Sa maison[8] à Madrid étoit le rendez-vous journalier de tout ce qu'il y avoit de plus considérable en esprit, en savoir et en naissance, et c'étoit un tribunal qui usurpoit[9] une grande autorité[10], et avec lequel la cour, les ministres, et les ministres étrangers même, qui s'y rendoient assidus, se[11] ménageoient soigneusement[12]. M. d'Har-

1. Tome VII, p. 291 et 292. Voyez Barbosa, *Portugal antico e moderno*, tome I, p. 15-20.

2. L'abréviation *p^r^* surcharge un *a*.

3. Ci-après, Additions et corrections. Une première sentence avait été rendue dans le même sens, le 28 septembre 1668 ou 1666. Aveiro fut adjugé au roi Jean; mais la duchesse persista à en conserver le titre.

4. *Un*, dans le manuscrit. — 5. Il écrit : *prophane*.

6. L'*e* de *grec* surcharge un *a* ou un *u*.

7. « Elle mourut, dit l'*Histoire généalogique* (p. 672),... avec la réputation d'une des plus vertueuses et des plus savantes femmes de l'Europe : elle possédoit parfaitement les langues latine, grecque et hébraïque, de même que presque toutes les langues vivantes de l'Europe, et savoit foncièrement l'histoire sacrée et prophane (*sic*). » Saint-Simon conserve ici l'orthographe *prophane*, tandis qu'ailleurs il a écrit : *profane*.

8. La suite n'est plus copiée de cet endroit de l'*Histoire généalogique*, qui, d'ailleurs, n'était qu'une transcription de l'*État présent de l'Espagne*, de Vayrac, auquel les auteurs renvoient. Comparez le *Journal de Dangeau*, tome XV, p. 360-361, avec Addition de Saint-Simon, la *Gazette* de 1715, p. 100, et le tome XI de nos *Mémoires*, p. 85.

9. Les deux premières lettres d'*usurpoit* sont en interligne, au-dessus d'un premier *us*, surchargeant *le*.

10. C'est une formule dont il s'est déjà servi pour la comtesse de Mortagne, pour Mme de Verue, pour Langlée, pour le duc de Noirmoutier, et qu'il appliquera à Mmes d'Huxelles, de la Fayette, etc.

11. *Se* est ajouté en interligne.

12. Comparez l'Addition 360 et les *Écrits inédits*, tome V, p. 368.

court eut grande attention à être bien avec elle, et le roi d'Espagne la distingua fort en arrivant. Elle étoit mère des ducs d'Arcos[1] et de Baños, tous deux grands d'Espagne, dont j'aurai, cette année même, occasion de parler, et du voyage qu'ils firent en France[2]. Ainsi la branche aînée d'Alencastro des ducs d'Aveiro s'éteignit dans les Ponce de Léon ducs d'Arcos[3].

Abrantès et Linarès cadets d'Aveiro.

Alphonse, puîné d'Alvare, duc d'Aveiro, fils du bâtard Georges[4], eut de grands emplois, et fut fait duc d'Abrantès[5]

1. *D'A* surcharge *de*.

2. A la fin de l'année seulement, et par conséquent dans notre tome IX. — Joachim Ponce de Léon Alencastro y Cardenas, VIIe duc d'Arcos, de Maqueda, d'Aveiro et de Torrès-Novas, etc., fut alcade-major de Séville, gentilhomme de la chambre et grand commandeur de Castille dans l'ordre de Calatrava, obtint la grandesse le 28 octobre 1697, la charge de général des côtes d'Andalousie en janvier 1698, la vice-royauté de Valence en novembre 1705, une place de conseiller d'État le 20 février 1706, et mourut à Madrid, le 18 mars 1729. Il a quelques lignes dans le *Portrait de la cour d'Espagne*, ci-après, p. 549. Depuis 1688, il était gendre du Xe amirante de Castille. — Son frère, Gabriel Ponce de Léon, fait duc de Baños en 1698, se retira plus tard en Portugal, dans les biens de leur famille maternelle d'Aveiro, qui lui furent adjugés par sentence du 13 février 1720, et Philippe V le chargea d'une mission extraordinaire à Lisbonne, en novembre 1725 (*Gazette*, p. 598). Il possédait deux commanderies. Il avait subi une disgrâce en janvier 1695.

3. Comme le rapporte Mme d'Aulnoy, citée par Imhof (p. 19-20), le duc d'Arcos, fils de la duchesse d'Aveiro, ne manifesta pas moins de mépris que son grand-père maternel pour l'usurpateur qui occupait le trône de Portugal, et, bien que celui-ci offrît de lui restituer ses biens et l'arriéré de leur produit pourvu qu'il lui rendît hommage par un de ses fils, il répondit toujours que ce serait une honte, « après avoir perdu la couronne, de se soumettre à l'usurpateur pour quarante mille écus de rente. » Ce n'est qu'en 1732 (*Gazette*, p. 330) que le duc de Baños, qui réclamait le patrimoine d'Aveiro depuis 1715, et qui avait obtenu une sentence en sa faveur en 1720, comme on vient de le dire tout à l'heure, fut mis en possession, avec le titre d'Aveiro-de-Juro.

4. Le *G* majuscule corrige un *g* minuscule.

5. Abrantès est une ville de l'Estramadure portugaise, à cent trente-huit kil. N. E. de Lisbonne, avec port sur la rive droite du Tage. Voyez Imhof, *Grands d'Espagne*, p. 1-4, le *Portugal antico e moderno*, tome I, p. 15-20, et l'*Historia de la casa de Lara*, tome II, p. 431-432.

et grand d'Espagne par Philippe IV[1]. Il se fit prêtre après la mort de sa femme[2], et il mourut en 1654[3]. C'est le père du duc d'Abrantès qu'on a vu ci-devant, qui apprit si cruellement et si plaisamment à l'ambassadeur de l'Empereur la disposition du testament de Charles II[4] qu'on venoit d'ouvrir[5]. C'est lui aussi qui perdit contre la duchesse d'Arcos, dont je viens de parler, ses prétentions sur les[6] duchés d'Aveiro et de Torrès-Novas[7]. Il vécut jusqu'en 1720[8], fort considéré et ménagé par les ministres. Il avoit infiniment d'esprit, des[9] saillies plaisantes, d'adresse, et surtout de hardiesse et de hauteur, et se sut maintenir jusqu'à la fin dans la privance et dans l'amitié du roi[10]. Il mourut à quatre-vingt-trois ans, et avoit épousé Jeanne de Noronha[11], fille du premier duc de Linarès, grand d'Espagne, dont elle eut la succession et la grandesse[12]. Il

1. Il fut en outre membre du conseil de guerre, général des galères et grand justicier : *Histoire généalogique*, p. 673. Il avait pris part, en 1646, avec les Linarès, au complot qui avait pour but de tuer Philippe IV et de marier sa fille avec l'héritier du nouveau roi de Portugal.

2. Sa femme était Anne de Sande, héritière du marquisat de Valdefuentès, et elle mourut le 26 janvier 1649.

3. « Il mourut le 28 mars 1654, selon Imhof, » disent l'*Histoire généalogique* et le *Moréri*.

4. *Ch. II*, en abrégé.

5. Tome VII, p. 291 et 292, et Addition n° 339, p. 399-400.

6. La première lettre de *les* corrige un *A*.

7. *Histoire généalogique*, p. 672 ; ci-dessus, p. 132 et 136, notes 2 et 3.

8. *1620* corrigé en *1720*. — 9. *De* corrigé en *des*.

10. Espagnol de cœur, et plein de mépris pour le Portugal, dit le *Moréri*, il abandonna ce qu'il avait dans ce pays pour venir à Madrid, où Charles II lui donna une pension de deux mille piastres et un équipage.

11. Il écrit : *Norogna*, comme son *Moréri*, quoique l'*Histoire généalogique* se serve de la tilde, et que lui-même l'emploie tout aussitôt, mais à tort, pour *Liñarez*. En portugais : *Noronha* ou *Loronha*, et *Linharès*.

12. Linharès, en Portugal, très ancienne possession des Noronha, avait été érigé en comté par le roi Emmanuel, en duché par Jean IV, au profit du cinquième comte, Ferdinand de Noronha (Imhof, *Grands*, p. 58-59). Ce comte, commandeur dans l'ordre d'Aviz, avait épousé, en 1637, une fille du marquis de Gouveia. Voyez la généalogie dressée par le P. Ange : Arch. nat., K 1333, n° 8, p. 305-310. — Espagnol : *Linarès*.

en eut deux fils et plusieurs filles, et laissa un bâtard[1]. Le fils fut duc de Linarès et grand d'Espagne par la mort de sa mère, et mourut vice-roi de Mexique du vivant de son père[2]. Il fit un tour en France, où je le vis à la cour, avant d'aller au Mexique[3]. Il ne laissa point d'enfants de Léo-

1. L'*Histoire généalogique* ne parle pas de bâtard, mais place un troisième fils, ou du moins un Joseph, après les filles, tandis que c'est une fille, Josèphe, dans le livre des *Grands*, d'Imhof, p. 4, et dans le *Moréri*. Comparez Salazar, *Casa de Lara*, tome II, p. 547.

2. « Ferdinand de Portugal-Alencastro, marquis de Val-de-Fuentès, gentilhomme de la chambre du roi, lieutenant général de ses armées, vice-roi du Mexique et duc de Liñarès, mourut du vivant de son père, en 1692. » (*Histoire généalogique*, p. 674.) L'*Histoire généalogique* a mal copié Imhof, qui disait : « D. Ferdinand d'Alencastre, marquis de Valdefuentès, gentilhomme de la chambre du roi ; il épousa, le 26 janvier 1685, D. Éléonore de Silva, dame de la reine Marie-Louise, fille de D. Isidor de Silva et Portugal, IIe marquis d'Orani, *laquelle* mourut en 1692, sans enfants. » Ce marquis de Valdefuentès avait été des premiers, en novembre 1700, à venir saluer le Roi et son petit-fils : *Dangeau*, tome VII, p. 440 ; *Sourches*, tome VI, p. 322.

3. Un duc de Linarès passa en effet plusieurs mois de 1709 à Versailles, en attendant que le Roi le fît transporter au Pérou ; toutefois, Philippe V préféra, dans l'intervalle, lui donner la vice-royauté du Mexique (*Journal de Dangeau*, tomes XII, p. 400, 405 et 431, et XIII, p. 31 et 387 ; *Mémoires de Saint-Simon*, tome XI, p. 114 ; *Journal inédit de Torcy*, p. 48). Mais quel était ce duc de Linarès ? D'après le ms. K 1333, n° 8, p. 310, et le *Moréri*, c'est par la mort de Michel de Noronha, second duc de Linarès, mort arrivée avant 1692, que Ferdinand d'Alencastro, marquis de Valdefuentès, hérita du titre ; Imhof dit, au contraire, que Michel, IIe duc de Linarès, fait premier ou grand écuyer de la reine douairière en janvier 1702, mourut subitement en août 1703, à Tolède (notre *Gazette* dit : à Madrid), sans laisser d'enfants. Comment donc la *Gazette d'Amsterdam* de 1700 (n° XIV) annonce-t-elle qu'en décembre 1699, Gabriel Ponce de Léon, frère du duc d'Arcos (ci-dessus, p. 136, note 2), a pris possession de la grandesse, et que le roi Charles lui a donné le titre de duc de Linarès ? Imhof (p. 17-18), en parlant de ce personnage, qui avait une commanderie dans l'ordre de Calatrava, dit : « Il y a des mémoires qui portent que le roi Charles II lui accorda les honneurs de grand au mois de décembre 1698 (*sic*). » Michel de Noronha, comme on vient de le voir, était alors IIe duc de Linarès ; c'est à sa mort que le titre fut relevé par son neveu, le fils du second duc d'Abrantès qui avait porté jusque-là le titre de Valdefuentès (note 2), et qui, fait

nor de Silva[1], que j'ai vue à Bayonne[2] camarera-mayor[3] de la reine veuve de Charles II[4]. Le frère cadet de ce duc de Linarès étoit évêque lorsqu'il mourut[5]. Il recueillit sa grandesse, et, après la mort de son père, prit le nom de duc d'Abrantès, et plus du tout celui d'évêque de Cuença[6], quoiqu'il le fût. J'aurai dans les suites occasion de parler de lui[7]. Quelques années après la mort du père[8], son bâtard, par le crédit de sa famille, fut duc de Linarès et grand d'Espagne[9]. Par ce détail, on voit que ces branches

vice-roi du Pérou, puis du Mexique (*Gazette*, 1709, p. 282, et 1710, p. 426), passa quelque temps à la cour de Louis XIV. Il mourut au Mexique, en 1715 (*Gazette*, p. 376 et 592; *Dangeau*, tome XVI, p. 3; *Saint-Simon*, tome XVIII, p. 144).

1. Léonore de Silva est cette femme de Ferdinand de Portugal-Alencastro, marquis de Valdefuentès, que nous avons dit être morte en 1692. L'erreur va être expliquée.

2. En 1721 : tomes XVII, p. 336-337, et XVIII, p. 144. Dans ce dernier endroit, il y a encore confusion entre le second duc de Linarès et le troisième.

3. Il a écrit : *Camareira*, le *C* majuscule surchargeant un *d*.

4. La duchesse de Linarès qui fut faite camarera-mayor de la reine douairière en août 1703, et qui mourut en fonctions à Bayonne, le 13 septembre 1729, dans sa soixante-quinzième année, était Lucrèce-Thérèse Ladron y Silva, veuve de Michel de Noronha, nommé ci-dessus, grand écuyer de la même princesse (*Gazette*).

5. « Jean-Emmanuel-de-la-Croix de Portugal-Alencastro, duc d'Abrantès et de Liñarès, nommé à l'évêché de Malaga en novembre 1717, puis à celui de Cuença, en mars 1721, sacré le 7 septembre suivant. » (*Histoire généalogique*, p. 674.) Imhof avait dit simplement : « qui a embrassé la vie ecclésiastique. » Nommé évêque de Cuença le 15 août 1721, ce prélat remplaça le cardinal Borgia, comme grand aumônier et patriarche des Indes, en septembre 1733, et mourut le 31 octobre suivant. La *Gazette* ne l'appelle que duc d'Abrantès; Saint-Simon lui donnera le titre de Linarès (tome XVIII, p. 31).

6. Évêché suffragant de Tolède, dans la Castille-Neuve, érigé au treizième siècle, et rapportant cinquante mille ducats de revenu.

7. Suite des *Mémoires*, tomes VII de 1873, p. 335, et XVIII, p. 21 et 31.

8. Augustin, duc d'Abrantès, mort en 1720 : ci-dessus, p. 137.

9. Dans une digression sur les bâtards en Portugal (notice Beaufort-Vendôme, au tome V des *Écrits inédits*, p. 481), il a dit : « Plusieurs bâtards de deux personnes libres sont devenus grands par des faveurs

de Bragance ont toutes grandement figuré en Espagne, mais qu'elles y sont maintenant toutes éteintes.

Justice et conseil d'Aragon.

Après avoir parlé du comte d'Oropesa président du conseil de Castille, de son exil, et, à son occasion, des quatre[1] branches de la maison de Portugal établies et finies en Espagne, et de celle de Cadaval, qui a pullulé en Portugal, il faut dire un mot du conseil de Castille et de celui qui en est chef[2].

L'Espagne est partagée toute entière entre ce conseil, de qui dépend tout ce qui est joint à la couronne de Castille, et le conseil d'Aragon, de qui dépend tout ce qui est [Add. St-S. 361] joint à la couronne d'Aragon[3]. Ce dernier[4] avoit un bien

signalées. Tel est aujourd'hui le duc de Linarès, bâtard du frère aîné du duc d'Abrantès évêque sacré de Cuença, parce qu'il n'y a eu aucuns enfants de ce frère, et qu'il n'y a eu que l'évêque, déjà dans les ordres, en état de recueillir les titres et la succession, qui est parvenu avec peine à faire tomber une des deux grandesses à son neveu bâtard. » Ci-dessus, p. 138. La *Gazette* de 1724 annonce (p. 360) que, le 25 juin, à Madrid, « don Jean de Caravajal y Alencastre prit possession de la grandesse en qualité de duc de Linarès, ayant pour parrain le comte de Bannos, qui avoit invité tous les grands du royaume à cette cérémonie. » C'est sans doute le même qui fut présenté à Versailles, en 1741, comme frère et héritier du duc d'Abrantès : *Mémoires de Luynes*, tome III, p. 339; il devait être fils de Josèphe d'Alencastro, mariée, en 1686, selon le *Moréri*, à Bernard de Carvajal Sande et Vivero.

1. Le chiffre *4* a été écrit en interligne, au-dessus de *quat[re]*, surchargeant sans doute *autres*, et biffé.

2. Un des principaux ouvrages auxquels on puisse renvoyer le lecteur est celui de Martinez Salazar (1764) : *Coleccion de memorias.... del gobierno.... del Consejo.*

3. Comparez la suite des *Mémoires*, tome V de 1873, p. 199-204. Dès 1701, dans notre tome IX, nous verrons comment les deux royaumes s'étaient fondus en un.

4. Voyez les *Mémoires du maréchal de Gramont*, p. 322, ceux de *Fontenay-Mareuil*, p. 56-57, dont notre auteur s'est peut-être inspiré, la description du royaume d'Aragon dans le livre I de l'*État présent de l'Espagne*, par l'abbé de Vayrac, tome I, p. 92-99, et le *Theatro* de Garma, tome IV, p. 248-252. Le conseil d'Aragon, selon M. de Gramont, se composait d'un président ou vice-chancelier, de deux conseillers gradués pour le royaume d'Aragon, deux pour celui de Valence, un pour la Catalogne, un pour les Iles. Il pourvoyait aux gouvernements,

plus grand pouvoir que celui de Castille, et son chef, qui portoit le titre de grand justicier, et par corruption celui simplement de *justice*, avoit une morgue et une autorité qui balançoit celle du roi[1]. Il se tenoit à Saragosse, où le roi fut, peu après son arrivée à Madrid[2], recevoir les hommages de l'Aragon et prêter le serment accoutumé d'en maintenir les immenses privilèges; après quoi le justicier lui prête serment au nom du royaume. En le prêtant il débute par ces mots : « Nous qui valons autant que vous; » puis le serment, fondé sur celui que le roi vient de prêter, et qu'il y sera fidèle; et finit par ceux-ci : « Sinon, non. » Tellement qu'il ne laisse pas ignorer, par les paroles mêmes du serment, qu'il n'est que conditionnel[3].

évêchés, charges et offices, sur une liste de trois candidats présentée par le vice-roi, et sauf ratification par le roi. On y évoquait, « par faveur ou grâce, » certaines causes civiles, et elles s'y jugeaient selon la coutume de chaque royaume.

1. Quand Sanche le Grand eut délivré les Aragonais du joug des Arabes, il ne put leur faire accepter la royauté de son fils, dit l'abbé de Vayrac, qu'avec force privilèges et libertés. « Ils établirent un chef de l'État, sous le nom de *justicia*, pour avoir soin de veiller sur la conduite du roi, avec plein pouvoir de lui faire son procès devant les états en cas qu'il voulût abuser de l'autorité royale,... de sorte qu'on peut dire que, dans un sens, ce magistrat avoit plus de puissance que le roi; d'autant plus que, dans son institution, il fut résolu qu'il ne relèveroit pas de lui, et qu'il ne rendroit compte de ses actions qu'aux états du royaume, etc. » Mais le *justicia*, on le voit, était considéré comme chef de l'État, et non du conseil d'Aragon proprement dit.

2. En septembre 1701 : suite du tome III de 1873, p. 82.

3. Les états ou *cortès* d'Aragon, qui ne pouvaient être tenus que par le roi en personne, tous les deux ans, et par lesquels le pays se gardait, se gouvernait, s'imposait et s'administrait lui-même, étaient composés de quatre ordres ou *brazos* : le clergé mitré, les *ricos hombres*, les *caballeros* et *hidalgos*, les représentants des villes. C'est devant cette assemblée et entre les mains du *justicia*, couvert et assis, que le roi venait jadis jurer, à genoux et tête nue, qu'il maintiendrait les libertés, privilèges et immunités du pays. Après quoi, le *justicia* lui adressait ces paroles arrogantes : *Nos que valemos tanto como vos, os hazemos nuestro rey y señor con tal que guardeis nuestros fueros y libertades; sino, no.* Mais un usage si déshonorant pour la royauté était abandonné

Je n'en dirai pas davantage parce que la révolte de l'Aragon et de la Catalogne en faveur de l'Archiduc engagea Philippe V, à la fin de la guerre, d'abroger pour jamais tous les privilèges de l'Aragon et de la Catalogne, qu'il a presque réduits[1] à la condition de provinces de Castille[2].

Conseil de Castille; son président ou gouverneur. [Add. St-S. 362]

Le conseil de Castille se tient à Madrid. Il est composé d'une vingtaine au plus de conseillers, et d'un assez grand nombre de subalternes[3]. Il n'y a qu'un seul président[4], qui y doit[5] être fort assidu, et qui, pour le courant, lorsqu'il manque par maladie ou par quelque autre événement, est suppléé par le doyen, mais uniquement pour l'intérieur du conseil[6]. Je n'en puis donner une idée plus approchante de ce qu'il est suivant les nôtres, que d'un tribunal qui rassemble en lui seul le ressort, la connoissance et la jurisdiction qui sont ici partagées entre tous les parle-

depuis le temps de Philippe II, et les Aragonais avaient tenté en vain de le faire revivre à l'avènement de Charles II : « si bien, dit l'abbé de Vayrac, qu'aujourd'hui cette dignité (de *justicia*) n'est plus qu'un noble fantôme, à peu près comme sont nos vidames en France. » Cette comparaison ne devait pas plaire à Saint-Simon, si fier de son vidamé de Chartres. Il répétera, à peu près, en 1707, tout ce qu'il vient de dire ici.

1. *Réduit*, au singulier, dans le manuscrit.

2. *Journal de Dangeau*, tome XI, p. 426, avec l'Addition placée ici. Comparez la suite des *Mémoires*, tome V de 1873, p. 199-204, à l'année 1707. L'assimilation ne fut complète entre les deux anciens royaumes qu'en 1715 (*Gazette*, p. 568-569).

3. Seize conseillers, un fiscal ou procureur général, six rapporteurs, six écrivains, etc. Voyez Vayrac, *État présent de l'Espagne*, tome III, p. 320-335, et comparez, pour 1659, les *Mémoires du maréchal de Gramont*, p. 321. Louville (ci-après, appendice XV, p. 580) parle des « vingt-quatre vieillards » du conseil.

4. « Qu'on appelle tout court *président de Castille*, pour le distinguer de tous les autres présidents, » dit Vayrac.

5. *Doit* surcharge un autre mot illisible.

6. Nous savons déjà qu'en cas d'absence prolongée, d'éloignement, de relégation, ce président perpétuel et inamovible était suppléé par un « gouverneur du conseil » dont il sera parlé p. 151 et 152.

ments et[1] les chambres des comptes du Royaume, ces derniers[2] pour les mouvances[3], le Grand Conseil, et le conseil privé, c'est-à-dire celui où le chancelier de France préside aux conseillers d'État et aux maîtres des requêtes[4]. C'est là où toutes les affaires domaniales et particulières sont portées en dernier ressort[5], où les érections et les grandesses sont enregistrées, et où les édits et les déclarations sont publiées, les traités de paix, les dons, les grâces, en un mot où passe tout ce qui est public, et on juge[6] tout ce qui est litigieux[7]. Tout s'y rapporte[8], rien ne s'y plaide. Avec tout ce pouvoir, ce conseil ne rend que

1. *Et* est écrit en interligne. — 2. Lisez : *dernières*.

3. La mouvance est la relation réciproque établie par le régime féodal entre le fief dominant du suzerain et le fief inférieur du vassal, relevant du suzerain. Nos chambres des comptes recevaient les vassaux immédiats du Roi à faire la foi et hommage et à fournir leurs aveux et dénombrements, jugeaient des oppositions incidentes, centralisaient les actes féodaux reçus par les trésoriers de France dans toute l'étendue du Royaume, et, par leur conservation, assuraient le maintien des droits du Roi.

4. J'ai consacré au conseil privé, ou des parties, le premier appendice du tome IV. — « Ce conseil de Castille, redira-t-il plus tard (tome V de 1873, p. 201), est tout à la fois ce que nous connoissons ici sous le nom de Parlement et de conseil des parties, et le chef de ce tribunal, qui n'a point de collègues comme les présidents à mortier à l'égard des premiers présidents ici, est tout à la fois ce que nous connoissons ici sous le nom de chancelier et de premier président. »

5. On y appelait des chancelleries de Grenade et de Valladolid et des audiences de Séville et de la Galice, tribunaux de seconde instance qui, eux-mêmes, revisaient les procès jugés en première par les corrégidors des villes et les alcades des villages (*Gazette*, 1680, p. 209-210).

6. *On juge* est ajouté en interligne.

7. Comparez, dans la suite des *Mémoires*, les tomes III de 1873, p. 95 et 187, V, p. 201 et 202, X, p. 113, XIII, p. 309, XV, p. 204, XVII, p. 438, XVIII, p. 161 et 202, etc. Voyez aussi Garma, *Theatro universal de España*, tome IV, p. 174-196. L'ambassadeur vénitien disait, en 1698 (*Relazioni*, ESPAGNA, tome II, p. 638), que c'était une institution admirable en principe, mais que l'excès d'indulgence, et surtout les changements fréquents de présidence, rendaient son effet nul en matière criminelle, les bandits ayant toujours l'appui de quelque grand.

8. Tout s'y décide sur un rapport de commissaire : ci-après, p. 144-145.

des sentences[1]. Il vient une fois la semaine[2] dans une pièce tout au bout en entrant dans l'appartement du roi, à jour et heure fixée, le matin[3]. Il est en corps, et il est reçu et conduit au bas de l'escalier du palais par le[4] majordome de semaine. Dans cette pièce, le fauteuil du roi est sous un dais, sur une estrade et un tapis; vis-à-vis et aux deux côtés, trois bancs de bois nu, où se place le conseil[5]. Le président a la première place à droit, le plus près du roi, et, à côté du président, celui qui, ce jour-là, est chargé de rapporter[6] les sentences de la semaine, quoique rendues au conseil au rapport de différents conseillers[7]. Ce rapporteur est nommé pour chaque affaire par le président, comme ici dans nos tribunaux, qui nomme aussi tantôt l'un, tantôt l'autre, pour rapporter les sentences de la semaine au roi. Le conseil placé, le roi arrive; sa cour et son capitaine des gardes même s'arrêtent à la porte en dehors de cette pièce[8]. Dès que le roi y entre, tout le conseil

1. La sentence est le jugement d'un tribunal inférieur, dont il peut être appelé.

2. Comparez la seconde partie de l'Addition n° 362, et, à la fin des *Lettres et dépêches de l'ambassade de Saint-Simon en Espagne*, publiées par M. Drumont, les pages 384 et 385 du « Tableau de la cour d'Espagne fait à la fin de l'année 1721. »

3. C'est le lundi, en 1721, que le conseil se transportait au palais, le vendredi au temps de l'abbé de Vayrac, vers 1710 (p. 329). Quant au travail journalier, il fut décidé en 1713 (*Gazette*, 1714, p. 5) que le conseil siégerait de sept heures du matin à midi et de trois heures à sept en hiver, de six heures à onze heures et de quatre heures à huit en été; comparez le livre de l'abbé de Vayrac, tome III, p. 321. Garma rend compte (*Theatro*, tome IV, p. 201-208) du mécanisme des audiences hebdomadaires.

4. Après avoir surchargé un premier *le* en *un*, il a biffé *un* et récrit *le*.

5. La plupart des détails, ici et dans l'Addition, semblent avoir été repris au « Tableau » de 1721, avec quelques retouches.

6. La première lettre de *rapporter* surcharge une *s*.

7. Le livre de l'abbé de Vayrac, comme celui de Garma, expliquent longuement le partage des affaires et attributions entre quatre chambres ou *salles*. Comparez les *Mémoires de Gramont*, p. 321-322.

8. Dans l'Addition : « Le roi traverse en public tout son grand appartement; les courtisans, et son capitaine des gardes même, s'arrêtent à

se met à genoux, chacun devant sa place. Le roi s'assit[1] dans son fauteuil et se couvre, et tout de suite ordonne au conseil de se lever, de s'asseoir et de se couvrir. Alors la porte se ferme, et le roi demeure seul avec ce conseil, dont le président n'est distingué en rien pour cette cérémonie. Les sentences de la semaine sont[2] là rapportées : le nom des parties, leurs prétentions, leurs raisons, respectives et[3] principales[4], et les motifs du jugement; tout cela, le plus courtement qu'il se peut, mais sans rien oublier d'important. Tout se[5] rapporte de suite : après quoi le président et le rapporteur présentent au roi chaque sentence l'une après l'autre, qui la signe avec un paraphe, pour avoir plus tôt fait, et de ce moment ces sentences deviennent des arrêts[6]. Si le roi trouve quelque chose à dire à quelque[7] sentence, et que l'explication qu'on lui en donne ne le satisfasse pas, il la laisse à un nouvel examen, ou il la garde par-devers lui[8]. Tout étant fini, et cela dure une

la porte du lieu où est le conseil. » Dans le « Tableau » de 1721 : « Les trois charges, si elles s'y trouvent, et le capitaine des gardes en quartier entrent après le roi, précédé du majordome, et sortent un instant après. »

1. Forme régulière du présent de l'indicatif en ce temps-là. Nous la retrouverons encore ci-après, p. 160, mais alternant avec la forme *assoit*, p. 150 et p. 161.

2. Le *t* surcharge une *l*.

3. Cette conjonction est en interligne.

4. « Les arrêts contradictoires sont ceux qui sont donnés sur les demandes et défenses *respectives* des parties. » — « Les parties *principales* sont le demandeur et le défendeur originaires; la production *principale*, celle qui a été faite en première instance. » (*Dictionnaire de Trévoux*.)

5. *Ce* corrigé en *se*.

6. « Le roi infirme, change, casse ou confirme comme il lui plaît; mais [les sentences] ne deviennent arrêts que par cette confirmation, qui ne manque quasi jamais. » (*Tableau de la cour d'Espagne*, p. 385.)

7. Les premières lettres du second *quelque* surchargent *une*, et, plus loin, la première lettre d'*explication* surcharge la seconde de *la*.

8. Contrairement à l'ancien usage de tout approuver, Philippe V se réserva d'examiner chaque sentence (*Mémoires de Noailles*, p. 80).

heure, et souvent davantage, le roi se lève, le conseil se met à genoux jusqu'à ce qu'il ait passé la porte, et s'en va comme il est venu, excepté le président seul, qui, au lieu de se mettre à genoux, suit le roi, qui trouve sa cour dans une pièce voisine, y en ayant une vuide entre deux, et, avec ce cortège, passe une partie de son appartement. Dans une des[1] pièces, vers la moitié[2], il trouve un fauteuil, une table à côté, et, vis-à-vis du fauteuil, un tabouret[3]. Là le roi s'arrête, sa cour continue de passer, puis les portes d'entrée et de sortie se ferment, et le roi, dans son fauteuil, reste seul avec le président assis sur ce tabouret. Là il revoit les sentences qu'il a retenues, et les signe, si bon lui semble, ou il les garde pour les faire examiner par qui il lui plaît, et le président lui rend un compte sommaire du grand détail public et particulier dont il est chargé. Cela dure moins d'une heure. Le roi ouvre lui-même la porte pour retrouver sa cour, qui l'attend, et s'en aller chez lui, et le président retourne par l'autre par où il est entré, trouve un majordome, qui l'accompagne à[4] son carrosse, et s'en va chez lui. Ces sentences retenues, ceux à qui le roi les renvoie lui en rendent compte avec leur avis. Il les envoie au président de Castille, et finalement l'arrêt se rend comme le roi le veut[5]. On voit par là qu'il est parfaitement absolu en toute affaire publique et particulière, et que les rois d'Espagne ont retenu l'effet, comme nos Rois le droit, d'être les seuls juges de leurs sujets et de leur royaume. Ce n'est pas qu'il n'arrive bien aussi que le conseil de Castille, ou

1. *Des* est en interligne, et *pièce* a été mis après coup au pluriel.

2. « Une seconde [pièce] longue et obscure par où il est venu, » dit-il dans le *Tableau;* et, dans l'Addition : « Comme qui diroit, à Versailles, celle de la Musique. »

3. « Un petit banc de bois bas et nu, » disent les deux autres rédactions.

4. *A* est en interligne, au-dessus de *dans*, biffé.

5. Les archives du conseil de Castille sont conservées au dépôt d'Alcala-de-Hénarès, à trente-quatre kil. N. de Madrid.

en corps, ou le président seul, ne fasse des remontrances au roi sur des affaires ou publiques ou particulières[1], auxquelles il se rend; mais, s'il persiste, tout passe à l'instant, sans jussions[2] ni toutes les difficultés qu'on voit souvent en France[3].

Corrégidors.

Le corrégidor de Madrid et de toutes les villes rendent un compte immédiat de toute leur administration au président de Castille, et reçoivent et exécutent ses ordres sur tout ce qui la regarde, comme eux-mêmes font à l'égard des régidors et des alcades[4] des moindres villes et autres lieux de leur ressort[5]. L'idée d'un corrégi-

1. L'obligation, pour nos Rois, de faire enregistrer par les cours souveraines chaque loi ou mesure administrative impliquait pour ces cours le droit de faire des remontrances jusqu'à ce que satisfaction leur eût été donnée sur les points qui semblaient aux magistrats présenter des inconvénients : voyez notre tome I, p. 271, note 3. L'ordonnance de Moulins (1566) avait reconnu au Parlement le droit de remontrance, tout en stipulant qu'il n'y aurait pas surséance à l'exécution des édits.

2. Les précédents éditeurs avaient imprimé : *passions*.

3. « On entend par *jussion* certaines lettres du Roi portant commandement exprès aux juges de faire une chose qu'ils avoient refusé de faire, de procéder à l'enregistrement d'un édit, d'une déclaration ou autres lettres patentes. » (*Dictionnaire de Trévoux*.) Louis XIV ayant supprimé le droit de remontrances pour tout ce qui était d'intérêt public (déclaration du 24 février 1673), il n'y eut plus lieu, sous son règne, d'user des jussions; mais elles tiennent une place considérable, ainsi que les remontrances, dans l'histoire des cours souveraines, soit avant lui, soit sous Louis XV et Louis XVI.

4. Il a écrit : *alcaldes*, qui est l'orthographe espagnole. Étymologie arabe : *al qadi*, le juge.

5. Le *Moréri* dit que, dans les provinces réunies au royaume de Castille et gouvernées par des conseils, « on met, non pas des gouverneurs, mais des *corrégidors* ou des *tenientes* dans les villes, des *alcaydes* dans les châteaux, et des généraux des côtes. Il faut distinguer ces *alcaydes* des *alcades*, car ceux-ci sont des juges inférieurs, comme nos baillis ou lieutenants généraux, et les *alcaydes* sont des commandants de forteresses.... Les plus grandes villes ont une cour d'*alcades*, qui sont plus ou moins selon la quantité du peuple : il y en a quatre à Pampelune, et huit à Madrid. Dans celles où il n'y a point de cour d'alcades, comme à Séville et à Cordoue, la justice est exercée par un alcade civil et par un alcade criminel. De tous ces tribunaux il y a appellation aux con-

dor[1] de Madrid suivant les nôtres[2], et, à proportion, de ceux des autres grandes villes non fortifiées, c'est tout à la fois l'intendant, le commandant, le lieutenant civil, criminel, et de police[3], et le maire ou prévôt des marchands[4]. Les gouverneurs des provinces d'Espagne n'ont guères que l'autorité des armes[5], et, s'ils se mêlent d'autre chose, ce n'est pas sans démêlé, ni sans subordination du président et du conseil de Castille[6]. On voit

seils, dont quelques-uns jugent en dernier ressort, comme nos parlements, et, des autres, on peut encore appeler à Madrid, où sont tous les conseils suprêmes. » Comparez Vayrac, *État présent*, tome III, p. 390-393, et les définitions du dictionnaire de l'Académie espagnole, qui dit que les régidors sont chargés du gouvernement économique des municipalités. Corrégidors ou alcades-majors étaient nommés directement par le roi, et nos gazettes enregistraient presque toujours les principales nominations.

1. Le *g* corrige un *d*.

2. Vayrac dit (p. 391) : « Il faut savoir... qu'il y a cette différence, entre nos juges inférieurs et ceux d'Espagne, qu'en France ils ne se mêlent que d'administrer la justice, au lieu qu'en Espagne ils se mêlent de tout ce qui regarde la police : de sorte qu'outre qu'un corrigidor (*sic*) est comme un lieutenant civil ou comme un baillif, il fait encore les fonctions de lieutenant de police, de prévôt des marchands, d'échevin, de maire, de consul, et même de gouverneur dans les villes qui ne sont pas places de guerre. » C'est ce que va répéter à peu près notre auteur.

3. Ces trois charges, dont le siège commun, à Paris, était le Châtelet, avaient été démembrées successivement des attributions primitives du prévôt de Paris. Nous avons vu (tome IV, p. 10-12) que la dernière, créée en mars 1667, était passée des mains de M. de la Reynie à celles de M. d'Argenson, en 1697; il sera parlé également de M. le Camus, qui possédait la charge de lieutenant civil depuis 1671. Celle de lieutenant criminel avait été, depuis 1666, exercée par M. Deffita, remplacé en 1700 par Nicolas le Conte.

4. Il n'y avait que deux prévôts des marchands en France, à Paris et à Lyon. Les autres villes étaient administrées par des maires.

5. Corrégidors, régidors ou alcades étaient chargés, non seulement de maintenir le bon ordre, mais aussi de taxer les denrées, de distribuer les troupes par quartiers, de pourvoir à leur subsistance, aux logements, aux transports, etc. Toutefois, on avait enlevé l'administration financière à ceux de Madrid (*Gazette*, 1680, p. 649 et 673).

6. Vayrac dit peu de chose des attributions des vice-rois, capitaines généraux et gouverneurs particuliers (tome III, p. 394-396), si ce n'est

par ce[1] court détail quel personnage c'est dans la monarchie[2]. Aussi en est-il le premier, le plus accrédité, et le plus puissant tandis qu'il[3] exerce cette grande charge, et, dès que la personne du roi n'est pas dans Madrid, il y a seul la même autorité que lui, sans exception aucune. Son rang aussi répond à un si vaste pouvoir. Il ne rend jamais aucune visite à qui que ce soit, et ne donne chez lui la main à personne. Les grands d'Espagne, qui ont affaire à lui tous les jours, essuient cette hauteur, et ne sont ni reçus ni conduits : la vérité est qu'ils le font avertir, et qu'ils entrent et sortent par un degré dérobé. Les cardinaux et les ambassadeurs de tête couronnée n'ont pas plus de privilège[4] ; tout ce qu'ils ont, c'est qu'ils envoient lui demander audience : il répond toujours qu'il est indisposé, mais que cela ne l'empêchera pas de les recevoir tel jour et à telle heure. Ils s'y rendent, sont reçus et conduits par ses domestiques et ses gentilshommes, et le trouvent au lit, quelque bien qu'il se porte. Quand il sort, et ce ne peut être que pour aller

pour faire remarquer que leurs pouvoirs, contrairement à l'organisation française, comprenaient la justice contentieuse outre la police et la discipline militaire. C'est pourquoi ils relevaient du conseil de Castille.

1. *Ce* corrige *le*, et *quelle* a été corrigé plus tard en *quel*.

2. Comparez, pour plus de détails, la suite des *Mémoires*, année 1707, tome V, p. 199-201, et voyez le *Theatro* de Garma, tome IV, p. 196-201.

3. *Tandis que* au sens de *tant que*, comme dans notre tome III, p. 232.

4. C'est Dangeau qui dit, en 1714 (tome XV, p. 35, avec l'Addition n° 362 placée plus haut, p. 142) : « La charge de président de Castille.... est encore plus considérable en ce pays-là que celle de chancelier en France. Il ne rend jamais de visites, ne donne la porte à aucun grand, ne la veut même pas donner aux ambassadeurs des têtes couronnées.... » Les *Mémoires de Noailles* racontent (p. 134) que, Philippe V ayant bien voulu ordonner au président de Castille d'aller le premier chez le cardinal d'Estrées, alors ambassadeur de France, les Espagnols trouvèrent fort mauvais que l'on portât atteinte à des prérogatives sacrées. Aussi, quand le même roi réorganisa les conseils en juin 1715, il eut soin de régler que le président « donnerait la porte » aux grands, et, à plus forte raison, aux cardinaux et ambassadeurs (*Journal de Dangeau*, tome XV, p. 452, avec une autre Addition placée ci-après, n° 363).

chez le roi, à quelque dévotion[1], mais dans une tribune séparée, ou prendre l'air, cardinaux, ambassadeurs, grands d'Espagne, dames, en un mot tout ce qui le rencontre par les rues, arrête tout court précisément comme on fait ici pour le Roi et pour les enfants de France; mais assez souvent il a la politesse de tirer à demi ses rideaux, et alors cela veut dire que, quoique en livrées et ses armes à son carrosse, il veut bien n'être pas connu : on n'arrête point, et on passe son chemin[2]. S'il va chez le roi, comme il arrive assez souvent hors du jour ordinaire du conseil de Castille[3], ce n'est jamais que par audience. Le majordome de semaine[4] le reçoit et le conduit au carrosse. Dès qu'il paroît, on lui présente, auprès de la porte du cabinet où toute la cour attend, un des trois tabourets qui sont les trois seuls sièges de tout ce vaste appartement, par grandeur, qui d'ailleurs est superbement meublé. Le sien, qui est pareil aux deux autres, est toujours caché, et ne se tire que pour lui; les deux autres sont toujours en évidence, l'un pour le majordome-major[5], l'autre pour le sommelier du corps ou grand chambellan[6]. En leur absence, le gentilhomme de la chambre de jour[7] s'assoit[8] sur l'un, et quelque vieux grand d'Espagne sur l'autre; mais il faut que ce soit un homme incommodé et qui ait passé par les premiers emplois. Nul autre, ni grand d'Espagne, ni vieux, n'oseroit le faire. J'ai pourtant vu les trois sièges remplis, et en apporter un quatrième au prince de Santo-Buono Caraccioli[9], et une autre fois au

1. Un lieu de dévotion, comme plus loin, p. 177. La locution « être en dévotion dans un couvent » se rencontre dans les *Lettres de Mme de Sévigné*. La *Gazette* de 1666, p. 214, et de 1667, p. 510 et 632, parle de l'*ouverture*, puis de la *clôture d'une dévotion*.

2. Comparez le tome III de 1873, p. 175.

3. Ci-dessus, p. 144. — 4. Ci-après, p. 159.

5. Ci-après, p. 160-161. — 6. Ci-après, p. 162.

7. Ci-après, p. 163-164. — 8. Ici, il n'a pas écrit : *assit*.

9. Carmen-Nicolas Caraccioli, prince de Santo-Buono et duc de Castelsangro, au royaume de Naples, eut une mission de la reine douai-

marquis de Bedmar, tous deux alors grands d'Espagne, tous deux conseillers d'État, et tous deux ayant été dans les premiers emplois, et le dernier y étant encore[1] : c'étoit pendant mon ambassade en Espagne; mais je ne l'ai vu faire que pour ces deux-là, dont le premier ne se pouvoit soutenir sur ses jambes percluses de gouttes[2], et l'autre fort goutteux aussi[3]. Le président du conseil de Castille ne peut être qu'un grand d'Espagne, et ne peut être destitué que pour crime qui emporte peine de mort; mais, contre une telle puissance, on a le même remède dont[4] on se sert en France contre le Chancelier : on exile le président de Castille à volonté et sans être obligé de dire pourquoi[5], et on crée un gouverneur du conseil de Castille, qui on veut,

rière à Rome, en octobre 1701, fut nommé ambassadeur à Venise en mai 1702, pendant le séjour de Philippe V à Naples, et tint ce poste pendant près de neuf ans. Ses biens ayant été confisqués dans cet intervalle par les Impériaux, Philippe V le fit grand de la première classe en février 1711, vice-roi du Pérou en 1713. Il mourut à Madrid, le 26 juillet 1726, âgé de cinquante-cinq ans.

1. M. de Bedmar (tome V, p. 64), nommé conseiller d'État le 23 août 1703, vice-roi de Sicile en 1705, vicaire général d'Andalousie en avril 1709, membre du conseil du cabinet deux mois plus tard, devint ministre de la guerre et président du conseil des ordres en décembre 1711, de nouveau ministre de la guerre en février 1715, président du conseil des ordres en 1717, et ne mourut que le 2 juin 1723. Il prit possession de la grandesse le 22 mars 1708.

2. « Il est perdu de gouttes, mangé de gouttes, » dit *l'Académie* de 1718. — Dans le tome XVIII, p. 51 et 52, il racontera que ce prince, quoique n'ayant pas le titre et les privilèges de conseiller d'État, avait obtenu la permission de venir en chaise à porteurs et de s'asseoir sur un tabouret en attendant le roi. Plus loin (*ibidem*, p. 165), il le compte cependant dans le nombre des conseillers d'État, mais à tort.

3. Comparez le tome XVIII, p. 65.

4. Le *d* de *dont* surcharge l'abréviation de *que*.

5. Mme d'Aulnoy cite un cas de relégation du président (tome II de ses *Mémoires*, p. 213; voyez la *Gazette* de 1677, p. 650, de 1679, p. 9, et de 1680, p. 177 et 209-210, où il y a une comparaison du conseil de Castille avec le nôtre); nous verrons aussi Ronquillo exilé le 8 avril 1714, et sa charge supprimée (*Gazette* de 1714, p. 197; *Journal de Dangeau*, tome XV, p. 35; *Mémoires de Saint-Simon*, tome X, p. 113 et 169).

[Add. St-S. 568]] pourvu qu'il ne soit pas grand d'Espagne[1]. Ce gouverneur a toutes les fonctions, l'autorité, et le rang entier du président, et le supplée en tout et partout. Mais cette grande place, bien supérieure à notre garde des sceaux, a le même revers à craindre, et pis encore que lui; car il peut être destitué à volonté et sans dire pourquoi, même sans l'exiler : il perd tout son crédit et toute sa puissance, il n'est et ne peut plus rien, et toutefois[2] il conserve son rang en entier pendant sa vie, qui n'est bon qu'à l'emprisonner, puisqu'il ne peut faire aucune visite, et à le réduire en solitude, parce que personne n'a plus d'affaire à lui, et ne prend la peine de l'aller voir pour n'en recevoir ni réception, ni la main, ni conduite. Plusieurs en sont[3] morts d'ennui[4]. Lorsque le président de Castille vient à mourir, il est au choix du roi de faire un autre président ou un gouverneur; depuis la mort du comte d'Oropesa, le roi d'Espagne n'a mis que des gouverneurs[5]. Il en est de même des autres conseils, dont le président ne peut être ôté[6], et doit toujours être grand, au lieu duquel on peut mettre un gouverneur; mais, comme ces présidents n'ont de rang que celui de grands, parce qu'ils le sont, et que leur autorité n'est rien quoique les places en soient fort belles, très rarement y met-on des gouverneurs.

Conseillers On appelle en Espagne conseillers d'État[7] précisément ce

1. Voyez ce qui a été dit en 1700, à propos d'Arias, tome VII, p. 252, note 1, et, ci-après, p. 530, le *Portrait de la cour en 1701*.

2. Il écrit, en deux mots : *toutes fois*.

3. *Sont* surcharge des lettres illisibles.

4. Il citera plus tard (tome XVIII, p. 167) don Michel Guerra comme ayant obtenu permission de se démettre pour ce motif.

5. Voyez l'Addition n° 363, écrite à propos de Ronquillo, et le catalogue des gouverneurs jusqu'en 1750, donné par Garma : *Theatro universal de España*, tome IV, p. 256-270.

6. En 1680, le prince de Stigliano, dépouillé de la présidence du conseil de Flandre au profit de M. de Monterey, invoqua l'ancienne loi de Castille qui ne permettait pas de lui ôter sa charge sans faire son procès : *Gazette*, p. 200-201.

7. Voyez notre tome VII, p. 248 et p. 253, note 6, les *Mémoires*

que nous connoissons ici sous le nom de ministres d'État[1], et c'est là le but auquel les plus grands seigneurs, les plus distingués, et qui ont passé par les plus grands emplois, tendent de toutes leurs brigues[2]. Ils ont l'*Excellence*[3], et passent immédiatement après les grands, quand ils ne le sont point : il y en a fort peu. Ils ont une seule distinction que les grands n'ont pas, qui est de pouvoir, comme les grandes dames, aller par la ville en chaise à porteurs, entourés de leur livrée à pied, suivis de leur carrosse avec leurs gentilshommes dedans, et de monter en chaise le degré du palais jusqu'à la porte de la première pièce extérieurement[4]. Je ne m'étends point sur le conseil d'État[5] parce qu'il tomba fort peu après l'arrivée du roi, et qu'il

d'État. [*Add. St-S. 364*]

du maréchal de Gramont, p. 321, et les *Mémoires de Mme d'Aulnoy*, tome II, p. 105-114 et 215. Comparez ci-après, p. 569, les *Relations vénitiennes*, et, p. 537, le *Portrait de la cour d'Espagne en 1701*.

1. C'est pour cela que les *Mémoires de Louville* (tome I, p. 165) se servent de l'appellation française de « conseil d'en haut. »

2. Il répétera bientôt cela (tomes III de 1873, p. 424, et IV, p. 353), et dira encore plus tard (tome XVIII, p. 165) que c'est « le dernier et le suprême but de la fortune et de la faveur. » Les vice-rois eux-mêmes briguaient ce titre. Vayrac s'exprime en ces termes (tome III, p. 306-307; comparez les *Mémoires du marquis de Fontenay-Mareuil*, p. 56) : « S. M. n'y admet que des personnes de la première distinction, et ce n'est jamais qu'après qu'elles ont occupé les premiers postes de la monarchie, comme des vice-royautés, des gouvernements de provinces, des commandements d'armées, des présidences dans les autres conseils, ou qui ont rendu des services importants à l'État dans des ambassades ou dans des traités de paix. »

3. Sur l'emploi de cette qualification en Espagne, voyez la suite des *Mémoires*, tome XVIII, p. 154-155 et 165-166.

4. *Ibidem*, tomes III de 1873, p. 118, et XVIII, p. 51-52 et 165-166.

5. Ce conseil, institué par Charles-Quint en 1526, examinait les candidatures aux grands emplois, fixait les appointements et gratifications, discutait toutes les affaires les plus importantes de politique ou de gouvernement, et revisait même les « résultats » ou « consultes » des autres conseils. Ses propres consultes, depuis 1699 et 1700, se conservent à Alcala-de-Hénarès, comme les consultes du conseil de Castille; pour la période antérieure, elles sont dans la portion des anciennes archives de Simancas restée aux Archives nationales de France depuis 1808.

est demeuré depuis en désuétude[1]. Il a fait rarement des conseillers d'État, mais toujours sans fonction[2].

Secrétaire des dépêches universelles.

Je parlerai avec la même sobriété du secrétaire des dépêches universelles[3], par la même raison. Ubilla a été le dernier[4], et ne le demeura pas longtemps[5]. C'étoit presque

1. C'est par le fait de la princesse des Ursins que cette institution tomba, comme presque toutes les autres qui lui faisaient obstacle.

2. La chronologie des conseillers est donnée dans le *Theatro universal* de Garma.

3. Tome VII, p. 252 et 261, note 1. Voyez, ci-après, p. 537 et 538, 568 et 569, les appendices XII et XIII, et Vayrac, *État présent de l'Espagne*, tome III, p. 304-306. Au temps où cet auteur écrivait, c'est-à-dire entre 1710 et 1715, la « junte du dépêche universel, ou (comme on l'appelle communément) *le cabinet du roi*, » composé d'un petit nombre de conseillers, s'assemblait encore une ou deux fois par jour, et c'est là que toutes les affaires, tant du dedans que du dehors, venaient aboutir. Tandis que les autres conseils n'avaient que la voix consultative, celui-là prenait de véritables délibérations, quand le roi le convoquait. Mais souvent le secrétaire du *despacho*, seul consulté, délibérait et dépêchait les affaires avec le maître, « ce qui lui donne tant de relief, dit Vayrac, qu'il est regardé comme la personne la plus autorisée de l'État, à cause que tout ce qui s'adresse à S. M., soit de la part des ambassadeurs, des tribunaux souverains, des vice-rois, des gouverneurs des provinces, et généralement de tous ceux qui écrivent au roi, passe par ses mains. » Détail à noter : toutes les dépêches qui arrivaient pour le roi étaient traduites en espagnol avant de passer sous ses yeux.

4. Il se trouvait premier commis du *despacho*, après avoir refusé en 1692 le secrétariat de la guerre aux Pays-Bas et avoir eu en 1694 celui des ordres militaires, lorsque, en février 1698, mourut le secrétaire titulaire, marquis de Villanueva; on lui donna d'abord l'*intérim*, puis la place même, quoique quelques personnes eussent cru un instant qu'elle serait la récompense des services de l'ambassadeur Quiros en Hollande (*Gazette d'Amsterdam*, 1698, n°s XIX et XXIII).

5. Par la suite, ce secrétaire universel parut dangereux aux conseillers de Philippe V, surtout à Mme des Ursins, et, après avoir adjoint à Ubilla d'un côté le cardinal Portocarrero et Arias, ou bien Medina-Sidonia, San-Estevan et Escalona, de l'autre le représentant de la France, arrangement qui amena toutes sortes de conflits et d'intrigues, comme nous le verrons, en 1703, on se décida à détacher de ses attributions, au profit du marquis de Canalès, les affaires de la guerre et des étrangers. Ce démembrement ne dura que de septembre 1703 à août 1704 (*Journal de Dangeau*, tomes IX, p. 311-312, et X, p. 106); mais, dès 1705, la guerre

nos quatre secrétaires d'État ensemble pour le crédit et les fonctions, mais non pas pour le reste. Il étoit demeuré, pour l'extérieur, comme nos secrétaires d'État d'autrefois, et comme eux, venu par les emplois de commis dans les bureaux[1], ce qui peut faire juger de leur naissance et de leur état. Au conseil d'État, ils étoient au bas bout de la table, auprès de leur écritoire, rapportant les affaires, lisant les dépêches, écrivant ce qui leur étoit dicté, sans opiner, et toujours à genoux sur un petit carreau[2] qui leur fut accordé à la fin à cause de la longueur des conseils, et tête à tête avec le roi de même[3]. Ils étoient fort craints et considérés; mais ils n'alloient point avec la noblesse, même ordinaire. De six qu'ils sont des débris de celui des dépêches universelles[4], j'en ai vu deux, celui

Secrétaires d'État*.

et les finances furent de nouveau constituées en département séparé pour Joseph Grimaldo, dont il va être question tout à l'heure, et Ubilla reçut, comme compensation, outre son titre castillan de marquis de Rivas ou Ribas (1701), une commanderie et une place de gentilhomme de la chambre avec les entrées : *Gazette* de 1701, p. 414, et de 1705, p. 79; *Avènement des Bourbons*, tome II, p. 423-424, 451, 476-477, 503 et 504; *Mémoires secrets de Louville*, tome I, p. 111, 117-118, 130-131, 141, 144, etc. Ubilla n'eut plus qu'une place au conseil de Castille. Saint-Simon racontera cela de 1702 à 1705 et en 1722.

1. Sur ces premiers commis, consultez l'*État présent de l'Espagne*, tome III, p. 312 et 313, et voyez un cas de nomination à la secrétairerie dans la *Gazette* de 1738, p. 419.

2. *Quarau* biffé, et *carreau* récrit à la place.

3. Il rapportera bientôt, en 1702 (tome III de 1873, p. 355), que Philippe V, par complaisance pour Ubilla, devenu marquis de Rivas, lui permit de s'asseoir au bas bout de la table. Mais un de ses prédécesseurs, Emmanuel de Lira, avait déjà obtenu pareille permission du vivant de Charles II, en 1686 : *Gazette*, p. 66. Nos secrétaires d'État restaient aussi debout au conseil des dépêches, les sièges étant réservés pour les seuls ministres.

4. Il a déjà été dit un mot de ces secrétaires dans le tome VII, p. 261, note 1. En 1570, on en avait créé deux, l'un pour l'Espagne et le Nord, l'autre pour l'Italie (*Theatro universal*, tome IV, p. 31 et suivantes). Du temps du maréchal de Gramont (ses *Mémoires*, p. 321), les papiers et dépêches du conseil d'État se répartissaient entre trois secré-

* Cette manchette est placée deux lignes trop bas dans le manuscrit.

qui travailloit toujours avec le roi, et celui de la guerre, qui n'y travailloit guères, et jamais ne le suivoit en aucun voyage hors Madrid, qui tâchoient de se mettre sur le pied de nos secrétaires d'État d'aujourd'hui, surtout le premier, qui étoit Grimaldo, quoique venu des bureaux comme les autres[1], et Castellar[2] qui est mort ici depuis

taires, dont l'un avait pour département l'Italie et l'Allemagne, le second la Flandre et la Hollande, le troisième les Indes et le dedans de l'Espagne. Mais, vers la fin du règne de Charles II, la *Gazette* (1695, p. 316, et 1699, p. 426), la *Gazette d'Amsterdam* de 1697 (n° LXXXIV), les *Relazioni* (ESPAGNA, tome II, p. 526, 637 et 638) en comptent de sept à dix. Cette organisation des secrétaireries fut modifiée plusieurs fois, notamment en novembre 1714 (*Gazette*, p. 580); leurs attributions et la chronologie ont été données par Garma, au tome IV du *Theatro*.

1. Joseph Grimaldo Gutierez de Solorzano, né en Biscaye en 1660, commença par être sous-commis, puis secrétaire particulier de notre Orry, lorsque celui-ci fut chargé de réorganiser les finances espagnoles, passa ensuite premier commis, reçut en 1705, de Mme des Ursins et de M. Amelot, le département de la guerre et des finances, détaché du *despacho universal* et érigé en secrétairerie d'État, fut fait gentilhomme de la chambre en août 1707, reçut en avril 1714 une commanderie de l'ordre de Saint-Jacques, et en octobre un titre castillan de marquis, fut fait en outre secrétaire de la nouvelle reine en janvier 1715, se maintint en charge malgré Alberoni, et devint, après son départ, secrétaire du *despacho* et principal ministre, reçut, pour lui et pour son fils, en 1720, la dignité de chancelier de la Toison d'or, fut fait conseiller d'État le 22 juin 1721, président du conseil des affaires étrangères en novembre 1721 et ministre de la marine et du commerce en avril 1723, reçut un collier de la Toison lorsque Philippe V abdiqua en 1724, revint au pouvoir avec ce prince, en septembre 1724, comme secrétaire d'État des affaires étrangères du *despacho*, mais pour un temps très court, jusqu'en septembre 1726, se retira alors en gardant les émoluments de la place, et mourut à Madrid, le 3 juillet 1733, dans sa soixante-treizième année. Nous verrons Saint-Simon se lier avec lui.

2. Balthazar Patiño, d'une famille galicienne établie à Milan, débuta dans les bureaux de Madrid, fut envoyé en mission secrète à Paris, devint intendant général du royaume d'Aragon, avec une commanderie et le titre de marquis de Castellar, fut fait secrétaire du conseil de la guerre en 1720, secrétaire des dépêches de la marine et de la guerre en janvier 1721, fut destitué en 1725, mais obtint en janvier 1726 le poste d'ambassadeur à Venise, puis une charge de gentilhomme de la chambre sans exercice, ne partit point pour l'Italie, eut, après la destitution de

ambassadeur, frère de Patiño alors premier ministre[1].

Les trois charges[*]. [Add. St-S. 365]

Passons maintenant à la cour, et voyons-en les principaux emplois, et même quelques médiocres[2], pour l'intelligence de ce qui suivra, et pour ne plus interrompre un récit plus intéressant. Il y en[3] a trois, qui répondent ici au grand maître, au grand chambellan et au grand écuyer, qu'on appelle tout court *les trois charges*, parce qu'elles sont à peu près égales entre elles[4], et sans proportion avec toutes les autres. Ce sont toujours trois grands, à qui elles

M. de Ripperda, la secrétairerie d'État de la guerre, en mai 1726, et ne quitta plus ce poste qu'en août 1730, pour venir en France comme ambassadeur extraordinaire. Il mourut dans ces fonctions, à Paris, le 19 octobre 1733, âgé de soixante-trois ans.

1. Joseph Patiño, né à Milan le 11 avril 1666, entra dans l'ordre des jésuites après avoir été élevé à leur collège de Rome, mais le quitta pour se faire le collaborateur de son frère aîné, devint successivement intendant de marine à Cadix, intendant de l'armée en Estramadure (1711) et en Catalogne (1713), gouverneur de cette dernière province, secrétaire des finances des Indes (novembre 1714), intendant général de la marine (1716), gouverneur d'Andalousie et commissaire général de la guerre. Comme son frère, il subit une courte disgrâce au commencement de 1726, pendant le ministère de M. de Ripperda, mais reprit le département de la marine et des Indes dès le mois de mai, y joignit les finances et la maison du roi en septembre, entra au conseil d'État le 30 novembre 1729, reçut la Toison d'or en août 1732, devint premier ministre et tout-puissant en 1734, après la mort de son frère, mais tomba tout aussitôt malade, et mourut à Saint-Ildephonse, le 3 novembre 1736, ayant été fait, à son lit de mort, grand de la première classe, avec succession pour son neveu et pension pour sa nièce. Il était alors conseiller d'État, secrétaire du *despacho universal*, secrétaire d'État des affaires étrangères, de la guerre, de la marine, des Indes et des finances, gouverneur de la salle des Millions, surintendant général des revenus du royaume, et avait une commanderie de l'ordre de Saint-Jacques. — Saint-Simon parlera souvent de ces deux frères, qui, selon lui, se haïrent toute leur vie, quoique ayant des carrières parallèles. Don Antonio Rodriguez Villa leur a consacré une étude historique en 1882.

2. *Quelque médiocres*, dans le manuscrit, avec le signe du pluriel ajouté seulement à *médiocre*.

3. *En* est ajouté en interligne. — 4. Il écrit : *entrelles*.

* Il avait écrit ici, par mégarde, puis a biffé la manchette : « Majordome-major du Roy, » qui reviendra au paragraphe suivant.

donnent une grande distinction sur tous les autres, et une considération principale par toute l'Espagne[1]. Il est pourtant arrivé, quoique extrêmement rarement, que quelqu'une de ces charges, tantôt l'une, tantôt l'autre, ont été possédées par de très grands seigneurs qui n'étoient pas grands, mais[2] favoris ou fort distingués, et qui sont bientôt devenus grands d'Espagne. Expliquons-les pour les faire connoître[3].

Majordome-major du roi, et les majordomes.

Le majordome-major du Roi[4] est notre grand maître de France dans toute l'étendue qu'il avoit autrefois[5]. Tous les palais du roi, tous les meubles, toutes les provisions, de

1. En 1612, Fontenay-Mareuil écrivait (*Mémoires*, p. 54) : « Les officiers de la maison royale sont les mêmes que dans toutes les autres cours..., mais avec cette différence qu'ils y sont beaucoup plus estimés, parce que, les rois ne s'y voyant pas si facilement qu'ailleurs, eux seuls en ont le privilège, et sans demander audience, et particulièrement le sommelier de corps et les gentilshommes de la chambre, qui en tirent de tels avantages, qu'il n'y a personne, de quelque qualité qu'il soit, qui ne le veuille être. »

2. *Mais* est en interligne, au-dessus d'*ou*, biffé, et la conjonction *et* qui vient ensuite est également en interligne, au-dessus de *mais*, biffé; puis, après *qui*, le manuscrit porte un *le* biffé, et enfin *grds d'Espagne* a été ajouté encore en interligne.

3. Comparez le détail minutieux donné dans le livre III de l'*État présent de l'Espagne*, par l'abbé de Vayrac, éd. 1719, tome II, p. 100 et suivantes. Plus tard, dans son grand tableau de l'Espagne (tome XVIII, p. 218), Saint-Simon racontera comment Mme des Ursins parvint à réduire à néant les fonctions des charges et les attributions des conseils.

4. « La charge première d'Espagne, et d'un prodigieux éclat, » dira-t-il ailleurs (Addition au *Journal de Dangeau*, tome XIV, p. 200). Comparez ci-après, p. 533-534, le *Portrait de la cour d'Espagne en 1701*.

5. *État présent de l'Espagne*, tome II, p. 104-116. Sur nos grands maîtres de la maison du Roi, on peut voir *les Rois de France*, par J. du Tillet, p. 401-405; le *Traité des droits des offices*, par Guyot, tome I, p. 455-473, où se trouve le règlement rendu sous Louis XIV, le 7 janvier 1681; le Supplément au *Corps diplomatique*, tome IV, p. 438-442; l'*État de la France*, 1698, tome I, p. 53-57. La succession des titulaires a été établie au tome VIII de l'*Histoire généalogique*, p. 309-392 (suite dans la continuation du tome IX, p. 805-820) et paraphrasée par Saint-Simon, pour le règne de Louis XIV (vol. 45 de ses Papiers, aujourd'hui *France* 200). Chevillard en avait publié une carte historique en 1699.

quelque espèce qu'elles soient, la bouche[1] et toutes les tables, la réception, la conduite et[2] le traitement des ambassadeurs et des autres personnes distinguées à qui le roi en fait, l'ordre, l'ordonnance, la disposition de toutes les fêtes que le roi donne, de tous les spectacles, de tous les festins et rafraîchissements, la distribution des places, l'autorité sur les acteurs de récit[3], de machines[4], de musique, les mascarades publiques et particulières du palais, l'autorité, la disposition, les places de toutes les cérémonies, la disposition de tous les logements pendant les voyages et de toutes les voitures de la cour, l'autorité sur les médecins, chirurgiens et apothicaires du roi, qui ne peuvent consulter[5] ni donner aucun remède au roi que de son approbation et en sa présence[6], tout cela est de la charge du majordome-major, qui a sous lui quatre majordomes, tous quatre de la première qualité, et qui de là passent souvent aux premières charges, et arrivent à la grandesse, mais ne peuvent être grands tandis qu'ils sont majordomes[7]. Ils font le détail, chacun par semaine, de tout ce que je viens de remarquer sous les ordres du

1. Ci-après, p. 162, note 1.

2. Les cinq derniers mots sont ajoutés en interligne.

3. Littré n'a pas relevé cette locution; c'est l'*actor fabularum* des Romains. M. Michel Bréal veut bien me signaler ce passage de Varron (*De lingua latina*, VII, 77) : *Poeta facit fabulam, et non agit; contra actor agit, et non facit. L'Académie* de 1718 donne ces deux définitions de RÉCIT : 1° ce qui est chanté par une voix seule, qui fait l'ouverture d'un ballet ou de quelque autre divertissement semblable, et qui en expose le sujet; 2° tout ce qui est chanté par une voix seule qui se détache d'un grand chœur de musique. Mais, ici, n'est-ce pas simplement le drame parlé ou chanté?

4. Décorations et machines de théâtre. — On remarquera l'application du mot *acteurs* à *machines* et à *musique*, comme à *récit*.

5. *L'Académie* de 1718 dit : « Les médecins ont consulté sur sa maladie. » Nous avons déjà eu (tome V, p. 400) *consulter à quelqu'un*.

6. *Pré* surcharge le commencement d'un premier *présence*.

7. Ils sont, pour la plupart, cadets de grands, dit Mme d'Aulnoy. Comparez la suite des *Mémoires*, tome XVIII, p. 135, et l'Addition au *Journal de Dangeau*, tome X, p. 423.

majordome-major, qui fait et[1] arrête les comptes des fournitures avec tous quatre, et les gens qui ont fourni, qui sont payés sur ses ordonnances. Le majordome de semaine ne sort presque point du palais, et tous quatre rendent compte de tout au majordome-major, et ne peuvent s'absenter qu'avec sa permission. Ils ont des maîtres d'hôtel et toutes sortes d'autres officiers sous eux[2]. Le majordome-major a toutes les entrées chez le roi à toutes heures[3]. Grand d'Espagne ou non, comme il est quelquefois arrivé, quoique fort rarement, il est grand par sa charge, et le premier d'entre les grands partout où ils se trouvent. A la chapelle, il a un siège ployant à la tête de leur banc[4], qui demeure vide[5] quand il n'y vient pas, et je l'ai vu arriver. Si les grands ont, pour leur dignité, quelque assemblée à faire, c'est chez lui, et quelque représentation à porter[6] au roi, c'est par lui[7]. Au bal et à la comédie, nul homme ne s'assit, non pas même les danseurs, excepté le majordome-major, qui est assis sur un ployant à la droite du fauteuil du roi, un demi-pied au plus en arrière, mais joignant sa chaise. Je l'ai vu ainsi

1. *Et* surcharge *l[es]*.

2. Voyez l'*État présent*, de l'abbé de Vayrac, MAÎTRES D'HOTEL ORDINAIRES, tome II, p. 142-148, et les *Mémoires de Mme d'Aulnoy*, tome I, p. 414.

3. Partout il devait être logé dans la résidence royale; dès que les portes se fermaient, les clefs étaient portées chez lui, et l'on ne pouvait rien ouvrir, sous quelque prétexte que ce fût, sans l'ordre exprès du roi. Il avait les honneurs et les entrées dans l'appartement royal, comme les gentilshommes de la chambre, mais portait sans cordon la clef dorée dont il sera bientôt parlé.

4. L'abbé de Vayrac raconte (tomes II, p. 106-107, et III, p. 61-63) la grande contestation qui se produisit en 1705, au sujet de ce siège, entre le majordome-major, les capitaines des gardes et les grands; Mme des Ursins en parle longuement dans ses lettres à Mme de Maintenon (recueil Bossange, 1826, tome III, p. 206-237).

5. Ici, par exception, *vide*, et non *vuide*.

6. *Porter* est en interligne, au-dessus de *présenter*, biffé.

7. Ceci sera redit dans la digression sur les grands : tome III de 1873, p. 176.

à l'un et à l'autre, et couvert, si le roi se couvre. Aux audiences qui se donnent sur le trône aux ambassadeurs des princes hors l'Europe, le roi est assis dans un fauteuil sur une estrade de plusieurs degrés, couverte d'un tapis, avec un dais par-dessus. On met un ployant à la droite du fauteuil du roi, en même plain pied sur l'estrade, et en même ligne, mais hors du dais. Le roi monte sur l'estrade, seul avec le majordome-major, qui s'assoit sur ce ployant en même temps que le roi se place dans son fauteuil, et il se couvre en même temps que lui. Tous les grands, couverts, et tous autres, découverts, sont au bas des marches et debout, et l'ambassadeur aussi[1]; et, en tous actes de cérémonie, il est joignant le roi à sa droite. Il ne va pourtant jamais dans les carrosses du roi, parce que c'est au grand écuyer à y prendre la première place, ni dans ceux de la reine, pour même raison, ni aux audiences chez la reine, où son majordome-major prendroit aussi la première place[2]. Comme celui du roi l'a sans difficulté partout ailleurs, il s'abstient toujours des trois seuls endroits où il ne l'auroit pas. Il ne prête serment entre les mains de personne; les quatre majordomes, l'introducteur[3] des ambassadeurs, tous les officiers qui sont sous eux (et il y en a un grand nombre), et toute la médecine, chirurgie et apothicairerie du roi prêtent serment entre ses mains[4]. Outre ceux-là, qui sont sous sa charge, il reçoit de même le serment du grand chambellan ou sommelier de[5] corps, du grand écuyer et du patriarche des Indes[6]. Les chefs et les membres des conseils et des tribunaux et les secrétaires d'État le prêtent entre les mains

1. L'abbé de Vayrac ne donne pas ces détails en parlant (p. 282) de la réception des ambassadeurs ordinaires. Notre auteur les répétera dans la digression sur les grands : tome III de 1873, p. 176.

2. Ci-après, p. 165-166, 171 et 172.

3. L'article élidé *l'* surcharge un *e*.

4. Comparez le tome XVIII des *Mémoires*, p. 139.

5. Ici, *de*, et non *du*.

6. L'abbé de Vayrac donne la formule (p. 111).

du président ou du gouverneur du conseil de Castille, et le roi n'en reçoit aucun lui-même : ce qui fait que le majordome-major n'en prête point. Pour en revenir à nos idées, on voit que cette charge est, en beaucoup plus grand, ce qu'étoit autrefois le grand maître de la maison du Roi, qui, depuis les Guises, n'ont plus rien à la bouche[1], dont le premier maître d'hôtel est maître indépendant[2], et qu'il n'a[3] plus que le serment de cette charge, de celle de grand maréchal des logis, de grand maître des cérémonies, et d'introducteur des ambassadeurs, sans avoir conservé rien du tout[4] dans l'exercice de ces charges, qui, avec tout leur détail, sont entièrement subordonnées et en tout dépendantes, en Espagne, du majordome-major, et toutes exercées sous lui par le majordome de semaine. Le majordome-major[5] les réprimande très bien, et change ce qu'ils ont fait, quand il le juge à propos.

Sommelier du corps et gentilshommes de la chambre. [*Add. St S. 366 et 367*]

Le grand chambellan ou sommelier du corps[6] est en tout et partout à la fois ce que sont ici le grand chambellan, les quatre premiers gentilshommes de la chambre, le grand maître et les deux maîtres de la garde-robe réunis

1. « On appelle aussi chez le Roi *la bouche* le lieu où l'on apprête à manger pour le Roi,... et on appelle absolument *la bouche* les officiers de la bouche du Roi. » (*Académie* de 1718.)

2. Comparez la suite des *Mémoires*, tome V de 1873, p. 454-455, et les *Écrits inédits*, tome VI, p. 205-206. L'*État de la France* dit (1698, tome I, p. 56) : « Les grands maîtres ont volontairement remis le gobelet et la bouche entre les mains du Roi depuis que M. de Soissons, grand maître de la maison du Roi sous Henri IV, n'en voulut plus prendre connoissance. » Les *Mémoires* feront remonter cet abandon jusqu'au dernier Guise, sous Henri III.

3. *Qui n'ont* corrigé en *qu'il n'a*. — C'est de notre grand maître qu'il s'agit. Sur le premier maître d'hôtel, voyez l'*État de la France*, p. 60-62.

4. *Du du tout*, dans le manuscrit. — 5. Par mégarde, *majordomejor*.

6. *État présent de l'Espagne*, tome II, p. 116-117. Le dictionnaire de l'Académie espagnole écrit : *sumiller de corps*, et traduit en latin par *summus præfectus cubiculi regis*. Notre mot français venait de *somme*, charge du cheval de bât qui, dans les expéditions de la cour ou des grands seigneurs, portait le matériel et les provisions de bouche; mais Saint-Simon écrit : *somelier*.

en une seule charge : les mêmes fonctions, le même commandement, le même détail, et ordonnateur des mêmes dépenses[1]. Il a sous lui un nombre indéfini de gentilshommes de la chambre, tant qu'il plaît au roi d'en faire, qui ont son service en son absence, et qui sont grands d'Espagne presque tous, et la plupart aussi ou plus grands seigneurs que lui, car c'est le but de tous les seigneurs de la cour[2]. La différence est que le sommelier couche au palais[3], et qu'il entre chez le roi, comme le majordome-major, à toutes heures, au lieu que le gentilhomme de la chambre de jour, qui a tout son service et tout son com-

1. Voyez une lettre de Mme des Ursins dans le recueil de M. Geffroy, p. 362, le *Mercure* de février 1709, p. 302-305, les *Mémoires de Mme d'Aulnoy*, tome II, p. 59 et 179, et le *Journal de Dangeau*, tome XII, p. 322, où il est dit que le revenu est médiocre, mais qu'il serait possible d'y joindre de gros profits. Nous avons placé ici deux Additions qui donnent tous les mêmes détails sur la charge, et dont l'emploi ne se trouverait pas ailleurs. Comparez ci-après, p. 535-536, le *Portrait de la cour d'Espagne en 1701*.

2. C'est généralement parmi eux qu'on choisissait les titulaires des vice-royautés. L'abbé de Vayrac dit (p. 120) : « Après les postes du grand maître, du sumelier de corps et du grand écuyer, il n'en est point de plus distingué que celui des gentilshommes de la chambre. C'est pour cette raison que les seigneurs les plus qualifiés de la cour se font un très grand honneur d'y être admis. Le nombre n'en est pas fixé; c'est pourquoi il y en a tantôt plus, tantôt moins. Si on examine les fonctions de leur emploi, on trouvera qu'il n'est rien de plus flatteur.... » En décembre 1697, Charles II en avait créé seize d'une seule fois, et le nombre s'en élevait à quarante-deux lorsqu'il mourut. Son successeur le réduisit tout aussitôt à six, pour remonter ensuite à vingt et plus; mais alors deux seuls, le duc del Arco et le marquis de Santa-Cruz, l'un grand écuyer du roi, l'autre majordome-major de la seconde reine, étaient en exercice toute l'année : *Journal de Dangeau*, tomes VI, p. 243, et VIII, p. 51; Hippeau, *Avènement des Bourbons*, tome II, p. 503; *Mémoires de Saint-Simon*, tomes XI, p. 113, et XVIII, p. 10, 73-74 et 135. Voyez ci-après, p. 179, ce qui est dit de leur clef d'or, et, p. 543-545, le *Portrait de la cour d'Espagne en 1701*.

3. On voit, dans les *Lettres de Saint-Simon au cardinal Gualterio*, p. 31, que le sommelier du corps ne quittait son maître ni jour ni nuit, et couchait dans sa chambre; comparez le recueil Hippeau, tome II, p. 153.

mandement dans l'appartement du roi et sur tous les officiers de sa chambre et de sa garde-robe, ne peut entrer qu'aux temps des fonctions, et se retire dès que le service est fait[1]. Ces gentilshommes de la chambre prêtent serment entre les mains du sommelier, et lui sont tellement subordonnés, qu'ils ne peuvent s'absenter sans sa permission, ni rien faire dans leurs charges sans ses ordres[2]. Ils sont obligés de lui rendre compte de tout en son absence, et de l'envoyer avertir, quand il le leur a dit, ou sans cela dès qu'il arrive quelque chose d'extraordinaire. S'il trouve quelque chose qu'ils aient fait mal, ou mauvais, il le change ou les réprimande très bien, sans qu'il aient un mot à dire que se taire avec respect, quels qu'ils soient, et lui obéir[3]. Il a sous lui, pour le détail des habits, un officier qui tient plus du valet que du noble,

1. « Ils assistent, dit l'abbé de Vayrac, au lever et au coucher du roi, ils aident à l'habiller et à le déshabiller, font garde dans sa chambre, coupent la viande quand il mange, la conduisent en cérémonie lorsque la garde et les aides la portent de la bouche. Celui qui est de jour lui présente la coupe et la sous-coupe, l'accompagne dans toutes les fonctions publiques.... Ils ont commandement sur les gentilshommes ordinaires, sur les valets, sur les garçons et sur tous les autres domestiques de la chambre, et ont un plat de la table du roi le jour qu'ils sont de service. » C'est le plus ancien qui suppléait, au besoin, le sommelier du corps. Il y avait, en outre, des gentilshommes de la bouche, des gentilshommes de la maison et de simples sommeliers.

2. Les gentilshommes faisaient très mal leur service sous Charles II; Louville demanda qu'on agît sévèrement contre eux, et nous avons vu qu'un des premiers soins du nouveau roi fut d'en réformer les six septièmes.

3. Comparez l'Addition au *Journal de Dangeau*, tome XVI, p. 3 et 4. L'abbé de Vayrac n'insiste pas sur cette sujétion extraordinaire, mais dit (p. 117) que le sommelier « a inspection sur tout ce qui se passe dans la chambre et dans la garde-robe, dont il a la surintendance : c'est-à-dire que les gentilshommes, les valets et les garçons de la chambre sont sujets à ses ordres, aussi bien que le garde-joyaux, le tapissier, le grand maréchal des logis de la cour, les médecins, les chirurgiens, les apothicaires de la chambre, et généralement tous les officiers et domestiques de la fourrière, qui sont en très grand nombre. »

mais qui est pourtant considéré plus que les premiers valets de garde-robe d'ici[1].

Grand écuyer et premier écuyer.

Le grand écuyer[2] est, là comme ici[3], le même, avec deux grandes différences : l'une, que, dès que le roi est dehors, il a toutes les fonctions du sommelier, même en sa présence[4]. Il le sert, s'il mange dans son carrosse ou sur l'herbe, et, s'il a besoin d'un surtout[5] ou de quelque autre chose, il le lui présente[6]; et si, à la chasse, à la promenade, en chemin, quelque seigneur ait à être présenté au roi, c'est le grand écuyer, et non le sommelier, qui le présente. La seconde est[7] qu'il y a un premier écuyer[8], et point de petite écurie[9]. Le premier écuyer fait sous lui, et dans une dépendance entière et journalière, le détail de l'écurie, et,

1. L'abbé de Vayrac ne parle pas de cet officier de la garde-robe, appelé en espagnol : *guardaropa*. C'est la charge dont fut revêtu Hersent (tome VII, p. 345; comparez la suite des *Mémoires*, tome XIII, p. 61). Sur la garde-robe en France, voyez ci-dessus, p. 46.

2. Ou *caballerizo-mayor* (*Dangeau*, tome VIII, p. 427). Voyez l'*État présent*, de l'abbé de Vayrac, tome II, p. 118-119, la *Vie du duc d'Ossone*, traduite de l'italien de Gr. Leti (1700), p. 45, et, ci-après, p. 534-535, le *Portrait de la cour d'Espagne en 1701*.

3. Il avait d'abord écrit : *icy comme là*, puis a biffé les deux premiers mots, et a récrit *comme icy* en interligne, après *là*. — Nous avons eu déjà l'occasion (tome I, p. 104 et 182) de dire ce qu'était la charge de grand écuyer à la cour de France.

4. « Tout ainsi, dit l'abbé de Vayrac, que le grand maître d'hôtel et le sumelier de corps sont les premiers officiers de la couronne dans toutes les fonctions qui se font dans l'intérieur du palais, de même le grand écuyer l'est dans toutes celles qui se font dehors. » Voyez un conflit entre le duc d'Osuna et M. d'Astorga, en 1679 (*Gazette*, p. 617 et 628).

5. Voyez notre tome I, p. 254, note 1. Il y avait contestation, à la cour de France, entre le grand maître de la garde-robe et le premier gentilhomme de service, à qui donnerait le surtout au Roi lorsqu'il était hors de sa chambre : *Dangeau*, tome II, p. 123. On peut voir la forme des surtouts galonnés à l'anglaise, sur Monseigneur, le maréchal de Lorge et autres, dans le grand almanach de Langlois pour l'année 1694.

6. Il croira, plus tard (tome XVIII, p. 218), avoir oublié ce détail.

7. *C'est* corrigé en *est*.

8. Voyez ci-après, p. 348. L'abbé de Vayrac n'en parle pas.

9. Voyez notre tome I, p. 104, 144 et 265.

s'il se trouve présent quand le grand écuyer monte à cheval, c'est lui qui l'y met, et toujours un écuyer du roi qui lui tient l'étrier à monter et à descendre[1]; le premier écuyer le conduit à pied, la main au mors du cheval sur lequel il est monté, depuis l'écurie jusqu'au palais, tout du long de la place[2], et, lorsqu'en suivant le roi il monte dans le carrosse qui le précède, ou qu'il en descend, c'est au premier écuyer à ouvrir et à fermer la portière, comme le grand écuyer ouvre et ferme celle du roi[3]. Dans ce carrosse du grand écuyer, il n'y entre que les trois charges principales du roi, les deux de la reine, et le capitaine des gardes en quartier. Quelquefois, par un hasard extrêmement rare, il y entrera quelque vieux grand d'Espagne, mais fort distingué et fort considérable. Excepté la charge de premier écuyer, le grand écuyer dispose de toute l'écurie du roi, chevaux, mules, voitures de toute espèce, valets, officiers, écuyers, livrées, fournitures, et est seul ordonnateur de toutes ces dépenses[4]. Il est en même temps le chef de toutes les chasses, avec la même autorité et dispensation[5] que de l'écurie. Les meutes et les

1. Comparez l'Addition au *Journal de Dangeau*, tome XV, p. 416, et voyez ci-après, p. 534, le *Portrait de la cour d'Espagne en 1701*.

2. « Une fort belle et longue place, dit-il dans la même Addition, où tout le monde passe incessamment, et où, alors que le roi va sortir, les deux régiments des gardes sont sous les armes. »

3. Il ajoute, dans l'Addition : « Cette charge de premier écuyer est toutefois un poste de faveur, et presque toujours occupé par des fils cadets ou des frères de grands d'Espagne, et des plus grandes maisons. » Dans les *Mémoires* (tome XI, p. 112 et 113), il dira qu'elle était incompatible avec la grandesse.

4. Selon le duc de Luynes (tome I, p. 370), la dépense ne devait être, en ce temps-là, que de cent mille écus, et elle fut portée jusqu'à trois millions sous le règne suivant. L'abbé de Vayrac évaluait le personnel à plus de deux cents hommes. Le duc de Luynes rapporte (tome I, p. 365), d'après les dires du marquis de la Mina, en 1737, comme peut-être Saint-Simon lui-même, que le grand écuyer a le droit de prêter, ou même de donner les chevaux du roi à qui il veut.

5. Voyez les exemples cités par Littré, DISPENSATION 2°. Furetière dit : « Le grand aumônier a la dispensation des aumônes du Roi. »

chasses à courre sont inconnues en Espagne par la chaleur, l'aridité et la rudesse du pays[1]; mais tirer, voler[2], et des battues aux grandes bêtes, de mille et quinze cents paysans, dont le grand écuyer ordonne, sont les chasses ordinaires, et la dernière celle du roi Philippe V de presque tous les jours[3]. Avec cela, il y a quatre ou cinq petites maisons de chasse, la vaste capitainerie de l'Escurial, et quelques autres moindres, attachées à la charge du grand écuyer. C'est le seul seigneur, sans exception, qui aille dans Madrid à six mules ou à six chevaux, et à huit, s'il veut, avec un postillon, parce que c'est un carrosse et un attelage du roi[4]. S'il mène quelqu'un avec lui, qui que ce pût être, il n'est pas permis au grand écuyer de le faire monter devant lui, ni de lui donner la droite, et cela n'en retient personne, ni ne fait aucune difficulté pour aller avec lui faire des visites ou à la promenade. Le duc del Arco[5], dont j'aurai lieu de parler[6], qui l'étoit pendant mon ambassade, fut le parrain de mon second fils pour sa couverture de grand d'Espagne : il vint donc le prendre en

1. L'abbé de Vayrac ne parle pas des chasses.

2. Chasser au vol, avec des oiseaux de proie dressés.

3. Voyez les détails dans le *Tableau de la cour d'Espagne en 1721*, publié par M. Drumont, p. 374-377, et dans la suite des *Mémoires*, tome XVIII, p. 219-221, et comparez les *Mémoires de Luynes*, tomes I, p. 152 et 365 (d'après M. de la Mina), et XII, p. 63. Nous avons déjà fait allusion au goût de Charles II pour la chasse au loup; elle se pratiquait dans les montagnes de Guadalaxara, comme au Pardo ou à la Zarzuela.

4. Voyez ce qui est dit des carrosses et des attelages dans les *Mémoires de Mme d'Aulnoy*, tome I, p. 256-257, et dans ceux de *Gourville*, p. 556.

5. Alphonse Manrique de Lara de Solis et de Vivero, de la branche de Fuensaldaña, fut successivement majordome de Philippe V, puis son premier écuyer et gentilhomme de sa chambre, fut fait grand de la première classe en avril 1715, duc del Arco au mois de juin suivant, eut la surintendance des écuries en avril 1717, la charge de grand écuyer en septembre 1721, la Toison d'or et le Saint-Esprit en 1724 (reçu le 25 avril 1729). Il mourut le 27 mars 1737, à soixante-cinq ans, étant encore grand écuyer, grand veneur, grand maître de l'artillerie, etc.

6. Voyez notamment les tomes XI, p. 111-113, et XVIII, p. 9-11.

grand cérémonie pour le mener au palais; mais, par politesse et pour lui pouvoir donner la place et la main, il vint avec son carrosse et ses livrées à lui, et rien de l'écurie[1]. Il tient une table, où, comme partout ailleurs, il est servi par les pages du roi, qui font à son égard, et toujours, tout ce que feroient les siens. Chez lui encore, ils servent tous ceux qui mangent à sa table comme s'ils étoient à eux; mais aussi ceux qui servirent hier se mettent aujourd'hui à table, et mangent de droit avec le grand écuyer et avec tous ceux qui mangent chez lui, et ainsi de suite tous les jours. Le premier écuyer tient la petite table, quand il y en a une, et fait les honneurs chez le grand écuyer. En son absence, il a toutes ses fonctions; mais il n'ôte en dehors[2] le service qu'aux gentilshommes de la chambre, et non au sommelier, il ne va point à six chevaux ou mules par Madrid, ne monte point à la suite du roi dans le carrosse marqué pour le grand écuyer, et n'est point servi par les pages du roi, qu'à table seulement chez le grand écuyer, comme tous ceux qui y mangent[3]. Il suit le roi dans une voiture à part, ou à cheval.

Capitaine des hallebardiers.

Le capitaine des hallebardiers ne peut être mieux comparé, lui et sa compagnie, en tout et pour tout, qu'aux cent-suisses de la garde du Roi et à leur capitaine[4]; c'est une ancienne garde des rois d'Espagne[5].

1. Suite des *Mémoires*, tomes III de 1873, p. 122, XVIII, p. 6, etc. Cette cérémonie de couverture eut lieu le 1er février 1722.

2. La première lettre de *dehors* corrige une *l*.

3. L'abbé de Vayrac ne parle point de la table du grand écuyer, non plus que du premier écuyer. Sur les pages, voyez ci-après, p. 534, le *Portrait de la cour d'Espagne en 1701*.

4. Voyez notre tome VII, p. 97 et Additions et corrections.

5. « Une espèce de compagnie de hallebardiers qui étoit l'ancienne garde de tout temps,... qui ne peut être plus justement comparée qu'à la compagnie des cent-suisses de la garde du Roi. » (Tomes IV de 1873, p. 30, et XI, p. 113-114.) Le capitaine, dit-il ailleurs (tomes III de 1873, p. 148, et XVIII, p. 217; Additions au *Journal de Dangeau*, tomes X, p. 420, et XVI, p. 3), n'avait ni place marquée, ni autre fonction que de prendre l'ordre. Le corps lui-même (tome III de 1873, p. 295) n'était

Je parlerai en son temps[1] des capitaines des gardes du corps que Philippe V a établis, et qui, avec leurs compagnies[2], étoient avant lui inconnus en Espagne, ainsi que des deux colonels de ses régiments des gardes qui sont aussi de son établissement[3].

Patriarche des Indes.

Le patriarche des Indes[4] n'a pas seulement la plus légère idée qui ait la moindre conformité à ce grand titre : il ne peut rien aux Indes, il n'en touche rien, il n'en prétend même rien; il y est inconnu. C'est un évêque sacré *in partibus*, dont la fonction est d'être toujours à la cour pour y suppléer à l'absence de l'archevêque de Saint-Jacques-de-Compostelle[5], qui n'y paroît jamais, non plus que tous les autres évêques d'Espagne, qui résident continuellement[6]. Celui-là est grand aumônier-né par son siège,

composé que de « quelques hallebardiers dans l'intérieur du palais, qui le plus souvent y demandoient l'aumône. » Comparez les *Mémoires de Mme d'Aulnoy*, tome I, p. 414-415, les *Archives curieuses de l'histoire de France*, 2e série, tome VIII, p. 318, la relation du comte d'Ayen pour Mme de Maintenon, dans la *Correspondance générale* de celle-ci, tome IV, p. 393, et les *Mémoires secrets de Louville*, tome I, p. 70.

1. Tomes III de 1873, p. 148, IV, p. 30, XVIII, p. 136-138 et 152 ; Addition au *Journal de Dangeau*, tome X, p. 420-422.

2. *Compagnie*, au singulier, dans le manuscrit.

3. *Mémoires*, tome III de 1873, année 1702, p. 355 et 356.

4. Comparez ci-après, p. 532, le *Portrait de la cour d'Espagne en 1701*, et voyez la suite des *Mémoires*, tome XVIII, p. 136, et l'Addition au *Journal de Dangeau*, tome X, p. 423-424.

5. L'abbé de Vayrac donne une notice sur cet antique archevêché dans le tome II de l'*État présent de l'Espagne*, p. 353-354. Primitivement suffragant de Braga, il avait été érigé en diocèse relevant immédiatement du saint-siège au onzième siècle, et en archevêché au douzième. Le titulaire en tirait soixante mille ducats de revenu. L'église métropolitaine était dédiée à saint Jacques le Majeur, dont le corps, suivant les légendes, y avait été rapporté après son martyre à Jérusalem, et ce tombeau de l'apôtre était le but d'un pèlerinage célèbre dans tout l'univers catholique.

6. Selon l'*État présent de l'Espagne*, tome II, p. 100-103, c'est en 1140 que la dignité de grand aumônier (*capellan mayor*) avait été unie à celle d'archevêque de Compostelle; mais, en 1572, Philippe II, considérant que c'était un empêchement absolu de remplir les devoirs épiscopaux et de résider dans un diocèse, obtint du saint-siège la faculté de

et cette place de grand aumônier enferme tout ce que nous connoissons ici sous les noms de grand aumônier, premier aumônier, maître de la chapelle, et maître de l'oratoire[1]. Ce prélat devient presque toujours cardinal, s'il ne l'est déjà quand on lui donne la charge. Si, par un hasard qui est arrivé quelquefois, l'archevêque de Compostelle venoit à la cour, il effaceroit le patriarche des Indes, qui, même cardinal, ne seroit plus rien en sa présence. Comme il n'y vient jamais, le patriarche dispose de tout ce qui est de la chapelle, et les sommeliers de cortine[2], qui

nommer un ecclésiastique à la dignité de grand aumônier, et c'est alors qu'elle fut attribuée au patriarche des Indes occidentales, sans aucune juridiction sur les églises du Nouveau-Monde, mais avec une pension de huit mille ducats sur ces églises et sur le trésor royal du Conseil, une grande autorité et de beaux privilèges. La suite des titulaires est dans Gams, *Series episcoporum Ecclesiæ catholicæ*, p. 138. Actuellement, le patriarche des Indes est encore aumônier de la cour.

1. Sur ces charges de notre cour, voyez le chapitre Ier de l'*État de la France*. Nous avons déjà dit ce qu'étaient le grand et le premier aumônier. Le maître de l'oratoire dirigeait le clergé inférieur, chapelains, clercs, sommiers, etc. Le maître de la chapelle (M. le Tellier, archevêque-duc de Reims) avait une double juridiction sur les officiers des grand'messes ou des fêtes et sur la musique de la chapelle, dont le détail est donné par l'*État de la France*.

2. *Sumiller de cortina*. En Espagne et en Portugal, on appelait *cortina* le dais ou tente carrée, entourée de rideaux et soutenue par quatre piliers, qui cachait l'oratoire ou le prie-Dieu du roi, soit dans le palais, soit à l'église. Le sommelier de service, équivalent aux chapelains d'honneur ou aux aumôniers du Roi en France, avait pour fonction de tirer ou d'abaisser le rideau, et il portait en outre une pièce de taffetas pour essuyer le missel du roi et la paix qu'on lui présentait à baiser. Quand Philippe IV vint à Fontarabie en 1660, Mlle de Montpensier vit dans l'église de cette ville une courtine préparée pour lui, c'est-à-dire (ses *Mémoires*, tome III, p. 458) « un lit où il n'y a point de bois, attaché au plancher, de brocart d'or, » avec force aumôniers sans manteau, portant surplis et bonnet; le drap de pied placé sous la courtine, et le rideau qui regardait l'autel seul ouvert. Le chanoine Montreuil, qui était là aussi, ajoute (*Archives curieuses*, 2e série, tome VIII, p. 307) qu'il n'y avait point de prie-Dieu et qu'on fermait les rideaux dès que le roi était entré seul sous le dais. C'est par exception qu'on vit, une fois, Charles II y admettre D. Juan d'Autriche (*Gazette*, 1677, p. 355). Le dictionnaire

sont les aumôniers du roi, et fort souvent gens de la première qualité, sont sous lui et dans son absolue dépendance[1]. Il y a en Espagne la même dispute qu'ici sur l'indépendance de la chapelle du Roi du diocésain[2], qui empêche l'archevêque de Tolède de se trouver à la chapelle, où il ne veut pas aller sans y faire porter sa croix, que le patriarche des Indes n'y veut pas souffrir; et sur les autres prétentions d'exemption, ils se chamaillent toujours, et chacun en tire à soi quelque chose.

Majordome-major et majordomes de la reine. [Add. StS. 368]

La reine d'Espagne, outre ses dames[3], a aussi deux grands officiers, son majordome-major et son grand écuyer; mais elle n'a point de chapelle, de chancelier, ni les autres officiers qu'ont ici nos Reines[4]. Son majordome-major a dans la maison de la reine toutes les mêmes choses que celui du roi a chez lui[5], et trois majordomes sous ses ordres; mais ceux-là sont d'une condition et d'une considération fort inférieure à ceux du roi[6], qui ont les détails des fêtes, des spectacles, des cérémonies de toutes les sortes, et des logements, tandis que ceux de la reine sont bornés aux détails intérieurs de sa maison sous son majordome-major. Celui-ci reçoit leur serment, ceux des autres officiers inférieurs qui sont sous sa

de l'Académie espagnole dit que le terme de *sumiller de cortina* avait été emprunté au vocabulaire de l'ancienne cour de Bourgogne, comme celui de *sumiller de corps*. Comparez nos *Mémoires*, tome XVIII, p. 265.

1. L'abbé de Vayrac dit (p. 102) que « le premier chapelain, qu'on appelle *soumelier de courtine*,... supplée à toutes les fonctions du grand aumônier, lorsqu'il est incommodé ou absent. »

2. Voyez ce qu'il a dit de la Chandeleur de 1700 : tome VII, p. 12.

3. Ci-après, p. 174.

4. Voyez les *Études sur l'Espagne*, par M. Morel-Fatio, 1re série (1888), p. 228-231, et la composition de la maison de la première femme de Charles II, *Gazette* de 1679, p. 416 et 484. Le ms. Clairambault 1175, fol. 246-285, contient un intéressant mémoire, que nous reproduirons en partie à l'Appendice, n° XI, sur la maison de la reine. Saint-Simon dira, en 1722 (tome XVIII, p. 138), ce que rapportait chacune des charges dont il va parler ici.

5. Ci-dessus, p. 158. — 6. Ci-dessus, p. 159.

charge, et ceux encore du grand écuyer de la reine et de la camarera-mayor[1], et, comme celui du roi, n'en prête point. Il partage en premier avec la camarera-mayor le commandement chez la reine, même aux officiers extérieurs de sa chambre. Les meubles se font et se tendent[2] par ses ordres, et, hors les habits et l'écurie, il est ordonnateur de toutes les dépenses qui se font chez elle[3]. Il est placé derrière elle partout à la droite de la camarera-mayor, et a certains services, comme de présenter à la reine ses gants, son éventail, son manchon, sa mantille[4], quand la camarera-mayor n'y est pas, et lui met même sa mantille en présence de ses autres dames. Il ne laisse pas d'être fort considéré quoique il n'ait rien hors de chez la reine, et n'ait[5] aucune distinction parmi les grands comme a celui du roi. Seulement, il prend aux audiences de la reine la première place au-dessus d'eux, comme fait celui du roi chez le roi, à qui il ne la cède pas chez la reine, et ne se trouve jamais aux audiences chez le roi, comme celui du roi ne va jamais à celles de la reine; mais il va[6] parmi les grands à la chapelle, et partout ailleurs avec eux. Il est au-dessus de la camarera-mayor, même dans l'appartement de la reine, y a plus d'autorité qu'elle, et entre chez la reine à toutes heures, même quand elle est au lit, ou qu'elle se lève ou se couche. Cet emploi n'est que pour les grands, ainsi que celui de grand écuyer de la reine, qui a sous lui un premier écuyer, dont

Grand écuyer et premier écuyer de la reine.

1. Ici, *Camareiramajor*; espagnol : *camarera-mayor*. Voyez ci-après, p. 173. La *Gazette* de 1665 et 1666 traduit : *camerière major*.

2. On disait : *tendre un lit, tendre une tapisserie, tendre une chambre*, et, par suite, *tendre un meuble*, parce que le fonds de l'ameublement consistait en une tenture de tapisserie ou d'étoffe appliquée sur les murs, avec rideaux aux fenêtres et garniture au lit, le tout se plaçant ou se retirant suivant les occasions.

3. *Elle* surcharge *la*, et ensuite il a biffé *Reine*.

4. La longue écharpe noire jetée sur les cheveux et croisée sous le menton, qui est restée la coiffure nationale des Espagnoles.

5. *Et n'ait* est écrit en interligne, au-dessus de *ny*, biffé.

6. Après *va*, il a biffé *meslé*.

il reçoit le serment, et il est chez elle entièrement comme est le grand écuyer du roi chez lui[1]; mais il n'ôte le service à personne au dehors comme fait celui du roi, et ne va point à six chevaux ou à six mules dans Madrid, quoiqu'il se serve des équipages de la reine. Il y a un carrosse de la reine où il n'entre que lui et son majordome-major, à sa suite, et très rarement quelquefois quelque grand d'Espagne très distingué à qui le grand écuyer en fera l'honnêteté. Il y prend, comme celui du roi, la première place.

Camarera-mayor*.

La camarera-mayor rassemble[2] les fonctions de notre surintendante[3], de notre dame d'honneur, et de notre dame d'atour[4]. C'est toujours une grande d'Espagne veuve, ordinairement vieille, et presque toujours de la première distinction. Elle loge au palais, elle présente les personnes de qualité à la reine, elle entre chez elle à toute heure, et elle partage le commandement de la chambre avec le majordome-major. Sa charge répond en tout à celle du

1. Ci-dessus, p. 165.

2. Emploi à rapprocher des exemples donnés par Littré, ASSEMBLER 4°, et de celui que nous venons d'avoir ci-dessus, p. 142.

3. Voyez ci dessus, p. 39, et comparez l'Addition au *Journal de Dangeau*, t. I, p. 72, les *Écrits inédits de Saint-Simon*, tomes IV, p. 467, et VII, p. 272-273 et 280, et les *Mémoires*, tome VI de 1873, p. 184. La délimitation des attributions de la surintendante et de celles de la dame d'honneur avait été fixée par un règlement de 1661 (Arch. nat., K 1712, n° 9, et *Mémoires de Mme de Motteville*, tome IV, p. 262-266; comparez un mémoire du 27 avril 1725, dans le ms. Clairambault 664, fol. 851, et Arch. nat., O¹ 3715). La surintendante recevait les serments de tous les officiers de la maison de la Reine, commandait dans la chambre, visait les états de dépense, avait les honneurs, présentait la serviette, tenait la pelote, donnait la chemise, tandis que la dame d'honneur servait à table, avait la préférence pour le carrosse et le logement, et d'ailleurs faisait toutes les fonctions de la surintendante en l'absence de celle-ci.

4. Ici, par exception, il a écrit : *atour*, au singulier. — Il a déjà parlé plusieurs fois de nos dames d'honneur et dames d'atour : tomes III, p. 172, IV, p. 108 et 189, V, p. 6 et 8, VI, p. 243. Voyez aussi les *Écrits inédits*, tome III, p. 73-74.

* Ici, *Camareiramajor*, en un seul mot; dans le texte, *Camareira Major*.

sommelier du corps[1]. Elle ordonne des habits et des dépenses personnelles de la reine, qu'elle ne doit jamais quitter, mais la suivre partout où elle va[2]. Elle entre presque toujours seule, mais de droit et la première, dans le carrosse où est la reine, quand le roi n'y est pas, et ce n'est que par grande faveur et distinction si, très rarement, quelque autre grande d'Espagne y est appelée[3]. Les bas officiers de la chambre la servent en beaucoup de choses, même chez elle, et elle[4] use de beaucoup de provisions de sa maison. Son appartement au palais est aussi meublé de la reine[5]. Le concert doit être entier entre elle et le majordome-major, et y est presque toujours : sans quoi il y auroit lieu à beaucoup de disputes et de prétentions l'un sur l'autre.

Dames du palais et dames d'honneur.

La reine, après la camarera-mayor, a de deux sortes de dames, au nom desquelles il seroit aisé de se méprendre lourdement selon nos idées[6]. Les premières[7] sont précisément nos dames du palais[8], mais qui ont un service ; les autres sont appelées *señoras de honor*, dames d'honneur. Les dames du palais, et qui en ont le nom comme les nôtres[9], sont des femmes de grands d'Espagne, ou leurs

1. Ci-dessus, p. 162.

2. Comme le président de Castille, elle ne devait point faire de visites : *Lettres de Mme des Ursins à Mme de Maintenon*, tome IV, p. 123.

3. Quand la reine sort à cheval, dit l'abbé de Vayrac (tome II, p. 253), la camarera-mayor la suit ainsi que le grand écuyer, sur un cheval, si elle est mariée, sur une mule, si elle est veuve. Préalablement, c'est elle qui a retroussé les jupes de la reine. Voyez la *Gazette* de 1680, p. 67 et 105.

4. *Elle* est en interligne. — 5. Par le garde-meuble de la reine.

6. Comparez la suite des *Mémoires*, tome XVIII, p. 199, 200, 206 et 218.

7. L'abréviation *p^res^* surcharge des lettres illisibles.

8. Voyez notre tome V, p. 6.

9. Espagnol : *damas de corte*. Voyez la *Gazette* de 1680, p. 177, les *Mémoires de Mme d'Aulnoy*, tome I, p. 528-529, et tome II, p. 94-95, ceux de *Fontenay-Mareuil*, p. 54, ceux du *maréchal de Mérode-Westerloo*, tome I, p. 35, la *Vie du duc d'Ossone*, tome I, p. 43 et 56, et les *Lettres de Saint-Simon au cardinal Gualterio* que j'ai publiées en 1889, p. 26 et 29. Comparez ci-après l'appendice XI, p. 520.

belles-filles aînées, ou des héritières[1] de grands et mariées, qui feront leurs maris grands, et de plus choisies parmi tout ce qu'il y a de plus considérable[2]. Les dames d'honneur[3] sont des dames d'un étage très inférieur, et cette place ne convient pas aux personnes d'une qualité un peu distinguée[4]. Les unes et les autres servent par semaine, suivent la reine partout, sont de garde à certains temps dans son appartement[5], et toutes également dans la même

1. Ici, il a biffé *mariées*, pour le reporter en interligne avec *et*.

2. Dans une des *Lettres de Saint-Simon au cardinal Gualterio*, en 1724, il dit (p. 29) : « Les reines d'Espagne, et, sur ce modèle, les infantes qui ont une maison, ont auprès d'elles des dames de deux sortes, dont l'emploi est également de les accompagner et de les suivre, mais en rang très différent. Les unes sont ou femmes ou belles-filles aînées de grands, et sont proprement dames du palais; les autres, d'un ordre très inférieur..., qui s'appellent *señoras de honnor* (sic), qui n'ont aucun service en présence d'une dame du palais, sinon de tenir compagnie et de suivre, mais sans carreau dans l'appartement et dans un carrosse de suite, en sorte même que, si il y a une dame du palais dans un carrosse de suite, elle y est avec d'autres ou seule, et jamais avec une *señora d'honnor* (sic), qui ont un carrosse à part, qui marche après.... Non seulement la camarera ne marche en aucun cas avec ces sortes de dames, puisque les dames du palais n'y vont jamais (à la promenade), mais la camarera va seule dans un carrosse de la reine, lorsqu'elle va avec le roi ou qu'elle veut être seule, et les dames du palais, dans un autre carrosse, suivent la camarera. » La fin de cette même lettre donne d'autres détails intéressants sur les rôles respectifs des dames de chaque ordre et de la camarera-mayor, ainsi d'ailleurs que sur le majordome-major de la reine femme de Louis Ier. Plus tard, le duc de Luynes disait (tome IX, p. 358) : « Les dames du palais en Espagne étoient autrefois toutes filles. Il y avoit, outre cela, des *signora d'honor*, qui étoient toutes veuves. Celles-ci étoient femmes de condition, quoiqu'elles ne passassent qu'après les dames du palais. Comme elles étoient d'un état différent du leur, et qu'elles quittoient dès qu'elles se marioient, elles souffroient sans peine cette préférence; mais, depuis que le dernier roi d'Espagne, Philippe V, a supprimé cet usage, et que les dames du palais ont été toutes mariées, les femmes de condition n'ont plus voulu être *signora d'honor*. »

3. Ci-après, appendice XI, p. 519-520.

4. Il en nommera quelques-unes en 1722 : tome XVIII, p. 158.

5. Elles passent la journée autour de la reine, assises par terre,

dépendance de la camarera-mayor, pour ne rien répéter, que les gentilshommes de la chambre sont du sommelier[1]. En l'absence de la camarera-mayor, la[2] plus ancienne dame du palais en semaine la supplée en tout[3]. La camarera-mayor[4] sert le roi et la reine, quand ils mangent ensemble chez elle, ou la reine seule, quand le roi n'y vient point, et met un genou en terre pour leur donner à laver et à boire. Derrière elle sont les dames du palais de semaine, et derrière celles-ci les *señoras* d'honneur de semaine. Tout le service se fait par la camarera-mayor, et lui est présenté par les dames du palais, qui le reçoivent des *señoras d'honor*[5]; celles-ci le vont prendre à la porte des femmes de chambre à qui les officiers de la bouche le présentent, et cela tous les jours. La camarera-mayor est ordonnatrice de toute la dépense de la garde-robe de la reine.

Assafeta et femmes de chambre.

Les femmes de chambre[6] sont toutes personnes de condition, et au moins de bonne noblesse. Filles toutes, elles

sans conversation ni occupation; point de danses, point de musique, ni promenade, ni jeu. Elles ne savent que mendier des faveurs, et n'ont autre chose à faire. (*Lettres de Mme des Ursins à Mme de Maintenon*, tome III, p. 441-442.) Ce sont les filles d'honneur que Tessé vit (*Lettres*, publiées par M. le comte de Rambuteau, p. 199), au nombre de dix-sept, dans une galerie où ne pénétrait aucun autre homme que le majordome-major. Elles étaient encadrées, de trois en trois, d'une *dueña*, « une espèce d'animal noir et sauvage, comme qui diroit une fort vieille femme, sèche, vêtue de noir, avec une grande coiffe attachée sur une tête qui n'a de coiffure que sa propre tête toute nue. » Il ajoute : « Toutes ces pauvres filles, vêtues et coiffées à l'espagnole, me parurent l'air assez ennuyé et renfermé. Elles servent à table et à genoux le roi et la reine. »

1. Ci-dessus, p. 164. — 2. *Le*, dans le manuscrit.

3. Dangeau dit, en 1712 (tome XIV, p. 190), que la reine va prendre huit dames du palais, avec dix mille livres de pension et le logement.

4. Cette fois, *Camarera*, et encore plus loin; puis, de nouveau, *Camareira*.

5. *Des senoras d'honnor*, dans le manuscrit, avec l'*s* ajoutée à *des*.

6. En espagnol, *camaristas*, forme dont se sert le duc de Luynes (tome IX, p. 285).

deviennent quelquefois *señoras d'honor*[1] en se mariant[2]. Toutes logent au palais, ainsi que la première femme de chambre qu'on appelle l'*assafeta*[3], laquelle est d'ordinaire la nourrice du roi ou de la reine[4], et par conséquent, ordinairement, très inférieure aux femmes de chambre, sur lesquelles elle a pourtant les mêmes distinctions de services et d'honneurs, et le même commandement, que la camarera-mayor a sur les autres dames, à laquelle l'*assafeta* et les femmes de chambre sont totalement subordonnées, et sous son autorité et commandement.

Marche en carrosse de cérémonie.

Quand le roi et la reine[5] vont en cérémonie à Notre-Dame-d'Atocha[6], qui est une dévotion[7] célèbre à une extrémité de Madrid, ou quelque autre part[8], marche d'abord

1. *Honor* ou *honour*.
2. Comparez le tome XVIII, p. 158. Étant toutes nobles, et quelquefois de grande condition, dit le duc de Luynes (tome IX, p. 278-279 et 358), elles se regardaient comme au-dessus de la femme de chambre. Elles touchaient dix écus par mois, un plat et trois livres quinze sous par jour; quand elles se mariaient, elles recevaient soit un emploi, soit quinze cents ou deux mille livres de pension.
3. Telle est l'orthographe de notre auteur, qui ne savait pas l'espagnol. Mme de Motteville, possédant au contraire cette langue et ayant beaucoup pratiqué l'ancienne femme de chambre de Marie-Thérèse, la Molina, écrit : *assaffata* (tome IV de ses *Mémoires*, p. 206). Toutefois, la vraie forme est *azafata*, que le dictionnaire de l'Académie espagnole interprète en latin par *illustris fœmina reginæ cultui et ornatui præfecta*. Voyez ci-après l'appendice X, p. 521.
4. Comparez le tome XVIII, p. 158, 162 et 197-199.
5. *Et la Reine* a été ajouté en interligne.
6. Ou *Antiochia* et *Atochia*. Il expliquera plus tard ce qu'était ce sanctuaire, « la plus grande dévotion d'Espagne,... tout à un bout de Madrid et du parc du Buen-Retiro » (*Mémoires*, tome XVIII, p. 221-224; Addition au *Journal de Dangeau*, tome XIII, p. 22). Une Vierge noire y était vénérée comme patronne de Madrid et de la famille royale. Dans les occasions urgentes, cette image, couverte de joyaux et confiée à une dame d'atour, était transportée passagèrement en quelque autre sanctuaire, où la cour et la ville allaient faire des neuvaines et des prières.
7. Un lieu de dévotion. Voyez p. 150 et Additions et corrections.
8. Comparez le tome III de 1873, p. 148, le compte rendu d'une visite à Atocha, dans le *Tableau de la cour d'Espagne en 1721*, reproduit à la

un ou deux carrosses remplis de gentilshommes de la chambre, celui du grand écuyer du roi, celui où le roi et la reine sont seuls, celui du roi, vuide, celui du grand écuyer de la reine, la camarera-mayor seule dans le sien à elle, environné de sa livrée à pied, et un écuyer à elle à cheval à sa portière droite, un ou deux carrosses de la[1] reine remplis de dames du palais, magnifiques comme pour servir à la reine, un ou deux autres bien inférieurs, mais aussi de la reine, remplis des *señoras de honor*, un autre, inférieur encore, où est l'*assafeta* seule, et deux autres pareils pour les femmes de chambre[2].

Ce crayon[3] suffira pour donner une idée des charges et du service de la cour d'Espagne jusqu'à ce qu'il y ait lieu de parler du changement que Philippe V y a fait[4], et des grands, et des cérémonies. J'ajouterai seulement qu'aucune charge n'est vénale dans toute l'Espagne[5], et que tous les

suite du livre de M. Drumont, p. 371-372, la description par le comte d'Ayen, en 1701, dans la *Correspondance générale de Mme de Maintenon*, tome IV, p. 409 et 410, et le chapitre de l'*État présent de l'Espagne*, tome II, p. 276-279, intitulé : « Sortie publique du roi pour aller rendre grâces à Dieu de quelque heureux succès, ou pour quelque autre fonction, S. M. étant à cheval et la reine en carrosse. » On trouvera aussi le récit de la « fonction » à Atocha dans une lettre de Mme des Ursins à Mme de Maintenon, en l'année 1707 (recueil Bossange de 1826, tome III, p. 399-400).

1. *De la* surcharge *rem[plis]*.

2. « Le carrosse de la camarera-mayor et celui des *dueñas* et autres dames du palais (ont) à leurs portières les galants auxquels elles ont permis de les accompagner, et leur garde-dame[s] à leur suite, à cheval. Lorsque la nuit survient, les pages du roi et les galants des dames éclairent le cortège avec des flambeaux. » (*Vayrac*, p. 278-279.)

3. Le manuscrit n'a pas d'alinéa ici. — 4. Ci-après, p. 183-191.

5. Comparez les *Mémoires de Fontenay-Mareuil*, p. 56, et la *Vie du duc d'Ossone*, traduite de Gregorio Leti, tome I, p. 43-44. Il ne faut pas prendre cela à la lettre, car, en dehors de la cour, les titres, les charges, la grandesse, même les vice-royautés, s'achetaient souvent, sinon par un marché, au moins par un don fait au roi : Addition au *Journal de Dangeau*, tome VII, p. 455 ; *Mémoires de Louville*, tome I, p. 76-77 ; *Mémoires de Mme d'Aulnoy*, tome I, p. 416-417. Ainsi, en 1695, les vice-royautés du Mexique et du Pérou furent vendues pour deux cent

appointements en sont fort petits, comme ils étoient anciennement en France[1] : le majordome-major du roi, qui a plus du double de toutes les autres charges, n'a guères que vingt-cinq mille livres[2]; il y en a très peu à mille pistoles[3], et beaucoup fort au-dessous. Les deux majordomes-majors, les majordomes et la camarera-mayor tirent, outre leurs appointements, force commodités de leurs charges, ainsi que les deux grands écuyers et les deux premiers écuyers; le capitaine des hallebardiers tire aussi quelque chose de la sienne au delà de ses appointements.

Gentilshommes de la chambre avec et sans exercice.

Il faut remarquer que le sommelier et les gentilshommes de la chambre portent tous une grande clef qui sort, par le manche, de la couture de la patte de leur poche droite. Le cercle de cette clef est ridiculement large et oblong; il est doré, et est encore rattaché à la boutonnière du coin de la poche avec un ruban qui voltige, de

trente et deux cent cinquante mille écus au marquis de Canete et au marquis d'Eguas (*Gazette*, p. 280, 304, 339, 364, 387 et 460, de Madrid). En 1682, les officiers du conseil des finances avaient payé cinquante mille écus pour que la grande chancellerie héréditaire de ce conseil ne fût pas remplie; en 1683, le marquis de Castromonte l'obtint pour pareille somme, en y joignant un prêt de quatre mille pistoles (*Gazette*, 1683, p. 222). Les gazettes fournissent constamment des exemples du même genre. Mais cette sorte de vénalité ne donnait point la propriété des charges, et c'est ce que Saint-Simon a pu vouloir dire.

1. Voyez le tableau des appointements de chaque grande charge à l'année 1722, tome XVIII, p. 137-138; comparez les *Mémoires de Mme d'Aulnoy*, tome I, p. 416-417, l'état des gages et dépenses de la cour donné par Vayrac, tome III, p. 443, et la *Vie du duc d'Ossone*, tome I, p. 54-59.

2. Dix-huit cents pistoles d'Espagne, qui valaient trois ou quatre livres de plus que la pistole fixée à dix livres en France, comme simple monnaie de compte. Le majordome-major de la reine n'avait que treize cents pistoles.

3. Les capitaines des gardes du corps, celui des hallebardiers, et les deux colonels des régiments des gardes. Le grand écuyer n'avait que neuf cents pistoles, le premier écuyer trois cents, le sommelier du corps quatre cent trente, les majordomes quatre cents, les gentilshommes de la chambre quatre-vingt-dix. Dans les conseils, au contraire, les appointements et profits étaient souvent considérables.

couleur indifférente[1]. Les valets intérieurs, qui sont en très petit nombre, la portent[2] de même, à la différence que ce qui paroît de leur clef n'est point[3] doré. Cette clef ouvre toutes les portes des appartements du roi de tous ses palais en Espagne. Si un d'eux vient à perdre sa clef, il est obligé d'en avertir le sommelier, qui sur-le-champ fait changer toutes les serrures et toutes les clefs au dépens[4] de celui qui a perdu la sienne, à qui il en coûte plus de dix mille écus. Cette clef se porte partout comme je viens de l'expliquer, et tous les jours, même hors d'Espagne; mais, parmi les gentilshommes de la chambre, il y en a de deux sortes : de véritables clefs qui ouvrent, et qui sont pour les gentilshommes de la chambre en exercice, et des clefs qui n'en ont que la figure, qui n'ouvrent rien, et qui s'appellent des clefs *caponnes*[5], pour les gentilshommes sans exercice et qui n'ont que le titre et l'extérieur de

1. *État présent de l'Espagne*, tome II, p. 120; *Mémoires de Mme d'Aulnoy*, tome I, p. 413; *Mémoires de Louville*, tome I, p. 122. On distingue la clef et la médaille à l'effigie royale sur le portrait du marquis de Villafranca placé en tête de la *Noticia de la gran casa de los marqueses de Villafranca*, par Fr. Geronimo de Sosa (1677). Le port d'une clef dorée, comme insigne de la fonction de chambellan, est encore général dans les cours modernes; mais on ne le connaissait pas en France sous l'ancienne monarchie : les quatre premiers gentilshommes de la chambre ne portaient aucun attribut distinctif, et il n'y avait point de chambellans équivalant aux gentilshommes de la chambre espagnols; seul, notre grand chambellan plaçait derrière l'écu de ses armes deux clefs dorées en sautoir. En Autriche, en Danemark, les chambellans, et, en Angleterre, le premier gentilhomme, avaient la clef d'or : *Journal de Dangeau*, tome VII, p. 98; *Gazette* de 1679, p. 658, de 1705, p. 302, et de 1720, p. 3.

2. Le pluriel a été ajouté après coup.

3. *N'est point* surcharge *est de fer*.

4. Le manuscrit porte : *au déspends*, avec un accent ajouté après coup.

5. *Llave capona*, que le dictionnaire de l'Académie espagnole traduit en latin par *clavis honoraria regiæ cameræ*. Voyez les *Mémoires de Mme d'Aulnoy*, tome I, p. 413, et la *Gazette* de 1686, p. 549. C'est par suite que notre auteur, dans notre tome III, p. 129, a appliqué cette expression de *caponne* au mot *charge*, pour dire : une sinécure sans fonctions.

cette distinction[1]. Les plus grands seigneurs sont gentilshommes de la chambre de ces deux sortes, et, s'il en[2] vaque une place en exercice, elle est souvent donnée à un des gentilshommes de la chambre qui n'en a point, quelquefois aussi à un seigneur qui n'est pas gentilhomme de la chambre. Tous sont égaux, sans aucun premier entre eux, et ceux d'exercice y entrent tour à tour suivant leur ancienneté d'exercice entre eux.

Estampilla.

J'ai oublié un emploi assez subalterne par la qualité de celui qui l'a toujours successivement exercé, non pas héréditairement, mais qui est de la plus grande confiance et importance. L'emploi, l'employé et l'instrument de son emploi ont le même nom, qui ne se peut rendre en françois : il s'appelle *estampille*[3]. C'est un sceau d'acier

1. Il faut rapprocher de cet article un passage tout pareil des *Mémoires du duc de Luynes* (tome X, p. 287), daté de juin 1750, temps où vivait encore Saint-Simon : « J'ai trouvé M. de Pignatelli avec une grande clef de vermeil attachée au-dessus de la poche droite avec un ruban; c'est la marque de la dignité de chambellan (*sic*). Cette clef, qui est grande et très apparente, désigne non seulement les entrées que cette charge donne, mais encore elle ouvre les appartements du roi : de sorte que, si celui qui porte cette clef la perd, il lui en coûte environ deux mille pistoles pour payer les frais qu'il en coûte pour changer les gardes de toutes les serrures que cette clef ouvre. Cette clef est envoyée d'Espagne; mais les chambellans qui n'habitent point en Espagne, ni même à la cour, ont grand soin, pour éviter pareils frais, d'en faire faire une pareille qui est sans panneton, et qu'ils portent ordinairement. » Notre *Gazette* de 1750 (p. 233) distingue trois sortes de clefs de gentilshommes, la première donnant l'exercice, la seconde les entrées seules, et la troisième ne conférant aucun droit à l'exercice ni aux entrées. Aussi cette feuille avait-elle soin de faire la distinction toutes les fois qu'elle annonçait des nominations dans sa correspondance de Madrid. Dangeau parle (*Journal*, tome I, p. 256; comparez la *Gazette* de 1685, p. 690) d'une autre clef, la *llave de tres doblos*, ou clef à trois tours, qui ouvrait aussi tous les appartements du palais, même les plus secrets, même les tribunes d'où l'on pouvait entendre les délibérations des conseils, et que, très rarement, le roi donnait à la reine, comme marque de sa confiance absolue.

2. *En* est en interligne.

3. Le dictionnaire de l'Académie espagnole ne connaît que le sub-

sur lequel est gravée la signature du roi, mais semblable à ne la pouvoir distinguer de la sienne. Avec une espèce d'encre[1] d'imprimerie ce sceau imprime la signature du roi, et c'est l'*estampilla* lui-même qui y met l'encre et qui imprime. Je l'ai vu faire à la Roche[2], qui l'a eue en arrivant avec le roi en Espagne[3], et cela se fait en un instant. Cette invention a été trouvée pour soulager les rois d'Espagne, qui signent une infinité de choses, et qui

La Roche.

stantif féminin *estampilla*, nom de chose, que Saint-Simon a d'ailleurs employé dans la manchette. Le mot n'était pas encore passé en français au dix-septième siècle; mais, peu après, il apparaît dans le *Dictionnaire de Trévoux*, seulement aussi comme nom de chose. En ce temps-là, d'Argenson, dans ses *Essais dans le goût de Montaigne* (p. 301-302), à propos de la petite académie instituée au Luxembourg par l'abbé de Choisy, parle d'un « fer à queue » dont M. Arnauld, évêque d'Angers (1649-92), se servait pour souscrire de son seing les papiers sans importance, et il dit que cela s'appelle le *cachetto* chez les princes d'Italie, la *stampilla* en Espagne, où le seing royal ne se compose que des trois mots *Yo el Rey*, sans nom. Nous trouvons même un procédé semblable en usage à la cour de France dès la première partie du règne de Louis XIV : quand le comte de Vermandois, à deux ans, puis le comte de Toulouse, à cinq ans, furent décorés du titre d'amiral de France, le greffier le Fouyn fut chargé, pour l'un et pour l'autre, d' « empreinter » au bas des expéditions une sorte de griffe, *caractère* ou *estampe*, portant les noms et qualités du petit prince, et qui donnait toute validité aux actes : Arch. nat., lettres patentes du 12 novembre 1669, X[1A] 8668, fol. 54 v°; brevet du 9 décembre 1683, O[1] 27, fol. 358. Au siècle suivant, l'usage de la signature en griffe devint courant dans certains ministères ou services, et, si je ne me trompe, pour le Roi lui-même.

1. Il écrit : *ancre*, tandis que nous avons eu (tome VII, p. 278) *encrer* dans le sens de fixer par une ancre, et nous trouverons aussi *encre* pour *ancre*.

2. Claude-Étienne de la Roche, fils de l'amie de Bontemps (ci-dessus, p. 42-43) : tome VII, p. 345. Comparez les tomes III de 1873, p. 471, XVII, p. 318-319, et XVIII, p. 148.

3. C'est la Roche qui, en 1723, apposa l'estampille aux lettres de grandesse pour le marquis de Ruffec, après avoir délivré, comme secrétaire de la chambre, le certificat de couverture du 14 juin 1722; ces deux pièces sont imprimées dans le tome XXI et complémentaire de l'édition de 1873, p. 349-356. Comparez la digression sur les grands, dans le tome III de 1873, p. 97-98. Après la Roche, l'estampille fut confiée au chirurgien le Gendre, « un drôle hardi, souple, intéressé, qui se faisoit compter. »

passeroient, sans cela, un quart de leurs journées[1] à signer[2]. Les émoluments sont continuels, mais petits, et la Roche, qui étoit un homme de bien, d'honneur, doux, modeste, bienfaisant et désintéressé, l'a faite jusqu'à sa mort avec une grande fidélité et une grande exactitude. Il étoit fort bien avec le roi, et généralement aimé, estimé et considéré, et voyoit chez lui les plus grands seigneurs[3]. Cet *estampilla* ne peut jamais s'absenter du lieu où est le roi, et les ministres le ménagent.

J'attendrai à[4] parler des infants, infantes, et de leur maison, quand l'occasion s'en présentera[5], parce qu'il y en a eu peu, et encore moins de maisons pour eux en Espagne, jusqu'aux enfants de Philippe V[6].

Aussitôt après que le roi d'Espagne fut arrivé à Madrid, il prit l'habit espagnol et la golille[7], et fit quelques chan- Changements à la cour

1. Ici finit le premier des onze portefeuilles du manuscrit original des *Mémoires*, contenant 256 pages. Par erreur, Saint-Simon avait répété deux fois la numérotation 247 et 248, ce qui fait un feuillet de plus que la pagination; l'erreur a été corrigée plus tard de 247 à 256, mais non sur le second portefeuille, qui débute par 255.

2. On a vu plus haut (p. 145) que le roi se contentait de parapher les consultes du conseil de Castille. Selon les *Mémoires du maréchal de Mérode-Westerloo* (tome I, p. 178), c'est le cardinal Portocarrero qui aurait mis après coup l'estampille au testament de Charles II.

3. Mme des Ursins, de même, le regardait comme un très bon garçon, tout attaché à Philippe V, ne s'occupant que de son devoir, et dont aucun Espagnol n'eût dit du mal : *Lettres inédites*, publiées par M. Geffroy, p. 120, et recueil Bossange de 1826, tome III, p. 232. C'est lui qui, selon les *Mémoires de Louville*, tome I, p. 287, poussa Philippe V à aller se mettre à la tête de l'armée d'Italie, en 1702, et, quand ce roi abdiqua, la Roche, cédant la charge de valet de chambre à son fils, reçut un titre de marquis (*Gazette*, 1724, p. 118). Il signait : *Delaroche*. On trouve nombre de lettres de lui aux Affaires étrangères.

4. *A* est en interligne, au-dessus de *l'occasion de*, biffé.

5. Voyez la suite des *Mémoires*, tome V de 1873, p. 181-183.

6. Ici, il a biffé : « Revenons maintenant d'où nous sommes partis. »

7. « Le roi d'Espagne.... commença le 20 (février 1701) à s'habiller à l'espagnole, avec la gonille, et se montra en public dans cet habit-là. » (*Journal de Dangeau*, tome VIII, p. 58; comparez la *Gazette*, p. 125, et la *Correspondance générale de Mme de Maintenon*, tome IV,

d'Espagne à l'arrivée du roi.

gements et réformes[1]. D'une trentaine de gentilshommes

p. 409.) L'habillement national des courtisans était des plus modestes; lorsque le maréchal de Gramont alla en ambassade à Madrid, en 1660 (ses *Mémoires*, p. 326), il estimait à cent écus, tout au plus, la dépense annuelle du grand seigneur qui s'habillait le mieux. Les deux pièces caractéristiques, dont Dangeau a confondu ici les noms (même erreur dans les *Lettres de Tessé*, p. 17), étaient la *gonella*, petite jupe descendant sur les cuisses, notre antique gonnelle, et surtout la *golilla*, collet en carton recouvert de linge, qui serrait le cou au point d'empêcher tout mouvement, espèce de hausse-col, « ni fraise, ni rabat, ni cravate, » aussi incommode que ridicule, dit Mme d'Aulnoy (tome I, p. 195-196); « petite rotonde de quinze sols, » dit une relation de 1660 (*Archives curieuses de l'histoire de France*, 2e série, tome VIII, p. 314). C'est Philippe IV qui avait fait adopter la golille, et l'on célébrait tous les ans une fête commémorative de son inauguration. A l'endroit indiqué tout à l'heure, le maréchal de Gramont dit : « Deux ou trois *golillas*, qui valent bien deux réaux chacune, est tout ce qui leur coûte en linge, car la chemise blanche n'est certainement pas en vogue, même chez les plus galants. » En 1680 (*Gazette*, p. 286), on avait songé à défendre le port de la golille aux gens de métier, comme celui de l'épée et de l'habit de soie, de même que l'usage des carrosses aux gens non titrés. En 1700, au contraire, M. d'Escalona conseillait de laisser l' « habit de golille » aux gens de robe et de plume, et d'imposer l'habit militaire ou français, dont il va être parlé, à la noblesse et aux gens de cour (recueil Hippeau, tome II, p. 320; voyez ci-après, appendice XII, p. 548). Beaucoup de courtisans, par enthousiasme, sans attendre le signal, avaient résolu de se vêtir désormais ainsi, et le commerce français le demandait instamment (*Correspondance des Contrôleurs généraux*, tome II, p. 482); mais le duc d'Harcourt obtint qu'on laissât la question se résoudre toute seule (*Hippeau*, p. 425 et 452; Affaires étrangères, mss. Ledran, vol. *Espagne* [mémoires et documents] 94, fol. 121). La golille ne manqua pas de gêner le jeune roi et de lui écorcher le cou : il se vengea gaiement en faisant contre elle une fable latine, que le P. Commire mit en vers iambiques, et qui fut traduite aussi en vers français (Arch. nat., K 1332, n° 1[1], fol. 120-125); mais il continua à la porter dans les « fonctions » publiques, et le comte d'Ayen l'imita. Pour le couronnement, ou plutôt l'entrée solennelle, toute la cour s'habilla à la française, le roi seul à l'espagnole (*Sourches*, tome VII, p. 11; *Mémoires de Noailles*, p. 134-137), et nous verrons l'habit espagnol, avec la golille, abandonnés à la petite magistrature, aux hommes de loi, à la bourgeoisie.

1. *Journal de Dangeau*, tome VIII, p. 51 et 58; *Mémoires de Sourches* tome VII, p. 18; *Diario* d'Ubilla, p. 74-79; *Gazette* de 1701, p. 125; recueil Hippeau, tome II, p. 503-504.

de la chambre en exercice[1], il les réduisit à six, et ôta les appointements à ceux qui n'avoient jamais eu d'exercice[2]. Le comte de Palma, grand d'Espagne et neveu du cardinal Portocarrero[3], eut la vice-royauté de Catalogne en la place du prince de Darmstadt, qui sortit[4] d'Espagne sans revenir à Madrid[5]. Le duc d'Escalona, qu'on appeloit plus ordinairement le marquis de Villena[6], alla relever en Sicile

1. Ci-dessus, p. 163-165, 179-181, et ci-après, p. 570. Il y en avait quarante-deux, avons-nous dit; trente-six ne gardèrent que leurs entrées.

2. La *Gazette* (p. 125) compte six gentilshommes conservés, quatre majordomes, douze gentilshommes de la bouche, dix gentilshommes de la maison, douze *ayudas de camara*, dont la Roche est le premier.

3. Tome VII, p. 249. Imhof a donné la filiation de cette branche dans ses *Genealogiæ XX in Hispania illustrium familiarum*, p. 256.

4. La première lettre de *sortit* surcharge *n*[*e*].

5. Nous avons vu (tome IV, p. 289-291) quel avait été, selon Saint-Simon, le but de la venue de ce prince, et (tome VII, p. 277) quelles précautions le cardinal Portocarrero avait prises contre lui et ses troupes allemandes. D'après les *Mémoires de Sourches* (tome VI, p. 319-320), on sut tirer de lui un engagement d'exécuter le testament avant que l'institution d'héritier fût connue : quoique dépité, il s'inclina devant le fait accompli, et écrivit même à Versailles une lettre pleine des meilleures assurances de fidélité (Dépôt des affaires étrangères). Ses pouvoirs expirant le 4 février, et son successeur ayant été nommé dès le 23 janvier, à Irun, sur l'avis de la junte, il quitta immédiatement l'Espagne, mais en jurant qu'il y reviendrait un jour, et ses régiments furent licenciés. (*Journal de Dangeau*, tome VIII, p. 26; *Gazette*, p. 54 et 77; *Gazette d'Amsterdam*, 1701, n° xiv; Hippeau, *Avènement des Bourbons*, tome II, p. 432, 440, 441, 446, 450, 476.) Voyez l'étude historique publiée sur lui, en 1877, à Vienne, par le docteur Künzel. — Louis XIV avait recommandé de donner sa succession au comte de Palma; les *Mémoires de Saint-Philippe* (tome I, p. 76, de la traduction) sont très défavorables à celui-ci, « homme dur, paresseux, colère, et nullement en état de remplacer le prince, dont l'affabilité, la bonté, la libéralité avaient gagné les cœurs des Catalans. » M. de Palma, âgé alors de quarante-sept ans, avait débuté dans la cavalerie en 1671. On le nomma conseiller d'État le 6 octobre 1703, pour qu'il quittât son gouvernement.

6. Tome VII, p. 254 et suivantes. Villena s'était distingué en Hongrie en 1686, particulièrement au siège de Bude, avait été alors nommé ambassadeur à Vienne, et avait reçu la Toison l'année suivante. En quittant, comme nous l'avons vu, la vice-royauté de Catalogne, il avait eu une place de gentilhomme de la chambre avec exercice, mais point

le duc de Veragua[1]; il le fut bientôt lui-même par le cardinal del Giudice[2], qui vint exercer la vice-royauté par *intérim*, de Rome, où il étoit[3], et Villena s'en alla vice-roi à Naples, d'où le duc de Medina-Celi[4] revint à Madrid, où

d'autre compensation. La lettre qu'il écrivit en français à Louis XIV, le 27 novembre 1700, pour le féliciter de l'avènement de son petit-fils, est aux Affaires étrangères, vol. *Espagne* 85, fol. 489.

1. « On mande que le roi d'Espagne ôte la vice-royauté de Sicile au duc de Veragua et envoie en sa place le duc d'Escalone, marquis de Villena; le duc de Veragua ne s'est pas fait aimer dans son emploi de Sicile. » (*Journal de Dangeau*, tome VIII, p. 114, 31 mai 1701; *Mémoires de Louville*, tome I, p. 238.) Comparez la note faite pour le Roi, en 1714, par Saint-Simon, et publiée à la suite des *Mémoires*, éd. 1873, tome XIX, p. 280, et le *Portrait de la cour d'Espagne*, ci-après, p. 543.

2. François Judice, dit del Giudice, fils du duc de Giovenazzo et prince de Cellamare, né à Naples le 7 décembre 1647, avait été protonotaire apostolique, vice-légat de Bologne et gouverneur de Fano sous le pontificat de Clément X, clerc de la chambre apostolique, etc., avant d'être créé cardinal par Alexandre VIII, le 13 février 1690. En 1696, il avait refusé du roi Charles II l'archevêché de Salerne, avec six mille écus de pension; mais il avait été chargé de faire l'*intérim* de l'ambassade espagnole à Rome entre la mort du comte d'Altamira (septembre 1698) et l'arrivée du duc d'Uceda, et, en 1699, il était devenu successivement protecteur de l'Empire, protecteur du royaume de Sicile, et enfin, le 29 novembre, membre du conseil d'État. Nommé, en décembre 1701, vice-roi de Sicile par *intérim*, puis archevêque de Montréal, il devint grand inquisiteur en juin 1711, faillit être disgracié pendant une mission qu'il fit en France en 1714, mais, revenu à Madrid, fut maintenu comme grand inquisiteur, et fait premier ministre d'État et gouverneur du prince des Asturies. En 1716, obligé de céder la place à Alberoni, il donna sa démission de grand inquisiteur, retourna à Rome, fut fait évêque de Palestrina, abandonna Philippe V pour passer à l'Empereur, qui lui rendit les biens de sa famille au royaume de Naples, fut nommé par le Pape secrétaire de la congrégation du saint-office et préfet de l'Immunité, remplit de 1719 à 1720 les fonctions de chargé des affaires de l'Empire à Rome, devint sous-doyen du sacré collège et évêque de Frascati le 3 mars 1721, doyen et évêque d'Ostie et de Velletri le 12 juin 1724, et mourut à Rome, le 10 octobre 1725.

3. Il ne fut remplacé en Sicile qu'en octobre 1704, par M. de Bedmar.

4. Louis-François de la Cerda, IXe duc de Medina-Celi : tome VII, p. 253, 349 et 376. Il était conseiller d'État du 29 novembre 1699. Voyez ci-après, p. 538, le *Portrait de la cour en 1701*.

il[1] fut fait président du conseil des Indes, qu'il desiroit extrêmement[2], et qui est une place fort lucrative[3]. Il l'étoit du conseil des ordres[4], qui fut donnée[5] au duc d'Uceda[6], quoi- [Add. S^tS. 360]

1. *Il* surcharge *on*.

2. Son père, sommelier du corps en 1674, puis grand écuyer, premier ministre de 1680 à 1683, avait eu la présidence du conseil des Indes depuis 1679 jusqu'à l'époque de sa retraite définitive, en 1687.

3. Le conseil des Indes, créé par Ferdinand le Catholique et Isabelle, en 1511, et dont dépendaient la secrétairerie du Pérou, celle de la Nouvelle-Espagne et la *contaduria* ou chambre de comptabilité, était encore plus dénoncé pour ses abus que tous les autres conseils, selon l'instruction donnée en 1701 à M. de Marcin. Garma (tome IV, p. 313-346), Vayrac (tome III, p. 335-352) et le *Dictionnaire du Commerce* de Savary (tome V, Indes occidentales) donnent le détail de ses attributions. Le président, avec celui du conseil de Castille et celui du conseil des finances, disposaient de toutes les finances du royaume. Garma a fait la chronologie des présidents et gouverneurs (tome IV, p. 346-358). Les douze conseillers, dont huit de robe et quatre « de cape et d'épée, » touchaient de dix-huit à vingt mille écus par an selon Mme d'Aulnoy (tome I, p. 416), douze mille selon notre *Gazette* de 1671, p. 852.

4. Tome VII, p. 259. Garma (*Theatro*, tome IV, p. 359-400) ne cite pas M. de Medina-Celi parmi les présidents de ce conseil, qui faisait fort mal son office selon la relation vénitienne de 1698 (Espagna, tome II, p. 639).

5. Ici comme plus haut, avant *qu'il desiroit*, il sous-entend *présidence*.

6. Jean-François Acuña y Pacheco de Sandoval Mendoza et Toledo, comte de Montalban, de même maison que les Villena, Osuna, Bedmar, Montijo et Mancera, comme Saint-Simon l'expliquera plus tard (tome IX, p. 134-136), n'était grand d'Espagne, duc d'Uceda, marquis de Belmonte, etc., que par son mariage avec la fille aînée du Ve duc d'Osuna et de la IIIe duchesse d'Uceda. Né le 8 juin 1649, il avait été fait gentilhomme de la chambre, puis capitaine général de Galice (septembre 1682) et vice-roi de Sicile (mars 1687), avant d'être nommé ambassadeur à Rome et conseiller d'État (fin de 1699). Il fut compris dans la promotion des chevaliers du Saint-Esprit espagnols en 1702. Quoique nommé la même année président du conseil des ordres, puis président du conseil des Indes (9 octobre), il conserva son ambassade jusqu'à la rupture de 1709, et resta encore en Italie comme chargé des affaires de Philippe V. Étant passé au parti de l'Archiduc en octobre 1711, ce prince lui donna la Toison d'or et un titre de grand trésorier du conseil d'Espagne; mais il mourut dans l'abandon, à Vienne, le 25 août 1718. Voyez Imhof, *Grands*, p. 113 et 114, les *Mémoires du maréchal de Westerloo*, tome II, p. 174-176, et l'*Histoire généalogique*, tome IX, p. 296. — Saint-Simon écrit : *Uzeda*, comme Imhof; Dangeau écrit : *Uceda*.

que absent[1], et qui remplissoit l'ambassade de Rome depuis que Medina-Celi l'avoit quittée pour aller à Naples[2]. Le plus grand changement fut la disgrâce du connétable
[Add. StS. 370] de Castille[3]. Hors les présidences des conseils et la plupart des places dans les conseils, rien n'est à vie en Espagne, et, à la mort du roi, toutes les charges se perdent, et le successeur confirme ou change comme il lui plaît ceux qui les ont[4]. Le Connétable étoit grand écuyer et gentilhomme de la chambre en exercice[5]; l'exercice lui fut ôté, et sa charge de grand écuyer[6], que le duc de Medina-Sidonia

1. Les ducs de Montellano et de Veragua le suppléèrent avec le titre de gouverneur.

2. Le duc de Medina-Celi avait été fait vice-roi en janvier 1696; c'est seulement au bout des deux périodes régulières de trois ans, en décembre 1701, que Philippe V le rappela pour prendre la présidence du conseil des Indes et céder Naples à M. d'Escalona, qui jouissait déjà d'une fort bonne réputation dans cette ville comme en Sicile. M. de Medina-Celi, au contraire, y étant décrié, on trouva que la cour le traitait beaucoup mieux qu'il n'eût mérité. D'ailleurs, l'arrogance de M. d'Uceda l'avait jadis rendu encore plus insupportable en Sicile que le duc de Medina-Celi (Affaires étrangères, vol. *Espagne* 98, fol. 334).

3. Ci-dessus, p. 57. Mais il faut lire ici : *amirante de Castille*.

4. Dangeau disant en 1700, d'après M. de Torcy (*Journal*, tome VII, p. 434), que les charges de la maison du roi d'Espagne et les charges de guerre « cessent toutes par la mort du roi, » et qu'il n'y a que les charges de la couronne qui échappent à cette loi absolue, Saint-Simon a protesté par l'Addition placée ici, n° 370, où il dit que, sauf les emplois des conseils ou des gouvernements, et autres subalternes, tout se perd au changement de roi, y compris les trois grandes charges. C'était exactement le contraire de ce qui se passait en France, et voici quelles conclusions Fontenay-Mareuil en tire dans le tableau qu'il a fait de la cour d'Espagne en 1612 (ses *Mémoires*, p. 56) : « Les charges ne se vendent, ni ne se gardent pas, quand on en prend de meilleures, de sorte que, toutes les choses se donnant souvent, et ce qu'il y a de plus considérable, et où il faut des gens de confiance, n'étant que pour les Espagnols, ceux qui servent ne sont jamais longtemps sans amender leur condition et devenir plus grands qu'ils n'étoient, ce qui les rend si attachés à l'État,... qu'il s'en est peu vu.... qui aient manqué de fidélité ou fait beaucoup de mal, n'étant suivis de personne. »

5. Ci-dessus, p. 163-164 et 179-181.

6. On a vu ci-dessus que c'était l'amirante de Castille, duc de Rio-

préféra à la sienne de majordome-major, je ne sais par quelle fantaisie, sinon qu'ayant désormais affaire à un jeune roi, il la trouva plus brillante et crut qu'il seroit souvent dehors, en voyage, à la chasse, à la guerre, où le grand écuyer a plus beau jeu que le majordome-major[1]. Le marquis de Villafranca[2] le fut en sa place, et, par ce qu'il avoit fait sur le testament, et par son *voto* fameux[3], il avoit bien mérité cette grande récompense. La duchesse d'Os-

seco, et non le Connétable, qui avait la charge de grand écuyer depuis 1695. Le rôle de l'Amirante dans les derniers temps de Charles II tome VII, p. 257 et suivantes) justifiait les inquiétudes de la junte et des conseillers de Philippe V; toutefois, il aura encore des hésitations à prendre parti contre Philippe V. Quant au Connétable, qui avait une des charges de gentilhomme de la chambre, il connut également le déplaisir d'en être dépouillé, à cause de ses attaches avec la reine Marie-Anne (*Sourches*, tome VII, p. 40); mais ce n'était qu'une suite de la mesure générale dont il a été parlé p. 185. Voyez ci-après, p. 554 et 559, les *Relations vénitiennes*.

1. Ci-dessus, p. 165-168, et ci-après, p. 570. Sa lettre de remerciement à Louis XIV, datée du 24 février, est aux Affaires étrangères, vol. *Espagne* 87, fol. 492. M. de Torcy disait peu après, dans l'instruction pour M. de Marcin (recueil Hippeau, tome I, p. CLXXXVI) : « Le Roi n'a pas été bien informé de la raison de ce changement; la seule qui ait paru est qu'on a voulu ôter à l'Amirante la charge de grand écuyer, et que, n'ayant personne propre à la bien remplir, on l'a donnée au duc de Medina-Sidonia comme à celui dont la fidélité paroissoit la plus assurée. En effet, il se conduit bien.... » L'abbé de Vayrac a consigné dans l'*État présent de l'Espagne*, tome III, p. 171-172, les témoignages que ce duc donna de son attachement inébranlable à la cause de Philippe V. Il avait eu pour première femme la fille de M. de Benavente.

2. Tome VII, p. 250 et 259-260. Villafranca avait soixante-cinq ans; sa nomination au conseil d'État remontait au mois d'avril 1680, époque où il avait renoncé au commandement de la mer Méditerranée, après l'avoir eu quatre ans. Voyez, ci-après, p. 560 et 562, les *Relations vénitiennes*, et, p. 533-534, le *Portrait de la cour d'Espagne en 1701*.

3. Tome VII, p. 267-277, 286, 313 et 314. — *Voto*, vote consultatif, dit le dictionnaire de l'Académie espagnole. — L'historien allemand L. de Ranke a reproduit, d'après les originaux, dans le tome V de son ouvrage sur *la France aux XVIe et XVIIe siècles* (p. 378-379 de la traduction), les délibérations du conseil d'Espagne du 6 juin 1700, où M. de Villafranca démontra, au profit de la France, que les renonciations étaient caduques.

sone[1], dont j'aurai lieu de parler[2], disoit de lui et de don Martin de Tolède, depuis duc d'Albe et mort ambassadeur en France[3], qu'ils[4] étoient tous deux Espagnols en chausses et en pourpoint, l'un en vieux, l'autre en jeune. Villafranca, ainsi que Villena[5], avoient beaucoup du caractère du duc de Montausier[6]; mais ce dernier n'étoit point espagnol pour l'habit : de sa vie, il n'avoit porté golille, ni l'habit espagnol; il le disoit insupportable, et partout fut, toute sa vie, vêtu à la françoise. Cela s'appeloit en Espagne *à la flamande* ou *à la guerrière*, et presque personne ne s'habilloit ainsi[7]. Le comte de Benavente fut conservé somme-

1. *D'Ossone* semble surcharger *dont li* [*eu*]. — Marie-Remigilde Fernandez de Velasco y Benavidès, héritière du IXe connétable de Castille, VIIIe duc de Frias, avait épousé, en décembre 1694, le duc d'Osuna (tome VII, p. 371 et 372). Elle mourut à Madrid, le 1er décembre 1734, dans sa cinquante et unième année.

2. Il la cultiva beaucoup pendant son ambassade à Madrid, mais cependant n'a guère parlé d'elle qu'une fois : tome XVIII des *Mémoires*, p. 226.

3. Antoine-Martin Alvarez de Tolède Guzman y Beaumont Henriquez de Ribera Fernandez Manrique, IXe duc d'Alba, Alva ou Albe, duc d'Huescar, etc., gentilhomme de la chambre, grand connétable et grand chancelier de Navarre, avait encore, en 1701, son père, surnommé le *padre eterno*, qui lui remit alors la charge de connétable de Navarre, et il eut aussi la grandesse (*Gazette*, p. 150). Il fut nommé ambassadeur en France en mars 1703, sommelier du corps en 1708, plénipotentiaire aux conférences de Hollande en 1709, et mourut à Paris, le 28 mai 1711, à quarante-deux ans. Voyez son article, ci-après, p. 544, dans le *Portrait de la cour d'Espagne*. Il s'était montré très favorable à la France dans les péripéties de l'année 1700, à ce que raconte Vayrac, dans l'*État présent de l'Espagne*, tome III, p. 20-21.

4. *Il*, au singulier, par mégarde.

5. Il a dit déjà (tome VII, p. 260) que le premier était « un personnage à l'antique, » et a comparé le second (p. 266) à notre chevalier Bayart. J'ai signalé le portrait de Villafranca, à quarante et un ans, en tête de la généalogie de sa maison (p. 180, note 1). C'était un si grand esclave de l'étiquette de sa cour, qu'il voulut empêcher qu'on fit un mobilier à la française pour Philippe V (*Mémoires de Noailles*, p. 96; Affaires étrangères, vol. *Espagne* 97, fol. 228).

6. Voyez, dans notre tome VII, p. 384, l'Addition n° 323 et les notes.

7. Voyez ci-dessus, p. 183, note 7. Ce sont les seigneurs flamands qui

lier du corps[1]; il se prit d'une telle affection pour le Roi, qu'il pleuroit souvent de tendresse en le regardant[2].

Singularité de suzeraineté et de signatures de quelques

Puisque j'y suis, je ne veux pas oublier une singularité de ces deux seigneurs et de quelques autres d'Espagne. Le duché de Bragance en Portugal[3] relève du comte de Bena-

avaient introduit, dès le temps d'Henri IV et de Louis XIII, le costume à la française, beaucoup plus alerte que l'habit espagnol, lequel, avec les chausses longues jusqu'au genou, le grand manteau et les cheveux courts, donnait l'apparence de gens de robe ou d'Église (*Mémoires de Fontenay-Mareuil*, p. 52). Quand Mme d'Aulnoy alla en Espagne (ses *Mémoires*, tome I, p. 517), il était encore exceptionnel de voir de ces habillements français, autrement dits *à la militaire* et *à la Schönberg*; mais, sur la fin de sa vie, Charles II, déjà malade, avait lui-même quitté momentanément l'habit espagnol, au grand scandale de ses sujets (*Dangeau*, tome VI, p. 325), et sa veuve eût envoyé un habit *à la wallonne*, tout couvert de pierreries, au jeune duc d'Anjou, si la junte ne s'y était opposée (*Annuaire-Bulletin de la Société de l'Histoire de France*, 1868, 2e partie, p. 24). L'habit espagnol subit le même sort que la golille (ci-dessus, p. 183, note 7), et finit par ne plus se voir que dans la classe bourgeoise. (*Dictionnaire de Trévoux*, art. GOLILLE). A Lisbonne, de même, la reine de Portugal avait forcé ses dames à prendre les robes à la française (*Gazette*, 1694, p. 269); à Milan, les femmes de condition n'en portaient pas d'autres (*Lettres de Tessé*, publiées par le comte de Rambuteau, p. 10). En revanche, les habits de dames à l'espagnole commencèrent à avoir la vogue à Versailles en 1702 (*Journal de Dangeau*, tome VIII, p. 338; *Mémoires de Sourches*, tome VII, p. 223; *Mercure*, février 1702, p. 409-410). Voyez Additions et corrections.

1. *Journal de Dangeau*, tome VIII, p. 51 et 58.

2. Comme l'a fait le cardinal Portocarrero à l'arrivée : ci-dessus, p. 102. L'instruction pour M. de Marcin (publiée dans le recueil Hippeau, tome I, p. CLXXXVI), après avoir dit que Benavente a été conservé dans sa charge, ajoute : « Il paroît avoir pour le roi catholique régnant aujourd'hui le même zèle qu'il avoit pour son premier maître. Au reste, son esprit et sa capacité sont également médiocres. » C'est ce que Blécourt annonçait dès le mois de novembre 1700. Louville (ci-après, p. 569, note) raconte des histoires étonnantes de sa crédulité à la sorcellerie, aux carrosses enchantés, aux perruques à sortilège, etc. C'était, comme M. de Villafranca, un esclave de l'étiquette : Addition au *Journal de Dangeau*, tome XII, p. 322-323, et *Portrait de la cour d'Espagne*, ci-après, p. 535-536. On a un dessin lavé de son portrait, de la collection du Saint-Esprit, dans le ms. Clairambault 1171, fol. 44.

3. Ci-dessus, p. 108.

grands d'Espagne.

vente[1], duquel les armes[2] sont sur la porte du château de Bragance à la droite de celles du roi de Portugal[3]; toutes deux sont saluées une fois l'an en cérémonie : le premier salut est aux armes du comte, et le second à celles du roi[4].

Le duc de Medina-Celi, qui lors étoit sept fois grand d'Espagne, et dont les grandesses se sont depuis plus que doublées[5], mais qui n'en a pas plus de rang, ni de préférence parmi les autres grands, que s'il n'en avoit qu'une[6],

1. Les Benavente descendaient, selon Imhof (*Grands*, p. 185), du chevalier portugais Jean-Alphonse Pimentel, venu en Castille avec la femme du roi Jean Ier, et c'est lui qui avait épousé une Menezès dame de Bragance; mais il céda au roi Henri III cette ville, qu'il avait vaillamment défendue contre ses compatriotes portugais, pour recevoir en échange le comté de Benavente, ancien duché du royaume de Léon (1398). Voyez aussi les *Genealogiæ XX illustrium in Hispania familiarum*, p. 229-240.

2. Les Benavente portaient : écartelé, aux un et quatre, d'or à trois fasces de gueules, et, aux deux et trois, de sinople à cinq coquilles d'argent en sautoir. Voyez le dictionnaire de Barbosa, tome I, p. 382-385.

3. La maison royale de Portugal avait pour armes : d'argent à cinq écussons d'azur en croix, chargés chacun de cinq besants d'argent en sautoir, un point de sable au milieu de chaque besant; à la bordure de gueules chargée de sept châteaux d'or, pour rappeler l'alliance de Castille. Les ducs de Bragance avaient porté d'abord : d'argent au sautoir de gueules, chargé de cinq écussons de Portugal ancien. Plus tard, ils avaient pris les mêmes armes que la maison royale, en les brisant d'un lambel d'argent, comme puînés.

4. Voyez ci-après, p. 536, le *Portrait de la cour d'Espagne en 1701*.

5. Il était « IXe duc de Medina-Celi, VIIIe de Segorbe et de Cardona, et VIe d'Alcala, marquis de Denia, de Comarès, de Cogolludo, d'Alcala-de-l'Alameda, de Tarifa, de Pallars et de Villamizar, comte de Sainte-Gadea, de Buendia, de Pradès, d'Ampudia, d'Ampurias, du Port-Sainte-Marie et de los Molarès, vicomte de Villamur. » (Vayrac, *État présent de l'Espagne*, tome III, p. 155.) Louville dit qu'étant sept fois grand d'Espagne, il était sept fois plus corrompu que les autres, et l'emportait sur tous en ambition, en prodigalité, en licence (*Mémoires de Noailles*, p. 121). Comparez la *Relation vénitienne* de 1686, tome II, p. 516-517, et, ci-après, p. 538, le *Portrait de la cour en 1701*.

6. Il dira plus tard (tome III de 1873, p. 164) que le nombre des grandesses « ne peut guères diminuer que par la chute des grandesses à d'autres grands par héritage, comme le duc de Medina-Celi, qui en a recueilli seize ou dix-sept, qui toutes sont sur sa tête, et qui toutes

ne signe jamais que : *El Duque-Duque*, pour faire entendre sa grandeur par ce redoublement de titre sans ajouter de nom. Le marquis de Villena, qui est aussi duc d'Escalona, signe : *El Marquès*, sans y rien ajouter[1]; mais le marquis d'Astorga[2], qui est Guzman et grand d'Espagne aussi, signe de même, de manière qu'il faut connoître leur écriture pour savoir lequel c'est. Il est pourtant vrai que le droit passe en Espagne pour être du côté de Villena, et qu'il est cru le premier marquis d'Espagne[3]. Le duc de Veragua signe tout court : *El Admirante*[4]*-Duque*, à cause de son titre héréditaire d'amiral des Indes donné aux Colomb[5].

Autres conseillers d'État.

Il faut maintenant achever les[6] conseillers d'État. Je n'ai fait connoître que ceux qui ont eu part au testament d'une manière ou d'une autre[7]. Ce caractère[8] est le bout de

ne peuvent passer de lui que sur la même tête, sans que celui qui en a ce grand nombre ait la moindre préférence en rien par-dessus les autres grands, ni même parmi eux.... » Comparez le tome XVIII, p. 112.

1. Ci-après, p. 548. Voyez ses lettres, ainsi signées, à M. de Vaudémont, dans les mss. *Lorraine* 799 et 800, à la Bibliothèque nationale.

2. Melchior de Guzman Ossorio Avila y Zuñiga, XIIe marquis d'Astorga, de Velada, San-Roman, Villamanrique et Ayamonte, comte de Trastamare, Sainte-Marthe et Villalobos, commandeur dans l'ordre de Calatrava, reçu grand d'Espagne, comme fils de l'héritière d'Astorga et de Velada, en juin 1693, vice-roi de Galice en 1696 : voyez Imhof, *XX in Hispania familiæ*, p. 221. C'est lui qui, mourant le 15 avril 1710, dénonça les menées du duc de Medina-Celi, quoiqu'il eût épousé sa sœur : *Dangeau*, tome XIII, p. 147; *État présent de l'Espagne*, tome III, p. 48, et ci-après, *Portrait de la cour*, p. 549.

3. Garma, *Theatro de España*, tome III, p. 300-302. Astorga, au royaume de Léon, avait été érigé en marquisat, en 1465, par le roi Henri IV; Imhof dit que Villena, en Castille, fut érigé par le même prince, pour son favori J. Pacheco, mais sans indiquer la date, et, dès 1480, le roi l'avait repris au fils : nonobstant quoi les ducs d'Escalona (Vieille-Castille, au N. O. de Tolède), héritiers de celui-ci, en gardèrent le titre. Saint-Simon fixera plus tard (tome XVIII, p. 114) l'érection de Villena à 1468.

4. Lisez : *Almirante*.

5. Ci-dessus, p. 120. Il y a des lettres ainsi signées dans le ms. *Lorraine* 800 et dans les Papiers de Simancas.

6. La première lettre de *les* surcharge un *d*.

7. Tome VII, p. 249-263. — 8. Cette dignité, ce titre.

l'ambition[1]; il ne faut donc pas oublier ceux qui en étoient revêtus à l'avènement de Philippe V[2]. J'ai déjà parlé du cardinal Portocarrero[3], du comte d'Oropesa[4], de don Manuel Arias[5], l'un président exilé, l'autre gouverneur du conseil de Castille[6], de Mendozze, évêque de Ségovie, exilé et grand inquisiteur[7], du duc de Medina-Sidonia[8], du marquis de Villafranca[9], du comte de San-Estevan-del-Puerto[10], et d'Ubilla[11], secrétaire des dépêches universelles. J'ai parlé aussi du comte de Benavente, qui devint conseiller d'État pour avoir été mis comme grand dans la junte par le testament[12]. Reste à dire un mot de Mancera, de l'Amirante Aguilar, Monterey, del Fresno, Fuensalida et Montijo, sur lesquels je ne me[13] suis pas étendu, quoique j'aie déjà dit quelque chose de quelques-uns[14] de ces sept derniers[15].

1. Tome VII, p. 248, note 6, et p. 260. Comparez les *Mémoires du maréchal de Gramont*, p. 321, l'*État présent de l'Espagne*, tome III, p. 306-312, le *Theatro universal* de Garma, tome IV, p. 18-31, etc. Il n'y avait pas d'appointements.

2. Comparez le tableau sommaire du conseil d'État que M. Alfred Baudrillart vient de donner dans son premier volume de *Philippe V et la cour de France*, p. 51-54, et les extraits des *Relations vénitiennes* de 1686, 1698 et 1702 que nous plaçons à l'Appendice, n° XIII.

3. Tome VII, p. 249 et 256-257; ci après, p. 528, 529, 556, 559, 562, 567, 568.

4. N'ayant dit qu'un mot de celui-ci en 1700 (tome VII, p. 252), il en a reparlé plus longuement ci-dessus, p. 108-113.

5. Tome VII, p. 252 et 260. — 6. Ci-dessus, p. 151-152.

7. C'est seulement à propos de sa relégation qu'il vient de parler de ce prélat (ci-dessus, p. 104-107); en 1700, il ne l'avait désigné que par le titre de sa dignité (tome VII, p. 313).

8. Tome VII, p. 255 et 263-264, et ci-dessus, p. 188 et 189.

9. Tome VII, p. 250 et 259-260, et ci-dessus, p. 189.

10. Tome VII, p. 250 et 258-259.

11. Tome VII, p. 252 et 261.

12. Tome VII, p. 255, 263-264 et 313, et ci-dessus, p. 190-191.

13. *Me* est en interligne.

14. *Uns* surcharge un premier *uns*.

15. Il n'a pas dit un mot des quatre derniers, mais a parlé assez longuement de Mancera et d'Aguilar dans le tome VII, p. 251, 262, 286, 287 et 313-315, et de l'Amirante, p. 250, 257, etc., et ci-dessus, p. 188.

Mancera, et son étrange régime. [*Add.* St-S. 371]

Pour retoucher[1] le marquis de Mancera, de la maison de Tolède, grand de la première classe et fort riche[2], président du conseil d'Italie[3], à quatre-vingt-six ans qu'il avoit lors de l'arrivée du roi[4], [il] avoit l'esprit aussi sain et aussi net qu'à quarante ans, et la conversation charmante; doux, sage, un peu timide, parlant cinq ou six sortes de langues bien et sans confusion, et la politesse et la galanterie d'un jeune homme sensé. De ses emplois et de ses vertus, j'en ai parlé ci-devant[5]; mais voici une singularité bien étrange à notre genre de vie, et qui n'est pas sans exemples en Espagne[6] : il y avoit cinquante ans qu'il n'a-

1. Quoique l'*Académie* de 1718 ait la locution *toucher une chose, une matière*, au sens d'en parler incidemment, on n'y trouve point *retoucher*, tel qu'il est employé ici, au sens de revenir sur un sujet déjà traité; mais Littré l'a signalé dans Mme de Sévigné et dans Bossuet.

2. Selon les *Mémoires du maréchal de Mérode-Westerloo* (tome I, p. 32), il avait rapporté douze ou quinze millions du Mexique. Il eut alors le commandement des côtes et de la flotte : *Gazette*, mai 1682, p. 315.

3. Il remplaça dans cette charge le marquis de Villafranca, et adressa une lettre de remerciement à Louis XIV : Affaires étrangères, vol. *Espagne* 87, fol. 493. Le conseil d'Italie se composait, outre le président, de deux régents pour Naples, deux pour la Sicile, deux pour Milan.

4. C'est le même âge que lui donne l'instruction délivrée quelques mois plus tard à M. de Marcin (recueil Hippeau, tome I, p. CCVII). M. d'Harrach père écrivait, dans son *Journal*, le 5 juin 1697, étant alors à l'ambassade de Madrid, que Mancera avait déjà plus de quatre-vingts ans, et paraissait aussi frais et sain qu'un homme de cinquante ans qui se serait bien porté. Il est donc probable que l'abbé de Vayrac, en lui attribuant près de cent ans à sa mort, en 1715, et Dangeau cent ans passés, sont plus exacts que les gazettes, qui exagéraient volontiers l'âge des centenaires, et qui parlèrent de cent huit ans; cent sept, dans les *Mémoires de Louville* (tome I, p. 91, note).

5. Tome VII, p. 262. Son rôle dans le conseil du 6 juin 1700 a été raconté, comme celui de M. de Villafranca, par M. de Ranke, p. 379-380.

6. Comparez le tome XVIII, p. 225. Gourville raconte (*Mémoires*, p. 555) que les grands d'Espagne invités à sa table, qui n'avaient point l'habitude d'aller manger hors de chez eux, et, par conséquent, « tenoient un très petit ordinaire, » s'émerveillaient de la chère qu'il leur faisait faire, surtout des ragoûts et des entremets à la française. Mme d'Aulnoy parle aussi (*Mémoires*, tome I, p. 423 et 439, et tome II, p. 122) de cette sobriété, ou plutôt de cette ignorance de la nourriture

voit mangé de pain à l'arrivée du roi d'Espagne : sa nourriture étoit un verre d'eau à la glace en se levant, avec un peu de conserve de roses, et quelque temps après du chocolat[1]; à dîner, trois onces de viande seule, et de l'eau rougie pour boisson; l'après-dînée, du chocolat; à souper, des cerises ou d'autres fruits, ou une salade, et encore de l'eau rougie, et sans sentir mauvais, ni être incommodé d'un si étonnant régime; et sa femme[2], fille du duc de Caminha[3], dont une seule fille[4], vivoit à peu près de même à quatre-vingts ans[5].

Amirante de Castille.

L'amirante de Castille[6], qui s'appeloit Jean-Thomas Hen-

recherchée. La table du roi lui-même, selon l'abbé de Vayrac (tome III, p. 443), n'était réglée qu'à douze plats pour le dîner, huit pour le souper, et ne coûtait pas plus de quatorze mille ducats de vellon, dont chacun équivalait à quarante-deux sols de France environ.

1. Ci-dessus, p. 55 et note 3. Le duc d'Albe se vantait d'avoir, comme dernière ressource, une provision de chocolat pour deux ans.

2. Julienne-Thérèse de Menezès Portocarrero, veuve du duc d'Arcos.

3. Pierre Portocarrero, VIIIe comte de Medellin, marié à Marie-Béatrix de Menezès, marquise de Villareal et duchesse de Caminha, dont le fils Pierre-Damien-Luitgard de Menezès Portocarrero et Noronha, nommé gentilhomme de la chambre en décembre 1687, avait relevé ce dernier titre : Imhof, *Grands d'Espagne*, p. 28 et 198, et *XX in Hispania familiæ*, p. 253; Vayrac, *État présent de l'Espagne*, tome III, p. 79-80. C'était depuis longtemps un des partisans les plus actifs de la France; il écrivit à Louis XIV, le 10 mai 1701, une lettre de dévouement : Affaires étrangères, vol. *Espagne* 89, fol. 125. — Saint-Simon orthographie : *Camigna*, au lieu d'employer la tilde; mais *Caminha* est la forme correcte.

4. Ce n'est pas de cette seconde femme, mais d'une première, fille du marquis de Carretto de Grana, et morte en Amérique le 22 avril 1674, qu'il avait eu une fille unique, Marie-Louise de Tolède, mariée en 1675 au marquis de Melgar, et qui mourut avant M. de Mancera, ainsi que son unique enfant. Le nom, la grandesse et le titre furent relevés par Jean Pacheco Tellez Giron, comte de Humanès, qui mourut en juillet 1722, dans sa quarante-deuxième année, et que Saint-Simon dira n'avoir pas connu.

5. Comparez la suite des *Mémoires*, tomes VIII de 1873, p. 116-122, XVIII, p. 129, etc., les Additions au *Journal de Dangeau*, tomes XIII, p. 278, et XV, p. 373, et ci-après, p. 538-539, le *Portrait de la cour d'Espagne en 1701*, et, p. 556, 559, 560 et 562, les *Relations vénitiennes*.

6. Comparez ci-après, p. 539-541, le *Portrait de la cour d'Espagne*,

riquez[1] de Cabrera, duc de Rioseco et comte de Melgar, étoit grand de la première classe, un des plus riches et des plus grands seigneurs, et le premier d'Espagne pour la naissance, quoique bâtarde[2]. Alphonse XI, roi de Castille et de Léon[3], eut de Marie[4], fille d'Alphonse V[5], roi de Portugal, un fils unique, qui lui succéda, qui fut D. Pierre le Cruel[6], si fameux par ses crimes, qui révoltèrent enfin tout contre lui[7], qui n'eut point de fils de la sœur du duc de Bourbon[8], qu'il tua[9], et qui fut tué lui-même en [1369][10] par Henri[11], comte de Trastamare[12], son frère bâtard, qui lui succéda, et dont la couronne passa à sa pos-

et p. 555, 559, 563, 565-567, les *Relations vénitiennes*, et voyez le tome XVIII des *Mémoires*, p. 31 et 113.

1. La première lettre d'*Henriquez* surcharge un *D*.

2. Il va expliquer cette bâtardise.

3. *Le Justicier*, né le 3 août 1311, devenu roi le 7 septembre 1312, mort le 26 mars 1350, devant Gibraltar. — Il a écrit, en abrégé : *Alph.*

4. Marie de Portugal, née en 1313, mariée en 1328, empoisonnée par son fils en 1356.

5. C'est Alphonse IV, dit *le Fier*, de la maison de Bourgogne, lequel naquit le 8 février 1290, devint roi en janvier 1325, mourut en mai 1357, et non Alphonse V *l'Africain* (1432-1481), ci-dessus, p. 132. Alphonse IV avait épousé une fille du roi Sanche IV de Castille, qui était tante d'Alphonse XI.

6. Né en août 1334, devenu roi en 1350, chassé bientôt pour sa cruauté, puis rétabli par les Anglais, mais définitivement vaincu à Montiel, le 14 mars 1369, et tué le 23 par son frère naturel, qui suit.

7. Voyez sa notice dans le *Moréri* et dans le manuscrit du P. Ange sur la maison de Castille, Arch. nat., K 1333, n° 8, p. 222-235.

8. Il épousa en premières noces, le 9 juillet 1352, Blanche de Bourbon, seconde fille du duc Pierre Ier et sœur de Louis II, dit *le Bon* (1337-1410), un des quatre tuteurs de Charles VI.

9. Il la fit empoisonner en prison, à vingt-trois ans, dans l'année 1361.

10. Date laissée en blanc.

11. *H.*, en abrégé, dans le manuscrit, comme presque tous les noms et surnoms de souverains qui suivent.

12. Henri II, comte de Trastamare (Saint-Simon écrit tantôt ainsi, comme le *Moréri*, tantôt : *Trastemare, Transtemare*), dit *le Magnifique*, fils naturel d'Alphonse XI et d'Éléonore de Guzman, devint roi de Castille en 1369, après une lutte de vingt années contre son frère, et mourut le 29 mai 1379, dans sa quarante-sixième année. Son titre de

térité, Henri II[1], Henri III[2], Jean II[3], père d'Isabelle, reine de Castille[4], qui épousa Ferdinand le Catholique, roi d'Aragon[5], son[6] cousin issu de germain paternel; il étoit petit-fils[7] de Ferdinand le Juste[8], second fils d'Henri, comte de Trastamare, qui fut roi après avoir tué Pierre le Cruel, dont il étoit frère bâtard comme je viens de le dire. Ce Ferdinand, père du *Catholique*[9], fut appelé *le Juste* pour avoir opiniâtrement refusé la couronne de Castille, qui lui fut plus qu'offerte à la mort du roi Henri III, son frère, qui ne laissa qu'un fils en très bas âge[10], dont son oncle fut le défenseur et le tuteur, et qui fut père de la reine Isabelle. Il fut dès ce monde récompensé de sa vertu par l'élection qui fut faite de lui, en 1390, par Martin, roi d'Aragon et de Valence et prince de Catalogne, frère de sa mère[11],

comte de Trastamare fut rétabli en 1445 pour les Ossorio Villalobos, de qui il passa aux Guzman marquis d'Astorga, ci-dessus, p. 193.

1. Il se trompe : cet Henri II n'est autre que le comte de Trastamare lui-même.

2. Avant Henri III *le Maladif*, né en 1379, devenu roi en 1390, et mort en 1406, il oublie Jean Ier (1358-1390), fils d'Henri II.

3. Jean II, né le 6 mars 1405, mort le 20 juillet 1454. — Il oublie ensuite Henri IV, dit *l'Impuissant*, ci-dessus, p. 114-115, frère consanguin d'Isabelle la Catholique.

4. Isabelle de Castille (1451-1504) : tome VII, p. 347.

5. Tome V, p. 204.

6. Avant *son*, il a biffé *fils de*, surchargeant un premier *son*, et, plus loin, il a ajouté *issu de* en interligne.

7. *Petit-fils* est écrit en interligne, au-dessus de *fils*, non biffé.

8. Ferdinand IV, dit *le Juste*, né en 1380, reconnu roi d'Aragon et de Sicile en 1412, mort le 2 avril 1416, n'était que petit-fils d'Henri II et second fils de Jean Ier, qui a été oublié.

9. Comme il l'a dit lui-même quatre lignes plus haut, Ferdinand IV était grand-père, et non père de Ferdinand V d'Aragon, dit *le Catholique*.

10. Henri III mourut le 25 décembre 1406. Son fils Jean II n'avait pas alors vingt-deux mois, étant né le 6 mars 1405. Il régna quarante-sept ans et demi, et mourut le 20 juillet 1454.

11. Éléonore d'Aragon, fille, comme Martin le Vieux (ci-après), du roi Pierre IV, dit *le Cérémonieux*, et d'Éléonore d'Aragon-Sicile, naquit le 20 février 1358, épousa Jean Ier, roi de Castille, le 18 juin 1375, et mourut en couche le 18 août 1382.

mourant sans enfants[1], confirmée par les états de tous ces pays pour lui succéder[2]. Alphonse[3] et Jean II[4], ses deux fils, l'aîné sans enfants, régnèrent l'un après l'autre, et Ferdinand le Catholique, fils de Jean II[5], lui succéda, et réunit toutes les Espagnes, excepté le Portugal, par[6] son mariage avec Isabelle, reine de Castille, si connus sous le nom de *rois catholiques*, dont la fille[7], héritière de leurs couronnes, fut mère de l'empereur Charles V et de l'em-

1. Il y eut deux Martin d'Aragon : 1° *le Vieux*, qui s'empara de la couronne de ce royaume au détriment de ses nièces, filles de Jean Ier, succéda en outre à son propre fils, qui suit, comme roi de Sicile, et mourut le 31 mai 1410, à cinquante-deux ans; 2° Martin, fils du précédent, né en 1374, qui épousa l'héritière du royaume de Sicile et du duché d'Athènes, devint ainsi roi de Sicile, eut un règne fort agité d'abord, et mourut à Cagliari, le 25 juillet 1409, avant son père, laissant la régence à sa femme par testament. Martin le Vieux finit donc la race des princes de Catalogne ou comtes de Barcelone, qui régnaient depuis 1137 sur l'Aragon, Valence et la Sicile.

2. Cette « élection » ou désignation ne peut remonter à 1390, puisque Martin le Vieux ne monta sur le trône d'Aragon que le 19 mai 1395. C'est au temps où son neveu avait déjà fait preuve de modestie en refusant le titre de roi de Castille, de sagesse en gouvernant comme simple régent pour Jean II, et d'habileté militaire en expulsant les Maures de leur plus forte ville, que Martin lui fit offrir sa succession, et, ce roi étant mort, les députés d'Aragon, de Catalogne et de Valence, réunis à Caspé, reconnurent Ferdinand pour leur souverain, le 24 juin 1412. Il triompha de ses concurrents, et se fit couronner en 1414.

3. Alphonse V, dit *le Sage* et *le Magnanime*, dont l'adoption par la reine Jeanne II « ôta les royaumes de Naples et de Sicile à la maison de France » (*Mémoires*, tome V de 1873, p. 350), devint roi en 1416, s'empara de Naples en 1441, et mourut le 22 juin 1458, à soixante-quatre ans, avec le renom d'un des plus savants princes de son temps.

4. Il a écrit : *Alph. et J. II.*

5. Jean II, né le 28 juin 1397, roi de Navarre en 1429, et d'Aragon en 1458; mort le 19 janvier 1479.

6. Le *p* de *par* surcharge un *a*.

7. Jeanne, née le 6 novembre 1479, mariée le 21 octobre 1496 à l'archiduc Philippe d'Autriche, qui devint par elle roi de « toutes les Espagnes, » et morte le 11 avril 1555; « connue sous le nom de Jeanne *la Folle* parce qu'elle la devint de douleur de la mort de son mari, et qu'elle vécut longtemps et mourut dans cet état, enfermée en Espagne » (*Écrits inédits*, tome VII, p. 70).

pereur Ferdinand Ier, desquels sont sorties les branches d'Espagne et impériale de la maison d'Autriche[1].

Alphonse XI, roi de Castille, père de Pierre le Cruel, eut d'Éléonor de Guzman, sa maîtresse[2], deux bâtards jumeaux[3]. L'un fut ce comte de Trastamare qui vainquit, tua, et succéda à Pierre le Cruel, et fut de père en fils bisaïeul d'Isabelle[4], reine de Castille, et de Ferdinand le Catholique, roi d'Aragon, son mari; l'autre jumeau fut la tige d'où est sortie[5] légitimement et masculinement cette suite d'amirantes de Castille[6]. Il s'appeloit Frideric[7]. Son fils Pierre, comte de Trastamare comme lui, fut connétable de Castille, dont les enfants n'en eurent point[8]; mais Alphonse[9], son frère, leur succéda. Il fut le premier amirante[10] de Castille de sa maison, à laquelle il donna pour lui et pour sa postérité le nom de Henriquez, en mémoire du roi de Castille Henri II, frère de son père[11], laquelle, en directe,

1. Le dernier membre de phrase a été ajouté dans le blanc et en interligne.

2. Léonore, dame de Medina-Sidonia, née vers 1310, mariée à Jean de Velasco, après le décès duquel elle supplanta Marie de Portugal auprès du roi. Celui-ci étant mort en 1350, D. Pierre la fit assassiner.

3. Les généalogistes lui comptent au moins dix bâtards.

4. La préposition *de*, se trouvant en fin de ligne, n'a pas été élidée.

5. *Sorti*, sans accord, dans le manuscrit.

6. Garma a donné la chronologie des Amirantes, avec certaines pièces relatives à leur dignité, dans son *Theatro universal de España* (1751), tome III, p. 354-404; mais notre auteur va se servir soit d'Imhof, soit du *Moréri*, art. Castille. Comparez la généalogie de Castille dressée par le P. Ange : Arch. nat., K 1333, n° 8, p. 324-337.

7. Frédéric, né en 1333, grand maître de l'ordre de Saint-Jacques, tué à Séville, le 29 mai 1358, par ordre de son frère Pierre le Cruel.

8. C'est d'une concubine qu'était né ce fils Pierre, lequel mourut en 1401, ne laissant qu'un fils, qui n'eut point d'enfants, et une fille, tige des marquis de Sarria.

9. *Aph.*, par mégarde, dans le manuscrit. — Mort en 1429.

10. Il orthographie tantôt : *amirante*, et tantôt, comme ici et p. 193 : *admirante*, qui est une forme de bas latin, et non la forme espagnole : *almirante*, ou *almiral;* en portugais, *amiralh*, et en italien, *almiraglio*. Du reste, Littré n'a pas admis Amirante comme mot francisé.

11. « Les ducs de Medina-de-Rioseco sont plus connus par le nom

dont l'amirante[1] qui fait le sujet de cette dissertation est la dixième[2] génération, n'a presque été connue que par le nom d'*amirante*, parce qu'ils l'ont tous été et que cette charge, dont je parlerai ailleurs[3], leur étoit[4] devenue héréditaire. Le second amirante fut premier comte de Melgar[5]. Il maria sa fille[6] à Jean, roi d'Aragon, fils du *Juste*, et elle fut mère du roi Ferdinand le Catholique mari d'Isabelle, reine de Castille[7]. Le quatrième amirante[8] [étoit] fils du frère[9] de cette reine d'Aragon et cousin germain de Ferdinand le Catholique, outre qu'ils[10] étoient de même maison et issus de germain, de mâle en mâle, des rois de Castille, père d'Isabelle, et d'Aragon, père de Ferdinand le Catho-

d'amiral de Castille, qui leur est héréditaire depuis que le roi Henri III pourvut de cette charge D. Alphonse Enriquez, qui étoit fils puîné de D. Frédéric de Castille, maître de l'ordre de Saint-Jacques, et frère jumeau du roi Henri II. Ils eurent tous deux pour père le roi Alphonse XI et pour mère D. Éléonore de Guzman. D. Alphonse, ci-mentionné, prit le premier le surnom d'*Enriquez* en mémoire du roi Henri II, son oncle, et mourut en 1429, après avoir hérité la ville de Medina-de-Rioseco de D. Jeanne de Castille, sa tante, et veuve de D. Philippe de Castro. » (Imhof, *Grands*, p. 66-67; Vayrac, *État présent de l'Espagne*, tome III, p. 161-162.) — Saint-Simon a écrit ici : *Henriquez*; en 1700 : *Enriquez*.

1. *L'A* corrige un *le*. — 2. *10e* corrige *6e*.

3. Tome XVIII, p. 16. Voyez un article de l'*État présent de l'Espagne*, tome II, p. 126-128. Le titulaire de cette charge brisait ses armoiries d'une bordure d'argent chargée de quatre ancres d'azur.

4. La première lettre d'*estoit* surcharge un *d*, et, plus loin, l'initiale majuscule d'*Amirante* surcharge un *a* minuscule.

5. « Alphonse Henriquez, Ier du nom, dont la postérité prit le surnom, fut seigneur de Medina-del-Rioseco et de Melgar, le premier de sa famille qui fut pourvu de la charge d'amiral de Castille. » (*Moréri.*) Le second, Frédéric, premier comte de Melgar (ville de la Vieille-Castille, à l'O. de Burgos) et de Rueda, mourut le 21 décembre 1473.

6. Jeanne Henriquez, issue d'un premier mariage avec Marine de Ayala, fut mariée le 1er septembre 1444, et mourut le 13 février 1468.

7. Ci-dessus, p. 198-199.

8. Frédéric III, que Charles-Quint fit chevalier de la Toison d'or; mort en 1538.

9. Alphonse II, qui mourut en mai 1485.

10. Le manuscrit porte : *il estoient*. Plus loin, *et* est en interligne, et le signe du pluriel semble biffé à *issus*.

lique, lesquels deux rois étoient fils des deux frères cousins germains de son père. Et cette parenté ainsi rapprochée étoit d'autant plus illustre, que les Henriquez n'avoient que la même bâtardise du comte de Trastamare devenu roi de Castille, père de ces rois, et frère jumeau de Frideric, tige des Henriquez. Le cinquième amirante[1], cousin[2] issu de germain de Charles V, fut fait par lui duc de Rioseco[3] et grand d'Espagne[4], celui-ci que je compte le cinquième parce qu'il eut un frère aîné[5] amirante, qui n'eut point d'enfants et fut chevalier de la Toison d'or. Le[6] sixième[7] épousa Anne de Cabrera[8], et la postérité de ce mariage joignit depuis le nom de Cabrera à celu d'Henriquez. Le septième et le huitième[9] eurent la Toison d'or[10], le neuvième[11] fut vice-roi de Sicile, et le dixième[12]

1. Ferdinand, dont nous n'avons pas la date de mort.

2. Les premières lettres de *cousin* surchargent *dont*.

3. On a vu que la ville de Medina-de-Rioseco, en Vieille-Castille, au S. O. de Valladolid, était venue aux Henriquez d'une tante, veuve de Philippe de Castro. Elle fut érigée en duché en 1520; mais ses possesseurs préférèrent toujours le titre d'amirante à celui de duc.

4. Comparez le tome XVIII, p. 31 et 113.

5. Frédéric III : ci-dessus, p. 201.

6. *Le* surcharge *en*, et ensuite *et* surcharge un *d*.

7. Louis Ier, mort le 24 septembre 1572.

8. *A.*, en abrégé, dans le manuscrit. — Anne de Cabrera y Moncada, comtesse de Modica, mariée le 5 octobre 1518.

9. *Le 7 et le 8*, dans le manuscrit. — Louis II, mort le 27 mai 1596, et Louis III, mort le 17 août 1600.

10. Louis Ier avait eu aussi cet ordre.

11. Jean-Alphonse, vice-roi de Sicile et de Naples, né le 3 mars 1597, mort en 1647.

12. Jean-Gaspard, d'abord titré comte de Melgar, qui mourut le 24 septembre 1691, ayant été fait conseiller d'État en octobre 1669, grand écuyer en décembre 1674, et s'étant démis de cette charge en novembre 1683. « Homme d'un vrai mérite, » dit l'abbé de Vayrac, et, selon Mme de Motteville (tome IV, p. 170) et le maréchal de Gramont (p. 326), « le seigneur le plus galant de la cour. » Mme d'Aulnoy (*Mémoires*, tome II, p. 106 et 322-323) cite de lui des traits de magnificence, et c'est le même dont le maréchal de Gramont dit (*Mémoires*, p. 324) qu'il donna cinq cent mille écus à une fort laide et vieille cour·

eut d'une Ponce de Léon[1] l'amirante dont je vais parler, qui est l'onzième amirante, le sixième duc de Rioseco[2], grand d'Espagne de la première classe, et la dixième génération de Frédéric, frère jumeau du comte de Trastamare qui détrôna et tua Pierre le Cruel, dont il étoit frère bâtard, fut roi de Castille en sa place et en transmit la couronne a sa postérité. Le père de notre amirante mourut en 1680[3].

Notre amirante de Castille avoit, en premières noces, épousé la sœur[4], et en secondes noces la fille[5] du duc de Medina-Celi, ambassadeur à Rome, puis vice-roi de Naples, où nous avons dit[6] qu'il fut relevé par le marquis de Villena pour revenir à Madrid, où Philippe V le fit président du conseil des Indes. Il n'eut point d'enfants d'aucune; mais le marquis d'Alcañicès, son frère, eut un fils[7].

tisane qu'il aimait à la fureur. On a imprimé dans les *Curiosités historiques* de 1759, tome I, p. 130-139, un mémoire sur son différend avec les cardinaux français.

1. Elvire Ponce de Léon, morte en 1680. — Cet amirante eut en outre trois bâtards, pour lesquels il obtint un titre de Castille, une charge de gentilhomme de la chambre et une commanderie, en 1687 (*Gazette*, p. 490); mais ils tournèrent singulièrement mal, selon l'abbé de Vayrac (*État présent de l'Espagne*, tome III, p. 167-168).

2. Jean-Thomas était bien le onzième amirante, mais le septième duc de Rioseco, et non le sixième : Imhof, *Grands*, p. 67.

3. Non en 1680, mais en 1691 : ci-dessus, p. 202, note 12. C'est sa femme, ci-dessus, note 1, qui mourut en 1680.

4. En 1663, il épousa Anne-Catherine de la Cerda y Aragon, fille de Jean V, duc de Medina-Celi, gouverneur d'Andalousie, mort en mars 1671; mais elle mourut sans postérité, le 28 février 1697.

5. Cette seconde femme s'appelait aussi Anne-Catherine de la Cerda, mais était nièce de la première, fille du huitième duc de Medina-Celi, Jean-François-Thomas, premier ministre, mort en 1691, et veuve de Pierre-Antoine d'Aragon. Mariée en 1697, elle mourut le 18 décembre 1698, laissant cinq cent mille écus à l'Amirante.

6. Ci-dessus, p. 186.

7. Louis Henriquez de Cabrera, capitaine au régiment des gardes, fait président du Magistrat ordinaire de Milan et gentilhomme de la chambre en 1675, était devenu VIIIe marquis d'Alcañicès en 1674, par son mariage avec l'héritière des Henriquez d'Almanza y Borgia. Quoique le *Moréri* ne parle point de leurs enfants, ils avaient un fils, qui fut le

Cet amirante, homme de cinquante-cinq ans à l'avènement du roi d'Espagne, étoit un composé fort extraordinaire[1] : de l'esprit infiniment, de la politesse, l'air et les manières aimables, obligeant, insinuant, caressant[2], curieux, prenant toutes sortes de forme pour plaire; haut, libre[3], ambitieux à l'excès, et très dangereux sans son extrême paresse de corps, qui n'influoit[4] point sur l'esprit. Pour donner un trait de sa hauteur, le cardinal Portocarrero, qui le haïssoit fort, eut le crédit de le faire exiler à Grenade quoique intimement attaché à la reine, qui dominoit alors, et que lui-même fût en grande autorité auprès de Charles II pendant beaucoup d'années. Il avoit eu une affaire avec le comte de Cifuentès[5] dont il s'étoit mal tiré, et s'étoit perdu d'honneur[6], ce qui fut l'occasion

IXe marquis d'Alcañicès, et une fille : voyez Imhof, *Grands d'Espagne*, p. 124, et *Genealogiæ XX illustrium in Hispania familiarum*, p. 23; Vayrac, *État présent*, tome III, p. 31-33, et l'*Histoire généalogique*, tome V, p. 529-530. Vayrac fait l'éloge du fils, lequel, sollicité par son oncle de passer, comme lui, dans le parti de l'Archiduc, en 1702, pendant que Philippe V était à Naples, alla, au contraire, se mettre aux ordres de la reine. La *Gazette* de cette année-là dit aussi (p. 521) que sa mère avait supplié l'Amirante de ne point l'entraîner dans la défection. Quant au père, infirme et retiré à la campagne, il « ne se mêlait de rien » (*Dangeau*, tome X, p. 375).

1. Comparez ce qu'il a dit déjà de lui en 1700 (tome VII, p. 125 et 257), et ci-dessus, p. 196.

2. *Caressant* est en interligne. — 3. *Libre* est en interligne.

4. *Influe* ou *influa* corrigé en *influoit* en interligne.

5. Ferdinand de Silva y Menezès, XIIIe comte de Cifuentès, IIIe marquis d'Alconchel, grand enseigne de Castille, etc. : voyez Imhof, *XX in Hispania familiæ*, p. 264 et 295, et *Grands*, p. 190, et ci-après, p. 550-551, le *Portrait de la cour d'Espagne*. Il avait eu le gouvernement d'Oran, puis (mars 1683) la vice-royauté de Valence, avait refusé le Pérou en 1687, et était membre du conseil des Indes depuis avril 1688. C'était un « fat fieffé. » En novembre 1704, ses pratiques secrètes avec l'Autriche le firent arrêter; mais il s'échappa, rejoignit l'Archiduc, et nous le retrouverons, en 1706, parmi les défenseurs rebelles de Barcelone.

6. Voyez les *Mémoires de Mme d'Aulnoy*, tome II, p. 363, la *Gazette* de 1697, p. 546 et 571, celle de 1698, p. 20, 42, 67 et 186, et celle de 1699, p. 618; le *Journal de Dangeau*, tome VI, p. 348, etc. M. de

de son exil[1]. En y allant, il s'arrêta à Tolède, d'où le cardinal étoit archevêque, et y donna une superbe fête de taureaux[2]. A Grenade, il se logea dans l'Alhambra[3], qui est le palais des rois, où, après avoir demeuré assez longtemps, il se mit dans la ville pour être plus commodément. Déshonoré sur le courage, il ne l'étoit pas moins sur la probité : personne ne se fioit à lui, et il en rioit le premier; et avec cela, fort haï du peuple. Il ne se soucioit ni

Cifuentès, se voyant exilé et attribuant cette disgrâce à l'Amirante, le fit appeler en duel, le 13 octobre 1697; mais, comme l'Amirante se dirigeait vers le lieu assigné pour le combat, des gardes prévenus à propos l'arrêtèrent, et, pour être plus sûr de ne courir aucun danger de la part du provocateur, qui d'ailleurs était obligé de prendre asile dans un couvent, l'Amirante jugea prudent de se réfugier au palais même du roi, dans l'appartement du majordome-major (*Gazette d'Amsterdam*, 1697, nos XCI, XCV et CIV). Ces manières d'agir lui firent peu d'honneur; cependant, comme il était homme à ménager, le gouvernement royal se déclara contre M. de Cifuentès, et l'exila. Au bout de trois ans et demi on les obligea à se réconcilier (*Gazette de* 1701, p. 102).

1. Quand le sentiment public se manifesta en faveur d'un héritier français, l'Amirante afficha ouvertement les tendances contraires; mais les autres conseillers de Charles II profitèrent de l'émeute du 28 avril 1699, dirigée contre lui autant que contre M. d'Oropesa, pour obtenir son exil à trente lieues de Madrid, avant de se débarrasser de la Berlepsch. Voyez notre tome VII, p. 257, note 3, la *Gazette d'Amsterdam*, juin 1699, nos XLVII et LI, l'*Avènement des Bourbons*, tome II, p. 65-67, 71-72, 78-80, 82-83, 92 et 100, et la relation vénitienne.

2. Ci-dessus, p. 101. — Il était très fréquent que les grands seigneurs offrissent au peuple ce divertissement, où les jeunes gens des meilleures familles prenaient la lance du *picador* pour combattre dans l'arène. La *Gazette* contient nombre de comptes rendus de fêtes de ce genre. Elle dit qu'au reçu du billet royal qui l'envoyait en relégation, l'Amirante partit pour Villaviciosa, de là pour Aranjuez, avec l'intention de se fixer dans l'Andalousie, où il était lieutenant général de la mer. A Aranjuez, qui n'est éloigné de Tolède que de trente-cinq kilomètres, quarante-neuf de Madrid, il reçut des amis et leur donna une fête de taureaux. Ensuite il passa son temps entre Grenade, où il habita quelque temps l'Alhambra, et son château de San-Lucar. Vers la même époque, en octobre, le marquis de Leganès donna aussi une course en l'honneur des ambassadeurs étrangers, dans une petite ville également proche de Tolède.

3. Voyez, dans le livre de l'abbé de Vayrac, tome I, p. 173-180, la description de Grenade et du palais des anciens rois maures.

de sa maison ni d'avoir des enfants, mais avoit la rage de gouverner, et une haine mortelle contre tous les gens qui gouvernoient, et par cette seule raison. Ami intime du prince de Vaudémont[1], extrêmement faits l'un pour l'autre[2]; ennemi déclaré du duc de Medina-Sidonia et de tous les Guzmans, et passionné pour les jésuites, dont il avoit toujours quatre chez lui, sans lesquels il ne mangeoit point, ni ne faisoit aucune chose[3]. Il avoit dans Madrid quatre palais, tous quatre superbes et superbement meublés, d'une étendue très vaste, que, par grandeur, il ne louoit point, et logeoit dans chacun, par saisons, trois mois de l'année. Ce sont presque les seuls de Madrid où j'aie vu cour et jardin, et les plus grands qu'il y ait[4]. C'étoit un personnage, malgré de tels défauts, très considérable, le plus grand seigneur d'Espagne, et, quoique fort laid, avoit le plus grand air. Il fut pourtant la dupe du testament, et, avec tout son attachement à la reine et à la maison d'Autriche, il n'osa proférer un seul mot[5]. Nous le reverrons bientôt sur la scène[6].

Frigiliano.

Le comte de Frigiliana, don Roderic Manrique de Lara[7], devenu grand d'Espagne par son mariage avec

1. C'est pourquoi l'on trouve nombre de ses lettres dans la correspondance du prince, à la Bibliothèque nationale.

2. Voyez ce qu'il a dit du prince lorrain : tome IV, p. 338-340.

3. Il est parlé de ces jésuites dans l'instruction à Marcin : voyez notre tome VII, p. 257, note 3.

4. Vayrac cite (tome I, p. 345) sa maison, avec celles du duc d'Uceda, du duc de Monteleon et du marquis d'Heliche, comme occupant le premier rang parmi celles qui pouvaient passer pour de beaux palais.

5. On redoutait que son influence n'eût prise sur le jeune roi Philippe, et quelques-uns songèrent à l'envoyer en ambassade à Turin; mais M. d'Harcourt jugea qu'il était mieux de le conserver sous sa surveillance immédiate : *Avènement des Bourbons*, tome II, p. 445 et 458.

6. Louville le signalait, dès 1701, comme préparant ses manœuvres avec Aguilar et se vantant de mener tous les Français (*Mémoires secrets*, tome I, p. 117, 128 et 264); nous le verrons, en 1702, acceptant l'ambassade de France, mais pour pouvoir s'éloigner de Madrid et passer en Portugal, auprès de l'Archiduc.

7. Tome VII, p. 313-315.

Marie[1] d'Arellano, comtesse d'Aguilar héritière, s'appeloit le comte d'Aguilar, et, quoique veuf, et que le comte d'Aguilar son fils[2] fût grand d'Espagne, il continuoit d'en avoir le rang et les honneurs, qui ne se perdent point en Espagne quand on les a eus, et de porter, ainsi que son fils, le nom de comte d'Aguilar, quoique le plus souvent on l'appelât Frigiliane[3]. C'étoit[4] un grand seigneur, haut, fier, ardent, libre, à mots cruels, dangereux, extrêmement méchant, avec infiniment

1. *M.*, en abrégé, dans le manuscrit. — 2. *Fist*, par mégarde.

3. Ici, il a écrit : *Frigillane* (plus haut, *Frigilliana*, et, dans la manchette, *Frigilliane*), et tout le membre de phrase est en interligne, depuis le second *quoyque*. — « Don Jean-Dominique Ramirez d'Arellano Mendoza et Alvarado, IXe comte d'Aguilar (d'Inestrillas) et de Villamayor, marquis de la Hinojosa et XIIe seigneur de los Cameros, grand d'Espagne, mourut le 14 février 1668, ne laissant qu'une fille, qu'il eut de doña Marie-Anne de Guevarra, fille puînée du VIIIe comte d'Oñate, sa première femme. Elle s'appeloit doña Marie-Antoinette de Balbarena (*lisez* Valvanera) Ramirez d'Arellano Mendoza et Alvarado, Xe comtesse d'Aguilar et de Villamor, marquise de la Hinojosa, et fut mariée en 1670 avec don Roderic-Emmanuel Manrique de Lara, IIe comte de Frigillana (*sic*), l'un des plus habiles ministres que l'Espagne ait. Il est conseiller d'État, président du conseil des Indes, et entre aux Dépêches du roi, qui est le comble des honneurs. Quoiqu'il se soit démis en faveur de son fils du comté d'Aguilar, auquel les honneurs de la grandesse sont attachés, il en conserve toujours le nom, le rang et les prérogatives. » (Vayrac, *État présent*, tome III, p. 12-13 ; comparez Imhof, *Grands*, p. 174, et *Genealogiæ XX.... familiarum*, p. 156, et Salazar, *Casa de Lara*, tome II, p. 806-817.) La mère était morte le 4 décembre 1675, et c'est en août 1671 que Frigiliana avait eu la couverture.

4. Voyez notre tome VII, p. 313-315 et notes, et comparez le tome XVIII de 1873, p. 84-86 et 122, les *Relations vénitiennes*, ci-après, p. 560-561 et 564-565, et le *Portrait de la cour d'Espagne*, p. 542-543. Il est appelé le « rusé d'Aguilar » dans les *Mémoires de Louville*, et l'Amirante et lui passaient pour les deux seuls hommes d'esprit qui fussent dans le Conseil. Comme général de la flotte de l'Océan, il avait commandé les forces espagnoles pendant l'hiver de 1684, et subi des défaites si désastreuses, qu'on dut le faire passer devant des commissaires (*Gazette*, 1684, p. 102, 257, 378 et 593-594) ; il avait le même commandement en 1691, mais dut y renoncer, se consacra alors aux travaux du Conseil (*Gazette*, 1692, p. 102), et prit possession de la pré-

d'esprit et de capacité. Il étoit accusé d'avoir empoisonné dans une[1] tabatière le père du duc d'Ossone[2]. Il

sidence du conseil d'Aragon le 16 janvier 1697. A la mort de Charles II, Aguilar était encore gouverneur du conseil d'Aragon et le présidait en place du duc de Montalto, alors éloigné de Madrid; c'étaient la reine et le prince de Darmstadt qui l'avaient fait nommer à ce poste, et nous avons vu combien avait été vive d'abord son opposition aux tendances françaises. Néanmoins, Philippe V le fit président en titre en septembre 1705, et, lorsque ce conseil fut supprimé en 1707, on lui garda l'entrée au *despacho*. En juillet 1709, il fut créé membre du conseil de cabinet, et, en février 1715, il reçut la présidence du conseil des Indes, dont il était gouverneur depuis le 17 février 1710; mais il s'en démit au commencement de 1717, et mourut sept mois plus tard.

1. *Une* surcharge un premier *une*.

2. Gaspard Tellez Giron, V[e] duc d'Osuna, IVe marquis de Peñafiel, etc. (ci-après, appendices XII et XIII, p. 543-544 et 555), général de la cavalerie, fait commandant des armées dirigées contre le Portugal en 1660, commandant de l'armée de Galice en 1662, vice-roi de Catalogne en janvier 1667, gouverneur du Milanais en novembre 1669[a], conseiller d'État le 30 septembre 1674, président du conseil des ordres en décembre 1675, grand écuyer de la reine première femme de Charles II en 1679, s'attira une disgrâce en 1683, perdit alors sa charge, et même ses biens, et dut vivre dans la retraite, à cinquante lieues de Madrid, pendant trois ans, mais revint en avril 1686, fut fait président du conseil d'Aragon en janvier 1692, et mourut le 2 juin 1694, étant en conférence avec le roi, au moment de se rendre en Andalousie comme vicaire général. La *Gazette* et Imhof attribuent cette fin subite à une apoplexie; mais voici ce qu'en dit une lettre écrite de Madrid au moment même, et reproduite dans les *Mémoires de Sourches*, tome IV, p. 362-363 : « La reine mère a pris le dessus; elle gouverne tout, et on la craint étrangement. La mort épouvantable du duc d'Ossone a effrayé tout le monde; on n'ose même en parler : il semble qu'il n'ait jamais été. Le roi l'avoit fait général de terre et de mer; il fut au palais, il parla longtemps seul au roi. Comme il se retiroit à dix heures du soir, il prit du tabac si étrangement empoisonné, qu'en éternuant trois fois il se rompit l'épine du dos, sa langue sortit de sa bouche et ses yeux de sa tête, et sa tête s'ouvrit; il ne proféra jamais un mot, et mourut à trois heures du matin, car son tempérament étoit fort et robuste. C'étoit un grand serviteur du roi; il lui parloit avec liberté de l'état déplorable de ses affaires; il desiroit la

[a] De dépit de n'avoir pas alors une place au conseil d'État, il refusa le Milanais et fut relégué à Barcelone, mais passagèrement (*Gazette*, octobre 1669, p. 900, 1069 et 1093).

étoit[1] fort Autrichien et fort attaché à la reine[2]. Le cardinal Portocarrero et lui se haïssoient à mort : aussi le testament fut-il pour lui un mystère impénétrable. Il plaisantoit le premier de sa laideur, qui étoit extrême, et de sa méchanceté[3], et disoit que son fils avoit dans l'âme ce que lui portoit sur le visage, et avouoit que, sans son fils, il seroit le plus méchant homme d'Espagne; et je pense qu'il avoit raison[4].

Le comte de Monterey[5], grand d'Espagne par sa Monterey.

paix et la faisoit desirer aux autres. Le voilà mort comme don Manuel de Lira, le duc de l'Infantado et don Juan de Angulo. On accuse de cette affaire le comte d'Aguilar, qui est un des trois vicaires ou généraux qui commandent sous lui; des gens que je ne nomme point ont profité des dispositions violentes de son cœur pour lui persuader de se défaire du duc. » Il est parlé aussi d'empoisonnement par le tabac dans l'instruction pour M. de Marcin.

1. *Il* et les premières lettres d'*estoit* surchargent d'autres lettres.

2. Voyez ci-après, p. 542, le *Portrait de la cour*. Il avait été des premiers à féliciter Louis XIV; sa lettre, du 23 novembre 1700, est aux Affaires étrangères, vol. *Espagne* 85, fol. 445.

3. Blécourt écrivait que presque tout le monde l'avait en horreur.

4. Ce trait a déjà terminé le premier portrait du père, en 1700. Le fils viendra faire une mission de quelques jours à Versailles, en 1705.

5. De celui-ci il n'a pas été dit mot en 1700. — Jean-Dominique de Haro y Guzman, qui devint VIe comte de Monterey par son mariage avec l'héritière de cette terre, au diocèse d'Orense, en Galice (Imhof, *Grands*, p. 204), gentilhomme de la chambre, grand commandeur de Castille, etc., débuta en Flandre, en 1666, par le commandement d'un corps d'infanterie, fut fait gouverneur des Pays-Bas espagnols et de la comté de Bourgogne le 12 juillet 1670, quitta ce poste en octobre 1674, au plus fort de la guerre et des conquêtes de Louis XIV, fut promu grand maître de l'artillerie, et presque aussitôt disgracié, en décembre 1675, pour avoir manifesté son dépit de n'avoir pas la présidence du conseil des Flandres, mais rentra en faveur avec D. Juan et eut la vice-royauté de Catalogne en mai 1677, où il fit la campagne contre M. de Navailles, dut alors à D. Juan la présidence du conseil de Flandres, fut encore disgracié et relégué en 1678 et 1681, devint *montero-mayor* ou grand veneur après la mort de la reine, en décembre 1687, fut fait conseiller d'État le 11 mai 1693, puis président du conseil de Flandres, mais subit de nouveau une disgrâce provoquée par M. d'Oropesa en mars 1698, recouvra sa liberté dès le mois suivant, retomba en disgrâce en 1699, comme on va le ra-

mère[1], second fils du célèbre don Louis d'Haro[2] avec lequel le cardinal Mazarin conclut la paix des Pyrénées et le mariage du Roi, en 1660[3], dans l'île des Faisans de la petite rivière de Bidassoa[4]. Il avoit été gouverneur des Pays-Bas,

conter tout à l'heure, et ne reprit sa place dans le Conseil qu'après l'avènement de Philippe V. Ayant perdu sa femme le 10 mai 1710, il se fit prêtre en mars 1712, et mourut le 13 février 1716, âgé de soixante-dix-sept ans. En 1675, malgré son hostilité bien connue, car il avait été des premiers à pousser à la guerre en 1672 et en 1674, comme à fomenter les projets de soulèvement du chevalier de Rohan, il était passé par Paris et y avait trouvé un très bon accueil (Pellisson, *Lettres historiques*, tomes I, p. 262, et II, p. 107-108, 154-155, 220-221, 242-244).

1. Catherine Fernandez de Cordoue Aragon, dernière fille du duc de Segorbe et de Cardone, sœur de deux cardinaux. Ce n'est pas par elle que son fils devint grand, mais, comme on l'a vu dans la note précédente, et comme notre auteur le dira plus tard (tome IX, p. 287), par l'héritière de Monterey, de la maison de Ayala Tolède Fonseca.

2. Louis Mendez de Haro Guzman et Sotomayor, né en 1599, mort à Madrid, le 17 novembre 1661, étant premier ministre depuis 1643, époque où Philippe IV l'avait pris en cette qualité, à la place de son oncle maternel le comte-duc d'Olivarès, en lui continuant le titre d'Olivarès.

3. La demande de l'infante Marie-Thérèse fut faite par le maréchal de Gramont, dont les *Mémoires* (p. 311-327) sont très intéressants à lire sur ce sujet, et, par conséquent, sur don L. de Haro. Ils font de celui-ci (p. 327) un très juste éloge, mais en ajoutant que ses deux fils, le marquis de Heliche et Monterey, étaient les deux plus vilains hommes qu'il eût jamais vus[a], et que leurs deux sœurs les dépassaient encore en laideur. Les conférences pour la conclusion de la paix, que le mariage franco-espagnol scella ensuite, commencèrent le 13 août 1659 et durèrent quatre mois. C'est don Louis qui obtint la restitution du gouvernement de Bourgogne au prince de Condé amnistié, et qui stipula la renonciation de Marie-Thérèse à tout droit sur la couronne espagnole. Il eut l'honneur de représenter le roi de France dans la cérémonie matrimoniale célébrée par procureur à Fontarabie, le 3 juin 1660, et Philippe IV reconnut ses services en lui concédant le surnom glorieux de *la Paz*, avec la grandesse de première classe et la grande chancellerie des Indes; mais don Louis fut enlevé par une fluxion de poitrine quelques mois plus tard. Il était grand commandeur de l'ordre d'Alcantara, généralissime, gentilhomme de la chambre et grand écuyer.

4. Ci-dessus, p. 60. Cette île des Faisans, dite de la Conférence, à

[a] Cependant Mademoiselle, qui les vit au voyage de 1660, dit (*Mémoires*, tome III, p. 462) que Monterey était beaucoup mieux fait que son frère.

et étoit lors président du conseil de Flandres[1]. C'étoit un génie supérieur en tout, mais haut, méchant et dangereux[2]. Quoiqu'on lui eût caché le testament, il parut s'attacher au roi, quoique grand ennemi du cardinal Portocarrero[3]. Qu'eût dit son père, s'il eût vu ce qu'il voyoit, avec toutes ses précautions pour les renonciations de notre reine Marie-Thérèse[4]? Monterey n'avoit point d'enfants[5].

quatre kilomètres de l'embouchure de la Bidassoa et deux d'Irun, d'une part, d'Hendaye de l'autre, appartenant par moitié aux deux royaumes, avait été choisie en 1463 pour l'entrevue de Louis XI et d'Henri IV de Castille. Bossuet l'a appelée, en souvenir des événements de 1660, l'île « pacifique et éternellement mémorable, » et Mademoiselle, qui était du voyage, nous a laissé la description des lieux et des personnages. Voyez aussi une lettre du chanoine Montreuil, du même temps et du même voyage, dans les *Archives curieuses de l'histoire de France*, 2e série, tome VIII, p. 321-322.

1. Comparez le *Portrait de la cour d'Espagne en 1701*, ci-après, p. 543, la suite des *Mémoires*, tome IX de 1873, p. 287, et l'Addition au *Journal de Dangeau*, tome XIV, p. 116.

2. Voyez, p. 650 et 654, les *Relations vénitiennes* et les notes.

3. Depuis le 23 novembre 1699, il était relégué à Zamora, pour avoir voulu défendre les intérêts flamands contre la rapacité des Berlepsch; mais sa présidence lui restait toujours, même en exil. Louis XIV écrivait à M. de Blécourt, le 13 juin 1701 (*Œuvres*, tome VI, p. 63-64), que, M. de Monterey « préférant évidemment ses intérêts et ceux de ses créatures au bien de la monarchie, » il fallait que le marquis de Bedmar rendît compte directement de tout ce qui se passait dans les Flandres, sans passer par son intermédiaire, et reçût directement aussi les ordres de Versailles. Néanmoins, comme le président sembla se rapprocher du cardinal, on le rappela à son poste.

4. Il a déjà été parlé de cette renonciation de Marie-Thérèse, passée le 2 juin 1660, deux jours avant le mariage à Fontarabie (Du Mont, *Corps diplomatique*, tome VI, 2e partie, p. 288; Mignet, *Négociations*, tome I, p. 58-64), et jurée par Louis XIV le 6, trois jours avant le mariage à Bayonne, puis enregistrée au Parlement. Mais, si Mazarin et Lionne avaient stipulé à bon escient qu'elle deviendrait caduque par le fait du non-payement de la dot, don Louis avait-il pu se faire illusion sur ce point? Il était à peine mort, que Louis XIV commença, par l'intermédiaire de l'archevêque d'Embrun et de M. de Lionne, des négociations qui, sans aboutir à une révocation, affaiblirent cependant la valeur de l'acte de 1660 et firent ressortir sa nullité de fait.

5. Imhof indiquait par avance (*Grands*, p. 205) que les héritiers de

Fresno, Fuensalida, Montijo, patriarche des Indes.

Le marquis del Fresno[1], grand d'Espagne de la maison de Velasco comme le connétable de Castille, étoit homme de beaucoup de probité et de capacité[2]; le comte de Fuensalida[3] et le comte de Montijo[4], aussi grands d'Espagne et

Monterey et de sa femme seraient la duchesse de Veragua pour celle-ci, la marquise del Carpio pour Monterey.

1. Pierre Fernandez de Velasco, IIe marquis del Fresno, fait membre du conseil des Indes en août 1673, était ensuite allé en Angleterre comme ambassadeur extraordinaire (1671), y avait négocié la paix de mars 1674 entre ce royaume et la Hollande, et avait été fait conseiller d'État le 29 novembre 1699. Charles II l'avait créé grand de Castille et gentilhomme de la chambre. Il mourut le 4 janvier 1713, à quatre-vingts ans. Voyez ci-après, p. 543, le *Portrait de la cour d'Espagne*, et les *Relations vénitiennes*, p. 570, et comparez la suite des *Mémoires*, tome XVIII, p. 101-102 et 119.

2. Quoique ce personnage n'ait même pas été nommé en 1700, on a eu l'occasion de signaler son rôle important et utile au parti français (tome VII, p. 269, note 1). Le 2 novembre 1700, il avait répondu sur sa tête, comme Arias et San-Estevan, que le peuple espagnol et les États italiens sacrifieraient tout pour maintenir l'unité de la monarchie dans la personne d'un Bourbon (recueil Hippeau, tome II, p. 296). Lui et son fils paraissaient « pleins de probité et de zèle, » selon l'instruction pour M. de Marcin.

3. Celui-ci aussi était un Velasco : Antoine de Velasco Ayala y Cardenas, IXe comte de Fuensalida, IIIe comte de Colmenar, etc., successivement général des hommes d'armes du Milanais (septembre 1669), général de la cavalerie dans le même pays (mars 1671), vice-roi de Navarre (août 1676), de Galice (janvier 1681) et de Sardaigne (juin 1682), gouverneur du Milanais (décembre 1685 à février 1691), enfin vice-roi de Catalogne, à la place de Gastanaga, en février 1696. Comme del Fresno, Charles II le fit conseiller d'État le 29 novembre 1699. Il mourut le 5 mars 1709. Voyez Imhof, *Grands d'Espagne*, p. 192, et *Genealogiæ XX illustrium in Hispania familiarum*, p. 326, Garma, *Theatro universal*, tome IV, p. 127 (où il est appelé Pierre-Nicolas, Xe comte), le *Portrait de la cour d'Espagne en 1701*, p. 543, où il n'est que nommé, et le tome XVIII des *Mémoires*, p. 93.

4. Christophe Acuña y Portocarrero, IVe comte de Montijo, en Estramadure, chevalier de l'ordre de Saint-Jacques et gentilhomme de la chambre, fut fait gouverneur de sa province, mestre de camp général et membre du conseil de guerre en décembre 1675, commissaire général des armées de septembre 1693 à décembre 1697, grand à vie en octobre 1697, conseiller d'État à la promotion de 1699, et mourut

conseillers d'État[1]. Ce dernier n'a eu qu'une fille[2], qui a épousé un Acuña Pacheco, qui a joint le nom de Portocarrero de sa mère[3], dont il a eu la grandesse[4]. Il a fait fortune par l'ambassade d'Angleterre et les grands emplois[5].

le 31 octobre 1704. Voyez Imhof, *Grands d'Espagne*, p. 38, Vayrac, *État présent de l'Espagne*, tome III, p. 190-191, le *Portrait de la cour d'Espagne*, ci-après, p. 542, et le tome XVIII des *Mémoires*, p. 97. Saint-Simon parlera davantage de son fils.

1. Leurs deux lettres de félicitation à Louis XIV, 26 et 29 novembre 1700, sont aux Affaires étrangères, vol. *Espagne* 85, fol. 487 et 494. M. de Montijo, le 19 mai suivant, demanda, en énumérant ses services, la charge de majordome-major ou celle de grand écuyer de la future reine (*ibidem*, vol. 89, fol. 176).

2. C'est la rédaction d'Imhof disant (p. 39) : « Je doute que le comte de Montijo ait laissé d'enfants mâles, » qui trompe ici notre auteur. Ce comte n'eut en effet d'un premier mariage qu'une fille, Catherine Portocarrero y Guzman, comtesse de Teba et d'Ardalès; mais elle épousa Antoine de Cordoue, frère du cardinal et grand inquisiteur mort en 1699, et non un Acuña-Pacheco, comme il va le dire. De plus, M. de Montijo, s'étant remarié avec une fille du marquis de Caracena, en eut deux fils, dont parle l'abbé de Vayrac, et à l'un desquels il va être fait allusion deux lignes plus loin.

3. C'est toute une série d'erreurs que nous avons ici. Ailleurs (tome XVIII, p. 97), il dira, mais exactement cette fois : « Pierre d'Acuña, second fils du premier duc d'Escalone et marquis de Villena, et de M[arie], héritière de Portocarrero, en ajouta le nom au sien et fit cette branche (de Montijo), qui souvent porta le nom seul de Portocarrero. Son fils fut seigneur de Montijo, et le fils de celui-là en fut fait comte par Charles II, en 1697. »

4. « Ce comte de Montijo, dit Imhof, fut créé grand d'Espagne, par le roi Charles II, au mois d'octobre 1697, mais seulement pour sa personne, si je ne me trompe pas, et mourut l'an 1704. On trouve sa généalogie au second volume de l'*Histoire généalogique d'Italie et d'Espagne*, p. 115.... » Imhof parle ici du *Corpus* publié par lui en 1702.

5. Il parle du fils né du second mariage, en mars 1692, c'est-à-dire Christophe-Grégoire, V[e] comte de Montijo, qu'il vit à Madrid en 1722, mais qui, plus tard, étant président du conseil des Indes (1737-1748), tint le poste d'ambassadeur à Londres, puis à Francfort en 1741, négocia l'alliance franco-espagnole de 1743, et reçut le collier des ordres du Roi en 1746. Il possédait déjà la Toison d'or et l'ordre de Saint-Janvier, et avait été successivement grand écuyer de la reine douairière, en remplacement de Cellamare, et son majordome-major, après Santa-Cruz. Voyez le

Le conseiller d'État[1], qui étoit, comme le cardinal Portocarrero, Boccanegra, étoit frère du patriarche des Indes[2], qui ne mangeoit pas plus de pain que le marquis de Mancera[3], mais qui étoit méchant, hargneux[4], haineux, mal intentionné, et pestant toujours contre le gouvernement. Il ne savoit mot de latin quoiqu'il ne manquât ni d'esprit ni de lecture. Sa parenté et l'amour du cardinal Portocarrero pour[5] ses parents le firent, malgré tout cela, confirmer dans sa charge de patriarche des Indes[6].

Vie du roi d'Espagne en arrivant. Louville en premier crédit.

Voilà la plupart des personnages qui figuroient en Espagne lorsque le roi y arriva. Comme il n'y connoissoit personne, il se laissa conduire au duc d'Harcourt et à ceux qui avoient eu la principale part au testament, qui étoient fort liés entre eux, et avec les principaux desquels il passoit sa vie par les fonctions intimes de leurs emplois, comme le cardinal Portocarrero, qui étoit l'âme de tout, et les marquis de Villafranca, duc de Medina-Sidonia, et

tome XVIII des *Mémoires*, p. 97. Lorsqu'il parut pour la première fois à Versailles, en 1741, on reconnut en lui « la fierté naturelle aux Espagnols » (*Mémoires du duc de Luynes*, tome III, p. 318); mais, peu après, comme plénipotentiaire en Allemagne, il mérita une égale réputation de désintéressement, de magnificence et d'habileté (tome IV, p. 473-474). C'est le bisaïeul du comte de Montijo, père de l'impératrice Eugénie.

1. De celui-là, M. de Blécourt écrivait au Roi, le 11 novembre 1700, qu'on tirerait tout le secours désirable, et il envoya alors un mémoire sur la conduite à tenir.

2. Ci-dessus, p. 169. — Pierre Portocarrero y Guzman, fils cadet du IIIe comte de Portocarrero et d'Inès, marquise de la Algava, fait archidiacre de Tolède, par le cardinal, en mars 1680, était devenu archevêque de Tyr et avait succédé, comme patriarche des Indes, à M. de Lemos. Il mourut en février 1708. Voyez ci-après, p. 532, le *Portrait de la cour d'Espagne en 1701*, et comparez la généalogie Portocarrero dans l'*Historia de la casa de Lara*, par Salazar y Castro, tome II, p. 361 et 593-614.

3. Ci-dessus, p. 195-196. Nous verrons que ces Acuña y Pacheco se divisaient en Uceda, Villena, Osuna, Bedmar, Mancera, etc., « tous grands et fort grands seigneurs » (tomes IX, p. 134-135, XVIII, p. 36-37, etc.).

4. Les deux premières lettres de *hargneux* corrigent une *m*.

5. Avant *pour*, Saint-Simon a biffé *le fit malgré*.

6. Les quatre derniers mots ont été ajoutés en interligne.

comte de Benavente, qui avoient les trois charges. Mais, comme tous ceux-là même lui étoient étrangers, et M. d'Harcourt lui-même[1], il se déroboit volontiers pour être seul avec le peu de François qui l'avoient suivi, entre lesquels il n'étoit bien accoutumé qu'avec Valouse, son écuyer en France, et Louville, qui, depuis l'âge de sept ans[2], étoit gentilhomme de sa manche[3]. C'étoit celui-là, beaucoup plus qu'aucun, qui étoit le dépositaire de son âme. M. de Beauvillier, qui l'éprouvoit depuis tout le temps de cette éducation, le lui avoit recommandé comme un homme sage, instruit, plein de sens, d'esprit et de ressource, uniquement attaché à lui, et digne de toute sa confiance[4]. Louville avoit en effet tout cela[5], et une gaieté et des

1. Ce *mesme* est en interligne, au-dessus d'un premier *mesme*, biffé.

2. Depuis que le prince avait sept ans. A cette époque, Dangeau (*Journal*, tome III, p. 205) le mentionne dans les nominations en ces termes : « Un capitaine d'infanterie nommé Louville. » Voyez, dans l'appendice XIV, quelques lettres de Louville et une note sur ses *Mémoires secrets*, dont nous avons déjà fait usage si souvent.

3. On a vu (tome VII, p. 344-345) Valouse, Louville, Montviel, etc., partir avec le prince, munis de permissions pour passer en Espagne. Louville reçut plus tard des lettres d'État pour un temps indéfini : Arch. nat., O[1]41, fol. 241, 5 août 1701.

4. M. Charma a lu, en 1865, au congrès annuel des Sociétés savantes, d'après un manuscrit qui semble être l'original ayant appartenu jadis au comte du Roure, un rapport de Louville sur l'éducation des trois princes, daté de 1696; mais ce morceau très curieux avait déjà été publié dans la *Correspondance de Fénelon*, tome II, p. 358-373, où l'on trouve également, p. 433-443, une instruction que l'archevêque adressa à Louville, en octobre 1701, sur sa demande, pour l'aider à bien faire ses fonctions de mentor du jeune roi, et où il indiquait une voie secrète pour continuer leur correspondance épistolaire sous le couvert de l'abbé de Chantérac. Le comte du Roure avait déjà publié une partie de cette dernière pièce dans ses *Mémoires secrets de Louville*, tome I, p. 55-56, à la suite des instructions officielles que le marquis avait emportées de Versailles, et dont M. de Beauvillier était le rédacteur (p. 35-54). Celles-ci ont été reproduites de nouveau par Hippeau, dans l'*Avènement des Bourbons*, tome II, p. 520-524. Elles font pendant aux instructions rédigées pour le prince lui-même, par son grand-père.

5. Il a déjà fait l'éloge de Louville, en quatre ou cinq lignes, dans

plaisanteries salées, mais avec jugement, dont les saillies réveilloient le froid et le sérieux naturel du roi, et lui étoient d'une grande ressource dans les premiers temps d'arrivée[1] en cette terre étrangère. Louville étoit intimement attaché à M. de Beauvillier[2], et extrêmement[3] bien avec Torcy[4]. Il étoit leur intime et unique correspondant, et sûr de ses lettres et de ses chiffres parce que Torcy avoit les postes[5]. Il connoissoit à fonds le roi d'Espagne; il agissoit de concert avec Harcourt[6], Portocarrero, Ubilla, Arias et les trois charges[7], et[8] ménageoit les autres sei-

notre tome II, p. 4 et 5. Comparez, dans le même volume, le dernier paragraphe de l'Addition n° 126, p. 412, où il dit que c'est son père qui avait fait connaître le marquis à M. de Beauvillier, sans doute comme originaire de ce pays de Chartres dont notre auteur portait le surnom dans sa jeunesse. L'éloge est un peu contredit par les *Mémoires de Noailles*, où l'abbé Millot dit que Louville était un esprit intrigant et brouillon, avec plus d'imagination que de jugement (p. 87, 268, etc.).

1. *D'arrivée* surcharge des mots illisibles.

2. En 1706, le duc de Beauvillier lui abandonna une mouvance de fiefs : Arch. nat., Y 282, fol. 229. Quelques lettres qu'il lui écrivait ont passé en vente il y a sept ans : voyez l'appendice XIV. On trouve dans le recueil Hippeau, tome II, p. 508, une lettre du duc de Beauvillier, en date du 22 mars 1701, remerciant M. d'Harcourt de ce qu'il faisait pour Louville et Montviel.

3. *Extrêment*, par mégarde, dans le manuscrit.

4. Les *Mémoires secrets* fournissent de nombreux témoignages de l'appui que Torcy donna toujours à M. de Louville, et on trouve d'autre part, aux Affaires étrangères, les très longs et confidentiels rapports que Louville adressait au ministre; la première lettre, durant le voyage, est du 3 janvier, une autre du 18 (vol. *Espagne* 87, fol. 33 et 254), et, au 19 mai, il y a un rapport considérable (*Espagne* 89, fol. 192-212).

5. C'est-à-dire qu'il avait la certitude que ses lettres, chiffrées ou non, ne seraient pas ouvertes dans le bureau qui prenait connaissance de toutes les correspondances intéressantes : ci-après, p. 352.

6. On le voit cependant, dans sa correspondance intime, se plaindre souvent de l'opposition que lui faisait M. d'Harcourt.

7. L'abbé Millot, qui s'est presque uniquement servi des papiers de Louville pour écrire la première partie de ses *Mémoires de Noailles*, a reproduit une lettre curieuse sur Arias et le cardinal Portocarrero.

8. *Et* est en interligne.

gneurs, dont il eut bientôt une cour. On voyoit bien la prédilection et la confiance du roi pour lui; mais, Harcourt étant, peu de jours après l'arrivée, tombé dans une griève[1] et longue maladie[2], tout le poids des affaires tomba sur Louville à découvert[3], et, pour en parler au vrai, il gouverna le roi et l'Espagne[4]. C'étoit lui qui voyoit et faisoit toutes ses lettres particulières à notre cour[5],

1. Emploi non cité par Littré d'un adjectif formé, comme notre adverbe *grièvement*, du latin *gravis*, et qu'il a relevé jusqu'à trois fois dans Bossuet, mais avec des affectations qui ne se rapprochent point de celle-ci. *L'Académie* de 1718 citait ces emplois : « *griève* maladie, *griève* douleur, *grièves* peines.... »

2. L'ambassadeur contracta les premiers germes d'une affection pulmonaire en allant voir le cardinal Portocarrero vers le 15 décembre. Il sera parlé de cette maladie ci-après, p. 227.

3. Autre emploi non relevé. Dans une Addition au *Journal de Dangeau* (tome XII, p. 480) : « Il étoit fui à découvert...; » dans une autre (tome XVIII, p. 86-87) : « Le voilà à découvert maître de la maison. » C'est, comme le dit *l'Académie* de 1718, le sens de manifestement, clairement, publiquement. Voyez ci-après, p. 233.

4. Louville reçut, le 17 septembre suivant, une clef de gentilhomme avec exercice et le titre de chef de la maison française, relevant du roi seul, puis un grade de colonel (*Gazette d'Amsterdam*, n° LXXXI).

5. Il parut, dans les premiers temps, que Philippe V écrivait à merveille (*Journal de Dangeau*, tome VIII, p. 103 et 217); mais, comme on le savait assez enclin à l'indolence, la malignité publique put s'exercer sur ce point, et, dans une lettre que son grand-père lui adressa le 10 septembre 1702, pendant le voyage d'Italie (*Œuvres de Louis XIV*, tome VI, p. 103), nous lisons ceci, après les premiers reproches de paresse : « Enfin, j'ai peine à vous le dire, mais on m'assure que les lettres que je reçois de vous, et même celles que vous écrivez à la reine, sont dictées par Louville. Pendant qu'il étoit auprès de moi, j'en ai reçu de Votre Majesté : ainsi je sais qu'elle n'a pas besoin de secours pour bien écrire; mais le public pensera différemment.... Jugez de l'effet que ce bruit doit faire pour votre réputation.... » Six mois auparavant (*ibidem*, p. 91), il lui avait dit avec satisfaction que sa dernière lettre au cardinal Portocarrero était fort admirée. Quand la correspondance intime de Philippe V avec son grand-père et avec le duc de Bourgogne, son frère, dont quelques fragments seulement ont été publiés jusqu'ici, formera un corps complet grâce à M. Alfred Baudrillart, on pourra mieux démêler la part du roi dans la rédaction, et celle de son conseiller intime.

et par qui tout passoit directement. Il commençoit à peine à connoître à demi son monde[1], qu'il lui tomba sur les bras la plus cruelle affaire du monde. Pour l'entendre, il faut reprendre les intéressés de plus haut.

Le comte de San-Estevan-del-Puerto, grand écuyer de la reine, et qui, malgré cet attachement de charge[2], avoit tant eu de part au testament[3], ne devoit pas être surpris qu'elle eût préféré le connétable de Castille[4], de temps[5] attaché à elle et à la maison d'Autriche, et qu'elle avoit détaché à Harcourt pour négocier avec lui[6], ni[7] que la junte, qui d'ailleurs la comptoit si peu[8], n'eût pu lui refu-

1. Sans illusion sur la portée du premier mouvement d'enthousiasme, il écrivait à son ami Torcy, le 19 février, en arrivant au Buen-Retiro : « A moins que Dieu n'envoie ses anges pour gouverner ces gens-ci, il est difficile qu'on puisse remplir leur espérance. Qu'un royaume qui est gangrené d'un bout à l'autre se rétablisse en peu de temps, c'est une vision ou plutôt une folie. » (*Mémoires de Noailles*, p. 76.) Avant que deux ans se soient écoulés, le souverain et son familier sauront à quoi s'en tenir, et il faudra que Louville se sacrifie lui-même.

2. Ci-dessus, p. 172-173.

3. Tome VII, p. 270-286. Il a dit que San-Estevan, quoique n'ayant pas été des premiers à chercher la solution, avait poussé sans relâche le cardinal Portocarrero à se débarrasser du confesseur de Charles II, puis à faire tester celui-ci. Voyez ci-après, p. 541-542, le *Portrait de la cour en 1701*. Il écrivit en français sa lettre de félicitation à Louis XIV : Affaires étrangères, vol. *Espagne* 85, fol. 495, 29 novembre 1700. L'abbé de Vayrac, qui était alors auprès de M. de San-Estevan, a rendu témoignage de son dévouement : *État présent*, tome III, p. 229. Il était conseiller d'État du 29 novembre 1699.

4. Ci-dessus, p. 57-59 et 66.

5. Ne faut-il pas suppléer, avant *temps*, un *tout* oublié à la fin de la ligne qui se termine par *de?*

6. C'est l'Amirante, et non le Connétable, que la reine avait « détaché à Harcourt, avec des propositions fortes pour elle, et des espérances pour un des fils de Monseigneur » (tome VII, p. 125-126 et 246). Notre auteur vient déjà de faire (p. 188) une confusion analogue.

7. *Ni* est en interligne, au-dessus d'*et*, biffé.

8. Voyez d'autres emplois de *compter* ci-dessus, p. 24 et 37, et ci-après, p. 233 et 277. Littré cite un vers de Corneille :

On ne daigne peser ni compter mon suffrage.

Mais cet exemple de Mme de Sévigné (*Lettres*, tome VI, p. 224) s'applique

ser l'ambassade passagère[1] de France pour un seigneur si distingué. Néanmoins, le dépit qu'il en conçut fut tel, qu'il la quitta, et lui fit en partie déserter sa maison, dont le Connétable porta en France ces lettres de plaintes si romanesques et si inutiles[2]. Le duc de Monteleon[3], de la maison Pignatelli comme Innocent XII[4], dont tous les biens étoient en Italie[5], fin et adroit Napolitain[6], et qui vouloit se tenir en panne en attendant qu'il vît d'où viendroit le vent[7], saisit l'occasion, se donna à la reine, qui fut trop heureuse d'avoir un seigneur si marqué[8]. Il fut donc son grand écuyer[9], et, faute d'autres, en même temps son majordome-major, son Conseil et son tout, et sa femme sa camarera-mayor[10]. Ce fut ce duc que la reine envoya de Tolède complimenter le roi d'Espagne[11]. Le cardinal voyoit

Duc de Monteleon

bien mieux au présent emploi : « Eh ! bon Dieu ! vous compter bonne à rien et inutile partout à quelqu'un qui ne compte que vous dans le monde ! »

1. La première lettre semble surcharger *de*. — 2. Ci-dessus, p. 66.

3. Tome VII, p. 263 et 265. — Ici, *Montcleone*, dans la manchette.

4. Tome VII, p. 244.

5. Voyez Imhof, *Grands d'Espagne*, p. 99 et 100, les notes de notre tome VII, la suite des *Mémoires*, tome XVIII, p. 35, et, ci-après, les appendices XII et XV, p. 545, 546 et 583.

6. Il écrit : *Neapolitain*. — En 1700, il l'a qualifié en ces termes : « Italien jusque dans les moelles, et Autrichien tout de même, c'est-à dire tout plein d'esprit.... »

7. « On dit : *mettre en panne*, pour signifier rendre un vaisseau presque immobile en dirigeant tellement les voiles que l'effort du vent sur les unes soit contrebalancé par celui des autres, ce qui se fait quand on veut retarder le cours du vaisseau pour attendre quelque chose.... » *Dictionnaire de Trévoux*.)

8. Voyez les *Mémoires du maréchal de Mérode-Westerloo*, tome I, p. 217, et ci-après, l'appendice XV, p. 582-583.

9. En août 1699, à la place du duc d'Hijar.

10. C'est sa grand'belle-mère, la duchesse de Terranova (tome VII, p. 265-266), et non sa femme, qui avait été successivement camarera-mayor des deux femmes de Charles II, et était morte en 1692. La nomination de cette Italienne, qui se connaissait mieux « en carabines et en poignards qu'en dés et en aiguilles, » avait été fort critiquée.

11. Je ne trouve d'autre mission de ce genre que celle d'un simple majordome (recueil Hippeau, tome II, p. 496-497 et 504; *Gazette*, p. 150);

avec dépit un homme si considérable chez la reine, toute exilée qu'elle étoit, et n'oublia rien de direct ni d'indirect pour engager Monteleon de la quitter; mais il avoit affaire à un homme plus délié que lui, et qui répondit toujours qu'il ne quitteroit pas pour rien des emplois aussi bons à user que ceux qui le retenoient à Tolède, mais qu'il étoit prêt à revenir, si on lui donnoit une récompense raisonnable. Ce n'étoit pas le compte du cardinal : il vouloit isoler entièrement la reine, et qu'elle ne trouvât au plus que des valets; et c'étoit lui procurer quelque autre seigneur en la place de Monteleon, si on achetoit l'abandon de celui-ci, qui seroit une[1] espérance et un exemple pour le successeur. Quelques mois se passèrent de la sorte, qui allumèrent de plus en plus le dépit du cardinal, qui, outré de colère, résolut enfin de se porter aux dernières extrémités contre le duc de Monteleon, et de faire en même temps le plus sanglant outrage à la reine[2].

Coutume en Espagne dite *la saccade du vicaire.*

Pour entendre l'occasion qu'il en saisit il faut savoir une coutume d'Espagne que l'usage a tournée en loi, et qui est également folle et terrible pour toutes les familles. Lorsqu'une fille, par caprice, par amour, ou par[3] quelque raison que ce soit, s'est mis en tête d'épouser un homme, quelque disproportionné qu'il soit d'elle, fût-ce le palefrenier[4] de son père, elle et le galand le font savoir au vicaire de la paroisse[5] de la fille, pourvu qu'elle ait

mais il est certain que la reine eût voulu faire passer à M. de Monteleon la charge de M. de San-Estevan (*ibidem*, p. 325-326 et 358-359).

1. *Un*, au masculin, dans le manuscrit.

2. Le récit qui va venir a son commentaire dans deux lettres de Louville à M. de Torcy, en date du 5 et du 15 août 1701, qui figureront ci-après à l'Appendice, avec d'autres documents, n° XV. Nous avons en outre une première rédaction de Saint-Simon, évidemment faite sur le récit de Louville, dans le *Portrait de la cour d'Espagne*, ci-après, p. 546-548.

3. Ce *par* surcharge *au*[*tre*]. — 4. Il écrit : *palfrenier*.

5. Ce vicaire espagnol équivaut à notre curé, comme on le voit dans un passage des *Mémoires de Mme d'Aulnoy* (tome I, p. 534-535) où il est parlé de la même coutume. Le dictionnaire de l'Académie espagnole dit qu'il administre une paroisse comme le ferait un curé.

seize ans accomplis. Le vicaire se rend chez elle, fait venir son père, et, en sa présence, et de la mère, demande à leur fille si elle persiste à vouloir épouser un tel. Si elle répond que oui, à l'instant il l'emmène[1] chez lui, et il y fait venir le galand. Là, il réitère la même question à la fille devant cet homme qu'elle veut épouser, et, si elle persiste dans la même volonté, et que lui aussi déclare la vouloir épouser, le vicaire les marie sur-le-champ, sans autre formalité[2], et, de plus, sans que la fille puisse être déshéritée[3]. C'est ce qui se peut traduire du terme espagnol *la saccade du vicaire*[4], qui, pour dire la vérité, n'arrive comme jamais[5]. Monteleon avoit sa fille[6], dame du palais de la reine, qui vouloit épouser le marquis de Mortare[7], homme d'une grande naissance, mais fort pauvre, à qui le duc de Monteleon ne la voulut point donner. Mortare l'enleva[8], et en fut exilé. Là-dessus arriva la mort de Charles II. Cette aventure parut au cardinal Portocarrero toute propre à satisfaire sa haine. Il se mit donc à presser Monteleon de faire le mariage de Mortare avec sa fille, ou de lui laisser souffrir la

1. Le manuscrit porte *emmeine*. — 2. Il a écrit : *formalié*.

3. Interprétation abusive d'un article du concile de Trente : ci-après, p. 581 et 586.

4. On ne trouve pas en espagnol le substantif *sacata*, mais seulement la locution *sacar por el vicario*, signifiant, comme on le verra dans l'appendice XV, p. 582 et 586, tirer par violence une fille de chez ses parents pour la remettre au vicaire. En français, le *Dictionnaire de Trévoux* dit que « donner la saccade à quelqu'un » signifie non seulement le bousculer, mais aussi le supplanter.

5. Il n'y a pas longtemps qu'en Italie deux amants pouvaient surprendre un prêtre, lui déclarer qu'ils s'épousaient, et l'obliger à les unir, comme dans le roman de Manzoni. Voyez les Additions et corrections.

6. Marie-Thérèse Pignatelli, née à Madrid le 23 août 1682, morte à Bruxelles le 9 août 1718. Elle avait quatre frères et trois sœurs puînées.

7. Ce seigneur, neveu du cardinal et fait majordome en janvier 1698, était François de Orozco Manrique de Lara, marquis de Mortara et Olias, fils d'un ministre de Philippe IV. Il mourut à Madrid en décembre 1729.

8. Comparez p. 546. M. de Mortara ayant seulement « voulu l'enlever, » M. d'Harcourt l'avait fait exiler à Valladolid.

saccade du vicaire. Le duc tira de longue[1]; mais enfin, serré de près avec une autorité aiguisée de vengeance[2], appuyée[3] de la force de l'usage tourné en loi, et du pouvoir alors tout-puissant du cardinal, il eut recours à Montviel, puis à Louville, à qui il exposa son embarras et sa douleur. Ce dernier n'y trouva de remède que de lui obtenir une permission tacite de faire enlever sa fille par d'Ursel[4], gentilhomme des Pays-Bas qui s'attachoit fort à Louville, et qui en eut depuis la compagnie des mousquetaires flamands formés sur le modèle de nos deux compagnies de mousquetaires[5]. Montelcon avoit arrêté le

1. Nous avons eu *tirer de long* dans le tome VII, p. 156.

2. Comparez la locution *aiguiser les haines*, dans notre tome VI, p. 258, et ci-après, p. 293, la « sagesse aiguisée de la valeur. » Ne dit-on pas : *aiguiser un plat* d'un filet de vinaigre ou d'une pointe d'ail?

3. Avant *appuyée*, il a biffé un *et*.

4. Il écrit: *Urse*, selon la prononciation encore conservée de nos jours. — Conrad-Albert Schetz, dont le bisaïeul avait été substitué au nom des comtes d'Ursel par la dernière héritière, était gentilhomme de la chambre et mestre de camp général depuis le mois de septembre 1698, ayant fait auparavant les fonctions de général des dragons en Milanais, puis de lieutenant-colonel du régiment Royal de cavalerie donné au prince de Darmstadt. En décembre 1700, il était venu avec le duc d'Osuna à Versailles (tome VII, p. 372), où l'on avait trouvé qu'il avait l'air français, parlait parfaitement la langue et était assez bien fait : *Gazette*, p. 643 et 656; lettre de Larroque, dans le ms. Lancelot 8, fol. 224 v°.

5. Voyez ci-dessus, p. 169, ce qui a été dit de la garde du roi. C'est à la fin de décembre 1701 que Philippe V y adjoignit une compagnie de cent mousquetaires à cheval (*Mercure*, mars 1702, p. 278-280). Louville se mit sur les rangs pour en obtenir le commandement; mais M. de Beauvillier estima que le comte d'Ursel, de qui était venu le premier projet de levée (Affaires étrangères, vol. *Espagne* 91, fol. 100), valait mieux comme naissance, et la sous-lieutenance fut donnée en outre au frère de celui-ci; l'enseigne seulement revint au frère de Louville (*Journal de Dangeau*, tome VIII, p. 267; *Mémoires de Louville*, tome II, p. 100-101). Avant ces nominations, le comte d'Ursel était encore passé par Paris, venant de Catalogne, et avait eu du succès à la cour (*Journal*, tome VIII, p. 230 et 267). Il y reparut en janvier 1704, retournant alors en Flandre avec son frère, parce que leur compagnie avait été cassée et fondue dans les gardes à cheval. Deux ans et demi plus tard, d'Ursel et son compatriote le marquis de Westerloo, de qui il va être parlé, aban-

mariage avec le marquis de Westerloo[1], riche seigneur flamand de la maison de Mérode[2] et chevalier de la Toison d'or[3], qui s'étoit avancé à Bayonne, et qui, sur l'incident fait par le cardinal Portocarrero, n'avoit osé aller plus loin[4]. D'Ursel y conduisit la fille du duc de Monteleon, qui, en arrivant à Bayonne, y épousa le marquis de Westerloo, et s'en alla toute de suite avec lui à Bruxelles, et le comte d'Ursel s'en revint à Madrid[5]. Le cardinal, qui de plus en plus serroit la mesure[6] tant que la fuite fut concertée et exécutée, la sut quand le secret en fut devenu inutile, et que Monteleon compta n'avoir plus rien à craindre depuis que sa fille étoit mariée, en France, et

donnèrent Philippe V pour l'Archiduc, qui les fit membres du conseil souverain établi à Bruxelles (*Journal*, tomes IX, p. 416, et XI, p. 212). Le premier fut créé duc d'Ursel et d'Hoboken par diplôme impérial du 24 avril 1717, et mourut le 3 mai 1738, ayant épousé en 1714 une fille de ce prince de Salm que nous avons vu faire le mariage du futur empereur Joseph. (*Écrits inédits de Saint-Simon*, tome VI, p. 354.)

1. Jean-Philippe-Eugène, comte de Mérode et du Saint-Empire, marquis de Westerloo, en Brabant, né à Bruxelles le 22 juin 1674, grand de la première classe, avait suivi à la défense d'Oran contre les Maures le duc de Holstein, second mari de sa mère, général et amiral au service de l'Espagne. Fait brigadier en 1701, maréchal de camp en 1704, il combattit encore avec l'armée espagnole à Hochstedt et à Luzzara, mais passa au parti opposé après la conquête de la Belgique, devint colonel d'un régiment de dragons de son nom et général de la cavalerie (1705), gentilhomme de la chambre (1711), vice-président du conseil de guerre et feld-maréchal (1717), capitaine des trabans de la garde, conseiller d'État actuel (1720). Il mourut en Allemagne, le 12 septembre 1732, s'étant remarié à une Nassau en 1721. Il existe deux portraits de lui en Belgique, chez le marquis actuel, président du Sénat, et l'on y conserve le manuscrit de ses mémoires sur la guerre de Succession, qui ont été imprimés en 1840, mais incomplètement.

2. Sur cette maison, voyez le *Mercure* de janvier 1708, p. 76-80.

3. Il avait été reçu le 29 juin 1694, ayant été nommé en 1689.

4. M. de Westerloo se trouvait encore en Flandre, ayant été l'objet de mesures disciplinaires, ainsi que le prince d'Acquaviva, pour n'avoir pas rejoint immédiatement son régiment (ci-après, p. 587, et *Gazette d'Amsterdam*, janvier 1701, nos VII et IX, de Bruxelles).

5. M. d'Ursel n'avait pas eu le rôle qui lui est prêté ici.

6. Locution déjà rencontrée au tome V, p. 150.

avec son mari en chemin des Pays-Bas ; mais il ignoroit encore jusqu'à quel excès se peut porter la passion d'un prêtre tout-puissant, qui se voit échapper d'entre les mains une proie qu'il s'étoit dès longtemps ménagée. Portocarrero, en furie, ne se ménagea plus, alla trouver le roi, lui rendit compte de cette affaire, et lui demanda la permission de la poursuivre. Le roi, tout jeune et arrivant presque, et tout neuf encore aux coutumes d'Espagne, ne pensa jamais que cette poursuite fût autre qu'ecclésiastique, comme diocésain de Madrid[1], et, sans s'en informer, n'en put refuser le cardinal, qui, au partir de là, sans perdre un instant, fait assembler le conseil de Castille[2], de concert avec Arias, gouverneur de ce conseil et son ami, et avec Monterey, qui s'y livra par je ne sais quel motif[3]; et là, dans la même séance, en trois heures de temps, un arrêt par lequel Monteleon fut condamné à perdre six cent mille livres de rente en Sicile, applicables aux dépenses de la guerre, à être lui appréhendé au corps jusque dans le palais de la reine à Tolède, mis et lié sur un cheval, conduit ainsi dans les prisons de l'Alhambra à Grenade[4], où il y avoit plus de cent lieues, et par les plus grandes chaleurs, d'y demeurer prisonnier et gardé à vue le reste de sa vie, et, de plus, de représenter sa

1. Nous avons vu, au tome VII, p. 249, que Madrid, qui ne possédait qu'un archidiacre, et point d'évêque, était du diocèse de Tolède.

2. Non pas le conseil, mais la chambre de Castille, dit Louville, quoique, en un ou deux endroits de sa lettre, il ait écrit : *conseil*, au lieu de *chambre*. Celle-ci (Vayrac, *État présent*, tome III, p. 330-335) se composait seulement du président et de trois ou quatre conseillers, d'un rapporteur et d'un secrétaire. Les attributions du conseil s'étendaient sur la juridiction ecclésiastique; mais on a vu ci-dessus (p. 143, note 7) que les abus et dénis de justice y étaient très fréquents.

3. Les seules personnes qui voulussent le mariage Mortara étaient le comte de Monterey et la comtesse de Palma, femme du neveu de Portocarrero. Selon M. de Westerloo, c'est le duc de Montalto, oncle de Mlle Pignatelli, qui avait négocié l'autre mariage, et les premières ouvertures avaient été faites, dès 1697, en Italie, par le comte d'Aguilar.

4. Ci-dessus, p. 205.

fille, et la marier au marquis de Mortare ; à faute de quoi, à avoir la tête coupée et à perdre le reste de ses biens[1]. D'Ursel fut le premier qui eut avis de cet arrêt épouvantable. La peur qu'il eut pour lui-même le fit courir à l'instant chez Louville. Lui, qui ne s'écartoit jamais, s'étoit, ce jour-là[2], avisé d'aller à la promenade[3], et ce contretemps pensa tout perdre, parce qu'on ne le trouva que fort tard. Louville, instruit de cet énorme arrêt, alla d'abord au roi, qui entendoit une musique[4], et ce fut un autre contretemps où les moments étoient chers. Dès qu'elle fut finie, il passa avec le roi dans son cabinet, où, avec émotion, il lui demanda ce qu'il venoit de faire[5]. Le roi répondit qu'il voyoit bien ce qu'il lui vouloit dire, mais qu'il ne voyoit pas quel mal pouvoit faire la permission qu'il avoit donnée au cardinal. Là-dessus, Louville lui apprit[6] tout ce de quoi cette permission venoit d'être suivie, et lui représenta, avec la liberté d'un véritable serviteur, combien sa jeunesse avoit été surprise, et combien cette affaire le déshonoroit après la permission qu'il avoit donnée de l'enlèvement et du mariage de la fille ; que sa bouche avoit, sans le savoir, soufflé le froid et le chaud[7], et qu'elle étoit cause du plus grand des malheurs, dont il lui fit aisément sentir toutes les suites. Le roi, ému et touché, lui demanda quel remède à un si grand mal, et qu'il avoit si peu prévu, et Louville, ayant fait à

1. Les lettres d'Espagne ne parlent que d'une amende de quarante mille ducats, avec les dépens et la détention perpétuelle dans l'Albambra ; de plus, la duchesse consignée sous bonne garde dans son propre palais.
2. Ces trois mots sont en interligne.
3. Louville dit qu'il était à la Zarzuela, chez le duc d'Harcourt, et qu'il se joignit à Blécourt pour aller trouver le roi ; mais alors ils ne connaissaient que la détention de Mme de Monteleon, et point la sentence si énorme de la chambre, qui ne leur fut annoncée que le soir, à la musique, par le comte d'Ursel.
4. Emploi de *musique* que nous avons déjà eu au tome V, p. 339-340.
5. Louville ne s'étend point du tout sur ses propres discours au roi.
6. Ces deux mots sont en interligne.
7. Locution déjà rencontrée au tome V, p. 84.

l'instant apporter une écritoire, dicta au roi deux ordres bien précis[1] : l'un, à un officier, de partir au moment même, de courir en diligence à Tolède pour empêcher l'enlèvement du duc de Monteleon, et, en cas qu'il fût déjà fait, de pousser après jusqu'à ce qu'il l'eût joint, le tirer des mains de ses satellites, et de le ramener à Tolède chez lui ; l'autre, au cardinal, d'aller lui-même à l'instant au lieu où se tient[2] le conseil de Castille[3], d'arracher de ses registres la feuille de cet arrêt, et de la jeter au feu en sorte que la mémoire en fût à jamais éteinte et abolie. L'officier courut si bien, qu'il arriva à la porte de Tolède au moment même que l'exécuteur de l'arrêt y entroit. Il lui montra l'ordre de la main du roi, et le renvoya de la sorte sans passer outre. Celui qui fut porter l'autre ordre du roi au cardinal le trouva déjà couché, et, quoique personne n'entrât jamais chez lui dès qu'il étoit retiré, au nom du roi toutes les portes tombèrent. Le cardinal lut[4] l'ordre de la main du roi, se leva et s'habilla, et fut tout de suite l'exécuter sans jamais proférer une parole[5]. Il n'y [a] au monde qu'un Espagnol capable de ce flegme[6] apparent dans l'extrême fureur où ce contre-coup le devoit faire entrer. Avec la même gravité et la même tranquillité il parut le lendemain matin, à son ordinaire, chez le roi, qui, dès qu'il l'aperçut, lui demanda s'il avoit exécuté son ordre : *Si, Señor*[7], répondit le cardinal ; et ce

1. Louville dit seulement : « Nous priâmes S. M. de casser la sentence du conseil de Castille, et d'envoyer un ordre absolu au cardinal de contremander tout ce qui avoit été ordonné pour la détention du duc. »

2. *Ten[oit]* surchargé en *tient*.

3. Ci-dessus, p. 142.

4. Il écrit : *leut*, selon l'ancienne orthographe, encore suivie par l'*Académie* de 1718.

5. Selon Louville, le cardinal, tout en « faisant patte de velours, » osa dire que, si M. de Monteleon avait agi par permission du roi, il n'était pas coupable de désobéissance, mais que néanmoins mieux eût valu le punir que de changer un décret.

6. Il a écrit ici : *phlegme*.

7. « Oui, Seigneur. »

monosyllabe fut le seul qu'on ait ouï sortir de sa bouche sur une affaire [qui], pour lui, fut[1] si mortellement piquante, et qui lui déroboit sa vengeance et la montre de son pouvoir[2]. Arias et lui en boudèrent huit jours Louville, mais[3] [ne] s'en sont jamais parlé[4] en sorte du monde. Lui, avec eux, quoique un peu retenu, ne fit pas semblant de rien, puis se rapprochèrent à l'ordinaire : ces deux puissants Espagnols ne vouloient pas demeurer brouillés avec lui, ni lui aussi sortir avec eux du respect[5], de la modestie et de la privance qui étoit nécessaire qu'il se[6] conservât avec eux, et qu'ils avoient pour le moins autant de desir de[7] ne pas altérer. Harcourt, qui avoit été à l'extrémité à plusieurs reprises[8], étoit lors encore fort mal à la Zar zuela, petite maison de plaisance des rois d'Espagne dans le voisinage de Madrid[9], et entièrement hors d'état d'ouïr parler d'aucune affaire[10]. Celle-ci néanmoins parut

1. *Fut* a été ajouté en interligne, ce qui explique l'omission du pronom *qui*.

2. Il y eut encore toute une suite à l'affaire, ou du moins des manœuvres, dont Louville rend compte, et qui échouèrent grâce au P. Daubenton; mais Louville eut soin de faire ressortir que tout cela était une conséquence de la trop grande autorité du président de Castille dans le *despacho*.

3. *Mais* est en interligne, au-dessus d'*et ne*, biffé.

4. Il a écrit, avec accord : *parlés*, faute déjà relevée plus haut.

5. Ce mot surcharge un premier *respect*.

6. *Se* et les premières lettres de *conservast* surchargent *eust avec*.

7. *De* surcharge *qui*.

8. Nous avons déjà vu (p. 217) qu'à peine rentré à Madrid, en décembre 1700, l'ambassadeur était tombé malade; on avait même parlé d'empoisonnement par le tabac.

9. Il écrit : *Sarzuela*. — « Espèce de petit château, dira-t-il plus tard (tome XVIII, p. 142), fort commun en dehors et en dedans, » mais qui avait le double avantage d'être plus éloigné de Madrid que le Pardo, et isolé de toute habitation, avec une basse-cour et un jardin. Charles II y allait quelquefois. Mme d'Aulnoy (*Mémoires*, tome I, p. 508) dit que, de son temps, c'était un lieu inhabitable, mais agrémenté d'eaux admirables. Beaucoup d'autres localités portaient ce nom de *zarzuela*, petite ronce, devenu synonyme de pièce de théâtre.

10. Voyez le *Journal de Dangeau*, tome VIII, p. 89, 149, 162, 218

à Louville si importante, qu'il alla dès le lendemain lui en rendre compte. Harcourt approuva non[1] seulement la conduite de Louville, mais il trouva qu'il avoit rendu au roi le plus important service[2]. Il dépêcha là-dessus un courrier, qui rapporta les mêmes louanges à Louville. Monteléon cependant accourut se jeter aux pieds du roi, et remercier son libérateur de lui avoir sauvé l'honneur, les biens et la vie. Mais Louville se défendit toujours prudemment d'une chose dont il vouloit que le roi eût tout l'honneur, et dont l'aveu l'eût trop exposé au cardinal; mais toute la cour, et bientôt toute l'Espagne, ne s'y méprit pas, et ne l'en aima et estima que davantage[3].

P. Daubenton, jésuite, confes-

Avant de sortir d'Espagne, il faut dire un mot du P. Daubenton[4], jésuite françois qui y suivit le roi pour

et 220, et la *Gazette*, p. 364 et 390-391; comparez la suite des *Mémoires*, tome III de 1873, p. 208 et 212.

1. Il a écrit *son*, par mégarde.

2. C'est sur la demande expresse de l'ambassadeur que Louville rédigea le long et minutieux rapport du 15 août.

3. Notre *Gazette* annonça simplement (p. 460) que le procès était terminé par la déclaration de Mlle Pignatelli elle-même qu'elle voulait épouser M. de Westerloo, et qu'elle avait été conduite à Bayonne pour y recevoir la bénédiction nuptiale. Peu après, les deux époux, revenant par Paris, trouvèrent le meilleur accueil à la cour.

4. Saint-Simon écrit ce nom avec l'apostrophe, comme il conviendrait en raison de l'étymologie, mais avec un *a* au lieu de l'*e*, parce qu'on orthographiait souvent ainsi le nom de la petite ville de Thiérache d'où était originaire la famille bourgeoise qui nous a donné plus tard un illustre naturaliste (*Notice historique et généalogique*, par Albrier, 1874). Le frère du jésuite dont il va être question signait avec l'apostrophe, mais non le jésuite lui-même, dit le *Moréri*. — Celui-ci s'appelait Guillaume Daubenton, était né à Auxerre le 21 octobre 1648, était entré dans la Société de Jésus en 1665, avait fait profession en 1683, puis avait prêché. Étant très estimé de sa Compagnie et sachant l'allemand, la Dauphine le choisit pour confesseur. Il devint alors provincial de Champagne, poste que l'hostilité de l'archevêque de Reims le força d'échanger contre le riche rectorat du collège de Strasbourg. A la mort du P. le Valois, le Roi eût voulu l'appeler en qualité de confesseur de ses petits-fils; mais, comme il était malade, on choisit le P. Martineau, et il venait à peine de guérir, lorsque, le 4 décembre 1700, on le fit venir

être son confesseur. Ce fut au grand regret des dominicains[1], en possession de tout temps du confessionnal des rois d'Espagne[2], appuyés de l'Inquisition[3], chez les-

seur du roi d'Espagne.

en hâte pour prendre la place de confesseur de Philippe V, sans qu'il crût que cet emploi pût se prolonger, car il était désigné pour prêcher le carême à Saint-Sulpice, et d'ailleurs les rois d'Espagne ne se servaient pas de jésuites. Louis XIV estimait surtout en lui ses anciennes relations avec la Dauphine et son hostilité au jansénisme; quant à Mme de Maintenon, elle avait refusé de se mêler de ce choix. (*Journal de Dangeau*, tome VII, p. 440; *Mémoires de Sourches*, tome VI, p. 325; *Correspondance générale de Mme de Maintenon*, tome IV, p. 345 et 348.) Nous le verrons forcé de revenir en France en 1705. En 1706, il se rendit à Rome pour la congrégation générale de la Compagnie, faillit être élu général, fut nommé assistant pour la nation française, et resta depuis lors à Rome, jusqu'à ce que Philippe V le rappelât en 1716. Il mourut, toujours confesseur de ce roi, le 7 août 1723. L'année précédente, au dire du maréchal de Villars, le cardinal Dubois eût voulu le faire nommer confesseur de Louis XV. Une Vie manuscrite du P. Daubenton existe à la bibliothèque de Nancy (ms. 968 du catalogue), et nous avons un bon article sur lui dans le premier volume du recueil du P. Léonard : *Religieux qui n'ont point écrit* (Arch. nat., M 762, fol. 93), avec de nombreuses notes et la copie de ses lettres au P. de la Chaise, dans les papiers sur l'Espagne (K 1332, n° 14). On avait imprimé avant 1701 ses trois oraisons funèbres du président Thomas de Bragelongne, du grand Condé et de Charles V de Lorraine; plus tard, il publia les actes de la canonisation de saint François Régis et sa Vie.

1. Il écrit : *dominiquains*.

2. Le roi avait un dominicain, la reine un franciscain, les infants un augustin : *Vie du duc d'Ossone*, trad. de Leti, tome I, p. 34. Le confesseur royal touchait mille écus d'appointements, plus douze mille livres comme second officier de l'Inquisition, et il avait la nomination à toutes les chaires de théologie. Voyez deux mémoires des jésuites, sur ses attributions, au Dépôt des affaires étrangères, vol. *Espagne* 90, fol. 383 et 385. Nous avons un catalogue des confesseurs d'État, depuis saint Ferdinand, dans les Papiers du P. Léonard, Arch. nat., L 945, n° 3.

3. Quoique né en Espagne, c'est en Languedoc que le fondateur de l'ordre des frères prêcheurs ou dominicains créa cet ordre en 1215 pour lutter par la prédication contre l'hérésie albigeoise. Il s'établit ensuite à Rome, avec mission d'examiner les thèses et les livres; mais c'est seulement après saint Dominique que l'ordre, déjà accru outre mesure, eut charge d'organiser en Espagne le tribunal de l'Inquisition, et c'est sous le règne de Ferdinand le Catholique que fut créée la dignité de grand inquisiteur (ci-dessus, p. 104) pour Thomas de Torquemada,

quels[1], comme partout ailleurs où elle est établie, et où[2] ils tenoient le haut bout[3], et soutenus de toute la maison de Guzman, une des plus grandes d'Espagne, de laquelle étoient plusieurs grands et plusieurs grands seigneurs[4], qui tous se faisoient un grand honneur de porter le même nom que saint Dominique[5]. Le crédit des jésuites fit que le Roi ne balança pas d'en donner un pour confesseur au roi

prieur des dominicains de Ségovie. Saint-Simon s'étendra à plusieurs reprises sur les effets néfastes, selon lui, de cette institution en Espagne. Le maréchal de Gramont, en décrivant son organisation (*Mémoires*, p. 320-321), dit que c'était « le principal fondement sur lequel les rois catholiques avaient prétendu élever et soutenir leur grande machine de domination. » Un des premiers actes du gouvernement de Philippe V a été de se délivrer du grand inquisiteur : ci-dessus, p. 104.

1. *Chez lesquels* corrige *et à laquelle.*

2. *Et où*, ajouté en interligne, par mégarde, rend la phrase incorrecte.

3. Le *haut bout* était alors regardé comme la place d'honneur d'une table, dit *l'Académie* de 1718, et, quoique la disposition des places ait changé depuis lors, la locution *tenir le haut bout*, au figuré, signifie toujours exercer de l'influence, être fort considéré dans un certain cercle.

4. Le chef de cette maison, déjà nommée dans notre tome VII, p. 253 et 263, était le duc de Medina-Sidonia (ci-dessus, p. 188-189); mais d'autres branches portaient les surnoms d'Astorga, Villamanrique, Ayamonte, etc. Voyez Imhof, *Genealogiæ XX illustrium in Hispania familiarum*, p. 101-131.

5. Saint Dominique, fondateur de l'ordre des frères prêcheurs et introducteur de l'Inquisition en Languedoc (ci-dessus, p. 229), né en Castille en 1170, mourut à Bologne, en Italie, le 4 août 1221, et fut canonisé le 3 juillet 1235. Avant d'aller combattre l'hérésie albigeoise, il avait occupé des dignités ecclésiastiques à Osuna et prêché ou professé dans diverses provinces d'Espagne. Il était fils de Félix de Guzman et de Jeanne d'Aça, et c'est en souvenir de cette parenté que beaucoup de Guzman recevaient le nom du saint : en espagnol, *Domingo*. Voyez, dans le ms. Clairambault 1171, fol. 19 et suivants, des extraits historiques, des portraits et une estampe représentant le saint avec tous les Guzman célèbres jusqu'au règne de Philippe III. Chacun des ordres florissants en Espagne, de même que celui des dominicains, avait pour protecteur attitré le chef d'une des plus grandes familles, qui tenait à honneur de porter la bannière du fondateur dans les processions solennelles, comme les Medina-Celi portaient celle du saint-office dans les autodafés. Les Guzman avaient fondé un célèbre collège de dominicains dans la rue d'Atocha, à Madrid.

son petit-fils, bien que persuadé que ce choix n'étoit pas politique[1]. On se figuroit l'autorité des dominicains toute autre qu'elle étoit en Espagne : il se trouva qu'avec tout ce qui la leur devoit donner principale, ils y[2] avoient moins de crédit, de considération et d'amis puissants et nombreux que les jésuites, qui avoient su les miner et s'établir à leurs dépens. L'Espagne fourmilloit de leurs collèges, de leurs noviciats, de leurs maisons professes, et, comme ils héritent en ce pays-là comme s'ils n'étoient pas religieux[3], toutes ces maisons, vastes, nombreuses, magnifiques en tout, sont extrêmement riches. Ce changement d'ordre du confesseur[4] ne fit donc pas la moindre peine, sinon à des intéressés tout à fait hors de moyens de s'en ressentir[5]. Ce P. Daubenton fut admirablement bien choisi. C'étoit un petit homme grasset[6], d'un visage

1. Le dernier confesseur du feu roi, Nicolas de Torrès-Padmota (tome VII, p. 278, 279 et 284), était resté à Madrid ; mais, Blécourt dénonçant son attitude et ses discours comme dangereux (il prétendait que Charles II avait été contraint de tester), on l'exila à Salamanque, et Louis XIV fit alors choix du jésuite Daubenton ; toutefois, les instructions dressées par M. de Beauvillier recommandèrent d'éviter ce qui pouvait blesser les dominicains, et surtout d'empêcher que le nouveau venu ne se mêlât d'affaires temporelles (*Avènement des Bourbons*, tome II, p. 521-522). Les dominicains ne laissèrent pas de protester avec vivacité (Arch. nat., K 1332, n° 1[1], fol. 116, et L 945, n° 3), et il est à croire que leur ressentiment fut pour quelque chose dans les difficultés suscitées bientôt à Philippe V ; mais, depuis lors, les jésuites restèrent en possession du confessionnal, ayant en outre la direction de la conscience de la reine et des infants, l'éducation de ceux-ci et la distribution des bénéfices (*Mémoires de Luynes*, tome VIII, p. 204).

2. *Y* est en interligne.

3. Nous verrons qu'en France les jésuites qui, abandonnant la Compagnie ou en étant expulsés, rentraient dans « le siècle, » ne pouvaient pas réclamer leur part d'héritage dès qu'ils avaient plus de deux ans de noviciat, mais qu'en 1702 on leur accorda le droit de se faire régler une pension, et, en 1715, la faculté d'hériter jusqu'à l'âge de trente-trois ans.

4. *Confesseur* est ajouté en marge à la fin de la page 238.

5. C'est-à-dire, sans doute, d'en faire éprouver leur ressentiment.

6. Nous avons eu *grosset* (tomes VI, p. 60, et VII, p. 468), et nous retrouverons (Addition au *Journal de Dangeau*, tome XVIII, p. 86) le

ouvert et avenant, poli, respectueux avec tous ceux dont il démêla qu'il y avoit à craindre ou à espérer, attentif à tout, de beaucoup d'esprit, et encore plus de sens, de jugement et de conduite. Appliqué surtout à bien connoître l'intrinsèque[1] de chacun et à mettre tout à profit, et cachant sous des dehors retirés, désintéressés, éloignés d'affaires et du monde, et surtout simples, et même ignorants, une finesse la plus déliée, un esprit le plus dangereux en intrigues, une fausseté la plus innée, et une ambition démesurée d'attirer tout à soi et de tout gouverner. Il débuta par faire semblant de ne vouloir se mêler de rien, de se soumettre comme sous un joug pénible à entrer dans les sortes[2] d'affaires qui, en Espagne, se renvoient au confesseur, de ne faire que s'y prêter avec modestie et avec dégoût, d'écarter d'abord beaucoup de choses qu'il sut bien par où reprendre, de ne recommander ni choses ni personnes, et de refuser même son général là-dessus[3]. Avec cette conduite, qui se pourroit mieux appeler manège, et une ouverture et un liant jusqu'avec les moindres qui le faisoit passer pour aimer à obliger, et qui faisoit regretter qu'il ne se voulût pas mêler[4], il fit une foule de dupes, il gagna beaucoup d'amis, et, quoique ses progrès fussent bientôt aperçus auprès du roi d'Espagne et dans la part aux affaires[5], il eut l'art de se maintenir longtemps dans cette première réputation qu'il avoit su

diminutif *grasset*, que Littré n'a pas relevé dans Saint-Simon pour le rapprocher des exemples plus anciens. Il est dans toutes les éditions du *Dictionnaire de l'Académie*. On disait aussi : *une taille grassette* (*Archives de la Bastille*, tome VI, p. 204).

1. Emploi déjà rencontré au tome VI, p. 181.

2. *Sortes* est ajouté en interligne, et *d'* intercalé avant *affaires*.

3. Voyez *Littré*, REFUSER 4°. — 4. Se mêler des affaires, des intrigues.

5. Voyez les accusations d'intrigue et de fausseté niaise portées contre lui dans les *Mémoires de Louville*, tome II, p. 97, 113, 114, 127, etc. Louville lui reprocha aussi (p. 26-28) de prendre trop d'influence sur le couple royal, aussitôt que Philippe V fut marié. Le dernier épisode de sa vie, celui qui, dit-on, amena sa mort subite, par dépit de voir ses révélations au Régent connues du roi, indiquerait une grande duplicité.

s'établir. C'est un personnage avec qui il fallut compter, et en France, à la fin, comme en Espagne. Nous le retrouverons plus d'une fois. Des autres François, Valouse ne se mêla que de faire sa fortune, qu'il fixa en Espagne[1]; Montviel, de rien, et qui revint comme il étoit allé[2]; la Roche, de presque rien au delà de son estampille[3]; Herbent, de peu de choses, et encore de cour; ceux de la Faculté[5], de rien, ni quelques valets intérieurs ou gens de la bouche françoise[6], que d'amasser; et Louville, de tout, et fort à découvert; mais son règne, très utile aux deux rois et à l'Espagne, fut trop brillant et trop court pour leur bien[7].

Auersperg[*], ambassadeur de l'Empereur après Harrach; renvoyé avant

Le comte d'Harrach, ambassadeur de l'Empereur[8], étoit sur le point d'être relevé lorsque Charles II mourut; il partit bientôt après d'un pays qui ne pouvoit plus que lui être très désagréable[9], et le comte d'Auersperg[10] lui suc-

1. C'est le seul que les Espagnols ne jalousèrent point.
2. L'abbé Millot a cité des lettres de Montviel dans ses *Mémoires de Noailles*. On en trouve un certain nombre aux Affaires étrangères.
3. Au surcharge *hors*. — 4. Ci-dessus, p. 181-183.
5. Le médecin Michelet, le chirurgien le Gendre.
6. Noms dans le registre de la maison du Roi O¹45, fol. 1 v° et 9 v°.
7. Saint-Simon, voulant ajouter ces trois derniers mots après coup, et les ayant écrits par mégarde à la fin de la ligne suivante de son manuscrit, les a biffés là, et récrits ici dans la marge.
8. Tome VII, p. 274, etc.
9. Il protesta de nouveau, en partant, contre le testament de Charles II : *Gazette d'Amsterdam*, 1701, Extr. xvi; *l'Esprit des cours*, tome IV, p. 225-227; Lamberty, *Mémoires*, tome I, p. 367-368.
10. Il a écrit ici : *Aversberg*, et : *Averberg*, dans la Table générale. — Ferdinand, prince d'Auersperg et du Saint-Empire, duc de Münsterberg et de Frankenstein, fils d'un vice-président du conseil de guerre assez français de cœur, pour qui même Louis XIV avait demandé un chapeau de cardinal en 1669, était à l'ambassade de Londres depuis plus d'un an, ayant dû, en 1698, venir en France, quand, en juillet 1700, son souverain le nomma pour aller à Madrid; et il fut fait conseiller privé le mois suivant. Il passa par Paris en octobre, se rendant à son poste. Voyez, sur cette ancienne famille de la Carniole autrichienne, Imhof, *Notitia S. R. G. imperii*, éd. 1693, p. 252-255.

* Manchette placée deux lignes trop bas.

l'arrivée du roi à Madrid.

céda. Mais la junte, qui, dans ces circonstances, le prit moins pour un ambassadeur que pour un espion, lui conseilla doucement de se retirer jusqu'à ce qu'on sût à quoi l'Empereur s'en tiendroit. Il résista jusqu'à proposer de demeurer, en attendant, comme particulier sans caractère. A la fin, il fut prié de ne pas attendre l'arrivée du roi d'Espagne, et il partit[1]; mais il passa par Paris, où il s'arrêta en voyageur pour y voir les choses de plus près, et en rendre compte de bouche plus commodément[2] encore que Sinzendorf, envoyé ici de l'Empereur, ne pouvoit faire par ses amples dépêches.

Continuation du voyage des princes. Folie du cardinal le Camus sur sa dignité.

Ce pendant les deux princes frères du roi d'Espagne continuoient leur voyage par la France[3], où, malgré la fâcheuse saison de l'hiver, les provinces qu'ils parcoururent n'oublièrent rien pour les recevoir avec les plus grands honneurs et les fêtes les plus galantes[4]. Le Languedoc s'y distingua[5], le Dauphiné fit de son

1. C'est Dangeau qui annonce cela : tome VIII, p. 54. Léopold envoya plus tard M. d'Auersperg à Turin, en 1703, négocier la défection du duc de Savoie, et il mourut dans ce poste au milieu de l'année 1705.

2. Le *d* surcharge un premier *d*.

3. Il avait été question, en juillet 1699, de leur faire faire un pareil voyage de quatre mois, avec une escorte considérable (*Histoire journalière* ou *Gazette de la Haye*, 1699, n° 56). En 1700, Chamlay avait dressé leur itinéraire avec soin; la liste des étapes parut dans le *Mercure* de novembre 1700, p. 273-275, et dans la *Gazette d'Amsterdam*, 1701, n° XIX. Au cours du trajet, les deux frères dessinèrent les châteaux célèbres et levèrent des plans; le duc de Berry y était plus habile, et même Mme Dunoyer prétend (lettre XXII, dans le tome I, p. 270) que la pique qui en résulta entre eux fut cause de leur séparation à Lyon. La relation de cette fin de leur voyage parut dans le *Mercure* de février, p. 294-323 et 356-359, de mars, p. 214-412, d'avril, 1er volume, p. 114-299 et 327-332, et 2e volume, p. 3-208, et de mai, 1er volume, p. 256-267, et 2e volume, p. 34-348. Le *Journal de Dangeau* et les *Mémoires de Sourches* n'ont cité que quelques faits saillants à mesure que la nouvelle en arrivait à Versailles.

4. Voyez les pièces du temps qui figurent au *Catalogue des imprimés de la Bibliothèque nationale*, Lb 37 4155-4169.

5. *Journal de Dangeau*, tome VIII, p. 41, 43, 50, 51, 63 et 67; lettre

mieux[1]. Ils logèrent à Grenoble dans l'Évêché[2], et ils y séjournèrent quelques jours dans l'espérance de pouvoir aller de là voir la Grande-Chartreuse[3]; mais les neiges furent impitoyables, et, quoi qu'on pût faire, elles[4] leur en fermèrent tous les chemins. Le cardinal le Camus, avec tout son esprit et cette connoissance du monde que tant d'années de résidence, sans sortir de son diocèse que pour un conclave, n'avoit[5] pu effacer, se surpassa dans la réception qu'il leur fit[6], sans toutefois sortir de ce[7] caractère d'évêque pénitent, et tout appliqué à ses devoirs, qu'il soutenoit depuis si longtemps. Mais sa pourpre l'avoit enivré au point de[8] lui faire perdre la tête dans tout ce qui la regardoit, jusque-là que cet[9] homme qui avoit passé ses premières années à la cour aumônier du Roi, et dans les meilleures compagnies, avoit oublié comment les car-

du duc de Berry à Mme de Maintenon, datée de Montpellier, le 27 février, dans la *Correspondance générale*, tome IV, p. 411. La harangue que Fléchier leur adressa au nom de sa ville épiscopale, le 2 mars 1701, fut reproduite aussitôt par la *Gazette d'Amsterdam*, Extr. xxv, et par d'autres feuilles journalières ou recueils périodiques. Sur leur correspondance avec Mme de Maintenon, voyez les Additions et corrections.

1. *Journal de Dangeau*, tome VIII, p. 75 : « Messeigneurs les ducs de Bourgogne et de Berry, en partant de Valence, ont pris la route du Dauphiné, et ne seront à Lyon que le 9 de ce mois (avril). » Rien de plus, ni dans le *Journal*, ni dans les *Mémoires de Sourches*. C'est le 4 avril qu'eut lieu la réception à Grenoble : *Gazette*, p. 149 (*pour* 179) et 180.

2. Le cardinal embellit et orna ce palais : Expilly, *Grand dictionnaire géographique*, tome III, p. 664.

3. Célèbre couvent fondé en 1084, à quarante kil. N. E. de Grenoble, dans un massif de montagnes boisées, et restauré deux fois au cours du dix-septième siècle.

4. *Elles* est en interligne.

5. *Avoit* est bien au singulier.

6. Le P. Ménestrier dirigea les fêtes de Grenoble et publia en 1702 le recueil des décorations exécutées sous sa conduite. Les princes donnèrent à l'évêque un dais précieux que la ville avait fait faire pour leur entrée, et l'évêque en fit cadeau à son chapitre.

7. *Ce* corrige *s*[*on*].

8. *Au point de* est en interligne, sur *jusqu'à*, biffé.

9. On avait imprimé jusqu'ici : *qu'un*.

dinaux y vivoient[1] : si bien[2] qu'il fut longtemps en peine, sur le point de l'arrivée des princes chez lui, si, dans sa maison même[3], il devoit leur donner la main[4]. Ils passèrent en Provence[5], où Aix, Arles, et surtout Marseille et Toulon, leur donnèrent des spectacles[6], dont la nouveauté releva pour eux la magnificence et la galanterie par tout ce que la marine exécuta[7]. Avignon se piqua de surpasser les villes du Royaume par la réception qu'elle leur fit[8], et

1. C'est-à-dire quel rang on leur donnait au-dessous des princes.

2. *Si bien* est en interligne, sur *jusqu'au point*, biffé.

3. *Mesme* est en interligne.

4. Cette anecdote ne se trouve point dans les livres que Saint-Simon avait sous la main. Il y a fait allusion dans une première Addition sur le cardinal (*Journal de Dangeau*, tome I, p. 385) : « Messeigneurs les ducs de Bourgogne et de Berry ayant passé par Grenoble (quinze ans après sa promotion au cardinalat), son ivresse fut encore assez forte pour le faire douter s'il leur donneroit la main chez lui. A la vérité, il n'avoit jamais vu de cardinaux qu'à Rome. » et dans une autre Addition sur sa mort (tome XI, p. 464) : « On a vu, lors du passage des princes à Grenoble, en 1701..., quel étoit le cardinal le Camus..., et jusqu'à quel excès il poussoit la folie du cardinalat.... » Cette seconde Addition ferait croire qu'il se figurait en avoir placé une autre à l'année 1701 ; mais le *Journal* n'en a point trace. Il répétera de même, dans le grand portrait du cardinal, en 1707 (*Mémoires*, tome V de 1873, p. 342) : « On a vu, à l'occasion du passage des princes à Grenoble, à quel point il fut, toute sa vie, enivré de sa dignité. »

5. Il eût dû parler de la Provence avant le Dauphiné.

6. Il y a bien une virgule entre *spectacles* et *dont*.

7. M. de Grignan reçut magnifiquement les voyageurs à Tarascon, Salon, Aix, Marseille et Toulon. Voyez une relation imprimée dans les Papiers de la Pairie, Arch. nat., KK 600, p. 773-795 ; la correspondance du secrétaire d'État de la marine relative aux honneurs que la flotte et les galères leur rendirent à Toulon (Arch. nat., M 662) ; les *Lettres de Mme de Sévigné*, tome X, p. 469-470 ; *le Marquis de Grignan*, par M. Frédéric Masson, p. 247-252 ; la *Gazette* de 1701, p. 130, 144, 156 et 167 ; deux lettres du duc de Bourgogne et de son frère à Mme de Maintenon, dans la *Correspondance générale*, tome IV, p. 415 et 417, etc.

8. *Journal de Dangeau*, tome VIII, p. 69-70 : « On a reçu des lettres de nos princes, qui étoient à Avignon la semaine sainte. Le vice-légat a fait défrayer tous les gens et tous les équipages qui étoient à leur suite.

Lyon couronna tous ces superbes plaisirs[1], par où ils finirent avec leur voyage[2]. C'est où je les laisserai, pour reprendre ce que la disgression d'Espagne m'a fait interrompre[3].

Mlle de Laigle, fille d'honneur de Madame la Duchesse, à Marly, et mange avec Mme la du-

On a vu en plusieurs endroits de ces *Mémoires*[4] les distinctions que le Roi se plaisoit à donner à ses filles pardessus les autres princesses du sang, à la différence desquelles, entre autres, il fit manger avec Mme la duchesse de Bourgogne Mlles de Sanzay[5] et de Viantais[6],

Le Comtat-Venaissin et la ville d'Avignon ont fait battre des médailles d'or et d'argent du passage de nos princes dans leur pays, et ils ont témoigné autant de joie que les sujets du Roi. » Le *Mercure* d'avril (2e volume, p. 69), puis le *Journal de Trévoux* (mai 1701, p. 157-160), publièrent ces médailles, et on a la lettre que le duc de Berry écrivit d'Avignon à Mme de Maintenon : *Correspondance générale*, tome IV, p. 421.

1. *Journal*, p. 79, 14 avril : « Messeigneurs nos princes ont demeuré quelques jours à Lyon ; ils y ont été reçus fort magnifiquement. La plupart des jeunes gens qui les avoient suivis prirent congé d'eux à Lyon pour revenir ici.

2. « Mgr le duc de Bourgogne prendra la poste à Dijon lundi matin, et il a mandé au Roi qu'il arriveroit ici mercredi de bonne heure. » (*Ibidem*.) Nous le verrons revenir ci-après, p. 269-270.

3. Ci-dessus, p. 107.

4. Tomes II, p. 181 ; III, p. 138 ; V, p. 353 ; VI, p. 243 ; Additions nos 175 à 178, dans le tome III, p. 365-367.

5. Marie-Anne, fille de Louis Turpin de Crissé, comte de Sanzay, mestre de camp de cavalerie, tué à Consarbrück en 1675, et d'une Coulanges, naquit le 22 juin 1662 et fut nommée par le Roi fille d'honneur de la princesse de Conti en décembre 1685. Il est question plusieurs fois d'elle dans le *Journal de Dangeau* et dans la correspondance de Mme de Sévigné. Les *Mémoires de Sourches*, tome I, p. 339, la disent très laide. Elle mourut sans alliance, le 18 février 1709, et fut inhumée le 19, à Versailles.

6. Mlle Boursault de Viantais, prise par la princesse de Conti pour fille d'honneur en juillet 1685, avait gagné avec elle la petite vérole en novembre suivant. Elle était fille du marquis de Viantais, de Normandie, maître de la garde-robe de Monsieur, peu riche, et sœur d'un colonel qui fut tué en Piémont en 1702. Selon les *Mémoires de Sourches*, tome I, p. 324, c'était une brune assez agréable. Une de ses tantes, fondatrice du couvent dit des Viantaises à Beaulieu, près Loches, mourut en 1712, âgée de cent douze ans.

chesse de Bourgogne.

filles d'honneur de Mme la princesse de Conti[1]. Madame la Duchesse n'en avoit plus il y avoit longtemps[2]; elle en prit une cette année, qui fut la fille de Mme de Laigle[3], sa dame d'honneur, laquelle tout de suite eut le même honneur que celles de Mme la princesse de Conti, sa sœur, et, comme elles, fut de tous les voyages de Marly[4].

Violente indigestion de Monseigneur.

Le samedi 19 mars, veille des Rameaux, au soir[5], le Roi, étant à son prie-Dieu pour se déshabiller tout de suite à

1. En 1699 : tome VI, p. 243. Comparez le mémoire de 1711, dans les *Écrits inédits*, tome III, p. 126.

2. Quand Madame la Duchesse s'était mariée, son père lui avait donné une dame d'honneur, Mme de Langeron, et quatre filles d'honneur, dont deux venant de chez Mme de Montespan (*Journal de Dangeau*, tome I, p. 193-194; *Mémoires de Sourches*, tome I, p. 391 et 461). Cette « chambre de filles, » réduite à trois, fut cassée en juin 1689 (*Dangeau*, tome II, p. 413; *Sourches*, tome III, p. 107; *Mémoires de Mme de la Fayette*, p. 241; Additions et corrections de notre tome III, p. 544-545), peut-être à cause des coquetteries trop marquées de Madame la Duchesse (*Correspondance générale de Mme de Maintenon*, tome III, p. 165).

3. Marie-Charlotte de Lancy-Raray, marquise de Laigle, que nous avons vue devenir dame d'honneur en 1697, avec dix mille livres d'appointements, après Mme de Moreuil, qui avait succédé à Mme de Langeron : tome IV, p. 33. Sa fille, Élisabeth-Joséphine des Acres de Laigle, devenue fille d'honneur en janvier 1701 (*Journal de Dangeau*, tome VIII, p. 16; *Mémoires de Sourches*, tome VII, p. 8), se démit, en octobre 1711, des fonctions de gouvernante de Mlles de Bourbon et de Charolais, pour finir au couvent (*Dangeau*, tome XIV, p. 13 et 25).

4. Dangeau note cela, le 14 mars 1701, à Marly (p. 55) : « Mlle de Laigle y est pour la première fois et mangera avec Mme la duchesse de Bourgogne, comme fille d'honneur de Madame la Duchesse. Ce n'est que depuis peu que les filles d'honneur de ces princesses-là mangent avec Mme la duchesse de Bourgogne. » De là l'Addition qui a été placée dans notre tome III, sous le n° 178.

5. *Journal de Dangeau*, tome VIII, p. 59; *Mémoires de Sourches*, tome VII, p. 34; *Gazette*, 1701, p. 142-143; *Gazette d'Amsterdam*, n°s XXV et XXVI; gazette à la main du Musée britannique publiée dans l'*Annuaire-Bulletin de la Société de l'Histoire de France*, 1868, 2e partie, p. 25-28; *Lettres de Mme Dunoyer*, lettre XXXVIII; copie des *Dépêches vénitiennes*, ms. Ital. 1918 (*filza* 195), p. 339-342. Le *Mercure* du mois publia (p. 465-471) un rapport de Fagon fait pour le roi d'Espagne.

son ordinaire, entendit crier dans sa chambre pleine de courtisans, et appeler Fagon et Félix[1] avec un grand trouble. C'étoit Monseigneur qui se trouvoit extrêmement mal. Il avoit passé la journée à Meudon, où il n'avoit fait que collation, et, au souper du Roi, s'étoit crevé de poisson[2] : il étoit grand mangeur, comme le Roi[3] et comme les Reines ses mère et grand mère[4]. Il n'y avoit pas paru après le souper. Il venoit de descendre chez lui du cabinet du Roi, et, à son ordinaire aussi, s'étoit mis à son prie-Dieu en arrivant, pour se déshabiller tout de suite. Sortant de son prie-Dieu et se mettant dans sa chaise pour se déshabiller, il perdit tout d'un coup connoissance. Ses valets, éperdus, et quelques-uns des courtisans qui étoient à son coucher coururent chez le Roi chercher le premier médecin et le premier chirurgien du Roi avec le vacarme que

1. Nous connaissons déjà le premier médecin, mais non le premier chirurgien. Celui-ci s'appelait Charles-François Tassy, dit Félix, et avait été pourvu en 1662 de la survivance de son père, natif d'Avignon, qui avait succédé en août 1653 au père de Bontemps. Félix fils suivit partout le Roi depuis 1666, quoique son père vécût encore, et, s'étant distingué particulièrement dans la grande opération de 1686, il fut anobli, avec confirmation des lettres plus anciennes qui leur avaient permis de quitter le nom de Tassy pour celui de Félix (Arch. nat., O¹ 34, fol. 65 v°, lettres d'anoblissement de mars 1690), et avec don de la terre des Moulineaux, près Meudon. Il eut, en 1690, une des quatre charges de premier valet de garde-robe, que Quentin lui racheta en octobre 1697, et une charge de contrôleur général de la maison du Roi, qu'il céda à son fils le 20 décembre 1698. Il mourut aux Moulineaux, le 25 mai 1703. Voyez le *Dictionnaire critique* de Jal, p. 569-570.

2. Nous avons eu (tome VII, p. 346) « se crever de quinquina. »

3. Voyez la suite des *Mémoires*, tome XI, p. 386-387.

4. Il avait l'habitude de manger plus que trois hommes, malgré des diarrhées très fréquentes, et, comme il ne faisait d'exercice qu'à cheval, « n'étant pas trop bien planté sur ses jambes, » son corps s'était épaissi outre mesure (*Mémoires de Sourches*, tome I, p. 153 et 309). Toutefois, en cette occasion-ci, il faut dire, comme circonstance atténuante, que le prince, jeûnant tout le carême, n'avait mangé le matin, après la messe, qu'une croûte de pain, avec une « prise » de chocolat, qu'il avait chassé la journée entière, et était arrivé affamé à Versailles (*Gazette d'Amsterdam*, n° xxv).

je viens de dire. Le Roi, tout déboutonné[1], se leva de son prie-Dieu à l'instant, et descendit chez Monseigneur par un petit degré noir, étroit et difficile[2], qui, du fonds de l'antichambre qui joignoit sa chambre[3], descendoit tout droit dans ce qu'on appeloit *le Caveau*, qui[4] étoit un cabinet assez obscur sur la petite cour[5], qui avoit une porte dans la ruelle du lit de Monseigneur, et une autre qui[6] entroit dans son premier grand cabinet sur le jardin[7]. Ce caveau avoit un lit dans une alcôve où il couchoit souvent l'hiver; mais, comme c'étoit un fort petit lieu, il se déshabilloit et s'habilloit toujours dans sa chambre. Mme la duchesse de Bourgogne, qui ne faisoit aussi que passer chez elle, arriva en même temps que le Roi, et, dans un instant, la chambre de Monseigneur, qui étoit vaste, se trouva pleine. Ils trouvèrent Monseigneur à demi nu[8], que ses gens promenoient, ou plutôt traînoient par la chambre[9]. Il ne connut ni le Roi, qui lui parla, ni per-

1. Ce détail n'est pas emprunté au *Journal de Dangeau* comme tous les autres.

2. L'escalier par lequel Claude de Saint-Simon vint chercher le cardinal de Richelieu lors de la journée des Dupes, 12 novembre 1630 : *Catalogue du musée de Versailles*, par Soulié, tomes I, p. 176, et II, p. 197 ; *le Château de Versailles*, par M. Dussieux, tome I, p. 295-296.

3. Le salon des Bassans qui forma plus tard une partie de l'Œil-de-Bœuf.

4. Le *q* de *qui* surcharge un *d*. — 5. La cour de la Reine.

6. Avant ce *qui*, Saint-Simon a biffé *dans celle de ce caveau*.

7. Comparez une autre description dans le tome XIX, p. 48. Le soir, quand il n'y avait ni appartement ni comédie, Monseigneur descendait dans son caveau pour y jouer avec ses familiers, d'où la locution : « Il y a Caveau, » signalée en 1690 par Callières comme une nouveauté (*Journal de Dangeau*, tome IV, p. 43, et note). A Marly, la chambre du prince s'appelait « le Cabaret » (*ibidem*, tome V, p. 382). L'appartement de Versailles est occupé maintenant par les séries de portraits des amiraux, connétables et maréchaux de France.

8. On l'avait étendu sur son lit tout nu, « comme il étoit, » disent les *Mémoires de Sourches*.

9. Ici, les *Mémoires de Sourches* disent : « Pendant que l'on couroit de tous côtés pour avoir du secours, on s'aperçut qu'il avoit les dents

sonne, et se défendit tant qu'il put contre Félix, qui, dans cette nécessité pressante, se hasarda de le saigner en l'air, et y réussit[1] : la connoissance revint, il demanda un confesseur; le Roi avoit déjà envoyé chercher le curé[2]. On

extraordinairement serrées, et un garçon qui avoit soin de ses chiens, nommé Salentin, s'avisa de les lui desserrer, quoique avec peine, avec la lame d'un méchant couteau qu'il avoit; et ensuite, ayant tourné cette lame pour les ouvrir davantage, il eut l'esprit d'approcher le manche du couteau, qui étoit pliant, et de le fourrer entre les dents de Monseigneur, qui, moyennant cela, ne purent plus se refermer. » Les mêmes détails, recueillis aussi dans la lettre XXXVIII de Mme Dunoyer, se retrouvent dans un éloge funèbre du fils de ce bon serviteur que les représentants actuels du nom gardent précieusement, avec le couteau dont il usa si à propos. Dans l'éloge funèbre, il est dit que c'était un officier du Roi, connu pour son talent sur la viole, et que Louis XIV créa pour lui une charge spéciale dans sa musique. Cependant son nom n'est donné par l'*État de la France*, ni en 1698, ni en 1702. La version de la *Gazette d'Amsterdam* (n° XXV) est que Monseigneur tendait un bras au valet de garde-robe, pour ôter son justaucorps, quand il tomba en faiblesse, ne pouvant plus qu'indiquer qu'il étouffait de la gorge. Quoi qu'il en soit, Salentin, ou plutôt Sallantin, reçut une pension perpétuelle sur le Trésor royal, et ses héritiers l'ont touchée jusqu'à la Révolution. L'éloge funèbre qui m'a été obligeamment communiqué dit aussi qu'un tableau commémoratif, intitulé : *le Vœu de la France*, et représentant Monseigneur soutenu par Sallantin, fut placé aux Jacobins, sans doute dans l'église de la rue Saint-Honoré. Est-ce le portrait de ce prince qui y existait en 1790? — Tout cela se passait avant que la nouvelle parvînt en haut. « Cependant, disent les *Mémoires de Sourches*, on avoit couru à la chambre du Roi, qui n'étoit pas encore couché, pour faire venir le premier médecin Fagon, et il y eut des gens assez indiscrets pour dire au Roi, sans préparation, que Monseigneur étoit tombé en apoplexie. Ce coup frappa le Roi terriblement, et, tout goutteux qu'il étoit, il descendit en diligence à l'appartement de son fils, qu'il trouva dans un fauteuil, encore sans connoissance. »

1. Félix, devenu très maladroit pour saigner, et qui, une fois déjà, avait « piqué l'artère » de son bon ami de Nyert, et même avait « manqué » le Roi (*Mémoires de Sourches*, tome III, p. 160), fut plus heureux cette fois : la veine était à peine ouverte, que Monseigneur reprit connaissance (*ibidem*, tome VII, p. 34). On laissa d'abord le sang couler par terre, puis on le recueillit dans le dessous du pied d'un flambeau.

2. « Le premier soin du Roi, en entrant dans la chambre de Monseigneur, fut d'envoyer chercher un confesseur; quand Monseigneur eut

lui donna[1] force émétique[2], qui fut longtemps à opérer, et qui, sur les deux heures, fit une évacuation prodigieuse haut et bas[3]. A deux heures et demie, n'y paroissant plus de danger, le Roi, qui avoit répandu des larmes[4], s'alla coucher, laissant ordre de l'éveiller, s'il survenoit quelque accident. A cinq heures, tout l'effet étant passé, les médecins le laissèrent reposer, et firent sortir tout le monde de sa chambre. Tout y accourut[5] toute la nuit de Paris.

repris connoissance, il en demanda un lui-même, et M. le curé demeura toute la nuit dans sa chambre. » (*Journal de Dangeau*, p. 59.) La cure de la Paroisse appartenait aux prêtres de la Mission, et le titulaire, en 1701, était François Hébert, qui fut nommé évêque d'Agen à la Noël de 1703, et mourut à Paris, le 20 août 1728, dans sa soixante-dix-huitième année : homme d'un grand esprit, d'une science éminente, disait-on, et très remarqué dans la cure la plus chargée qui fût au monde.

1. *Luy* est en interligne, et *donna* surcharge un premier *donna*.

2. Il est bien connu que ce remède à l'antimoine, mis en vogue par Renaudot et Guénault, mais combattu violemment par Guy Patin, était une des bases de la thérapeutique, avec les saignées, les purgations et les lavements. Les *Mémoires de Sourches* disent, en 1686 (tome I, p. 383; comparez tome IV, p. 320) : « On prenoit alors la coutume d'en donner aussi familièrement que d'autres remèdes, et le bonhomme M. le duc de Montausier ne se purgeoit jamais autrement. » La Bruyère s'écrie, dans le chapitre DE QUELQUES USAGES (tome II, p. 200) : « O Fagon-Esculape! faites régner sur toute la terre le quinquina et l'émétique.... »; et Regnard dit, en 1696, dans *le Joueur* (acte II, scène xv) :

Aux maux désespérés il faut de l'émétique.

3. L'expression est empruntée à Dangeau, et se retrouve dans la gazette à la main du Musée britannique. Les *Mémoires de Sourches* disent : « On donna successivement à Monseigneur huit onces de vin émétique, une médecine et un lavement, qui en étoient encore composés, et qui lui firent des effets extraordinaires, de sorte qu'avant le matin il fut hors de danger. » Le vin émétique était une infusion de « safran des métaux » ou de « verre d'antimoine » dans du vin blanc (*Dictionnaire de Trévoux*).

4. « Le Roi, dit Dangeau, étoit dans une affliction inconcevable, ne pouvant retenir ses larmes et n'ayant presque pas la force de parler. Mme la duchesse de Bourgogne fondoit en larmes. Toutes les princesses vinrent, toutes les dames se relevèrent; M. de Chartres arriva de Saint-Cloud entre trois et quatre heures du matin.... »

5. *Accouru*, par mégarde, dans le manuscrit.

Il en fut quitte pour garder sa chambre huit ou dix jours[1], où le Roi l'alloit voir deux fois par jour, et où, quand il fut tout à fait bien, il jouoit ou voyoit jouer toute la journée. Depuis, il fut bien plus attentif à sa santé, et prit fort garde à ne se pas trop charger de nourriture[2]. Si cet accident l'eût pris un quart d'heure plus tard, le premier valet de chambre qui couchoit dans sa chambre l'auroit trouvé mort dans son lit[3]. Paris aimoit Monseigneur, peut-être parce qu'il y alloit souvent à l'Opéra[4]. Les harengères[5]

1. Toutefois, le jour suivant, on lui tira encore quatre palettes de sang, en plus des six de la nuit; le surlendemain matin, il fut saigné pour la troisième fois; le 22, il se remit à manger et boire comme d'ordinaire, et reçut les ministres étrangers, pour qui c'était jour d'audience; le 23, il prit médecine, et il reparut enfin le jeudi saint 24.

2. Il eut aussi des scrupules de conscience et promit de congédier Raisin, de qui il avait un ou deux enfants; *Correspondance de Madame*, éd. Jaeglé, tome I, p. 268; *Lettres de Mme Dunoyer*, lettre XXXVIII. Quant à la santé, il fut réglé qu'on le purgerait six fois par an et qu'on le saignerait deux fois.

3. « Ce n'étoit point une apoplexie, dit Dangeau (p. 60); il n'a eu nulle convulsion, ni la bouche ni les yeux ne sont tournés, il ne reste aucun dépôt sur aucune partie: c'étoit plénitude de sang et ce que les médecins appellent *jectus sanguinis*, qui auroit été bien dangereux, s'il avoit pris à Monseigneur dans son lit surtout, parce qu'il ne fait coucher personne dans sa chambre. Si le mal même l'avoit pris à Meudon ou en revenant, il n'auroit pu être secouru si à propos. »

4. En effet, Monseigneur était assez assidu à l'Opéra, ce qui le faisait voir aux Parisiens (*Cours galantes*, par M. Gustave Desnoiresterres, tome I, p. 239-240; Jal, *Dictionnaire critique*, p. 924). C'est lui qui, en décembre 1698, avait fait renouveler le privilège au profit de Francine, avec un quart des bénéfices pour son écuyer Du Mont, et, le mois suivant, il avait demandé six représentations consécutives du *Carnaval de Venise* (*Gazette de Rotterdam*, 1699, n° 5). Mais l'Opéra n'était pas seul à jouir de la faveur du prince : la comédie italienne, que nous avons vu expulser en 1697, l'avait toujours considéré comme son protecteur en titre, et les comédiens français donnaient souvent devant lui des pièces légères, licencieuses même (*Dangeau*, tome IX, p. 82; *Mémoires de Sourches*, tome II, p. 195; *Mémoires de Mathieu Marais*, tome I, p. 142).

5. Il écrit : *harangères*. — Ce nom désignait, non seulement les débitantes de hareng ou autre poisson, frais ou salé, les « grosses vilaines vendeuses de morue, » qui se tenaient dans un tonneau, en plein vent,

des Halles imaginèrent de se signaler[1] : elles en députèrent quatre de leurs plus maîtresses commères pour aller savoir des nouvelles de Monseigneur. Il les fit entrer : il y en eut une qui lui sauta au collet, et qui l'embrassa des deux côtés ; les autres lui baisèrent la main. Elles furent très bien reçues : Bontemps les promena par les appartements et leur donna à dîner, Monseigneur leur donna de l'argent, le Roi aussi leur en envoya. Elles se piquèrent d'honneur : elles en firent chanter un beau *Te Deum* à Saint-Eustache[2], puis se régalèrent[3].

Capitation; grande augmentation de troupes; force milice.

Le Roi, voyant enfin que l'alliance unie contre lui à la dernière guerre se rejoignoit, et se préparoit à y rentrer contre lui en même temps que ces puissances essayoient

et auxquelles notre auteur a comparé la maréchale de Luxembourg (tome II, p. 40), et aussi Mme de Charlus (Addition au *Journal de Dangeau*, tome XVII, p. 469), mais la généralité des marchandes établies aux Halles, et dont la verve triviale fut de tout temps légendaire (*Archives de la Bastille*, tome VII, p. 224). C'est sous Louis XV qu'on commença à leur donner la qualification plus respectueuse de « dames de la halle » (*Mémoires de Luynes*, tome XI, p. 260-261).

1. « Le jeudi saint, 25 mars, les femmes de la halle de Paris députèrent quatre d'entre elles pour venir savoir des nouvelles de Monseigneur. Il voulut bien les voir; il y en eut même une qui l'embrassa, les autres lui baisèrent la main. Il les remercia, leur donna de l'argent; le Roi leur en fit donner aussi. Le petit Bontemps les emmena dîner chez lui, et elles s'en retournèrent à Paris charmées d'avoir vu Monseigneur en bonne santé et de la réception qu'on leur a faite. » (*Journal de Dangeau*, tome VIII, p. 64-65.) Comparez les *Mémoires de Sourches*, tome VII, p. 36-37, et, ci-après, l'appendice XVI.

2. A raison du voisinage des Halles, Saint-Eustache, rebâti de 1532 à 1642, était la paroisse de toutes les corporations de marchandes, et, aujourd'hui même, celles-ci témoignent encore pour l'église et pour le curé un attachement très sincère. C'est là qu'elles avaient fait longtemps prier pour le retour du duc de Beaufort, le « roi des Halles. » C'était aussi la paroisse du Palais-Royal. — Le 27 avril, Du Mont, l'écuyer du prince, fit chanter un magnifique *Te Deum* à l'Oratoire, où Bossuet officia.

3. L'usage s'établit peu à peu que ces dames vinssent haranguer le Roi et la Reine dans les occasions solennelles : *Mémoires de Luynes*, tomes IX, p. 340-341, et XI, p. 260-261. Dès la Fronde, nous voyons (*Muse historique*, tome I, p. 124) les harengères du Marché-Neuf convier le petit roi à venir à leur paroisse de Saint-Germain-le-Vieux.

de l'amuser pour se donner le temps de mettre ordre à leurs affaires[1], songea aussi à s'y préparer[2]. Il augmenta son infanterie de cinquante mille hommes[3]; il forma soixante-dix bataillons de milices[4], et augmenta sa cava-

1. Voyez ci-dessus, p. 68-69, ce qu'il a dit des Hollandais.

2. Lors des dernières guerres, l'armée avait été portée à près de trois cent mille hommes en 1678, à quatre cent mille et plus en 1695. La réforme faite après les traités de Ryswyk avait réduit les effectifs au chiffre ordinaire de cent trente ou cent quarante mille hommes (voyez un état exact, à la fin de 1699, dans la copie des *Dépêches vénitiennes*, ms. Ital. 1916, p. 754-759, et le *Journal de Dangeau*, tome VI, p. 234-235 et 295, les *Mémoires de Sourches*, tome V, p. 364-365 et 371, et un article de *l'Esprit des cours de l'Europe*, janvier 1700, p. 40-50). On ne dépassa pas le chiffre de quatre cent mille dans la guerre de 1701 à 1713.

3. *Dangeau*, tome VIII, p. 27 : augmentation de dix hommes par compagnie et d'un bataillon de miliciens (note suivante) dans les régiments qui ne comptaient qu'un bataillon. Jusqu'en 1710, les bataillons de campagne furent de cinq cent quatre-vingt-cinq hommes.

4. Au commencement de la guerre précédente, un règlement du 29 novembre 1687 avait décrété la mise sur pied, pour le 1er janvier 1689, de trente régiments de milice d'infanterie (25 050 hommes) qui fussent toujours en état de « marcher aux lieux où S. M. le jugerait à propos pour la sûreté de ses places, tant frontières que maritimes. » Chaque paroisse, les plus pauvres étant exceptées à raison d'une sur trois, fournissait un homme ou plus selon son taux de taille, soit qu'elle choisît parmi les garçons propres au service, soit qu'elle procédât par tirage au sort. Chacune aussi pourvoyait à l'équipement, à l'entretien, à la solde de ces miliciens, qui devaient deux ans de service, soit sur place, dans leur pays, soit en campagne. Les hommes d'un même canton se réunissaient par compagnies. Les officiers étaient proposés par le gouverneur de la province, parmi les gentilshommes ayant servi. Comme l'ont fait remarquer les écrivains spéciaux, cette création de milices permanentes et enrégimentées sur tout le territoire constituait une vraie révolution dans l'organisme militaire de la France. Elle avait donné autant d'embarras et de complications que de faux frais pour les paroisses, et néanmoins les milices avaient fait un bon service à côté des troupes régulières, en Catalogne, dans les Alpes, en Savoie, aussi bien que sur les côtes, dans les places du Royaume, ou dans les provinces nouvellement converties. On les avait licenciées à la fin de la guerre. La nouvelle ordonnance du 26 janvier 1701, pour la levée d'un ou plusieurs hommes dans chaque paroisse, porta que ces miliciens ne formeraient

lerie de seize mille, et ses dragons à proportion[1]. Ces dépenses renouvelèrent la capitation, dont l'invention est due à Bâville, intendant ou plutôt roi de Languedoc[2]. Elle eut lieu pour la première fois à la fin de la dernière guerre[3]. Pontchartrain y avoit résisté tant qu'il avoit pu comme au plus pernicieux impôt par la facilité de l'augmenter à volonté d'un trait de plume, l'injustice inévitable de son imposition à proportion des facultés de chacun, toujours ignorées, et nécessairement livrée à la volonté des intendants des provinces, et l'appât de le rendre ordinaire, comme il est enfin arrivé malgré les édits et les

plus des régiments dictincts, mais seulement des bataillons à incorporer dans chaque régiment de l'armée qui ne comptait qu'un bataillon. « Il n'y eut plus de milices enrégimentées, dit M. Rousset (*Histoire de Louvois*, tome III, p. 323), et les miliciens ne furent plus que des victimes désignées d'avance à la rapacité des recruteurs. » Fénelon et M. de Chevreuse eussent voulu, au contraire, l'enrôlement libre et le service réduit à cinq ans pour tous. — Ces recrues, commandées par des capitaines réformés, ne devaient d'abord faire que cinquante-sept bataillons; mais le nombre en fut bientôt porté à soixante-dix, et l'effectif atteignit un chiffre de trente mille hommes en 1703 (*Journal de Dangeau*, tomes VIII, p. 27 et 88, et IX, p. 345). Deux ordonnances des 10 et 24 décembre 1701 obligèrent les communautés de marchands et artisans à fournir des recrues comme les paroisses, et, la guerre se prolongeant, on trouva le moyen d'augmenter encore cette ressource.

1. *Dangeau*, tome VIII, p. 22, 27, 28 et 31; *Gazette d'Amsterdam*, n°s x, xiv, xvi, xx, etc. Selon Vauban (*Oisivetés*, tome I, p. 237-240), la cavalerie, y compris la maison du Roi, la gendarmerie, etc., en 1693, formait un effectif total de quatre-vingt-dix-huit mille hommes, contre trois cent quarante mille hommes de pied. En janvier 1701, elle fut augmentée de dix hommes par compagnie, plus cent vingt nouvelles compagnies, et il y eut en outre soixante-douze compagnies nouvelles de dragons, en six régiments. Les capitaines reçurent cinquante écus par cavalier et quarante par dragon, plus des gratifications, ou, selon la *Gazette d'Amsterdam*, quarante-cinq écus par dragon de nouvelle levée, et soixante-quinze par dragon d'augmentation. Une déclaration royale prorogea d'un an le sauf-conduit qui protégeait les officiers contre leurs créanciers.

2. Comparez ce qu'il a déjà dit de la capitation de 1695, supprimée en 1698 : tomes II, p. 223, et VI, p. 287.

3. Non pas tout à fait à la fin, mais avant que la septième année fût terminée.

déclarations remplies des plus fortes promesses de la[1] faire cesser à la paix. Mais, à la fin, il eut la main forcée par la nécessité des dépenses, par les persécutions[2] de Bâville, et par les mouvements des financiers[3]. Celle-ci fut beaucoup plus forte que n'avoit été la première, comme sont toujours les impôts, qui vont toujours en augmentant[4].

1. Le manuscrit porte bien ici *la*, et *le* deux lignes auparavant.

2. *Persécution*, au singulier, dans le manuscrit.

3. Il a déjà dit tout cela en 1695 et en 1699, et les erreurs qu'il commet sur l'origine de la capitation ont été relevées dans l'appendice IV de notre tome II; il faut également se reporter aux objections que Nicolas Desmaretz faisait d'avance à ce genre d'imposition, dans un de ses mémoires de 1693 : tome VII, Appendice, p. 586. L'abbé d'Auvigny, dans la biographie de Chamillart (*Vies des hommes illustres*, tome VI, p. 300 et 305), dit que ce ministre, lui aussi, était opposé à la capitation, et qu'il ne la rétablit qu'à contre-cœur. Il écrivait alors au premier président de Harlay que c'était le seul remède praticable à son sens, quel que fût son éloignement pour les expédients tyranniques (Depping, *Correspondance administrative*, tome III, p. 321).

4. Dangeau dit d'abord, le 10 février (p. 34) : « En cas que la guerre commence, on établira la capitation, mais différemment de ce qu'elle l'avoit été la première fois; on prétend en tirer davantage, et par des moyens encore plus aisés et plus doux; » puis, le 17 mars (p. 57) : « La capitation est enregistrée et publiée; elle sera plus forte que la dernière. Le Roi a réservé à son Conseil de taxer les courtisans. » La capitation de la cour fut en effet l'objet d'un règlement à part, de même que celles des compagnies supérieures et de la ville de Paris, lesquelles firent par elles-mêmes la répartition du taux d'imposition qui leur revenait. Quant au clergé, il se racheta d'abord par un don gratuit annuel, puis s'affranchit définitivement en 1710, en payant six fois la valeur de ce don. — La déclaration royale qui rétablissait dans ces conditions la capitation fut signée le 12 mars 1701, et enregistrée le 17 : voyez une des expéditions originales aux Archives nationales, K 121[B], n° 36[2]. Le texte en a été publié, en dernier lieu, dans l'Appendice du tome II de la *Correspondance des Contrôleurs généraux des finances*, p. 504-508. Les considérants placés en tête furent l'objet de quelques critiques des gazettes de Hollande que nous indiquerons ci-après, appendice XVII. Là aussi, je pourrai dire quels furent les produits des premières années. Comme il y avait alors une tendance très positive à appliquer le même régime, en tout, à l'Espagne qu'à la France, Ubilla, le secrétaire du *despacho universal*, voulut, en 1702, faire l'établissement d'une capitation, qui toutefois n'eût porté que sur les grands, les personnes

Électeur de Bavière à Munich; Ricous l'y suit. Bedmar commandant général des Pays-Bas espa-

Il y avoit plusieurs années que l'électeur de Bavière[1] n'avoit été chez lui[2]. Bruxelles lui plaisoit plus que le séjour de Munich, et, après avoir passé toute la dernière guerre aux Pays-Bas, dont il étoit gouverneur, il y demeura encore pendant la paix[3]. A la fin, ses affaires d'Alle-

titrées et les officiers royaux, quitte à la généraliser ensuite; mais cette idée ne fut pas du goût de M. de Torcy : *Mémoires de Noailles*, p. 106, d'après la lettre de Louville datée du 5 mars 1702.

1. Il a écrit : *Bavières*, ici et à la manchette.

2. *Journal de Dangeau*, tome VIII, p. 69. C'est le 3 décembre 1691 que Charles II avait déclaré gouverneur général des Pays-Bas espagnols à la place du marquis de Gastanaga, mais avec des pouvoirs exceptionnels, l'électeur Maximilien-Emmanuel, qui venait de commander l'armée impériale sur le Rhin et se trouvait alors à Venise, avec le prince Eugène, pour les fêtes du carnaval. L'Électeur s'était installé à Bruxelles le 26 mars suivant, et, le 18 mai, il avait été nommé chevalier de la Toison d'or. (*Mémoires du maréchal de Mérode-Westerloo*, tome I, p. 71-74; *Gazette*, 1692, p. 23, 35, 43, 60, 167 et 263.) L'Électrice, qui était issue du mariage de l'empereur Léopold avec la fille de Philippe IV d'Espagne, était venue aussi s'établir à Bruxelles, y avait mis au monde, en 1692, le petit prince électoral qui faillit hériter du royaume d'Espagne, et y était morte le 24 décembre de la même année. C'est elle qui, en dépit des inclinations primitives de l'Électeur, l'avait entraîné parmi les ennemis de la France et l'avait fait élever au commandement de l'armée impériale envoyée sur le Rhin, puis à celui de l'armée des Flandres, sous le prince d'Orange et au-dessus de M. de Vaudémont. Peut-être aussi gardait-il un ressentiment des manœuvres de Louis XIV pour enlever à sa famille le siège électoral et archiépiscopal de Cologne. En secondes noces, il avait épousé une fille du roi Sobieski, bien moins Autrichienne. Quand il avait perdu le fils issu de son premier mariage, la cour de Versailles avait eu soin de lui faire faire de discrètes condoléances par le marquis de Pomponne, et de préparer ainsi une meilleure entente; l'Espagne avait riposté en lui confirmant à vie le gouvernement, qui, selon la règle, n'eût dû lui rester que trois ans, ou six au plus. Selon les *Mémoires de Westerloo* (p. 132-155), son administration était fort critiquée.

3. Nous avons vu qu'en 1700 (tome VII, p. 335-336) sa conduite avait été très correcte, et son empressement fort marqué à prendre toutes les mesures nécessaires en faveur du nouveau souverain des Espagnes, quoique le marquis d'Harcourt manifestât encore quelque défiance à son égard. Dangeau revient plusieurs fois sur la satisfaction que l'on en éprouva à Versailles en 1701 (tome VIII du *Journal*, p. 33, 36, 38 et 64.) Ce n'était d'ailleurs qu'un retour pur et simple aux sentiments

magne le pressèrent d'y retourner. Il le fit trouver bon au Roi[1], et le pria, en même temps, de lui donner quelqu'un qui fût homme de guerre pour être témoin de ses actions, et à qui il pût communiquer les propositions de traités qui ne manqueroient pas de lui être faites, parce qu'il vouloit que le Roi et le roi d'Espagne fussent informés de tout ce qui le regarderoit, et ne rien faire que de concert avec eux[2]. On lui envoya Ricous[3]. C'étoit un homme de

gnols par *intérim*.

français que l'Électeur tenait de son père, et dont Pomponne augurait favorablement dès 1680 (voyez ses *Mémoires*, tome I, p. 258 et suivantes); ils se soutiendront désormais jusqu'à la fin de la guerre, au prix des plus durs sacrifices. Si le jeune roi avait refusé de lui renouveler ses pouvoirs, comme il l'en sollicitait, avant de quitter Versailles, c'est qu'on avait remis toutes les nominations au temps de l'arrivée en Espagne (*Journal de Dangeau*, tome VII, p. 443).

1. On remarquera que c'est Louis XIV qui, par une lettre du 19 mars (publiée aussitôt dans la *Gazette d'Amsterdam*, n° xxv, de Bruxelles), approuva la rentrée de l'Électeur dans ses États et la remise de ses pouvoirs à M. de Bedmar. L'ingérence de la France dans les affaires du gouvernement espagnol était donc complète. Au reçu de cette autorisation, Maximilien quitta tout aussitôt Bruxelles, le 22. Treize jours auparavant, son envoyé Monasterol avait signé à Paris un traité d'alliance, par lequel, en tant que Bavarois, il s'engageait à considérer comme ennemi quiconque troublerait Philippe V dans la succession d'Espagne, à interdire, même par la force, le passage des armées impériales à travers ses propres États, et à fournir quinze mille hommes à Louis XIV moyennant un subside mensuel de quarante mille écus. Par un article secret, le Roi promettait à la Bavière son appui « lorsqu'il s'agirait de l'élection d'un empereur ou d'un roi des Romains. » (*Affaires étrangères*, vol. *Bavière* 44, fol. 36, 79-87 et 122-134.) L'Électrice ne partit que le 6 avril, et elle accoucha d'un fils, à Munich, le 10 juillet suivant.

2. C'est le texte de Dangeau (p. 64), qui ajoute : « M. de Bavière ne sauroit avoir un procédé plus plein de franchise et de bonne foi que celui qu'il a. »

3. « Le Roi lui envoie M. de Ricousse (*sic*), qui est homme d'esprit et de courage, et S. M. lui donne dix-huit mille francs d'appointements pour cet emploi. » (*Ibidem;* comparez les *Mémoires de Sourches*, tome VII, p. 37, et la *Gazette d'Amsterdam*, n° xxviii.) Louis-Gaspard de Ricous était fils d'un premier maître d'hôtel du prince de Condé et neveu d'un Jean Ricous roué en 1653, avec Berthault, pour des menées contre l'État et contre le cardinal Mazarin, où la belle duchesse de

beaucoup d'esprit, qui avoit servi avec valeur[1], ami particulier de M. et de Mme de Castries[2], qui étoit de Languedoc, et qui avoit déjà eu quelques commissions en Allemagne. Castries, fort ami de Torcy, le lui avoit fait connoître, et, par lui, à Croissy. Depuis que Ricous étoit revenu, il s'étoit toujours entretenu fort bien avec Torcy, s'étoit fait des amis de considération, et il étoit souvent à Versailles dans les bonnes maisons, où on étoit bien aise de le voir[3].

Châtillon et Condé lui-même avaient été impliqués. (*Mémoires de Mademoiselle*, tome II, p. 437, 438 et 530-538; *Histoire amoureuse des Gaules*, tome I, p. 182 et 231-234; *Mémoires de Gourville*, p. 509; *Gazette*, 1653, p. 1051-1052; Arch. nat., O¹ 11, fol. 142; Bibl. nat., ms. Fr. 4197, fol. 150; J. Lair, *Nicolas Foucquet*, tome I, p. 282-286, etc.)

1. Ricous, ayant une compagnie dans le régiment d'Enghien-Bourbon et la même charge de premier maître d'hôtel que son père, accompagna Condé dans sa campagne de Franche-Comté, en 1668, et dans celle de 1672, où il fit fonction de premier aide de camp du duc d'Enghien et alla brûler le pont de Strasbourg (*Gazette*, 1672, p. 1206-1207; *Mémoires du comte de Guiche*, p. 338). Il eut la compagnie de grenadiers de son régiment le 27 août 1682; mais, mécontent des Condés, il s'attacha au maréchal de Luxembourg pendant la guerre de la ligue d'Augsbourg, se distingua sous ses ordres à Fleurus, fut un de ses aides de camp en 1692 et 1693, et vint plusieurs fois de sa part à la cour (*Mémoires de Sourches*, tomes IV, p. 65, et VII, p. 37; *Journal de Dangeau*, tome IV, p. 107 et 323). Quoique revêtu du titre d'envoyé extrordinaire à Munich, il continua de servir sous les ordres de l'Électeur, reçut le grade de brigadier le 12 février 1703, fut blessé à Hochstedt en 1704, et revint en France avec le grade de lieutenant général de l'armée bavaroise. En 1707, Louis XIV le désigna pour aller remplir à Stockholm les mêmes fonctions d'envoyé extraordinaire; mais il mourut à Versailles, le 11 août 1709, sans avoir pris possession de son nouveau poste. Il jouissait d'une pension de mille livres depuis la création de l'ordre de Saint-Louis. L'instruction qui lui fut remise à Versailles, le 14 avril 1701, vient d'être publiée par M. André Lebon dans le recueil des *Instructions aux ambassadeurs en Bavière*, p. 104-117.

2. Ici, il a écrit : *Castres*, conformément à la prononciation, et, plus loin : *Castries*.

3. L'annotateur des *Mémoires de Sourches* dit (tome VII, p. 37, note 2) que Ricous avait fait connaître au maréchal de Luxembourg le mérite de Puységur, et que Puységur, en retour de ce service, le proposa pour aller en Bavière.

L'Électeur partit donc[1] et se fit suivre par toutes ses troupes, et laissa le marquis de Bedmar commandant général des Pays-Bas espagnols en son absence[2].

On fit en même temps[3] imprimer les propositions que les Hollandois et les Anglois avoient faites à d'Avaux dans les conférences de la Haye[4]. Les premiers demandoient d'avoir leurs garnisons dans une douzaine de places[5], parmi lesquelles Luxembourg, Namur, Charleroy et Mons; et les Anglois, dans Ostende et Nieuport[6]. Cela montroit qu'ils ne cherchoient qu'à rompre, et la faute si lourde de leur avoir renvoyé leurs vingt-deux bataillons[7]. Ce n'étoit pas tout[8] : ils ajoutoient qu'on donnât satisfac-

1. *Dangeau*, tome VIII, p. 62; *Gazette d'Amsterdam*, n°s XXV et XXVIII.

2. Nous avons vu que l'Électeur avait envoyé Bedmar, gouverneur des armes, pour complimenter les deux rois à Versailles : tome VII, p. 336, 338 et 339. Il ne reçut que vers le 15 juillet son brevet de commandant général, avec toute l'autorité de gouverneur général, mais sans les prérogatives exceptionnellement accordées à l'Électeur, et commença aussitôt les tournées et réformes nécessaires : *Gazette d'Amsterdam*, n°s XXXIII et LVIII. Nous verrons que cet emploi fit sa fortune.

3. *Journal de Dangeau*, tome VIII, p. 67, 29 mars. Comparez les *Mémoires de Sourches*, tome VII, p. 39-43.

4. Ci-dessus, p. 50-51. Ces conférences s'ouvrirent à la Haye le 14 mars, avec l'assistance de l'ambassadeur anglais Stanhope. Une partie des documents étaient imprimés au fur et à mesure dans la *Gazette d'Amsterdam*, n°s XXII, XXV, XXVIII, etc., et ils se retrouvent dans *l'Esprit des cours*, dans le ms. Arsenal 4137, p. 227-259, etc.

5. Voyez, au sujet de ces places, les lettres de Puységur au ministre, publiées dans le premier volume du général Pelet, p. 29-43.

6. Nous avons déjà rencontré (tome IV, p. 209) le nom de Nieuport; Ostende, plus au nord, présentait une double importance, et par son port sur la mer du Nord, et par les fortifications redoutables qui lui avaient permis, cent ans auparavant, de résister pendant quarante mois à l'armée espagnole d'Ambroise Spinola. Les généraux français avaient songé à s'en saisir par surprise en 1691 (*Mémoires de Villars*, tome I, p. 142-143). Nous la verrons prendre en 1706 par Marlborough.

7. Ci-dessus, p. 53.

8. Ceci est une addition faite par Dangeau le jour suivant (p. 68) : « Dans la proposition qu'ont faite à M. d'Avaux les députés de Hollande et l'envoyé d'Angleterre, ils demandent encore qu'on donne contentement à l'Empereur et qu'il entre dans le traité qu'ils proposent. Le Roi,

tion à l'Empereur, et cela n'étoit pas facile à un prince qui prétendoit tout, et qu'il entrât dans leur traité. Aussi ces conférences ne durèrent-elles pas longtemps après des propositions si sauvages. Les Hollandois, pour gagner temps[1] n'oublièrent rien pour amuser toujours[2]; mais, à

à son lever, a parlé de ces propositions-là à M. de la Rochefoucauld, et lui a dit : « Vous les verrez imprimées, et vous les trouverez encore « plus insolentes qu'on ne vous le dit. » Dangeau rapporte plus loin (p. 74) que les Hollandais eux-mêmes, après avoir fait imprimer ce document, eurent la pudeur de le supprimer. Voltaire, qui lit toujours mal Dangeau, a cru (*Siècle*, éd. Bourgeois, p. 312) que c'étaient des propositions de l'Empereur. L'original, envoyé par d'Avaux le 22 mars, est aux Affaires étrangères, vol. *Hollande* 193, fol. 102, 106 et 110; on en trouve le texte dans la *Gazette d'Amsterdam*, n° XXVIII, dans l'Appendice du tome VII des *Mémoires de Sourches*, p. 450-452, dans la copie des *Dépêches vénitiennes*, ms. Ital. 1918, p. 376-378, 397-402 et 405-415, ou dans l'imprimé du temps, à la Bibliothèque nationale. L'auteur des *Mémoires de Sourches* dit, à ce propos (p. 42) : « Le Roi connoissant que ces mémoires avoient été dressés dans le cabinet du roi d'Angleterre, qui n'avoit fait outrer ces propositions que pour obliger la France à rompre la paix la première, S. M. voulut faire voir à toute l'Europe sa modération et son amour pour la paix en protestant qu'elle ne mettroit l'épée à la main que quand elle se verroit attaquée par les puissances jalouses de sa grandeur. » Les mêmes *Mémoires* (p. 39-40) racontent avec quelle indignation « tous les François, et ceux qui avoient le plus d'aversion pour la guerre, » accueillirent le texte hollandais. Comparez ce que rapportent Lamberty, dans ses *Mémoires*, tome I, p. 403-409, et Targe, dans l'*Histoire de l'avènement des Bourbons*, tome I, p. 342-351. Malgré cet incident, M. d'Avaux fut autorisé à reprendre les conférences (*Gazette d'Amsterdam*, n° XXXIX), et la même feuille en publia (Extr. XLIV et LXI) deux comptes rendus, l'un fait par les États-Généraux, l'autre par l'ambassadeur. Comparez les *Mémoires* de Lamberty, tome I, p. 472-498, et le *Mercure*, juillet 1701, p. 354-364, et août, p. 331-354.

1. « On dit aussi : *gagner temps*, *gagner du temps*, pour dire : ménager le temps, employer le temps pour avancer ou pour différer. » (*Académie*, 1718.) Une ellipse tout analogue a été employée deux fois de suite par Corneille, dans *le Menteur*, sans qu'il s'aperçût de la répétition :

> L'un et l'autre. . . . .
> Pressent sans perdre temps . . . . .
> L'autre, sans perdre temps en cet événement....

Nous disons encore, et l'Académie l'autorise : *gagner temps*, *gagner pays*.

2. La rupture définitive ne se produira qu'à la fin de juillet.

la fin, Briord, convalescent, revint[1], et d'Avaux peu après, [Add. S^tS. 37] qui ne laissa qu'un secrétaire à la Haye, lequel même n'y demeura pas longtemps[2]. Tallard aussi quitta Londres, et y laissa Poussin, espèce de secrétaire, qui, dans la suite, fut subalternement[3] employé et fit bien partout[4]. Presque

1. Briord (ci-dessus, p. 50-51) arriva à Paris, encore souffrant, vers le 15 avril, et à Versailles le 21 (*Journal de Dangeau*, tome VIII, p. 84).

2. On annonça, dès le retour de Briord, que son successeur allait aussi revenir, laissant à la Haye le secrétaire de M. de Briord, nommé Wray, « un garçon qui écrit assez bien, et dont on est content ici[a] » (*Journal*, p. 85); mais, de délai en délai, il ne reparut à Versailles que le 21 août (*ibidem*, p. 85, 95, 152, 153, 162, 163 et 174). Le texte de ses lettres de rappel et de recréance fut publié dans la *Gazette d'Amsterdam*, n° LXI et Extr. LXXII, et dans *l'Esprit des cours*, 1701, 2ᵉ partie, p. 556-557.

3. Seul exemple de cet adverbe cité par Littré. On ne le trouve ni dans Furetière, ni dans le *Dictionnaire de l'Académie*, ni ailleurs.

4. C'est le 18 avril que Dangeau (p. 82) annonce le retour de Tallard pour un prochain jour de la semaine, et il ajoute : « Le Roi laisse un résident à Londres, et ce résident est M. Poussin, qui avoit été longtemps avec M. de Rebenac dans ses ambassades, et depuis à Rome, avec M. le cardinal de Bouillon, qui s'en plaignoit fort. » En effet, Jean Baptiste Poussin, dans ce dernier poste, desservait tout simplement son patron au profit des plus acharnés ennemis de celui-ci, à en juger par l'éloge que Mme des Ursins faisait de lui en 1699 (Bibl. nat., ms. Fr. 6919, fol. 157-158), par les efforts qu'elle fit en même temps pour le replacer auprès du prince de Monaco (*Lettres inédites*, publiées par M. Geffroy, p. 51), et par cette lettre autographe de Bossuet au contrôleur général Pontchartrain (Arch. nat., G⁷ 542) : « A Meaux, 26 avr. 1702. — Monsieur. Il est urai que ie connois particulierement Mr Poussin. C'est un homme d'esprit, d'application et d'exactitude. Nous avons eu occasion de le uoir mon neueu l'abbé et moy agir à Rome avec adresse et fidelité dans une affaire que le Roy luy confioit en partie, et sur laquelle il auoit des ordres qu'il executoit avec habileté et courage. Ainsi Monsieur ie puis uous asseurer qu'il est digne des emplois et des graces. Il ne me reste qu'à uous asseurer du respect sincere avec lequel ie suis Monsieur uostre tres humble et tres obeissant serviteur. J. Benigne, E. de Meaux. » Comparez, dans le ms. Clairambault 915, fol. 309-311, le récit de l'affaire du cardinal de Bouillon. — Arrivé à Londres en avril 1701, Poussin y resta jusqu'au mois d'octobre; nous le verrons plus tard résider en Danemark de 1702 à 1714, puis à Hambourg, où on

a. Wray (telle est sa signature) venait de faire aussi avec succès l'*intérim* de Turin : *Gazette d'Amsterdam*, n° VIII.

en même temps, Molès[1], ambassadeur d'Espagne à Vienne, fut congédié[2]. Sous prétexte de pourvoir à ses dettes il s'arrêta dans les faubourgs, et fit si bien, qu'il y fut arrêté contre le droit des gens, quoiqu'il eût pris congé et dépouillé le caractère[3]. Je dis qu'il fit si bien qu'il y fut arrêté, parce que la suite fit juger que ç'avoit été un jeu[4],

lui donna le titre d'envoyé à partir de 1715. Sa carrière diplomatique fut singulièrement longue, puisque, à l'âge de cent huit ans, il occupait encore le poste d'envoyé extraordinaire auprès du cercle de la Basse-Saxe et des villes hanséatiques, quand il mourut, le 19 juillet 1749 (*Gazette*, p. 404).

1. François Molès, napolitain d'origine, conseiller de cape et d'épée au conseil d'Italie depuis le mois de mai 1699, avait commencé par une charge de président de la chambre des finances de Naples, était passé à Milan à la fin de 1678, y avait fait les fonctions de grand chancelier à partir de juin 1682, sous l'amirante de Castille, puis était devenu régent de la Vicairie de Naples, ambassadeur à Gênes en septembre 1693, à Venise en 1694 (*Gazette*, p. 582), et c'est dans ce poste qu'on lui avait conféré un titre de duc de Parete. Son attachement aux intérêts de la reine et de l'Autriche l'avait fait désigner, en 1699, pour prendre à Lisbonne la succession de M. de Castel dos Rios, comme il a été raconté dans notre tome VI (p. 373 et 613), puis pour aller à Vienne. Il n'était arrivé à la cour impériale que le 10 juillet 1700, et un des premiers soins du gouvernement de Philippe V fut de lui enjoindre d'obtenir l'investiture du Milanais, ou sinon, de revenir de Vienne.

2. *Journal de Dangeau*, tome VIII, p. 85, 22 avril; *Gazette*, p. 183 et 195. Le ministre d'Espagne auprès de la Diète et l'ambassadeur de Savoie ne furent expulsés que bien plus tard (*Gazette*, p. 423 et 427).

3. Ayant dépouillé le caractère d'ambassadeur et renoncé à ses immunités. Comparez ci-dessus, p. 234.

4. C'est le 6 novembre qu'un bruit courut parmi les ambassadeurs (*Journal de Dangeau*, tome VIII, p. 230) que le duc Molès avait été arrêté par ordre de l'Empereur. La *Gazette* annonça (p. 531) qu'il était à Nussdorf, à deux lieues de Vienne, se préparant à rejoindre ses équipages partis en avant, lorsque, le 20, le maréchal de la cour vint l'arrêter, en représailles, disait-on, de l'arrestation des rebelles récemment emprisonnés à Naples, et dont plusieurs complices avaient pu se réfugier à Vienne, ou (*Mémoires de Villars*, tome I, p. 325 et 328) en revanche du renvoi brusque de M. d'Auersperg, ci-dessus, p. 233-234. Quelques jours plus tard (correspondance du 12 novembre), on l'autorisa à s'installer dans un faubourg de la capitale. Voyez le Supplément au *Journal de Verdun*, tome II, p. 143 et 168-169.

qui finit[1] en tournant casaque[2] et se donnant à l'Empereur[3].

Traités et fautes.

En même temps le Roi eut nouvelle de la signature de trois traités avantageux[4]. Par l'un[5], le Portugal faisoit avec lui une alliance offensive et défensive, interdisoit ses ports aux Anglois et aux Hollandois, et défendoit[6] tout commerce avec eux à ses sujets[7]. C'étoit un coup de partie que de fermer cette porte d'Espagne[8]. Mais, faute d'argent et de troupes à temps pour joindre à celles que le Portugal fournissoit, et qu'il réclama en vain[9], il fut forcé, le pied

1. *Qui finit* est en interligne, au-dessus de *parce qu'elle finit*, biffé.

2. Cette locution ne se trouve pas dans *l'Académie* de 1718, mais dans Furetière : « On dit figurément qu'un homme *a tourné casaque*, pour dire qu'il a changé de parti. »

3. Nous verrons cela en 1703 : tome III de 1873, p. 410 et 411. L'Archiduc partant alors pour l'Espagne, Molès lui fut attaché comme majordome-major. De retour à Vienne, il fut chargé, avec le prince de Liechtenstein, de diriger la banque d'emprunt. En 1708, l'Empereur lui donna sa nomination au cardinalat; mais elle n'eut point d'effet, à cause de l'opposition de la France. En 1709, il était ambassadeur ou agent de l'Empereur auprès de l'Archiduc, à Barcelone.

4. Le 3 avril : *Dangeau*, tome VIII, p. 72, 139 et 140; *Sourches*, tome VII, p. 32, 33 et 43; *Gazette d'Amsterdam*, n° XXXII; Targe, *Histoire de l'avènement des Bourbons*, tome I, p. 367-372.

5. Traité du 18 juin 1701 entre l'Espagne (non pas la France) et le Portugal : Du Mont, *Corps diplomatique*, tome VIII, 1re partie, p. 31. Le document textuel est aux Affaires étrangères, vol. *Espagne* 91, fol. 15-39.

6. Avant *défendoit*, il a biffé *leur*.

7. Le président Rouillé, notre ambassadeur à Lisbonne, avait conclu, l'année précédente, le 4 mars 1700, un traité avantageux pour le commerce de la rivière des Amazones (*Journal de Dangeau*, tome VII, p. 295; Papiers du P. Léonard, Arch. nat., K 1333, n° 13).

8. Guillaume III faisait agir M. de Galway auprès du roi D. Pierre; mais, soutenu par les Sousa et les Cadaval (ci-dessus, p. 128, note 6), le président Rouillé l'emporta, et le traité fut signé. Même à Lisbonne, on crut jusqu'en août qu'il ne s'agissoit que de neutralité : *Gazette d'Amsterdam*, Extr. XXIX, XXX et XXXI, n°s LVII, LXXVIII et LXXXVI; *l'Esprit des cours*, 1701, 2e partie, p. 87-90 et 295-302; *Mémoires*, par Lamberty, tome I, p. 415-417 et 547-548. Voyez les mss. Ledran aux Affaires étrangères, vol. *Espagne* (mémoires et documents) 94, fol. 108 v° à 112, et vol. 95, fol. 38-48, 149 v° à 151, 171 v° à 194.

9. On envoya de France des officiers pour dresser l'armée portugaise,

sur la gorge[1], à recevoir les vaisseaux et les troupes de[2] ces deux nations, de se joindre à elles contre l'Espagne malgré lui, et de la prendre ainsi par le seul endroit en prise, et qui fit sentir tout le danger et toute la dépense de ce que nous avions manqué[3]. Cette faute et celle du renvoi des garnisons hollandoises[4] furent capitales et influèrent sur tout. Celle encore d'espérer toujours contre toute espérance, et cette délicatesse de ne vouloir pas paroître agresseur, et de s'opiniâtrer à se laisser attaquer après tous les amusements et tous les délais qu'ils[5] voulurent employer, fut une autre cause de ruine. Avec un parti pris et le courage et la célérité du début des précédentes guerres, on les auroit déconcertés et réduits[6] à l'impossible avant qu'ils se fussent arrangés, et on les eût réduits à cette paix qu'on desiroit tant par la posture où on se seroit mis de leur faire tout craindre pour eux-mêmes. Mais nos ministres n'étoient plus les mêmes, et on ne s'aperçut que trop tôt après que c'étoit aussi d'autres généraux. L'autre traité fut celui par lequel M. de Mantoue livra au Roi ses places et ses États[7]. Rien n'étoit plus impor-

dont le roi D. Pierre offrait de détacher dix mille hommes à destination de l'Italie, et l'amiral de Châteaurenault alla renforcer, et surtout rassurer les habitants de Lisbonne, qui l'avaient déjà connu en 1681 : *Journal*, tome VIII, p. 167, 182 et 209. Voyez ci-après, p. 293.

1. « On dit figurément : *prendre un homme à la gorge*, pour dire : le contraindre avec violence de faire quelque chose. On dit en même sens : *tenir le poing sur la gorge à quelqu'un, lui mettre, lui tenir le pied sur la gorge.* » (*Académie*, 1718.)

2. *Des*, au lieu de *de*, dans le manuscrit.

3. Comparez la suite du tome III de 1873, p. 457-458, où seront expliquées les causes de la défection du Portugal en 1703, défection prévue tout de suite par Louville.

4. Ci-dessus, p. 53 et 251. — Le manuscrit a : *hollandoise*, au singulier.

5. *Ils*, les Hollandais ou les ennemis de la France.

6. *Réduit*, au singulier, dans le manuscrit.

7. Voyez ci-dessus, p. 1-2. Comme le roi de Portugal, le duc de Mantoue avait été l'objet des plus fortes sollicitations de nos ennemis; Villars (tome I, p. 326) prétend que, s'il se déclara pour la France, ce fut dans l'espoir de piller ses voisins de Modène et de Parme. Il signa

tant que Mantoue, ni rien de si pressé que de s'en assurer[1]. Enfin, par celui de M. de Savoie, il fut déclaré généralissime des forces des deux couronnes en Italie[2], et s'engagea à fournir dix mille hommes de ses troupes[3], outre tous les passages et toutes les facilités pour les nôtres, et il se flatta en même temps du mariage de sa seconde fille avec le roi d'Espagne[4].

Succession à la couronne d'An-

M. de Savoie fut fort blessé de la loi que le parlement d'Angleterre venoit de faire[5] pour régler l'ordre de la

son traité avec Tessé et M. de Vaudémont le 24 février 1701 (*Mémoires de Tessé*, tome I, p. 188-190; lettres des deux négociateurs, dans *l'Esprit des cours*, 1701, 2e partie, p. 26-46 et 52-53, et dans les *Mémoires*, par Lamberty, tome I, p. 450-454), tout en affectant de ne céder qu'à la force. C'était un point essentiel selon Tessé. Voltaire a dit (*Siècle*, p. 312) que le duc, vendu jadis à la France par son ministre, se vendit aussi lui-même. Il toucha depuis lors une pension de quatre cent mille écus. L'alarme fut très grande dans toute l'Italie, où l'on avait conservé encore quelque espoir de neutralisation, et le ressentiment de l'Empereur ne tarda pas à éclater.

1. C'est le 4-5 avril que Tessé occupa cette ville, et la nouvelle fit une profonde sensation à Vienne : *Journal de Dangeau*, tome VIII, p. 34, 72, 77 et 78; *Mémoires de Sourches*, tome VII, p. 45; *Gazette*, p. 180; *Gazette d'Amsterdam*, nos XXXII et XXXIII; *Nouvelles des cours de l'Europe*, mai 1701, tome IV, p. 26-46, 52-53; Supplément au *Journal de Verdun*, tome II, p. 127-129; *Mémoires de Villars*, tome I, p. 327-330; *Mémoires de Tessé*, tome I, p. 188-190. Parmi les lettres de Tessé à la duchesse de Bourgogne publiées par M. le comte de Rambuteau, il y en a deux fort plaisantes (p. 32-37) sur le duc de Mantoue, sa grande épée et les visites que lui fit le général français.

2. Patentes signées le 15 avril : *Mémoires de Tessé*, tome I, p. 185-191.

3. Cela se faisait moyennant un subside de cinquante mille écus par mois. En 1689, avant que le prince se déclarât contre la France, on lui avait demandé de laisser mettre une garnison française dans Turin, et il n'avait consenti à l'occupation que pour deux places sans importance, mais en offrant ses propres troupes à Louis XIV (*Gourville*, p. 582).

4. *Journal de Dangeau*, tome VIII, p. 37, 48, 71 et 77; *Mémoires de Sourches*, tome VII, p. 37 et 45. Il sera parlé du mariage ci-après, p. 298.

5. Acte du 10 février 1701 : Lamberty, *Mémoires*, tome I, p. 499-504; Du Mont, *Corps diplomatique*, tome VIII, 1re partie, p. 3-4. Le 22, en ouvrant la session du parlement, Guillaume III demanda aux Communes et aux Lords de prendre les mesures nécessaires pour pourvoir

gleterre établie dans la ligne protestante. Plaintes et droit de M. de Savoie *.

succession à la couronne de la Grande-Bretagne[1], et la fixer en même temps dans la ligne protestante en faveur de Sophie, femme du nouvel électeur d'Hanovre[2], et[3] mère de l'Électeur roi d'Angleterre, et fille de l'électeur palatin roi de Bohême, déposé et chassé de tous ses États, et d'une fille[4] de Jacques Ier, roi de la Grande-Bretagne, et sœur du roi Charles Ier à qui ses sujets coupèrent la tête[5]. Or, Charles étoit père de la première femme de Monsieur[6], dont la fille étoit épouse de M. de Savoie, et par conséquent excluoit de droit sa tante paternelle et les Hanovres ses enfants[7]. M. de Savoie porta ses plaintes en forme en An-

à la succession dans la ligne protestante, en remplacement du jeune prince qui venait de mourir. L'adresse de réponse promit de faire tout ce qui pourrait être utile aux intérêts de l'Angleterre et à sa sûreté, à la conservation de la religion réformée, et enfin à l'équilibre de l'Europe; toutefois, ce dernier membre de phrase n'obtint qu'une faible majorité, cent quatre-vingt-cinq voix contre cent soixante-trois (*Gazette d'Amsterdam*, nos XVII-XX). Le parlement, qui était alors tory, eut soin de limiter encore les prérogatives royales pour le cas, plus probable que jamais, où elles passeraient aux mains d'un étranger : point de guerres pour la défense de territoires non anglais, obligation de professer la religion anglicane, obligation d'avoir le consentement du parlement pour sortir de l'étendue des Trois-Royaumes, exclusion de tout élément étranger dans les charges, dans les offices ou au parlement, etc. Enfin l'occasion sembla bonne aux ennemis de Louis XIV pour protester violemment contre les deux traités de partage de la succession d'Espagne, et les Communes allèrent même jusqu'à mettre en accusation Portland et les autres conseillers qui avaient poussé Guillaume dans cette voie.

1. Il a écrit ici : *Grand Bretagne*, et plus loin : *Grande Bretagne*.
2. Tome II, p. 251, et tome V, p. 47.
3. Les huit derniers mots ont été ajoutés en interligne, au-dessus des mêmes mots biffés, Saint-Simon voulant les remplacer par le membre de phrase qui suit : *mère de l'Électeur*, etc., et ayant même commencé à écrire en interligne : *mère*.
4. Avant *fille*, il a biffé : *du roy d'Angletterre, fille*.
5. Tous ces personnages ont déjà été énumérés presque de la même façon, en 1695, à l'endroit indiqué de notre tome II.
6. Madame Henriette, morte en 1670 : ci-après, p. 370.
7. Voyez le tableau de filiation donné par Lamberty, tome I, p. 499.

* La première phrase de cette manchette a été ajoutée après coup, ce qui fait qu'elle commence plus haut que l'alinéa auquel elle se rapporte.

gleterre, qui ne furent pas écoutées[1] : on n'y vouloit plus ouïr parler d'un roi catholique après avoir chassé et proscrit le roi Jacques II et sa postérité. Les Vénitiens aussi déclarèrent qu'ils se tiendroient neutres, et qu'ils appelleroient à leur secours l'ennemi de celui qui se voudroit saisir de quelqu'une de leurs places malgré eux[2]. C'est tout ce que le cardinal d'Estrées en put obtenir[3], qui, de Venise, se mêla aussi du traité de Savoie avec Phélypeaux[4], notre ambassadeur à Turin, et, avec Tessé, de celui du duc de Mantoue. Le bonhomme la Haye[5], notre ambassadeur à

Vénitiens neutres.

1. *Journal de Dangeau*, tome VIII, p. 86. Le 11 avril, le parlement anglais eut communication de la protestation de la duchesse mère de Savoie : *Gazette d'Amsterdam*, n° xxxi; texte dans l'Extraordinaire, dans les *Mémoires* de Lamberty et dans le *Corps diplomatique*, tome VIII, 1re partie, p. 4. Les dépêches du comte de Vernon relatives à cette prétention, en novembre 1699, avaient été interceptées par ordre de Torcy.

2. C'est encore dans le *Journal de Dangeau*, p. 78, qu'il prend cette nouvelle, à côté des précédentes. Louis XIV n'entendait pas que la République se bornât à une simple neutralité; mais Tessé ne put rien obtenir de plus : voyez ses *Mémoires*, tome I, p. 189-190. L'acte de neutralité est dans le recueil de Lamberty, tome I, p. 413-414; comparez *l'Esprit des cours*, 1701, 2e partie, p. 46-51 et 85-86.

3. Il a été parlé en 1700 (tome VII, p. 356 et 607) de la mission circulaire du cardinal; son instruction, signée par le Roi le 15 décembre de cette année-là, a été imprimée par Hippeau, dans l'*Avènement des Bourbons*, tome II, p. 366-372, et sa correspondance est aux Affaires étrangères, fonds *Venise*. Partout il était suivi par le cardinal de Lamberg, qui contrecarrait ses manœuvres au nom de la cour de Vienne. Voyez *l'Esprit des cours*, 1re partie, p. 350-355. Les généraux français eussent voulu qu'il restât à Venise pour soutenir la lutte.

4. R.-B. Phélypeaux du Verger : tome IV, p. 277. Dangeau dit (p. 77) que le Roi lui avait envoyé par avance la ratification du traité à signer.

5. Denis de la Haye, sieur de Ventelay, en Champagne, avait commencé son service diplomatique en passant trois années (1658-1660) à l'ambassade de Constantinople, sous les ordres de son père, qui occupa ce poste plus de vingt ans. Il lui succéda à la fin de 1665, puis alla remplacer le duc de Vitry à Munich, en 1675, comme envoyé extraordinaire, fut désigné pour passer à Lisbonne en octobre 1684, mais laissa le Portugal à M. Amelot, qu'il alla remplacer à Venise, comme ambassadeur, fit son entrée le 8 juillet 1685, demanda à être rappelé au printemps de 1701 parce qu'il était vieux et infirme (*Journal de Dangeau*, tome VIII,

Venise, voulut finir sa longue ambassade à ce période[1]; il avoit été longtemps ambassadeur à Constantinople, avec grande réputation[2], et bien servi encore ailleurs[3]. Charmont, nouveau secrétaire du cabinet[4], lui succéda à Venise[5].

Catinat général

Catinat fut choisi pour commander en Italie[6]. Il venoit

p. 77 et 413), vint saluer le Roi le 19 juillet, et se retira avec une pension de deux mille écus, mais ne mourut que le 22 mars 1722, dans son château de Charly-sur-Marne, ayant alors quatre-vingt-seize ans et cinq mois.

1. Au masculin et sans adjectif, *période* s'employait dans le sens de point culminant d'une maladie, et, par suite, d'apogée d'une révolution; aujourd'hui, on y joint ordinairement un qualificatif, *haut* ou *dernier*. Sous Louis XIII, Vaugelas disait : « Monter au période de la gloire. »

2. Voyez les *Mémoires de Louis XIV*, tome I, p. 154-158, et une relation de cette ambassade dans les Papiers de Conrart, ms. Arsenal 4129, p. 867-892, ainsi que les Papiers de M. de Bonnac, Arch. nat., K 1342, n° 6. Flassan a raconté aussi, dans son *Histoire de la diplomatie française*, tome III, p. 206-212, l'acte intrépide par lequel le jeune la Haye mérita d'avoir la succession de son père.

3. Voyez les *Instructions aux ambassadeurs en Bavière*, déjà citées, p. 41-51 et 71-79. Il n'eut guère de succès auprès de Ferdinand-Marie, père de l'électeur Maximilien-Emmanuel, ni auprès de celui-ci, à qui on eût voulu faire épouser la fille de Monsieur. Il partit de Munich peu avant la conclusion du mariage avec une archiduchesse d'Autriche, et l'Électeur entra, dix-huit mois plus tard, dans la ligue d'Augsbourg.

4. Ci-dessus, p. 20-21.

5. *Journal de Dangeau*, tome VIII, p. 77; *Mercure* d'avril 1701, tome II, p. 245. Le nouvel ambassadeur ne fit son entrée que deux ans après sa nomination, le 29 avril 1703 (Arch. nat., K 1326, n° 11).

6. *Journal de Dangeau*, tome VIII, p. 40, 43, 57 et 63; *Mémoires de Sourches*, tome VII, p. 33 et 39. Le 23 mars, chez Mme de Maintenon, il prit congé du Roi, qui avait annoncé sa venue à M. de Vaudémont en ces termes (Pelet, *Mémoires militaires*, tome I, p. 223) : « J'envoie le maréchal de Catinat pour commander mes troupes sous les ordres du duc de Savoie, lorsqu'il sera à la tête de l'armée, et pour les joindre, en attendant, à celles du roi mon petit-fils, et agir avec vous de concert en tout ce que vous croirez du bien de son service. C'est un homme sage, que son expérience et son mérite ont élevé à la place où il est, et dont vous aurez autant de sujet d'être content que vous l'avez été jusqu'à présent du comte de Tessé. » A défaut de M. de Savoie, c'est à M. de Vaudémont que devait revenir le droit de donner le mot et les ordres. Catinat arriva à Turin le 4 avril, et y fut reçu avec des honneurs extraordinaires, par M. de Savoie lui-même, qui le traita comme un

en Italie. Dépit et vues de Tessé; sa liaison avec Vaudémont.

de perdre Croisille[1], son frère, qui avoit servi avec grande réputation[2], mais que sa mauvaise santé avoit empêché de continuer[3]. C'étoit un homme fort sage, fort instruit, fort judicieux, qui avoit beaucoup d'amis considérables quoique fort retiré, et grand homme de bien[4]. C'étoit le conseil et l'ami du cœur de son frère, qui partit dans cette affliction[5]. Tessé fut outré d'avoir un général. Le brillant et le solide qu'il avoit tiré de la fin de la dernière guerre d'Italie[6], les avantages qu'il avoit tâché d'en prendre à la cour depuis que la paix et sa charge[7] l'y avoient attaché, la familiarité qu'il avoit acquise à la cour de Turin, et la part qu'il venoit d'avoir au traité de Mantoue[8], lui avoient fait

père venu pour lui apprendre le métier de la guerre et l'art de gagner des batailles (*Gazette*, p. 187; *Gazette d'Amsterdam*, n°s XXXII et XXXIII).

1. Guillaume Catinat, sieur de Croisille, né le 8 mars 1639, entré aux gardes en 1658, avait remplacé son frère comme capitaine en 1667, et s'était retiré du service en 1674. Il mourut à Paris, le 19 mars 1701, sans alliance. Il était plus jeune de deux ans que le maréchal, et ils avaient perdu un frère aîné au siège de Lille.

2. Il avait été blessé au siège de Maëstricht, avec son frère, en 1673, puis à Seneffe, en 1674, ce qui l'avait forcé de quitter les gardes.

3. *Dangeau*, tome VIII, p. 61; *Sourches*, tome VII, p. 33.

4. Dangeau dit : « C'étoit un homme d'un grand mérite, qui avoit servi avec beaucoup de réputation, et qui, depuis avoir quitté le service, menoit une vie fort retirée et étoit dans une grande dévotion. » Mme de Sévigné, en 1688 (tome VIII, p. 198), le rangeait parmi les causeurs d'esprit, comme Saint-Romain et l'abbé Bigorre, qui se trouvaient alors à l'armée d'Allemagne avec le jeune marquis de Grignan.

5. Il y a nombre de témoignages de cette touchante affection dans les lettres du maréchal à Croisille insérées aux tomes I et II des *Mémoires de Catinat;* voyez aussi, dans le tome I, p. 4, une anecdote qui se trouve rapportée d'autre part dans les *Mémoires de Sourches*, tome VII, p. 33, note 2, et qui prouve, des deux côtés, même générosité et même élévation de sentiments. On prétendit, avec quelque vraisemblance (*Mémoires de Catinat*, tome III, p. 89), que le chagrin de la mort de Croisille, ayant altéré les facultés du maréchal, lui fit commettre les fautes qui amenèrent sa disgrâce.

6. En 1696 : tome III, p. 128-131, etc.

7. Sa charge de premier écuyer de la duchesse de Bourgogne.

8. Ci-dessus, p. 256-257 et 259. Autrement, le résultat de ses missions à Turin même et à Venise n'avait pas été heureux.

espérer de commander en chef les troupes du Roi sous M. de Savoie : il étoit gâté; mais M. de Vaudémont avoit achevé de lui tourner la tête. Ce favori de la fortune qui ne négligeoit rien pour s'en tenir les chaînes assurées, et qui étoit l'homme le mieux informé de l'intérieur des cours dont il avoit affaire[1], avoit tout prodigué pour s'attacher Tessé, que le Roi lui avoit envoyé pour concerter avec lui tout ce qui regardoit le militaire : fêtes, galanteries, confiance, déférence, honneurs partout, et civils et militaires, en tout pareils à ceux qui lui étoient rendus à lui-même, rien ne fut épargné[2]. Il parut donc bien dur à Tessé, qui avoit eu la sotte vanité de recevoir des honneurs de gouverneur et de capitaine général du Milanois, d'en tomber tout à coup, et dans le Milanois même, dans l'état commun de simple lieutenant général roulant avec tous les autres[3]. Il tâcha au moins de tirer ce parti de leur commander sous Catinat, comme autrefois on avoit fait quelques capitaines généraux; mais il en fut refusé[4], et se

1. Voyez son portrait et l'historique de sa carrière dans notre tome IV, p. 331-346. Tessé disait (*Lettres* publiées par M. de Rambuteau, Notice, p. xv) : « Ce prince surpasse l'humanité en jugements, bons partis, expédients. C'est un véritable homme de guerre, fidèle, aimable, hardi. Il est adorable.... » Comparez, dans le volume du général Pelet, p. 203-210, une autre lettre du 4 janvier 1701.

2. *Journal de Dangeau*, tome VIII, p. 12 et 14; *Mémoires de Tessé*, tome I, p. 183, 186, 196, etc. Comparez la suite de nos *Mémoires*, tome III de 1873, p. 61-62. Feu M. Hippeau a publié pour l'Académie de Caen, en 1862, quelques lettres écrites par M. de Vaudémont au duc d'Harcourt, en février et mars 1701.

3. « On disoit (le 21 mars) que le comte de Tessé avoit été fait capitaine général, soit qu'on lui en eût effectivement donné le titre, soit qu'on lui ait donné une lettre pour commander en Italie aux lieutenants généraux plus anciens que lui. » (*Mémoires de Sourches*, tome VII, p. 35; comparez la *Gazette d'Amsterdam*, n° xxvi.) Nous avons rencontré, en 1700 (tome VII, p. 27), ce titre de capitaine général imaginé pour mettre certains lieutenants généraux hors rang, comme notre auteur le dira (tome III de 1873, p. 383) de M. d'Huxelles père.

4. Les *Mémoires de Tessé* disent (tome I, p. 190) qu'il eut une patente de capitaine général le 23 mars, en même temps que Catinat celle

vit par là loin encore du bâton de maréchal de France qu'il croyoit déjà tenir, quoiqu'il n'eût jamais vu d'action, ni peut-être brûler une[1] amorce, par le hasard d'absence, de détachement ou de commissions; mais on ne se rend pas justice, et on se prend à qui on peut[2]. Il attendit donc Catinat, qui l'avoit proposé à la fin de la dernière guerre

de général; mais Dangeau rapporte positivement (p. 71), que, quoique très content de Tessé et prêt à lui prouver sa satisfaction, le Roi ne lui voulut point accorder ce commandement supérieur.

1. *Un*, dans le manuscrit.

2. Il dira ailleurs (tome III de 1873, p. 388) que Tessé était « au fonds ignorant à la guerre, qu'il n'avoit jamais faite, par un hasard d'avoir été partout et de s'être toujours trouvé à côté des actions et de presque tous les sièges; » et encore (Addition au *Journal de Dangeau*, tome IX, p. 96), qu'il n'avait jamais « essuyé coup de mousquet. » Pour un homme qui fit presque sans cesse la guerre, sur tous les points, en Palatinat, en Allemagne, sur le Rhin, sur la Moselle et en Flandre, aussi bien qu'en Piémont et en Espagne, ou même à l'intérieur du Royaume, en Languedoc, en Dauphiné, en Provence, le fait de n'avoir jamais vu le feu serait difficile à admettre. On trouve, au contraire, dans ses états de service, de nombreuses mentions de faits de guerre, et même de blessures reçues à Épinal en 1670, à Rheinfeld et au passage de la Kinzig en 1678, au siège de Veillane en 1691. Pendant cette dernière guerre, il avait secondé activement Catinat en Piémont, dirigé la furieuse défense du fort de Sainte-Brigitte et de Pignerol (notre tome I, p. 272-273), où le duc de Savoie perdit six mille hommes, une véritable boucherie, et coopéré par une diversion opportune à la victoire de la Marsaille; puis il avait rejoint le même général en Flandre et commandé la tranchée de droite au siège d'Ath, avec tant de vaillance et de succès, qu'on lui donna le gouvernement de cette place pour son frère. (*Mémoires de Tessé*, tome I, p. 6-48 et 118-120; *Gazette*, aux dates.) Nous le verrons bientôt figurer aussi vaillamment que personne dans la campagne de 1701, à Carpi par exemple, et recevoir de nouvelles blessures devant Mantoue et à Luzzara, en 1702, avant qu'on ne lui donne le bâton de maréchal. Ainsi l'accusation de Saint-Simon est injuste. Ce qu'il serait plus exact de dire, c'est que les négociations dont Tessé était chargé par M. de Torcy, en même temps que Barbezieux le dirigeait pour le militaire, et surtout son habileté à se servir de l'écritoire et à mener les intrigues les plus compliquées, furent pour beaucoup dans son succès, de même qu'il sut tirer parti de l'alliance de sa cousine Escoubleau de Sourdis avec le fils du tout-puissant Saint-Pouenge.

pour traiter avec la cour de Turin[1], et qui par là avoit fait sa fortune. Il l'attendit, dis-je, avec ferme dessein de lui faire du pis qu'il pourroit, afin d'essayer[2] de le chasser de cette armée, dans[3] l'espérance de lui succéder, et que, appuyé comme il comptoit de l'être de M. de Savoie et de Vaudémont, elle ne lui échapperoit pas, et qu'à ce coup on ne pourroit lui différer le bâton de maréchal de France[4].

Boufflers général en Flandres, et Villeroy en Allemagne.

En même temps[5] les armées furent réglées en Flandres, sous le maréchal de Boufflers, et en Allemagne, sous le maréchal de Villeroy. Mgr le duc de Bourgogne fut destiné un moment à commander celle de ce dernier[6]; mais cela fut changé sur le dépit que témoigna Monsieur de ce que M. de Chartres fut refusé de servir[7]. Le Roi y avoit

1. Tome III, p. 128. Saint-Simon a fait alors un premier portrait de ce « Manceau qui ne démentoit en rien sa patrie. »

2. *Affin* (sic) *d'essayer* est écrit en interligne, au-dessus de *dans le dessein*, biffé.

3. Avant *dans*, il a biffé *et*.

4. Quelques mois plus tard, à la fin d'une lettre de plaintes contre son général, Tessé disait au ministre (*Michel Chamillart*, par M. l'abbé Esnault, tome I, p. 33) : « J'ai passionnément desiré de mériter d'être un jour maréchal de France; mais je ne le desire, ni ne desirerai jamais l'être sans commander des armées. C'est être inutile au Roi, et je fais ma confession que je vois bien que mon humanité ne pourroit soutenir le poids, qui m'accableroit. »

5. *Journal de Dangeau*, tome VIII, p. 83, 19 avril 1701 : « M. le maréchal de Boufflers partit hier pour retourner à Lille; c'est lui qui commandera notre armée en Flandres, et le maréchal de Villeroy commandera celle d'Allemagne sous Mgr le duc de Bourgogne. »

6. En effet, le 20 avril, quand le prince arriva à Versailles, son grand-père lui annonça cette bonne nouvelle, qui courait d'ailleurs depuis six semaines (*Dangeau*, p. 84). Dès le commencement de février, étant alors à Toulouse, il avait écrit au Roi et à Mme de Maintenon pour solliciter un emploi : *Dangeau*, tome VIII, p. 38; *Correspondance générale de Mme de Maintenon*, tome IV, p. 383-386, 415 et 422.

7. Voici comment Dangeau a enregistré les faits, le 21 avril d'abord : « Avant que de partir pour la chasse, le Roi dit à M. le duc de Chartres, qui le pressoit fort de lui permettre de faire cette campagne, qu'il y consentiroit, si Monsieur le trouvoit bon. Monsieur y consent : ainsi ce prince accompagnera Mgr le duc de Bourgogne à l'armée; mais ils ne

consenti[1] dans l'espérance que Monsieur, piqué de ce qu'on ne lui donnoit point d'armée[2], n'y consentiroit pas, et y mit la condition que ce seroit avec l'agrément de Monsieur. Monsieur et M. le duc de Chartres, qui comprirent que, servant toujours, il n'étoit plus possible, à son âge, de lui refuser le commandement d'une armée l'année[3] suivante, si ils ne le pouvoient obtenir celle-ci, aimèrent mieux sauter le bâton[4] du service subalterne encore cette campagne[5]. Le Roi, qui, pour cette même raison, ne vouloit pas que son neveu servît, fut surpris de trouver Monsieur dans la même volonté que Monsieur son fils, et, si cela s'ose dire, fut pris pour dupe; mais il ne la fut pas, et montra la corde[6] par le refus chagrin qu'il fit tout net pour qu'on ne lui en parlât plus. Il s'y trompa encore : M. de Chartres fit des escapades peu mesurées, mais de son âge, qui fâchèrent le Roi et l'embarrassèrent encore davantage[7]. Il ne savoit que faire à son neveu, qu'il

M. de Chartres refusé de servir; grand mécontentement de Monsieur, qui ne s'en contraint pas avec le Roi.

partiront pas que la guerre ne soit déclarée. M. le duc du Maine et M. le comte de Toulouse serviront, et l'on croit qu'ils serviront de lieutenants généraux dans l'armée de Flandre, sous M. le maréchal de Boufflers. » Puis, le 25 (p. 87) : « M. le duc de Chartres ne servira point. Le Roi a trouvé que cela ne convenoit point à ses intérêts, et avoit espéré que Monsieur en détourneroit M. de Chartres; mais, Monsieur n'ayant pas voulu s'en charger, le Roi a témoigné à M. de Chartres qu'il lui feroit plaisir de n'y plus songer. Monsieur le Duc et M. le prince de Conti avoient parlé au Roi, il y a quelques jours, et s'étoient présentés pour servir, et lui avoient tenu l'un et l'autre des discours très soumis et point embarrassants, tels enfin que le Roi les pouvoit souhaiter. » La *Gazette d'Amsterdam* reçut les mêmes informations que Dangeau avait recueillies, mais un peu après lui (n°s XXXIV-XXXVI).

1. Avant *consenti*, le manuscrit porte l'abréviation *co*, biffée.

2. Monsieur n'avait plus eu de commandement d'armée depuis sa victoire de Cassel (1677) : ci-après, p. 338, note 3.

3. Avant ce mot, il a biffé un premier *l'année*, surchargeant *suivante*.

4. Locution déjà employée au tome V, p. 81. « C'est un mot de ville, » disait en 1726 Mathieu Marais (*Journal et mémoires*, tome III, p. 461).

5. Nous l'avons vu commander la cavalerie en 1695 et 1696.

6. « On dit, figurément et proverbialement, d'une finesse grossière et facile à découvrir : « *Cela montre la corde.* » (*Académie*, 1718.)

7. Ci-après, p. 314 et suivantes.

avoit forcé à être son gendre[1], et qui[2], excepté les conditions écrites, ne lui avoit rien tenu, tant de ce qu'il avoit laissé espérer, que de ce qu'il avoit promis. Ce refus de servir qui éloignoit sans fin, pour ne pas dire qui anéantissoit, toute espérance de commandement d'armée, rouvrit la plaie du gouvernement de Bretagne[3], et donnoit beau jeu à Madame d'insulter à la foiblesse que Monsieur avoit eue, qui n'en étoit pas aux premiers repentirs[4]. Il laissoit donc faire son fils en jeune homme, qui, avec d'autres jeunes têtes, se proposoit de faire un trou à la lune[5], tantôt pour l'Espagne, et tantôt pour l'Angleterre[6];

1. Tome I, p. 59 et suivantes. — 2. Le Roi et non plus son neveu.

3. Il a dit, en 1695, à propos du gouvernement de Bretagne arraché au duc de Chaulnes pour le comte de Toulouse (tome II, p. 255), que « le Roi.... s'étoit engagé à Monsieur pour le premier gouvernement de province qui viendroit à vaquer, pour M. le duc de Chartres, » et que « c'étoit une parole donnée à l'occasion du mariage de ce prince. » Il a ensuite raconté (p. 258-259) que Monsieur montra beaucoup de dépit de voir ce beau morceau passer aux bâtards, que la scène fut vive, et que « le Roi, dont en effet ç'avoit été le motif, se laissa gronder, » et s'en tira avec l'aide du chevalier de Lorraine, moyennant de l'argent pour le jeu et pour Saint-Cloud.

4. Avant *pers repentirs*, qui commence une ligne, Saint-Simon a effacé du doigt un premier *pers* écrit à la fin de la ligne précédente. — Madame exprima son ressentiment dans une lettre du 12 mai à la duchesse de Hanovre (recueils Rolland, p. 232, et Jaeglé, tome I, p. 269) : « Mal en a pris à mon fils d'avoir mis tout son zèle à montrer qu'il est un homme; on ne le lui a pas encore pardonné. On préfère les bâtards au neveu, et, parce que, Dieu merci! mon fils a du cœur, et que le bâtard boiteux est un poltron, on ne veut pas que mon fils, ni les princes du sang, qui ont bon courage aussi, aillent à l'armée, afin que tout l'honneur soit pour les bâtards seuls.... Mon fils ne retire donc que honte de son mariage.... »

5. Locution figurée signifiant qu'on s'en va sans rien dire et sans payer ses créanciers (*Académie*, 1718). Voyez un exemple dans les *Lettres de Tessé* publiées par M. le comte de Rambuteau, p. 311. On disait aussi : *faire un trou à la nuit.*

6. Ceci ferait presque croire à l'authenticité du projet d'aller s'offrir au peuple espagnol que j'ai rapporté en 1700 (tome VII, p. 318, fin de note, et p. 633) d'après un ouvrage apocryphe et suspect. Il est certain au moins, et prouvé par les papiers du conseiller du jeune prince

et Monsieur, qui le connoissoit bien, et qui n'étoit pas en peine qu'il exécutât ces folies, ne disoit mot, bien aise que le Roi en prît de l'inquiétude, comme, à la fin, il arriva. Le Roi en parla à Monsieur, et, sur ce qu'il le vit[1] froid, lui reprocha sa foiblesse de ne savoir pas prendre autorité sur son fils. Monsieur alors se fâcha, et bien autant de résolution prise que de colère. Il demanda au Roi, à son tour, ce qu'il vouloit faire de son fils à son âge; qu'il s'ennuyoit de battre les galeries de Versailles et le pavé de la cour, d'être marié comme il l'étoit, et de demeurer tout nu vis-à-vis[2] ses beaux-frères[3] comblés de charges, de gouvernements, d'établissements et de rangs, sans raison, sans politique et sans exemple; que son fils étoit de pire condition que tout ce qu'il y avoit de gens en France de son âge qui servoient, et à qui on donnoit des grades bien loin de les en[4] empêcher; que l'oisiveté étoit la mère de tout vice[5]; qu'il lui étoit bien douloureux de voir son fils unique s'abandonner à la débauche, à la mauvaise compagnie, et aux folies, mais qu'il lui étoit cruel de ne s'en pouvoir prendre à une jeune cervelle justement dépitée, et de n'en pouvoir accuser que celui qui l'y précipitoit par ses refus. Qui fut bien étonné de ce langage si clair? Ce fut le Roi. Jamais il n'étoit arrivé à Monsieur de s'échapper avec lui, à mille lieues près de ce ton, qui étoit d'autant plus fâcheux qu'il étoit appuyé de raisons sans

(*l'Abbé Dubois*, par le comte de Seilhac, tome I, p. 80-81), qu'après le refus d'avril 1701, Dubois reprit ou mit en avant une idée d'aller en Espagne sous prétexte d'instruction militaire, et d'obtenir un commandement dans l'armée de Philippe V. Monsieur donna son assentiment; mais le Roi s'opposa à ce projet, et Monsieur s'en montra fort irrité. Puis vinrent l'affaire de Mlle de Séry (ci-après, p. 314-315) et la scène du 8 juin au sortir de laquelle Monsieur fut frappé d'apoplexie.

1. *Vid*, dans le manuscrit.
2. A remarquer cet emploi de *vis-à-vis*, sans *de*, que ne donne point l'*Académie* du temps, mais que nous retrouverons.
3. Le duc du Maine, le comte de Toulouse et Monsieur le Duc.
4. *Les* corrige *l'en*, et *en* est en interligne.
5. C'est l'épitaphe qu'on fit plus tard pour Madame, mère du prince.

réplique, auxquelles toutefois le Roi ne vouloit pas céder. Dans la surprise de cet embarras, il fut assez maître de soi pour répondre, non en roi, mais en frère : il dit à Monsieur qu'il pardonnoit tout à la tendresse paternelle, il le caressa, il fit tout ce qu'il put pour le ramener par la douceur et l'amitié. Mais le point fatal étoit ce service pour le but du commandement en chef que Monsieur vouloit[1], et que le Roi, par cette raison même, ne vouloit pas : raison qu'ils ne se disoient point l'un à l'autre, mais que tous deux comprenoient trop bien l'un de l'autre. Cette forte conversation fut longue et poussée[2], Monsieur toujours sur le haut ton, et le Roi toujours au rabais[3]. Ils se séparèrent de la sorte, Monsieur outré, mais n'osant éclater, et le Roi très piqué, mais ne voulant pas étranger[4] Monsieur, et moins encore que leur brouillerie pût être aperçue. Saint-Cloud, où Monsieur passoit les étés en grande partie, et où il alla plus tôt qu'à son ordinaire, les mit à l'aise en attendant un raccommodement, et Monsieur, qui vint depuis voir le Roi et quelquefois dîner avec lui, y vint plus rarement qu'il n'avoit accoutumé, et leurs moments de tête-à-tête se passoient toujours en aigreurs du côté de Monsieur ; mais, en public, il n'y paroissoit rien, ou bien peu de chose, sinon que les gens familiers avec eux remarquoient des agaceries et des attentions du Roi, et une froideur de Monsieur à y répondre, qui n'étoient dans l'habitude ni[5] de l'un ni de l'autre. Cependant Monsieur,

1. Le *v* de *vouloit* surcharge une *l*, et, avant ce mot, Saint-Simon a biffé *estoit*.

2. Cet emploi de *poussé* a déjà été relevé au tome III, p. 69.

3. *L'Académie* de 1718 cite des exemples de la première locution : « Il l'*a pris sur un ton fort haut, sur le haut ton ;* » et, pour la seconde, elle dit que, « lorsqu'un homme parle désavantageusement de quelqu'un, on dit qu'il le *met trop au rabais.* »

4. Vieux mot, que nous retrouverons bien souvent dans les écrits de Saint-Simon, et que *l'Académie* donnait encore en 1718, au sens de chasser d'un lieu, avec cet exemple : « Les rats, les moineaux ont *estrangé* les pigeons du colombier. »

5. Le premier *ny* est en interligne.

qui vit bien que, de tout cela, il n'en résulteroit rien de ce qu'il desiroit, et que la fermeté du Roi là-dessus ne se laisseroit point affoiblir, jugea[1] sagement, par l'avis du maréchal de Villeroy, qui s'entremit fort dans tout cela[2], et surtout par ceux du chevalier de Lorraine et du marquis d'Effiat, qu'il ne falloit pas pousser le Roi à bout, et qu'il étoit temps d'arrêter les saillies de la conduite de Monsieur son fils. Il le fit donc peu à peu, mais le cœur restant ulcéré, et toujours avec le Roi de la même manière. Les princes du sang ne servirent point non plus[3]. Ce fut Monsieur le Prince encore à qui le Roi s'adressa pour faire entendre ce qu'il appeloit raison à Monsieur le Duc et à M. le prince de Conti. Mais M. du Maine et M. le comte de Toulouse allèrent comme lieutenants généraux en Flandres, sous le maréchal de Boufflers[4].

Nyert revient d'Espagne. Retour des princes.

Nyert, premier valet de chambre du Roi[5], qui, sous prétexte de curiosité, à son âge[6], et dans son emploi, avoit suivi le roi d'Espagne à Madrid[7], et qui y étoit demeuré pour y être spectateur des premiers temps de son arrivée, revint au bout de cinq mois, et entretint le Roi fort longtemps, à plusieurs reprises, tête à tête[8]. Mgr le duc de

1. Avant ce verbe, il a biffé un *il* écrit par mégarde.

2. Il racontera plus tard (tome XI, p. 221) que ce maréchal, ayant eu de tout temps l'entière confiance de Monsieur, et étant du reste bon ami des favoris du Palais-Royal, faisait l'office « d'entremetteur de toutes les petites querelles qui arrivoient entre le Roi et Monsieur. »

3. Ci-dessus, p. 264, note 7. Pareille exclusion s'était déjà produite en 1697, au profit du duc de Vendôme, comme nous l'avons vu dans notre tome IV, p. 143-144.

4. Voyez le tableau des officiers généraux de chaque armée donné le 2 mai par Dangeau, p. 92-93, et par les *Mémoires de Sourches*, tome VII, p. 54-58.

5. Tome I, p. 171.

6. Il avait plus de cinquante ans.

7. Dangeau ne parlant point de ce départ en 1700, notre auteur ne l'a pas mentionné non plus. Nyert devait attendre l'entrée publique; mais, cette solennité étant retardée d'un mois, il reprit le chemin de la France : *Mémoires de Sourches*, tomes VI, p. 313, et VII, p. 46.

8. Le 15 avril : *Journal de Dangeau*, tome VIII, p. 80.

Bourgogne arriva aussi le mercredi 20 avril[1]; il avoit pris la poste à Lyon[2]. Le Roi l'attendit dans son cabinet et en sortit au-devant de lui pour l'embrasser, puis lui fit embrasser Mme la duchesse de Bourgogne. C'étoit à trois heures après midi; il avoit couché à Sens. M. le duc de Berry, qui n'avoit pas pris la poste si loin, arriva quatre jours après[3].

La Suède reconnoît le roi d'Espagne.

Le Roi eut presque en même temps[4] la joie[5] que la Suède, qui tenoit de fort près les Moscovites et le roi de Pologne, unis contre lui[6], et qui les avoit battus en plusieurs rencontres et obtenu de grands avantages[7], reconnut le roi d'Espagne.

Archevêques d'Aix et de Sens nommés à l'Ordre. Traits du premier*. *Add. St-S. 373*]

Ce même mois d'avril[8] vit un exemple bien rare et bien respectable, auquel on ne devroit jamais donner lieu, et qui a été mal imité, et en mêmes cas et choses, depuis, par plusieurs qui l'auroient dû[9]. Le Roi voulut remplir les deux places vacantes par la mort de Monsieur de Noyon

1. *Dangeau*, tome VIII, p. 83-85.

2. *Ibidem*, p. 67. Il avait médité ce retour dès le commencement de mars. Son désir d'être envoyé à l'armée y était pour beaucoup; mais il avait eu aussi quelques prises avec son frère cadet.

3. *Dangeau*, tome VIII, p. 86-87. Le Roi jugea alors le moment venu de régler plus avantageusement son état à la cour, en portant ses menus plaisirs à mille écus par mois et décidant qu'il souperait tous les soirs avec lui, mais se coucherait aussitôt après. — Les frais du voyage en poste, de Dijon à Versailles, s'élevèrent à neuf mille cinq cent soixante-trois livres six sous : Affaires étrangères, vol. *France* 1093, fol. 133.

4. *Dangeau*, p. 86.

5. *La joye* est en interligne, comme *de fort près* à la ligne suivante.

6. Il croit avoir écrit : *le roi de Suède.*

7. Tome VII, p. 376-377. Charles XII, dans les six premiers mois de 1701, passa la Duna, défit les Saxons, prit leurs magasins, mit les Moscovites en déroute et conquit la Courlande.

8. *Journal de Dangeau*, tome VIII, p. 81 et 82.

9. Il veut dire que le Roi ne devrait jamais offrir l'Ordre à des gens manquant de la noblesse requise, et que, depuis le cas qui va être raconté, l'exemple de sage humilité donné par l'archevêque de Sens n'a

* Cette seconde partie de la manchette remplace : *Refus illustre de M. de Sens*, qui se retrouvera plus loin, p. 279.

et par la promotion du cardinal de Coislin à la charge de grand aumônier de France et de l'Ordre[1], et, sans qu'aucun des deux prélats choisis le sussent, ni personne, il nomma M. de Cosnac[2], archevêque d'Aix, et M. Fortin de la Hoguette, archevêque de Sens[3]. Cosnac étoit un homme de qualité de Guyenne[4] qui avoit fait grand bruit par son

point été imité comme il aurait convenu, ou l'a été mal. Lorsque les maréchaux seront décorés tous ensemble, en 1705, il reprochera à la « fantaisie momentanée » du Roi d'y avoir fait passer des gens du commun, un Vauban, par exemple, un Catinat, « issu de manants du Perche, » un Châteaurenault, de noblesse bien neuve, bien chétive, bien éloignée de l'Ordre (tome IV de 1873, p. 206-209).

1. Nous avons vu, dans notre tome VII, p. 199 et note 4, que, le grand aumônier de France étant de droit commandeur en surnombre, le cordon donné à l'évêque d'Orléans en 1688 devenait vacant par sa promotion.

2. Daniel de Cosnac a déjà été cité à propos du mariage de sa nièce avec M. d'Egmont : tome IV, p. 59.

3. Ci-après, p. 279. — Le dimanche 17 avril, « le Roi, en s'habillant, nous dit que les deux commandeurs de l'Ordre qu'il alloit nommer n'en savoient rien, et qu'il ne les avoit nommés qu'à Monseigneur. Au retour de la messe, il fit entrer les chevaliers de l'Ordre dans son cabinet, et nous dit que, pour remplir les deux places vacantes, il avoit choisi MM. les archevêques d'Aix et de Sens. » (*Dangeau*, tome VIII, p. 81.) Les *Mémoires de Sourches* ajoutent (tome VII, p. 50) : « Les courtisans, qui avoient de longtemps nommé le premier, furent bien surpris de voir qu'ils s'étoient trompés dans leurs conjonctures au sujet du dernier (*en note :* Ils ne l'avoient même pas proposé ; mais il avoit bien du manège, et cela les avoit trompés) ; mais le Roi les avoit accoutumés à leur faire voir des choix auxquels ils ne s'attendoient pas. » Le premier est Monsieur de Sens ; le dernier, Monsieur d'Aix.

4. De Limousin, et non de Guyenne. Voyez la généalogie de cette famille dans le *Nobiliaire universel de France*, par Viton de Saint-Allais, tome XIV, p. 306-344, les *Vitæ paparum Avenionensium*, par Baluze, tome I, col. 1443-1448, la préface des *Mémoires de Daniel de Cosnac*, édités pour la Société de l'Histoire de France, en double version, par le représentant actuel du nom, en 1852 ; sa *Vie*, publiée d'abord dans le *Journal de Genève*, selon Mathieu Marais, puis, en 1745, dans le tome I du *Recueil A-Z*, et attribuée à l'abbé de Choisy ou au maréchal de Tessé, mais qui forme le livre VIII des *Mémoires* de l'abbé, et une dernière notice biographique, publiée en 1886 par l'éditeur des *Mémoires de Cosnac*.

esprit et par ses intrigues autrefois, étant évêque de Valence[1] et premier aumônier de Monsieur[2]. Il s'étoit entièrement attaché à feu Madame[3], pour laquelle il a fait des choses tout à fait singulières[4]. Il étoit son conseil et son ami de cœur[5], et le Roi lui en savoit gré. Il ne put pourtant refuser à Monsieur de le faire chercher et arrêter sur ce qu'il avoit disparu avec soupçon qu'il étoit allé se saisir de papiers qui inquiétoient la jalousie[6] de Monsieur, pour les rendre à Madame, et que Monsieur vouloit avoir[7]. Madame [fut] avertie par le Roi et donna aussitôt

1. Il n'était pas même sous-diacre, et ne portait qu'une qualification banale d'abbé, mais avait prononcé quelques sermons devant la Reine, quand Mazarin, en 1654, lui fit donner l'évêché de Valence et Die, un peu à contre-cœur, dit la *Gallia christiana*, mais sans doute par reconnaissance de ce qu'il avait fait signer aux princes la paix de Bordeaux. Il avait alors vingt-sept ans : Loret, *Muse historique*, tome I, p. 508. Choisy a raconté à quelles intrigues cette nomination donna lieu.

2. Choisy a raconté aussi comment le jeune évêque acheta de Mazarin, en 1661, pour vingt-cinq mille écus, la charge de premier aumônier de Monsieur, à qui on montait une maison. Il eut deux mille livres d'appointements et deux mille quatre cents de livrées; sous lui, un aumônier ordinaire, quatre aumôniers par quartier, et quatre honoraires. On possède un portrait de Cosnac gravé dans cette période de sa vie, en 1666, par Boulanger, d'après la peinture de Claude le Febvre.

3. Henriette d'Angleterre : ci-après, p. 370.

4. Les premières lettres de ce mot surchargent *es*[*tranges*]. — L'historiette que va raconter notre auteur se retrouve dans l'abbé de Choisy et dans les deux versions des *Mémoires de Cosnac*, mais se place après la mort de la reine d'Angleterre mère de Madame, c'est-à-dire vers la fin de 1669, époque où Cosnac, évêque, et non plus premier aumônier, était relégué dans son diocèse, sous le coup d'une lettre de cachet.

5. Il a écrit plus haut (p. 261) : *ami du cœur*, qui était la forme adoptée par *l'Académie*.

6. Les premières lettres de *jalousie* corrigent des lettres illisibles.

7. L'abbé de Choisy rattache l'incident aux négociations que Madame devait entreprendre en Angleterre, et pour lesquelles elle eût voulu que M. de Cosnac, toujours tenu à distance de la cour, pût venir la seconder. Selon Cosnac lui-même, dans sa seconde version (tome II, p. 82-83), la princesse espérait ravoir des papiers compromettants pour le chevalier de Lorraine, dont elle cherchait à se délivrer. Nous reverrons ces faits dans la digression sur la mort de Madame, ci-après, p. 370-372.

avis à Monsieur de Valence, qui se cacha dans une auberge obscure à un coin de Paris[1]; mais Monsieur, secondé de ceux qui le gouvernoient, mit de telles gens en campagne, qu'il fut découvert, et qu'un matin la maison fut investie. À ce bruit, l'évêque ne perdit point le jugement : il se mit tout aussitôt à crier la colique, et l'officier qui entra pour l'arrêter le trouva dans des contorsions étranges[2]. L'évêque, sans disputer, comme un homme qui n'est occupé que de son mal, dit qu'il va mourir, s'il ne prend un lavement sur l'heure, et qu'après qu'il l'aura rendu il obéira, et continue à crier de toute sa force. L'officier, qui n'eut pas la cruauté de l'emmener en cet état, se hâta d'envoyer querir un lavement pour achever plus tôt sa capture; mais il déclara[3] qu'il ne sortiroit point de la chambre qu'avec le prélat. Le lavement vint; il le prit, et, quand il fut question de le rendre, il se mit sur un large pot dans son lit, sans en sortir. Il avoit ses raisons pour un si bizarre manège[4]. Les papiers qu'on lui vouloit prendre étoient avec lui dans son lit, parce que, depuis qu'il les avoit, il ne les quittoit point. En rendant son lavement, il les mit adroitement, par-dessous sa couverture, au fonds du pot, et opéra par-dessus de façon à n'en être plus en peine[5]. S'en étant défait de cette façon,

1. Après un long voyage à travers la France, troublé par la nécessité de se déguiser, par mille péripéties et par une grosse fièvre, l'évêque fut amené « chez un tireur d'or, au cinquième étage d'une maison, dans une petite rue qui aboutit dans la rue Saint-Denis; » la rue aux Ours, dit la seconde version des *Mémoires de Cosnac.*

2. Selon l'abbé de Choisy, M. de Cosnac était réellement fort malade, et même se préparait à la mort, mettant en ordre les papiers de Madame, lorsque survint l'exempt Desgrez, envoyé avec ses archers, par M. de Louvois, pour l'arrêter comme faux-monnayeur, sans savoir qu'il avait affaire à un évêque, et Cosnac avait encore de la peine à se faire reconnaître comme tel, quand arriva l'apothicaire portant le lavement. C'est son médecin, Martin Akakia, qui avait dû le dénoncer.

3. *Décalara*, dans le manuscrit. — 4. *Manèges*, au pluriel.

5. Il ne fit disparaître ainsi que des lettres de Madame et de Mme de Saint-Chamond, selon les *Mémoires de Cosnac.*

il dit qu'il se trouvoit fort soulagé, et se mit à rire comme un homme qui se sent revenir de la mort à la vie après de cruelles douleurs, mais en effet de son tour de souplesse, et de ce que cet officier si vigilant n'auroit que la puanteur de sa selle[1], avec laquelle les papiers furent jetés au privé[2]. Le prélat[3], qui étoit travesti, et qui n'avoit point là d'autres habits à prendre, fut conduit au Châtelet, et là écroué sous le faux nom qu'il avoit pris[4]; mais, comme on ne trouva rien, et qu'on n'en eut que la honte, il fut délivré deux jours après, avec beaucoup d'excuses et quelques réprimandes de son travestissement, qui, ce disoit-on, l'avoit fait méconnoître. Madame se trouva plus délivrée que lui, et, comme le Roi en fut fort aise, le prélat ne fit que secouer les oreilles[5], et fut le premier à rire de son aventure[6].

1. « *Selle* se dit aussi d'un siège propice à mettre un bassin de chambre où on se décharge le ventre..., et, par extension, on le dit de la décharge du ventre. » (*Furetière*.)

2. « Il ordonna tout bas à son valet d'aller vider le bassin dans le privé de la maison, » dit l'abbé de Choisy. Même expression dans la seconde version des *Mémoires de Cosnac*. — « Au substantif, on appelle *un privé* un retrait, un lieu particulier où on va à ses nécessités naturelles. » (*Furetière*.)

3. *Le p* corrige *Il f[ut]*.

4. Selon l'abbé de Choisy, l'évêque était parvenu à se faire reconnaître; mais M. de Louvois, qui avait ses raisons pour se saisir du personnage, persista à ordonner qu'on le conduisît au Châtelet comme un simple faux-monnayeur, pendant qu'on visitait ses papiers ou ce qui en restait, et il dut se faire réclamer par les agents du clergé auprès du Roi lui-même. L'abbé le Gendre semble (*Mémoires*, p. 105-106) n'avoir connu que cette fin de l'aventure, et point son véritable sens. Selon lui, c'est pour s'être trouvé en équipage mondain dans une « bagarre » que M. de Cosnac, qui avait obtenu permission de revenir en cour après dix ans de relégation en Dauphiné, se serait laissé mettre en prison, et il n'aurait sollicité l'intervention du clergé qu'au bout de trois jours.

5. « On dit proverbialement et figurément : *secouer les oreilles*, pour dire : ne tenir compte de quelque chose, s'en moquer. » (*Académie*, 1718.)

6. Il a écrit : *avanture*, et, plus haut : *réprimendes*. — Le Roi fit « une espèce d'excuse de cette méprise, » et, comme l'évêque était toujours sous le coup de sa lettre de cachet, il l'envoya conduire par un gentilhomme ordinaire, non plus à Valence, mais à l'Isle-en-Jourdain,

Une autre fois[1], quelque diable fit une satire cruelle sur Madame, le comte de Guiche[2], etc., et la fit imprimer en Hollande[3]. Le roi d'Angleterre, qui en eut promptement avis[4], en avertit Madame, qui s'en ouvrit[5] aussitôt à Mon-

où il resta deux ans et demi, Madame étant morte sans avoir pu obtenir son rappel. Comparez les *Mémoires de Cosnac*, tomes I, p. LVI-LVII et 390-396, et II, p. 83-95. Il semble que notre auteur suive le récit de Choisy, peut-être inspiré directement par le prélat lui-même. — C'est pendant ce séjour en Armagnac que fut écrite, croit-on, la première version des *Mémoires de Cosnac*. L'exil fini, l'évêque retourna à Valence; il ne reparut à la cour que pour l'assemblée du clergé en 1682, où son rôle fut considérable dans le parti gallican, puis pour celle de 1685, où il fut un de ceux qui provoquèrent la révocation de l'édit de Nantes.

1. Cette seconde aventure, qui se place bien avant la première, en 1666, est encore dans le récit de l'abbé de Choisy, où, sans doute, notre auteur l'a prise comme la première; comparez le récit de Cosnac lui-même, en deux versions différentes, dans ses propres *Mémoires*, tome I, p. XLI-XLIII, 317, 321, 322 et 364, et tome II, p. 66-67.

2. Le « galant » comte de Guiche fut certainement amoureux d'Henriette d'Angleterre, et il commit même plus d'une imprudence, ou en fit commettre à cette princesse, qui le prit en considération ou en pitié. Mme de la Fayette (*Histoire de Madame*, p. 182-195), Mlle de Montpensier (*Mémoires*, tome III, p. 527,532, 533 et 540), Mme de Motteville (*Mémoires*, tome IV, p. 370-376) sont les principales contemporaines qui parlent plus ou moins affirmativement de cette liaison. La seconde femme de Monsieur affecte d'être encore plus sûre du fait en racontant certaine aventure où Madame faillit être surprise avec Guiche chez la tante de celui-ci, Mme de Saint-Chamond, qui joue également le rôle d'intermédiaire dans les récits de l'abbé de Choisy et de Daniel de Cosnac (*Correspondance de Madame*, éd. Brunet, tome II, p. 5-8); mais nous savons que cette princesse, qui écrivait cela à la fin de 1718, cinquante ans après l'événement, accueillait facilement les légendes extraordinaires. — Suivant les mêmes autorités, Madame Henriette fut sensible aussi à l'admiration de quelques autres courtisans qui étaient alors la fleur de la cour, comme Vardes et Lauzun.

3. Voyez ci-après, appendice XVIII, une note sur ces libelles.

4. Ce n'est pas au roi d'Angleterre Charles II, frère de Madame, mais à Louis XIV, que, selon l'abbé de Choisy, le libelle fut remis par M. de Louvois, et il crut « que Madame en devoit être informée afin de prendre quelques mesures avec Monsieur, au cas qu'il en eût connoissance. » De son côté d'ailleurs, Charles II fit agir ses agents en Hollande.

5. *Ouvit*, par mégarde, dans le manuscrit.

sieur de Valence. « Laissez-moi faire, lui dit-il, et ne vous mettez en peine de rien; » et s'en va, Madame après, qui lui demande ce qu'il pense faire; il ne répond point, et disparoît. De plusieurs jours, on n'en entend point parler. Voilà Madame bien en peine. En moins de quinze jours[1], Madame le voit entrer dans son cabinet; elle s'écrie et lui demande ce qu'il est devenu et d'où il vient? « De Hollande, répond-il, où j'ai porté de l'argent, acheté tous les exemplaires et l'original de la satire, fait rompre les planches devant moi[2], et rapporté tous les exemplaires, pour vous mettre hors de toute inquiétude, et vous donner le plaisir de les brûler. » Madame fut ravie; et en effet tout fut fidèlement brûlé, et il n'en est pas demeuré la moindre trace[3]. Il y en auroit mille à raconter.

Personne n'avoit plus d'esprit, ni plus présent, ni plus d'activité, d'expédients et de ressources, et sur-le-champ[4].

1. Le onzième jour, selon Choisy. On avait répondu aux gens de Madame que l'évêque passait huit jours à la campagne; mais il ne fit probablement pas cette expédition lui-même : voyez ci-après, p. 599-600.

2. Nous avons déjà eu, au tome II, p. 74, cette locution de *rompre les planches*. On disait aussi (Depping, *Correspondance administrative*, tome II, p. 236) : « casser les planches. » C'est ce qui s'appela au siècle suivant, comme aujourd'hui, les *formes*, assemblage des pages sur lequel se fait le tirage. Voyez *le Compositeur et le correcteur typographes*, par M. Daupeley-Gouverneur, p. 41 et suivantes.

3. Voyez ci-après l'appendice XVIII, p. 598-599.

4. L'abbé de Choisy a dit que Cosnac, « sous une figure assez basse, avoit tout l'esprit, toute la hauteur et toute l'industrie d'un Gascon qui veut faire valoir les qualités qu'il n'a pas aux dépens de celles qu'il a. » Et plus loin : « C'est un homme d'une vivacité surprenante, d'une éloquence qui ne laisse pas la liberté de douter de ses paroles, bien que, à la quantité qu'il en dit, il ne soit pas possible qu'elles soient toutes vraies. Il est d'une conversation charmante, d'une inquiétude qui fait plaisir à ceux qui ne font que l'observer et qui n'ont point affaire à lui. » Aussi Mme de Sévigné, qui l'aimait et goûtait beaucoup, depuis longtemps, pour son esprit, sa gaieté vive et ses « grandes pensées, » le comparait-elle aux chevaux qui ruent, et dont il ne faut pas s'approcher (*Lettres*, tome VIII, p. 421). L'abbé le Gendre l'a qualifié de *vir lynceis oculis et persuadendæ rei intricatissimæ summe idoneus*, dans sa *Vita Harlæi*, et, dans ses *Mémoires* (p. 104-105), d'enfant perdu,

Sa vivacité étoit prodigieuse ; avec cela, très sensé, très plaisant en tout ce qu'il disoit sans penser à l'être, et d'excellente compagnie. Nul homme si propre à l'intrigue, ni qui eût le coup d'œil plus juste ; au reste, peu scrupuleux, extrêmement[1] ambitieux, mais, avec cela, haut, hardi, libre, et qui se faisoit craindre et compter par les ministres. Cet ancien commerce intime de Madame dans beaucoup de choses, dans lequel[2] le Roi étoit entré, lui avoit acquis une liberté et une familiarité avec lui, qu'il sut conserver, et s'en avantager toute sa vie. Il se brouilla bientôt avec Monsieur après la mort de Madame, pour laquelle il avoit eu force prises[3] avec lui, et avec ses favoris[4]. Il vendit sa charge à Tressan[5] évêque du Mans, autre ambitieux

d'homme tout de feu, avec de l'esprit, » mais un esprit folâtre qui badinoit dans les choses les plus sérieuses, et qui négligeoit trop les bienséances de son état. » Comparez les études que lui ont consacrées Sainte-Beuve (*Causeries du lundi*, tome VI, p. 231-248) et M. Aubineau (*Notices littéraires*, 1859, p. 225-255). Ce qui caractérise plus particulièrement la première partie de sa vie, c'est un dévouement pour ses maîtres successifs, le prince de Conti, Monsieur, Madame, poussé jusqu'à la témérité la moins politique : ainsi on le vit tour à tour s'exposer au ressentiment de Mazarin pour rester fidèle à M. de Conti, et heurter les volontés de Louis XIV pour faire sortir Monsieur d'un rang inférieur ou pour sauver Madame des embûches du chevalier de Lorraine. Monsieur ne répondit à tant de services que par une ingratitude dont l'archevêque s'est plaint amèrement dans ses *Mémoires* (tomes I, p. 375, et II, p. 445). A l'égard du Roi, la reconnaissance du prélat s'exprime en termes singulièrement exagérés (tomes I, p. 443-444, et II, p. 180-182).

1. Les premières lettres d'*extrêmement* corrigent *et tr*[*ès*].

2. *Dans le* est écrit en interligne, au-dessus de *du*, biffé, et, plus loin, le manuscrit porte : *avoient*, au pluriel.

3. *Prise*, mis après coup au pluriel.

4. Ci-après, p. 371. L'évêque demanda la permission de « sortir honnêtement par la porte, pour ne pas être jeté par les fenêtres, » traita en secret avec l'abbé de Tressan, qu'appuyait le chevalier de Lorraine, et obtint son congé. Les *Mémoires de Choisy* (éd. Lescure, tome II, p. 72-73) racontent ces faits de la même façon que ceux de *Cosnac* (tome I, p. 371-377, et tome II, p. 73).

5. Louis de la Vergne de Tressan, né le 13 septembre 1638, fils d'un lieutenant-colonel du régiment de Madame Royale de Savoie, et cousin

intriguant de beaucoup d'esprit, mais dans un plus bas genre[1], et n'en fut que mieux avec le Roi, qui lui donna des abbayes[2], et enfin l'archevêché d'Aix[3], où il étoit maître de la Provence[4].

ou neveu de cet abbé de la Vergne qui faisait partie de la société Sévigné et Grignan, était maître de la chapelle et oratoire de Monsieur, quand Cosnac lui revendit la charge de premier aumônier. Il eut l'abbaye de Notre-Dame de Quarante en 1667, l'évêché de Vabres en avril 1669, l'abbaye Saint-Liguaire de Niort en 1670, s'en démit pour passer évêque du Mans en 1671, et reçut du Roi, le 1er novembre 1673, le riche prieuré de Cassan, au diocèse de Béziers, et de Monsieur, en août 1681, l'abbaye de Bonneval, en Beauce, vacante par la mort du comte du Plessis-Choiseul. Il vendit la charge de premier aumônier à l'abbé de Grancey, pour vingt-cinq mille écus, en 1688; mais le duc d'Orléans, fils de Monsieur, le replaça dans le même poste, auprès de sa personne, en novembre 1706. Il mourut dans sa ville épiscopale du Mans, le 27 janvier 1712.

1. Comparez l'Addition au *Journal de Dangeau*, tome XIV, p. 73-74, sur sa mort. Saint-Simon, dans la table de son exemplaire du *Journal*, à l'année 1705, dit que cet abbé « avoit été fort dans le monde et dans les intrigues. » M. de Tressan se trouvait avoir des relations suspectes soit avec Sainte-Croix, soit avec Mme de Brinvilliers, lorsque commença l'affaire des Poisons, et il faillit même être arrêté comme complice de l'empoisonnement de son prédécesseur M. de Lavardin : *Archives de la Bastille*, tome IV, p. 190 et 211. Plus anciennement, il paraît s'être livré à des intrigues contre certains évêques de Languedoc, étant alors vicaire de Narbonne : Depping, *Correspondance administrative sous Louis XIV*, tome IV, p. 79 et 80.

2. Quand Mazarin lui fit avoir l'évêché de Valence et Die, Cosnac remit deux prieurés qu'il détenait alors, Maza et Saint-Séverin, ou Saint-Jean de Mézin; mais il eut l'abbaye d'Orbestier, en Poitou. En novembre 1689, il obtint Saint-Taurin d'Évreux, qui valait douze ou quinze mille livres, et, le 8 septembre 1695, il l'échangea contre Saint-Riquier, qui rapportait plus de vingt mille livres.

3. Il eût préféré Albi à Aix, et ne fut promu que malgré lui à cet archevêché, qui ne valait que vingt ou trente mille livres, beaucoup moins que les deux évêchés réunis de Valence et de Die (*Journal de Dangeau*, tomes I, p. 247, III, p. 21, et XII, p. 76). Albi fut donné à M. de la Berchère, évêque de Lavaur, primitivement désigné pour Aix, mais que son manque de dignité, quoique bon et honnête homme, rendait impropre à diriger les affaires d'une si grande province (*Sourches*, tome I, p. 327).

4. Comme premier procureur-né du pays, l'archevêque d'Aix prési-

Refus illustre de l'archevêque de Sens. [*Add. StS. 374*]

L'autre prélat[1] étoit tout différent[2]. C'étoit un homme sage, grave, pieux, tout appliqué à ses devoirs et à son diocèse[3]; dont tout étoit réglé, rien d'outré; que son mérite avoit, sans loi[4], fait passer de Poitiers[5] à Sens[6]; aimé et

dait l'assemblée des communautés ou états de Provence, et seul y avait une façon de fauteuil, tandis que les autres prélats siégeaient sur un simple banc : c'est cette prérogative honorifique qui, en 1689, força M. de Grignan, archevêque d'Arles, à se retirer de l'assemblée, au grand désespoir des Sévigné. Du reste, l'autorité du président était bien réelle en tout temps et s'étendait dans tout le pays; M. de Cosnac en usa largement sans crainte des conflits. Voyez ses lettres, à partir de l'assemblée de 1687, dans la *Correspondance des Contrôleurs généraux des finances*, tomes I et II, l'Appendice de ses *Mémoires*, tome II, p. 331-365, et la Notice préliminaire de l'édition, tome I, p. LXXVIII-C.

1. Hardouin Fortin de la Hoguette, docteur de Sorbonne, agent général du clergé en 1670, fut nommé évêque de Saint-Brieuc en 1675, évêque de Poitiers en 1680, archevêque de Sens en 1685, conseiller d'État en avril 1704, et mourut le 28 novembre 1715, à soixante-douze ans et cinq mois, n'ayant eu d'autre bénéfice que l'abbaye de Sablonceaux, au diocèse de Saintes, avec le prieuré de Sainte-Gemme, à la mort de son oncle l'archevêque de Péréfixe (1671), et s'en étant démis en 1713. Il avait été chanoine de Notre-Dame de Paris et grand archidiacre.

2. L'abbé le Gendre nous montre précisément les deux prélats face à face dans l'assemblée de 1690 (*Mémoires*, p. 103-104), et il fait de M. de la Hoguette une critique railleuse qui se trouve être le plus bel éloge : « C'étoit un petit homme chagrin, qui exhala sa misanthropie.... à déclamer contre le luxe, parce qu'il n'aimoit point la dépense; à crier contre les pensions, de regret de n'en pouvoir donner; à faire des plaintes amères contre certaines gens (il entendoit parler de Monsieur de Paris, qui, depuis un long temps, tyrannisoit les assemblées).... M. de Cosnac,... regardé comme un des espions de Monsieur de Paris et comme un enfant perdu,... méprisoit M. de la Hoguette, et, tout naturellement, ils avoient eu un différend au sujet de la préséance.... Les bravades de Monsieur d'Aix, ses impétuosités désolèrent si fort le pauvre M. de la Hoguette, qu'après une foible résistance il changea tout à coup : de censeur outré qu'il avoit été jusque-là, il devint fade adulateur jusqu'à en être ridicule. »

3. *Dicèse*, dans le manuscrit.

4. On pourrait lire *sans luy*; la lettre *o* ou *u* a été retouchée.

5. *Poictiers* corrige *Sens*.

6. Sa piété et sa vigilance à Saint-Brieuc, ainsi que sa qualité de neveu de M. de Péréfixe, alors archevêque de Paris, le firent nommer,

respecté dans le clergé et dans le monde, et fort considéré à la cour[1]. Il étoit fort attaché à mon père[2], étoit demeuré extrêmement de mes amis[3], et n'avoit pas oublié que mon père avoit fait le sien major de Blaye[4], qui fut le commen-

le 19 janvier 1680, à Poitiers, qui avait été très négligé par les derniers évêques (*Mémoires de Sourches*, tome I, p. 327), puis, le 13 novembre 1685, à l'archevêché de Sens, qui valait cinquante mille livres (*Mémoire sur la généralité de Paris*, publié en 1881, p. 42-45), mais sur lequel une pension de quatre mille livres fut réservée pour l'abbé de la Rochefoucauld, oncle du duc, cet abbé *Tayau* qui avait tant de bénéfices sans être dans les ordres (tome V, p. 130-131), et une autre de deux mille pour l'abbé d'Aubigny, le prétendu parent de Mme de Maintenon (ci-dessus, p. 77).

1. Il avait dit ailleurs (notice COISLIN, dans les *Écrits inédits*, tome VI, p. 262) : « C'étoit un prélat qui honoroit l'épiscopat, dont la vertu avoit fait la fortune, et qui étoit aimé et honoré de tout le monde, sans rien de farouche et d'austère, vivant même honnêtement avec les meilleures compagnies, mais fort assidu à son diocèse, à tous ses devoirs. » Tout dévoué aux jésuites, il était assez mal vu de son clergé et de la Sorbonne.

2. Comparez l'éloge qu'il fera de lui à sa mort : tome XII, p. 393.

3. Il a écrit : *extêmement*, et *amis* surcharge un premier *amis*.

4. Philippe Fortin, sieur de la Hoguette, fils d'un président en l'élection de Falaise anobli en 1590, était né vers 1578, et débuta comme précepteur des enfants du duc de Longueville. Dans l'armée, il ne passa pas le grade de capitaine au régiment du maréchal de Saint-Luc; mais il eut la place de sergent-major de Blaye en 1631 : voyez l'Appendice de notre tome I, p. 540, note 4. En cette qualité, il mena la noblesse volontaire à l'expédition de Biscaye, en 1639 (*Gazette*, p. 585). Il avait épousé la sœur de Hardouin de Péréfixe, qui fut précepteur de Louis XIV, puis archevêque de Paris. C'était un lettré, doué d'un style nerveux, et plusieurs érudits du temps, Ménage, Peiresc, Pierre Dupuy, Daniel Huet, l'estimaient fort. M. Tamizey de Larroque a publié en 1888 ses *Lettres inédites à Pierre Dupuy*, où il est souvent question de Claude de Saint-Simon et de Blaye, et, en 1884, un mémoire remarquable qu'il adressa à Louis XIII contre les favoris en général, et contre les Luynes en particulier, en 1620. Auparavant il n'était connu que pour son écrit intitulé : *Testament ou Conseils fidèles d'un bon père à ses enfants, où sont contenus plusieurs raisonnements chrétiens, moraux et politiques*, qui eut dix éditions et des traductions de 1648 à 1661, et par des *Éléments de la politique selon les principes de la nature* publiés en 1663. Il mourut dans un château de Saintonge auquel il avait donné son nom;

cement de leur fortune[1], qui avoit poussé la Hoguette, petit-fils de celui-là et fils du frère de l'archevêque[2], à être premier sous-lieutenant des mousquetaires noirs et lieutenant général fort distingué[3]; il fut tué aux dernières campagnes de la dernière guerre d'Italie[4], avoit épousé une femme[5] fort riche, fort dévote, fort glorieuse, fort dure, sèche et avare[6], dont une seule fille, qui devoit être et fut

on ne sait à quelle date. Montrésor et Daniel Huet vantent beaucoup sa fidélité et en citent des preuves.

1. A propos du refus modeste de Monsieur de Sens qui va être raconté, et à la suite du passage qui a été reproduit tout à l'heure, l'abbé le Gendre, confondant les deux générations, a dit (p. 104-105) : « Son père, appelé Fortin, soi-disant sieur de la Hoguette, petite métairie de deux ou trois cents francs, étoit un bourgeois de Caen et président de l'élection, qui mérita par sa sagesse d'être sous-gouverneur des fils du duc de Longueville. Ce duc, qui vivoit en prince, ne voulant avoir que des nobles pour ses principaux officiers, obtint des lettres de noblesse pour le sous-gouverneur de ses fils. La Hoguette père étoit un homme de si bon sens, qu'on a imprimé plusieurs fois les leçons que, par testament, il a laissées à ses enfants. C'est M. de Péréfixe, leur oncle maternel, précepteur de Louis XIV, ensuite archevêque de Paris, qui les mit en route pour faire fortune. » Cela est infiniment plus vraisemblable que la version de notre auteur, qui cherche toujours à faire valoir le crédit et la générosité de son père.

2. Lisez : « *fils* de celui-là et *frère* de l'archevêque, » comme dans la notice du duché de Coislin, citée tout à l'heure. Ici, évidemment, Saint-Simon, de même que l'abbé le Gendre, a confondu le père de ces Messieurs avec leur grand-père, le premier que l'on connût.

3. Charles Fortin, marquis de la Hoguette : tome I, p. 276. Macaulay a publié plusieurs lettres de lui à Louvois sur la campagne d'Irlande, et M. de Lort de Sérignan a donné sa relation du combat de la Boyne dans le livre intitulé : *Guillaume III*, p. 381 408. Catinat (*Mémoires*, tome II, p. 229 et 523) le qualifiait de « bon citoyen. »

4. Il a parlé de sa mort en racontant la bataille de la Marsaille, en 1693, à l'endroit qui vient d'être indiqué.

5. Marie Bonneau de Rubelles, sœur de Mme de Villandry, nièce de Mme de Miramion et cousine germaine de la présidente de Nesmond, qui figurent l'une et l'autre dans notre tome III. Mariée le 11 septembre 1684, elle mourut à Paris, le 9 mars 1720, âgée de soixante-deux ans. Elle était l'héritière du riche financier Mallier du Houssay.

6. Comparez le tome XVII, p. 41. Dangeau parle d'elle en termes meilleurs, au moment de sa mort (tome XVIII, p. 248), comme d'une

en effet un grand parti[1]. C'étoit donc de quoi le rehausser que ce cordon bleu à son grand-oncle[2] paternel, et le tenter de ne pas faire à cette nièce à marier la honte et le dommage d'un refus ; mais la vérité fut plus forte en lui : il répondit avec modestie qu'il n'étoit pas en état de faire des preuves[3], et refusa avec beaucoup de respect et de re-

femme de beaucoup de mérite, menant une vie édifiante dans la retraite et traitant fort bien la fille dont il va être parlé.

1. Voyez la suite des *Mémoires*, tomes IV, p. 56, et XVII, p. 40 et 41. Marie-Marguerite Fortin de la Hoguette épousera, le 8 janvier 1705, Louis-Armand de Brichanteau, ce charmant marquis de Nangis nommé dans notre tome III, p. 173, et que nous verrons faire une profonde impression sur Mme la duchesse de Bourgogne.

2. Lisez : *oncle*, pour la raison déjà dite.

3. Il a dit ailleurs : « A la rigueur, il auroit pu faire les preuves, qui sont si minces, qu'il auroit bien mieux valu n'en point demander, comme dans tous les autres grands ordres de l'Europe dont les statuts n'en demandent point, et qui, dans un nombre moindre de moitié pour la Toison, et des trois quarts pour la Jarretière et l'Éléphant, sont infiniment mieux conservés. » (Notice du duché de COISLIN, *Écrits inédits*, tome VI, p. 263.) L'article XV des statuts de l'Ordre exigeait que tout commandeur ou chevalier fût « gentilhomme de trois races paternelles pour le moins, sans être remarqué d'aucun cas reprochable, ni prévenu en justice. » Pour justifier de ces trois degrés, il fallait produire les contrats notariés, provisions originales, lettres royales, extraits des registres baptistaires; les étrangers seuls pouvaient ne fournir que des preuves testimoniales, signées des notabilités de leur pays et affirmant qu'ils étaient en mesure d'entrer dans tous les chapitres nobles. Voyez l'instruction ou mémoire imprimé en 1724, par Clairambault. Comme pour les preuves de Malte, il y avait bien des accommodements, et cela s'était passé ainsi de tout temps, on le voit dans un passage de Brantôme (édition Lalanne, tome V, p. 102-105). Le généalogiste de l'Ordre examinait les titres, en dressait un procès-verbal, et le présentait à la revision, ou plutôt à la signature de deux commissaires, chevaliers ou commandeurs de l'Ordre, délégués par le secrétaire, au nom du Roi, sur la désignation du futur chevalier. Nous avons déjà eu l'occasion de parler du rôle purement passif, et presque irresponsable, de ces commissaires; le duc de Luynes explique (tome VIII de ses *Mémoires*, p. 425-426) comment ils opéraient. Outre les preuves de noblesse, il se faisait une information de religion, vie et mœurs chez l'évêque diocésain, par trois témoins, dont un ecclésiastique, comme pour la réception à la pairie. Le jour du chapitre, le chancelier de l'Ordre donnait une lecture

connoissance[1]. Ces Fortins en effet n'étoient rien du tout, et c'est au plus si ce major de Blaye avoit été anobli[2]. Ce n'est pas que Monsieur de Sens ne sentît le poids de ce[3] refus. Quoique savant appliqué, à la tête des affaires temporelles et ecclésiastiques du clergé, il étoit aussi homme du monde, voyoit chez lui à Fontainebleau, qui est du diocèse de Sens, la meilleure compagnie de la cour; il y donnoit à dîner tous les jours : grands seigneurs, ministres, tout y alloit, hors les femmes, et très souvent, les soirs qu'il ne soupoit jamais, compagnie distinguée et choisie à causer avec lui; et à Paris, quelques mois d'hiver, toujours dans les meilleures maisons. Mais il ne vouloit point dérober les grâces, ni se donner pour autre qu'il étoit[4]. Ce refus embarrassa le Roi, qui l'avoit déclaré

sommaire des preuves et informations, et remettait au Roi le cahier généalogique et héraldique concernant chaque chevalier, écrit sur parchemin. Le chapitre achevé, le chevalier nouveau entrait, et recevait d'abord l'ordre de Saint-Michel, puis celui du Saint-Esprit. — M. de Cosnac eut d'autant moins de peine à fournir les titres de quatorze générations, sans mésalliance, avec mention de deux siècles de plus, jusqu'en 1047, qu'il lui avait fallu, en 1697, prouver les seize quartiers de noblesse de sa nièce mariée au comte d'Egmont, en Flandre. Il prit pour commissaires le duc de Foix-Candalle, fils de celui avec qui il avait conclu la paix de Bordeaux en 1654, et le marquis de Dangeau. Ses preuves ont été insérées à la suite de ses *Mémoires*, tome II, p. 455 470; comparez tome I, p. CVIII et 443-446, et tome II, p. 180-182.

1. L'abbé Ledieu parle de ce refus dans son *Journal*, tome II, p. 183.

2. Il a écrit : *annobli*. — Nous avons vu que c'est le père du sergent-major de Blaye qu'Henri IV, tout nouvellement monté sur le trône, avait anobli en 1590. Quant au fils, voici comment il est porté dans un rôle des gentilshommes de la généralité de Caen en 1640 (publié dans la *Revue nobiliaire et historique*, tome III, p. 515) : « La Hoguette appartient au sieur du lieu, homme de cœur et de service, sergent-maire dans Blaye, où il fait sa charge, et ne demeure en Normandie. Riche de trois mille livres de rente. Porte le nom de Fortin. »

3. *De ce* surcharge *du re[fus]*.

4. Dans ses notes de 1706 sur les membres du Conseil et sur les ministres, d'Hozier, après avoir dit que le grand-père Fortin avait été anobli en 1590, ajoute (ms. Clairambault 664, p. 735) : « C'est ce prélat qui, par un caractère de probité qui n'a que deux exemples, celui du

en plein chapitre[1]; il l'aimoit, et ce trait ne le lui fit qu'estimer davantage : il lui fit donc l'honneur de lui écrire lui-même[2], et, après l'avoir loué, il lui manda qu'étant publiquement nommé, il faudroit en nommer un autre à sa place, ce qui ne se pouvoit[3] sans alléguer la cause de son refus; qu'il acceptât donc hardiment sur sa parole que les commissaires de ses preuves ne lui en demanderoient jamais; qu'au prochain chapitre il ordonneroit de passer outre à l'admission en attendant les preuves, qu'il seroit reçu tout de suite, et que, de preuves après, il ne s'en parleroit jamais[4]. Le Roi eut la bonté de lui représenter l'intérêt de sa famille, aux dépens de laquelle il ne devoit pas faire une action, belle pour lui, mais qui la noteroit pour toujours, et d'ajouter qu'il desiroit qu'il acceptât, et qu'il prenoit tout sur lui. Si quelque chose peut flatter et tenter

maréchal de Fabert et celui du maréchal de Catinat, remercia le Roi, lorsqu'il l'eut nommé, l'an 1701, pour être commandeur de l'ordre du Saint-Esprit, en avouant que, n'ayant pas la noblesse nécessaire selon les statuts pour mériter cet honneur, il ne croyoit pas qu'il lui fût permis de l'accepter en se servant des moyens que l'on se fait si peu de scrupule d'employer, et qui ont cependant réussi à plusieurs personnes de nos jours quoiqu'il n'y eût dans leurs familles aucune trace de la plus petite noblesse. » Nous verrons que, pour Catinat, le Roi n'insista point.

1. Le 17 avril : ci-dessus, p. 271, note 3.

2. « Monsieur de Sens étoit dans son diocèse, où on lui manda sa nomination à l'Ordre. Sa vérité ne put se résoudre à l'accepter. Il écrivit au Roi, et lui manda franchement son obscurité. Le Roi, en admiration d'une action si grande, lui fit écrire qu'il ne vouloit point qu'il fît cet éclat; qu'il admiroit sa vertu en chose si sensible, mais qu'il prenoit tout sur lui; qu'il avoit été nommé en plein chapitre, que la chose étoit publique, et qu'il vouloit qu'il acceptât. Monsieur de Sens répondit, en homme comblé, mais sans hésiter, que, ne pouvant faire de preuves, il ne se résoudroit jamais à en forger, même du bon gré du Roi et du su de ses commissaires, et persista. » (Notice COISLIN, dans les *Écrits inédits de Saint-Simon*, tome VI, p. 262.)

3. *Pouvoit* ou *pouroit* avec une seule *r*.

4. « Le Roi insista de nouveau, et lui manda qu'il ne s'embarrassât point de ses preuves, qu'il verroit ou à l'en dispenser, ou à les éloigner, de manière à le recevoir toujours en attendant : après quoi il ne s'en parleroit plus. » (*Ibidem.*)

au delà des forces, il faut convenir que c'est une lettre aussi complète ; mais rien ne put ébranler l'humble attachement de ce prélat aux règles et à la vérité. Après s'être répandu comme il devoit en actions de grâces, il répondit qu'il ne pouvoit mentir, ni par conséquent fournir de preuves ; qu'il ne pouvoit aussi se résoudre à être cause que, par un excès de bonté, le Roi manquât au serment qu'il avoit fait à[1] son sacre de maintenir l'Ordre et ses statuts[2] ; que celui qui obligeoit aux preuves[3] étoit de ceux dont le souverain, grand maître, ne pouvoit dispenser, et que ce seroit lui faire violer son serment que d'être reçu sans preuves préalables sur la certitude de les faire après, quand il savoit que sa condition lui en ôtoit le moyen[4] ; et il finit une lettre d'autant plus belle qu'il n'y avoit ni fleurs ni tour, mais de la vérité, de l'humilité et beaucoup de sentiment, par supplier le Roi d'en nommer un autre, et de ne point craindre d'en dire la raison puisqu'il le falloit[5]. Cette grande action fut universellement admirée, et ajouta encore à la considération du Roi et au respect de tout le monde[6]. Son refus commençoit à transpirer lorsque le Roi assembla un autre chapitre pour nommer

Monsieur de Metz com-

1. *A* surcharge *de*.

2. Articles III-VIII des statuts de l'Ordre. Voyez l'*Histoire de l'ordre du Saint-Esprit*, par Poullain de Saint-Foix (1767), p. 128-129.

3. Article XV, cité plus haut, p. 282, note 3.

4. « L'archevêque, pénétré de reconnoissance, remontra respectueusement au Roi que les statuts de l'Ordre obligeoient aux preuves, que le Roi les avoit jurés à son sacre, et que, pour prix de ses infinies bontés, il ne vouloit pas être cause qu'il manquât à son serment. » (Notice COISLIN, dans les *Écrits inédits*, tome VI, p. 263.)

5. « Ainsi finit cette illustre et unique lutte, que le Roi raconta au chapitre suivant, en comblant ce grand prélat d'éloges. » (*Ibidem*.)

6. Après *monde*, Saint-Simon a biffé : *p^r M. de Sens*. — Comme Saint-Simon l'a rappelé dans l'Addition, sinon ici, il existait un précédent très célèbre, et que la cour ne pouvait avoir oublié, puisqu'il ne remontait qu'à quarante ans, celui du maréchal Fabert, en 1661. Fabert, fils d'un libraire de Metz anobli comme échevin, eût probablement accepté une dispense ; mais, le Roi se refusant à la donner, il ne voulut pas produire de fausses preuves.

mandeur de l'Ordre. [*Add.* S^tS. *375*]

Monsieur de Metz à sa place par amitié pour le cardinal de Coislin, son oncle, qui ne s'y attendoient ni l'un ni l'autre. Le Roi déclara le refus de Monsieur de Sens, voulut bien parler de ce qu'il lui avoit offert, et fit son éloge[1]. Il n'y eut personne dans le chapitre qui ne le louât extrêmement; mais, sans louange, M. de Marsan[2] fit mieux que pas un, et tint là le meilleur propos de toute sa vie[3]. « Sire, dit-il au Roi tout haut, cela mériteroit bien que

1. *Journal de Dangeau*, tome VIII, p. 91 et 92, dimanche 1er mai, avec les deux Additions nos 374 et 375 : « Il nous dit que M. l'archevêque de Sens lui avoit mandé qu'il avoit été pénétré de reconnoissance de l'honneur que lui avoit voulu faire S. M., mais qu'il croyoit être obligé en honneur et en conscience de le supplier d'honorer un autre prélat de cette grâce, ne pouvant pas l'accepter sans faire une fausseté. En même temps, le Roi déclara qu'il avoit jeté les yeux sur Monsieur de Metz, qu'il jugeoit très digne de remplir cette place.... Et après nous avoir déclaré sa volonté, il recommença à parler de Monsieur de Sens, dont il loua extrêmement la probité et la droiture. » A la fin de l'article du jour, Dangeau ajoute : « L'action que vient de faire Monsieur de Sens a été fort louée de tout le monde, d'autant plus qu'il ne lui manque qu'un degré pour faire ses preuves. » Cela veut dire que la noblesse ne remontait pas au delà de ce grand-père qui l'avait reçue en 1590. Pour répondre au sentiment général, le Roi donna peu après une place de conseiller d'État d'Église à Monsieur de Sens.

2. Le comte de Marsan, que nous avons vu, en 1696 (tome III, p. 14), se remarier avec la veuve de Seignelay, avait eu l'Ordre en 1688, avec ses deux frères aînés le comte d'Armagnac et le chevalier de Lorraine, et son neveu le comte de Brionne. Au mois de mai 1697 (*Mémoires de Sourches*, tome V, p. 274), le Roi, en portant ses pensions de neuf mille livres à vingt mille, était allé jusqu'à lui dire qu'il l'aimait fort, « parole qu'on ne lui avoit encore entendu dire à personne. »

3. Saint-Simon, qui le dépeindra, en 1708 (tome VI de 1873, p. 172-174), comme l'homme de la cour.... le plus lâchement avide à tirer de l'argent de toutes mains, » lui accordera en revanche « de la valeur, du monde, beaucoup de politesse et du jargon de femme. » En 1690, Ézéchiel Spanheim (*Relation de la cour de France*, p. 120) traçait ainsi son portrait : « Quoique petit et d'une taille mal aisée, il a su se faire valoir par un esprit vif et hardi et par la réputation de beaucoup de courage; mais, comme il avoit joint un esprit dangereux et porté à l'intrigue, il se rendit aussi par là suspect au Roi et donna lieu, de fois à autre, de le croire entièrement disgracié et éloigné de la cour. Cepen-

Votre Majesté changeât le bleu en rouge[1]. » Tout y applaudit comme par acclamation, et, à la fin du chapitre, tous louèrent et remercièrent M. de Marsan[2].

Tallard chevalier de l'Ordre, etc.

Tallard, qui ne faisoit qu'arriver d'Angleterre[3], eut le gouvernement du[4] pays de Foix[5], et d'autres petites charges à vendre[6], et fut déclaré chevalier de l'Ordre pour être reçu à la Pentecôte avec les deux prélats[7]. Il parut fort content; mais le duché d'Harcourt[8] émoussoit[9] fort la joie de ces[10] faveurs[11]. A un mois de là il perdit sa femme, du

Mort de Mme de Tallard;

dant il a eu l'adresse ou le bonheur de se tirer d'affaires, de se remettre, et de se maintenir jusques ici, à la cour, dans le poste et le rang que sa naissance lui y donne.... »

1. C'est-à-dire que le Roi donnât à l'archevêque le chapeau rouge des cardinaux en place du cordon bleu de l'Ordre qu'il refusait.

2. Comparez la rédaction antérieure dans la notice Coislin, tome VI des *Écrits inédits*, p. 263, et voyez le *Journal de l'abbé Ledieu*, tome II, p. 182-183.

3. Il arriva le dimanche 24 avril : *Journal de Dangeau*, tome VIII, p. 87; *Mémoires de Sourches*, tome VII, p. 52.

4. *Du* corrige *de*.

5. Voyez notre tome VII, p. 334, note 3. Ce gouvernement avait rang de gouvernement de province, prêtait serment entre les mains du Roi lui-même, et rapportait une douzaine de mille livres. Il était vacant depuis la mort du marquis de Mirepoix (tome VI, p. 234), le marquis de Dénonville ayant dû en être pourvu alors (*Gazette d'Amsterdam*, 1700, n° XCI). Tallard reçut le montant des appointements arriérés de ces deux années, et la permission de vendre; deux mois plus tard, nous le verrons traiter avec M. de Ségur.

6. C'étaient un petit gouvernement et trois sénéchaussées de Languedoc, provenant aussi de M. de Mirepoix. Du tout, dit Dangeau, Tallard tira plus de deux cent mille livres. Une lettre qu'on trouvera ci-après à l'Appendice, n° XIX, prouvera que l'ambassade l'avait mis fort mal dans ses affaires.

7. *Journal*, p. 87. La réception eut lieu en effet le dimanche 15 mai le *Journal* en rend compte à la page 101.

8. Nous avons vu en 1700 quel dépit lui avait inspiré la promotion de son collègue d'Harcourt au titre ducal : tome VII, p. 333-335.

9. Emploi d'*émousser* déjà rencontré au tome IV, p. 342.

10. *Ces* corrige *ses*.

11. A son tour, Villars manifesta une vive jalousie de ces faveurs tardives : voyez ses *Mémoires*, tome II, p. 3.

nom de Grolée[1], fille de Virville qui avoit été longtemps capitaine de gendarmerie[2]. C'étoit une femme fort d'un certain monde à Paris, dont la réputation étoit médiocre, et qui ne partageoit en rien avec son mari; elle n'alloit jamais à la cour[3], et ils ne vivoient comme point ensemble[4].

De la duchesse d'Arpajon; de

La duchesse d'Arpajon[5], sœur de Beuvron, et Mme d'Hauterive, ci-devant duchesse de Chaulnes et sœur du maré-

1. Marie-Catherine de Grolée de Viriville (ou Virville) de la Tivolière-Dorgeoise, mariée le 28 décembre 1677, morte le 30 mai 1701, à quarante-huit ans (*Gazette*, p. 264; *Journal de Dangeau*, tome VIII, p. 113; *Mémoires de Sourches*, tome VII, p. 72).

2. Charles II de Grolée, premier marquis de Viriville, en Dauphiné, qui, après avoir eu une compagnie de cavalerie dès l'âge de dix-sept ans, servit comme volontaire dans l'armée royale en 1649 et 1650, et obtint alors le gouvernement de Montélimar. C'est son fils, que nous verrons mourir en 1705, qui était capitaine des chevau-légers de Berry.

3. C'est Dangeau qui le dit, tome VIII, p. 113.

4. Leur union avait présenté de singuliers incidents dès le début : Mme de la Baume, mère de Tallard, ayant obtenu du Roi qu'on enlevât Mlle de la Tivolière à ses parents, le mariage se fit malgré M. de Viriville, et peut-être malgré sa fille elle même (*Lettres de Mme Sévigné*, tome IV, p. 385, 392 et 417).

5. Il a déjà été parlé plusieurs fois de la duchesse d'Arpajon, surtout en 1696 (tome III, p. 176-180), à propos de Mme de Roucy, sa fille. Mme de Sévigné rapporte (*Lettres*, tome VII, p. 267-269) que c'est Mme de Maintenon elle-même, qui, en souvenir de l'ancienne amitié de Beuvron et de sa sœur pour elle, l'avait fait nommer dame d'honneur de la Dauphine entre toutes les concurrentes, en assurant au Roi qu'à son ancienne beauté elle joignait une parfaite réputation, de la douceur, de la complaisance, de la sûreté. Spanheim la compte en outre (*Relation de 1690*, p. 150-151), avec le duc de Montausier et la maréchale de la Motte-Houdancourt, parmi les personnes de la cour qui entretiennent les meilleures tables de l'argent que le Roi leur donne à cette intention, pour lui faire honneur, « et suivant le plus ou moins de ménage qu'il dépend de ces personnes susdites d'y apporter. » C'est Dorénice du *Dictionnaire des Précieuses*, que « la plus noire médisance n'a jamais pu accuser que de trop de froideur. » Le portrait qu'on a placé d'elle à Versailles est gravé dans les *Galeries historiques*, série x, section 5, Supplément. Tallemant des Réaux, en 1650 (*Historiettes*, tome VI, p. 495), et Loret, en 1659, lors de son mariage (*Muse historique*, tome III, p. 46), vantent sa beauté incomparable, qui, plus tard, fut peut-être gâtée par la petite vérole qu'elle gagna en soignant sa fille.

chal de Villeroy[1], moururent en même temps[2]. J'ai tant parlé d'elles, que je n'ai rien à y ajouter[3].

Mme d'Hauterive;

De Mme de Bournonville. [Add. St-S. 376]

Mme de Bournonville[4], qui, faute de tabouret très mal à propos prétendu[5], n'alloit point à la cour, et s'en dépiquoit à Paris par ses charmes[6], mourut fort jeune aussi[7]. Elle étoit sœur du second lit de M. de Chevreuse, et son mari[8] cousin germain de la maréchale de Noailles[9]. Elle

1. Il a été aussi parlé de cette dame, à propos de la mort de son mari, en 1700 (tome VII, p. 45-47), et son portrait a été gravé, à côté de celui de Mme d'Arpajon, dans les *Galeries historiques*.

2. Le 10 et le 11 mai : *Journal de Dangeau*, tome VIII, p. 98 et 99; *Mémoires de Sourches*, tome VII, p. 62; *Gazette*, p. 240.

3. Il prononcera bien souvent encore le nom de Mme d'Arpajon, pour rappeler quelques traits qu'il a déjà racontés; mais celui de Mme d'Hauterive ne reparaîtra qu'une fois.

4. Marie-Charlotte-Victoire d'Albert de Luynes, fille de Louis-Charles, duc de Luynes, et de sa seconde femme Anne de Rohan-Montbazon, et sœur germaine du comte d'Albert, du chevalier de Luynes, de la comtesse de Verue et des marquises d'Heilly et de Saissac, épousa, le 29 avril 1682, le prince de Bournonville qui va suivre, et mourut le 22 mai 1701.

5. Voyez ce que Clairambault dit des Bournonville dans le mémoire qu'il fit pour M. de Pontchartrain, en 1696, sur les rangs et distinctions des princes étrangers : ci-après, appendice XX.

6. La collection de modes de Bonnart comprend plusieurs portraits d'elle en pied, de 1694; dans l'un, un nègre semble lui servir du café.

7. « Mme de Bournonville, qui tomba en apoplexie il y a quelques jours, et qui étoit accouchée sans connoissance d'un enfant mort, et qui depuis s'étoit assez bien portée pour qu'on la crût hors de danger, mourut l'après-dînée à Paris. Elle étoit sœur du duc de Chevreuse d'un second lit. Elle n'avoit que trente-deux ans. Elle ne venoit jamais à la cour. » (*Journal de Dangeau*, tome VIII, p. 108; comparez les *Mémoires de Sourches*, tome VII, p. 64 et 66.) Selon la *Gazette*, p. 252, elle avait trente-trois ans et demi.

8. Alexandre-Albert-François-Barthélemy, duc et prince de Bournonville, comte d'Hénin, marquis de Richebourg, etc., qui a déjà été nommé en 1693, parmi les blessés de Nerwinde (tome I, p. 257; comparez l'*Histoire généalogique*, tome V, p. 841), avait hérité du titre de duc en 1690, à la mort de son père, qui était vice-roi de Navarre, avec cinquante mille livres de rente dans la Flandre espagnole et soixante mille en France.

9. La duchesse et maréchale de Noailles, que notre auteur a nommée plusieurs fois déjà, surtout dans les tomes V et VI, et ci-dessus, p. 48,

[Add. St-S. 377] laissa un fils et une fille fort enfants[1]. Le père[2] de Mme de Noailles, frère du sien[3], avoit été duc à brevet après son

s'appelait Marie-Françoise de Bournonville. Née en 1656, mariée le 13 août 1671 à Anne-Jules de Noailles, nommée dame du palais de Marie-Thérèse le 2 janvier 1674, elle mourut le 16 juillet 1748, dans sa quatre-vingt-treizième année, comme le dit la *Gazette*, ayant eu vingt-deux enfants.

1. « Elle laisse un fils et deux filles, dont l'aînée a été déjà souvent ici, et pour qui Mme la duchesse de Bourgogne témoigne assez d'amitié. » (*Journal de Dangeau*, tome VIII, p. 108.) Le fils, nommé Philippe-Alexandre, duc et prince de Bournonville, né le 10 décembre 1699, eut une commission de mestre de camp le 18 mai 1715, mais mourut sans postérité et dernier de sa branche, « bien jeune et bien vieux » (*Lettres de Mlle Aïssé*, p. 104), le 5 janvier 1727; c'est sa veuve qui épousa en secondes noces, deux ou trois mois plus tard, le fils aîné de Saint-Simon, comme celui-ci le dit dans l'Addition placée ici. Les deux filles étaient : Angélique-Victoire, née le 23 janvier 1686, qui épousera, le 5 janvier 1706, le second duc de Duras, et mourra le 29 septembre 1764; Delphine-Victoire, née le 23 décembre 1696, qui épousera, le 13 mars 1720, Victor-Alexandre-Cyr, marquis de Mailly, et mourra le 2 avril 1774. La duchesse leur mère, ayant perdu d'autres enfants tout jeunes, avait tenu à déposer leurs corps à Port-Royal, où sa propre éducation s'était faite (Sainte-Beuve, *Port-Royal*, tome V, p. 247). Saint-Simon reparlera du mari et des enfants en 1705.

2. Ambroise-François, marquis de Bournonville, qui s'attacha au service de la France à partir de 1634, fut successivement capitaine, maréchal de bataille, colonel d'infanterie et maréchal de camp, fut créé duc et pair en septembre 1652, mais sans que ses lettres fussent enregistrées, eut en 1660 la charge de chevalier d'honneur de la Reine et le gouvernement de Paris, dont il possédait la survivance depuis le 30 mai 1657, quitta le service en 1662, après la mort de Mazarin et la disgrâce du surintendant Foucquet, embrassa l'état ecclésiastique quand il eut perdu sa femme en 1678, entra dans un couvent de Provins, reçut l'abbaye de Savigny en mai 1690, la rendit dès le mois d'août suivant, et mourut le 12 décembre 1693, au château de la Motte-Tilly, où il s'était retiré depuis quelques années, ayant donné son bien en dot à Mme de Noailles.

3. Alexandre-Hippolyte-Balthazar, duc et prince de Bournonville, servit tour à tour l'Empereur et le roi d'Espagne, parvint au grade de mestre de camp général des armées impériales, eut la Toison d'or en 1672, divers gouvernements ou commandements, les vice-royautés de Sicile, de Catalogne et de Navarre, et mourut à Pampelune, le 20 août 1690. C'était un savant, généalogiste et mathématicien, avec l'esprit quelque peu railleur, selon Gourville. Turenne le battit en 1674.

père[1]. Le père de M. de Bournonville étoit l'aîné, et eut de grands emplois en Espagne, où il mourut[2]. Le cadet, père de Mme de Noailles, s'attacha à la France, et y eut[3] des charges considérables[4]. Le brevet de duc lui fut renouvelé. Ils ne sont point héréditaires : ainsi M. de Bournonville dont il s'agit ici n'y avoit point ombre de droit[4].

Mort de Segrais.

Segrais[5], poète françois[6] illustre, élevé chez Mademoiselle fille de Gaston[7], et retiré à Caen dans le sein des belles-lettres[8], étoit mort fort vieux auparavant[9].

Du maréchal

La France perdit le plus grand homme de mer, de

1. Alexandre Ier, né à Bruxelles le 14 septembre 1585, et d'abord titré comte d'Hénin, servit l'archiduc Albert, gouverneur des Pays-Bas, soit dans les armées, soit comme gentilhomme de la chambre et comme ambassadeur à Paris (1612 et 1630) et à Vienne (1627), prit une part brillante aux guerres d'Allemagne et de Flandre, mais se retira en France, en 1634, après la mort de l'infante Isabelle-Claire-Eugénie, souveraine du Brabant et des Flandres, à laquelle il était attaché depuis son enfance, et mourut à Lyon le 22 mars 1656.

2. La carrière politique et militaire de chacun d'eux est longuement exposée dans l'*Histoire généalogique*, tome V, p. 838-840.

3. *Eu*, par mégarde, dans le manuscrit. — 4. Voyez l'appendice XX.

5. Jean Regnaut de Segrais, né à Caen le 22 août 1624, mort dans la même ville le 25 mars 1701 (*Journal de Dangeau*, tome VIII, p. 76).

6. *François* corrige *fraçois*.

7. C'est le comte de Fiesque qui, au retour de son exil en Normandie, amena Segrais à Paris et le présenta à Mme de Sévigné, tout jeune encore, mais déjà connu pour quelques compositions littéraires. Il était entré dès 1647 chez Mademoiselle, comme gentilhomme ordinaire et secrétaire des commandements, et on a tout lieu de croire qu'il travailla aux opuscules littéraires publiés sous le nom de cette princesse. Il remplaça Boisrobert à l'Académie française en 1662.

8. Renvoyé par Mademoiselle en 1671, pour avoir voulu rompre ses relations avec Lauzun, il trouva asile chez Mme de la Fayette jusqu'en 1676, se retira alors dans sa ville natale, où il se maria avec une cousine, le 9 septembre, réorganisa l'Académie et fut élu premier échevin (1685-86). Il refusa de devenir précepteur du duc du Maine, comme le demandait Mme de Maintenon. Sa mort toucha profondément Mlle de Scudéry, une amie de cinquante ans, et elle ne lui survécut que dix semaines.

9. D'Alembert a fait son éloge académique, et M. Brédif a publié de notre temps, en 1863 : *Segrais, sa vie et ses œuvres*. L'aisance et le bon ton de ses productions lui valurent le surnom de *Voiture Caennais*.

de Tourville. Châteaurenault vice-amiral. [*Add. St-S.* 378]

l'aveu des Anglois et des Hollandois, qui eût été depuis un siècle[1], et en même temps le plus modeste : ce fut le maréchal de Tourville, qui n'avoit pas encore soixante ans[2]. Il ne laissa qu'un fils, qui promettoit, et qui fut tué dès sa première campagne[3], et une fille fort jeune[4]. Tourville possédoit en perfection toutes les parties de la marine[5] depuis celle du charpentier jusqu'à celles d'un excellent amiral[6]. Son équité, sa douceur, son flegme[7], sa politesse,

1. Mêmes expressions exactement que dans notre tome I, p. 166; on les retrouve aussi dans les *Mémoires de Sourches*, tome VII, p. 52.

2. Anne-Hilarion de Costentin, comte de Tourville, vice-amiral et maréchal de France (tome I, p. 50), mourut à Paris, dans la nuit du 27 au 28 mai, après deux mois de maladie, dans sa cinquante-neuvième année : *Journal de Dangeau*, tome VIII, p. 77 et 111 ; *Mercure*, mai 1701, p. 333 ; *Mémoires de Sourches*, tome VII, p. 37, 52 et 70 ; Jal, *Dictionnaire critique*, p. 1193-1200. Il fut inhumé à Saint-Eustache, sans épitaphe ni monument. Depuis assez longtemps il était dans la grande dévotion, dit Dangeau.

3. Il parlera plus tard, en 1707, de Mme de Tourville, fille du financier Laugeois et veuve en premières noces du marquis de la Poupelinière. Ce mariage avait été troublé par la jalousie de la femme comme par les frasques galantes du mari, et il y avait même eu une séparation momentanée. Leur fils, Louis-Alexandre, comte de Tourville, né le 7 septembre 1691 et tenu sur les fonts, le 22 décembre 1693, par le comte de Toulouse et la duchesse du Maine, fit son apprentissage aux mousquetaires en 1707, acheta le régiment de Coëtquen en 1709, et fut tué à la bataille de Denain, 24 juillet 1712. — Tourville avait eu plus anciennement un fils naturel, qui devint lieutenant de vaisseau.

4. Lucie-Françoise, née le 18 juin 1693, treize mois après la bataille de la Hougue, dont nous avons eu le récit en son temps, était orpheline de père et de mère lorsque, le 26 juillet 1714, elle épousa Guillaume-Alexandre de Galard de Béarn, marquis de Brassac ; elle fut faite dame de la duchesse de Berry en septembre 1717, et mourut à Paris, le 28 août 1756 : *Mémoires*, tome V de 1873, p. 344 ; Jal, *Dictionnaire*, p. 1197-1198, et *Abraham Du Quesne*, tome II, p. 587-591.

5. Emploi analogue à « parties du discours » ou « parties de la peinture. » Voyez PARTIE 5°, dans *Littré*. Plus tard (tome IV de 1873, p. 208), il parlera des « parties militaires et de citoyen » de Vauban.

6. On a de Tourville, aux Archives nationales (K 1360, n° 55), un *Exercice pour instruire les officiers de la marine de toutes les manœuvres qui se font à la mer*, un manuel de signaux et d'autres mémoires.

7. Telle est bien, cette fois, l'orthographe de notre auteur.

la netteté de ses ordres, les signaux et beaucoup d'autres détails particuliers très utiles qu'il avoit imaginés, son arrangement, sa justesse, sa prévoyance, une grande sagesse aiguisée[1] de la plus naturelle et de la plus tranquille valeur, tout contribuoit à faire desirer de servir sous lui et d'y apprendre[2]. Sa charge de vice-amiral[3] fut donnée à Châteaurenault[4], qui étoit lors en Amérique pour en ramener les galions[5].

1. Ci-dessus, p. 222, note 2.

2. Comparez ci-après, appendice XXI, la courte notice consacrée à Tourville, par notre auteur, dans ses *Officiers de la couronne*. M. Delarbre a publié, en 1889, un important volume sur *Tourville et la marine de son temps*.

3. Nous savons déjà (tome IV, p. 35, note) qu'il y avait, depuis 1669, au-dessous de l'amiral de France, deux vice-amiraux, l'un pour le Ponant ou Océan, l'autre pour le Levant, c'est-à-dire pour la mer Méditerranée. C'était, non pas un grade, mais une dignité ajoutée au grade de lieutenant général des armées navales, et donnant tous les pouvoirs de l'amiral en son absence, ou sous lui, avec son attache. M. d'Estrées était vice-amiral du Ponant, et Tourville vice-amiral du Levant. Les appointements s'élevaient à vingt-quatre mille livres : *Dangeau*, tome XVI, p. 490-491 ; *Luynes*, tome XIV, p. 137.

4. François-Louis Rousselet, comte de Châteaurenault, terre de Touraine qui avait été érigée en marquisat pour son aïeul (1620), naquit le 22 septembre 1637, débuta en 1658, sous Turenne, dans les Flandres, passa dans la marine, comme enseigne, en 1661, et devint capitaine de vaisseau en 1664, chef d'escadre en 1673, grand prieur de Bretagne de l'ordre de Saint-Lazare en 1681, lieutenant général des armées navales en 1686, grand-croix de l'ordre de Saint-Louis en 1693. En 1701, Philippe V vient de le nommer capitaine général de la mer Océane pour l'Espagne (18 mars 1701) et de lui confier l'escorte des galions (ci-dessous, note 5), qu'il sera forcé de sacrifier l'année suivante, dans la baie de Vigo. Promu vice-amiral du Levant en place de Tourville, le 1er juin 1701, il passera maréchal de France le 14 janvier 1703, lieutenant général au gouvernement de Bretagne le 22 avril 1704, chevalier des ordres en 1705, et mourra le 15 novembre 1716.

5. On a vu ci-dessus (p. 54, note 3) que ce nom désignait la flotte marchande du Pérou. C'est par abus, comme le dit Dangeau (tome IX, p. 4), que les Espagnols continuaient à se servir de l'ancienne dénomination réservée jadis pour de gros navires amplement décrits par Jal dans son *Glossaire nautique*. Les galions, placés sous la direction d'un général et escortés par une armadille, avaient pour port d'attache Porto-Bello, où

Mort du comte de Stahrenberg.

L'Allemagne, à son tour[1], perdit un homme moins[2] nécessaire et plus vieux, mais qui s'étoit immortalisé par la défense de Vienne, dont il étoit gouverneur, assiégé par les Turcs[3], le célèbre comte de Stahrenberg[4], qui

les transports de marchandises ou de matières métalliques arrivaient par bêtes de somme depuis Panama, et par mer depuis Lima. La *Gazette* donnait les nouvelles de cette expédition annuelle, comme celles de la flotte du Mexique : voyez, par exemple, l'année 1672, p. 330, l'année 1676, p. 358, et l'année 1682, p. 401, 424, 635, 695-697 et 707. Les Vénitiens avaient aussi des galions pour commercer avec Smyrme.

1. *Journal de Dangeau*, tome VIII, p. 142; *Gazette*, p. 290, 302 et 303; *Nouvelles des cours de l'Europe*, août 1701, tome V, p. 370.

2. La première lettre de *moins* surcharge *no* [*n*] ou *ne*.

3. C'est le 12 septembre 1683 que Jean Sobieski et le duc de Lorraine forcèrent les Turcs à lever le siège de Vienne, investi par deux cent mille hommes depuis deux mois. Les gazettes françaises eurent quelque peine à annoncer la défaite de ces Infidèles qui faisaient contrepoids à la puissance autrichienne. Voyez la *Gazette*, 1683, p. 566, 578, 589, 607, 608, etc.; le petit livre de J.-B. de Rocoles, publié l'année suivante à Leyde : *Vienne deux fois assiégée par les Turcs*...; les *Anecdotes de Pologne*, par Dalérac, tome I, p. 103 et suivantes; le livre XI des *Mémoires de l'abbé de Choisy*, et le dernier ouvrage publié à Prague, en 1883, pour le second centenaire de la délivrance : *die Türken vor Wien im Iahr 1683*. Il est à remarquer que le *Moréri* fait honneur de la défense de Vienne au comte Conrad-Balthazar de Stahrenberg, qui mourut en mai 1687, père de celui qui suit.

4. Ernest-Rüdiger, comte de Stahrenberg, d'une illustre famille de Styrie honorée du titre comtal en 1634, de l'incolat bohémien en 1667, mourut le 4 juin 1701, à Wesendorf, près Vienne, âgé de soixante-quatre ans, étant maréchal de camp général, président du conseil de guerre, chambellan, colonel d'un régiment d'infanterie, et gouverneur de la capitale depuis vingt et un ans. Sa défense de Vienne, considérée comme très remarquable (*Gazette*, 1683, p. 389-621, *passim*), lui avait valu la dignité de maréchal de camp général, une place de conseiller d'État privé, avec cent mille thalers, et un collier de la Toison d'or (6 décembre 1683); mais son caractère violent et orgueilleux le brouilla bientôt avec Sobieski, et, blessé devant Bude, il quitta le service actif. C'est en janvier 1692 que l'Empereur lui avait donné la présidence du conseil de guerre, à la place du prince Hermann de Bade. Le portrait que Villars traça de lui en 1689 (*Mémoires*, éd. Vogüé, tome I, p. 437) donne à penser qu'en Autriche sa défense de Vienne ne semblait pas mériter tant d'éloges, et que même sa bravoure personnelle avait été plus dangereuse qu'utile.

étoit président du conseil de guerre, la plus belle et la plus importante charge de la cour de l'Empereur[1]

L'Angleterre reconnoît le roi d'Espagne.

Le roi d'Angleterre, qui n'oublioit rien pour redresser[2] promptement son ancienne grande alliance et la bien organiser contre nous, avoit peine à rajuster ensemble tant de pièces une fois désunies, et à trouver les fonds nécessaires à ses projets dans la disette d'argent où l'Empereur se trouvoit[3]. Il tâchoit donc d'amuser toujours le Roi des flatteuses espérances[4] d'une tranquillité que tout démentoit. Pour tenir toujours tout en suspens en attendant que ses machines fussent tout à fait prêtes[5], il avoit engagé les Hollandois, qu'il gouvernoit pleinement[6], à reconnoître le roi d'Espagne[7], et, à la fin, il le reconnut

1. Imhof a donné la liste des membres du conseil de guerre en 1693, dans l'Appendice de la *Notitia S. R. G. imperii procerum*, p. 487. Après Stahrenberg, le prince de Bade ayant refusé la présidence, elle fut confiée au comte de Mansfeld, avec trente mille livres d'appointements, quoique le prince Eugène de Savoie fût regardé comme le plus digne de cet emploi (*Mémoires de Villars*, tome I, p. 329 et 345; *Gazette*, 1701, p. 447).

2. *Redresser* est pris ici dans le sens de remettre sur pied, en activité.

3. Le parlement anglais, où les torys partisans de la paix avaient la majorité, lui créait toute sorte d'embarras (*Journal de Dangeau*, tome VIII, p. 45, 53, 55, 57, 81 et 82; *Mémoires de Sourches*, tome VII, p. 68; *Villars*, tome I, p. 324); quoique pressé par l'envoyé impérial, il ne put amener l'Angleterre à la guerre qu'insensiblement, sans qu'elle s'en doutât (Reynald, *Louis XIV et Guillaume III*, tome II, p. 342-343). Voyez les pièces dans les *Mémoires* de Lamberty, tome I, p. 400-402, 455-472 et 505-513.

4. *Esperences* corrigé en *espérances*.

5. Il a dit plus haut (p. 68-69) que « les machines de l'alliance n'étoient pas encore prêtes. »

6. Le grand pensionnaire Heinsius ne faisait qu'un avec Guillaume d'Orange : il l'aida puissamment dans cette œuvre de politique patiente et rusée, en ce qui concernait les Provinces-Unies, dont les représentants ne suivaient cependant pas l'impulsion du prince aussi docilement que le dit notre auteur.

7. Ci-dessus, p. 68. C'est pour obtenir le renvoi de leurs quinze mille hommes faits prisonniers dans les places flamandes (ci-dessus, p. 51-53) que les États-Généraux reconnurent Philippe V. L'acte, daté du 22 fé-

aussi[1] : tellement que ce prince le fut de toute l'Europe excepté de l'Empereur. Quoique le Roi goûtât extrêmement[2] des démarches si précises en faveur de la paix, il ne laissoit pas de se préparer puissamment, et, comme il disposoit de l'Espagne comme de la France, elle ne perdoit[3] pas de temps aussi à se mettre en état de bien soutenir la guerre. Le comte d'Estrées étoit dans la Méditerranée : le roi d'Espagne le fit capitaine général de la mer, qui répond à la charge qu'il avoit ici, tellement qu'il commanda également aux forces navales des deux couronnes[4].

vrier 1701, a été publié dans le recueil de Lamberty, tome I, p. 395-396, avec la lettre de remerciement de Louis XIV.

1. *Journal de Dangeau*, tome VIII, p. 93; Supplément au *Journal de Verdun*, tome II, p. 61. Guillaume ne se décida qu'avec peine, et en se cachant, à répondre à la lettre du 24 mars par laquelle Philippe V lui avait notifié son avènement; cette réponse (13 avril, anc. st.) ne fut communiquée préalablement ni au conseil, ni aux chambres. On en trouvera le texte dans l'*Histoire de Louis XIV*, par Bruzen de la Martinière, tome V, p. 239-240. Guillaume écrivait alors à Heinsius : « Ceci alarmera probablement la cour impériale, mais sans motif fondé, car, aujourd'hui, je me trouve plus à même d'entrer dans des engagements ou de conclure un traité avec l'Empereur. » (*Louis XIV et Guillaume III*, par H. Reynald, tome II, p. 349-350.) Ce traité fut signé le 7 septembre 1701.

2. Ici encore, *extrêment*.

3. Avant *perdoit*, il a biffé *se disposoit pas mo[ins]*, et la première lettre de *perdoit* surcharge une *m*.

4. « Le roi d'Espagne, sans en avoir été sollicité par le Roi, a fait le comte d'Estrées lieutenant général de la mer, et lui en a envoyé les patentes à Cadix, où ce comte doit être arrivé. Il a attaché à cet emploi dix mille écus d'appointements. » (*Journal de Dangeau*, tome VIII, p. 115; comparez les *Mémoires de Sourches*, tome VII, p. 72-73, et le *Mercure*, mai 1701, tome I, p. 300-301.) Dangeau ajoutant que la charge, vacante depuis la mort du prince de Piombino (janvier 1665?), était la plus importante quand il n'y avait pas de membre de la maison royale investi du titre de prince de la mer, Saint-Simon a protesté par [*Add. St-S. 379*] une Addition contre l'existence de cette dernière dignité; cependant Garma donne (*Theatro*, tome III, p. 405-408) la liste de cinq titulaires depuis D. Juan, mort en 1578. — Dangeau dit aussi que l'autorité de M. d'Estrées ne s'étendait pas sur les mers des Indes, Châteaurenault en étant devenu capitaine général. Comme l'Espagne ne connaissait pas le grade de vice-amiral, le lieutenant général jouissait d'un pouvoir plus

Duc de Beauvillier grand d'Espagne.

Ce prince, en même temps, excité par Louville, dépêcha un courrier au duc de Beauvillier avec la patente d'une grandesse de la première classe pour lui et pour les siens mâles et femelles[1]. Le duc, qui n'y avoit pas songé[2], et qui, comme ministre d'État, et comme ayant été gouverneur du roi d'Espagne, ouvroit librement les lettres qu'il recevoit de ce prince, trouvant cette patente et une lettre convenable au sujet qui lui en donnoit la nouvelle, les[3] porta au Roi l'une et l'autre, qui approuva fort cette marque de sentiment du roi son petit-fils, et qui ordonna à M. de Beauvillier de l'accepter[4].

absolu que notre amiral même. Les *Mémoires de Sourches* parlent de trente-six mille livres (douze mille écus) d'appointements; les autres capitaines généraux avaient trente-deux mille livres, et moitié seulement lorsqu'on ne les employait pas, dit le duc de Luynes (tome VII, p. 331). On voit, par un mémoire du duc d'Harcourt daté de septembre 1701 (recueil Hippeau, tome II, p. 513), combien la marine espagnole avait besoin d'être réorganisée. M. d'Estrées n'était pas un inconnu pour elle.

1. *Journal de Dangeau*, tome VIII, p. 94; *Mémoires de Sourches*, tome VII, p. 59; *Gazette*, p. 228 et 245; *Mercure*, mai 1701, tome I, p. 302-303.

2. « M. de Beauvillier, dit Dangeau, ne s'attendoit point à cette grâce, qu'il n'avoit jamais demandée, et que le roi d'Espagne a accompagnée de lettres pour M. et Mme de Beauvillier très honnêtes, très tendres et très bien écrites. Charles-Quint, étant devenu empereur, fit le même honneur au marquis de Chièvres, qui avoit été son gouverneur. » Comme le dit Saint-Simon, c'est Louville, qui, faute de pouvoir faire venir M. de Beauvillier, ne fût-ce que pour trois mois, avait demandé pour lui cette distinction, et, quelques jours plus tard, il lui écrivait : « Votre grandesse me noircit trop de ce côté. Depuis cette grâce si légitime, bien des gens ne pensent qu'à courir les grandesses et les duchés; à servir son pays, nul n'y pense. » Le brevet avait été signé le 26 avril, en même temps que celui du duc de Popoli, dont il sera parlé plus loin, et il n'y eut pas moins de trois décrets de Philippe V. Nous donnons en fin de l'appendice XXII ses lettres à M. et Mme de Beauvillier.

3. *Les* corrige *la*.

4. Il fallut l'autorisation en forme du Roi pour que M. de Beauvillier acceptât cette grandesse, la première donnée en France, d'autant plus qu'elle était assise sur le duché de Saint-Aignan. Un brevet lui fut délivré en conséquence le 19 décembre 1701; on en trouvera le texte dans l'appendice XXII. Dans une Addition sur la grandesse donnée

Mariage déclaré du roi d'Espagne avec la fille du duc de Savoie.

Presque en même temps[1] le mariage du roi d'Espagne fut déclaré avec la seconde fille de M. de Savoie[2], sœur cadette de Mme la duchesse de Bourgogne, pour qui ce fut une grande joie[3], comme un grand honneur et un grand avantage à Monsieur son père d'avoir pour gendres les deux premiers et plus puissants rois de l'Europe[4]. Le

au prince de Chalais en 1714 (*Journal de Dangeau*, tome XV, p. 263), Saint-Simon a fait ressortir à combien d'abus dangereux pouvait conduire la « monstruosité » de cette ingérence d'un roi étranger qui venait jusqu'en France créer des ducs « sous une autre forme » et « faire acte de souverain terrien. » Lui-même cependant, quelques années plus tard, se résigna à solliciter une pareille faveur pour sa propre maison, comme récompense d'une ambassade de pure cérémonie.

1. Le mardi 17 mai, « l'ordinaire de Madrid arriva le soir, fort tard. Le roi d'Espagne déclara, le 4, son mariage avec la princesse de Savoie; on en a témoigné une grande joie dans Madrid. Elle s'appelle Marie-Louise comme la feue reine d'Espagne fille de Monsieur : ce qui augmente encore la joie des Espagnols, parce que la mémoire de cette reine est en grande vénération en Espagne. » (*Dangeau*, tome VIII, p. 103.) Selon la *Gazette d'Amsterdam*, n° XLI, la déclaration officielle avait eu lieu le 3 mai. Le 7, Philippe V adressa à Monsieur, grand-père maternel de la princesse, une demande en forme, dont le texte a été publié par M. de Seilhac, dans *l'Abbé Dubois*, tome I, p. 293-294. Sa lettre au Roi, du 10, et l'instruction de celui-ci, datée du 24, sont aux Affaires étrangères, vol. *Espagne* 89, fol. 110 et 148.

2. Marie-Louise-Gabrielle, princesse de Piémont, âgée de treize ans, et dont le nom a déjà été prononcé en 1700 (tome VII, p. 259).

3. « Cette princesse, dit Michelet (*Histoire de France*, tome XIV, p. 124), entrevit pour sa sœur le plus grand mariage du monde, celui du roi d'Espagne, et dit, avec sa feinte étourderie : « Le Roi seroit bien « sot, s'il refusoit l'Espagne pour son petit-fils. » Voyez le même mot rapporté à Louville par Saint-Simon, comme venant de la duchesse de Bourgogne, dans notre tome VII, p. 317, note 2. Dans les *Mémoires secrets* du même Louville, il y a (tome I, p. 183) une lettre de la duchesse de Bourgogne à Philippe V, commençant par ces mots : « Votre Majesté ne sauroit douter de ma joie, soit que je considère la grandeur du mariage de ma sœur, ou son bonheur personnel. »

4. C'était la seule princesse que Louis XIV pût viser pour éviter une archiduchesse qui eût remis le jeune roi sous l'influence de la reine douairière; M. d'Harcourt et Portocarrero pensaient de même, et, dès l'avènement, on avait fait faire par Tessé les premières ouvertures : voyez notre tome VII, p. 370, note 5, le recueil Hippeau, tome II, p. 309, 315, 380,

Roi crut fixer ce prince dans ses intérêts par de si hautes alliances redoublées, et par la confiance du commandement général en Italie[1].

Égalité réglée en France et en Espagne entre les ducs et les grands.

Le Roi aussi, pour mieux cimenter l'union des deux couronnes et des deux nations, convint avec le roi d'Espagne que les grands d'Espagne auroient désormais en France le rang, les honneurs, le traitement et les distinctions des ducs, et que, réciproquement, les ducs de France auroient en Espagne le rang, les honneurs, le traitement et les distinctions[2] qu'y ont les grands[3]. Rien de mieux, ni de plus convenable, si on s'en étoit tenu là; on verra en son lieu ce que quelques grands d'Espagne

et la *Correspondance générale de Mme de Maintenon*, tome IV, p. 350.

1. Nous ne tarderons pas à voir cette illusion se dissiper. De son côté, le duc Victor-Amédée, quoiqu'il eût songé à l'Archiduc pour sa fille, fit du mariage avec Philippe V une des premières conditions de son alliance (*Dangeau*, tome VIII, p. 37 et 71, et ci-dessus, p. 257); si l'on en croit les *Mémoires de Noailles* (p. 92), c'était afin de mieux dissimuler son projet de passer ensuite au parti opposé.

2. Ces trois derniers mots sont en interligne.

3. Nous avons vu, en 1700 (tome VII, p. 371 et 403, Addition n° 344; comparez les tomes IV, p. 60, note 4, V, p. 14, VII, p. 338), que les grands, faute de pouvoir se couvrir devant le roi de France comme devant leur propre souverain, renonçaient ou hésitaient à se présenter à la cour de Louis XIV; d'autre part, les ducs français ne jouissaient d'aucun privilège à Madrid. Le duc d'Anjou devenant roi d'Espagne, la question s'imposait comme une nécessité capitale (*Journal de Dangeau*, tome VII, p. 459-461, avec Addition) : ce fut un des points stipulés dans l'instruction de M. d'Harcourt (recueil Hippeau, tome II, p. 310), et M. et Mme de Beauvillier le poussèrent également à obtenir le traitement de parfaite réciprocité (tome II, p. 310 et 509). Quand Louis XIV eut commencé par accorder, comme nous l'avons vu, la qualification de « cousin, » son petit-fils annonça que désormais les ducs français et leurs femmes jouiraient à sa cour des mêmes honneurs et traitements que les grands espagnols (texte publié par Lamberty, tome I, p. 546-547, et ajouté par le duc de Luynes au passage du *Journal de Dangeau*, tome VIII, p. 119). Au reçu de cette nouvelle, le 8 juin, quelques instants avant qu'on vînt prévenir que Monsieur était à la mort, Louis XIV annonça qu'il agirait pour les grands comme son petit-fils pour les ducs.

en pensèrent[1], et l'abus étrange d'une si sage convention[2].

Abbé de Polignac rappelé.

L'abbé de Polignac, qui, depuis son arrivée de Pologne, étoit demeuré exilé en son abbaye de Bonport près le Pont-de-l'Arche[3], eut permission de revenir à Paris et à la cour[4]. Torcy, son ami, et bien des gens qui s'intéressoient en lui avoient travaillé en sa faveur[5].

1. C'est l'affaire des ducs d'Arcos et de Baños dont il sera question à la fin de l'année. Sainctot dit (ms. Fr. 14119, p. 310-311) que le Roi voulut bien recevoir les grands dans son cabinet même, et non plus seulement à la porte, présentés par leur ambassadeur et l'introducteur.

2. Lamberty a ajouté au texte du décret espagnol quelques réflexions sur la portée politique de cet acte; voyez aussi les *Nouvelles des cours d'Europe*, août 1701, p. 499-500.

3. C'est le 24 avril 1698, en revenant de Pologne, que l'abbé avait été exilé, ainsi que son collègue Châteauneuf, à la suite de l'échec du prince de Conti : tome IV, p. 211 et 212.

4. *Journal de Dangeau*, tome VIII, p. 108; *Mémoires de Sourches*, tome VII, p. 69; Papiers du P. Léonard, Arch. nat., MM 827, fol. 32 v° et 33; Affaires étrangères, vol. *France* 1087, fol. 52, ordre du 23 mai.

5. Torcy avait obtenu son rappel, et le P. de la Chaise eut pour lui la permission de voir le Roi le 26 mai; mais l'accueil fut très froid, disent les notes du P. Léonard (Arch. nat., MM 827, fol. 32 v°; comparez une lettre de Mme de Coulanges, dans les *Lettres de Mme de Sévigné*, tome X, p. 461, et la *Gazette d'Amsterdam*, n° XLV). Six mois auparavant, le 19 novembre 1700, l'abbé avait écrit au Roi, de son abbaye de Bonport, cette lettre de félicitation sur les affaires d'Espagne : « Sire, Votre Majesté voudroit-elle bien souffrir que le plus malheureux de tous les hommes, et le plus accablé de sa disgrâce, prenne la liberté de lui témoigner le ravissement dont il a été saisi de voir les bénédictions que Dieu répand à pleines mains sur Votre Majesté et sur son auguste famille? J'ose dire, et il est vrai, que, depuis trois ans, voilà le seul moment où je me sois trouvé sensible à la joie. Continuez, Sire, à vous combler de gloire. Si je ne puis obtenir la fin de mes malheurs, j'ose espérer au moins que vos prospérités me les feront oublier. » Il en envoya une copie à M. de Torcy, avec cette autre lettre, qui est aux Affaires étrangères, vol. *Espagne* 85, fol. 416 : « En apprenant la grande nouvelle d'Espagne, je n'ai pu contenir la joie dont je me suis senti pénétré, et, sans songer que rien n'est ordinairement bien reçu d'un homme en disgrâce, dont le partage est le silence, j'ai eu la hardiesse d'écrire au Roi.... Je n'ai jamais eu de plus grand desir au monde que de voir son sang régner partout, et, si mes efforts pour cela ont été rendus inutiles, au moins la volonté n'en a pas été douteuse.... »

Le duc de Popoli[1], frère du cardinal[2] Cantelmi, archevêque de Naples[3], y retournant d'Espagne[4], fut présenté au Roi par l'ambassadeur d'Espagne[5]. C'est une maison ancienne et illustre[6], qui est puissante à Naples, et le car-

Duc de Popoli salue le Roi, qui lui promet l'Ordre.

1. Rostaing Cantelmi, titré duc de Popoli et prince de Pettorano, s'était retiré à Naples en 1696, comme général des troupes de ce royaume, après avoir fait les fonctions de major général de bataille en Sicile, en Espagne, en Afrique et en Flandre, et il avait été des premiers à acclamer Philippe V. Ce roi le fit mestre de camp général du même royaume en février 1702, puis, en novembre 1703, lui donna le commandement de la compagnie italienne des gardes du corps nouvellement organisés, et lui accorda la grandesse de première classe et une commanderie de Saint-Jacques en 1706. Le duc se distingua à Almanza, fut fait capitaine général en 1710, eut le commandement de la Catalogne en mars 1713, la Toison d'or en juillet 1714, une place de conseiller aux conseils de la guerre et des finances en mai 1715, la charge de gouverneur du prince des Asturies en juillet 1716, le collier du Saint-Esprit en 1717, et la charge de majordome-major en 1721. Il mourut le 16 janvier 1723, dans sa soixante-douzième année. Voyez ce que notre auteur a dit de lui dans son mémoire de 1714 au Roi : tome XIX de l'édition de 1873, p. 282 et 283.

2. *Du Card.* surcharge *de l'Ar*[*ch.*].

3. Jacques Cantelmi, né le 27 juin 1645, fut inquisiteur à Malte en 1678, puis nonce à Venise en 1683, à Varsovie, à Vienne, à la diète d'Augsbourg, revint à Rome en novembre 1689, pour faire les fonctions de secrétaire de la congrégation des évêques et réguliers, fut créé cardinal par Alexandre VIII en 1690, devint légat d'Urbin et archevêque de Capoue, passa archevêque de Naples en juillet 1691, fut des premiers à reconnaître Philippe V dans cette ville, l'y reçut en avril 1702, et mourut le 11 décembre suivant.

4. C'est par lui qu'en décembre 1700 le vice-roi de Naples avait envoyé ses compliments au nouveau souverain (*Dangeau*, tome VII, p. 467-468).

5. Le 18 mai : *Dangeau*, tome VIII, p. 104.

6. « La maison Cantelmi prétend venir des Stuarts d'Écosse, qui est la maison du roi d'Angleterre, » dit Dangeau. La tradition, reconnue officiellement par Charles II d'Angleterre, en 1683, était que cette famille remontait au dernier fils du roi d'Écosse Duncan Ier, qui, obligé de s'expatrier après l'assassinat de son père par Macbeth, aurait pris en Angleterre le surnom de Cantelm ou Kanclam, puis se serait établi en France ; son petit-fils devint un seigneur important en Provence, et les enfants de celui-ci suivirent Charles d'Anjou à Naples. Popoli fut érigé en duché par le roi Philippe II. On trouvera une généalogie des Cantelmi, écrite en or sur vélin, dans le ms. Clairambault 1171, fol. 12-16.

dinal Cantelmi avoit[1] très bien fait pour le roi d'Espagne[2]. Le Roi traita donc fort bien le duc de Popoli, et si bien, que ce seigneur, qui desiroit fort l'Ordre, et qui avoit pris ses précautions sur cela avant de quitter Madrid, se crut en état de le pouvoir demander. Le Roi le lui promit, et lui dit qu'il lui en coûteroit un voyage parce qu'il seroit bien aise de le revoir, et qu'il[3] vouloit le recevoir lui-même[4]. Nous lui verrons faire une grande fortune en Espagne, et il donnera lieu d'en parler plus d'une fois[5]. Il fut très peu ici, et s'en alla à Naples.

Banqueroute

La Touanne[6] et Sauvion[7], trésoriers de l'extraordinaire

1. *Avoit* est en interligne, au-dessus d'*a*, au présent, emprunté à Dangeau, puis biffé.

2. Quand Philippe V arriva à Naples, l'année suivante, il se déclara tout prêt à renvoyer son chapeau à Rome plutôt que de manquer à rien de ce qui pouvait plaire à son maître (*Journal de Dangeau*, tome VIII, p. 430).

3. L'abréviation de *que* surcharge un *d*.

4. Ceci est pris du *Journal de Dangeau*, tome VIII, p. 113, 29 mai; comparez les *Mémoires de Sourches*, tome VII, p. 71, et la *Gazette*, p. 275. Le Roi permit au duc, en attendant, de porter le cordon jusqu'à ce qu'il revînt pour le chapitre du 1er janvier suivant; toutefois, ce provisoire dura jusqu'en 1717, époque où M. de Popoli fut enfin reçu, avec son élève le prince des Asturies, mais à Madrid même.

5. Notamment en 1702, en 1716, en 1722, etc. C'est un des personnages espagnols sur qui il s'étendra le plus longuement. Louville et Mme des Ursins faisaient grand cas de lui.

6. Charles Renouard, dit de la Touanne, fils d'un marchand de Meung qui était devenu receveur des tailles à Montdidier (ms. Clairambault 754, p. 319), commença par avoir en commission la recette des tailles de Romorantin et de Baugency (28 septembre 1678), puis acheta, en septembre 1685, la charge alternative de trésorier général de l'extraordinaire des guerres et de la cavalerie légère par delà et par deçà les monts, que possédait M. de Villeromard, et s'y fit recevoir le 18 janvier 1686. Il mourut le jour même où fut publiée la déclaration dont nous parlerons plus loin, c'est-à-dire le 3 juin 1701. Son portrait, peint par Largillière, avait figuré au salon de 1699.

7. Jean de Sauvion (et non *Saurion*, comme on l'a imprimé jusqu'ici), baptisé le 26 septembre 1643, reçu avocat en 1670 et secrétaire du Roi le 17 juillet 1695, s'était associé en 1686 avec la Touanne, dont il avait épousé une sœur en 1669. Il mourut à l'âge de quatre-vingts ans.

des guerres[1], culbutèrent et firent banqueroute[2]. Ils en avertirent Chamillart, qui, par l'examen de leurs affaires,

des trésoriers de l'extraordinaire des guerres.

1. La charge de trésorier de l'extraordinaire des guerres tant deçà que delà les monts, dont la création en titre d'office remontait au 9 août 1553, avait été subdivisée en charge ancienne et charge alternative en 1554, et en charge triennale en 1568. Elles étaient donc au nombre de trois, et chacune, comme l'indiquent ces qualifications, n'avait d'exercice que tous les trois ans. La fonction était de payer tous les « nouveaux » régiments, c'est-à-dire les corps postérieurs à la création primitive de l'armée permanente[a], tandis que les « vieux régiments » formaient le département de deux trésoriers de l'ordinaire, et que les corps de la maison du Roi ou de la prévôté de l'hôtel, les fortifications, l'artillerie avaient des trésoriers particuliers. Les trésoriers de l'extraordinaire prenaient des provisions séparées pour la cavalerie légère. En 1685, M. de Villeromard avait vendu sa charge à la Touanne pour deux millions deux cent mille livres (*Journal de Dangeau*, tome I, p. 223); mais il n'y avait, à ce moment-là, que deux charges en réalité, et non trois, chacun des deux titulaires possédant une moitié de la troisième. Comme le maniement des fonds, en temps de guerre, dépassait soixante millions par an, on conçoit quels pouvaient être les bénéfices du trésorier en exercice[b]. Les dossiers relatifs à l'extraordinaire des guerres du temps de Louis XIV, dans les papiers du Contrôle général, remplissent quinze cartons : Arch. nat., G^7 1774 à 1788.

2. *Journal de Dangeau*, tome VIII, p. 117-118; *Mémoires de Sourches*, tome VII, p. 73; *Correspondance générale de Mme de Maintenon*, tome IV, p. 426-427; *Mercure*, juillet 1701, p. 250; Desnoiresterres, *les Cours galantes*, tome III, p. 216-218; *Archives de la Bastille*, tome X, p. 374-376. Les premiers bruits de banqueroute avaient commencé à courir vers le 10 mai, et la caisse de la Touanne avait été saisie aussitôt (*Gazette d'Amsterdam*, n° XL). Selon les *Mémoires de Sourches*, c'est Sauvion qui était allé déclarer au contrôleur général que, ne voulant pas faire de banqueroute frauduleuse, il venait lui donner avis des choses et remettre trois ou quatre cent mille livres qu'il avait en portefeuille. Le Roi avait ordonné aussitôt qu'on les écrouât tous deux à la Bastille. Voyez un factum publié contre Sauvion, dans le dossier bleu 726 (ARNAUD) du Cabinet des titres, fol. 11-15.

[a] C'est à tort que l'éditeur des *Archives de la Bastille* a dit (tome III, p. 105, note) que l'extraordinaire des guerres représentait les fonds réservés pour les dépenses imprévues du ministère.

[b] En 1787, l'*Encyclopédie méthodique — Finances* (art. TRÉSORIER) évalue les bénéfices à un million par an, et même treize cent mille livres en temps de guerre. Sur la comptabilité de cette trésorerie, on peut voir un règlement du 8 janvier 1724 : Arch. nat., E 2042.

la trouva de quatre millions[1]. On les mit à la Bastille[2], le Roi prit ce qu'il leur restoit, et se chargea de payer les dettes, pour conserver son crédit à l'entrée d'une grosse guerre, pour laquelle cette faillite ne fut pas de bon augure[3]. On en fut fort surpris par le soin avec lequel ils

1. Par une déclaration datée du 3 juin, le Roi reconnut que la Touanne et Sauvion avaient besoin de secours, leur passif par billets d'emprunt aux particuliers dépassant neuf millions huit cent mille livres, outre quatre cent mille livres dues au Roi lui-même ou à des officiers de ses troupes, tandis que leurs effets ne montaient pas à six millions; qu'il était impossible d'abandonner aux recours de la justice ordinaire les particuliers qui avaient fourni leur argent pour soutenir le service et « sur la bonne foi qui doit être gardée par ceux qui sont chargés du maniement des deniers du Roi; » que ce serait à la fois la ruine de ces gens-là et le discrédit des trésoriers royaux; que, par conséquent, les effets réalisables devraient être employés à leur remboursement, principal et intérêts, et qu'en attendant, ce remboursement serait assigné sur les aides et gabelles au moyen de billets des fermiers généraux; mais que désormais la peine de mort serait prononcée contre tout préposé au maniement des deniers royaux qui les emploierait à son usage particulier ou les détournerait. Cette déclaration parut dans plusieurs gazettes ou recueils périodiques. Voyez aussi, aux Archives nationales, les arrêts du Conseil, E 1914, 16 et 22 août, et 6 décembre 1701, et les papiers de la liquidation la Touanne, V7 252.

2. Un seul, Sauvion, fut mis à la Bastille; comme nous l'avons vu, la Touanne, qui se trouvait malade à la campagne, y mourut avant d'être transportable, le jour où la déclaration fut publiée. Quant au premier, moins coupable, et qui ne savait pas l'état de leurs affaires communes depuis cinq ans, il fut mené à la Bastille, avec certains égards, le 6 juin, puis relâché le 2 septembre, sous la caution de ses quatre gendres, Saint-Laurent, Bertin, Paparel et Guymont, financiers de haute importance. (*Dangeau*, tome VIII, p. 184; *Archives de la Bastille*, tome X, p. 374-376; Bertin, *les Mariages dans l'ancienne société*, p. 564-566.)

3. *Journal de Dangeau*, tomes VIII, p. 263, et X, p. 100; *Archives de la Bastille*, tome X, p. 375-377; *Correspondance des Contrôleurs généraux*, tome II, n° 843, note. Tout fut remboursé, après consultation avec les premiers présidents du Parlement et de la Cour des aides, et la perte dépassa sept millions : *ibidem*, n°s 286, 988 et 1214, et Appendice, p. 514 et 584-585. La vente de la charge de la Touanne, qui fut achetée par Montargis, gendre de Mansart, et des deux autres charges, dont les titulaires n'avaient pas encore pris possession ni fait leurs payements, produisit trois millions six ou sept cent mille livres (*Dan-*

avoient soutenu et caché leur désordre jusqu'à rien plus[1] sous la sérénité et le luxe des financiers[2].

L'Empereur fait arrêter Ragotzi.

Le royaume de Hongrie n'avoit jamais tari de mécontents, et en avoit souvent des marques[3] qui leur avoient

geau, tome VIII, p. 252; *Sourches*, tome VII, p. 108). On profita d'ailleurs de cette circonstance pour modifier et alléger le service : un édit d'octobre 1701 ne laissa plus subsister, en dehors de la maison militaire du Roi, que trois trésoriers généraux, un ancien, un alternatif et un triennal, aux gages effectifs de trente mille livres par an, plus les remises, et autant de principaux commis.

1. Un désordre poussé au plus haut point. M. Hatzfeld veut bien me signaler cette locution dans l'*Instruction chrétienne* de Calvin (III, xxv, 3) : « Des femmes si effrayées que *rien plus*. »

2. C'est d'une de ces catastrophes que la Bruyère avait dit, en 1689 (*Caractères*, tome I, p. 271-272) : « Ce palais, ces meubles, ces jardins, ces belles eaux vous enchantent.... Leur maître n'est plus.... Ses créanciers l'en ont chassé : il a tourné la tête, et il l'a regardée de loin une dernière fois, et il est mort de saisissement. » — La Touanne et sa femme (Catherine Royer, morte le 14 juillet 1712), qui lui avait apporté plus de deux cent trente mille livres en mariage, possédaient non seulement une belle maison à la porte Gaillon, construite pour le financier Cotteblanche à côté de celle de Sauvion, une autre maison à Fontainebleau, dont le Roi prit possession, et une grande habitation à Saint-Maur, que les princes allaient visiter et admirer (*Mercure*, août 1700, p. 9-11; *Cours galantes*, par M. Desnoiresterres, tome IV, p. 15), et qui fut donnée à Monsieur le Duc, comme on le verra bientôt, mais encore le château et la terre de Champs, en Brie, qui passèrent à Bourvallais, puis furent pris à bail par la princesse de Conti. Nous avons dit que le trésorier y mourut; il y avait alors trois ou quatre cents ouvriers. Leur train de maison était fort bien réglé : à Saint-Maur, où ils prétendaient avoir dépensé onze cent mille livres, mais qu'on n'estima que soixante-cinq mille livres (Arch. nat., G^7 431, 7 novembre 1701), un premier coup de couleuvrine avertissait les « officiers » de mettre le couvert, quand il y avait des invités; un second commandait aux domestiques de se tenir prêts, et trois autres ordonnaient de servir (*Archives de la Bastille*, tome X, p. 376-377). Leur argenterie était renommée, et M. de Torcy la prit en échange d'autres pièces. La Touanne avait marié son fils à la fille du procureur général Bosc du Bois, nièce de cette dame de la Roche qui gouvernait la maison du tout-puissant Bontemps (ci-dessus, p. 42 et 43), et, si celui-ci n'avait disparu quatre mois trop tôt, la catastrophe eût peut-être été évitée ou dissimulée.

3. N'a-t-il pas omis un participe, *donné* ou *porté*?

été funestes depuis que la maison d'Autriche avoit[1] dépouillé les états du droit d'élection des rois d'Hongrie[2]. Cela intéressoit extrêmement la noblesse, surtout les grands seigneurs. Les peuples aussi se prétendoient lésés[3] et foulés, et les griefs de religion, où la grecque et la protestante ont un grand nombre de sectateurs, étoient une autre semence de soulèvement; mais les garnisons allemandes et presque toutes les grandes places occupées par des Allemands indisposoient toute la nation en général[4]. Il en coûta la tête, en 1671, aux comtes[5] Serini, du nom d'Esdrin, gouverneur de Croatie[6], à Frangipani et à

1. Avant cet *avoit*, il a biffé *les*.

2. Ici, il ne tient plus compte de l'initiale aspirée de *Hongrie*. — C'est en 1687, au milieu de l'invasion turque, que l'empereur Léopold avait obtenu de la diète de Presbourg que la royauté de Hongrie fût reconnue héréditaire dans sa descendance directe, et même avec réversion à la branche d'Espagne en cas d'extinction de celle d'Autriche. L'archiduc Joseph avait été alors couronné roi. (*Journal de Dangeau*, tome II, p. 78.) En échange de cette renonciation au système électif, la noblesse avait reçu le droit d'instituer des majorats et des fidéi-commis. Mais, en 1698, l'Empereur avait échoué dans une nouvelle tentative pour enlever l'administration financière aux états, qui se composaient de quatre ordres.

3. Ayant d'abord écrit : *vexés*, il a seulement changé le *v* initial en *l* et ajouté un accent sur l'*e* qui suit; ce qui fait *léxés*.

4. Dans l'article consacré au comte de Serin (*sic*) d'après l'*Histoire des troubles de Hongrie*, le *Moréri* dit : « Ces peuples se plaignoient que l'empereur Léopold violoit leurs privilèges et ruinoit leur pays par les garnisons allemandes. » Notre auteur entrera dans plus de détails en 1713 : tome IX, p. 408 et suivantes.

5. Au pluriel, par mégarde.

6. Pierre Esdrin, comte Serin ou Serini (la vraie forme est *Zrin* ou *Zrinyi*), fut nommé vice-roi de Croatie et des frontières de Dalmatie, pour l'Empereur, en juillet 1665, à la place de son père, et membre du conseil secret, se révolta ouvertement en 1670, après deux tentatives manquées, mais, trahi et livré par un ami, fut exécuté à Neustadt, le 30 avril 1671. Son père, tué à la chasse en 1664, avait été un des plus vaillants adversaires des Turcs, et Louis XIV le tenait en très grande estime. — Le gouvernement ou banat de Croatie, entre la Carniole, l'Esclavonie, la Bosnie et la Dalmatie, avec Carlstadt comme capitale, Fiume comme port, était uni à la Hongrie depuis 1342; mais les Turcs en détenaient toute la partie située au delà de l'Unna.

sa femme, sœur de Serini[1], et à Nadasti[2], président du conseil souverain d'Hongrie, et la[3] prison perpétuelle au fils du comte Serini[4], où il est mort plus de trente ans après[5]. Sa sœur[6], fille du comte Serini exécuté, avoit épousé le prince Ragotzi[7], dont elle eut le prince Ragotzi dont je vais parler[8], et qui me donnera lieu d'en parler plus d'une fois. Elle se remaria, en 1681, au fameux comte Tekeli[9],

1. François-Christophe Frangipani, comte Tersats, était d'une ancienne famille de Rome qui avait fait souche en Hongrie. Il fut exécuté avec Zrinyi à Neustadt, et ses biens confisqués. Ce n'est pas sa femme qui était sœur de Zrinyi, mais bien sa sœur Anne-Catherine qui avait épousé ce comte, et, ayant eu la principale part à leur entreprise, elle subit le même sort qu'eux, le 18 novembre 1673, à Gratz.

2. François, comte de Nadasti, n'ayant pu obtenir le palatinat de Hongrie en 1666, essaya à plusieurs reprises d'assassiner ou d'empoisonner l'Empereur; surpris et arrêté au moment où il allait fuir vers Venise, il fut enveloppé dans le procès de Zrinyi et de Frangipani, et exécuté à Vienne (*Moréri*). Voyez la *Gazette*, année 1670, p. 974, 975, 998, 999, 1019, 1020, 1063, 1065, et année 1671, p. 498, 506, 522, 546, 574, 597, et l'*Histoire des procédures criminelles.... des trois comtes Nadasti*, etc., imprimée en latin, en français et en italien, 1671 et 1672. Nadasti, petit-fils d'un palatin à la vaillance duquel Soliman lui-même rendait hommage, avait publié plusieurs ouvrages savants sur l'histoire et le droit de la Hongrie.

3. *La* surcharge *u*[*ne*].

4. Avant ce nom, Saint-Simon a biffé *de*, et il a corrigé *in* en *ini*.

5. Pierre II Esdrin, épargné en raison de sa jeunesse, fut néanmoins privé de son titre et de ses armes. Plus tard, en 1683, s'étant allié aux Tartares et ayant été pris dans leur défaite près de Vienne, il fut enfermé à Battenberg, puis transféré à Gratz, lors de l'invasion franco-bavaroise de 1703 en Tyrol, et il y mourut dans le mois de novembre de la même année.

6. Hélène-Aurore-Véronique Zrinyi épousa le prince Rakoczy en 1666, puis se remaria, en mai 1682, dans les circonstances les plus dramatiques, au comte Tœkœly, qui suit, et mourut à Galata, près de Constantinople, le 10 février 1703, avec le renom d'une véritable héroïne.

7. Il a adopté l'orthographe française du *Moréri*; on disait aussi : *Ragosqui*. — François ou Frédéric Rakoczy, mort en 1676.

8. Ci-après, p. 309.

9. Il suit toujours l'orthographe du *Moréri*. — Émeric, comte Tœkœly, dont il racontera toute l'histoire en 1713, d'après ce dictionnaire, encore à propos de Rakoczy, était fils d'un des plus puissants et des

chef des Mécontents[1], qui a tant fait de bruit dans le monde, et n'en eut point d'enfants. Ragotzi, son premier mari, vécut particulier, et ne fut rien[2]. Il avoit été de la conspiration de son beau-père; mais la peur qu'il eut quand il le vit arrêté fit qu'il en usa si mal avec lui, qu'il se sauva du naufrage; mais il ne fut rien toute sa vie. Il avoit de grands biens[3]. Son père[4], son grand-père[5], qui fut

plus riches magnats de Hongrie, mais protestant, et son père fut compromis dans la conspiration de 1668-70. Retiré en Transylvanie et associé à Michel Téléki, premier ministre de ce pays, Tœkœly prit la direction des Mécontents hongrois en 1678, avec l'appui de la France, et commença une lutte au cours de laquelle fut célébré, non sans peine, son mariage avec la veuve de Rakoczy, qu'il aimait depuis sa jeunesse. Tœkœly et sa femme prirent une part active, jusqu'en 1695, à toutes les campagnes des Turcs, alliés avec les Hongrois contre l'empereur Léopold; mais ils durent enfin chercher un asile chez le Grand Seigneur, et Tœkœly, devenu prince de Widdin (avril 1701), mourut en Asie Mineure, le 13 septembre 1705, deux ans après sa femme, ayant institué pour héritier le second fils du prince Rakoczy dont il va être parlé. Le romancier J. de Préchac avait fait paraître en 1686 une nouvelle historique intitulée : *Le comte Tékély*, et J. le Clerc avait publié une autre histoire du même personnage en 1697, à Cologne.

1. C'est le nom qu'on donnait généralement aux Hongrois soulevés contre l'Empereur.

2. C'est ce que dit le *Moréri*. En effet, ce Rakoczy ne fut point prince de Transylvanie, comme l'avaient été ses trois prédécesseurs immédiats; mais il figura parmi les candidats au trône de Pologne en 1668, il chercha à devenir le chef des Mécontents de Hongrie protestants, quoique catholique lui-même, et enfin il prit part, en 1670, à la conspiration de Zrinyi, son beau-père (*Gazette*, p. 494, 540, 541 et 594); mais il fut gracié sur l'intervention de sa mère, ou, selon le *Moréri* (art. SERIN), en livrant les lettres de Zrinyi, et il n'eut qu'à payer une amende de quatre cent mille florins. Il vécut depuis lors dans la retraite et composa un livre de prières, l'*Officium Racoczianum*, qui devint d'un usage très répandu en Hongrie.

3. On lirait aussi bien : *liens*.

4. Georges II, né vers 1615, succéda à Georges Ier, qui suit, en 1648, passa les douze années suivantes à faire la guerre aux Polonais, puis aux Turcs, fut battu presque constamment par les uns et les autres, et mourut le 26 juin 1660, de blessures reçues dans une dernière bataille près de Klausenbourg. Il était luthérien.

5. Georges Ier (1591-1648) fut élu prince de Transylvanie en 1631

fait prince de l'Empire, et son bisaïeul[1] avoient été princes de Transylvanie[2], ce dernier élu en 1606, après la mort de Botzkay[3]. Le Ragotzi dont je parle[4] avoit été bien élevé, et n'avoit encore guères pu faire parler de lui, observé de près comme il l'étoit, lorsque, devenu par tant d'endroits si proches suspect[5] à l'Empereur, qui découvrit de nouveaux remuements en Hongrie, il le fit arrêter et enfermer

et accepta l'offre de la couronne de Hongrie en 1643, mais, mal soutenu par la Suède et la France, traita, en 1645, avec l'empereur Ferdinand, qui le fit prince de l'Empire. Il préparait sa candidature au trône de Pologne, quand la mort l'arrêta.

1. Ces trois derniers mots sont ajoutés en interligne. — Sigismond Rakoczy, magnat hongrois, élu malgré lui prince de Transylvanie, en 1607, abdiqua presque aussitôt au profit de Gabriel Battori, et mourut en 1613.

2. *Art de vérifier les dates*, tome II, p. 62-66. — Ce pays, peuplé de Saxons, de Bulgares et de Hongrois, borné au S. par les monts Carpathes, à l'E. par la Moravie, à l'O. par la Hongrie, s'était détaché de celle-ci en 1541, et mis sous la dépendance du Sultan, avec un prince électif et des états. Il tirait des profits considérables de ses mines de sel. Le traité de Carlowitz, en 1699, le replaça sous le protectorat de l'Autriche, et, en 1765, la maison princière s'étant éteinte, Marie-Thérèse le réunit à l'Empire; ce n'était plus une souveraineté que de nom depuis 1713. Les Elzevier publièrent en 1680 deux petits volumes de *Mémoires de la guerre de Transylvanie et de Hongrie entre l'empereur Léopold Ier et le Grand Méhémet IV, Georges Ragotski*, etc. On se rappelle les vers de la Fontaine, en 1668 (*les Voleurs et l'Ane*) :

Les voleurs sont tel ou tel prince,
Comme le Transylvain, le Turc et le Hongrois.

3. Étienne II Botzkay ou Boczay, protestant de religion, élu prince après quatre Battori, en 1603, fut reconnu et confirmé par le Sultan et l'Empereur, avec un titre héréditaire de roi, mais mourut empoisonné le 28 décembre 1606.

4. François-Léopold, né le 27 mars 1676, et élevé sans soin par son beau-père Tœkœly et par sa mère, fut amené à Vienne, avec celle-ci, après la célèbre défense de Munkacs, et placé chez les jésuites, sous la tutelle du cardinal Kolonics. Au bout d'un an de séjour en Italie, il était revenu se marier en Allemagne, et il vivait depuis lors en dehors de la politique, tantôt en Hongrie, à Munkacs, d'où les Mécontents l'avaient forcé de se retirer en juillet 1697, tantôt à Vienne.

5. Avant *suspect*, il a biffé un second *devenu*.

à Neustadt[1] au mois d'avril de cette année[2]. On prétendit qu'il y étoit entré innocent[3]; nous verrons bientôt que, s'il n'en sortit pas coupable[4], il le devint bientôt après[5]. Il

1. Neustadt-Wienerisch, à cinquante-trois kil. S. de Vienne, se trouvait être une place très forte par sa position au confluent du Kleiu-Fischa et du Kerbach. C'est une des forteresses où nous avons vu que le cardinal de Fürstenberg avait été enfermé, et deux des principaux condamnés de 1671, Zrinyi et Frangipani, y avaient subi la peine capitale.

2. *Journal de Dangeau*, tome VIII, p. 100. Du *Journal*, où il a trouvé la mention de l'arrestation, mais qui dit seulement qu'elle a été faite près de Tokai et que le prince a été transféré à Épéries, ville voisine de son château de Saros, notre auteur s'est reporté au *Moréri*, qui parle de Neustadt, où le prisonnier ne fut enfermé que quelques jours plus tard. Comparez la *Gazette* de 1701, p. 303.

3. Un officier d'origine hollandaise à qui il avait confié une lettre pour Louis XIV, où il se bornait à rappeler les anciennes relations et alliances de ses pères avec la France, transmit ce document, non au destinataire, mais à l'empereur Léopold, et désigna plusieurs personnages du parti catholique comme préméditant avec lui le massacre des garnisons allemandes de Hongrie et l'enlèvement de la cour impériale. Ces projets ne convenaient guère au caractère du prince, essentiellement doux et tranquille; mais l'occasion parut bonne aux conseillers de l'Empereur pour faire tout retomber sur un homme qui avait des relations avec le gouvernement de Louis XIV, et on essaya même de compromettre M. de Villars : voyez ses *Mémoires*, tome I, p. 332-334 et 345-346, la *Gazette d'Amsterdam*, Extr. XXXVII et n°s XXXIX-XLII et XLIV, la *Gazette de Foligno*, n° 21, notre *Gazette*, p. 254-255 et 291, les *Mémoires de Sourches*, tome VII, p. 63, le Supplément au *Journal de Verdun*, tome II, p. 160-168, le *Mémoire du marquis de Bonnac sur les affaires du Nord* publié par M. Schefer (1889), p. 50-63, etc.

4. Il s'évada, après six mois de détention, et parvint à se réfugier à Varsovie, quoique sa tête eût été mise à prix.

5. C'est en 1703 (tome IV de 1873, p. 6, etc.) que nous le verrons prendre le commandement des Mécontents et menacer Vienne, soulever la Transylvanie, nouer des relations avec la France, la Bavière et la Turquie, etc. Il se fera proclamer prince de Transylvanie en 1704, prétendra même au trône de Hongrie en 1707, et ne renoncera à la lutte qu'en 1712 pour venir prendre asile à la cour de France. Il y vivra, choyé et largement pensionné, jusqu'en 1717, partira alors pour Constantinople, sur l'appel du Sultan, mais sera obligé, par la paix de Passarowitz, de se retirer de l'autre côté de la mer de Marmara. C'est là qu'il mourut le 8 avril 1735, âgé de cinquante-six ans, ayant composé,

étoit dès lors marié à une princesse de Hesse-Rheinfels[1].

Retour des eaux du roi Jacques

Le roi d'Angleterre étoit revenu de Bourbon[2] avec peu ou point de soulagement[3], et Monsieur étoit toujours à Saint-Cloud dans la même situation de cœur et d'esprit, et gardant avec le Roi la même conduite que j'ai expliquée[4]. C'étoit, pour lui, être hors de son centre à la foiblesse dont il étoit, et à l'habitude de toute sa vie d'une grande soumission et d'un grand attachement pour le Roi, et de[5] vivre avec lui, dans le particulier, dans une liberté de frère, et d'en être traité en frère aussi avec toutes sortes de soins, d'amitié et d'égards dans tout ce qui n'alloit point à faire de Monsieur un personnage[6]. Lui ni Madame n'avoient pas mal au bout du doigt, que le Roi n'y allât dans l'instant, et souvent après pour peu que le mal durât. Il y avoit six semaines que Madame avoit la fièvre double-tierce[7], à laquelle elle ne vouloit rien faire, parce qu'elle se traitoit à sa mode allemande, et ne faisoit pas

Peines de Monsieur.

depuis sa retraite, des mémoires et des ouvrages ascétiques. Saint-Simon parlera surtout de lui lors de son arrivée à Versailles, en 1713, et reviendra alors sur tous les faits et les personnages dont il est question ici.

1. Charlotte-Amélie, fille du landgrave de Hesse-Rheinfels (ici, *Rhinfeltz*), née le 8 mars 1679, mariée le 25 septembre 1694, et morte à Paris, le 18 février 1722, dans un couvent où elle s'était retirée depuis le départ de son mari. Elle était proche parente de l'Impératrice.

2. Ci-dessus, p. 100.

3. Jacques II, « un peu mieux que quand il étoit parti, » et la reine revinrent à Saint-Germain le 7 juin (*Journal*, tome VIII, p. 118, 119 et 145). Comparez les *Mémoires de Sourches*, tome VII, p. 73-74.

4. Ci-dessus, p. 265-269. C'est immédiatement après l'arrivée de la cour anglaise que Dangeau, le 8 juin (p. 119), parle du dîner à la suite duquel Monsieur va être frappé d'apoplexie.

5. *Et de* est en interligne, au-dessus d'*et d'en recevoir et*, biffé. Six mots plus loin, après *particulier*, Saint-Simon a biffé *de frère*.

6. Ci-après, p. 345.

7. Fièvre intermittente dont les accès revenaient chaque jour, après avoir été « erratique et irrégulière, mêlée à beaucoup de vapeurs » (Pellisson, *Lettres historiques*, tome II, p. 426), tandis que la fièvre tierce ne reparaissait que tous les deux jours. La médication par purgations et saignées commençait à être abandonnée pour le quinquina.

cas des remèdes ni des médecins[1]. Le Roi, qui, outre l'affaire de M. le duc de Chartres[2], étoit secrètement outré contre elle[3] comme on le verra bientôt[4], n'avoit point été la voir, quoique Monsieur l'en eût pressé dans ces tours légers qu'il venoit faire sans coucher. Cela étoit pris par Monsieur, qui ignoroit le fait particulier de Madame au Roi, pour une marque publique d'une inconsidération[5] extrême, et, comme il étoit glorieux et sensible, il en étoit piqué au dernier point. D'autres peines d'esprit le tourmentoient encore. Il avoit depuis quelque temps un confesseur[6] qui, bien que jésuite, le tenoit de plus court qu'il pouvoit[7] : c'étoit un gentilhomme de bon lieu et de

1. Dangeau dit, le 21 mai (p. 107) : « Madame.... a déjà eu quelques accès de fièvre tierce, et assez violente même; on craint que son mal n'augmente parce qu'elle ne veut point faire de remèdes; elle ne veut point garder le lit, pas même durant le plus fort de sa fièvre, dont les accès sont assez longs. » Monsieur et Madame s'étaient installés depuis douze jours à Saint-Cloud pour y passer l'été, et, la duchesse de Bourgogne étant allée y voir la malade, celle-ci, « qui avoit la fièvre très fort, et qui n'aime pas à voir personne quand elle est dans cet état-là et qu'elle souffre, » ne laissa la princesse entrer qu'un moment dans sa chambre. Elle avait « un cœur de héros » contre la douleur, et faisait fi des médecins autres que le sien, Raymond Arlot, de la faculté de Montpellier, se traitant à l'inverse des procédés ordinaires, buvant à la glace, refusant de se laisser saigner ou purger, ne prenant que des poudres sudorifiques, faisant beaucoup d'exercice, changeant de linge quatre fois par jour, mangeant les mêmes aliments qu'à l'ordinaire, s'habillant et écrivant dès qu'elle avait un peu de répit. (*Lettres de Mme de Sévigné*, tomes II, p. 423-424, et III, p. 503; *Sourches*, tomes II, p. 147, IV, p. 219 et 221, VIII, p. 163 et 166-167, XI, p. 22, 24, 28 et 29; *Dangeau*, tomes IV, p. 319 et 322, VIII, p. 107, et XII, p. 78.)

2. Ci-dessus, p. 265. — 3. Il écrit *contrelle*. — 4. Ci-après, p. 354.

5. Littré cite trois emplois de ce mot par Saint-Simon, au sens de manque d'égards. Il a toujours été académique.

6. Il lui donnait deux mille livres d'appointements.

7. Il avait eu auparavant le P. Zoccoli, très accommodant, et le P. Mathias de la Bourdonnaye, tous deux jésuites. Ce dernier eût voulu se dérober à sa tâche dès 1696; n'ayant pu l'obtenir, parce qu'on lui reconnaissait beaucoup d'autorité sur le prince, il l'avait du moins empêché, autant que possible, de communier (*Correspondance générale de Mme de Maintenon*, tome IV, p. 89, 276, 277 et 315).

Bretagne, qui s'appeloit le P. du Trévou[1]. Il lui retrancha non seulement d'étranges plaisirs, mais beaucoup de ceux qu'il se croyoit permis, pour pénitence de sa vie passée. Il lui représentoit fort souvent qu'il ne se vouloit pas damner pour lui, et que, si sa conduite lui paroissoit trop dure, il n'auroit nul déplaisir de lui voir prendre un autre confesseur. A cela il ajoutoit qu'il prît bien garde à lui, qu'il étoit vieux, usé de débauches, gras, court de col, et que, selon toute apparence, il mourroit d'apoplexie, et bientôt[2]. C'étoient là d'épouvantables paroles pour un prince le plus voluptueux et le plus attaché à la vie qu'on eût vu de longtemps, qui l'avoit toujours passée dans la plus molle oisiveté, et qui étoit le plus incapable par nature d'aucune application, d'aucune lecture sérieuse[3], ni de rentrer en lui-même. Il craignoit le diable[4], il se souvenoit que son précédent confesseur[5] n'avoit pas voulu mourir dans cet emploi, et qu'avant sa mort il lui avoit tenu les mêmes discours. L'impression qu'ils lui firent le forcèrent[6] de rentrer un peu en lui-même, et de vivre d'une manière qui, depuis quelque temps, pouvoit passer pour serrée à son égard. Il faisoit à reprises beaucoup de prières, obéissoit à son confesseur, lui rendoit compte de la conduite qu'il lui avoit prescrite sur son jeu[7], sur

1. Pierre du Trévou, né à Tréguier le 27 janvier 1649, entré dans la Compagnie en 1666, avait professé pendant sept ans et prêché pendant douze, avant de devenir le confesseur de Monsieur (1698). Il le fut ensuite du duc d'Orléans jusqu'en 1723, eut le même poste auprès de la duchesse de Berry, et mourut, retiré à la maison de la rue Saint-Antoine, le 1er juillet 1729.

2. Un accès de fièvre quarte, en 1700, avait donné beaucoup d'inquiétude : *Correspondance de Madame*, recueil Brunet, tome I, p. 48.

3. L'adjectif est ajouté en interligne.

4. Il avait de singulières superstitions, que raconte Madame.

5. Le P. Mathias de la Bourdonnaye, mort à Paris le 27 avril 1699.

6. Pluriel amené à tort par celui qui précède immédiatement.

7. Nous avons vu (tomes I, p. 71 et 73, V, p. 121, 259, 336 et 517, et VI, p. 296, note) que Monsieur jouait très gros jeu et que son entourage ordinaire était principalement composé de joueurs qui le prenaient

ses autres dépenses, et sur bien d'autres choses, souffroit avec patience ses fréquents entretiens, et il y réfléchissoit beaucoup. Il devint triste, abattu, et parla moins qu'à l'ordinaire, c'est-à-dire encore comme trois ou quatre femmes[1], en sorte que tout le monde s'aperçut bientôt de ce grand changement[2]. C'en étoit bien à la fois que ces peines intérieures, et les extérieures du côté du Roi, pour un homme aussi foible que Monsieur, et aussi nouveau à se contraindre, à être fâché, et à le soutenir ; et il étoit difficile que cela ne fît bientôt une grande révolution dans un corps aussi plein, et aussi grand mangeur, non seulement à ses repas, mais presque toute la journée[3].

Forte prise du Roi et de Monsieur [*Add. StS. 880*]

Le mercredi 8 juin[4], Monsieur vint de Saint-Cloud dîner avec le Roi à Marly, et, à son ordinaire, entra dans son cabinet lorsque le conseil d'État en sortit. Il trouva le Roi chagrin de ceux[5] que M. de Chartres donnoit exprès à sa fille, ne pouvant se prendre à lui directement[6]. Il étoit

pour patron, parfois aussi pour dupe : le Roi même avait été obligé de faire venir quelques-uns de ceux-ci à Marly, pour amuser son frère (*Œuvres de Louis XIV*, tome IV, p. 443). Une fois, en 1678, ayant perdu cent mille écus à la bassette contre Dangeau, Langlée et autres, il eût été obligé de vendre sa vaisselle d'or, son balustre d'argent et une partie de ses pierreries, si un dévoué valet de chambre ne l'avait tiré d'embarras (*Lettres de Mme de Sévigné*, tome V, p. 507 ; *Correspondance de Bussy*, tome II, p. 315). En 1687, il fit encore de telles pertes, qu'on crut qu'il renoncerait cette fois au jeu (*Dangeau*, tome II, p. 81).

1. Ci-après, p. 340.

2. Le *Mercure*, dans l'article nécrologique qu'il lui consacra au mois de juin 1701, p. 287-291, signala des accès de dévotion venus du pressentiment d'une fin prochaine, tandis qu'en 1696 (*Lettres de Madame*, recueil Rolland, p. 158), il disait à sa femme et à son fils que, commençant à vieillir, il voulait employer ses derniers jours au plaisir, et que ceux qui lui survivraient seraient libres de vivre à leur guise.

3. Ci-après, p. 320.

4. *Journal de Dangeau*, tome VIII, p. 119 ; *Mémoires de Sourches*, tome VII, p. 74 ; copie des *Dépêches vénitiennes*, ms. Ital. 1919, p. 51-52.

5. Des chagrins.

6. Les débauches de M. le duc de Chartres, soit à Paris, soit à l'ar-

* Manchette placée deux lignes trop haut dans le manuscrit.

amoureux de Mlle de Séry[1], fille d'honneur de Madame, et menoit cela tambour battant[2]. Le Roi prit son thème là-dessus, et fit sèchement des reproches à Monsieur de la conduite de son fils[3]. Monsieur, qui, dans la disposition

mée, n'avaient causé que trop de bruit, et il était de notoriété publique que le Roi en avait fait des reproches à Monsieur, comme on le voit dans les lettres écrites par Madame, de 1692 à 1696, à l'abbé Dubois, et publiées dans le livre de M. le comte de Seilhac, tome I, p. 217-235. Après s'être trouvé, en outre, compromis dans l'affaire du sacrilège de Feuquière, le prince avait contracté, au vu et su de tous, une liaison avec la Florence, danseuse de l'Opéra; il avait eu de celle-ci, en 1698, un fils, Charles de Saint-Albin, ce bâtard non reconnu que nous verrons devenir évêque-duc de Laon, puis archevêque de Cambray, et, de la comédienne Desmares, une fille, qui épousera le comte de Ségur en 1718. Un esclandre de la Florence au bal de Monsieur (*Annales de la cour et de Paris pour 1697 et 1698*, tome I, p. 32-37) avait redoublé l'indignation du Roi, qui était intervenu, en 1699, pour que les fauteurs de ces désordres fussent éloignés (*Dangeau*, tome VII, p. 9; copie des *Dépêches vénitiennes*, ms. Ital. 1915, p. 71); mais Monsieur, comme compensation, avait cru devoir grossir la pension de son fils, et celui-ci, par convenance, avait fait profiter la duchesse de Chartres de cette augmentation.

1. Marie-Louise-Madeleine-Victoire le Bel de la Boissière de Séry, née à Rouen vers 1680, avait été nommée fille d'honneur de Madame en mai 1696, s'appelant alors Mlle de Chaumont. Le duc d'Orléans acheta pour elle la terre d'Argenton, qu'il fit ériger en comté en février 1709. Elle épousa en 1713 le chevalier d'Oppède, exempt des gardes du corps, devint veuve en 1717, et ne mourut que le 4 mars 1748. C'est le 28 juillet 1702 qu'elle donna au duc un fils, qu'il reconnut avec le titre de chevalier d'Orléans, et qui devint grand prieur de France.

2. « On dit figurément d'un homme sur qui on a remporté plusieurs avantages consécutifs... qu'on l'a *mené tambour battant*. » (*Académie*, 1718.)

3. Madame faisait les mêmes reproches à son mari. « Pour que, disait-elle (*Lettres*, recueil Rolland, p. 155; comparez p. 180-181), mon fils ne s'aperçoive pas du peu de soin qu'on prend de lui, il lui permet toutes les débauches, et le maintient même dans cette voie, quoiqu'il sache que, par là, il le rende odieux au Roi. Si je veux conseiller mon fils, si je l'engage à renoncer à ses vices pour mieux plaire au Roi, Monsieur se moque de moi avec lui. Ils mènent tous deux à Paris une vie honteuse. » Au contraire, le *Mercure* vanta (juin 1701, p. 311-314) la sollicitude du père pour l'éducation de ses enfants.

où il étoit, n'avoit pas besoin de ce[1] début pour se fâcher, répondit avec aigreur que les pères qui avoient mené de certaines vies avoient peu de grâce et d'autorité à reprendre leurs enfants. Le Roi, qui sentit le poids de la réponse, se rabattit sur la patience de sa fille, et qu'au moins devroit-on éloigner de tels objets de ses yeux. Monsieur, dont la gourmette étoit rompue[2], le fit souvenir, d'une manière piquante, des façons qu'il avoit eues pour la Reine avec ses maîtresses, jusqu'à leur faire faire les voyages dans son carrosse avec elle[3]. Le Roi, outré, renchérit : de sorte qu'ils se mirent tous deux à se parler à

1. *Se* corrigé en *ce*.

2. Comparez la même locution dans les *Écrits inédits*, tome VI, p. 380. Elle est dans *l'Académie* de 1718, et nous la trouvons aussi dans les *Mémoires de l'abbé de Choisy*, tome I, p. 198. Dans les *Lettres de Tessé*, p. 483, nous avons : « lâcher la gourmette. »

3. Plus tard, tome XII, p. 85-86; comparez l'Addition à *Dangeau*, tome XVI, p. 50), il parlera encore des deux maîtresses données en spectacle à la fois, dans le carrosse même de la Reine, au grand ébahissement des troupes et des populations. Et dans le *Parallèle* (p. 78) : « Ces deux maîtresses, promenées plus d'une fois en Flandres avec la Reine, et dans son carrosse, y furent un spectacle inouï, auquel tous les peuples accouroient, et se demandoient les uns aux autres s'ils avoient vu *les trois reines*. » La scène eût pu se produire, car Marie-Thérèse, ainsi que l'a dit Pierre Clément, « n'avait pas des résistances bien énergiques; » mais Mme de Sévigné, en 1676, comme le chanoine Maucroix en 1671, racontent seulement avoir vu le Roi, sans la Reine, montant en calèche avec ses deux maîtresses et partant pour la chasse, « Mme de la Vallière placée la première, le Roi après, et ensuite Mme de Montespan, tous trois sur un même siège. » (P. Clément, *la Duchesse de la Vallière*, tome I, p. xcvii-xcviii; comparez, du même auteur, *Mme de Montespan*, p. 27-28 et 44-45, et, de M. l'abbé Duclos, *Mme de la Vallière et Marie-Thérèse*, p. 350, 489, 625 et 648). Nulle part il n'est dit que la Reine fût dans la même voiture que le Roi et ses maîtresses, soit à ce voyage d'Avesnes, en 1667, où Mlle de la Vallière se laissa entraîner à faire publiquement une démonstration scandaleuse, soit au voyage de Flandre en 1673, soit à celui d'Alsace en 1681, où Mme de Montespan était seule (Pellisson, *Lettres historiques*, tome III, p. 370-372), soit ailleurs[a].

[a] Les seuls faits à noter, dans le récit de Mademoiselle en 1667 (tome IV, p. 50 et 51), sont que Mlle de la Vallière alla à la messe dans le carrosse de la Reine, où « on se pressa pour lui faire place, » et qu'au retour elle se

pleine tête[1]. A Marly, les quatre grands appartements en bas étoient pareils, et seulement de trois pièces[2]. La chambre du Roi tenoit au petit salon, et[3] étoit pleine de courtisans à ces heures-là pour voir passer le Roi s'allant mettre à table[4]; et, par de ces usages propres aux différents lieux sans qu'on en puisse dire la cause, la porte du cabinet, qui partout ailleurs étoit toujours fermée, demeuroit en tout temps ouverte à Marly, hors le temps du Conseil[5], et il n'y avoit dessus qu'une portière tirée, que l'huissier ne faisoit que lever pour y laisser entrer. A ce bruit il entra, et dit au Roi qu'on l'entendoit distinctement de sa chambre, et Monsieur aussi, puis ressor-

1. Voyez les exemples de cette locution, au même sens qu'*à tue-tête*, cités par Littré, TÊTE 6°. Les deux sont encore académiques.

2. Le duc de Luynes dit, en 1751 (*Mémoires*, tome XI, p. 313) : « Anciennement, il n'y avoit autour du salon en bas que quatre grands appartements, occupés par le Roi, la Reine, et, depuis la mort de la feue Reine, par Mme de Maintenon ; le troisième et le quatrième occupés successivement par Monseigneur et Mme la Dauphine, même, depuis que Monseigneur fut veuf, par Monseigneur et Madame dans le même appartement, M. le duc et Mme la duchesse de Bourgogne, ensuite M. le duc et Mme la duchesse d'Orléans, etc.... Les trois pièces qui composent chacun de ces quatre appartements étoient toutes de la hauteur entière de l'étage.... » Voyez les *Curiosités de Paris, Versailles, Marly*, etc., chez Saugrain, 1716, p. 363, et ci-après, aux Additions et corrections, p. 674, un extrait des *Mémoires du baron de Breteuil*. Des coupes de l'intérieur du château ont été gravées dans la publication de M. Auguste Guillaumot, en 1865.

3. La conjonction est en interligne, au-dessus de *qui*, biffé.

4. Saint-Simon a parlé déjà de la pièce voisine du grand salon où se dressaient les tables du Roi et de Monseigneur : tome II, p. 369.

5. C'est donc la chambre du Conseil dont le duc de Luynes, à l'endroit cité plus haut, parle comme ayant subsisté intacte jusqu'en 1751.

confessa, en même temps que Mme de Montespan, à Notre-Dame-de-Liesse. Arrivant à Compiègne, on voit une fois Mme de Montespan entrer dans le carrosse de la Reine avec le Roi, et railler celui-ci. Mais nous avons aussi, dans les mêmes *Mémoires* (p. 111-113), au voyage de 1670, cette scène de nuit passée dans une maison des champs, près de Landrecies, où douze femmes, dont Mademoiselle, Mlle de la Vallière et Mme de Montespan, dormirent dans la même chambre que la Reine, le Roi et Monsieur. Mme de Montespan voyageait alors dans le carrosse de la Reine, à cause de sa charge; mais le Roi n'y était pas : voyez le *Siècle de Louis XIV*, éd. Bourgeois, p. 402.

tit. L'autre cabinet du Roi, joignant e premier, ne se fermoit ni de porte ni de portière; il sortoit dans l'autre petit salon, et il étoit retranché dans sa largeur[1] pour la chaise percée du Roi[2]. Les valets intérieurs se tenoient toujours dans ce second cabinet, qui avoient entendu d'un bout à l'autre tout le dialogue que je viens de rapporter. L'avis de l'huissier fit baisser le ton, mais n'arrêta pas les reproches : tellement que Monsieur, hors des gonds, dit au Roi qu'en mariant son fils, il lui avoit promis monts et merveilles[3], que cependant il n'en avoit pu arracher encore un gouvernement[4]; qu'il avoit passionnément[5] desiré de faire servir son fils pour l'éloigner de ces amourettes, et que son fils l'avoit aussi fort souhaité, comme il le savoit de reste[6], et lui en avoit demandé la grâce avec instance[7]; que, puisqu'il ne le vouloit pas, il ne s'entendoit

1. « Il faut *retrancher* cette chambre pour y ménager un cabinet. » (*Académie*, 1718.) La *Gazette* de 1666 parle (p. 672) d'un *retranchement* fait sur l'allée Royale, à Fontainebleau.

2. Sur l'emplacement réservé à la chaire ou chaise percée du Roi dans les cabinets de Versailles, comparez les *Mémoires*, tome XII, p. 28-29, et M. Dussieux, *le Château de Versailles*, tome I, p. 318 et plan 7. Est-il besoin de rappeler que la chaise percée était d'usage général, exclusif, et se voyait dans tous les plus beaux logements? Chaulieu, écrivant d'un château de M. de Béthune (*Lettres inédites*, p. 140-141), disait : « Chaque chambre a sa chaise percée, de velours avec des crépines, et un bassin de porcelaine, et son guéridon pour lire. Le marquis de Béthune a fait apporter la sienne auprès de la mienne, et nous passons les jours dans ce lieu de délices.... J'en aurai une dès que je serai de retour. Je ne sache que Montaigne et moi qui ayons traité le chapitre d'une chaise percée aussi longtemps. » Une gravure de modes de 1688 (collection Hennin, nº 5684) représente la femme de qualité « étant à ses nécessités. » Nous verrons que les courtisans les plus privilégiés avaient l'entrée à la chaise percée du Roi.

3. Tome I, p. 59-61 et 69.

4. Ci-dessus, p. 266, note 3. J'ai rappelé là que Monsieur s'était plaint amèrement en 1695, quand la Bretagne avait été enlevée à M. de Chaulnes pour un des bâtards, le comte de Toulouse; comparez l'Addition nº 314, dans le tome VI, p. 472.

5. Avant *passionnemt*, il a biffé un premier *desiré*.

6. *De reste* est en interligne. — 7. Ci-dessus, p. 264-268.

point à l'empêcher de s'amuser pour se consoler. Il ajouta qu'il ne voyoit que trop la vérité de ce qu'on lui avoit prédit, qu'il n'auroit que le déshonneur et la honte de ce mariage, sans en tirer jamais aucun profit. Le Roi, de plus en plus outré de colère, lui repartit que la guerre l'obligeroit bientôt à faire plusieurs[1] retranchements[2], et que, puisqu'il se montroit si peu complaisant à ses volontés, il commenceroit par ceux de ses pensions avant que retrancher[3] sur soi-même. Là-dessus, le Roi fut averti que sa viande[4] étoit portée. Ils sortirent un moment après pour se venir mettre à table, Monsieur d'un rouge enflammé, avec les yeux étincelants de colère. Son visage ainsi allumé fit dire à quelqu'une des dames qui étoient à table et à quelques courtisans derrière, pour chercher à parler, que Monsieur, à le voir, avoit grand besoin d'être saigné. On le disoit de même à Saint-Cloud, il y avoit quelque temps; il en croyoit de besoin, il l'avouoit même; le Roi l'en avoit même pressé plus d'une fois malgré leurs piques. Tancrède, son premier chirurgien[5], étoit vieux, saignoit mal, et l'avoit manqué : il ne vouloit pas se faire

1. *Plusieurs* est en interligne, au-dessus de *de* gr^{de}, biffé.

2. *Retranchement*, suppression totale, 3e sens donné par Littré. « Le *retranchement* de sa pension l'incommode fort. » (*Académie*, 1718.)

3. *L'Académie* n'admettait *avant*, avec un infinitif, que moyennant l'interposition des particules *que* ou *de*, comme maintenant. Nous avons eu cependant, au tome III, p. 119, *avant partir*.

4. « Quand la viande fut portée, le Roi vint prendre le roi et la reine d'Angleterre; ils se mirent tous trois à la même table. » (*Dangeau*, tome V, p. 305.) « Quand le Roi est sorti de la messe, il attend que le maître d'hôtel, son bâton en main, le vienne avertir que les viandes du dîner sont sur table. » (*État de la France*, 1698, tome I, p. 286.) C'est le premier sens de VIANDE, aliments en général, que donne Littré. En 1606, Nicot disait : « En la cour il semble qu'on ait restreint ce mot *viande* à la chair qui est servie à table. » Sur le cérémonial de la « viande du roi, » voyez le même *État de la France*, p. 73-74.

5. Il figure sous le nom de Jean-Baptiste Tancrède sur un état de la maison en 1700. Il avait dix-huit cents livres d'appointements, et possédait en outre une des deux charges de contrôleur général de la chambre aux deniers du prince.

saigner par lui, et, pour ne lui point faire de peine, il eut la bonté de ne vouloir pas être saigné par un autre[1], et d'en mourir. A ces propos de saignée, le Roi lui en parla encore, et ajouta qu'il ne savoit à quoi il tenoit qu'il ne le menât dans sa chambre, et qu'il ne le fît saigner tout à l'heure[2]. Le dîner se passa à l'ordinaire, et Monsieur y mangea extrêmement comme il faisoit à tous ses deux repas sans parler[3] du chocolat abondant du matin[4], et de tout ce qu'il avaloit de fruits, de pâtisseries, de confitures, et de toutes sortes de friandises toute la journée, dont les tables de ses cabinets et ses poches étoient toujours remplies. Au sortir de table, le Roi seul, Monseigneur avec Mme la princesse de Conti, Mgr le duc de Bourgogne seul, Mme la duchesse de Bourgogne avec beaucoup de dames, allèrent séparément à Saint-Germain voir le roi et la reine d'Angleterre. Monsieur, qui avoit amené Mme la duchesse de Chartres de Saint-Cloud, dîner avec le Roi, la mena aussi à Saint-Germain, d'où il partit pour retourner à Saint-Cloud avec elle, lorsque le Roi arriva à

1. La saignée commençait à être

Aujourd'hui des mortels dédaignée.

(La Fontaine, *Œuvres*, tome VI, p. 322.)

2. Voici le texte de Dangeau que suit notre auteur (tome VIII, p. 119): « Le Roi tint Conseil le matin à son ordinaire. Monsieur vint de Saint-Cloud dîner avec lui. Le Roi, qui le tourmente depuis longtemps pour qu'il se fasse saigner, lui dit qu'il étoit tenté de le faire prendre par force et de lui faire tirer beaucoup de sang malgré lui. Tout le monde en pressoit Monsieur depuis plusieurs mois; mais il n'a pas pu s'y résoudre, parce qu'il craint fort la saignée. » Les *Mémoires de Sourches* (tome VII, p. 74) disent en plus que Monsieur saigna du nez une première fois à table, une seconde fois chez la reine d'Angleterre. A l'autopsie de son corps, on trouva deux caillots dans un des ventricules du cerveau, ce qui prouva que la saignée eût été nécessaire (*ibidem*, p. 76). Le *Mercure* rendit compte (juin, p. 319) de cette autopsie.

3. *Parler* a été corrigé.

4. On se rappelle toutes les accusations de Mme de Sévigné et de ses amis contre le chocolat (tome II des *Lettres*, p. 164 et 398-400) : c'est la source des vapeurs et des palpitations; il flatte d'abord, puis allume tout d'un coup une fièvre continue, qui conduit droit à la mort, etc.

Mort de Monsieur.

Saint-Germain[1]. Le soir, après le souper, comme le Roi étoit encore dans son cabinet avec Monseigneur et les Princesses[2], comme à Versailles, Saint-Pierre[3] arriva de Saint-Cloud, qui demanda à parler au Roi de la part de M. le duc de Chartres[4]. On le fit entrer dans le cabinet, où il dit au Roi que Monsieur avoit eu une grande foiblesse en soupant, qu'il avoit été saigné, qu'il étoit mieux, mais qu'on lui avoit donné de l'émétique[5]. Le fait étoit qu'il soupa à son ordinaire avec les dames qui étoient à Saint-Cloud[6]. Vers l'entremets, comme il versoit d'un vin de liqueur à Mme de Bouillon, on s'aperçut qu'il balbutioit[7] et qu'il montroit quelque chose de la main. Comme il lui arrivoit quelquefois de leur parler espagnol[8], quelques dames lui demandèrent ce qu'il disoit, d'autres s'écrièrent : tout cela en un instant; et il tomba en apoplexie sur M. le duc de Chartres, qui le retint. On l'emporta dans le fonds de son appartement. On le secoua, on le promena, on le

1. Tout cela est une paraphrase de l'article de Dangeau.

2. C'est là qu'il annonça l'égalisation de traitement pour les ducs et les grands : ci-dessus, p. 299.

3. Louis-Hyacinthe de Castel, chevalier puis comte de Saint-Pierre, baron de Crèvecœur, admis à l'ordre de Malte en juin 1681, était devenu capitaine des vaisseaux du Roi en août 1693, mais avait quitté le service plutôt que d'obéir au petit Renau, et c'est alors, en mai 1695, que Monsieur l'avait attaché à la personne du duc de Chartres, en place de l'exempt Vacogne, avec une pension de quatre mille livres, portée bientôt à six mille, comme celle des menins du Dauphin, et enfin à dix mille. En mai 1706, malgré son maître, avec qui il avait eu un fort démêlé, il passa premier écuyer de Madame. Reçu chevalier de Saint-Lazare le 16 juin 1717, il ne mourut que le 20 avril 1748, âgé de quatre-vingt-neuf ans.

4. Comparez le récit qui va suivre avec celui de l'indigestion de Monseigneur, ci-dessus, p. 238-242, et suivez la relation du *Mercure*, mai 1701, tome I, p. 368-373, et juin, p. 123-127 et 284-316.

5. *Journal de Dangeau*, p. 120.

6. Après ce mot, il a biffé *à son ord*, écrit une seconde fois par mégarde. A la ligne suivante, *versoient* a été corrigé en *versoit*.

7. Il écrit : *balbucioit.*

8. Voyez notre tome VII, p. 320, note 6. Selon Mademoiselle, il avait appris cette langue en 1660, en même temps que le Roi lui-même.

saigna beaucoup, on lui donna force émétique, sans en tirer presque aucun signe de vie[1]. A cette nouvelle, le Roi, qui, pour de riens[2], accouroit chez Monsieur, passa chez Mme de Maintenon, qu'il fit éveiller; il fut un quart d'heure avec elle, puis, sur le minuit, rentrant chez lui, il commanda ses carrosses tous prêts, et ordonna au marquis de Gesvres[3] d'aller à Saint-Cloud, et, si Monsieur étoit plus mal, de revenir l'éveiller pour y aller, et se coucha. Outre la situation en laquelle ils se trouvoient ensemble, je pense que le Roi soupçonna quelque artifice pour sortir de ce qui s'étoit passé entre eux, qu'il alla en consulter Mme de Maintenon, et qu'il aima mieux manquer à toute bienséance que d'hasarder d'en être la dupe[4]. Mme de Maintenon n'aimoit pas Monsieur : elle le craignoit, il lui rendoit peu de devoirs, et, avec toute sa timidité et sa plus que déférence, il lui étoit échappé des

1. Voici le récit que Madame adressa à sa tante de Hanovre trois jours plus tard (recueil Jaeglé, tome I, p. 270) : « Mercredi dernier, dans la matinée, Monsieur était encore tout à fait dispos et bien portant; il alla à Marly, et dîna parfaitement avec le Roi. Après le dîner, il se rendit à Saint-Germain, puis revint ici à six heures. Il était de fort bonne humeur, et nous raconta combien de tabourets il avait vus chez la reine d'Angleterre. Vers neuf heures, on m'appela pour le souper; mais je ne pus rien manger, car j'avais encore eu la fièvre pendant quatre heures. Monsieur me dit : « Je m'en vais souper, et ne ferai pas « comme vous, car j'ai grand appétit; » et se mit à table. Une demi-heure après, j'entends un grand vacarme. Je vois Mme de Ventadour entrer dans ma chambre, pâle comme la Mort. « Monsieur se trouve mal, » dit-elle. Je courus immédiatement dans sa chambre. Il me reconnut, à la vérité; mais il ne pouvait parler de façon à se faire comprendre. Je ne pus saisir que ces mots : « Vous êtes malade, allez-vous-en chez « vous. » On lui a tiré du sang trois fois, on lui a donné onze onces d'émétique, de l'eau de Schaffouse et deux bouteilles de gouttes d'Angleterre. Mais rien n'y a fait.... » Comparez une autre lettre à la comtesse Louise, du 15 juillet, dans le recueil Brunet, tome I, p. 52.

2. Pour des riens.

3. Premier gentilhomme en survivance, remplaçant son père.

4. Dangeau dit que le Roi voulait partir immédiatement, mais qu'il se rendit aux instantes prières que lui fit tout le monde, avant qu'il n'allât chez Mme de Maintenon, d'attendre l'effet de l'émétique.

traits sur elle, plus d'une fois, avec le Roi, qui marquoient son mépris, et la honte qu'il avoit de l'opinion publique[1]. Elle n'étoit donc pas pressée de porter le Roi à lui rendre[2], et moins encore à[3] lui conseiller de voyager la nuit, de ne se point coucher, et d'être témoin d'un aussi triste spectacle, et si propre à toucher et à faire rentrer en soi-même, et qu'elle espéra que, si la chose alloit vite, le Roi se l'épargneroit ainsi. Un moment après que le Roi fut au lit[4], arriva un page de Monsieur : il dit au Roi que Monsieur étoit mieux, et qu'il venoit demander à M. le prince de Conti de l'eau de Schaffouse, qui est excellente pour les apoplexies[5]. Une heure et demie après que le Roi fut couché[6], Longeville[7] arriva de la part de M. le duc de Chartres, qui éveilla le Roi, et qui lui dit que l'émétique ne faisoit aucun effet, et que Monsieur étoit fort mal. Le Roi se leva, partit, et trouva le marquis de Gesvres en chemin, qui l'alloit avertir; il l'arrêta, et lui dit les mêmes nouvelles[8]. On peut juger quelle rumeur et quel désordre cette nuit à Marly,

1. Sa honte de ce que disait le public de l'union du Roi son frère avec Mme de Maintenon. Voyez ci-après, p. 330-331 et 346.

2. Tel est le texte du manuscrit; faut-il supposer l'omission d'un régime, tel que *visite* ou *devoirs*, ou bien considérer *rendre* comme pris absolument, au sens de marquer de l'attachement, de la prévenance?

3. *A*, qui est incorrect, surcharge *d* [*e*].

4. Non pas après, mais avant que le Roi fût au lit, dit Dangeau, que notre auteur copie sans soin.

5. C'est Dangeau qui dit cela. On n'a pu trouver une définition de cette eau dans les traités de pharmacie; mais, dans le livre d'Helvétius sur *les Maladies les plus fréquentes*, elle est signalée (tome II, p. 80) comme anti-apoplectique, entre l'eau Impériale et la mélisse magistrale.

6. *Journal de Dangeau*, p. 121.

7. Pierre de Renol, sieur de Longeville, l'un des douze chevaliers de Saint-Lazare que Monsieur avait reçus au nombre de ses gardes du corps le 1er janvier 1669 (*État de la France*, 1698, tome II, p. 108), devenu brigadier des gardes du corps dans la compagnie de Duras, était attaché de tout temps au duc de Chartres, qui le fit capitaine des gardes de sa porte en 1702.

8. Ce détail de rencontre ne vient pas de Dangeau.

et quelle horreur à Saint-Cloud, ce palais des délices. Tout ce qui étoit à Marly courut comme il put à Saint-Cloud : on s'embarquoit avec les plus tôt prêts, et chacun, hommes et femmes, se jetoient et s'entassoient dans les carrosses sans choix et sans façons[1]. Monseigneur alla avec Madame la Duchesse; il fut si frappé par rapport à l'état duquel il ne faisoit que sortir[2], que ce fut tout ce que put faire un écuyer de Madame la Duchesse qui se trouva là, de le traîner et le porter presque, et tout tremblant, dans le carrosse[3]. Le Roi arriva à Saint-Cloud avant trois heures du matin. Monsieur n'avoit pas eu un moment de connoissance depuis qu'il s'étoit trouvé mal[4]; il n'en eut qu'un rayon d'un instant[5] tandis que, sur le matin, le P. du Trévou étoit allé dire la messe, et ce rayon même ne revint plus. Les spectacles les plus horribles ont souvent des instants de contrastes ridicules. Le P. du Trévou revint, et crioit à Monsieur : « Monsieur, ne connoissez-vous pas votre confesseur? ne connoissez-vous pas le bon petit P. du Trévou qui vous parle? » et fit rire assez indécemment les moins affligés[6]. Le Roi le parut beaucoup[7]. Naturellement il pleuroit aisément[8] : il étoit donc

1. Dangeau dit seulement (p. 121) : « Monseigneur, tous les princes, toutes les princesses, suivirent le Roi à Saint-Cloud. »

2. Ci-dessus, p. 238 et suivantes.

3. Les détails sur Monseigneur ne viennent point du *Journal.* Malgré son abattement, nous verrons ce prince partir dès le lendemain matin pour courir le loup, comme à l'ordinaire.

4. Dangeau dit seulement qu'on ne crut pas que Monsieur eût reconnu le Roi, et il ne parle point de l'incident qui va suivre.

5. Un rayon de connaissance, comme dans l'éloge de Corneille par Bossuet. *L'Académie* employait ce terme avec bon sens, espérance, faveur, etc.

6. Le *Mercure* dit (article de mai, p. 370) : « Il reconnut son confesseur, qui lui parla assez de temps. Ce prince lui serra la main, ne pouvant parler, et il en reçut l'absolution. On lui donna l'extrême-onction. »

7. Les *Mémoires de Sourches* disent (p. 74) que le Roi « fut percé jusqu'au cœur de voir son frère, qu'il aimoit tendrement, dans un si pitoyable état. »

8. Nous l'avons vu pleurer lors de l'accident de Monseigneur, ci-dessus, p. 242.

tout en larmes. Il n'avoit jamais eu lieu que d'aimer Monsieur tendrement. Quoique mal ensemble depuis deux mois, ces tristes moments rappellent toute la tendresse. Peut-être se reprochoit-il d'avoir précipité sa mort par la scène du matin[1]; enfin il étoit son cadet de deux ans[2], et s'étoit toute sa vie aussi bien porté que lui, et mieux. Le Roi entendit la messe à Saint-Cloud, et, sur les huit heures du matin, Monsieur étant sans aucune espérance, Mme de Maintenon et Mme la duchesse de Bourgogne l'engagèrent de n'y pas demeurer davantage, et revinrent avec lui dans son carrosse. Comme il alloit partir[3], et qu'il faisoit quelques amitiés à M. de Chartres en pleurant fort tous deux, ce jeune prince sut profiter du moment: « Eh! Sire, que deviendrai-je? lui dit-il, en lui embrassant les cuisses; je perds Monsieur, et je sais que vous ne m'aimez point. » Le Roi, surpris et fort touché, l'embrassa, et lui dit tout ce qu'il put de tendre[4]. En arrivant à Marly, il entra avec Mme la duchesse de Bourgogne chez Mme de Maintenon. Trois[5] heures après, M. Fagon, à qui le Roi avoit ordonné de ne point quitter Monsieur qu'il ne fût mort ou mieux, ce qui ne pouvoit arriver que par miracle, lui dit[6] dès qu'il l'aperçut : « Eh bien! Monsieur Fagon, mon frère est mort? — Oui, Sire, répondit-il; nul remède n'a pu agir. » Le Roi pleura beaucoup. On le pressa de manger un morceau chez Mme de Maintenon; mais il voulut dîner à l'ordinaire avec les dames, et les

1. Voyez l'Addition n° 380.

2. Né le 21 septembre 1640 (Extraordinaire de la *Gazette*, p. 673-676), il était dans sa soixante et unième année.

3. Ce qui va suivre, sur le duc de Chartres, n'est pas pris à Dangeau.

4. Quand Anne d'Autriche était morte, la douleur commune avait rapproché ses deux fils, et le Roi avait promis « de faire passer cette tendresse jusqu'aux enfants de Monsieur, et de faire élever son fils auprès de Monseigneur. » (*Mémoires de Louis XIV*, tome I, p. 127.)

5. Il avait d'abord écrit : *une heure*, mais a biffé *une*, mis *trois* en interligne, et ajouté le pluriel à *heure*. C'est que Dangeau avait dit : « M. Fagon arriva ici à une heure. »

6. Il croit avoir donné pour sujet à sa phrase *le Roi*, et non *Fagon*.

larmes lui coulèrent souvent pendant le repas, qui fut court, après lequel il se renferma chez Mme de Maintenon jusqu'à sept heures, qu'il alla faire un tour dans ses jardins[1]. Il travailla avec Chamillart, puis avec Pontchartrain pour le cérémonial de la mort de Monsieur, et donna là-dessus ses ordres à Desgranges, maître des cérémonies, Dreux, grand maître, étant à l'armée d'Italie[2]. Il soupa une heure plus tôt qu'à l'ordinaire[3], et se coucha fort tôt après. Il avoit eu sur les cinq heures la visite du roi et de la reine d'Angleterre, qui ne dura qu'un moment.

Spectacle de Saint-Cloud.

Au départ du Roi[4] la foule s'écoula de Saint-Cloud peu à peu, en sorte que Monsieur mourant, jeté sur un lit de repos dans son cabinet[5], demeura exposé aux marmitons

1. Ces derniers détails, comme ceux qui suivent, sont pris à Dangeau, qui ajoute qu'il échappa plusieurs fois au Roi de s'écrier : « Je ne saurois m'accoutumer à songer que je ne verrai plus mon frère. » Les *Mémoires de Sourches* disent (p. 75 et 76) : « Toutes ces entrevues (à Saint-Cloud) furent extrêmement tendres, et ne servirent qu'à achever de blesser le cœur du Roi, qui ne l'étoit déjà que trop.... Malgré sa douleur, il eut la force sur lui de dîner en public avec toutes les dames, à l'ordinaire; mais il ne mangea point, et ne fit que pleurer pendant tout le dîner.... Le soir, le Roi se promena un moment dans les jardins pour prendre l'air; mais, pendant toute sa promenade, et même pendant son souper, on lui vit toujours couler les larmes des yeux. » Aussi le *Mercure galant* adressa-t-il au Roi quelques mauvais vers (juin, p. 123-127; comparez le Chansonnier, ms. Fr. 12 618, p. 369) :

Grand monarque, arrêtez les torrents de vos yeux,
Calmez cette douleur qui redouble la nôtre;
Ce frère incomparable est allé dans les cieux
Y prendre une couronne et protéger la vôtre, etc.

En protestation contre cette pièce, l'auteur du *Nouveau siècle de Louis XIV* a reproduit (tome III, p. 56-60) le passage où Saint-Simon va nous raconter la reprise des jeux à Marly et son portrait de Monsieur.

2. Tout récemment fait grand maître des cérémonies en place de Blainville, il commandait le régiment de Bourgogne dans l'armée de Catinat, et fut blessé le 1er septembre suivant, au combat de Chiari.

3. D'ordinaire, le souper était servi à dix heures.

4. Ici cessent pour un temps les emprunts plus ou moins textuels à Dangeau.

5. On l'avait transporté sur ce petit lit pour lui faire plus facilement les remèdes, disent les *Mémoires de Sourches* (p. 74).

et aux bas officiers, qui, la plupart par affection ou par intérêt, étoient fort affligés[1]. Les premiers[2] officiers et autres qui perdoient charges et pensions faisoient retentir l'air de leurs cris, tandis que toutes ces femmes qui étoient à Saint-Cloud, et qui perdoient leur considération et tout leur amusement, couroient çà et là, criant échevelées comme des bacchantes. La duchesse de la Ferté de la seconde fille de qui on a vu plus haut l'étrange mariage[3], entra dans ce cabinet, où considérant attentivement ce pauvre prince qui palpitoit encore : « Pardi! s'écria-t-elle dans la profondeur de ses réflexions, voilà une fille bien mariée! — Voilà qui est bien important aujourd'hui[4], lui répondit Châtillon, qui perdoit tout lui-même, que votre fille soit bien ou mal mariée[5]! »

Madame étoit cependant dans son cabinet[6], qui n'avoit jamais eu ni grande affection ni grande estime pour Monsieur, mais qui sentoit sa perte et sa chute[7], et[8] qui s'écrioit dans sa douleur, de toute sa force : « Point de couvent! qu'on ne me parle point de couvent! je ne veux point de

1. Le *Mercure* dit (juin, p. 316) que les Feuillants furent immédiatement invités à venir veiller le corps, comme c'était leur habitude.

2. L'abréviation *pr*^{es} est en interligne, au dessus de *gr*^{des}, biffé.

3. C'est en 1698 (tome V, p. 300-304) qu'il a raconté le mariage « assez bizarre » de cette fille, « qui avoit un peu rôti le balai, et qui commençoit à monter en graine, » avec le marquis de la Carte, un des favoris de Monsieur et premier gentilhomme de sa chambre.

4. Avant ce mot, il a biffé un premier *luy répon[dit]*.

5. Il avait placé cette anecdote, mais bien plus brève, dans la notice du duché de LA FERTÉ, tome VI des *Écrits inédits*, p. 298.

6. « A l'égard de Madame, le Roi l'avoit fait emmener dans son appartement un moment après qu'il avoit été arrivé à Saint-Cloud. » (*Mémoires de Sourches*, p. 75.)

7. Elle se trouvait en train de devenir heureuse, quand survint cette mort. « J'avais entièrement gagné mon mari durant les trois dernières années de sa vie, racontait-elle plus tard; je l'avais amené à rire avec moi de ses faiblesses et à tout prendre en plaisanterie et sans s'irriter. Il n'a plus souffert que l'on me calomniât, etc. » (*Correspondance*, éd. Brunet, tome I, p. 216.)

8. La conjonction *et* est ajoutée en marge.

couvent. » La bonne princesse n'avoit pas perdu le jugement[1] : elle savoit que, par son contrat de mariage, elle devoit opter, devenant veuve, un couvent ou l'habitation du château de Montargis[2], soit qu'elle crût sortir plus aisément de l'un que de l'autre, soit que, sentant combien elle avoit à craindre du Roi, quoiqu'elle ne sût pas encore tout[3], et[4] qu'il lui eût fait les amitiés ordinaires en pareille occasion, elle eût encore plus de peur du couvent. Monsieur étant expiré, elle monta en carrosse avec ses dames, et s'en alla à Versailles, suivie de M. et de Mme la duchesse de Chartres[5], et de toutes les personnes qui étoient à eux[6].

Spectacle de Marly.

Le[7] lendemain matin, vendredi[8], M. le duc de Chartres

1. Les *Mémoires de Sourches* disent (p. 75) : « Après la messe, il (le Roi) revint dans le même cabinet, où la duchesse de Ventadour, qu'il avoit envoyé chercher, fit plusieurs allées et venues pour résoudre où Madame pourroit se retirer, si la mort de Monsieur arrivoit. D'abord on croyoit qu'elle pourroit aller à Maubuisson (où sa tante était abbesse et menait une vie tout à fait cénobitique); mais, comme elle n'y put s'y résoudre, on lui proposa Meudon ou Châville, et enfin il fut résolu qu'elle iroit à Versailles, où elle trouveroit son appartement tout meublé et toutes ses commodités. Sur les huit heures, le Roi passa à l'appartement de cette princesse, où il fut quelque temps, et de là il alla aussi dire adieu au duc et à la duchesse de Chartres. »

2. Il n'y a aucune alternative de ce genre dans le contrat de mariage signé à Strasbourg les 1er et 6 novembre 1671 (originaux aux Archives nationales, K 542, nos 8 et 9); et comment eût-on pu, contre les habitudes de la cour de France, imposer cette perspective de couvent à une princesse qui n'abjura le protestantisme que dix jours plus tard? Les articles 10 et 11 stipulaient seulement la résidence à Montargis, avec un douaire de quarante mille livres. C'est le bruit signalé dans la note précédente qui a trompé notre auteur.

3. Ci-dessus, p. 312, et ci-après, p. 349-355. — 4. *Et* surcharge *so[it]*.

5. « On avoit emmené Madame, M. le duc de Chartres et Mme la duchesse de Chartres à Versailles, » dit Dangeau (p. 122).

6. Le P. Léonard rapporte (Arch. nat., M 243, fol. 189) que le P. Bernardin de Saint-Pierre, confesseur de Madame, s'échauffa si fort à la consoler, qu'il en mourut peu de jours après.

7. *Le* surcharge *On*, et *vendredy* a été ajouté plus loin en interligne.

8. *Dangeau*, p. 122; comparez le *Mercure*, juin 1701, p. 320-321.

vint chez le Roi, qui étoit encore au lit, et qui lui parla avec beaucoup d'amitié. Il lui dit qu'il falloit désormais[1] qu'il le regardât comme son père, qu'il auroit soin de sa grandeur et de ses intérêts, qu'il oublioit tous les petits sujets de chagrin qu'il avoit eus contre lui, qu'il espéroit que, de son côté, il les oublieroit aussi, qu'il le prioit que les avances d'amitié qu'il lui faisoit servissent à l'attacher plus à lui, et à lui redonner son cœur comme il lui redonnoit le sien[2]. On peut juger si M. de Chartres sut bien répondre[3]. Après un si affreux spectacle, tant de larmes et tant de tendresses, personne ne douta que les trois jours[4] qui restoient du voyage de Marly ne fussent extrêmement tristes[5], lorsque, ce même lendemain de la mort de Monsieur, des dames du palais entrant chez Mme de Maintenon, où étoit le Roi avec elle et Mme la duchesse de Bourgogne, sur le midi, elles l'entendirent, de la pièce où elles se tenoient joignant la sienne, chantant des prologues d'opéra[6]. Un peu après, le Roi, voyant Mme la duchesse

1. *Désormais* surcharge un premier *désormais*.

2. Ce sont textuellement les termes dont s'est servi Dangeau.

3. « Ce prince est pénétré de douleur de la mort de Monsieur, et pénétré de reconnoissance de toutes les bontés du Roi, » ajoute Dangeau. Voyez ci-dessus, p. 325.

4. Après avoir écrit : *les 8 jours*, il a biffé *8* et écrit *trois* dans la marge, à la fin de la ligne. On ne resta même que deux jours à Marly.

5. Ici, le manuscrit porte un point, quoique les cinq lignes suivantes soient la conclusion de la phrase.

6. Il répétera bien souvent que, dans certaines occasions, Louis XIV chantonnait des airs empruntés aux prologues des opéras en vogue. C'étaient surtout ceux de Quinault, qui l'emportait de beaucoup sur les autres librettistes dans l'art d'exprimer l'idolâtrie générale pour le Roi : voyez ce que d'Alembert en raconte, à propos de Monsieur de Noyon, dans l'*Histoire des membres de l'Académie françoise*, tome II, p. 60, et la lettre de Quinault à Colbert que nous donnons à l'Appendice, n° XXIII. L'éditeur des *Œuvres de Louis XIV*, Grouvelle, a encore enchéri sur notre auteur et sur cette légende, en disant (tome I, Introduction, p. 208) : « Les vers (d'Horace et de Virgile) ne peuvent se comparer à ces scènes lyriques chantées en présence du Roi, et, ce qui paroît incroyable, chantées par Louis lui-même avec l'accent de la pas-

de Bourgogne fort triste en un coin de la chambre, demanda avec[1] surprise à Mme de Maintenon ce qu'elle avoit pour être si mélancolique, et se mit à la réveiller, puis à jouer avec elle et quelques dames du palais qu'il fit entrer pour[2] les amuser tous deux[3]. Ce ne fut pas tout que ce particulier. Au sortir du dîner ordinaire, c'est-à-dire un peu après deux heures, et vingt-six heures après la mort de Monsieur, Mgr le duc de Bourgogne demanda au duc de Montfort s'il vouloit jouer au brelan : « Au brelan! s'écria Montfort dans un étonnement extrême, vous n'y songez donc pas! Monsieur est encore tout chaud. — Pardonnez-moi, répondit le prince, j'y songe fort bien; mais le Roi ne veut pas qu'on s'ennuie à Marly, m'a ordonné de faire jouer tout le monde, et, de peur que personne ne l'osât faire le premier, d'en donner, moi, l'exemple. » De sorte qu'ils se mirent à faire un brelan et que le salon fut bientôt rempli de tables de jeu[4].

Diverses sortes d'afflictions et de sentiments.

Telle fut l'affliction du Roi, telle celle de Mme de Maintenon[5]. Elle sentoit la perte de Monsieur comme une délivrance, elle avoit peine à retenir sa joie : elle en eût eu[6]

sion et les larmes de l'attendrissement.... Cette manie (de fausse gloire) l'emportoit au delà des bienséances si bien observées par lui en toute autre chose. »

1. *Avec* corrige *à M*e.

2. *Pour* surcharge un *et*, avant lequel il a biffé *pour la réveiller*.

3. Dangeau dit simplement (p. 122) : « S. M. se promena l'après-dînée dans ses jardins avec Mme la duchesse de Bourgogne. Il commanda le matin, au sortir de la messe, à Mgr le duc de Bourgogne, de recommencer à jouer comme à l'ordinaire; il le commanda aussi à Mme la duchesse de Bourgogne. Monseigneur partit dès le matin pour courre le loup. » On ne trouve rien de cela dans les *Mémoires de Sourches*.

4. Voici comment Saint-Simon a résumé ces faits dans sa Table générale (tome XX de 1873, p. 297) : « Le Roi peu touché de la perte de Monsieur, quoique plein des plus grands égards frivoles pour lui pendant sa vie. Ne comprend pas que la douleur puisse durer quelques jours. Fait recommencer le jeu dans le salon de Marly le lendemain de sa mort. »

5. Voyez ci-dessus, p. 322-323. — 6. *Eu* est en interligne.

bien davantage à paroître affligée. Elle voyoit déjà le Roi tout consolé; rien ne lui sieyoit[1] mieux que de chercher à le dissiper, et ne lui étoit plus commode que de hâter la vie ordinaire pour qu'il ne fût plus question de Monsieur ni d'affliction[2]. Pour des bienséances, elle ne s'en peina point. La chose toutefois ne laissa pas d'être scandaleuse, et, tout bas, d'être fort trouvée telle. Monseigneur sembloit aimer Monsieur, qui lui donnoit des bals et des amusements avec toute sorte d'attention et de complaisance : dès le lendemain de sa mort il alla courre le loup[3], et, au retour, trouva le salon plein de joueurs, tellement qu'il ne se contraignit pas plus que les autres. Mgr le duc de Bourgogne et M. le duc de Berry ne voyoient Monsieur qu'en représentation, et ne pouvoient être fort sensibles à sa perte[4]. Mme la duchesse de Bourgogne la fut extrêmement : c'étoit son grand-père, elle aimoit tendrement Madame sa mère[5], qui aimoit fort Monsieur, et Monsieur marquoit toutes sortes de soins, d'amitié et d'attentions à Mme la duchesse de Bourgogne, et l'amusoit de toutes sortes de divertissements. Quoiqu'elle n'aimât pas grand chose, elle aimoit Monsieur, et elle souffrit fort de contraindre sa douleur, qui dura assez longtemps dans son particulier. On a

1. *L'Académie*, en 1718, écrivait : *sicoit.*

2. Le soir même de la mort (*Dangeau*, p. 122), « sur les sept heures, on obligea le Roi de faire un tour dans ses jardins pour se dissiper un peu, et il fallut encore, après son souper, que S. M. donnât des ordres à M. de Pontchartrain, secrétaire d'État de la maison, et à Desgranges, maître des cérémonies, sur beaucoup de choses qu'il falloit régler pour le cérémonial. Il avoit fallu encore que le Roi travaillât l'après-dînée avec M. de Chamillart. Il soupa à neuf heures, et se coucha à dix heures et demie, accablé de douleur et de travail. »

3. Ci-dessus, p. 330, note 3.

4. Quant à Philippe V, il considéra cette mort subite au point de vue religieux. « Elle m'a autant surpris qu'affligé, écrivait-il à M. de Beauvillier; elle est, comme vous dites, bien propre à faire faire de bonnes réflexions et à faire craindre les jugements de Dieu. » (Lettre du 2 juillet, conservée au château de Saint-Aignan.)

5. La duchesse de Savoie.

vu ci-dessus[1], en deux mots, quelle fut la douleur de Madame[2]. Pour M. de Chartres, la sienne fut extrême[3]. Le père et le fils s'aimoient tendrement[4]. Monsieur étoit doux, le meilleur homme du monde, qui n'avoit jamais contraint ni retenu Monsieur son fils[5]. Avec[6] le cœur, l'esprit étoit aussi fort touché : outre la grande parure dont lui étoit un père frère du Roi, il lui étoit une barrière derrière laquelle il se mettoit à couvert du Roi, sous la coupe duquel il retomboit en plein. Sa grandeur, sa considération, l'aisance de sa maison et de sa vie en alloient dépendre sans milieu. L'assiduité, les bienséances, une certaine règle, et, pis que tout cela pour lui, une conduite toute différente avec Madame sa femme, alloient devenir la mesure de[7] tout ce qu'il pouvoit attendre du Roi. Mme la duchesse de Chartres[8], quoique bien traitée de Monsieur, fut ravie d'être délivrée d'une barrière entre le Roi et elle, qui laissoit à Monsieur son mari toute liberté d'en user avec elle comme il lui plaisoit, et des devoirs qui la tiroient plus souvent qu'elle ne vouloit de la cour

1. Ci-dessus, p. 327-328.

2. Elle eut dix-huit accès de fièvre consécutifs, selon sa lettre du 15 juillet 1701 (recueil Brunet, tome I, p. 52).

3. Les *Mémoires de Sourches* disent (p. 75) que, pendant l'agonie, « sa douleur étoit si prodigieuse, qu'il perçoit le cœur à tous ceux qui le voyoient et l'entendoient. On l'avoit emmené une fois à sa chambre ; mais il avoit forcé tout le monde, et étoit revenu. On l'emmena une seconde fois par force, et, comme il fut obligé de passer par le cabinet où étoit le Roi, pleurant et gémissant de toute sa force, le Roi vint à lui les bras ouverts, et ils s'embrassèrent avec une tendresse qui tira des larmes des yeux de tout le monde. » Voyez ci-dessus, p. 325.

4. *Extrêmement* corrigé en *tendrement* (*sic*).

5. C'est précisément ce que lui reprochaient et le Roi et Madame.

6. *Avec* est en interligne, au-dessus d'*outre*, biffé, qui se retrouve neuf mots plus loin.

7. Les cinq derniers mots sont en interligne, au-dessus de *et que de cela dépendroit*, biffé.

8. « Pour la duchesse de Chartres, ce spectacle lui avoit causé de grandes vapeurs, auxquelles elle étoit fort sujette, et on avoit jugé à propos de la mener aussi dans son appartement. » (*Sourches*, p. 75.)

pour suivre Monsieur à Paris ou à Saint-Cloud, où elle se trouvoit toute empruntée comme en pays inconnu, avec tous visages qu'elle ne voyoit jamais que là, qui tous étoient, pour la plupart, fort sur le pied gauche avec elle[1], et sous les mépris et les humeurs de Madame, qui ne les lui épargnoit[2] pas. Elle compta donc ne plus quitter la cour, n'avoir plus affaire à la cour de Monsieur, et que Madame et M. le duc de Chartres seroient obligés[3] à l'avenir d'avoir pour elle des manières et des égards qu'elle n'avoit pas encore éprouvés[4].

Caractère de Monsieur.

Le gros de la cour perdit en Monsieur. C'étoit lui[5] qui y jetoit les amusements, l'âme, les plaisirs, et, quand il la quittoit, tout y sembloit sans vie et sans action. A son entêtement près pour les princes[6], il aimoit l'ordre des rangs, des préférences, des distinctions; il les faisoit garder tant qu'il pouvoit, et il en donnoit l'exemple[7]. Il

1. Ci-après, p. 335, note 2. — Nous retrouverons cette locution : *être sur le pied gauche avec quelqu'un*, et, quoique *l'Académie* de 1718 ne l'ait pas citée, ni Furetière non plus, on l'a relevée dans des écrivains du dix-septième siècle, tels que Bussy et le cardinal de Retz.

2. *Épargoit*, dans le manuscrit.

3. *Obligées* corrigé en *obligés*, au masculin.

4. *Éprouvées*, au féminin, dans le manuscrit.

5. Comparez le portrait qui va suivre avec ceux que nous réunissons à l'Appendice, sous le nº XXIV, et avec un article de feu Pierre Clément : *Philippe d'Orléans et Madame Henriette d'Angleterre*, publié dans la *Revue des Questions historiques*, 1er octobre 1867, p. 498-546. Il faut dire tout de suite que Saint-Simon, malgré sa liaison avec le duc de Chartres, ne connaissait Monsieur et ne fréquentait sa maison que comme simple courtisan; nous avons vu en outre (tome VI, p. 407-410) que ses tracasseries et ses caquetages à propos de l'hommage de Lorraine lui avaient valu, du moins il s'en est vanté, la rancune de Monsieur et de Madame.

6. Les princes étrangers, les Lorrains surtout.

7. Il a déjà dit (tome I, p. 60, et tome VI, p. 8) que Monsieur, « le plus glorieux prince du monde,... savoit le mieux et avec le plus de jalousie tout ce qui concernoit les rangs et les cérémonies, partialité à part pour les Lorrains; » et plus loin (p. 74), que « le Roi, qui ignoroit beaucoup de choses, se rapportoit fort ordinairement (à Monsieur) sur tout ce qui fait partie du cérémonial. » Mme des Ursins ra-

aimoit le grand monde, il avoit une affabilité et une honnêteté qui lui en attiroit en foule, et la différence qu'il savoit faire, et qu'il ne manquoit jamais de faire, des gens suivant ce qu'ils étoient, y contribuoit beaucoup[1]. A sa réception, à son attention plus ou moins grande ou négligée, à ses propos, il faisoit continuellement toute la différence, qui flattoit, de la naissance et de la dignité, de l'âge et du mérite, et de l'état des gens; et cela avec une dignité naturellement en lui, et une facilité de tous les moments qu'il s'étoit formée. Sa familiarité obligeoit, et se conservoit sa grandeur naturelle, sans repousser, mais aussi sans tenter les étourdis d'en abuser. Il visitoit et envoyoit où il le devoit faire[2], et il donnoit chez lui une entière liberté sans que le respect et le plus grand air de cour en souffrît aucune diminution. Il avoit appris et bien retenu de la Reine sa mère l'art de la tenir[3]: aussi la vouloit-il pleine, et y réussissoit par ce maintien[4]. La foule étoit toujours au Palais-Royal. A Saint-Cloud, où toute

conte en effet (*Lettres inédites*, publiées par M. Geffroy, p. 27) que le prince eût « damé le pion à tous les maîtres des cérémonies. » Comparez une note des *Mémoires de Sourches*, tome I, p. 325. En janvier 1698, il avait fait un règlement pour les entrées chez lui comme il y en avait un chez le Roi. En 1689, il bouda la reine d'Angleterre parce qu'elle lui refusait le baiser : *Lettres de Mme de Sévigné*, tome VIII, p. 406 et 411. C'est lui aussi qui fit interdire aux cardinaux de draper en violet.

1. L'humeur de Monsieur, écrivait Spanheim en 1690 (*Relation*, p. 56), « est toute portée aux plaisirs, éloignée d'aucune application sérieuse, et ainsi plus caressante, plus ouverte et plus insinuante que celle du Roi : d'où lui vient un procédé civil, obligeant, et fort régulier même, envers les personnes qui l'abordent ou qui lui font la cour. Aussi se plaît-il qu'on la lui fasse.... »

2. Voyez le récit de ses visites à l'hôtel de Chaulnes, à l'hôtel de Créquy, chez les Rohan : *Lettres de Mme de Sévigné*, tome X, p. 230, 232, 235, 241 et 353. Il se piquait d'être le seul à rendre ces devoirs « aux occasions » (suite des *Mémoires*, tome IV, p. 58), et nous l'avons vu, en 1695, aller plusieurs fois chez M. de Luxembourg mourant.

3. De tenir une cour. Madame dit aussi que Marie-Thérèse excellait en cet art.

4. Voyez les *Mémoires de Mademoiselle*, tome III, p. 345-346 et 355.

sa nombreuse maison se rassembloit[1], il y avoit beaucoup de dames, qui, à la vérité, n'auroient guères été reçues ailleurs[2], mais beaucoup de celles-là du haut parage[3], et force joueurs. Les plaisirs de toutes sortes de jeux, de la beauté singulière du lieu[4], que mille calèches[5]

1. Ci-dessus, p. 327 et 333. C'était sa seule résidence importante à portée de Paris, et il y passait au moins une moitié de l'année. Madame finit par y rester presque à demeure.

2. Un « repaire d'espèces les plus décriées des deux sexes, » a-t-il dit dans l'Addition n° 259 (tome V, p. 430). Mlle de Fiennes, maîtresse du chevalier de Lorraine, disait à Monsieur : « Vous ne déshonorez pas les femmes qui vous hantent; mais elles vous déshonorent. » (*Nouveau siècle de Louis XIV*, tome I, p. 403.) Les principales ont déjà été nommées : Mmes de Blanzac, de Bouillon, de Fürstenberg, de Fontaine-Martel, d'Espinoy, de Melun, de Montauban, Mme de Quintin, la « reine de Saint-Cloud, » les Grancey, Marey, etc., sans compter les amies de Madame, comme la comtesse de Beuvron ou la maréchale de Clérambault.

3. Le *Mercure* (juin, p. 315) dit qu'il y avait toujours table ouverte pour les dames à Saint-Cloud.

4. Dès avant 1660 la *Gazette* et la *Muse historique* ne parlent jamais que de la « délicieuse maison » de Saint-Cloud; mais nous avons vu (tome II, p. 259) que Monsieur y avait, depuis lors, prodigué les embellissements, sur le conseil et aux frais du Roi. On admirait surtout un « grand degré magnifique pour descendre dans le jardin, » une galerie-orangerie, ornée de vues des maisons royales ou des châteaux célèbres, la grande cascade achevée en 1699 : voyez la *Gazette* de 1673, p. 412 (fête offerte au duc de Monmouth), le *Journal de Dangeau*, tomes II, p. 153 et 219, VI, p. 393, VII, p. 112 et 113, les *Mémoires de Sourches*, tome II, p. 283, etc., et les descriptions publiées sur l'ordre du prince, en 1681 et 1686, par son aumônier Laurent Morelet. Une autre description, qu'il avait fait composer en 1698 par Harcouet de Longueville, ne parut qu'en 1706. Le musée de Versailles possède (n° 743) une vue de Saint-Cloud peinte par Allegrain, vers 1700.

5. Voyez notre tome II, p. 102 et note 4. La calèche, probablement d'origine italienne quoique le mot vienne de l'allemand, était un véhicule découvert qu'on avait commencé à voir circuler vers 1650 (*Gazette*, p. 953; *Muse historique*, tome I, p 59). En 1657, les deux jeunes Hollandais dont le *Journal de voyage à Paris* a été publié par Pr. Faugère disent (p. 48) avoir acheté un carrosse de la plus nouvelle façon, « étant fait en forme de calèche. » Une des *Pièces en prose* publiées chez Ch. de Sercy, en 1658-63, a pour titre : *la Promenade du Roi, ou la Fable de la Calèche de S. M.* La *Muse historique* parle souvent, en 1659 (tome III,

rendoient aisé aux plus paresseuses pour les promenades, des musiques, de[1] la bonne chère, en faisoient une maison de délices avec beaucoup de grandeur et de magnificence; et tout cela sans aucun secours de Madame, qui dînoit et soupoit avec les dames et Monsieur, se promenoit quelquefois en calèche avec quelques-unes, boudoit souvent la compagnie[2], s'en faisoit craindre par son humeur dure et farouche, et quelquefois par ses propos, et passoit toute la journée dans un cabinet qu'elle s'étoit choisi, où les fenêtres étoient à plus de dix pieds de terre, à considérer les portraits des Palatins[3] et d'autres princes allemands dont elle l'avoit tapissé[4], et à écrire des vo-

p. 32, 45, 241, etc.) de calèches dorées et « bien lustrées. » On voit en effet (Chéruel, *Mémoires sur Foucquet*, tome II, p. 37) le jeune roi, cette année-là, inventer une calèche. C'était, ainsi que l'a dit Quicherat, le char antique retourné, mis sur ressorts, et servant à la promenade, mais non aux voyages. Au lieu de deux banquettes affrontées comme celles des carrosses, la calèche comportait deux ou trois bancs, tous tournés du côté des chevaux. Dans celle du Roi à deux bancs, trois Majestés pouvaient s'asseoir sur la banquette de devant, trois princes et princesses sur la banquette de derrière, et une septième personne sur un strapontin; avec trois bancs, on y plaçait seize personnes, sans doute à raison de cinq dames sur le même banc, comme nous le voyons par le *Journal de Dangeau*, au 3 septembre 1698. D'autres fois, au contraire, pour suivre la chasse, la calèche ne servait qu'à quatre dames. Voyez les *Lettres de Mme de Sévigné*, tome IV, p. 547-548; *Dangeau*, tomes VI, p. 404, 405 et 410, VII, p. 202 et 387, XI, p. 444 et 479, etc. La description des équipages du Roi reproduite dans le livre de M. Dussieux: *le Château de Versailles*, tome II, p. 159 et 160, distingue les voitures en carrosses, calèches, soufflets et calèches diligentes. Celle que le Roi employait pour lui-même, à la chasse, était très petite et attelée de quatre bidets noirs. Dès 1663, il y avait des calèches de poste.

1. *De* est en interligne.

2. Le jeu était la constante récréation de cette compagnie; mais d'une part, Madame, qui d'ailleurs ne l'aimait pas, manquait d'argent pour s'y livrer, et, d'autre part, Monsieur, ne souffrait pas qu'elle restât présente quand il jouait. Voyez ci-dessus, p. 313, note 7.

3. Les princes de la branche palatine de Bavière.

4. Elle avait hérité de tous les meubles, tapisseries et objets d'ornement de son frère, en 1686, et, deux ans plus tard, lors de la destruction de Heidelberg, Tessé avait eu soin de réserver pour elle les

lumes de lettres tous les jours de sa vie, et de[1] sa main, dont elle faisoit elle-même les copies, qu'elle gardoit[2]. Monsieur n'avoit pu la ployer à une vie plus humaine et la laissoit faire, et vivoit honnêtement avec elle sans se soucier de sa personne, avec qui il n'étoit presque point en particulier[3]. Il recevoit à Saint-Cloud beaucoup de

portraits de ses ancêtres : *Lettres pour servir à l'histoire militaire de Louis XIV*, tome V, p. 299.

1. *Et* est en interligne, et *de* corrige *do* [*nt*].

2. Il a déjà été dit quelques mots de cette fameuse correspondance dans notre tome V, p. 47, note 4. M. Jaeglé vient de publier, en 1890, une nouvelle édition de sa traduction, en trois volumes, et, en Angleterre, miss Marie Belloc a fait paraître un volume sur la vie et les lettres de la princesse (1889).

3. La correspondance fait très suffisamment connaître quelle était la vie commune entre les deux époux. Madame dit, par exemple, qu'à Marly elle ne voit jamais son mari. « Nous ne dînons pas ensemble, il joue toute la journée, et, la nuit, chacun de nous est dans sa chambre. » (Recueil Brunet, tome I, p. 48.) Quant à son existence particulière, voici comment elle en rendait compte elle-même à ses correspondantes (lettre du 17 juin 1698, dans le recueil Brunet, tome I, p. 31) : « Au milieu de cette grande cour, je me suis retirée comme dans une solitude, et il y a fort peu de gens avec lesquels j'aie de fréquents rapports; je suis de longues journées entières toute seule dans mon cabinet, où je m'occupe à lire et à écrire. Si quelques personnes viennent me rendre visite, je ne les vois qu'un moment, je parle de la pluie et du beau temps, ou bien des nouvelles du jour, et je me réfugie ensuite dans ma retraite. Quatre fois par semaine, j'ai mes jours de courrier : le lundi, en Savoie; le mercredi, à Modène; le jeudi et le dimanche, j'écris de très longues lettres à ma tante à Hanovre. De six à huit heures, je me promène en voiture avec Monsieur et avec nos dames. Trois fois par semaine, je vais à Paris, et, tous les jours, j'écris à mes amies qui y demeurent. Je chasse une ou deux fois par semaine. C'est ainsi que je passe mon temps. » Comparez d'autres lettres du 6 septembre 1696, du 15 mai 1697 et du 8 mars 1701, celle du 30 mars 1707 : « Je suis devenue absolument une ermite au milieu de la cour, je ne fraie avec personne, si ce n'est avec mes gens..., et je vis seule, etc.; » enfin, une lettre de 1714 à M. de Harling (p. 140-141 ; comparez p. 146), où elle dit : « Le temps ne me paraît point long lorsque je suis dans mon cabinet (où étaient ses collections de médailles et de pierres gravées); j'ai toujours quelque chose à faire, et j'écris aussi beaucoup : le dimanche, j'écris à ma tante notre chère électrice et à ma fille en Lorraine; le lundi, en Suisse et à la

gens qui, de Paris et de Versailles, lui alloient faire leur cour les après-dînées : princes du sang, grands seigneurs, ministres, hommes et femmes n'y manquoient point de temps en temps; encore ne falloit-il pas que ce fût en passant, c'est-à-dire en allant de Paris à Versailles ou de Versailles à Paris. Il le demandoit presque toujours, et montroit si bien qu'il ne comptoit pas ces visites en passant, que peu de gens l'avouoient[1]. Du reste, Monsieur, qui, avec beaucoup de valeur[2], avoit gagné la bataille de Cassel[3], et qui en avoit toujours mon-

reine d'Espagne, le mardi en Lorraine, le mercredi à Modène, le jeudi encore à Hanovre, le vendredi en Lorraine; le samedi, je complète ce que je n'ai pas pu écrire dans la semaine. Quand donc, un jour, j'ai écrit vingt feuillets à S. A. la princesse de Galles, et dix ou douze feuillets à ma fille, vingt en français à la reine de Sicile, je suis alors tellement fatiguée, que je ne puis mettre un pied devant l'autre. » Ailleurs (p. 57-58), on voit qu'elle commençait chaque journée par la lecture de trois chapitres de la Bible, puis (p. 95-96 et 145-146) qu'elle dînait seule, en une demi-heure; que, le soir, elle allait souper chez le Roi, où l'on ne proférait pas une parole, et faisait ensuite la conversation dans le cabinet jusqu'à minuit et demi; qu'elle dormait à l'Opéra (p. 80), et que sa principale compagnie, pendant la journée (p. 69, 109, 110, 155 et 177), consistait en petits chiens, en perroquets et en oiseaux.

1. Spanheim dit en effet (*Relation*, p. 56) que le prince veut « n'être pas négligé par les courtisans, ou même par les ministres étrangers qui fréquentent la cour, et ainsi qu'on se trouve à son lever, qui est d'ordinaire assez tard et quelques heures après celui du Roi. »

2. Le même Spanheim (p. 57 et 327) était loin de reconnaître, malgré la victoire dont il va être parlé, que « le génie de Monsieur fût naturellement martial. » Il avait même fallu bien des excitations pour que, dans sa première jeunesse, il parût à l'armée, et Mazarin, comme Anne d'Autriche, s'étaient plaints souvent de sa vie exclusivement efféminée : voyez les *Mémoires de Mademoiselle*, tome III, p. 229. Dix ans plus tard (*Mémoires de Daniel de Cosnac*, tome II, p. 57-60 et 220; *Mémoires de l'abbé de Choisy*, tome II, p. 67-69), ce ne fut que pour une fois que son familier, le premier de ces deux ecclésiastiques, obtint qu'il fît preuve de vaillance à un siège en Flandre.

3. Cassel ou Mont-Cassel, situé au haut d'une montagne, entre Bergues-Saint-Winoc, Aire et Thérouanne, est célèbre par les deux victoires qu'y remportèrent le roi Philippe de Valois, en 1328, sur les Flamands, et Monsieur, le 11 avril 1677, sur Guillaume d'Orange venant,

tré une fort naturelle en tous les sièges où il s'étoit trouvé[1], n'avoit d'ailleurs que les mauvaises qualités des

avec une armée hispano-hollandaise, secourir Cassel assiégé par ce prince. Voyez la *Gazette*, p. 311, 312, 319-324, 336-337, 364 et 377-379; le *Mercure*, avril 1677, 2e édition, p. 135-225, et mai, p. 5-46, et août 1678, p. 200-208; les *Lettres historiques* de Pellisson, tome II, p. 230-240; les lettres écrites par Louis XIV, dans le ms. Sainte-Geneviève Lf 17, tome II, p. 557-564, et dans les *Œuvres* du Roi, tome V, p. 566; la *Correspondance de Bussy*, tome III, p. 242-246; les *Mémoires de Saint-Hilaire*, tome I, p. 258-259; l'*Histoire de Louvois*, par M. Rousset, tome II, p. 296-301; *Guillaume III*, par M. le comte de Lort-Sérignan, p. 248-256; l'article de feu Pierre Clément, dans la *Revue des Questions historiques*, 1er octobre 1867, p. 536-541; les *Caractères* de la Bruyère, tome II, p. 45 et 298, etc. Il faut faire observer, avec Spanheim, que Monsieur avait alors sous ses ordres le maréchal d'Humières, le maréchal de Luxembourg et Chamlay, dirigés par Louvois, qui se tenait à portée, et que leur concours dut certainement contribuer pour une bonne part au succès; mais encore le prince paya-t-il très bien de sa personne : il « se mêla » jusqu'à trois fois, pour ramener l'infanterie à la charge, reçut plusieurs coups dans son armure, et vit tomber autour de lui une vingtaine d'officiers de son état-major. La Fare dit, à ce propos (p. 285) : « Comme il fut prédit dès lors par des gens sensés, Monsieur ne s'est [plus] trouvé de sa vie à la tête d'une armée; cependant il étoit naturellement intrépide et affable sans bassesse, aimoit l'ordre, étoit capable d'arrangement et de suivre un bon conseil. Il avoit assez de défauts pour qu'on soit obligé en conscience de rendre justice à ses bonnes qualités. » D'autres cependant avaient reproché à l'heureux vainqueur de s'être montré devant les troupes avec des cadenettes ou paresseuses, comme les femmes en portaient pour s'éviter la peine de friser leurs cheveux.

1. Le *Mercure* de juin 1701 (p. 293-310), les oraisons funèbres du prince et la pièce imprimée alors sous le titre d'*Abrégé de la vie et des actions héroïques de.... Philippe de France*, etc., énumèrent les sièges de Tournay, Douay, Courtray, Oudenarde, Ath, Alost et Lille, dans la campagne de 1667, ceux d'Orsoy, Wesel, Rheinberg, Arnheim, Zutphen, etc., dans la campagne de Hollande (1672), ceux de Bouchain en 1676, de Saint-Omer en 1677, et ceux de Namur, Mons et Charleroy dans la dernière guerre, comme autant d'occasions où Monsieur fit preuve d'intrépidité, soit comme général et capitaine, soit comme simple assistant, aux côtés du Roi son frère. Daniel de Cosnac le représente, en 1667, à l'ouverture de la tranchée, plus hardi, plus honnête, plus caressant que ne le fut jamais aucun prince, puis allant reconnaître Douay sous le feu de l'ennemi et visitant les travaux avec

femmes[1]. Avec plus de monde que d'esprit, et nulle lecture[2], quoique avec une connoissance étendue et juste des maisons, des naissances et des alliances[3], il n'étoit capable de rien. Personne de si mou de corps et d'esprit, de plus foible, de plus timide, de plus trompé, de plus gouverné, ni de plus méprisé par ses favoris, et très souvent de plus malmené par eux; tracassier[4], et incapable de garder aucun secret, soupçonneux, défiant, semant des noises dans sa cour pour brouiller, pour savoir, souvent aussi pour s'amuser, et redisant des uns aux autres[5]. Avec tant

le Roi, ou encore suivant à la tranchée devant Lille son bon ami le chevalier de Lorraine, qui y fut légèrement blessé (*Mémoires*, tomes I, p. 341-346 et 353-355, et II, p. 58-60). Chaque édition de l'*État de la France* avait depuis lors l'habitude de rappeler les faits d'armes où s'était signalé le courage de Monsieur, « prince d'un esprit fort vif, et qui se plaît aux grandes choses. » Pour la décoration de ses obsèques, Silvestre le jeune peignit une bataille de Cassel et une prise de Saint-Omer, et les sièges de Zutphen et de Bouchain furent représentés en bas-reliefs de bronze doré sur le catafalque (*Mercure*, juillet 1701, p. 311-313). Quant à nous, nous ne l'avons vu qu'exercer un commandement de pure forme sur les côtes, en 1693 : tome I, p. 229 et 266-267.

1. On se rappelle ce mot prêté par notre auteur au comte de Tonnerre (tome II, p. 209), que « Monsieur étoit la plus sotte femme du monde, et Madame le plus sot homme qu'il eût jamais vu. »

2. Daniel de Cosnac dit (*Mémoires*, tome II, p. 55-56) que Monsieur « avoit eu une éducation peu proportionnée à sa qualité » et qu'il était impossible de « trouver un moment fixe pour raisonner avec lui. » On a des spécimens de son écriture et de son orthographe dans la publication du *Musée des Archives*, n° 899, dans l'*Iconographie française* et dans l'*Isographie des hommes célèbres*. Pierre Clément a reproduit plusieurs lettres assez bien tournées, mais rédigées sans doute par un secrétaire. Il s'en trouve dans les papiers de Mme de Sablé.

3. Ci-dessus, p. 333-334. Nous savons quelle importance Saint-Simon attachait à cette connaissance des généalogies et des rangs.

4. « Le roi des tracasseries, » a-t-il déjà dit (tome II, p. 372).

5. Bavard intarissable (*Correspondance de Madame*, recueil Brunet, tome II, p. 96; *Relation* de Spanheim, p. 56 et 57), incapable de se taire même sur les affaires d'État (voyez notre tome III, p. 164-166), et ne parlant jamais que de futilités (Addition n° 381), le Roi l'avait écarté de tous les conseils autres que celui des dépêches, où sa belle attitude devant Tournay l'avait fait entrer en 1667 (*Cosnac*, tome I, p. 60;

[de] défauts destitués de toutes vertus[1], un goût abominable que ses dons et les fortunes qu'il fit à ceux qu'il avoit pris en fantaisie avoient[2] rendu public avec le plus grand scandale, et qui n'avoit point de bornes pour le nombre ni pour les temps[3]. Ceux-là avoient tout de lui[4], le[5] traitoient souvent avec beaucoup d'insolence, et lui donnoient souvent aussi de fâcheuses occupations pour arrêter les brouilleries de jalousies horribles; et tous ces gens-là, ayant leurs partisans, rendoient cette petite cour très orageuse, sans compter les querelles de cette troupe[6] de femmes décidées de la cour de Monsieur, la plupart fort méchantes, et presque toutes plus que méchantes[7], dont Monsieur se divertissoit, et entroit dans toutes ces

Choisy, tome I, p. 106). On peut se souvenir de son impatience, en 1700, à annoncer la déclaration du roi d'Espagne : tome VII, p. 327.

1. « On dit qu'un homme est *destitué de tout secours* pour dire qu'il manque de tout secours. *Destitué de bon sens, de raison*, etc. » (*Académie*, 1718). Nous avons déjà eu (tome II, p. 58) *une faveur destituée de confiance*, et nous rencontrerons souvent des emplois pareils.

2. Il a écrit par mégarde : *avant*.

3. Voyez ce qu'il a déjà dit ci-dessus, p. 313, en 1692 (tome I, p. 60 et 66), et à propos de la promotion de 1688 (tome V, p. 569) ou de Langlée (tome VII, p. 72), et comparez tous les mémoires contemporains, *l'abbé de Choisy* (tome II, p. 57-58), *Daniel de Cosnac* (tome II, p. 210), *Mme de Motteville* (tome IV, p. 416), *Mme de la Fayette* (p. 37), le *Longueruana*, 1re partie, p. 24-25, etc., etc., surtout le Chansonnier de Gaignières-Clairambault, dont aucun éditeur ne voudrait tout reproduire. Benserade s'était jadis bien trompé en prédisant qu'il serait un « terrible galant » (*Nouveau siècle de Louis XIV*, tome I, p. 402 et 403). Mademoiselle (*Mémoires*, tome III, p. 266) prétend que la Palatine passait pour avoir été des premières à essayer sur le jeune prince l'effet de charmes bien surannés; mais, comme notre auteur l'a dit (Addition n° 259, dans notre tome V, p. 430), Monsieur pouvait aimer une femme sans scandale, ou plutôt (*Mémoires de Mme de la Fayette*, p. 37) « le miracle d'enflammer son cœur n'étoit réservé à aucune femme du monde. » De ses deux mariages il avait eu sept enfants, dont trois étaient morts.

4. Madame se plaignait souvent des prodigalités si mal placées : voyez notamment le recueil Rolland, p. 154-158, et les notes du P. Léonard sur l'année 1682, dans le ms. Fr. 10 265, fol. 34 v°.

5. Avant *le*, il a biffé un *et*.

6. *Trouppes*, au pluriel, dans le manuscrit. — 7. Ci-dessus, p. 333.

misères-là[1]. Le chevalier de Lorraine et Châtillon y avoient fait une grande fortune par leur figure dont Monsieur s'étoit entêté plus que de pas un autre[2]. Le dernier[3], qui n'avoit ni pain, ni sens, ni[4] esprit, s'y releva, et y acquit du bien[5]. L'autre[6] prit la chose en Guisard[7] qui ne rougit de rien pourvu qu'il arrive, et mena Monsieur le bâton haut[8] toute sa vie[9], fut comblé d'argent et de béné-

1. Daniel de Cosnac raconte plusieurs de ces querelles d'intérieur. Il y eut l'esclandre de 1670 qu'on verra plus loin (p. 343, note 1, et p. 371), une séparation passagère en 1675 (*Lettres de Mme de Sévigné*, tome IV, p. 36-37, 90 et 103), dans laquelle le Roi, « qui riait en lui-même des orages de cette petite cour, » ne voulut point intervenir; puis deux autres, en 1680 (*ibidem*, tome VI, p. 516-517 et 522) et en 1682 (*Sourches*, tome I, p. 118-119 et 136-137); une autre encore en 1685 (*Sévigné*, tome VII, p. 347-348 et 353; *Sourches*, tome I, p. 198, note 2), à la suite de laquelle le Roi manqua chasser le chevalier de Lorraine et Mme de Grancey.

2. Comparez la suite des *Mémoires*, tomes III de 1873, p. 353, et XI, p. 221 et 239. Nous ne devons oublier ni le marquis de la Carte, dont il a été parlé en 1698, dans notre tome V, p. 301 (ci-dessus, p. 327), ni d'Effiat, dont il sera question tout à l'heure. Au début, on avait été très inquiet de l'influence prise par Villequier, puis par le beau Guiche : *Mémoires de Mademoiselle*, tome III, p. 267.

3. Voyez notre tome II, p. 206 et 207.

4. Ce *ny* est en interligne, ainsi que l'*y* qui précède ensuite *acquit*.

5. Comparez la suite des *Mémoires*, tome XIII, p. 380, les *Lettres de Mme de Sévigné*, tome III, p. 351, et une lettre de 1676 où Monsieur recommande Châtillon, « garçon que j'aime et estime » (P. Clément, *Revue des Questions historiques*, 1er octobre 1867, p. 535).

6. Voyez les portraits du chevalier de Lorraine au musée de Versailles, n° 3512, dans la collection du Saint-Esprit, ms. Clairambault 1160, fol. 192, et dans la collection Hennin, n° 6805 du catalogue. C'est en 1667 que cette passion éclata et devint comme publique.

7. En digne descendant des Guises. Il a déjà dit (tome VI, p. 74) que le chevalier « avoit infiniment d'esprit, et tout celui des Guises, avec Monsieur en croupe. »

8. « On dit figurément : faire faire quelque chose à quelqu'un *le bâton haut*, pour dire : par violence, par force. » (*Académie*, 1718.) A comparer avec les locutions que nous avons déjà eues : *faire sauter le bâton* à quelqu'un, dans le tome V, p. 51, et : *mener à baguette* quelqu'un, dans le tome VII, p. 97.

9. Il a dit ailleurs (Addition n° 5, dans notre tome I, p. 306) : « Mon-

fices[1], fit pour sa maison ce qu'il voulut, demeura toujours publiquement le maître chez Monsieur; et comme il avoit, avec la hauteur des Guises, leur art et leur esprit, il sut se mettre entre le Roi et Monsieur, et se faire ménager, pour ne pas dire craindre, de l'un et de l'autre, et jouir d'une considération, d'une distinction, et d'un crédit presque aussi marqué de la part du Roi que de celle de Monsieur[2].

sieur étoit le plus grand ennemi du rang des ducs à cause du chevalier de Lorraine, qui l'a gouverné toute sa vie très salement et honteusement. »

1. Le chevalier avait pour tout bien mille écus de rente, avec le grade de maréchal de camp, vaillamment gagné d'ailleurs dans les campagnes de 1664-67, quand il s'attacha à Monsieur, « par pure nécessité, » dit Daniel de Cosnac (tome II, p. 61); mais le Pape l'autorisa à posséder des bénéfices tout en portant l'épée, et, en janvier 1670, il voulut se faire donner par son maître deux abbayes de l'apanage d'Orléans qui vaquaient par la mort de Barbier de la Rivière, évêque de Langres : le Roi s'y opposa, fit même conduire le chevalier en prison, parce que Monsieur, s'affichant publiquement, était allé bouder à Villers-Cotterets, et il ne rendit la liberté au favori que lorsque Monsieur fut revenu demander humblement sa grâce. Voyez le *Journal d'Olivier d'Ormesson*, tome II, p. 581 et 584; les *Mémoires de Daniel de Cosnac*, tome I, p. 403-405; les *Mémoires de Mademoiselle*, tome IV, p. 85-90, 101 et 168; les *Archives de la Bastille*, tome IV, p. 25; le Chansonnier, ms. Fr. 12 618, p. 297 et 305. C'est alors que le chevalier, sur une injonction de la cour, et malgré le dépit de Monsieur, alla faire le séjour à Rome dont il sera parlé plus loin (p. 374), et il ne reparut qu'en 1672 (*Lettres de Mme de Sévigné*, tome II, p. 501). Le Roi étant devenu plus traitable, Monsieur put donner successivement au chevalier quatre abbayes qui étaient à sa présentation : en 1672, Tiron, valant plus de dix mille livres; en 1678, Saint-Jean-des-Vignes de Soissons, de vingt-cinq mille livres; en 1679, Fleury ou Saint-Benoît-sur-Loire, valant aussi plus de vingt-cinq mille livres, et Saint-Père-en-Vallée, de dix mille livres. De plus, le chevalier avait des pensions sur des évêchés, une pension sur le Trésor, fixée à dix-huit mille livres en 1679, portée ensuite à vingt mille, et le Roi lui donna cent mille livres en 1685, vingt mille écus en 1698, pour payer ses dettes. Parmi les dons de Monsieur, Dangeau signale une charge de premier conseiller au conseil de ce prince, dont la vente produisit vingt mille livres.

2. Nous avons déjà eu plus d'une preuve de ce double crédit, comme en 1688 (Addition n° 6, dans notre tome I, p. 349), en 1699, dans l'affaire du duc de Lorraine et dans les entreprises des Lorrains contre les ducs (tome VI, p. 8 et 74-75). La première femme de Mon-

Aussi fut-il bien touché, moins de sa perte, que de celle de cet instrument qu'il avoit su si grandement faire valoir pour lui. Outre les[1] bénéfices que Monsieur lui avoit donnés, l'argent manuel qu'il en tiroit tant qu'il vouloit, les pots-de-vin qu'il taxoit et qu'il prenoit avec autorité sur tous les marchés qui se faisoient chez Monsieur[2], il en avoit une pension de dix mille écus, et le plus beau logement du Palais-Royal et de Saint-Cloud[3]. Les logements,

sieur, dans une lettre de la fin de 1669, à Daniel de Cosnac (*Mémoires*, tome I, p. 401), disait : « Il y a longtemps qu'il (Monsieur) n'entend plus le françois, et que sa langue est réduite à suivre aveuglément les intentions du chevalier de Lorraine. » Au début, on n'avait pas prévu que les choses iraient si loin, et le chevalier ne paraissait qu'un « jeune homme sans expérience, sans habileté pour sa conduite, et qui, loin de pouvoir donner conseil à Monsieur, n'étoit pas capable de former aucun dessein pour lui-même, et n'envisageoit sa faveur que comme une chose utile à ses plaisirs » (mêmes *Mémoires*, tomes I, p. 351, 353-356, 360, et II, p. 60-63). Quand Madame eut disparu, ce fut probablement le chevalier qui, quoique éloigné de la cour, empêcha le second mariage, désiré par le Roi, avec Mademoiselle : voyez les *Mémoires* de celle-ci, tome IV, p. 157, 158, 161 et 166-168. En juin 1682, le Roi, poussé peut-être par la nouvelle Madame, ou craignant pour le Dauphin un contact pernicieux, fit enjoindre au chevalier de se tenir à l'écart, et il ne reparut à la cour qu'au bout d'un an (*Sourches*, tome I, p. 118, 119 et 155; Notes du P. Léonard, ms. Fr. 10 265, fol. 33 v°; *Gazette de Leyde*, de Paris, 1er juin 1683). Voyez ci-dessus, p. 342, note 1.

1. *Les* corrige *ses*.

2. On voit, en 1695, dans le *Journal de Dangeau*, tome V, p. 312, Monsieur proposant au Roi de faire une recherche contre les trésoriers de l'extraordinaire des guerres, avec l'espérance d'en avoir, pour le droit d'avis, plus d'un million. Dans une autre occasion, la vente de la charge de trésorier de sa maison produisit cinquante mille écus; mais chacun en prit sa part, à commencer par Mme de Grancey, qui eut quarante mille livres (*Sourches*, tome I, p. 333-334). Celle-ci prélevait toujours un droit sur les nouveaux pourvus (recueil Rolland, p. 47, note). Nous avons vu, en 1695 (tome II, p. 204), le cardinal de Bouillon « donner gros » aux conseillers du prince dans l'espoir d'obtenir la cession du Dauphiné d'Auvergne.

3. Il avait eu, dès 1668, un logement au Palais-Royal, selon les *Mémoires de Mademoiselle*, tome IV, p. 66.

il les garda à la prière de M. le duc de Chartres; mais il ne voulut pas accepter la continuation de la pension, par grandeur, comme par grandeur elle lui fut offerte[1]. Quoiqu'il fût difficile d'être plus timide et plus soumis qu'étoit Monsieur[2] avec le Roi, jusqu'à flatter ses ministres, et auparavant ses maîtresses, il ne laissoit pas de conserver, avec un grand air de respect, l'air de frère, et des façons libres et dégagées[3]. En particulier, il se licencioit bien davantage, il se mettoit toujours dans un fauteuil, et n'attendoit pas que le Roi lui dît de s'asseoir[4]; au cabinet, après le souper du Roi, il n'y avoit aucun prince assis que lui, non pas même Monseigneur[5]. Mais, pour le service[6], et pour s'approcher du Roi ou le quitter, aucun particulier ne le faisoit avec plus de respect, et il mettoit naturellement de la grâce et de la dignité en toutes ses actions les plus ordinaires[7]. Il ne laissoit pas de faire au Roi par-ci par-là des pointes[8]; mais cela ne duroit pas, et,

1. « M. le duc d'Orléans.... a fort pressé et fait presser M. le chevalier de Lorraine d'accepter la pension de dix mille écus ou environ que lui donnoit Monsieur, lui disant avec beaucoup de politesse : « Vous auriez bien voulu, Monsieur, recevoir une pension de Monsieur. « J'hérite de tout son bien : ainsi ce sera toujours lui qui vous la « donnera. » M. le chevalier de Lorraine accepte le logement du Palais-Royal, et a remercié de la pension, disant à M. le duc d'Orléans qu'il demeureroit dans sa maison pour lui faire sa cour plus souvent, mais qu'il n'accepteroit point la pension, afin qu'il trouvât son attachement pour lui plus désintéressé, et qu'il n'oublieroit jamais toutes les grâces qu'il avoit reçues de Monsieur, ni la manière noble et honnête dont M. le duc d'Orléans lui en offroit la continuation. » (*Journal de Dangeau*, tome VIII, p. 128; comparez les *Mémoires de Sourches*, tome VII, p. 79.)

2. Il a ajouté *Monsieur* en interligne, ayant biffé *il* devant *estoit*.

3. Déjà dit ci-dessus, p. 311.

4. Nous avons vu (tome VI, p. 209) qu'à table Monsieur se plaçait à la gauche du Roi, en retour.

5. Comparez la suite des *Mémoires*, tomes VII, p. 298, et XII, p. 176 et 181.

6. Voyez, vingt lignes plus loin, la locution *présenter le service*.

7. Il y a une anecdote caractéristique dans les *Lettres de Mme de Sévigné*, tome II, p. 501-502.

8. *L'Académie* de 1718 ne donne pas *pointe* dans ce sens de sortie

comme son jeu, Saint-Cloud et ses favoris lui coûtoient beaucoup; avec de l'argent que le Roi lui donnoit[1] il n'y paroissoit plus. Jamais pourtant il n'a pu se ployer à Mme de Maintenon, ni se passer d'en lâcher de temps en temps quelques bagatelles au Roi et quelques brocards au monde. Ce n'étoit pas sa faveur qui le blessoit; mais, d'imaginer que la Scarron étoit devenue sa belle-sœur, cette pensée lui étoit insupportable[2]. Il étoit extrêmement glorieux, mais sans hauteur, fort sensible et fort attaché à tout ce qui lui étoit dû[3]. Les princes du sang avoient fort haussé dans leurs manières à l'appui de tout ce qui avoit été accordé aux bâtards, non[4] pas trop M. le prince de Conti, qui se contentoit de profiter sans entreprendre, mais Monsieur le Prince, et surtout Monsieur le Duc, qui, de proche en proche, évita les occasions de présenter le service[5] à Monsieur, ce qui n'étoit pas difficile, et qui eut l'indiscrétion de se vanter qu'il ne le serviroit point. Le monde est plein[6] de gens qui aiment à

Trait de hauteur de Monsieur à Monsieur le Duc. [*Add. St-S. 381*]

piquante, de querelle subite et passagère. Furetière n'en donne que la définition : équivoque, jeu d'esprit, comme Loret l'a employée dans la *Muse historique*, tome I, p. 161.

1. Ces dons étaient fréquents : par exemple, le 12 novembre 1672 (Arch. nat., K 557), il reçut soixante-cinq mille sept cent trente-six livres, « pour lui donner moyen de soutenir les dépenses extraordinaires qu'il est obligé de faire à cause de la dignité de sa naissance, » et, le 8 octobre 1675, quarante mille écus, pour payer ses dettes de jeu (Pellisson, *Lettres*, tome II, p. 425). Nous avons vu qu'en 1695, lors du « troc forcé » entre le duc de Chaulnes et le comte de Toulouse (tome II, p. 259, et Addition n° 112, p. 405), « quelque argent pour jouer et pour embellir Saint-Cloud » avait consolé Monsieur, et que le chevalier de Lorraine avait fait « sa charge accoutumée. »

2. Ci-dessus, p. 323 et 330-331. Spanheim dit (*Relation*, p. 33) que c'étaient Monsieur et le prince de Conti qui avaient empêché la déclaration du mariage de Mademoiselle avec Lauzun.

3. Ci-dessus, p. 333-334. — 4. *Non* surcharge *et s[urtout]*.

5. Voyez ci-dessus, p. 173, ce qui a été dit du service de la surintendante, et ci-après, p. 347, la note 5; comparez les *Mémoires de Mademoiselle*, tome III, p. 123-124.

6. Il avoit d'abord écrit : *la cour est pleine;* puis il a corrigé *la* en

faire leur cour aux dépens des autres : Monsieur en fut bientôt averti; il s'en plaignit au Roi fort en colère, qui lui répondit que cela ne valoit pas la peine de se fâcher, mais bien celle de trouver occasion de s'en faire servir, et, s'il le refusoit, de lui faire un affront. Monsieur, assuré du Roi, épia l'occasion. Un matin qu'il se levoit à Marly, où il logeoit[1] dans un des quatre appartements bas[2], il vit par sa fenêtre Monsieur le Duc dans le jardin; il l'ouvre vite et l'appelle. Monsieur le Duc vient; Monsieur se recule, lui demande où il va, l'oblige, toujours reculant, d'entrer et d'avancer pour lui répondre, et, de propos en propos, dont l'un n'attendoit pas l'autre, tire sa robe de chambre. A l'instant, le premier valet de chambre présente la chemise à Monsieur le Duc, à qui le premier gentilhomme de la chambre de Monsieur fit signe de le faire, Monsieur cependant défaisant la sienne; et Monsieur le Duc, pris ainsi au trébuchet[3], n'osa[4] faire la moindre difficulté de la donner à Monsieur[5]. Dès que Monsieur l'eut

le, biffé *cour* et écrit *monde* en interligne, mais sans biffer l'*e* final de *pleine*.

1. *Logeoit* corrige *co[uchoit]*.

2. Dangeau dit, le 2 janvier 1697 (tome VI, p. 51) : « Le Roi.... alla à Marly, où il fit accommoder un appartement bas pour Monsieur, qui se trouvoit incommodé de loger en haut, où il avoit pourtant voulu être depuis quelque temps. » Voyez ci-dessus, p. 317. A Versailles aussi, et de même à Trianon (tome II, p. 182), son appartement était de plain-pied avec les jardins.

3. « On dit figurément et proverbialement : *prendre quelqu'un au trébuchet*, pour dire : l'engager par adresse, par de belles apparences, à faire une chose qui lui est désavantageuse, ou qui est contraire à ce qu'il avoit résolu. » (*Dictionnaire de l'Académie*, 1718.)

4. Les lettres *n'o* corrigent *ne*.

5. Sur la présentation de la chemise au Roi, voyez l'*État de la France*, année 1698, tome I, p. 266-268 et 299-300, et année 1699, tome I, p. 304. Comparez un passage du *Journal de Dangeau*, tome XI, p. 15, l'Addition que Saint-Simon y a jointe, la suite des *Mémoires*, tome VIII de 1873, p. 297-299, et une lettre de Madame, dans le recueil Brunet, tome II, p. 220. « Jusqu'aux petits-fils et petites-filles de France inclusivement, dit l'Addition, la chemise et les honneurs sont présentés

reçue, il se mit à rire et à dire : « Adieu, mon cousin ; allez-vous-en, je ne veux pas vous retarder davantage. » Monsieur le Duc sentit toute la malice, et s'en alla fort fâché, et le fut après encore davantage par les propos de hauteur que Monsieur en tint.

C'étoit[1] un petit homme ventru monté sur des échasses tant ses souliers étoient hauts[2], toujours paré comme une femme, plein de bagues, de bracelets, de pierreries partout[3], avec une longue perruque toute étalée en de-

par le grand chambellan, en son absence par le premier gentilhomme de la chambre et par la dame d'honneur ; aux princes et princesses du sang, par le premier valet de chambre et par la première femme de chambre seulement. » Mais, lorsqu'un ou plusieurs princes étaient présents, les officiers de service s'effaçaient devant le plus élevé en rang.

1. Le portrait physique qu'on va lire s'accorde parfaitement avec celui des *Caractères* inédits qu'on trouvera dans l'appendice XXIV, et avec la *Relation de Spanheim*, p. 55-56. — Étant jeune et encore duc d'Anjou, le prince avait passé pour « la plus jolie créature de France, » mais « d'une beauté et d'une taille plus convenables à une princesse qu'à un prince » (*Mémoires de l'abbé de Choisy*, tome II, p. 52-53 ; *Mémoires de Mme de la Fayette*, p. 176). Nous avons un portrait de lui, par Couvey, peint et gravé en 1643. Vers 1699, Coysevox fit un buste qui est conservé maintenant au musée de Versailles, n° 2044, et le même musée possède (n° 2082) une peinture de Michel Corneille.

2. Aussi l'avons-nous vu battu et foulé aux pieds dans la cohue du bal du 11 décembre 1697 (tome IV, p. 317). Saint-Simon l'a dit (ci-dessus, p. 313) usé, gras, court de col et apoplectique. Les *Caractères* inédits évaluent sa hauteur aux deux tiers de celle de son frère, si petit lui-même.

3. A la mort d'Anne d'Autriche, toutes les perles avoient été pour le Roi, les diamants pour Monsieur. Celui-ci prenait plaisir à accommoder lui-même et à montrer ses pierreries : *Sophie de Hanovre*, p. 116-119 et 123 ; *Mémoires de Mademoiselle*, tome III, p. 127 et 261. Spanheim dit (*Relation de la cour de France en 1690*, p. 56) : « Comme il est curieux à l'excès de sa parure et de son ajustement, aussi met-il en usage tout ce qui peut y contribuer, jusqu'à porter dans les bras des bracelets de pierreries, et à ne rien omettre de ce qui peut entretenir la fraîcheur où l'éclat de son teint. » La vente d'une partie de ces bijoux, à sa mort, produisit cinq cent mille livres (Arch. nat., KK 388). Il avait collectionné aussi des raretés et des tableaux (Journal du P. Léonard, ms. Fr. 10 265, fol 1) dans le petit appartement que nous

vant[1], noire et poudrée, et des rubans partout où il en pouvoit mettre, plein de toutes sortes de parfums[2], et, en toutes choses, la propreté même[3]. On l'accusoit de mettre imperceptiblement du rouge[4]. Le nez fort long, la bouche et les yeux beaux, le visage plein, mais fort long. Tous ses portraits lui ressemblent[5]. J'étois piqué, à le voir, qu'il fît souvenir qu'il étoit fils de Louis XIII à ceux de ce grand[6] prince[7], duquel, à la valeur près, il étoit si complètement dissemblable.

Visite curieuse de Mme de Maintenon à Madame. [Add. StS. 382]

Le samedi 11 juin[8], la cour retourna à Versailles, où, en arrivant, le Roi alla voir Madame, M. et Mme de Chartres, chacun dans leur appartement[9]; elle, fort en peine de la situation où elle se trouvoit avec le Roi[10], dans une occa-

l'avons vu montrer au duc de Lorraine, en 1699 (tome VI, p. 389), et, comme amateur, Michel Bégon eût voulu le placer dans son recueil des *Hommes illustres;* Perrault s'y opposa (Jal, *Dictionnaire critique*, p. 174). Enfin il s'entendait fort bien à disposer l'ameublement de ses résidences (*Mémoires de Cosnac*, tome I, p. 357); mais en 1689, il avait été forcé, comme le Roi lui-même, de fondre ses meubles d'argenterie (*Lettres de Mme de Sévigné,* tome IX, p. 348). Les contemporains disent que ses principaux plaisirs étaient de se parer, d'organiser des fêtes ou des cérémonies, et surtout d'entendre le bruit des cloches.

1. Locution prépositive non donnée par les dictionnaires.

2. Madame se plaignit fort d'avoir gagné de violentes douleurs de tête à ouvrir les cassettes où il conservait les lettres de ses « mignons » au milieu de sachets imprégnés des plus fortes senteurs.

3. En dernier lieu (tome VII, p. 74), notre auteur lui a comparé Langlée pour la taille, le maintien et la parure, comme pour les goûts.

4. Ci-après, p. 630.

5. Les portraits gravés sont fort nombreux dans la collection Hennin, nos 6694-6717 du catalogue. Voyez ci-dessus, p. 348, note 1.

6. *Grd* est ajouté en interligne.

7. C'est-à-dire en le comparant aux portraits de Louis XIII.

8. *Journal de Dangeau*, tome VIII, p. 123.

9. « Le 11, le Roi s'en retourna sur le soir à Versailles, et, en arrivant, il alla rendre visite à Madame, qui n'avoit pas eu ce jour-là son accès de fièvre, pendant qu'à Saint-Cloud toutes choses se pratiquoient, à l'égard du corps de Monsieur, suivant le cérémonial. » (*Sourches*, tome VII, p. 76.)

10. Ci-dessus, p. 312 et 328.

sion où il y alloit du tout pour elle, et[1] avoit engagé la duchesse de Ventadour[2] de voir Mme de Maintenon. Elle le[3] fit : Mme de Maintenon ne s'expliqua qu'en général, et dit seulement qu'elle iroit chez Madame au sortir de son dîner, et voulut que Mme de Ventadour se trouvât chez Madame, et fût en tiers pendant sa visite. C'étoit le dimanche, le lendemain du retour de Marly[4]. Après les premiers compliments, ce qui étoit là sortit, excepté Mme de Ventadour. Alors Madame fit asseoir Mme de Maintenon, et il falloit, pour cela, qu'elle en sentît tout le besoin[5]. Elle entra en matière sur l'indifférence avec laquelle le Roi

1. Cet *et*, ajouté en interligne, est de trop.

2. Saint-Simon n'a pas encore dit que cette duchesse, fille de la maréchale de la Motte-Houdancourt (tome I, p. 129), était dame d'honneur de Madame, sans qu'il y eût au-dessus d'elle une surintendante, depuis le mois de juin 1684. La nomination d'une dame titrée à ce poste avait beaucoup flatté Monsieur (*Dangeau*, tome I, p. 23-24 et 27; *Lettres de Mme de Sévigné*, tome VII, p. 269; *Écrits inédits de Saint-Simon*, tome V, p. 428-429). Nous avons vu (tome VI, p. 296, fin de note) qu'il la prenait pour une de ses associées au jeu, et (tome V, p. 138) qu'elle avait vendu à Mme de Bullion l'entrée dans les carrosses de Monsieur et de Madame. Belle, mais sotte, peut-être galante (*Sévigné*, tome II, p. 117, 134, 135 et 204), séparée de « son monstre de mari » depuis 1679, elle était tombée finalement dans la dévotion, et recevait les pieux conseils de Mme de Maintenon (*Correspondance générale*, tome IV, p. 315 et 322-324). C'est peut-être sous l'influence de cette directrice qu'elle quittera Madame en 1703 pour arriver au poste de gouvernante des enfants de France qu'avait eu jadis sa mère.

3. *Le* est en interligne.

4. Il se trompe de jour, faute encore d'avoir lu assez attentivement la fin de l'article du *Journal*, au dimanche 12 (tome VIII, p. 124) : « Le Roi avoit eu quelque petit mécontentement de Madame; elle eut *hier* (samedi 11) une conversation avec le Roi, dans laquelle ils se parlèrent à cœur ouvert. Le Roi en sortit content de Madame, et Madame demeura pénétrée des bontés du Roi et plus attachée à lui que jamais. Elle avoit eu une grande conférence avec Mme de Maintenon avant que de parler au Roi. » Il n'y a rien de cela dans les *Mémoires de Sourches*.

5. Allusion à ses prétentions d'étiquette et de cérémonial, et à sa « roguerie » toute germanique.

l'avoit traitée pendant toute sa maladie[1], et Mme de Maintenon la laissa dire tout ce qu'elle voulut, puis lui répondit[2] que le Roi lui avoit ordonné de lui dire que leur perte commune effaçoit tout dans son cœur, pourvu que, dans la suite, il eût lieu d'être plus content d'elle qu'il n'avoit eu depuis quelque temps, non seulement sur ce qui regardoit ce qui s'étoit passé à l'égard de M. le duc de Chartres, mais sur d'autres choses, encore plus intéressantes, dont il n'avoit pas voulu parler, et qui étoient la vraie cause de l'indifférence qu'il avoit voulu lui témoigner pendant qu'elle avoit été malade. A ce mot, Madame, qui se croyoit bien assurée[3], se récrie, proteste qu'excepté le fait de son fils elle n'a jamais rien dit ni fait qui pût déplaire, et enfile des plaintes et des justifications. Comme elle y insistoit le plus, Mme de Maintenon tire une lettre de sa poche, et la lui montre en lui demandant si elle en connoissoit l'écriture. C'étoit une lettre de[4] sa main à sa tante la duchesse d'Hanovre[5], à qui elle écrivoit tous les ordinaires[6], où, après des nouvelles de cour, elle lui disoit en propres termes qu'on ne savoit plus que dire du commerce du Roi et de Mme de Maintenon, si c'étoit mariage ou concubinage[7], et de là tomboit sur les affaires du dehors

1. Dans une lettre du 28 février précédent, entre autres, elle se plaignait que le Roi fût très froid pour elle, et même raide (recueil Jaeglé, tome I, p. 264-265).

2. *Répondit* est en interligne, au-dessus de *dit*, biffé.

3. En sûreté, à l'abri de tout soupçon.

4. *De* corrige *que*.

5. Ici, *Hannovre*.

6. Il a dit, en 1698 (tome V, p. 47), d'après le *Journal de Dangeau*, tome XV, p. 168, que, « quoique Madame n'eût jamais guères vu cette tante, elle lui écrivoit fidèlement des volumes deux et trois fois la semaine depuis qu'elle étoit en France. » Voyez ci-dessus, p. 337, note 3.

7. Naturellement, nous n'avons point cette lettre interceptée ; mais il n'en manque pas d'autres, dans l'immense correspondance de Madame, pour donner une idée très précise de la façon dont elle s'exprimait sur Mme de Maintenon. Dans une lettre toute voisine de celle-là comme

et sur celles du dedans, et[1] s'étendoit sur la misère du Royaume, qu'elle disoit ne s'en pouvoir relever[2]. La poste l'avoit ouverte, comme elle les ouvroit et les ouvre encore presque toutes[3], et l'avoit trouvée trop forte pour se contenter, à l'ordinaire, d'en donner[4] un extrait, et l'avoit envoyée au Roi en original. On peut penser si, à cet aspect et à cette lecture, Madame pensa mourir sur l'heure. La voilà à pleurer, et[5] Mme de Maintenon à lui représenter modestement l'énormité de toutes les parties de cette lettre, et en pays étranger; enfin, Mme de Ventadour à verbiager[6], pour laisser à Madame le temps de respirer et de se remettre assez pour dire quelque chose. Sa meilleure excuse fut l'aveu de ce qu'elle ne pouvoit nier, des pardons, des repentirs, des prières, des promesses. Quant tout cela fut épuisé, Mme de Maintenon la supplia de trouver bon qu'après s'être acquittée de la commission que le Roi lui avoit donnée, elle pût aussi lui dire un mot d'elle-même, et lui faire ses plaintes de ce qu'après l'honneur qu'elle lui avoit fait autrefois de vouloir[7] bien desirer

date, puisqu'elle est du 19 avril 1701 (recueil Rolland, p. 228-232), il y a une peinture très crue de toute la cour, et la marquise y est appelée généralement « la vieille ordure. » Sur la misère publique, voyez plus tard la lettre du 26 octobre 1709.

1. *Et* est en interligne.

2. Comparez une autre Addition au *Journal*, tome XVI, p. 168-169.

3. Voyez ci-dessus, p. 216, nos tomes II, p. 187, et III, p. 142, et un article inséré dans l'*Annuaire-Bulletin de la Société de l'Histoire de France*, année 1890, p. 229-245. Madame n'ignorait point d'ailleurs que sa correspondance était lue à la surintendance des postes, et, le mois précédent (15 mai), elle écrivait de Port-Royal : « Toutes les lettres qui entrent en France ou qui en sortent sont ouvertes. Je le sais fort bien; mais je ne m'en inquiète pas, et j'écris tout ce qui me passe par la tête. » D'ailleurs, ces lettres-là étaient écrites en allemand : ce qui rend notre anecdote invraisemblable, au moins dans la forme.

4. *Donner* est en interligne, au-dessus d'*envoyer*, biffé.

5. *Et* est en interligne.

6. « *Verbiager*, employer beaucoup de paroles pour dire peu de chose;... n'a d'usage que dans le style familier. » (*Académie*, 1718 et 1878.)

7. Les premières lettres de *vouloir* surchargent *bi[en]*.

son amitié, et de lui jurer la sienne[1], elle avoit entièrement changé depuis plusieurs années. Madame crut avoir beau champ[2] : elle répondit qu'elle étoit d'autant plus aise de cet éclaircissement, que c'étoit à elle à se plaindre du[3] changement de Mme de Maintenon, qui, tout d'un coup, l'avoit laissée et abandonnée, et forcée de l'abandonner à la fin aussi après avoir longtemps essayé de la faire vivre avec elle comme elles avoient vécu auparavant. A cette seconde reprise, Mme de Maintenon se donna le plaisir de la laisser enfiler, comme à l'autre, les plaintes, et de plus les regrets et les reproches : après quoi elle avoua à Madame qu'il étoit vrai que c'étoit elle qui, la première, s'étoit retirée d'elle, et qui n'avoit osé s'en rapprocher, que ses raisons étoient telles qu'elle n'avoit pu moins que d'avoir cette conduite; et, par ce propos, fit redoubler les plaintes de Madame, et son empressement de savoir quelles pouvoient être ses raisons. Alors Mme de Maintenon lui dit que c'étoit un secret qui[4], jusqu'alors, n'étoit jamais sorti de sa bouche, quoiqu'elle en fût en liberté depuis dix ans qu'étoit morte celle qui le lui avoit confié sur sa parole de n'en parler à personne; et de là, raconte à Madame mille choses plus offensantes les unes que les autres qu'elle avoit dites[5] d'elle à Madame la Dauphine, lorsqu'elle étoit mal avec cette dernière, qui, dans leur raccommodement, le lui avoit redit de mot à mot. A ce

1. Quelques années plus tard, en 1709, Madame écrivait encore : « La vieille dame qui est ici en si grande faveur me déteste. J'ai fait de mon mieux pour obtenir sa bienveillance; mais je n'ai pu y parvenir. Elle m'a voué, ainsi qu'à mon fils, ce qu'on appelle une haine implacable. » Une autre fois, elle l'accuse de s'être liguée avec les favoris de Monsieur pour empêcher qu'elle ne fût prise trop en faveur par le Roi. (Recueil Brunet, tome I, p. 122 et 123.) Mme de Maintenon se contentait de dire qu'elles n'étaient pas bien ensemble : lettre à la princesse des Ursins, dans le recueil Bossange de 1826, tome II, p. 92.

2. « *Champ* signifie figurément occasion, sujet, matière. « Voilà *un* « *beau champ* pour étaler son éloquence. » (*Académie*, 1718 et 1878.)

3. *De* corrigé en *du*. — 4. *Que* corrigé en *qui*.

5. Le manuscrit porte *dit*, sans accord.

second coup de foudre, Madame demeura comme une statue. Il y eut quelques moments de silence. Mme de Ventadour fit son même personnage pour laisser reprendre les esprits à Madame, qui ne sut faire que comme[1] l'autre fois, c'est-à-dire qu'elle pleura, cria, et, pour fin, demanda pardon, avoua; puis, repentirs et supplications. Mme de Maintenon triompha froidement d'elle assez longtemps, la laissant s'engouer[2] de parler, de pleurer, et lui prendre les mains. C'étoit une terrible humiliation pour une si rogue et fière Allemande. A la fin, Mme de Maintenon se laissa toucher, comme elle l'avoit bien résolu, après avoir pris toute sa vengeance[3]. Elles s'embrassèrent, elles se promirent oubli parfait, et amitié nouvelle; Mme de Ventadour se mit à en pleurer de joie, et le sceau de la réconciliation fut la promesse de celle du Roi, et qu'il ne lui diroit pas un mot des deux matières qu'elles venoient de traiter : ce qui, plus que tout, soulagea Madame[4]. Tout se sait enfin

1. *Comme* est en interligne.

2. Se fatiguer la gorge, s'égosiller (*Académie*, 1718 et 1878).

3. *Vengence*, dans le manuscrit.

4. Le compte rendu de cet entretien que Madame envoya le lendemain à sa tante de Hanovre est plus complet dans la traduction de M. Rolland (p. 233-236) que dans celle de M. Jaeglé, et il faut le rapprocher du récit que nous venons de lire. On y lit qu'après la mort du prince le premier écuyer vint, de la part du Roi, demander à Madame comment elle se trouvait, et que Mme de Maintenon lui fit dire alors, par le duc de Chartres, que c'était le bon moment pour se réconcilier avec le Roi. Se rappelant le conseil qui lui avait été donné depuis longtemps de regagner les bonnes grâces de la marquise elle-même, Madame la pria de venir chez elle. L'entrevue eut lieu le 11, à six heures. « Je lui ai d'abord répété, raconte Madame, combien j'étais contente d'elle, et je lui ai demandé son amitié. Je lui ai avoué aussi que j'avais été fâchée contre elle parce que je croyais qu'elle me haïssait et m'ôtait les bonnes grâces du Roi, ce que j'avais d'ailleurs appris par la Dauphine. J'ai ajouté que j'étais prête à tout oublier, si elle voulait seulement être mon amie. Là-dessus, elle me dit beaucoup de belles et éloquentes choses, me promit son amitié, et nous nous embrassâmes. Je lui dis ensuite que ce n'était pas assez de m'avoir mandé que le Roi était indisposé contre moi, qu'il fallait me donner aussi le moyen de rentrer

dans les cours, et, si je me suis peut-être un peu étendu sur ces anecdotes, c'est que je les ai sues d'original et qu'elles m'ont paru très curieuses[1].

en grâce. Elle me conseilla alors de parler au Roi en toute franchise, de lui avouer moi-même que je l'avais haïe parce que je pensais qu'elle me rendait de mauvais offices auprès de lui, et de dire également au Roi pourquoi je lui en avais voulu. » Cette seconde entrevue eut lieu le jour même (Saint-Simon n'en parle point), et Madame, sachant par Monsieur qu'on l'avait accusée d'écrire à sa tante « trop à cœur ouvert, » dit spontanément qu'avec une parente qui était sa meilleure amie, elle s'était toujours exprimée librement, autant sur la bienveillance première du Roi, que sur les mauvais traitements dont elle avait eu ensuite à se plaindre. Le Roi protesta qu'il n'avait jamais lu ces lettres, et que c'était une imagination de Monsieur, mais se plaignit, à son tour, d'être haï de Mme de Hanovre. Madame répliqua par de nouvelles protestations, et finalement le Roi l'embrassa, la pria d'oublier le passé, lui promit ses bonnes grâces, et rit beaucoup de cette dernière boutade de sa belle-sœur : « Si je ne vous avais pas aimé, je n'aurais pas tant haï Mme de Maintenon, croyant qu'elle m'ôtait vos bonnes grâces. » L'entrevue fut close par une permission d'en annoncer les résultats à Hanovre. — On voit qu'il n'est question ni de lettre interceptée et remise en original au Roi, puis produite par Mme de Maintenon, ni de « choses offensantes » rapportées par la Dauphine à cette dernière. Le *Mercure* (juin 1701, p. 323-324) parle seulement des marques de bonté du Roi et d'une visite de cinq quarts d'heure qu'il fit à Madame, sans doute celle du 14. Cette réconciliation ne fut que superficielle : bien traitée en général, Madame ne se vit plus admise cependant dans les particuliers (recueil Jaeglé, tome I, p. 283-284), et l'on sait qu'elle poussa depuis lors jusqu'à l'absurdité sa haine pour Mme de Maintenon et son besoin de lui prodiguer les plus grossières injures. Cependant, sur le moment même, le 15 juin, elle lui écrivit une lettre de remerciement, s'engageant à « tenir très inviolablement l'amitié qu'elle lui avait promise, » et la priant de lui « continuer ses conseils et avis, et de ne jamais douter de sa reconnaissance, qui ne pouvait finir qu'avec la vie. » (Lettre conservée jadis à la bibliothèque du Louvre, et publiée d'abord par Brunet, puis par Lavallée, dans la *Correspondance générale de Mme de Maintenon*, tome IV, p. 436, avec notre récit en guise de préface.)

1. On ne peut supposer que Saint-Simon tenait ce récit confidentiel de Mme de Ventadour elle-même, puisqu'ils n'eurent jamais que des rapports très froids, comme nous le verrons dans la suite des *Mémoires*, tomes VI, p. 255, et XVII, p. 407. La vraisemblance est plutôt qu'il se fit raconter toute la scène par la maréchale de Clérambault, pour qui Madame n'avait rien de caché, et que nous allons bientôt retrouver.

Le Roi, qui n'ignoroit ni la visite de Mme de Maintenon à Madame, ni ce qu'il s'y devoit traiter, donna quelque temps à cette dernière de se remettre, puis alla le même jour chez elle[1], ouvrir en sa présence, et de M. le duc de Chartres, le testament de Monsieur, où se trouvèrent le Chancelier et son fils, comme secrétaire[2] d'État de la maison du Roi, et Terrat[3], chancelier de Monsieur[4]. Ce testament étoit de 1690[5], simple et sage, et nommoit pour exécuteur celui qui se trouveroit premier président du parlement de Paris le jour de son ouverture[6]. Le Roi[7] tint la parole de Mme de Maintenon : il ne parla de rien, et fit beaucoup d'amitiés à Madame[8] et à M. le duc de Chartres, qui fut, et le terme n'est pas trop fort, prodigieusement bien traité[9].

1. Ceci est du jour suivant, 12 juin : *Journal de Dangeau*, tome VIII, p. 123-124; *Mémoires de Sourches*, tome VII, p. 77.

2. *Sre* en abrégé, mais non au pluriel comme on l'avoit lu jusqu'ici.

3. Gaston-Jean-Baptiste Terrat, reçu secrétaire des commandements et du cabinet de Monsieur en août 1676, avait remplacé Boisfranc, comme chancelier et chef du Conseil du même prince, en février 1688, et avait fait ériger sa terre de Chantôme en marquisat au mois de décembre 1696. Il succéda à Béchameil, comme surintendant de la maison du duc d'Orléans, en mai 1703, et mourut le 19 mars 1719, âgé d'environ quatre-vingts ans.

4. Ci-après, p. 358.

5. Lisez : *1699*. Il y en avait eu un premier, du 27 août 1691.

6. Les principales clauses sont données par Dangeau, et, plus longuement, par le *Mercure* du mois de juin, p. 327-331. Nous reproduirons le texte à l'Appendice, n° XXIV.

7. *Le Roy* est en interligne, au-dessus d'*Il*, biffé.

8. Il alla encore la voir le 14, et resta longtemps enfermé avec elle et le duc d'Orléans (*Dangeau*, p. 127). Quatre mois plus tard, Dangeau dit (p. 208) : « Mme la duchesse de Bourgogne et Madame allèrent séparément voir le Roi, le matin, dans son lit. Madame, qui est charmée des bontés que le Roi a pour elle depuis la mort de Monsieur, lui rend plus de soins que jamais. »

9. *Journal de Dangeau*, tome VIII, 127-130; *Lettres de Mme de Sévigné*, tome X, p. 460. Madame écrivait, le 11 août suivant (recueil Brunet, tome I, p. 53) : « J'ai fort à me louer des grâces du Roi, ainsi que mon fils, que S. M. a fait un grand seigneur. » Le Roi prescrivit

Le Roi lui donna, outre les pensions qu'il avoit et qu'il conserva, toutes celles qu'avoit Monsieur : ce qui fit six cent cinquante mille livres[1]; en sorte qu'avec son apanage et ses autres biens[2], Madame payée de son douaire et de

Traitement prodigieux de M. le duc de Chartres, qui prend

qu'il fût fait des recherches historiques pour régler la condition du nouveau duc d'Orléans et la constitution de sa maison : Arch. nat., O[1] 362, fol. 215.

1. Par brevet du 22 juin, le Roi, « voulant donner à son neveu des marques de son amitié et de sa bienveillance, et le mettre en état de soutenir la dépense à laquelle sa naissance et son haut rang l'engagent, » ordonne qu'à compter du jour du décès de Monsieur il lui sera payé une pension de six cent soixante (et non cinquante) mille livres, comme à ce prince, au lieu de la pension de cent cinquante mille livres qu'il a touchée jusque-là, et de celle de deux cent mille livres qui lui a été promise par contrat de mariage après la mort de son père (Arch. nat., K 543, n° 56). Cela fait donc une augmentation de trois cent dix mille livres. En outre, la duchesse d'Orléans, qui avait cent cinquante mille livres de pension, touchera cent mille livres pour l'intérêt de sa dot. C'est en 1661 qu'on avait constitué à Monsieur une pension d'entretènement de cinq cent soixante mille livres, plus cent mille livres de supplément et deux cent cinquante-deux mille livres pour sa femme (originaux, Arch. nat., K 541, n°s 17, 19 *bis*, 20 et 22). La pension de la première Madame avait été conservée à la seconde le 7 décembre 1671 (K 542, n° 21); celle du duc de Chartres datait du 28 mars 1676 (n° 31).

2. L'apanage de Monsieur avait été constitué très largement, grâce à l'amour que lui portait sa mère. Il s'était d'abord composé (lettres de mars 1661) des duchés d'Orléans, de Valois, de Chartres, et de la seigneurie de Montargis, jusqu'à concurrence de cent mille livres, pour lui et sa descendance masculine, puis avait été augmenté, jusqu'à concurrence de deux cent mille livres, du duché de Nemours, des comtés de Dourdan et de Romorantin, et du marquisat de Coucy et Folembray (lettres du 24 avril 1672). Enfin il s'était accru des restes de la succession de Mademoiselle (notre tome I, p. 123) et des deux tiers de la dot de dix-neuf cent mille livres promise à la feue reine d'Espagne, première femme de Charles II. Par le dernier bail du 28 août 1699, tous les domaines avaient été affermés pour une somme de quatre cent vingt-deux mille quatre cent cinquante livres. Le canal d'Orléans rapportait plus de quarante mille écus. Voyez, aux Archives nationales, le carton K 557, les autres documents de la chancellerie d'Orléans énumérés dans l'*Inventaire méthodique*, col. 643-654, et ceux qui furent produits en 1711, lors de la formation de la maison du duc de Berry, dans les papiers du Contrôle général, G[7] 1509.

le nom de duc d'Orléans. [*Add. St-S. 383*]

toutes ses reprises[1], il lui restoit dix-huit cent mille livres de rente[2], avec le Palais-Royal[3], en sus Saint-Cloud et ses autres maisons[4]. Il eut, ce qui ne s'étoit jamais vu qu'aux fils de France, des gardes et des Suisses, les mêmes qu'avoit Monsieur[5], sa salle des gardes dans le corps du château de Versailles où étoit celle de Monsieur[6], un chancelier, un procureur général au nom duquel il plaideroit, et non au sien propre[7], et la nomination de tous les

1. Son douaire était de quarante mille livres. Les documents originaux sont conservés aux Archives nationales, carton K 542. Le conseiller d'État Pomereu fut chargé de régler les reprises et de diriger les affaires de Madame.

2. Tous ces détails et chiffres sont donnés par Dangeau (p. 130); il n'y a que quelques lignes dans les *Mémoires de Sourches*, p. 80.

3. On a déjà dit (tome I, p. 74-75) que le Palais-Royal avait été donné, en février 1692, à Monsieur, pour en jouir sa vie durant, et sa postérité après lui, comme supplément d'apanage.

4. Ces habitations étaient indépendantes de l'apanage; nommons, dans le nombre, autour de Paris, Saint-Fargeau et Champigny-sur-Veude, qui venaient de Mademoiselle, et la maison de Bagnolet.

5. Deux compagnies de gardes du corps français et deux escouades de gardes suisses, dont le détail est donné par l'*État de la France*, années 1698, tome II, p. 105-112, et 1702, tome II, p. 143-148, sans compter seize gardes de la porte.

6. Voyez le plan du rez-de-chaussée en 1669, donné à la suite du tome I du *Château de Versailles*, par M. Dussieux.

7. On possède un mémoire de l'avocat du prince, M. Aubry, sur ce droit d'avoir un chancelier et des grands officiers, un mémoire historique préparé par Clairambault pour M. Daguesseau, sur le procureur général, et deux mémoires sur la reddition des comptes des trésoriers à la Chambre des comptes de Paris (Arch. nat., K 557 et O[1] 1049). Nous avons vu que le chancelier et chef du Conseil était Terrat; il fut gardé aux mêmes conditions, c'est-à-dire ne servant que deux jours par semaine (*Sourches*, tome VII, p. 79). Ses appointements étaient de huit mille livres. Il avait sous ses ordres un premier conseiller et six conseillers, six maîtres des requêtes, etc. (*État de la France*, 1698, tome II, p. 93-94); mais ce personnel fut réduit par le duc d'Orléans à trois conseillers et deux maîtres de requêtes, et, quant à la charge de procureur général, qu'occupait en 1701 le président Frémyn de Moras, elle fut supprimée, ainsi que celle d'avocat général (*ibidem*, 1702, tome II, p. 137-138). Du reste, Dangeau ne parle pas du procureur général, mais des

bénéfices de son apanage excepté les évêchés[1] : c'est-à-dire que tout ce qu'avoit Monsieur lui fut conservé en entier[2]. En gardant[3] ses régiments de cavalerie et d'infanterie[4], il eut aussi ceux qu'avoit Monsieur[5] et ses compagnies de gendarmes et de chevau-légers[6]; et il prit le nom de duc d'Orléans[7]. Des honneurs si grands et si inouïs, et plus

deux secrétaires des commandements, Thésut et Doublet, qui furent maintenus. — On peut, à l'aide de l'*État de la France*, comparer la composition des deux maisons jusque dans les moindres détails, et il existe des copies des états officiels de l'une et de l'autre aux Archives nationales, dans le carton G⁷ 1569. Un document publié par le comte de Seilhac, dans l'Appendice de son livre : *l'Abbé Dubois*, tome I, p. 294-298, prouve que l'ancien précepteur, nommé secrétaire des commandements en surnombre, dirigea les choix de son élève et présida aux réformes, la maison de Monsieur se trouvant cassée de fait aussitôt après le service funèbre.

1. Dans le mémoire qui vient d'être indiqué, Dubois disait (p. 298) : « Si Monseigneur veut parler au Roi des bénéfices et prévenir ses scrupules, il peut lui proposer de lui laisser la faculté de lui proposer deux sujets, à l'un desquels S. M. donnera le bénéfice dans ses conseils de conscience. » Selon le *Mercure* (juin 1701, p. 345), il y avait dans l'apanage vingt-cinq bénéfices, qui se conféraient par le Pape en plein consistoire. Louis XIV en avait abandonné la nomination et la présentation à son frère, par des lettres patentes du 2 avril 1661.

2. Dès son mariage (lettres patentes du 20 février 1692, dans le registre O¹ 36, fol. 163), le duc de Chartres avait été autorisé à nommer et présenter aux offices de l'apanage aussitôt qu'il entrerait en possession par la mort de son père, et il fut décidé que ses trésoriers compteraient par-devant la Chambre des comptes de Paris, comme ceux de Monsieur (O¹ 362, fol. 250 et 272 v°, et O¹ 1049).

3. *Gardant* est en interligne, au-dessus de *conservant*, biffé.

4. Le duc de Chartres avait un régiment de cavalerie de son nom créé en 1690, commandé par le marquis de Chépy, et un régiment d'infanterie de vieilles garnisons, créé en août 1691, et commandé par le marquis d'Arpajon.

5. Monsieur avait le régiment de cavalerie d'Orléans (avril 1693), commandé par M. de Silly, et un régiment d'infanterie, vendu en juin 1699 au marquis de Brancas, lieutenant de galère, mais dont l'« agrément » restait au prince (*Dangeau*, tomes VII, p. 94, et X, p. 503).

6. Les gendarmes du duc d'Orléans étaient commandés par le comte de Saint-Christophe, ses chevau-légers par le marquis de Valsemé.

7. « M. le duc de Chartres s'appellera présentement le duc d'Orléans. Quand les étrangers écriront à Madame, le protocole sera de mettre :

de cent mille écus de pension au delà de celles de Monsieur, furent uniquement dus à la considération de son mariage, aux reproches de Monsieur, si récents qu'il n'en auroit que la honte et rien de plus, et à la peine que ressentit le Roi de la situation où lui et Monsieur étoient ensemble, qui avoit pu avancer sa mort[1].

Monsieur le Prince fait pour sa vie premier prince du sang.

On s'accoutume à tout; mais d'abord ce prodigieux traitement surprit infiniment. Les princes du sang en furent extrêmement mortifiés[2]. Pour les consoler, le Roi, incontinent après[3], donna à Monsieur le Prince tous les avantages pour lui et pour sa maison, sa vie durant, de premier

à Madame, duchesse d'Orléans; et quand on écrira à Mme sa belle-fille, on mettra : *à Madame Mme la duchesse d'Orléans.* » (*Dangeau*, p. 124.)

1. Saint-Simon a résumé tout cela dans un paragraphe de sa *Table générale* (tome XX, p. 379-380) : « Le Roi, non content d'avoir donné à Mme la duchesse de Chartres un chevalier d'honneur, un premier écuyer et une dame d'atour contre tout exemple et usage, donne au duc de Chartres, à la mort de Monsieur, contre tout exemple ou usage, les mêmes premiers officiers, gardes et Suisses qu'avoit Monsieur, et, comme à lui, un chancelier, un procureur général pour soutenir en son nom les procès du prince, la nomination des bénéfices de son apanage, comme les avoit Monsieur, ses compagnies de gendarmerie et ses régiments de cavalerie et d'infanterie, et plus d'un million en pensions. »

2. De tout temps, le Roi avait voulu qu'on rendît au jeune duc « un peu moins d'honneur qu'à Monsieur, mais beaucoup plus qu'aux princes du sang, » surtout à l'armée : *Journal de Dangeau*, tomes I, p. 295, et III, p. 338 (ce dernier passage se retrouve textuellement dans les notes journalières de Gaignières : ms. Clairambault 290, p. 479), et *Mémoires de l'abbé de Choisy*, tome I, p. 188. Voyez aussi une note manuscrite sur l'étiquette de la maison du duc d'Orléans avant 1715 : Bibl. nat., recueil Cangé, vol. 74, n°s 47 et 48. Madame écrivait, le 27 mars 1707 (recueil Brunet, tome I, p. 97) : « Je vois que vous croyez que mon fils est un prince du sang; mais il ne l'est pas : son rang est celui de petit-fils de France, ce qui est plus élevé et lui donne les plus grands privilèges. Les petits-fils de France s'assoient devant les Reines et montent dans leurs carrosses, ce que les princes du sang ne peuvent faire; ils sont servis par quartier, comme les enfants de France; ils ont un premier écuyer, un premier aumônier, un premier maître d'hôtel; ils ont des gardes du corps et des Suisses de la garde. Tout cela établit une grande différence.... »

3. *Dangeau*, p. 128; *Sourches*, p. 79.

prince du sang, comme Monsieur son père les avoit[1], et augmenta de dix mille écus sa pension, qui étoit de quarante, pour qu'il en eût cinquante, qui est celle du premier prince du sang[2]. M. de Chartres avoit tout cela du vivant de Monsieur quoique petit-fils de France; mais, devenu fort au-dessus par tout ce qui lui fut donné à la mort de Monsieur, Monsieur le Prince en profita. Les pensions de Madame et de la nouvelle duchesse d'Orléans furent augmentées[3]. Après qu'elles eurent reçu les visites

1. Comparez la grande Addition n° 6, sur l'Ordre, dans notre tome I, p. 327-328. Le 14 juin 1701, Dangeau dit : « Monsieur le Prince aura le traitement de premier prince du sang. Ses officiers seront passés à la Cour des aides comme commensaux, avec tous les mêmes privilèges que feu Monsieur le Prince a conservés jusqu'à la mort. » On trouvera une note sur la qualité de premier prince du sang dans le recueil Cangé, à la Bibliothèque nationale, vol. 74, n° 53. Monsieur le Prince eut aussi le titre de premier pair : Arch. nat., O¹ 362, fol. 385.

2. Dangeau ajoute, le 20 (p. 133) : « Monsieur le Prince, qui a la goutte depuis quelques jours, fit un effort pour aller au lever du Roi, remercier S. M. de la grâce qu'il lui avoit faite ces jours passés, et le Roi lui en fit une nouvelle en même temps; car il n'avoit que quarante mille écus de pension, et il l'augmenta de dix mille écus, afin qu'il en ait cinquante mille, qui est la pension du premier prince du sang. » C'est le 9 juillet (Arch. nat., K 543, n° 57, et O¹ 45, fol. 119 v°, et 362, fol. 248) qu'avait été signé le brevet de cette addition aux pensions fixées par les anciens brevets du 11 février 1664 et du 19 janvier 1672, et par les lettres du 7 février 1672. Le grand Condé avait eu d'abord vingt mille livres, portées à cinquante mille à l'occasion de son mariage (K 540, n° 8).

3. Dangeau dit seulement (p. 130) que Mme la duchesse d'Orléans aura une pension de cinquante mille écus et l'intérêt de sa dot de deux millions; mais il ne parle point de Madame, qui conservait sa pension de deux cent cinquante mille livres telle quelle, et dont les étrennes furent simplement portées de mille pistoles à deux mille. Son fils agit très généreusement avec elle, en lui assignant, sur la succession, deux cent mille livres et la moitié de ce qui devait revenir de l'électeur palatin. Ce n'est qu'en 1713 que nous verrons le Roi porter la pension à trois cent mille livres. (*Journal de Dangeau*, tomes VIII, p. 284, et XIV, p. 398; *Correspondance de Madame*, recueils Brunet, tome II, p. 161, et Jaeglé, tome I, p. 288; *Mémoires de Saint-Simon*, tome X, p. 4.) Néanmoins, Madame ne cessa jamais de se plaindre qu'il lui était

et les ambassadeurs[1], et que les quarante jours furent passés, pendant lesquels le Roi visita souvent Madame[2], elle alla chez lui, chez les fils de France, chez Mme la duchesse de Bourgogne, qui l'avoient, excepté le Roi, été tous[3] voir, en grand manteau et en mante, et à Saint-Germain en grand[4] habit de veuve[5] : après quoi, elle eut permission de souper tous les soirs en public avec le Roi à l'ordinaire, d'être de tous les Marlis[6], et de paroître partout sans mante, sans voile, sans bandeau, qui, à ce qu'elle disoit, lui faisoit mal à la tête[7]. Pour le reste de cet équipage lugubre, le Roi le supprima pour ne point voir tous les jours des objets si tristes. Il ne laissa pas de

Veuvage étrange de Madame; son traitement.

impossible de vivre selon son rang, comme il eût convenu (recueil Brunet, tome I, p. 58 et 143).

1. Le Roi et Monseigneur reçurent les compliments des ambassadeurs et ministres le mardi 14 juin, jour d'audience des étrangers (*Dangeau*, p. 127; *Mémoires du baron de Breteuil*, ms. Arsenal 3861, p. 131-166). Ce fut M. de Cosnac que l'assemblée du clergé alors réunie chargea d'aller faire les condoléances sur la mort de son ancien maître.

2. La dernière visite mentionnée par Dangeau (p. 146) est du 11 juillet.

3. *Tous* est en interligne. — 4. *En grd* surcharge *après*.

5. Dangeau ne dit pas tout à fait la même chose (p. 157, mardi 26 juillet, à Marly) : « Madame alla le matin, au sortir du Conseil, chez le Roi, en mante, avec Mme la duchesse d'Orléans, et, l'après-dînée, avec ce même habillement, elles allèrent à Saint-Germain, voir le roi et la reine d'Angleterre. » La duchesse de Bourgogne et les princesses du sang y étaient allées dans cet appareil le 15 (p. 129). — Nous avons déjà vu mentionner plusieurs fois la mante de cérémonie (en dernier lieu, au tome V, p. 20), « l'habit de respect quand l'on est en deuil, la première fois que l'on voit les gens à qui l'on en doit, » dit Mademoiselle (*Mémoires*, tome III, p. 468). Attachée au bord du corps du grand habit, d'une épaule à l'autre, la mante traînait si loin par derrière, qu'une dame ainsi chargée devait attendre que celle qui la précédait fût sortie de la pièce où se faisaient les révérences. A Berlin, la mante était blanche, sur l'habit noir : *Gazette* de 1683, p. 687.

6. *Journal de Dangeau*, tome VIII, p. 166.

7. Il a été parlé aussi du bandeau de veuve dans notre tome VII, p. 35. Voyez le portrait de Madame, en deuil, sans cette partie de la coiffure, au Cabinet des estampes, vol. 0A 51, p. 86.

paroître fort étrange de voir Madame en public, même à la messe de Monseigneur en musique, à côté de lui, où étoit toute la cour, enfin partout, en tourière de filles de Sainte-Marie[1], à leur croix près, sous prétexte qu'étant avec le Roi et chez lui, elle étoit en famille. Ainsi il ne fut pas question un instant de couvent ni de Montargis, et elle garda à Versailles l'appartement de Monsieur avec le sien[2]. Il n'y eut donc que la chasse de retranchée pour un temps, et les spectacles; encore le Roi la fit-il venir souvent chez Mme de Maintenon l'hiver suivant, où on jouoit devant[3] lui des comédies avec de la musique, et toujours sous prétexte de famille, et là de particulier[4]. Le Roi lui permit d'ajouter à ses dames[5], mais sans nom,

1. C'est en 1619 que François de Sales avait envoyé Mme de Chantal établir à Paris une maison de visitandines (voyez notre tome IV, p. 63), et, depuis 1628, cette ville en possédait trois couvents fort considérables, rue Saint-Antoine, au faubourg Saint-Jacques et rue du Bac, sans compter celui de Chaillot, où M. et Mme de Frémont furent enterrés, comme fondateurs de l'église, et où ils avaient des filles religieuses. Alors comme aujourd'hui, l'ordre comprenait, outre la religieuse chargée du tour, des « tourières du dehors, » qui « sont habillées de même que les séculières et ont pareillement une croix d'argent, sont obligées, comme elles, aux mêmes observations de l'ordre, et, après deux ans de noviciat, sont agrégées par vœu simple d'obéissance et d'oblation. » (Hélyot, *Histoire des ordres monastiques*, 1721, tome IV, p. 324, avec estampes représentant les costumes, p. 309 et 317.)

2. Ce n'est qu'en 1704 qu'elle habita le logement de Monsieur parce qu'on avait besoin du sien pour l'enfant de la duchesse de Bourgogne (*Dangeau*, tome IX, p. 470). A Marly, l'appartement de Monsieur et de Madame n'ayant pas convenu à la duchesse d'Orléans, on le partagea entre Madame la Princesse et sa fille Mlle d'Enghien (*Dangeau*, tome VIII, p. 134-135).

3. *Devant* semble surcharger *des com[édies]*.

4. Une comédie de dévotion y avait déjà été jouée, le 5 décembre 1699, par la duchesse de Bourgogne, sans autres spectateurs que le capitaine des gardes et les dames du palais (*Dangeau*, tome VII, p. 205-206), et, dans le carnaval de 1700, on avait répété plusieurs fois des entrées de ballet (p. 251, 255 et 261). Nous y verrons jouer, en 1702, *Absalon* et *Athalie*, Madame assistant au spectacle en grand habit de veuve.

5. Depuis 1689, Madame avait, outre sa dame d'honneur, la duchesse

pour être seulement de sa suite[1], la maréchale de Clérambault et la comtesse de Beuvron[2], qu'elle aimoit fort. Monsieur avoit chassé l'une et l'autre du Palais-Royal, la première[3] étant gouvernante de ses filles[4], à la place de laquelle il mit la maréchale de Grancey, et Mme de Marey, sa fille[5], dans la suite; l'autre étoit veuve d'un capitaine de ses gardes frère du marquis de Beuvron et de la duchesse d'Arpajon[6]. Madame leur donna quatre mille livres de pension à chacune, et le Roi deux logements à Versailles auprès de celui de Madame[7], et les mena toujours depuis toutes deux à Marly : ce qui fut réglé une fois pour toutes[8].

de Ventadour, deux dames d'atour, Mme de Châtillon et Mlle de Châteautiers, que nous connaissons déjà l'une et l'autre, la première seule se mêlant de la garde-robe (*Dangeau*, tome II, p. 394), et quatre filles.

1. Aussi n'en parle-t-on pas dans l'*État de la France* de 1702. Comparez le tome XII des *Mémoires*, p. 341.

2. Tomes V, p. 95, et VI, p. 407. — 3. Il y a un point avant *la p^re^*.

4. Nommée gouvernante en 1669, elle fut congédiée par Monsieur à la fin de 1679 (*Correspondance de Madame*, éd. Jaeglé, tome I, p. 19). « Fille et femme de deux hommes qui avoient bien de l'esprit, M. de Chavigny et le maréchal de Clérambault, et qui savoient bien la cour, pour elle, elle n'y avoit pas été. C'est un esprit savant : elle sait le latin, l'astrologie, et mille choses fort particulières. Elle aime sa santé, vit d'un grand régime, et a beaucoup de politesse. » (*Mémoires de Mademoiselle*, tome IV, p. 84.) Après cette disgrâce de 1679, Madame avoit vainement essayé de la faire nommer dame de la Reine (*Lettres de Mme de Sévigné*, tome VI, p. 124, 158 et 196).

5. La mère et la fille ont déjà paru dans notre tome VI, p. 14 et 409. La mère était Charlotte de Mornay-Villarceaux, morte en 1694.

6. Charles d'Harcourt, chevalier de Beuvron (tome VI, p. 407, note 1), destiné à l'ordre de Malte et nommé abbé de Coulombs, contre les règles, en 1679, avait quitté ses bénéfices et la Religion la même année, et pris le titre de comte. Il ne fut que mestre de camp du régiment de cavalerie de Monsieur de 1668 à 1670, puis capitaine de ses gardes, et il mourut sans enfants, le 29 septembre 1688.

7. Ces appartements furent donnés en juillet 1701 (*Journal de Dangeau*, tome VIII, p. 148); mais la nomination de la maréchale ne fut connue qu'en février 1702, quand la chambre des filles de Madame fut cassée, et le nom de Mme de Beuvron resta d'abord ignoré (*ibidem*, p. 328). Saint-Simon reviendra plus longuement sur l'une et sur l'autre.

8. La maréchale alla pour la première fois à Marly le 8 août suivant,

Avant cela elle voyoit peu la maréchale de Clérambault, que Monsieur haïssoit[1], et point du tout la comtesse de Beuvron, qu'il haïssoit encore davantage, pour des tracasseries et des intrigues du Palais-Royal[2]. Très rarement elle la voyoit[3] dans quelque intérieur de couvent à Paris,

et Mme de Beuvron le 10 septembre (*Dangeau*, tome VIII, p. 166 et 190).

1. Il ne faut pas confondre cette maréchale de Clérambault avec la marquise de Clérembault Gillier qui a déjà été nommée comme ayant servi Madame en qualité de dame d'honneur de 1681 à 1684 (tome III, p. 11). La maréchale ne quitta plus Madame jusqu'à sa mort, et elles se rejoignirent même dans la tombe à quelques jours d'intervalle. Saint-Simon appréciait beaucoup ses qualités et ses souvenirs « d'anciens faits curieux de la cour; » voyez ci-dessus, p. 355, note 1, et ci-après, p. 654-657.

2. Comme il a été déjà dit au tome VI, Lydie de Rochefort de Théobon, originaire de Gascogne, venue à la cour en 1669 pour prendre rang parmi les filles d'honneur de la Reine, avait été recueillie, après le renvoi des filles, par la duchesse de Guise, puis s'était attachée au service de Madame, qui l'avait prise en grande faveur, et c'est en août 1682 que Monsieur l'avait disgraciée, l'accusant de favoriser l'inclination de sa femme pour le chevalier de Saint-Saens, ainsi que M. de Beuvron, dont on soupçonnait seulement le mariage avec la fille d'honneur. Ils étaient grands ennemis du chevalier de Lorraine et jouissaient de toute la confiance de Madame : aussi celle-ci avait-elle essayé de les soutenir, et le Roi, pour la consoler, avait doublé la pension de quatre mille livres de Mlle de Théobon, avec permission de venir à la cour quand elle voudrait, et avait doublé aussi, en mai 1683, la pension de trois mille livres du chevalier. (*Mémoires de Sourches*, tome I, p. 118-119 et 136-137; *Relation de Spanheim*, p. 63; Chansonnier, ms. Fr. 12620, p. 77.) Madame a raconté cela longuement dans ses lettres de 1682 (recueil Jaeglé, tome I, p. 27-44). Quatre ans plus tard, Mlle de Théobon, ayant abjuré le protestantisme, déclara son mariage avec Beuvron, mariage qu'on soupçonnait à la cour dès 1678, mais qui n'était su que du Roi, de Monsieur, de Madame et de l'archevêque de Paris, et le Roi porta alors leurs pensions à vingt mille livres, sur les instances de Madame (*Journal de Dangeau*, avec Addition, tome I, p. 405-407; *Mémoires de Sourches*, tome I, p. 449-450; *Mémoires de Choisy*, tome II, p. 14-15; Notes du P. Léonard, ms. Fr. 10265, fol. 183 v°). Après la mort de Beuvron, la pension de sa veuve avait été réglée à douze mille livres (*Dangeau*, tome II, p. 193). En 1700, elle avait obtenu un privilège pour la fabrication de certaines peaux (Arch. nat., O[1] 44, fol. 309 v°).

3. *La voyoit* surcharge une *l'* et d'autres lettres effacées du doigt.

en cachettes[1]; mais, à découvert, elle lui écrivoit tous les jours de sa vie par un page, qu'elle lui envoyoit de quelque lieu où elle fût[2].

Obsèques de Monsieur. Ducs à l'eau bénite, non les duchesses ni les princesses. Désordre des carrosses.

Le Roi drapa six mois, et fit tous les frais de la superbe pompe funèbre[3]. Le lundi 13 juin[4], toute la cour parut en long manteau devant le Roi[5]. Monseigneur, qui étoit venu le matin de Meudon, quitta le sien seulement pour le Conseil, au sortir duquel il alla à Saint-Cloud, en long manteau, donner l'eau bénite avec tous les princes du sang et M. de Vendôme et force ducs, tous en rang d'ancienneté[6], et fut reçu au carrosse par M. le duc d'Orléans et la maison de Monsieur[7]. L'abbé de Grancey[8], premier aumônier

1. Nous avons déjà eu (tome III, p. 45) *dogmatiser en cachettes*, avec le pluriel comme ici.

2. C'est ce que racontera Dangeau à la mort de la comtesse (tome XII, p. 239). Madame elle-même dit en effet qu'elle lui écrivait chaque jour de longues lettres (comparez ci-dessus, p. 337, note 3), que c'était une femme de mérite, intelligente et d'une rare fidélité (recueil Brunet, tome I, p. 108), et, lors de sa petite vérole, en 1693, la comtesse avait voulu s'enfermer avec elle (*Dangeau*, tome IV, p. 318). Si l'on en croit des couplets obscènes du Chansonnier (ms. Fr. 12 618, p. 321-325), n'étant encore que fille de la Reine, et point engagée avec M. de Beuvron, elle avait été soupçonnée de cacher des galanteries graves sous une apparente rigidité. Saint-Simon, qui la comptera dans ses amies, reparlera d'elle, non seulement en 1702, mais aussi en 1708, quand elle mourra, et répétera ce qu'il vient de dire ici.

3. *Dangeau*, tome VIII, p. 123. Il y a dans les *Mémoires du baron de Breteuil*, ms. Arsenal 3861, p. 131, une note sur le règlement fait à ce sujet. Le Roi voulut que les appartements fussent tendus de grand deuil, ce qui était inouï pour un petit-fils de roi, disent les *Mémoires de Sourches*.

4. *Dangeau*, tome VIII, p. 125; *Sourches*, tome VII, p. 77.

5. Le duc de Chartres, en grand manteau aussi, s'était présenté la veille chez le Roi, aussitôt après son lever. Toute la cour, dit le *Mercure* (p. 332), avait pris le manteau long et les manchettes plates.

6. « Sans être appelés, dit Dangeau, le Roi ayant réglé que le cérémonial finiroit à M. de Vendôme inclusivement, et, pour les dames, à Mme la duchesse de Verneuil. »

7. Ce détail seul n'est pas pris à Dangeau.

8. Hardouin de Rouxel, abbé de Grancey, était un frère de Mme de Marey, issu comme elle du second mariage du maréchal de Grancey, et neveu de l'archevêque de Rouen mort en 1691. Docteur de Sorbonne

de Monsieur, lui présenta le goupillon, et aux deux fils de France ses fils; un autre aumônier, à tous les autres[1]. L'après-dînée du même jour, toutes les dames vinrent en mante[2] chez Mme la duchesse de Bourgogne, qui y étoit aussi avec toutes les princesses du sang. Le cercle assis, il ne dura qu'un moment, et Mme la duchesse de Bourgogne[3], suivie de toute cette cour, alla chez le Roi, chez Madame, chez M. et chez Mme la duchesse d'Orléans, puis monta en carrosse, au derrière avec Mme la Grande-Duchesse[4], trois princesses du sang au devant[5], Madame la Duchesse à une portière[6], et la duchesse du Lude à l'autre, suivie de cinquante dames dans ses carrosses[7] ou dans des carrosses du Roi. Tout y fut en confusion[8]. Il plut aux princesses du sang, dont chacune devoit [occuper][9] un des carrosses, de se mettre toutes dans celui de Mme la duchesse de Bourgogne. On ne pouvoit s'y attendre, parce que c'étoit

et de la Sapience à Rome, il avait été pourvu de la charge de premier aumônier de Monsieur (ci-dessus, p. 277, note 5) en mai 1688, et ce prince lui avait donné les abbayes de Notre-Dame-du-Relecq (1691), de Baugency (1690), de Preuilly (1691); le duc d'Orléans le nomma aussi, en décembre 1702, à celle de Fleury ou Saint-Benoît-sur-Loire. Nous le verrons suivre ce prince à la campagne de Turin, en 1706, recevoir une blessure dans la néfaste journée du 7 septembre, et mourir le 8.

1. Dangeau ne parle ni des deux fils de Monseigneur, ni du simple aumônier présentant le goupillon aux autres princes. Voyez la relation de l'exposition du corps donnée par le *Mercure*, juin, p. 332-345.

2. Il a écrit : *mante*, au singulier, tandis que Dangeau avait mis : *mantes*, au pluriel.

3. Les cinq derniers mots sont ajoutés en interligne.

4. Il a écrit : *Grand Duchesse;* ailleurs, *Grde Duchesse* ou *G. Duchesse*.

5. Madame la Princesse, la princesse de Conti et Mlle d'Enghien.

6. « Où elle avoit voulu être, » dit Dangeau (p. 126).

7. Dangeau dit : « On avoit des carrosses du Roi et de Mme la duchesse de Bourgogne pour cinquante princesses, duchesses ou dames de qualité, dont les places étoient toutes marquées, et, dans chacun des carrosses, il y avoit des princesses, des duchesses et des femmes de qualité mêlées. » Le *Mercure* compte cent quarante dames.

8. « Il y parut beaucoup de chagrin entre les princesses étrangères et les duchesses, » dit Dangeau.

9. Infinitif omis en passant d'une page à une autre.

la première fois que cela[1] étoit arrivé, et je ne sais quel avantage elles crurent y trouver[2]. Cela dérangea l'ordre des autres carrosses, qui étoient réglés à l'avantage des duchesses sur les princesses, dont Mme d'Elbeuf se jeta de dépit dans le dernier carrosse[3]. La princesse d'Harcourt avoit fait tant de vacarme à Mme de Maintenon, que, pour la première fois encore, le Roi ordonna que, s'il y avoit des princesses, personne ne donneroit d'eau bénite que les princesses du sang; et cela fut exécuté[4]. Les cris furent horribles[5], et Mme la duchesse de Bourgogne, qui, huit jours auparavant, avoit été à Saint-Cloud, où Monsieur lui avoit donné une grande collation[6] et une espèce de fête[7],

1. *Cela* corrige un premier *cela*.

2. La correspondance de Monsieur le Prince avec le prince de Conti, sur les nouveautés introduites alors au profit des petits-fils et petites-filles de France, est aux Archives nationales, K 121, n° 35.

3. C'est cette même duchesse douairière d'Elbeuf que nous avons vue, par deux fois (tome V, p. 20, et tome VI, p. 14), provoquer un « schisme parmi les Lorrains » en prenant le pas sur les Lillebonne.

4. Dangeau dit seulement (p. 126) que Desgranges déclara la résolution prise par le Roi pour éviter des conflits pareils à ceux que nous avons vus se produire les années précédentes; mais les *Mémoires de Sourches* racontent effectivement (p. 78) que la duchesse d'Elbeuf et la princesse d'Harcourt étaient allées représenter au Roi l' « intérêt de leur maison. » Ils disent aussi que, pour les ducs, on ne leur avait point donné de carreau, mais que ni les Lorrains ni les autres princes étran-
[Add. St-S. 384] gers n'avaient paru. Saint-Simon, trouvant que Dangeau « passait légèrement » sur ces détails d'étiquette, a écrit l'Addition placée ici, et il fera encore une allusion au même fait en 1712 (tome IX de 1873, p. 241). — Le duc de Luynes, cinquante ans plus tard (tome XI de ses *Mémoires*, p. 420), a cité cet autre détail, qu'on fit des révérences, non seulement au duc de Bourgogne, comme mari de la petite-fille de Monsieur, mais aussi au duc de Berry, et que, si Monseigneur n'avait été souffrant d'une jambe et incapable de recevoir debout, on serait allé chez lui, tous les fils de France étant regardés comme frères et sœurs.

5. Cris de douleur et de deuil, et non point, comme on pourrait le croire par le voisinage des deux phrases, cris d'indignation et de dépit de la précaution prise par le Roi.

6. Il écrit : *colation*.

7. Quatre semaines plus tôt, le mardi 17 mai, avant la fièvre de Madame, la princesse était allée à Saint-Cloud jouer, faire collation et

fut si affligée, qu'elle s'en trouva mal, et fut longtemps dans l'appartement de M. le duc d'Orléans avant de pouvoir aller donner l'eau bénite[1]. Monsieur le Duc, qui devoit mener le corps pour prince du sang, avec M. de la Trémoïlle pour duc[2], aima mieux conduire le cœur au Val-de-Grâce, pour en être plus tôt quitte[3], et laissa mener le corps à M. le prince de Conti et à M. de Luxembourg[4]. Le service fut superbe[5], où les Cours assistèrent, et où Mgr le duc de Bourgogne, M. le duc de Berry et M. le duc d'Orléans furent les princes du deuil, parce que Monsei-

se promener avec Monsieur (*Dangeau*, p. 102); elle y était aussi retournée le 30 mai (p. 113).

1. Dangeau dit d'abord (p. 126) qu'en arrivant à Saint-Cloud et montant les degrés, Mme la duchesse de Bourgogne fut suffoquée par « l'appareil lugubre et la triste cérémonie qu'elle alloit faire, » et qu'elle se trouva mal dans l'appartement du duc d'Orléans; puis, qu'elle revint à Versailles « fort abattue et fort fatiguée. » Comparez la relation du *Mercure*, mois de juin, p. 332-345.

2. Ce duc, premier gentilhomme de la chambre, se trouvait être, par sa mère, cousin germain de Madame. C'est lui également qui avait conduit chez le Roi le nouveau duc d'Orléans (*Mercure*, p. 325 et 343).

3. Dangeau (p. 128) et les *Mémoires de Sourches* (p. 79) mentionnent simplement ce fait au 14 juin, sans commentaires. C'est seulement le 31 août (*Gazette*, p. 419) que le cœur fut placé dans la chapelle Sainte-Anne, sous le dôme, à côté de ceux de la Reine mère et des autres princes et princesses qui y reposaient depuis le 20 janvier 1676 (*Gazette* de 1676, p. 63-64). Le 26 septembre suivant, M. le duc d'Orléans envoya au monastère deux grands reliquaires de la chapelle de Saint-Cloud.

4. Dangeau ne parle pas du transport à Saint-Denis: il se fit le lundi 20 juin au soir (*Mémoires de Sourches*, p. 82); le convoi passa par Paris, et tous les officiers du prince défunt s'installèrent à Saint-Denis pour garder son corps pendant la quarantaine d'ordonnance. Voyez le compte rendu du *Mercure*, juin, p. 351-360.

5. Il eut lieu le 23 juillet : *Dangeau*, p. 155; *Sourches*, p. 95. Voyez les relations du temps dans le recueil Cangé, à la Bibliothèque nationale, vol. 74, nos 34 et 35, et dans le *Mercure* de juillet, p. 295-333. Des services funèbres, la plupart avec éloge du prince défunt, furent célébrés ensuite dans les églises et villes qui lui tenaient par un lien quelconque, et même à Turin : *Gazette*, p. 359, 372, 384, 395, 407, 430, 431, 442, 491 et 492; Bibl. nat., Imprimés, Ln^{27}, nos 15 457-15 458.

gneur, peu éloigné encore de l'accident qu'il avoit eu[1], ne voulut pas s'exposer à la longueur et à la chaleur de la cérémonie[2]. Monsieur de Langres[3] fit l'oraison funèbre, et s'en acquitta assez bien[4]. Cela lui convenoit : le comte de Tonnerre[5], son frère[6], avoit passé presque toute sa vie dans la charge de premier gentilhomme de la chambre de Monsieur.

Curieuse anecdote sur la mort de Madame première femme de Monsieur. [Add. S^tS. 385]

Je ne puis finir sur ce prince sans raconter une anecdote qui a été sue de bien peu de gens, sur la mort de Madame[7], que personne n'a douté qui n'eût été empoisonnée, et même[8] grossièrement[9]. Ses galanteries donnoient de la jalousie à Monsieur[10]; le goût opposé de Monsieur indi-

1. Nous avons vu (p. 368, note 4) que Monseigneur, outre son accident du 19 mars (p. 238), avait ou passait pour avoir mal à une jambe. Quant à Madame, qui ne pouvait paraître à Saint-Denis, elle pleura beaucoup pendant ce temps-là, « comme on peut bien se l'imaginer, » dit-elle (recueil Brunet, tome I, p. 53).

2. On peut se reporter au récit des obsèques de la Dauphine fait en 1690 par Saint-Simon et reproduit dans notre tome I, appendice VI.

3. Le neveu de Monsieur de Noyon : tome II, p. 366.

4. Cette oraison funèbre fut imprimée, ainsi que celles que prononcèrent divers prédicateurs aux Jésuites de Paris, au Val-de-Grâce, à Chartres, Montargis, Baugency, la Ferté-Imbault, etc. (Bibl. nat., Imprimés, Ln[27], n°s 15459-15468).

5. François-Joseph de Clermont, que nous avons vu (tome II, p. 208) vendre celle des deux charges de premier gentilhomme de la chambre qu'il avait depuis dix ans.

6. *Son frère* est ajouté en interligne.

7. Henriette-Anne, fille puînée du roi Charles Ier d'Angleterre et d'Henriette-Marie de France, née à Exeter, pendant le siège de cette ville par le comte d'Essex, le 15 ou le 16 juin 1644 (anc. st.), mariée à Paris le 31 mars 1661, morte le 30 juin 1670. Le dernier ouvrage publié sur cette princesse est celui du feu comte de Baillon, en 1886 : *Henriette-Anne d'Angleterre, duchesse d'Orléans*. Mais il faut signaler aussi la longue notice qui lui a été consacrée dans le tome VI, p. 400-590, des *Lives of the princesses of England*, par Mrs M.-A. Everett Green.

8. *Mesmes*, au pluriel, dans le manuscrit.

9. Nous rejetons à l'Appendice, n° XXVII, la discussion de ce récit.

10. Ci-dessus, p. 275, note 2. Anne d'Autriche et beaucoup d'autres personnes de la cour accusaient Madame d'avoir été très coquette avec le Roi, et il est certain que celui-ci n'était pas insensible non plus,

gnoit Madame; les favoris, qu'elle haïssoit, semoient tant qu'ils pouvoient la division entre eux, pour disposer de Monsieur tout à leur aise. Le chevalier de Lorraine, dans le fort de sa jeunesse et de ses agréments, étant né en 1643, possédoit Monsieur avec empire, et le faisoit sentir à Madame comme à toute la maison[1]. Madame, qui n'avoit qu'un an moins que lui, et qui étoit charmante[2], ne pouvoit, à plus d'un titre, souffrir cette domination : elle étoit au comble de faveur et de considération auprès du Roi, dont elle obtint enfin l'exil du chevalier de Lorraine[3]. A cette nouvelle, Monsieur s'évanouit, puis fondit en larmes, et s'alla jeter aux pieds du Roi pour faire ré-

mais on n'a point lieu de croire que jamais ils aient dépassé les bornes d'une très tendre affection mêlée de galanterie, et ce commerce finit, comme l'a dit Voltaire (*Siècle*, p. 467), par se réduire à un fonds d'estime et d'amitié inaltérable, dont témoignent deux autographes de la collection Bovet, publiés par M. Anatole France dans la préface de son édition de l'*Histoire d'Henriette d'Angleterre par Mme de la Fayette*, p. XXXI-XXXIII.

1. Ci-dessus, p. 342-345.

2. La Fare, qui a raconté dans un chapitre spécial (*Mémoires*, éd. Michaud et Poujoulat, p. 268) toute l'histoire des intrigues où Madame fut mêlée, et de sa mort tragique, s'exprime ainsi : « Philippe de France,... jeune, beau, et qui aimoit les plaisirs, commença par être amoureux de sa femme, qui, quoique un peu bossue, avoit, non seulement dans l'esprit, mais même dans sa personne, tous les agréments imaginables; mais, comme ce prince n'étoit pas destiné à n'aimer que les femmes, la violence de cette passion dura peu, et, quoiqu'il ait eu toute sa vie beaucoup de commerce avec ce sexe, je doute qu'il en ait jamais eu d'autre. » Comparez les portraits qu'ont laissés de cette princesse Mademoiselle (tome III, p. 510-511), Mme de Motteville (tome IV, p. 256), Mme de la Fayette (p. 181), Daniel de Cosnac (tome I, p. 420-421), l'abbé de Choisy (tome II, p. 56-57), Mme de Brégy (*Galerie des portraits de Mademoiselle*, éd. de Barthélemy, 1860, p. 23), etc., et voyez, au musée de Versailles, n° 3503, le tableau de réception que fit en 1664 le peintre Antoine Mathieu père, où Henriette d'Angleterre tient un bouclier orné du portrait de Monsieur.

3. Cette arrestation, dont l'occasion a été dite ci-dessus (p. 343, note 1), fut faite le 30 janvier 1670 : voyez les documents dans les *Archives de la Bastille*, tome IV, p. 23-30, et comparez le *Journal d'Olivier d'Ormesson*, tome II, p. 581 et 584, les *Lettres de Jean Chapelain*,

voquer un ordre qui le mettoit au dernier désespoir. Il ne put y réussir : il entra en fureur, et s'en alla à Villers-Cotterets[1]. Après avoir bien jeté feu et flammes contre le Roi et[2] contre Madame, qui protestoit toujours qu'elle n'y avoit point de part, il ne put soutenir longtemps le personnage de mécontent pour une chose si publiquement honteuse[3]. Le Roi se prêta à le contenter d'ailleurs, il eut de l'argent, des compliments, des amitiés; il revint le cœur fort gros, et peu à peu vécut à l'ordinaire avec le Roi et Madame[4]. D'Effiat, homme d'un esprit hardi, pre-

tome II, p. 676, les *Mémoires de Mademoiselle*, tome IV, p. 85-90, ceux de *Daniel de Cosnac*, tome I, p. 403, ceux de *la Fare*, p. 269, ceux de *l'abbé de Choisy*, tome II, p. 72, les *Lives of the princesses of England*, tome VI, p. 529-537, et le livre du comte de Baillon, p. 376-383.

1. La correspondance anglaise traduite dans les *Archives de la Bastille* (p. 24) raconte ainsi cette scène : « Quand le duc d'Orléans l'apprit (l'emprisonnement de son favori), il en fut si transporté de colère, qu'il alla trouver le Roi, le brava, et lui dit que jamais il ne voulait faire quelque chose, qu'il ne fût contrarié ; qu'il était las, pour sa part, d'une vie pareille, et qu'il quitterait la cour. Ensuite il ordonna de préparer son carrosse, que les gardes se tinssent prêts à marcher, et, le soir même, il quitta la cour (de Saint-Germain) et s'en vint à Paris. Aujourd'hui il compte se retirer à Villers-Cotterets, maison que le Roi lui a prêtée. Mais je présume qu'on l'apaisera, car le Roi lui a fait écrire.... » La lettre que Monsieur adressa alors à Colbert, pour lui exposer ses griefs, a été imprimée en 1791, par Soulavie, dans son édition des *Œuvres complètes de Saint-Simon*, tome III, p. 223-226, puis, en 1806, par Grouvelle ou par Grimoard, dans les *Œuvres de Louis XIV*, tome V, p. 461-463, et, plus correctement, en 1843, par Champollion-Figeac, dans les *Documents extraits de la Bibliothèque*, tome II, p. 513-515. — Le rapport anglais fait une erreur : Villers-Cotterets, son château et sa forêt faisaient régulièrement partie du duché de Valois, et par conséquent de l'apanage de Monsieur, qui y avait reçu souvent la cour. Voyez la *Muse historique* de Loret, tome III, p. 563, etc.

2. Cet *et* est en interligne.

3. Effectivement cette querelle fit tant de bruit, que le Roi crut devoir s'en expliquer à ses ambassadeurs et rassurer le public sur les conséquences : on n'eût pas manqué, en Hollande ou à Londres, de les exagérer. En même temps, pour marquer sa ferme intention de sévir, il faisait transférer le prisonnier à Pierre-Encise, et de là au château d'If.

4. C'est au bout de vingt-cinq jours seulement que, cédant aux pro-

mier écuyer[1] de Monsieur[2], et le comte de Beuvron[3], homme liant et doux, mais qui vouloit figurer chez Monsieur, dont il étoit capitaine des gardes, et surtout[4] tirer de l'argent pour se faire riche, en cadet de Normandie fort pauvre, étoient étroitement liés avec le chevalier de Lorraine, dont l'absence nuisoit fort à leurs affaires, et leur faisoit appréhender que quelque autre mignon ne prît sa place, duquel ils ne s'aideroient pas si bien. Pas un des trois n'espéroit la fin de cet exil à la faveur où ils voyoient Madame, qui commençoit même à entrer dans les affaires, et à qui le Roi venoit de faire faire un voyage mystérieux en Angleterre, où elle avoit parfaitement réussi, et en venoit de revenir plus triomphante que jamais[5]. Elle étoit de [Add. St-S. 380]

messes de Madame, aux conseils des agents du roi d'Angleterre et aux instances habiles de Colbert, envoyé par le Roi, Monsieur se décida à revenir, et l'honneur de ce succès fut reporté en grande partie au compte de Madame. Leur retour à Paris fut annoncé par la *Gazette* et notifié à l'étranger. La principale stipulation était que le chevalier de Lorraine sortirait de prison, mais s'en irait à Rome.

1. Les mots *Pr Escuyer* surchargent *et le.*

2. Il a déjà dit (tome I, p. 66) que le marquis d'Effiat était ami intime du chevalier de Lorraine et avait aussi beaucoup de crédit sur leur maître commun. Madame Henriette croyait ce marquis « moins fripon » que les autres (*Revue des Questions historiques*, 1er octobre 1867, p. 525); mais la princesse qui lui succéda le jugea tout autrement, et, dès 1682, elle le considérait, avec le chevalier de Lorraine, comme deux suppôts de Lucifer acharnés à la perdre (*Correspondance*, recueil Rolland, p. 40). Son mépris et sa haine redoublèrent, lorsqu'en 1689 il fut question de donner cet homme pour gouverneur à son fils, et elle fit alors avouer à Monsieur que d'Effiat était entaché du même vice que le chevalier de Lorraine : voyez une lettre du 26 août 1689, dans le recueil Rolland, p. 101-102, une autre, du 4 juin 1719, dans le recueil Brunet, tome II, p. 115, et les divers portraits du marquis dans la suite de nos *Mémoires*, ainsi que son article, comme chevalier du Saint-Esprit, que nous reproduisons ci-après, à l'Appendice, n° XXVI.

3. Ci-dessus, p. 364. Beuvron portait encore le titre de chevalier.

4. *Surtout* est en interligne.

5. Il y avait assez longtemps que l'on pressait Louis XIV d'envoyer Madame en Angleterre et d'user de son crédit sur Charles II; mais Monsieur y avait toujours fait opposition, et c'est à cette affaire que

juin 1644, et d'une très bonne santé, qui achevoit de leur faire perdre de vue le retour du chevalier de Lorraine. Celui-ci étoit allé promener son dépit en Italie et à Rome[1]. Je ne sais lequel des trois y pensa le premier; mais le chevalier de Lorraine envoya à ses deux amis un poison sûr et prompt par un exprès qui ne savoit peut-être pas lui-même ce qu'il portoit[2]. Madame étoit à Saint-Cloud,

se rattache, comme je l'ai dit (tome III, p. 312), l'anecdote du prétendu « secret de Gand. » La négociation se fit à Douvres du 24 mai au 12 juin 1670, et aboutit à un traité d'alliance contre la Hollande. Elle a été racontée, avec les documents mêmes, par Mignet, dans le tome III des *Négociations relatives à la succession d'Espagne;* voyez aussi les *Lettres historiques de Pellisson*, tome I, p. 43, 48 et 53-54, les *Mémoires de Pomponne*, tome I, p. 478-481, ceux de *l'abbé de Choisy*, tome II, p. 78-82 et 91-95, ceux de *Daniel de Cosnac*, tome I, p. 408-417, le *Siècle de Louis XIV*, éd. Bourgeois, p. 162-163 et 493-494, les pièces justificatives jointes au tome II des *Mémoires de la Grande-Bretagne*, par J. Dalrymple, et, parmi les ouvrages modernes, les *Mémoires sur Mme de Sévigné*, par Walckenaer, tome V, p. 26 et 400, l'article déjà cité de P. Clément (*Revue des Questions historiques*), l'*Histoire de la marine française*, par Eugène Sue, éd. 1835, tome II, p. 203-272; les *Lives of the princesses of England*, tome VI, p. 539-551, les *Archives de la Bastille*, tome IV, p. 30-36, *Jean de Witt*, par M. Antonin Lefèvre-Pontalis, tome II, p. 58-61, *Louise de Keroualle, duchesse de Portsmouth*, par feu H. Forneron, p. 19-26, le livre du comte de Baillon, p. 383 et 393-406, etc. La princesse, ayant réussi, repartit aussitôt de Douvres, et arriva à Saint-Germain le 18 juin (*Gazette*, p. 602, 603 et 626); mais son mari, chez qui des dénonciations hostiles avaient réveillé une vive jalousie contre le beau duc de Monmouth, reçut fort mal la négociatrice, quoiqu'elle apportât la promesse de Charles II de donner un asile et même une pension au chevalier de Lorraine; Monsieur avait compté qu'on ferait mieux et que le chevalier reviendrait à la cour : voyez l'*Histoire d'Henriette d'Angleterre*, par Mme de la Fayette, p. 201, et la lettre de cette princesse à Mme de Saint-Chamond (26 juin) publiée dans les *Mémoires de Daniel de Cosnac*, tome I, p. 417-418.

1. Il y passa un peu moins de deux ans, et ce ne fut probablement que sur une lettre qu'il fit écrire par le cardinal d'Estrées à Colbert, en octobre 1671, qu'on lui accorda son rappel et de l'emploi aux armées. Voyez ci-après, appendice XXVII, p. 661-662.

2. Selon la version double de Madame et de Gaignières (voyez l'appendice XXVII, p. 653 et 658), cet exprès était le Morel dont il sera parlé p. 378.

qui, pour se rafraîchir, prenoit depuis quelque temps, sur les sept heures du soir, un verre d'eau de chicorée. Un garçon de sa chambre avoit soin de la faire; il la mettoit dans une armoire d'une des antichambres de Madame, avec son verre, etc. Cette eau de chicorée étoit dans un pot de faïence ou de porcelaine, et il y avoit toujours auprès[1] d'autre eau commune en cas que Madame trouvât celle de chicorée trop amère, pour la mêler. Cette antichambre étoit le passage public pour aller chez Madame, où il ne se tenoit jamais personne, parce qu'il y en avoit plusieurs. Le marquis d'Effiat avoit épié tout cela. Le 29 juin 1670, passant par cette antichambre, il trouva le moment qu'il cherchoit. Personne dedans[2], et il avoit remarqué qu'il n'étoit suivi de personne qui allât aussi chez Madame; il se détourne, va à l'armoire, l'ouvre, jette son boucon[3], puis, entendant quelqu'un, s'arme de l'autre pot d'eau commune, et, comme il le remettoit, le garçon de la chambre qui avoit le soin de cette eau de chicorée s'écrie, court à lui, et lui demande brusquement ce qu'il va faire à cet armoire[4]. D'Effiat, sans s'embarrasser le moins du monde, lui dit qu'il lui demande pardon, mais qu'il crevoit de soif, et que, sachant qu'il y avoit de l'eau là-dedans, lui montrant le pot d'eau commune, il n'a pu résister à en aller boire. Le garçon grommeloit toujours; et l'autre, toujours l'apaisant et s'excusant, entre chez Madame, et va causer comme les autres courtisans sans la plus légère émotion. Ce qui suivit, une heure après,

1. La première lettre d'*auprès* surcharge un *d*.

2. Avant *dedans*, il a biffé *de*, et il y a bien un point entre *cherchoit* et *Personne*.

3. De l'italien *boccone*, bouchée. « Il a la même signification chez nous, dit le *Dictionnaire de Trévoux*, avec cette différence que nous ne le disons jamais que d'un morceau, d'un breuvage empoisonné. » Voyez les *Lettres de Jean Chapelain*, tome I, p. 257. Littré ne cite que le présent exemple de notre auteur, qui a sans doute emprunté son mot aux Italiens parce que le poison venait de chez eux.

4. Le genre de ce mot était alors incertain; seize lignes plus haut, nous avons eu *une armoire*.

n'est pas de mon sujet et n'a que trop fait de bruit par toute l'Europe[1].

Madame étant morte le lendemain 30 juin, à trois heures du matin[2], le Roi fut pénétré[3] de la plus grande douleur. Apparemment que, dans la journée, il eut des indices, et que ce garçon de chambre[4] ne se tut pas, et qu'il y[5] eut notion que Purnon[6], premier maître d'hôtel de Madame[7], étoit dans le secret par la confidence intime où, dans son bas étage, il étoit avec d'Effiat. Le Roi couché, il se relève, envoie chercher Brissac, qui dès lors étoit dans ses

1. « O nuit désastreuse, ô nuit effroyable, où retentit tout à coup, comme un éclat de tonnerre, cette étonnante nouvelle : « Madame se « meurt! Madame est morte!.... » Madame a passé du matin au soir, ainsi que l'herbe des champs.... Quelle diligence! en neuf heures l'ouvrage est accompli.... » (*Oraison funèbre de Madame*, par Bossuet.) Et Mme de Sévigné (tome II, p. 5) : « Elle a été malade et morte en huit heures, et on perdoit avec elle toute la joie, tout l'agrément et tous les plaisirs de la cour. »

2. « Sur les trois heures du matin, » dit l'*Histoire généalogique*, tome I, p. 188, d'après la *Gazette*, p. 650-651, comme presque toutes les relations contemporaines. Voyez, entre autres, celle de M. Feuillet, chanoine de Saint-Cloud, qui confessa la mourante avant que Bossuet n'arrivât, et la lettre de Bossuet qu'ont publiée aussi plusieurs écrivains.

3. *Pénétré* est en interligne, au-dessus d'un premier *pénétré*, biffé, surchargeant un autre mot illisible.

4. Ci-dessus, p. 375. — 5. *Y* est en interligne.

6. Claude Bonneau de Purnon, né en 1636, frère de la charitable Mme de Miramion (tome III, p. 70), était déjà maître d'hôtel de Madame en 1666; il passa premier maître d'hôtel, mais vendit la charge en 1673, pour devenir premier maître d'hôtel de Monsieur, et resta en fonctions chez celui-ci jusqu'en 1683. En 1705, Mmes de Nesmond, de Villandry et de la Hoguette assurèrent à sa femme, Anne-Marie du Tillet, qu'il avait épousée le 2 juillet 1703, à soixante-sept ans, une rente de quatre mille cinq cents livres, pour vivre au couvent quand elle serait veuve (Arch. nat., Y 278, fol. 99 v°); mais il ne mourut qu'en 1721, dans la terre de Marçay, et fut inhumé au tombeau de sa sœur, où sa femme, morte le 11 mars 1707, l'avait précédé.

7. *Purnon Pr Me d'hostel* a été ajouté après coup, dans un blanc laissé entre *que* et *estoit*, et *de Madame* est en interligne; addition du même temps que celle qui sera constatée trente-trois lignes plus loin. Voyez ci-après, p. 403, et appendice XXVII, p. 641-643.

gardes et fort sous sa main[1], lui commande de choisir six gardes du corps bien sûrs et secrets, d'aller enlever le compagnon, et de le lui amener dans ses cabinets par les derrières. Cela fut exécuté avant le matin. Dès que le Roi l'aperçut, il fit retirer Brissac et son premier valet de chambre, et, prenant un visage et un ton à faire la plus grande terreur : « Mon ami, lui dit-il en le regardant depuis les pieds jusqu'à la tête, écoutez-moi bien[2]. Si vous m'avouez tout, et que vous me répondiez vérité sur ce que je veux savoir de vous, quoi que vous ayez fait je vous pardonne, et il n'en sera jamais mention; mais prenez garde à ne me pas déguiser la moindre chose, car, si vous le faites, vous êtes mort avant de sortir d'ici. Madame n'a-t-elle pas été empoisonnée? — Oui, Sire, lui répondit-il. — Et qui l'a empoisonnée, dit le Roi[3], et comment l'a-t-on fait? » Il[4] répondit que c'étoit le chevalier de Lorraine qui avoit envoyé le poison à Beuvron et à d'Effiat, et lui conta ce que je viens d'écrire. Alors le Roi, redoublant d'assurance de grâce et de menace de mort : « Et mon frère, dit le Roi, le savoit-il? — Non, Sire. Aucun de nous trois n'étoit assez sot pour le lui dire; il n'a point de secret, il nous auroit perdus[5]. » A cette réponse, le Roi fit un grand ha! comme un homme oppressé, et qui tout d'un coup respire. « Voilà, dit-il, tout ce que je voulois savoir; mais m'en assurez-vous[6] bien? » Il rappela Brissac, et lui commanda de remener cet homme quelque part où tout de suite il le laissât aller en liberté. C'est cet homme lui-même qui l'a conté, longues années depuis, à M. Joly de

1. Albert de Grillet de Brissac (tome VI, p. 222) était alors lieutenant de la compagnie du duc d'Aumont, et ne fut fait major qu'au milieu de 1673.

2. Il a écrit : *écoutes moy*, sans accent, et, plus loin : *avoués*.

3. Ces trois mots sont en interligne.

4. Avant *il*, Saint-Simon a biffé *alors*, et *répondit* surcharge *racon*[*ta*].

5. On verra, dans l'appendice, que ce récit est presque calqué sur celui qui se trouve dans la *Correspondance de Madame*.

6. Il a écrit : *asseures*, sans accent.

Fleury[1], procureur général du Parlement[2], duquel je tiens cette anecdote[3]. Ce[4] même magistrat, à qui j'en ai reparlé depuis, m'apprit ce qu'il ne m'avoit pas dit la première fois, et le voici. Peu de jours après le second mariage de Monsieur, le Roi prit Madame en particulier, lui conta ce fait, et ajouta qu'il la vouloit rassurer sur Monsieur et sur lui-même, trop honnête homme pour lui faire épouser son frère, s'il étoit capable d'un tel crime. Madame en fit son profit[5] : Purnon, le même Claude[6] Bonneau, étoit demeuré son premier maître d'hôtel; peu à peu elle fit semblant de vouloir entrer dans la dépense de sa maison, le fit trouver bon à Monsieur, et tracassa si bien Purnon, qu'elle le fit quitter, et qu'il vendit sa charge, sur la fin de 1674[7], au sieur Morel de Volonne[8].

1. Guillaume-François Joly de Fleury, né à Paris le 11 novembre 1675 et destiné d'abord à l'Église, entra au barreau en 1695, devint avocat général à la Cour des aides en novembre 1700, puis au Parlement, en place de son frère aîné, en janvier 1705, succéda à Daguesseau, comme procureur général, le 7 février 1717, se démit en juin 1746, et mourut le 25 mars 1756.

2. Le vrai titre était : procureur général *au*, et non *du* Parlement. Il a déjà dit plus haut (p. 21) : « procureur général *du* Grand Conseil. »

3. Même attribution dans l'Addition au *Journal de Dangeau*, tome XVI, p. 164. Voyez, à l'Appendice, p. 652-657, ce qu'on en doit penser.

4. Tout ce qui suit a été ajouté après coup à la fin de l'alinéa précédent et dans la marge. Voyez ci-dessus, p. 376, note 7.

5. En effet, elle semble, dans sa correspondance, dégager avec insistance et affectation la responsabilité de son mari.

6. *Cl.*, en abrégé, dans le manuscrit.

7. Non pas 1674, mais 1673 : voyez ci-après, p. 642-644.

8. Antoine de Morel de Volonne, ci-après, p. 643-644. C'est lui qui, selon la légende, avait apporté d'Italie le poison (p. 374). Il remplaça Purnon comme premier maître d'hôtel de la seconde Madame en 1673, et eut pour successeur, en 1682 ou 1683, le sieur de Montlussant.

APPENDICE

PREMIÈRE PARTIE

ADDITIONS DE SAINT-SIMON

AU *JOURNAL DE DANGEAU*

345. *M. de Barbezieux, son caractère, sa mort.*

(Page 7.)

5 janvier 1701. — M. de Barbezieux avoit tout ce qu'il falloit pour faire un grand ministre: fort instruit; on ne peut plus d'esprit, ni plus de grâce dans l'esprit; un travail net et facile; on ne peut aussi un homme plus gâté ni plus dangereux, féroce par nature par être né dans la puissance et y être parvenu dès son premier âge, avec beaucoup d'humeur et de hauteur qui le rendoit redoutable à ses plus intimes amis, que d'ailleurs il savoit merveilleusement servir; peu scrupuleux en tout genre, très paresseux et trop confiant sur sa facilité de travail. Une figure aimable, un esprit naturellement galant, une libéralité folle, une magnificence prodigue l'avoient mené bien loin, et les dames les plus belles et les plus hautes ne lui étoient pas cruelles. Il aimoit tous les plaisirs et s'y perdoit, et passoit les nuits après à travailler. Il avoit accoutumé le Roi à différer son travail des soirs avec lui, et lui mandoit qu'il étoit incommodé, quand il étoit ivre ou quand il avoit une partie qu'il ne vouloit pas rompre; et par l'habitude et plaisir de dominer sur un jeune ministre et de faire croire qu'il le formoit, plus que tout par l'appui de Mme de Maintenon, qui s'étoit mal trouvée de son père plus ancré, le Roi le souffroit, et, dans le fonds, ne l'aimoit pas. Il étoit insolent et audacieux jusqu'à le faire quelquefois apercevoir au Roi; avec cela, quand il vouloit, la politesse et la prévenance même. Ses débauches abrégèrent sa vie et firent grand tort à son travail. Fagon, qui ne l'aimoit pas plus que son père, fut accusé de l'avoir saigné sciemment mal à propos; au moins fut-il vrai que, sortant de chez lui, il lui échappa une parole de joie de ce qu'il n'en reviendroit pas. Grand nombre de gens y perdirent, et beaucoup de dames parurent fort éplorées dans le salon. Mais, quand on se mit à table et qu'on eut

tiré le gâteau des Rois, le Roi témoigna une gaieté qui se fit remarquer et imiter, et, tout en train de crier : « La Reine boit ! » il renversa son assiette et frappa dessus avec sa cuiller[1] et sa fourchette : ce qui fut à l'instant imité des plus affligées, et se recommença avec un tintamarre de collège à chaque fois que la reine de la fève but, et qui fut excitée à recommencer souvent.

346. *Chamillart secrétaire d'État de la guerre.*

(Page 16.)

8 janvier 1701. — Chamillart venoit d'être fait ministre. Il est encore douteux si la douleur outre[2] toute mesure, que Barbezieux conçut de ne l'être pas en même temps, eut plus de part à sa mort si prompte qu'une débauche qu'on prétend qu'il alla faire à l'Étang pour s'étourdir. Chamillart fit ce qu'il put pour être déchargé des finances devenant secrétaire d'État de la guerre ; mais le Roi, qui se plaisoit aux créations et aux formations de ministres, ne le voulut jamais, d'autant plus qu'il avoit toujours été fatigué des querelles du contrôleur général et du secrétaire d'État de la guerre, qui ne pouvoient plus avoir lieu ces deux places se trouvant réunies. Mais chacune avoit de quoi occuper seule le plus habile ministre.

347. *Saint-Pouenge, premier commis de la guerre.*

(Pages 19-20.)

28 juillet 1691. — .... A l'égard de Saint-Pouenge[3], il étoit secrétaire du cabinet, et travailla toute sa vie sous M. de Louvois, dont il fut le premier de tous les commis, mais avec une autorité et une distinction qui le rendit un échappé de ministre, avec lequel tout militaire, quel qu'il fût, avoit à compter. C'étoit un bonhomme obligeant, sûr et bon ami, de peu d'esprit et d'une gloire insupportable en tout genre, qui lui sortoit de partout ; fort bien fait, et fort débauché aussi. C'étoit lui qui travailloit avec le Roi en l'absence de M. de Louvois, qui avoit la confiance de tous les projets, qui lui avoit acquis celle du Roi. Lui et son frère, mais lui surtout, étoient fort mêlés dans les bonnes compagnies de la cour, où ils firent une sorte de personnage. Il devint le directeur des premiers temps de M. de Barbezieux, à la mort de M. de Louvois, par ordre du Roi et par le desir de la famille. Sur la fin de sa vie, plus considéré qu'aimé de Barbezieux, il quitta son emploi et obtint la charge de grand trésorier de l'Ordre, dont il étoit intendant depuis longtemps, qui est une des petites charges, mais dont il portoit mal

1. *Cueiller*, dans le manuscrit.
2. *Entre*, dans le manuscrit.
3. Le premier paragraphe, relatif à Villacerf, a été placé, sous le n° 302, dans notre tome VI, p. 463. Une autre Addition, également commune aux deux cousins, avait déjà pris rang au n° 141, dans notre tome III, p. 342.

volontiers la petite croix à la boutonnière, sans avoir imaginé pourtant ce que son successeur[1] obtint de M. le duc d'Orléans régent. Il mourut laissant un fils unique extrêmement riche, et marié fort au-dessus d'espérance à l'héritière d'Escoubleau, comme il se verra ailleurs, qui tous deux ont peu vécu, et ont laissé un seul fils, qui, comme son père, a pris le[2] métier de la guerre et a épousé une Colbert fille de Croissy, père[3] de M. de Torcy.

348 et 349. *Rose, secrétaire du cabinet.*

(Page 22.)

5 septembre 1684. — Rose, secrétaire du cabinet, l'avoit été du cardinal Mazarin, et de beaucoup de confiance et d'intrigues. Il étoit hardi et plein d'esprit et de bons mots, dangereux, considéré, bon ami. Il avoit une terre joignant Chantilly, que Monsieur le Prince, le dernier, vouloit avoir, et que Rose, très riche, ne vouloit pas vendre. A la suite de bien des niches et de procédés pour l'y réduire, Monsieur le Prince s'avisa de faire chercher partout des renards en vie et d'en faire jeter trois ou quatre douzaines, par-dessus la muraille, dans son parc. Rose, outré, n'en fit pas à deux fois; il vint trouver le Roi, et, avec cette ancienne familiarité qu'il avoit su se ménager, il lui dit d'abordée : « Sire, je viens vous demander s'il y a en France un autre roi que vous. » Le Roi, surpris, comme on le peut croire, demande à qui il en a. Rose lui conte le tour de Monsieur le Prince, et lui en demanda justice, et il l'eut : le Roi se fâcha sérieusement, ordonna à Monsieur le Prince de faire prendre tous les renards et de bien vivre avec Rose. Oncques depuis il ne reçut que des caresses de Monsieur le Prince, et plus de propositions sur sa terre; mais Rose ne se pouvoit tenir sur lui. Dans les derniers temps de sa vie, le Roi alloit à la messe avant le Conseil, et, sur la fin de sa messe, les ministres s'assembloient dans sa chambre, où les gens de considération prenoient souvent le temps de leur dire un mot en attendant qu'ils entrassent au Conseil. Rose remarqua que Monsieur le Prince, fort bas pour ceux dont il pouvoit avoir la moindre affaire, les y courtisoit tous assidûment dans ce temps-là. Tout à coup il s'en va à lui avec cette privance qu'il avoit toute sa vie usurpée, et, le prenant par le bouton : « Monsieur, lui dit-il en souriant avec malice et lui faisant son petit œil, je vous vois tourner ici tous ces messieurs tous les jours; je vous connois : ce n'est pas pour rien. Est-ce que vous voudriez vous faire premier prince du sang ou grand maître de France? » Quelque plein d'esprit que fût Monsieur le Prince, il fut tellement étourdi de la sottise, qu'il ne put répondre un mot; il en rit comme il put, l'assistance tant qu'elle osa, et Rose de toute sa force. Rose avoit *la plume*, c'est-à-dire qu'il faisoit

1. Michel Chamillart.
2. *Les*, dans le manuscrit.
3. *Frère*, dans le manuscrit.

les lettres de la main du Roi. Jamais homme ne l'a fait si bien, si proportionnément, ni si dignement, écrire, et n'a mieux contrefait l'écriture du Roi; c'étoit à s'y méprendre en les confrontant toutes deux, la fausse et la véritable.

On ne finiroit pas sur ce bonhomme-là; mais encore celui-ci. Sa petite-fille avoit épousé Portail devenu, longtemps depuis, président à mortier et premier président. Elle étoit fort riche et attendoit de grands biens de Rose, qui l'étoit infiniment aussi; elle se trouvoit mal mariée au petit-fils du premier chirurgien de Louis XIII, et disoit plaisamment qu'elle en étoit restée *au portail*. Sa conduite répondant à ses plaintes, son beau-père, conseiller en la grand chambre, porta les siennes à Rose avec peu de succès, et les redoubla tant, que le bonhomme, ennuyé, lui dit enfin qu'il avoit raison, qu'il étoit plus en colère que lui, que sa petite-fille étoit une coquine, et que, si elle lui donnoit lieu de lui en parler davantage, il la déshériteroit. Oncques depuis il n'ouït parler de plainte, et si sa petite-fille ne se corrigea pas.

6 janvier 1701. — Rose avoit été au cardinal Mazarin et avoit conservé par la Reine mère une grande familiarité avec le Roi, dont il avoit *la plume*, c'est-à-dire qu'il écrivoit toutes les lettres de la main du Roi, dont il imitoit l'écriture à s'y méprendre, et avoit un style inimitable. Des quatre secrétaires du cabinet, un seul a cette fonction, et les trois autres aucune. C'étoit un répertoire vivant de toute l'ancienne cour, où il avoit été de quantité de choses importantes, et avoit conservé beaucoup de considération. Il avoit rendu beaucoup de services en son temps.

Rose étoit un homme de beaucoup d'esprit, fin, adroit, hardi, et dangereux au dernier point, et à qui on ne marchoit pas impunément sur le pied. Il y a de lui des histoires sans nombre; du reste, modeste et respectueux dans son état, et avare à l'excès, plaisant, gai, salé au dernier point, et croyant peu de chose. Il avoit une terre tout contre Chantilly, bien bâtie, avec un beau parc, que Monsieur le Prince mouroit d'envie de joindre à ses domaines, et surtout pour la chasse. Rien ne put tenter le bonhomme, et rien ne put rebuter Monsieur le Prince: c'étoit le dernier qui a porté ce nom. Les offres, les niches, la tyrannie, tout blanchit; et Rose, toujours en parade, tenoit bon. A la fin, Monsieur le Prince, outré, ne sachant plus que faire, fit jeter par-dessus les murailles de ce parc deux cents renards, qui l'ajustèrent comme il se peut imaginer. Rose, en furie, vint trouver le Roi, et d'abordée lui demande, avec sa familiarité, s'il y a deux rois en France. Quelque accoutumé que fût le Roi aux libertés de Rose, la question le choqua; il lui demanda brusquement ce qu'il vouloit dire. Rose, qui le sentit, partie furibond, partie goguenard, lui raconte son aventure, et se met à braver si le Roi l'assure que Monsieur le Prince n'est pas roi tel que lui. La chose parut si violente, que le Roi envoya sur l'heure commander à Monsieur le Prince de faire prendre tous ses renards, et tellement qu'il n'en resta pas un; et dès qu'il le vit, il lui parla, en sorte que

Monsieur le Prince chercha à se raccommoder avec Rose, à qui il se garda bien de déplaire à l'avenir; mais le bonhomme lui garda une dent le reste de sa vie.

Tandis que le Roi étoit à la messe les jours de Conseil, les ministres venoient dans sa chambre attendre que le Roi fût rentré par la galerie dans ses cabinets, et qu'on les appelât pour le Conseil; cela étoit commode aux principaux courtisans, qui attendoient là ceux à qui ils avoient affaire, et avec qui ils étoient assez libres pour leur parler là au lieu d'aller chez eux. Rose remarqua que Monsieur le Prince s'y rendit assidu cinq ou six fois presque de suite et prenoit tous les ministres, tantôt l'un, tantôt l'autre, et qu'il les courtisoit fort. A la fin, il ne put se tenir, et, regardant Monsieur le Prince en dessous : « Monseigneur, lui dit-il tout haut avec cette familiarité qu'il a toujours usurpée et ses mines plaisantes et brillantes d'esprit, il y a longtemps que je vous connois; je vous vois bien rôder par *ici*, parler à tous ces Messieurs, caresser l'un, prendre la main à l'autre; n'est-ce point que vous prétendez à être premier prince du sang? » Et s'enfuit aussitôt avec une pirouette, riant et regardant derrière lui. Le sarcasme fut tel, que Monsieur le Prince, avec toute sa présence d'esprit, demeura confondu sans dire une parole, et toute l'assistance à rire dans ses barbes en baissant les yeux.

Encore un mot de ce bonhomme, avec sa calotte de satin, ses cheveux verts, son rabat presque d'abbé, son petit manteau, et toujours son mouchoir entre son habit déboutonné et sa veste, avec un assez beau visage et ses yeux perçants et petillants d'esprit, à quatre-vingt-huit ans, sans incommodité quelconque. Il avoit marié sa petite-fille au fils de Portail, conseiller à la grand chambre, qui devint avocat général, puis président à mortier, et enfin premier président. Elle étoit fort jeune, fort riche, fort étourdie, se trouvoit mal mariée pour son bien, et disoit plaisamment qu'elle étoit demeurée *au portail*. Elle leur faisoit souvent des frasques; on venoit aux plaintes : c'étoit toujours à recommencer. A la fin, le bonhomme Rose, ennuyé, se mit en plus grande colère que de coutume, répéta bien des fois que sa petite-fille étoit une coquine, et ajouta en furie que, si on lui en reparloit encore, il la déshériteroit. Ce fut la fin des plaintes : on n'osa plus lui en faire, et il eut le repos[1] qu'il desiroit.

350. *Stoppa et sa femme.*

(Pages 34-35.)

5 juin 1694. — Stoupp étoit colonel du régiment des gardes suisses, fort au gré du Roi, qui se mêloit de beaucoup de choses, et sa femme encore plus; et fort craints.

1. *Ce* a été corrigé après coup en *le*, et le substantif *repos* a été ajouté en interligne.

351. *Bontemps, premier valet de chambre du Roi.*
(Page 39.)

18 janvier 1701. — .... Blouin[1], premier valet de chambre et père de celui dont il est parlé ici, s'étant rompu le col dans la descente de Saint-Germain du côté de Versailles, faute d'une barrière à un tournant de la montagne, qu'on y mit aussitôt après, Bontemps eut l'intendance de Versailles qu'il avoit, parce que son fils étoit enfant[2], à qui la charge de premier valet de chambre fut conservée. Bontemps étoit un gros homme lourd et brutal en apparence, au fonds le plus humain, le plus reconnoissant, le plus serviable, le plus généreux, le plus désintéressé qui fût au monde, et qui a fait mille biens et rendu service, et souvent importants, toute sa vie. Il étoit dans toutes les confidences du Roi pour ses maîtresses, pour mille dépenses cachées, pour tous les gens à qui le Roi vouloit parler, écrire ou faire savoir quelque chose en secret, et sa fidélité étoit à toute épreuve. Cela l'avoit tellement accoutumé au secret, qu'il faisoit mystère des choses les plus simples, et on en rioit. Parmi tout cela, la bonté et la vertu même, avec une grande justice et une modestie qui étoit même humilité, chose bien rare à un valet dans un tel degré de faveur et de confiance. Il faisoit la dépense particulière du Roi pour Versailles, pour Marly, pour les tables que le Roi y tenoit, excepté les dernières années, que le Roi retrancha fort ses tables et en fit faire la dépense, comme à Versailles, par la bouche et le grand maître; mais le bois, les bougies, en un mot tout le détail, et ces détails où le Roi s'est toujours plu, donnoient à Bontemps une relation continuelle et directe avec lui. Il avoit fait comme son maître, et cela même étoit un autre lien; mais, en son espèce, il avoit mieux rencontré que lui. Il avoit épousé une Mlle de la Roche sans le déclarer, qui vivoit avec lui et lui étoit précisément ce que Mme de Maintenon étoit au Roi; modeste, retirée, bonne, généreuse, désintéressée, aimée et considérée pour son mérite et sa vertu, elle avoit de l'esprit et les sentiments nobles. Son fils[3] devint premier valet de garde-robe, et passa à ce titre en Espagne, où il eut l'estampille et la confiance du roi d'Espagne, avec une modestie et un désintéressement qui l'y ont soutenu avec estime et considération sous tous les divers gouvernements, et ne se mêlant que de son fait jusqu'à sa mort, en 1733. Bontemps avoit été un des témoins du mariage du Roi avec Mme de Maintenon. On ne sauroit croire l'affliction générale qu'il y eut de la mort de cet homme, et le nombre de services magnifiques qui lui furent faits à Paris et dans les provinces sans que sa famille y eût la moindre part. Il n'y fut pas heureux. Il avoit fait le

1. Le commencement de cette Addition, sur Bontemps, a déjà été placé dans notre tome I, p. 366, Addition n° 44.
2. Que Blouin avait, parce que le fils de celui-ci était encore enfant.
3. Le dernier correcteur a ajouté *La Roche* avant *son fils*.

frère de sa femme, qui s'appeloit Du Bois, procureur général de la Cour des aides, puis prévôt des marchands et conseiller d'État. La fille unique de Bontemps étoit belle comme le jour, et avoit épousé Lambert, président des requêtes du Palais. M. d'Elbeuf mit le désordre dans le ménage, et on la mit quelques années dans un couvent. Elle en sortit et se raccommoda, puis mourut avant son père, et laissa des enfants. Elle eut deux frères : l'un, mort premier valet de garde-robe longtemps après le père ; l'autre, premier valet de chambre, au fils duquel le duc de Saint-Simon fit donner la survivance de premier valet de chambre pendant les premiers temps de la Régence.

352. *M. de Clermont-Tonnerre, évêque de Noyon, et son oraison funèbre.*

(Page 71.)

15 février 1701. — On trouva dans les papiers de Monsieur de Noyon des mémoires pour son oraison funèbre. Il faudroit un livre pour épuiser ce prélat.

353 et 354. *L'abbé Bignon.*

(Page 72.)

7 décembre 1692. — C'est cet abbé Bignon parvenu depuis à être le modérateur de toutes les académies, doyen des conseillers d'État et bibliothécaire du Roi. Ses deux frères parvinrent aussi à être, l'un intendant des finances, l'autre de Picardie, puis de Paris, et tous deux à être conseillers d'État. Leur père l'étoit aussi, et leur mère étoit sœur de M. de Pontchartrain qui a été chancelier de France, et qui, ayant aimé tendrement cette sœur, fit leur fortune et les chérit comme ses enfants. Il ne put parvenir à faire évêque cet abbé, dont la vie répondoit peu aux sermons, et dont l'esprit et le savoir en tout genre firent amèrement regretter les mœurs et ce pis encore que l'âge ne corrige point. Il fut peu reconnoissant pour son protecteur et sa famille, quoique si proche, et, quoique cela fût poussé fort loin, cet oncle eut toujours un foible pour lui, dont il avouoit sa honte de bonne grâce.

17 février 1701. — L'abbé Bignon étoit fils de la sœur du chancelier de Pontchartrain et de Bignon conseiller d'État. C'étoit un homme savant, accort, et qui vouloit faire fortune. Il avoit prêché avec succès ; mais il n'avoit prêché que de paroles. Le Roi, qui étoit informé du pèlerin, eut regret aux bénéfices qu'il lui avoit donnés, et se garda bien de le faire évêque. Son oncle, qui avoit tendrement aimé sa sœur, et qui avoit du foible pour ce fils, quoiqu'il les eût tous, pour ainsi dire, adoptés, força le Roi à lui donner une place jusqu'alors remplie par des évêques, pour le dédommager de l'épiscopat, et le mit après à la tête de toutes les académies. Ce dernier emploi étoit son vrai ballot. Il a mené depuis une vie peu contrainte, puisque la contrainte ne

l'avoit pas servi à son gré, et il est devenu doyen du Conseil et bibliothécaire du Roi. Il avoit amassé plus de cinquante mille volumes, que son emploi lui fit vendre chèrement au fameux Law, qui, pour placer de l'argent, voulut une bibliothèque. Depuis l'abbé Bignon, aucun évêque[1] n'a été conseiller d'État.

355 et 356. — *L'abbé d'Aubigny fait évêque de Noyon.*

(Page 76.)

19 octobre 1692. — L'abbé d'Aubigny qui fut depuis évêque de Noyon, et enfin archevêque de Rouen avec un brevet de conservation d'honneurs, étoit frère de M. de Tigny, père de M. d'Aubigny maréchal de camp, inspecteur d'infanterie et gouverneur de Saumur. C'étoient des gens de condition bonne et ancienne, avec très peu de biens. Entre *Aubigny* et *Aubigné* il n'y a pas de différence sensible : Mme de Maintenon, qui, avec raison, en trouvoit fort pour la naissance, s'enta sur eux, et les récompensa largement de leur complaisance.

26 mars 1701. — Cet abbé d'Aubigny[2] étoit une grosse bête, frère d'un homme d'esprit, mais obscurs gentilshommes[3] d'Anjou, de fort bon lieu, mais qui n'avoient pas de chausses. Ils firent accroire à Mme de Maintenon qu'ils étoient de même maison, et en effet il n'y avoit que la terminaison à dire entre *Aubigny* et *Aubigné;* elle y gagnoit trop pour n'en être pas ravie. Elle donna cette manière de buffle à décrasser à Monsieur de Chartres, Godet, qui le fit son grand vicaire, mais qui, avec tout son esprit et sa science, n'en put rien faire qu'un homme de bien. A la piété près, ce fut un pitoyable évêque ; on le verra pourtant passer à l'archevêché de Rouen et y porter personnellement le rang et les honneurs de Noyon, ce qui étoit sans exemple[4], et qui a toujours été pratiqué depuis. Il en sera parlé encore. Son neveu fut promptement avancé, et eut tout jeune le gouvernement de Saumur.

357. *La béate Rose.*

(Page 79.)

27 février 1701. — Cette dévote est une énigme. M. Duguet, si célèbre par son esprit et ses ouvrages, et d'une si sage et véritable piété, fut un de ses plus grands admirateurs, et l'a été toute sa vie. M. Boileau, chassé depuis de l'Archevêché honnêtement pour le *Pro-*

1. *Évesque* a été corrigé plus tard, mais à tort, en *abbé*. Ensuite, *fait* a été ajouté en interligne, mais probablement dans la première revision.
2. Le dernier correcteur a changé en *é* l'*y* finale, ici et dans la suite.
3. *Gentilhomme* a été corrigé en *gentilshommes*. *Avoient* étant au pluriel, nous le mettons aussi à *obscur*.
4. On avait permis à Georges d'Aubusson de la Feuillade, devenu évêque de Metz, de conserver son premier titre d'archevêque d'Embrun ; mais il n'y avait pas là de pairie en jeu.

blème, en fut un autre[1]. Le Charmel, si connu par sa retraite, le fut aussi. M. Duguet la mena à la Trappe, où elle passa trois semaines avec lui, dans l'Abbatial, au dehors, dans les dernières années du grand abbé de la Trappe, sans qu'il la voulût voir, et sans se laisser persuader des merveilles qu'on en racontoit. Et[2] M. de Saint-Louis, ancien brigadier de cavalerie que le Roi estimoit fort, et qui a passé plus des trente dernières années de sa vie dans un côté de l'Abbatial de la Trappe, dans une grande sainteté de vie, et qui, sans lettres ni beaucoup d'esprit, avoit un grand sens, ne la put jamais goûter, après l'avoir examinée à loisir pendant ces trois semaines. C'étoit une vieille Gasconne fort extraordinaire en tout, et qui pourtant a fait de grandes, et beaucoup de vraies conversions. Elle se retira à Annecy, et on n'en a guères ou point ouï parler depuis.

358. *Helvétius guérit le duc de Beauvillier.*

(Page 91.)

27 février 1701. — M. Fagon avoit condamné M. de Beauvillier, qui en effet alloit[3] à l'extrémité et y tomboit peu à peu depuis longtemps. M. de Chevreuse eut le courage, et c'en fut un grand lors, de mener Helvétius à Saint-Aignan, qui y guérit M. de Beauvillier en peu de jours, c'est-à-dire le mit en train de guérison et de retour, et le guérit parfaitement après : dont Fagon et toute la médecine pensèrent crever de dépit, car Helvétius étoit un charlatan et un ignorant à leur dire.

359. *Le nom d'Alencastro.*

(Page 133.)

23 janvier 1693. — Ce cardinal d'Alencastro, fait cardinal par Innocent XI en 1686, et mort à Lisbonne, 12 décembre 1692, à quatre-vingt-deux ans, dont il étoit archevêque, étoit, de mâle en mâle, arrière-petit-fils de Louis, troisième fils de Georges, bâtard du roi Jean II de Portugal et d'Anne de Mendoza[4], sa maîtresse, de qui sont sortis les ducs d'Aveiro, de Torrès-Novas, d'Abrantès, etc., établis en Espagne. Ce Georges bâtard naquit en 1481, et, comme les bâtards n'ont de nom que celui qu'on leur donne, on remonta à la femme du bisaïeul de son père pour lui en donner un : c'étoit Philippe, sœur d'Henri IV roi d'Angleterre, desquels le père étoit Jean d'Angleterre, duc de Lancastre, femme de Jean Ier roi de Portugal, dont on fit le nom d'*Alencastro* pour ce bâtard, et pour sa postérité après lui.

1. Comparez quelques lignes de la grande Addition sur M. de Beauvillier : *Journal de Dangeau*, tome XV, p. 232.
2. Cet *Et* a été biffé après coup.
3. Il semble que cet *aloit* (sic) corrige *estoit*.
4. Ici, *Mendozza*.

360. *La duchesse d'Aveiro.*

(Page 134.)

16 février 1715. — Cette duchesse d'Aveiro étoit célèbre en Espagne par son esprit supérieur, par un savoir rare, par un courage mâle, par sa magnificence et l'élévation de ses sentiments. De grands biens et une haute naissance, jointe à plusieurs grandesses dont elle hérita, la soutinrent dans un grand lustre. C'étoit chez elle un grand concours de tout ce qu'il y avoit de plus distingué à Madrid, une sorte de cour par le respect et la vénération dans laquelle elle étoit établie, et une sorte de tribunal qui décidoit, et qui n'étoit indifférent à personne. Cela a duré de la même sorte jusqu'à sa mort, une vieillesse si rare en Espagne n'ayant pas donné la moindre atteinte à la force de son esprit, ni à la netteté de sa tête, jusqu'à la fin, qu'elle a joui d'une bonne santé. Elle étoit mère des deux ducs d'Arcos et de Baños, du voyage desquels à Paris on a parlé dans ces Additions, lorsqu'ils[1] s'opposèrent inutilement à l'égalité du rang dont le Roi et le roi d'Espagne convinrent, à son avènement à cette monarchie[2], de donner aux ducs en Espagne et aux grands en France. Elle étoit mère aussi de la duchesse d'Albe dont le mari mourut à Paris ambassadeur d'Espagne, qui y perdit le seul enfant qu'ils eussent, et qui se remaria, depuis son retour en Espagne, à l'abbé de Castiglione, qui avoit si tristement et si longuement traîné en France, qui s'en alla avec elle, et qui, en considération de ce mariage et de la maison de Gonzague, dont il étoit, fut fait duc de Solferino, grand d'Espagne et gentilhomme de la chambre. Il la perdit bientôt après, sans enfants, et il se remaria à une Caraccioli fille du prince de Santo-Buono, grand d'Espagne, revenant de la vice-royauté du Pérou, qui étoit fort belle, et dont il a des enfants. Mais, puisque nous y sommes, revenons à la duchesse d'Aveiro, et qui elle étoit, et qui son mari. Aveiro est en Portugal, et fut érigé en duché, vers 1530, par Jean III, roi de Portugal, en faveur de Jean d'Alencastro, marquis de Torrès-Nuevas, fils du duc de Coïmbre bâtard de Jean II, roi de Portugal; il fut confisqué par Jean IV, roi de Portugal, après son avènement à la couronne, sur Raymond, cinquième duc d'Aveiro, qui ne voulut pas reconnoître le duc de Bragance pour roi de Portugal et demeura attaché à Philippe IV, roi d'Espagne, qui le dédommagea et lui donna le titre de duc de Ciudad-Real. Il mourut sans enfants à la fin de 1665, et laissa sa sœur héritière de ses biens et de ses titres, qu'elle porta à son mari, Emmanuel Ponce de Léon, VIe duc d'Arcos, mort à la fin de 1693, qui, de ce mariage, laissa les ducs d'Arcos et de Baños venus en France, par l'occasion qui a été dite, et la duchesse d'Albe, et depuis de Solferino[3]....

1. Le correcteur a biffé depuis *du voyage*, et mis, à la place de ces treize mots : *qui, étant à Paris en 1701*. Il n'y avait pas eu d'Addition sur ce voyage.
2. Ces six mots ont été biffés également.
3. La fin de cette Addition trouvera place au tome XVIII de 1873, p. 11.

361. *L'Aragon et ses privilèges.*

(Page 140.)

1er août 1707. — Rien n'étoit plus différent que la Castille et l'Aragon, et conséquemment leurs annexes. Tout est de longue main despotique en Castille, et le conseil de Castille, qui est tout à la fois le parlement universel et le conseil privé, ne rend que des sentences, qui ne deviennent arrêts que par l'approbation du roi, à qui ce conseil ou[1] corps les va rapporter au palais une fois la semaine. Là s'enregistre tout ce qu'il plaît au roi, sans aucune forme ni délai, et ce conseil n'est que l'instrument de ses volontés. En Aragon, tout le contraire : la loi du pays ne peut être contrariée; le conseil suprême en est le conservateur jaloux contre le roi, qui ne peut passer outre à ses représentations, et duquel il n'a aucune solide dépendance. Celui qui y préside sous le nom de *justice*, et non de *justicier*, comme étant lui-même la souveraine justice, ne peut être ni suspendu, ni déposé, ni écorné en aucun de ses droits et privilèges. Il n'y porte que ce qu'il lui plaît des volontés du roi, et il ne s'y en enregistre aucune pour peu qu'elle touche à quelque privilège du pays. On ne [le] laisse pas ignorer aux rois, le jour de leur installation, de laquelle ils ne peuvent se dispenser; et sur les lieux, à leur avènement à la couronne, le justice, couvert, lui dit tout haut : « Nous qui valons autant que vous, vous acceptons pour notre roi, à condition du maintien de tous nos droits, lois et prérogatives; sinon, non. » Ils ont toujours tenu parole tant qu'ils ont pu. Philippe V, les ayant soumis après cette dernière révolte, en profita pour abroger tous leurs droits, lois et privilèges, les réduisit à la forme et aux lois de Castille, et fit en cela un grand coup pour sa couronne et pour sa tranquillité. L'Aragon, et depuis la Catalogne, ont fait l'impossible pour allégir ce joug; Philippe V est demeuré inébranlable, avec grande raison, et les choses en sont restées en ces termes où il les a mises.

362. *Le conseil de Castille et son président.*

(Page 142.)

30 novembre 1713. — La charge de président du conseil de Castille ne fut point supprimée; mais, avant d'expliquer l'erreur[2], il faut expliquer la charge. Toutes les provinces ou royaumes qui composent celui d'Espagne sont partagées en deux, Castille et Aragon; sur quoi, on passe l'historique, qui mèneroit trop loin, et on laisse en tout l'Aragon, dont il ne s'agit point ici. Les provinces qui sont de la couronne de Castille ont des tribunaux, dont les plus considérables s'appellent *audiences*, mais desquelles il y appel à un tribunal unique,

1. Cet *ou* est peut-être une mauvaise transcription, pour *en*.

2. Dangeau vient de dire que Philippe V a supprimé la charge de président du conseil de Castille, ôtée à Ronquillo comme trop considérable.

qui est le conseil de Castille, qui se tient à Madrid, et qui est tout à la fois l'unique parlement pour tout ce qui dépend de la Castille, et ce que nous appelons ici le conseil des parties, composé des conseillers d'État et des maîtres des requêtes. Comme parlement, il juge au fond en dernier rèssort, et directement et par appel des autres tribunaux ; il enregistre les sanctions concernant la monarchie, les traités de paix, les grâces féodales, les grandesses qui s'érigent, et décide de celles qui tombent en litige : en un mot, fait seul la fonction de tous nos parlements. Comme conseil, il est le supérieur de tous les régidors et corrégidors, qui sont, dans leurs districts, tout à la fois ce que nous connoissons sous le nom de gouverneurs quant au civil, de lieutenant civil, criminel et de police, et prévôt des marchands ; et ces régidors et corrégidors sont soumis en tout, et jusque pour leur conduite, au conseil de Castille, ainsi que toutes les postes du royaume, tant à lettres qu'à chevaux. Avec cela, les conseillers de Castille n'ont rien de plus, ni en état, ni en considération, ni en distinction, que nos conseillers au parlement de Paris. Ils ont un unique président, et celui-là emporte à lui tout seul la puissance, le crédit, la considération, le rang et les privilèges, à condition aussi du hasard de le payer cher. On ne peut être président de Castille qu'on ne soit grand d'Espagne, et alors la place ne se peut ôter non plus que, parmi nous, celle de chancelier ; mais, comme l'importance de cet office de la couronne a fait trouver un expédient de se passer de celui qui en est revêtu en lui substituant un représentant parfait, mais amovible, qui est un garde des sceaux, aussi a-t-on fait très anciennement en Espagne. Quand on y est mécontent du président de Castille, grand d'Espagne par conséquent, et inamovible, on l'exile et on fait un gouverneur du conseil de Castille qui n'est jamais grand, et qu'on ôte quand on veut, comme ici le Garde des sceaux ; mais, tandis qu'il est en place, il est entièrement revêtu de tout ce dont l'est le président de Castille, et n'a pas la moindre différence de lui en quoi que ce soit. De son autorité, on en peut juger par ce qui vient d'être dit de celle du conseil de Castille, et par conséquent de sa considération. Son rang est prodigieux. En aucun cas ni occasion quelconque, il ne rend de visite à personne, et envoie ou querir ou prier qui bon lui semble d'aller chez lui, à tel jour et heure, lui parler. Non seulement il ne donne pas la main aux grands chez lui, ni aux ambassadeurs, ni au nonce du Pape, mais aux cardinaux, et cela est tellement sans difficulté, que les cardinaux et les ambassadeurs qui ont affaire à lui ont toujours la précaution de lui envoyer demander audience, et lui, la politesse, passée en usage, de les recevoir au lit sous prétexte d'une légère incommodité. Quand il va chez le roi, il le mande, et le roi ne peut le refuser ni le remettre. Un majordome de semaine le reçoit au bas de l'escalier, le conduit à la porte du cabinet du roi, l'y attend, et le reconduit au bas du degré ; et ce majordome est une fort belle charge d'où l'on passe aux plus grandes, et qui sont occupées par les seigneurs des plus grandes maisons et par les cadets des grands d'Espagne; mais un grand ne peut l'être. Travaillant avec le roi, le président ou gouverneur est assis, et c'est le seul qui le soit de tous ceux qui ne sont pas conseillers d'État et au Conseil, c'est-à-dire, à notre mode, ministres. Ce président ou gouverneur allant par les rues de Madrid, tous les carrosses arrêtent, grands, ambassadeurs, cardinaux, comme ici pour un fils de France; souvent il tire les rideaux de son carrosse, et alors on n'arrête point, non pas même les bourgeois qui le rencontrent, car c'est-à-dire qu'il veut être *incognito*. Tout ce prodigieux cérémonial, qui n'est que pour lui, et dont sa femme ne partage rien, ne lui est point onéreux tant qu'il est en place, occupé comme il est d'affaires et de fonctions, et accablé de monde chez lui, qui le courtise, ou qui a à lui parler; mais un président exilé ou un gouverneur hors d'emploi se trouve dans un vuide entier d'affaires: celles qu'il avoit ne le regardent plus, et toute autre place est devenue au-dessous de lui. La solitude est aussi entière: personne n'a plus besoin de lui, et, par là même, ne veut plus essuyer ce même cérémonial, que, tout déplacé qu'il est, il conserve toute sa vie. Il y a pourtant eu de ces gouverneurs, sous Philippe V, qui, ne l'ayant été que par *intérim* et à cette condition, ou très peu de temps, ou une seule fois, et, sans exemple, deux à la fois, ont eu le bon esprit, en quittant la place, de demander comme une grâce de n'être plus assujettis à ce cérémonial et de pouvoir reprendre leur ancienne forme comme avant qu'ils fussent gouverneurs du conseil de Castille, qui l'ont obtenu, et qui ont vécu en société, autant qu'elle est en usage, comme ils faisoient auparavant, et ont ainsi conservé une vie agréable, avec de la considération et l'*Excellence*, qui, une fois acquise, ne se perd plus. Ronquillo, dont les *Mémoires*[1] parlent ici, avoit été corrégidor de Madrid, avec une grande distinction, puis secrétaire d'État, et enfin gouverneur du conseil de Castille. Il fut destitué alors, comme le disent les *Mémoires;* mais la place subsista et fut donnée à un autre, dont on ne se souvient plus[2]. C'étoit le comte d'Oropesa qui étoit président du conseil de Castille, et exilé, à la mort de Charles II; Philippe V le laissa dans son exil, où il mourut, et le gouverneur du conseil de Castille qu'il trouva, en place. Il les a changés plusieurs fois, et n'a jamais fait de président, par l'embarras de ne s'en pouvoir défaire qu'en la manière qui a été expliquée.

Pour achever, puis donc qu'on y est, la matière du conseil de Castille, il faut ajouter qu'une fois la semaine il vient en corps au palais, avec son président ou gouverneur à sa tête, qui est reçu comme il vient d'être dit, et conduit dans une pièce du bout du grand appartement du roi, comme qui diroit, pour le faire entendre par la comparaison de Versailles, le conseil de Castille arriveroit par le degré des

1. Le *Journal de Dangeau.*
2. Ce dernier membre de phrase a été biffé par un correcteur, sans doute celui qui a préparé les textes pour l'impression.

Ambassadeurs, et iroit dans un des deux salons de la chapelle, en supposant qu'il y eût un double. Dès qu'il est arrivé, le roi traverse en public tout son grand appartement; les courtisans et son capitaine des gardes même s'arrêtent à la porte du lieu où est le conseil. Dès que le roi y paroît, tous, et le président même, se mettent à genoux; le roi, couvert, passe à son fauteuil, qui est sous le dais, s'assit, puis leur dit : « Levez-vous, asseyez-vous, couvrez-vous; » et tous obéissent. Le conseil, sur des bancs de bois nu, sans tapis, forme trois côtés d'un carré, et le fauteuil du roi, seul, le quatrième, le président ou gouverneur à droit sur le banc, mais le plus près du roi, et, à côté du président ou gouverneur, est le conseiller en semaine de rapporter au roi. Celui-là, après un mot du président ou gouverneur, rend très sommairement compte au roi des sentences rendues durant la semaine et des motifs que le conseil a eus. Le roi les casse ou les change comme il lui plaît, et elles ne deviennent arrêts que par l'approbation qu'il leur donne. Le rapport de la semaine achevé, le roi se lève, tous se mettent à genoux, il sort, et le président ou gouverneur le suit. Il trouve son capitaine des gardes à la porte où il l'avoit laissé, avec sa cour, dans cette autre pièce où elle étoit restée à l'attendre, et qui l'accompagne au retour. En chemin, dans une des pièces de l'appartement, comme qui diroit, à Versailles, dans celle de la Musique, il y a contre la muraille, du côté des fenêtres, un fauteuil préparé; vis-à-vis et proche, un petit banc de bois nu, et une petite table le long et à côté du fauteuil et du banc. Le roi s'assit là, et le président ou gouverneur vis-à-vis, qui, là, ne se couvre point, et toute la cour, avec le capitaine des gardes, passent dans la pièce au delà, où ils attendent, et les portes de celle où est le roi se ferment. Il travaille seul avec le président une demi-heure, quelquefois une heure; puis, passant par la pièce où sa cour et le capitaine des gardes l'attendent, il s'en va chez lui, suivi du président ou gouverneur jusqu'au bout de l'appartement extérieur, lequel est après conduit au bas du degré par le majordome en semaine. Il faut savoir encore que, par grandeur, il n'y a aucun siège ni banc, ni rien qui y puisse suppléer, dans toute l'étendue de ce vaste appartement extérieur, sinon deux tabourets dans le salon qui joint l'appartement intérieur à l'extérieur; ils sont pour le sommelier du corps et pour le gentilhomme de la chambre de semaine, lesquels ne sont remplis de personne, même en leur absence. Si le majordome-major arrive là pour attendre, on lui en apporte un troisième, qu'on ôte dès qu'il est sorti, et on fait le même honneur au président de Castille, quand il y vient; mais, hors ces deux, et à qui que ce soit, sans exception aucune, pas même aux ambassadeurs, ni aux cardinaux. Dès que le roi est hors de Madrid, c'est le président ou gouverneur du conseil de Castille qui s'y mêle de tout, et y commande seul avec toute autorité[1].

1. Comparez ci-après, appendice XII, p. 529.

363. *Les gouverneurs du conseil de Castille.*

(Page 152.)

15 juillet 1715. — Dangeau est aussi trop mal informé des choses d'Espagne. Les conseils ne furent point rétablis comme du temps du roi Charles II; mais on en prit quelque bagatelle extérieure, qui fut une junte, où entrèrent les conseillers d'État, et qui dura peu, où il ne se faisoit rien, et tout se décidoit en particulier entre le roi et un ministre, en présence de la reine, qui ne tarda pas à prendre du crédit et à se modeler sur la feue reine, en dernier lieu sur Mme des Ursins. A l'égard du président du conseil de Castille et du gouverneur de ce même conseil, on a vu au long ce que c'est : il n'y eut rien de changé à leur rang. Jamais Philippe V ne fit aucun président de Castille, mais toujours des gouverneurs, pour la commodité de les pouvoir changer, et il les changea souvent. Il fit même une chose inouïe, et je pense que ce fut en ce temps-ci, qui fut deux gouverneurs à la fois du conseil de Castille, pour diminuer leur autorité ; ils ne durèrent pas. A leur renvoi, ils ne purent se résoudre à la solitude qui suit ces démissions, et ils demandèrent comme une grâce de n'être pas obligés à conserver leur rang, fondés sur ce qu'ayant été deux ensemble, aucun des deux n'avoit pu être véritablement gouverneur du conseil de Castille. Ils l'obtinrent, et, depuis cet exemple, quelques-uns de ceux qu'on a ôtés de cette grande place ont demandé et obtenu la même chose en la quittant, quoiqu'ils eussent été seuls à la fois. Voilà ce que l'auteur de nos *Mémoires*[1] aura confondu, et ce qu'il falloit expliquer. Il auroit pu ajouter les cardinaux aux ambassadeurs et aux grands, qui n'ont pas plus la main chez le gouverneur du conseil de Castille que ces derniers, mais qui, comme on l'a déjà dit, en sont reçus au lit, sous prétexte d'indisposition, ainsi que les ambassadeurs[2].

364. *Les conseillers d'État d'Espagne.*

(Pages 152-153.)

9 février 1706. — L'ignorance des seigneurs espagnols sur la guerre étoit étonnante. Il y avoit des siècles qu'ils tenoient au-dessous d'eux de la faire, et même d'en ouïr parler, excepté sept ou huit, au plus, dans un si long espace. Maintenant tous s'en vouloient mêler, et n'y pouvoient rien comprendre. C'est ce qui arriva à ce duc d'Arcos, homme d'esprit, et même de savoir d'ailleurs[3]. Conseiller d'État est, en

1. Le *Journal de Dangeau*. — 2. Ci-dessus, Addition n° 362, et ci-après, p. 530.

3. Dangeau raconte que, le duc d'Arcos, nouveau vice-roi du royaume de Valence, ayant eu une contestation avec M. de las Torrès, et celui-ci ayant pris la ville de Moncada malgré lui, le duc a été rappelé à Madrid avec interdiction de retourner à Valence pendant le cours de la campagne. Comparez les *Mémoires de Saint-Simon*, tome IV de 1873, p. 353.

Espagne, ce qu'on appelle ici *ministre*, qui est là, plus encore, s'il se peut, qu'ici, le dernier degré de la fortune; eux seuls et les cardinaux peuvent aller en chaise à porteurs, comme les dames, par la ville et dans le palais, et ont l'*Excellence*, s'ils ne l'ont pas déjà par d'autres titres; mais celui-ci étoit déjà devenu un vain nom en Espagne, qui n'avoit plus aucune fonction, et n'en a pas recouvré depuis.

365. *Les* trois charges *en Espagne.*

(Page 157.)

4 juin 1702. — .... *Caballerizzo*[1] *mayor* est le grand écuyer; le sommelier du corps, le grand chambellan, et le majordome-major, le grand maître de la maison, qui précède les deux autres, et même toujours tous les grands. Ainsi ils sont mal rangés ici entre eux[2], d'autant que les grands n'ont aucun rang d'ancienneté entre eux. Ces trois charges sont, sans aucune proportion, infiniment au-dessus des trois pareilles de notre cour, excepté celle de président du conseil de Castille, sans proportion ni compétence avec pas une autre d'Espagne.

366 et 367. *La charge de sommelier du corps en Espagne.*

(Page 162.)

2 février 1709. — .... La[3] charge de sommelier du corps est une des trois grandes de la cour; elle est ce qu'étoit en France celle de grand chambellan avant que, de ses débris, on en eût fait plusieurs autres. Il a tout le service, tout le commandement, tous les serments, et toute l'administration de la chambre et de la garde-robe. Les gentilshommes de la chambre, presque toujours grands d'Espagne, et des plus distingués, qui sont en nombre et qui servent par semaine, prêtent serment entre ses mains, et sont plus à ses ordres que les huissiers et les valets de chambre du Roi ne le sont à ceux de nos premiers gentilshommes de la chambre. Il a aussi de tristes fonctions, que les gentilshommes de la chambre remplissent en son absence: il chausse et botte le roi, le déchausse et le débotte de la jambe droite, tandis qu'il l'est, par un valet, de la jambe gauche; il lui donne le pot de chambre, et, s'il est malade, le bassin, comme aussi en France; mais, ce qui ne s'y fait pas, il le reprend et le retire après que le roi s'en est servi, et, soit au lit ou à la chaise percée, il lui essuie le derrière. Philippe V, qui n'étoit pas accoutumé en France à un si étrange service, et qui y fut attrapé les premières fois, n'alloit plus à sa chaise percée

1. Le commencement de cette Addition se placera plus loin, n° 309. — Le manuscrit porte : *cavalerizzo.*

2. Dangeau a nommé, comme recevant l'ordre du Saint-Esprit : 1° le cardinal Portocarrero; 2° le grand écuyer Medina-Sidonia; 3° le sommelier du corps Benavente; 4° le majordome-major Villafranca.

3. Le commencement de cette Addition, sur M. de Benavente, trouvera sa place au tome VI de 1873, p. 248. — Comparez ci-après, appendice XII, p. 535.

qu'en cachette. Le comte de Benavente, qui y fut trompé huit jours durant, vint trouver Louville, à qui il conta son inquiétude de la santé du roi. Louville rit, et lui avoua ce qui en étoit. Ce fut une affaire que de lui faire entendre raison là-dessus et de lui persuader de laisser vivre le roi à la françoise à cet égard. On sait l'histoire fameuse de Philippe III qui mourut d'un brasier qui étoit dans sa chambre, et que ni lui ni personne ne put faire ôter par l'absence du sommelier du corps, qui étoit à la ville. C'est mourir à bon marché.

3 août 1715. — .... Le sommelier du corps[1], quoique indépendant du majordome-major et égal à lui et au grand écuyer par leurs charges, prête néanmoins, comme le grand écuyer, serment entre les mains du majordome-major, qui ne le prête entre les mains de personne.

368. *La charge de majordome-major de la reine d'Espagne.*

(Page 171.)

12 janvier 1700. — Le nom du marquis de los Balbazès est Spinola; celui de sa charge, majordome-major; sa fonction, fort au-dessus de celle de chevalier d'honneur. Il en fait la fonction avec celle de grand maître de sa maison en entier, a un mélange d'autorité et de fonctions dans l'appartement de la reine avec la camarera-mayor, est l'ordonnateur de toutes les dépenses de table et des provisions, et ne cède, chez la reine, à aucun grand, pas même au majordome-major du roi, qui aussi ne s'y trouve à aucune cérémonie. Ses entrées chez la reine sont presque les mêmes que celles de la camarera-mayor[2].

369. *Le duc d'Uceda.*

(Page 187.)

4 juin 1702. — Le duc d'Uceda n'étoit ni Lerme, ni Sandoval, mais Acuña y Pacheco[3]....

370. *Les charges ou offices de la couronne en Espagne.*

(Page 188.)

26 novembre 1700. — M. de Dangeau est mal informé[4]. Il n'y a point en Espagne de charges ou offices de la couronne. Les emplois des conseils et les gouvernements ne se perdent point, et d'autres emplois subalternes. Le reste se perd par la mort des rois, et les premières charges comme les autres; et ces[5] premières charges, qui sont le ma-

1. Le commencement de cette Addition se rapporte au marquis de Montealegre, et trouvera place au tome XI de 1873, p. 113.
2. Comparez ci-après, appendice XI, p. 512-514.
3. La fin de cette Addition a été placée plus haut, n° 365.
4. Il a dit que « les charges de la maison et les charges de guerre cessent toutes par la mort du roi. »
5. On a corrigé postérieurement *et ces* en *Ces*.

jordome-major, le sommelier de corps et le grand écuyer, et qui répondent au nôtre, au grand maître et au grand chambellan, sont infiniment au-dessus pour tout; et celles-là se perdent de même.

371. *Le marquis de Mancera.*

(Page 195.)

9 novembre 1710. — Ce vieux marquis de Mancera étoit de la maison de Tolède, et avoit passé par les premiers emplois de la monarchie d'Espagne, vice-royautés, ambassades, conseils.... Son régime étoit des plus surprenants pendant les vingt dernières années de sa vie : il prenoit le matin du chocolat, un peu de mouton ou de pigeon à dîner, et, le soir, quelque salade et quelques fruits à la glace, le tout sans une seule bouchée de pain, et ne buvoit jamais de vin, étoit propre, sain, et ne sentoit rien ; souvent il redoubloit le chocolat l'après-dînée. Il n'étoit pas le seul en Espagne qui ne mangeât point de pain[1]....

372. *Dispute de rang entre Briord et d'Avaux*[2].

(Page 253.)

20 février 1701. — Briord[3] étoit bien gentilhomme, et c'étoit tout. De grade, il n'en avoit d'aucune sorte; il étoit premier écuyer de Monsieur le Prince, ce qui pouvoit le relever, mais non pas à l'égard de personne[4]. Entre ambassadeurs de même sorte, ou tous deux ordinaires, ou tous deux extraordinaires, le dernier arrivé précède l'autre, sans difficulté, à moins de distinction personnelle fort grande par naissance ou dignité, comme duc ou prince. Entre Briord et d'Avaux, il ne s'en agissoit point. Il n'est donc pas étonnant que, suivant la règle, d'Avaux, dernier arrivé, précédât Briord; mais Dangeau, qui étoit conseiller d'État d'épée, est bien aise ici de se relever. Il est vrai que, dans la suite, les conseillers d'État ont commencé à prétendre à ne céder qu'aux ducs et aux officiers de la couronne. C'est ce qui sera discuté à mesure de l'occasion.

373. *Cosnac, archevêque d'Aix, et Fortin de la Hoguette, archevêque de Sens.*

(Page 270.)

17 avril 1701. — Ces deux archevêques étoient deux hommes bien différents. Celui d'Aix étoit M. de Cosnac si connu par ses intrigues

1. Comparez ci-après, appendice XII, p. 538-539. — Les passages supprimés de cette Addition se placeront en 1710.

2. Dangeau raconte que M. d'Avaux aura le pas, comme plus ancien ambassadeur, et surtout comme conseiller d'État. Saint-Simon a omis ce détail en parlant de l'arrivée de M. d'Avaux à la Haye.

3. Ici, *Briorde*, comme dans Dangeau. — 4. Voyez notre tome IV, p. 34.

du temps qu'il étoit premier aumônier de Monsieur et évêque de Valence, et qui eut ci-après tant de part à remettre la célèbre Mme des Ursins en selle, dont sa nièce étoit parente, et qu'ils avoient mariée au dernier comte de la maison d'Egmont. L'autre étoit Fortin de la Hoguette qui avoit été évêque de Poitiers, grand évêque, grand homme de bien et savant, et toutefois homme du monde, et qui s'y savoit très dignement conduire.

374. *M. de la Hoguette, archevêque de Sens, refuse l'Ordre.*

(Page 279.)

1er mai 1701. — Le père de Monsieur de Sens étoit major de Blaye sous le duc de Saint-Simon, et fort attaché à lui; c'étoit un très brave homme et très honnête homme, mais rien du tout que par esprit et vertu. Monsieur de Sens le manda franchement, et refusa[1]. Le Roi insista sur l'éclat de ce refus et de sa cause après avoir été nommé au chapitre, et promit de donner du temps pour les preuves, dont il ne se parleroit plus; mais Monsieur de Sens répliqua que cela étoit contre les statuts, et ne le voulut jamais. Il imita en cela le maréchal Fabert, et ce sont les deux seuls. Lorsque le Roi le déclara, M. de Marsan dit au Roi que cette action méritoit qu'il changeât le bleu en rouge, et chacun y applaudit.

375. *M. de Coislin, évêque de Metz.*

(Pages 285-286.)

1er mai 1701. — Monsieur de Metz étoit fils du duc de Coislin, et devenu premier aumônier en titre depuis que le cardinal de Coislin, son oncle, étoit devenu grand aumônier.

376. *Les enfants de Mme de Bournonville.*

(Page 289.)

22 mai 1701. — Cette fille est devenue duchesse de Duras, et son frère est mort sans enfants de la seconde fille du dernier maréchal de Gramont, qui s'est remariée au duc de Ruffec fils aîné du duc de Saint-Simon.

377. *Les ducs de Bournonville.*

(Page 290.)

12 décembre 1693. — Le père de ce M. de Bournonville avoit eu un brevet de duc dès 1608, et avoit fort servi les Archiducs, et avoit été de leur part à Vienne et à Paris après la mort de l'archiduchesse Claire-Eugénie, infante d'Espagne, veuve de l'archiduc Albert. Ses affaires bâtèrent mal à Bruxelles : il s'établit à Lyon en 1634, et y mourut à soixante-dix ans, en 1656. Il laissa deux fils. L'aîné s'attacha à la

1. Manda qu'il n'était rien comme naissance ou noblesse, et refusa l'Ordre.

maison d'Autriche, qui lui donna le vain titre de prince et de grands emplois de guerre, et mourut à Pampelune, vice-roi de Navarre, 20 août 1690. C'est le père de M. de Bournonville gendre du duc de Luynes, et grand-père de la duchesse de Duras et d'un fils unique mort sans postérité de Mlle de Gramont, remariée au duc de Ruffec. Le cadet s'attacha à la France, et eut, comme son grand-père[1], un brevet de duc en 1652, servit d'officier général, et, faute de pairs au sacre de Louis XIV, représenta le comte de Champagne, le 7 juin 1654. En 1660, il fut gouverneur de Paris et chevalier d'honneur de la Reine; mais, l'année suivante, la mort du cardinal Mazarin et la disgrâce de M. Foucquet, à qui il s'étoit fort attaché, lui firent perdre l'un et l'autre. De l'exil il passa à la retraite, et, ayant perdu sa femme en 1678, fille de la Vieuville premier capitaine des gardes du corps et surintendant des finances, fameux par sa disgrâce et par son retour, il se fit prêtre et directeur des bénédictines de son bourg de la Motte-Tilly, près Nogent-sur-Seine, où il s'étoit retiré[2], et où il mourut, n'ayant eu que Mme de Noailles. Un autre frère de ce second duc de Bournonville est[3] père du duc de Bournonville, grand d'Espagne et chevalier de la Toison de Philippe V[4], capitaine de ses gardes du corps flamands, gentilhomme de sa chambre, capitaine général, et son ambassadeur à Vienne, puis au congrès de Soissons.

378. *Le maréchal de Tourville.*

(Pages 291-292.)

28 mai 1701. — Le maréchal de Tourville s'appeloit Costentin[5], et, du consentement des Anglois et des Hollandois, le plus grand homme de mer de son temps en tout genre. Doux, modeste, et un des plus braves hommes du monde, mais sans esprit quelconque que pour son métier; bien fait, et aimant les dames; un fort honnête homme aussi, et adoré dans la marine. Son père, bien gentilhomme, étoit à M. de Saint-Simon, et ce fut lui qu'il envoya au cardinal de Richelieu, à la journée des Dupes, lui dire que, sur sa parole, il vint à Versailles. Le reste de l'histoire est connue et fameuse, et nulle part si vraie que dans le Vassor[6]. Lorsque Monsieur le Prince maria son fameux fils à la nièce

1. Lisez : *son père.*
2. Il paraphrase mal le texte de l'*Histoire généalogique*, tome V, p. 838. C'est à Nogent, et non à la Motte-Tilly, qu'il y avait un prieuré de filles de Saint-Benoît.
3. *Est* a été corrigé postérieurement en *fut.*
4. On a corrigé à tort *V* en *4.*
5. Ici, *Cottentin.* Comparez ci-après, p. 608, l'appendice XXI.
6. *Histoire de Louis XIII*, liv. xxix; édit. 1757, tome III, p. 549-550. Le Vassor, qui donne en effet un rôle considérable à Claude de Saint-Simon, dit seulement, sans indiquer où il a pris ses renseignements : « Voici comment la chose a pu se passer à mon avis. »

du cardinal de Richelieu, il demanda à M. de Saint-Simon un gentilhomme de confiance pour mettre auprès de lui : il lui donna Tourville. Son fils le maréchal et sa sœur Mme de Gouville, qui a figuré avec beaucoup d'esprit dans les intrigues de son temps, n'avoient jamais oublié cet attachement premier au duc de Saint-Simon. Le fils du maréchal fut tué fort jeune, et sa fille a épousé M. de Brassac, et a été dame de Mme la duchesse de Berry. Leur mère étoit fille d'un homme d'affaires[1] qui s'appeloit Laugeois.

379. *Le comte d'Estrées nommé lieutenant général de la mer par le roi d'Espagne.*

(Page 296, note.)

2 juin 1701. — Le comte d'Estrées ne s'est guères sali les mains de ces appointements[2], ni fatigué à commander des vaisseaux d'Espagne ; il en a eu mieux, comme on verra. Pour la qualité de *prince de la mer*, je ne sais où elle a été prise, encore moins par qui portée : depuis l'union des Espagnes par Ferdinand et Isabelle, on ne voit guères de prince du sang d'Espagne en âge d'homme, un ou deux à peine, et qui ont été cardinaux.

380. *Dispute de Monsieur avec le Roi.*

(Page 314.)

8 juin 1701. — Dangeau n'achève pas l'histoire[3]. M. de Chartres vouloit servir à toute tête, et Monsieur vouloit qu'il commandât une armée. Tout soumis qu'il fût au Roi, il lui prenoit quelquefois des révoltes, et celle-ci fut violente. La bouderie dura deux mois, avec quantité de picoteries. Monsieur étoit outré de ce que son fils n'avoit point de gouvernement, quoique promis, il y avoit si longtemps, pour son mariage. Il voyoit que, loin de donner une armée à son fils, le Roi l'empêchoit de servir, pour l'en éloigner, comme il arrivoit aussi aux princes du sang, tandis que les bâtards continuoient à servir. Il est vrai que tout cela fit grand mal à Monsieur, qui, par sottise de bonté pour Tancrède, son premier chirurgien, qui l'avoit manqué et qui saignoit mal, ne se voulut point faire saigner par lui, ni par un autre, quoiqu'il en crevât de besoin. Il est vrai que le Roi l'en pressa ce jour-là ; mais il est vrai aussi que, ce même jour-là, ils se querellèrent tous deux plus vivement que Monsieur n'avoit osé faire de sa vie, et qu'ils se quittèrent sur cette querelle, et Monsieur fort brusquement.

1. *Affaire*, au singulier.

2. Dangeau a dit que Philippe V attachait dix mille écus d'appointements à cette charge.

3. Il a simplement dit que Monsieur, ayant mené Madame à Saint-Germain, où le Roi allait faire visite avec toute la cour, en est reparti dès l'arrivée du Roi, et est retourné à Saint-Cloud.

On a cru depuis que l'émotion qu'il en eut hâta sa mort et augmenta la douleur du Roi, et les prodigieux traitements qu'il fit à Madame et à M. de Chartres.

381. — *Monsieur le Duc obligé de servir Monsieur.*

(Page 346.)

9 septembre 1694. — M. de Dangeau est trop courtisan, et trop circonspect aussi[1]. La jalousie extrême succéda, dans Monsieur le Duc, au mépris, où, à force de plaisanteries et de se trouver le roi de la jeunesse, il avoit essayé, et n'avoit pu venir à bout de faire tomber M. de Chartres, dont l'esprit et la valeur relevèrent bientôt les premiers embarras de l'entrée dans le monde, et lui conservèrent toute la supériorité que le rang et la naissance lui donnoient sur lui. Il arriva, dans les suites, des augmentations de jalousie d'une autre espèce plus fâcheuse, dont M. le prince de Conti prit plus de part qu'il ne le pouvoit montrer. La douceur de ses[2] mœurs et sa mesure naturelle le continrent plus que Monsieur le Duc, fougueux et furieux ; mais il est certain que, si ces princes s'estimèrent, ils se haïrent encore davantage, et se haïrent réciproquement tous trois tant qu'ils vécurent, et dans la nécessité de passer leur vie à se voir à tous moments[3].

Monsieur le Duc, dont la qualité de gendre du Roi ne relevoit pas l'éclat, mais favorisoit les entreprises, ne sachant que faire, voulut s'en prendre au rang, et, d'honneur, attaqua d'abord celui de Monsieur, en disant qu'il ne devoit point [le] servir, et que c'étoit un abus des princes du sang qu'il ne vouloit plus imiter. Comme les occasions de ce service ne se trouvoient jamais que par des hasards fort rares à qui avoit envie de les éviter, Monsieur le sut longtemps, et en fut piqué, sans vouloir aller au Roi sur une chose incontestable, ce qu'il croyoit [au-]dessous[4] de lui, et sans pouvoir faire sentir à Monsieur le Duc ce qu'il faisoit semblant d'ignorer. Enfin, un jour, étant à Marly, où il logeoit dans un des appartements bas, et s'amusant sur le midi, à son ordinaire, avec les uns et les autres, dans sa chambre, avant que de s'habiller, il vit passer Monsieur le Duc sur la terrasse ; et aussitôt de frapper sur les vitres tant qu'il put[5]. Monsieur le Duc, tourné à ce bruit, voit Monsieur qui l'appelle, et qui se met à ouvrir sa fenêtre, qui, comme toutes celles des bas de Marly, étoient portes. Monsieur le Duc ne put éviter d'aller à Monsieur, qui, sur des riens, savoit mener la parole mieux qu'homme de France. Il parle à Monsieur le Duc, lui de-

1. Il a dit : « Les bruits d'un démêlé entre M. de Chartres et Monsieur le Duc à l'armée sont entièrement faux, et jamais ces princes n'ont vécu dans une plus parfaite amitié. »
2. *Ces*, dans le manuscrit.
3. Ce paragraphe n'a pas d'équivalent dans les *Mémoires*.
4. *Au* a été oublié à la fin d'une ligne.
5. *Pust*, dans le manuscrit.

mande où il va, d'où il vient, s'assit cependant dans sa chaise, et, de propos en propos, que l'un n'attendoit pas l'autre, le conduit au moment de la chemise, que le premier valet de chambre présenta à Monsieur le Duc en présence du premier gentilhomme de la chambre de Monsieur. Force fut bien de refuser, ou de la prendre et de la donner à Monsieur; et comme le premier parti étoit, de droit et de fait, insoutenable, il prit par nécessité le second. La chemise ne fut pas plus tôt[1] donnée et reçue, que Monsieur, en souriant, promenant ses yeux sur toute la compagnie, et les fixant après sur Monsieur le Duc, lui dit qu'il ne vouloit pas l'arrêter davantage, et qu'il pouvoit continuer le chemin dont il l'avoit détourné. Monsieur le Duc, qui rageoit, ne se le fit pas dire deux fois, fit la révérence, et s'en alla. Monsieur, content de s'être fait servir par Monsieur le Duc sans en être venu à plus fort que son droit et le constant usage, en parla au Roi et lui conta l'espièglerie, qui blâma Monsieur le Duc : lequel n'osa depuis dire un mot sur le rang des fils et des petits-fils de France, ni faire aucun semblant d'avoir eu la moindre prétention.

382. *Madame se raccommode avec le Roi.*

(Page 349.

12 juin 1701. — Outre la brouillerie du Roi et de Monsieur, dont Madame avoit sa part commune, il y en avoit une autre plus sérieuse d'elle au Roi, qui avoit vu de ses lettres en Allemagne, où elle parloit fort mal de lui. Il en fut d'autant plus piqué, que Mme de Maintenon y étoit mêlée, et qu'on y voyoit en plein combien cette princesse étoit allemande, et peu françoise. Mme de Ventadour, sa dame d'honneur, de concert avec son bon ami le maréchal de Villeroy, saisit ces moments d'afflictions et de tendresse, et, par Mme de Maintenon, qu'elle piqua d'honneur, fit le raccommodement.

383. *Distinctions accordées au duc d'Orléans et à Monsieur le Prince.*

(Pages 357-358.)

14 juin 1701. — Tant de distinctions furent données à M. le duc d'Orléans par les considérations qu'on a vues à la page 121[2]; celle de Mme la duchesse d'Orléans y entra pour beaucoup, et celle encore de retenir M. d'Orléans sur la prétention de commander une armée. Les princes du sang, toujours blessés du rang de petits-fils de France, le furent beaucoup de ces majestueuses nouveautés, et le Roi, pour les consoler moins que pour les retenir, donna à Monsieur le Prince les avantages de premier prince du sang devenus vacants, et au-dessous de M. le duc d'Orléans au point où il fut élevé alors.

1. *Plutôt*, dans le manuscrit.
2. Correspondant à l'Addition n° 380, ci-dessus.

384. *Traitement des ducs aux obsèques de Monsieur.*
(Page 368.)

13 juin 1701. — Voilà la première fois que les ducs sont traités de la sorte[1]. Ils avoient déjà eu le déchet, à la mort de Mme la Dauphine de Bavière, d'être précédés à l'eau bénite par MM. de Vendôme; mais ils y vinrent avec Monsieur et les princes du sang, chez lesquels tous s'assemblèrent, et le goupillon leur fut présenté avec le carreau, comme aux princes du sang, et des mêmes mains. Ici, le Roi, qui ne songeoit qu'à la grandeur des bâtards, se servit de la compétence de la maison de Lorraine, qui n'en avoit jamais prétendu en ces cérémonies, et, sous prétexte de ne rien décider, finit le cérémonial à M. de Vendôme, et en exclut les ducs; il en fut de même pour les duchesses. Dangeau passe légèrement sur l'arrangement des carrosses, où les duchesses eurent l'avantage, quoique avec quelque mélange des princesses. Ce fut encore la première fois que toutes les princesses du sang allèrent ensemble dans le carrosse de la première princesse. Elles avoient toujours été partagées entre les carrosses en sorte qu'autant que leur nombre le permettoit il y en avoit une dans chacun, même les petites-filles de France.

385. *Mort de Madame première femme de Monsieur.*
(Page 370[2].)

3 octobre 1716. — D'Effiat étoit petit-fils du maréchal d'Effiat fils du frère aîné de Cinq-Mars, grand écuyer de France, exécuté à Lyon avec M. de Thou fils du célèbre historien et petit-fils du premier président du parlement de Paris. D'Effiat étoit chevalier de l'Ordre et premier écuyer de M. le duc d'Orléans, après l'avoir été de Monsieur. C'étoit un homme de beaucoup d'esprit, grand chasseur et fort sobre, mais sans âme et parfaitement scélérat. Il étoit intimement uni de tout temps avec M. le chevalier de Lorraine, qui gouvernoit Monsieur, à qui son aimable figure avoit donné sur lui un tel empire, qu'il le gouverna le reste de sa vie. Madame, première femme de Monsieur[3], le fit chasser; il s'en alla à Rome, où, désespérant de sa fortune tant que Madame vivroit, il envoya un poison à d'Effiat, que celui-ci jeta adroitement dans un pot d'eau que les garçons de la chambre de Madame tenoient dans une de ses antichambres, à Saint-Cloud, dans une armoire, pour l'avoir sous leur main pour Madame. Un d'eux y surprit d'Effiat, que le hasard avoit fait trouver seul dans cette antichambre après le dîner et lui demanda avec émotion ce qu'il faisoit dans cette armoire

1. Le Roi avait réglé que le cérémonial d'appel nominal s'arrêterait au duc de Vendôme et à la duchesse de Verneuil.
2. Comparez ci-après, Appendices XXVI et XXVII.
3. Ces quatre mots ont été ajoutés par le correcteur qui a préparé le manuscrit pour l'impression.

D'Effiat, sans s'étonner, lui fit excuse, et dit que, mourant de soif, il avoit cherché là un verre d'eau à boire, et fit semblant d'essuyer un verre de quelques-uns qui étoient là, puis entra dans l'appartement. Deux heures après, l'affaire de Madame fut faite. Le Roi, outré de la plus sensible douleur, et dans la dernière inquiétude sur Monsieur, envoya chercher secrètement, la nuit qui suivit la mort de Madame, [Purnon, premier maître d'hôtel de Madame[1]], qu'il jugea bien avoir été du complot, et se le fit amener par les derrières de son appartement. Dès qu'il le vit : « Regardez-moi bien, lui dit-il, et soyez sûr de la vie, et que vous ne serez jamais recherché, si vous me dites tout; mais, si vous me mentez, comptez aussi que vous êtes mort sans ressource. Madame est morte empoisonnée, je le sais; mais je veux savoir tout le reste. » Il n'y avoit de présents que deux valets affidés et principaux, et un officier des gardes du corps, qui ne l'étoit pas moins, qui avoit amené cet homme. Il ne se déconcerta point; il conta au Roi le fait du chevalier de Lorraine, celui du marquis d'Effiat, comment le comte de Beuvron, leur ami et capitaine des gardes de Monsieur, oncle paternel du duc d'Harcourt, étoit du complot, et par qui le poison apporté. « Et mon frère, lui demanda le Roi, le savoit-il? — Monsieur, répondit l'homme, nous le connoissons trop, et nous nous sommes bien gardés de lui livrer ce secret. » Alors le Roi, soulagé au dernier point, renvoya cet homme libre, qui n'a pas reçu depuis le moindre mauvais traitement. Celui qui a écrit ces notes[2] a su cette anecdote de M. Joly de Fleury, procureur général du Parlement, qui l'a sue lui-même de la bouche d'un des trois témoins, et elle a paru digne de trouver ici sa place. Le bruit qui se fit en France et en Angleterre de ce genre de mort, qui ne put être ignoré de personne, et l'amère douleur du Roi pensèrent perdre les empoisonneurs; mais la peur que quelqu'un d'eux osât y impliquer Monsieur fit tant d'impression sur le Roi, quoique assuré par ce qu'on vient de rapporter, et les apparences étoient si fortes contre ce prince, qui, en effet, en a toujours été cru l'auteur, que le Roi aima mieux laisser tomber toute recherche et toute punition. Le merveilleux est que, sachant ce qu'il savoit, et ce dont personne au monde ne doutoit, sur le chevalier de Lorraine, il l'ait rendu à Monsieur, et que, pour tenir ce prince soumis à toutes ses volontés, ce même chevalier de Lorraine ait joui toute sa vie d'une espèce de faveur marquée, d'une considération du Roi très distinguée, et que, par raison proportionnée, d'Effiat ait toujours été bien avec lui, qui, sur la fin de son règne, s'y mit extrêmement bien en se rendant[3] et livrant à M. du Maine. Le maréchal de Villeroy, son ami, par les anciennes liaisons que, par Monsieur le Grand, son beau-frère, il avoit eues fort étroites avec le chevalier de Lorraine, en fut le

1. Il y a un blanc ici, dans l'Addition. On a vu (p. 376) que le nom de Purnon a été ajouté après coup dans les *Mémoires*, où un blanc pareil avait été laissé lors de la mise au net.

2. Saint-Simon lui-même. — 3. Ou *vendant*.

médiateur, et s'en servit lui-même au même usage après la mort du Roi[1]....

386. *Le comte de Beuvron.*

(Page 373.)

27 octobre 1686. — Le comte de Beuvron étoit frère du marquis de Beuvron et de la duchesse d'Arpajon, fort dans le grand monde et capitaine des gardes de Monsieur. Il fut fort accusé d'avoir eu part avec le marquis d'Effiat à l'empoisonnement de Madame, et le chevalier de Lorraine, qu'elle avoit fait chasser et qui étoit allé voyager à Rome, d'en avoir envoyé le poison. Cela fit alors tout l'éclat que pouvoit faire une telle affaire, qui irrita publiquement l'Angleterre, et qui toucha infiniment le Roi, qui aimoit fort Madame, et qui commençoit à lui donner confiance pour ses affaires; mais une chose aussi grave, et où Monsieur étoit mêlé[2], les disgrâces de ces Messieurs finirent, et le comte de Beuvron crut avoir eu dans les goulottes de Saint-Cloud, en plein jour, où il se promenoit seul, une vision d'une pompe funèbre de Madame, qui le mit en grand désordre, et qui commença à le convertir. Monseigneur, à la mort de la Reine, étant à Saint-Cloud avec le Roi, et s'étant levé, la nuit, d'auprès de Madame la Dauphine, crut voir feu Madame traverser gravement la chambre, seule, le regardant, et vêtue comme elle l'étoit à l'ordinaire. Quoi qu'il en soit, le Roi, qui dès lors méditoit le mariage de Mlle de Blois avec M. de Chartres, et qui en sentoit les difficultés, fut bien aise de mortiser[3] de loin Madame, qui avoit eu Théobon auprès d'elle, que Monsieur avoit ôtée, et à qui Madame écrivoit tous les jours de sa vie, et la voyoit tant qu'elle pouvoit dans des couvents à Paris. Pour en revenir au comte de Beuvron, il faut ajouter une aventure heureuse qui lui arriva : allant à Luxembourg avec la cour, embarqué dans le carrosse de Cavoye avec d'autres gens de la cour, il s'endormit; il y avoit des années qu'il menoit une vie mourante, sans pouvoir trouver de soulagement. Cavoye, à qui il prenoit quelquefois des fantaisies fort bizarres, étoit au-devant, vis-à-vis du comte de Beuvron, et le contemploit dormant la bouche ouverte. Tout à coup, il tire un couaillon de sa poitrine, et le crache dans la bouche du comte de Beuvron, à qui il le darde au fonds du gosier. Beuvron, réveillé en sursaut et suffoquant, est saisi d'un mal de cœur horrible, et fait tant d'efforts pour vomir, qu'il rendit un abcès par la portière et recouvra la santé. On peut juger cependant des éclats de rire de la carrossée et de la peine qu'on eut à l'apaiser[4].

1. La fin de cette Addition se placera en partie au tome IX de 1873, p. 267, et en partie au tome XVI, p. 263.
2. Il y a ici une virgule; mais la phrase est incomplète.
3. Ce mot, que ne donnent point les dictionnaires, a été écrit après coup par le copiste, qui d'abord n'avait pu le lire.
4. Cette anecdote ne se retrouve pas dans les *Mémoires*.

APPENDICE

SECONDE PARTIE

I

CHAMILLART FAIT SECRÉTAIRE D'ÉTAT DE LA GUERRE[1].

(Extrait du *Mercure galant*[2].)

« M. de Chamillart ayant eu l'honneur, avant son élévation aux dignités dont il est pourvu, d'approcher pendant quelques années la personne du Roi, et ce prince pénétrant par ses vives lumières ce qui se passe dans le fond du cœur de ceux à qui il veut bien permettre de le voir de près, jugea dès lors que son extrême sagesse et sa grande intégrité le rendroient un jour capable des emplois qui demandent la plus grande confiance. Les affaires pressantes de la dernière guerre l'ayant obligé de créer de nouvelles charges d'intendants des finances, S. M., qui n'a pas besoin qu'on la fasse souvenir dans l'occasion des personnes qui ont mérité l'honneur de son estime, et qui sont capables de servir l'État, fit connoître qu'elle souhaitoit qu'on gardât une de ces nouvelles charges pour M. de Chamillart, qui étoit alors l'intendant de Normandie. Il fut pourvu, quelque temps après, de l'une de ces nouvelles charges, et l'exerça d'une manière qui pouvoit servir de modèle à tous ceux qui possédoient des emplois si épineux : de sorte que, la place de contrôleur général étant venue à vaquer, le public, qui savoit le désintéressement de M. de Chamillart, ses manières douces et honnêtes, et sa pénétration dans les finances, lui souhaita cette place. S. M., qui ignoroit les vœux de la cour et du peuple, mais qui connoissoit mieux que personne le mérite de ce nouvel intendant, ne balança point à l'élever à ce poste. Ce choix fut généralement applaudi. Le Roi auroit pu le nommer dès lors ministre d'État ; mais, voulant savoir encore plus à fond jusqu'où alloit son esprit, S. M. ne l'admit qu'après plus d'une année dans les conseils où les choses qui s'y décident en dernier

1. Ci-dessus, p. 16-17.
2. Volume de janvier 1701, p. 114-123.

ressort demandent un esprit pénétrant, profond, politique, et instruit de tout ce que doivent savoir les ministres du premier État du monde et dont le gouvernement doit servir de règle à tous les souverains de la terre. La suite a fait voir au Roi qu'il avoit jugé juste des qualités de ce nouveau ministre avant qu'il fût dans une situation qui pût faire connoître de quoi il étoit capable. Ainsi, voulant remplir la charge de secrétaire d'État à laquelle le département de la guerre est attaché, et cet emploi demandant un homme dont les officiers qui ont répandu, et sont prêts de répandre encore leur sang pour la gloire et pour la défense de l'État, aient lieu d'être contents, S. M. crut ne pouvoir mieux choisir que M. de Chamillart. Ce ministre se défendit de l'accepter avec la modestie qui lui est naturelle, et que son visage marque mieux que tout ce que je pourrois en dire; mais, le Roi voulant bien se charger de la moitié du fardeau et lui prêter ses lumières pour remplir un poste d'une si vaste étendue, M. de Chamillart se trouva obligé d'obéir sans répliquer davantage. Par l'union des deux grands emplois qui regardent les finances et la guerre, le Roi fait un bien considérable à l'État; le contrôleur général des finances aura soin que les fonds nécessaires pour la guerre ne manquent jamais lorsqu'on en aura un véritable besoin, et le secrétaire d'État de la guerre n'altérera point les finances en faisant délivrer, pour ce qui la regarde, des sommes immenses pour les besoins à venir. Ce mal, quoique fait à bonne intention, doit être regardé comme l'effet d'une prudence dangereuse, qui, pour garantir l'État d'un mal futur et incertain, pouvoit le jeter dans des embarras pressants et fâcheux. Chacun connoissoit bien les inconvénients qu'il y avoit à laisser ces deux charges en diverses mains; mais personne n'osoit penser au remède, parce qu'on ne pouvoit y en apporter sans que le Roi, déjà tout occupé des affaires générales de l'État, se chargeât d'un nouveau travail. S. M. a bien voulu le faire en unissant deux emplois si grands, que, même étant séparés, ils n'ont point de pareils dans le monde. Enfin on peut dire, à la gloire de M. de Chamillart, que le Roi l'a jugé capable de remplir seul les deux postes sous le travail desquels M. Colbert et M. de Louvois ont comme ployé en mourant. Après vous avoir parlé des deux ministres qui ont occupé séparément les deux postes dont dépend la gloire et la félicité de tout l'État, l'éloge le plus vif et le plus étendu ne suffiroit pas pour bien louer un ministre que le Roi, qui connoissoit parfaitement ces deux ministres défunts, parce qu'il les avoit formés, a jugé capable de les remplir tous deux à la fois : c'est pourquoi je ne ferai point d'éloge de M. de Chamillart. Je vous dirai seulement qu'il a charmé les officiers en leur promettant une prompte expédition et des jours marqués pour leur donner audience[1], et en les assurant qu'il les écouteroit dans tous les lieux où ils le rencontreroient. »

1. Selon la *Gazette d'Amsterdam*, 1701, n° vi, Chamillart fixa aux mercredis, vendredis et dimanches les audiences des gens d'épée, aux autres jours celles des gens d'affaires.

II

LE PRÉSIDENT ROSE ET LES LETTRES DE LA MAIN.

A la manière dont Saint-Simon parle des lettres que le président Rose écrivait pour le Roi[1], on serait tenté de supposer qu'il connaissait quelqu'un des recueils de ces lettres qui, fort heureusement pour l'histoire, sont arrivés jusqu'à nous. Le plus important, en deux volumes recouverts de vélin vert, aux armes de Bourbon-Condé, appartient aujourd'hui à la bibliothèque Sainte-Geneviève[2]. Il va de 1657 à 1693; mais le nombre des lettres y est singulièrement inégal, avec des lacunes fréquentes : ainsi, dans le second volume, les quelques textes qui représentent l'année 1664 s'arrêtent au mois d'août, avec cet avis du rédacteur du recueil, qu'on peut croire être Rose lui-même : « Le Roi a interrompu le cours de ses lettres quelque temps, à cause des campagnes que S. M. a faites durant les guerres, et ont été reprises en 1667. » En arrivant aux dernières années, les textes se font de plus en plus rares, si bien qu'il n'y en a pas plus d'un pour 1693. Leur valeur est d'ailleurs très inégale : beaucoup sont de simples missives de courtoisie; d'autres, au contraire, ont une grande importance historique. Nous en avons déjà utilisé plusieurs au cours du commentaire.

Le titre de ce recueil est : *Lettres du cabinet du Roi écrites en 1657 et continuées jusques en 1693.*

Dans un recueil analogue, mais incorrect et mal composé, certaines lettres sont accompagnées aussi de notes et d'observations de Rose, sans cependant que les pièces et leur arrangement soient absolument les mêmes. Celui-là appartient à la Bibliothèque nationale et y porte actuellement le n° 10 266 du fonds français (anc. Suppl. fr. 5053). Le titre est : « *Recueil des lettres les plus importantes écrites par le roi Louis XIV aux rois, princes, souverains de l'Europe et grands du Royaume, depuis l'année 1661 jusqu'en 1669, par M. Rose, secrétaire du cabinet.* » Ce titre indique donc le président comme auteur du recueil.

Un troisième manuscrit, venant de M. de Paulmy, appartient à la bibliothèque de l'Arsenal (anc. H. F. 199, aujourd'hui n° 3568); mais il ne va que du 9 mars 1661 au 31 octobre 1662. Il contient cent soixante lettres pour la première année, cent-vingt-six pour la seconde.

Le manuscrit le plus étendu, sinon comme dates extrêmes (9 mars 1661-5 décembre 1678), du moins comme abondance de textes, est aujourd'hui dans une collection anglaise qui a beaucoup fait parler d'elle, celle de Cheltenham[3]; il ne forme pas moins de sept volumes in-quarto, reliés aux armes du comte de Coubert, fils de Samuel Ber-

1. Ci-dessus, p. 25. — 2. Ms. L^f 17, in-quarto, tomes I et II. — 3. Ms. 3154.

nard. Ce doit être l'exemplaire que les éditeurs des *Œuvres de Louis XIV* avaient à leur disposition en 1806, lorsqu'ils composèrent leur cinquième volume[1]; c'est sans doute peu après cette publication et par suite de la mort du général de Grimoard, principal éditeur, que sir Thomas Phillipps, qui commençait sa récolte de manuscrits français, dut s'en rendre propriétaire. Depuis lors, nos historiens se sont uniquement servis des manuscrits de Sainte-Geneviève, de l'Arsenal et de la Bibliothèque nationale[2].

Je ne parle pas des simples formulaires ou protocoles du temps de Louis XIII ou de Louis XIV, qui ne contiennent que des modèles de souscription, suscription, etc., comme sont, par exemple, les manuscrits 234 et 235 de l'Ancien fonds, à la bibliothèque de l'Institut, ou le cahier qui commence au folio 214 du volume *France* 1044 (anc. 304) du Dépôt des affaires étrangères. Cependant ce dernier formulaire, qui est de 1663, a cela de remarquable qu'on y trouve le mémoire instructif de Rose qui va être reproduit tout à l'heure d'après le manuscrit de la bibliothèque Sainte-Geneviève, et que ce mémoire lui-même est suivi d'additions du président qui ne sont pas dans le manuscrit de Sainte-Geneviève.

En 1755, le recueil de Rose a fourni la matière d'une publication spéciale sous ce titre : *Lettres de Louis XIV aux princes de l'Europe, à ses généraux, ses ministres, etc., recueillies par M. Rose, secrétaire du cabinet*[3]. L'éditeur, qui ajouta aux textes des « remarques historiques, » était Morelly, idéologue et précurseur de nos commu-

1. Voyez l'Avertissement du tome I, p. 41, et les notes du tome V, p. 86, 368, 448 et 452. Mon confrère M. Paul Meyer a bien voulu examiner le ms. 3154 dans sa dernière visite à Cheltenham, et ses principales remarques semblent absolument justifier ma supposition. « Le manuscrit, me dit-il en substance, porte en maint endroit des marques de pouces sales qui doivent venir du fait des compositeurs. Des modifications à l'encre rouge, pour l'impression, et consistant dans le report en tête de chaque lettre de sa date et de l'indication de lieu, qui étaient primitivement à la fin, dans l'addition de quelques annotations historiques, dans la suppression de certaines notes du recueil primitif ou des formules de salutation, dans la substitution de l'abréviation *V. M.* à *Votre Majesté*, etc., sont d'une écriture plus récente, probablement du commencement du dix-neuvième siècle ou de la fin du dix-huitième. » Toutes ces particularités se retrouvent précisément dans l'impression de 1806, et non dans celle de 1755 dont il va être parlé seize lignes plus loin. Le tome I va du 9 mars 1661 au 31 octobre 1662 (comme le ms. Arsenal 3568); le tome II, du 10 novembre 1662 au 17 mai 1664; le tome III, du 1er juin 1664 au 19 septembre 1665; le tome IV, du 20 septembre 1665 au 15 juin 1667; le tome V, du 16 juin 1667 au 27 décembre 1670; le tome VI, du 6 janvier 1671 au 8 juillet 1675; le tome VII, du 3 mai 1676 au 5 décembre 1678. Ce sont bien les dates extrêmes adoptées par les éditeurs des *Œuvres de Louis XIV*.

2. Parmi les historiens de Louis XIV qui se sont servis des uns ou des autres, je citerai P. Clément, Dreyss et M. Chéruel.

3. A Paris et à Francfort, en foire, chez Bassompierre, libraire à Liège deux volumes in-12.

nistes ou socialistes modernes, et, dans la préface, il a expliqué ainsi son but philosophique : « On aime à voir les souverains au niveau des autres hommes, pour juger s'ils méritèrent d'être au-dessus. Ce recueil peut satisfaire cette curiosité à l'égard d'un prince dont l'Europe étonnée méconnoît peut-être encore le vrai caractère ; la flatterie et l'envie se sont presque également attachées à défigurer ses portraits.... »

J'ignore quel manuscrit Morelly avait entre les mains[1] ; ce ne doit pas être celui de la bibliothèque Sainte-Geneviève, qui, au lieu de ne commencer, comme l'imprimé, qu'au 17 mars 1661, c'est-à-dire à la mort de Mazarin, contient trois cents pages des plus intéressantes, de 1657 à 1660, soit lettres du cardinal Mazarin, soit mémoires sur sa mort, soit lettres du cabinet du jeune roi. En outre, dans l'imprimé, on ne trouve pas la lacune de 1664 à 1667 indiquée plus haut, et cette période y compte plus d'une centaine de lettres. Enfin, l'imprimé, lui aussi, ne va que jusqu'à l'année 1678, et encore les dernières années y sont-elles singulièrement pauvres, comme dans ce recueil manuscrit ; on peut s'en rendre compte par ce tableau comparatif de l'un et de l'autre :

Années.	Ms. Sainte-Geneviève.	Impression de 1755.
1657	5	»
1658	16	»
1659	41	»
1660	42[2]	»
1661	77[3]	nos 1 à 35
1662	89	36 à 75
1663	75	76 à 102
1664	12	103 à 162
1665	»	163 à 197
1666	»	198 à 224
1667	34	225 à 228
1668	76	229 à 234
1669	26	235 à 236
1670	47	237
1671	86	238 à 239
1672	103	240 à 251
1673	40	252 à 253
1674	16	»
1675	»	254 à 255[4]
1676	8	256 à 259
1677	37	260 à 269
1678	2	270 à 274

1. Il dit (tome I, p. 368, note) que son manuscrit est « très bien copié. »

2. Sur ces quarante-deux lettres, il y en a trente-huit du cardinal Mazarin, au Roi et à sa mère, pendant le voyage des Pyrénées.

3. Dans ce nombre sont compris deux récits de la mort de Mazarin. dont le second est incomplet parce que « le Roi, par de certaines intrigues, cessa de dicter la suite de ce mémoire. »

4. La lettre n° 255, s. d., est datée du 22 février 1674 dans les *Œuvres*.

Morelly ayant arrêté sa publication à 1678, on a cru, mais à tort, que Rose n'était resté secrétaire de la plume que jusqu'à cette date : nous avons vu qu'il conserva ces fonctions jusqu'à sa mort, en 1701.

D'ailleurs, son recueil de la bibliothèque Sainte-Geneviève va jusqu'à 1693, et contient : année 1679, sept lettres; 1680, vingt-trois lettres; 1681, une lettre; 1682, vingt lettres; 1683, quarante lettres; 1684, deux lettres; 1685, néant; 1686, dix-huit lettres; 1687, treize lettres; 1688, néant; 1689, une seule lettre; 1690, vingt lettres (toutes sur la mort de la Dauphine); 1692, une lettre; 1693, une seule lettre.

Le total général est de près d'un millier de lettres. Évidemment, il n'y faut voir qu'un choix de textes fait par le président Rose avec la discrétion qui était de rigueur dans un pareil poste; mais, tel quel, on doit le signaler aux historiens qui ne le connaîtraient point, et c'est pour nous le commentaire de la page consacrée par Saint-Simon au secrétaire de la plume.

Les deux manuscrits de la bibliothèque Sainte-Geneviève et du Dépôt des affaires étrangères contiennent une sorte de préface qui paraît avoir été écrite sous la direction de Rose et revisée par lui. Je vais la reproduire ici, ni Morelly ni Grimoard ne l'ayant imprimée. Les détails de pratique qu'elle fournit, ainsi que les notes additionnelles qui l'accompagnent ou la suivent dans le second manuscrit, ne se trouvent pas ailleurs, je crois, et ne laissent pas que d'intéresser la science de la diplomatique; ou du moins, puisqu'il s'agit d'une époque que la diplomatique n'a pas encore cru digne d'être comprise dans son domaine, les amateurs d'autographes en pourront faire leur profit, ainsi que les rédacteurs de protocoles.

FORMULAIRE DU CABINET DU ROI EN L'ANNÉE 1663[1].

Observations.

« Les lettres du cabinet sont ou de la main du Roi, véritable ou imitée, ou de la main du secrétaire, suivant ce qui plaît à S. M.

« Elles s'écrivent en petit papier doré des quatre côtés.

« On met une feuille double à tous ceux qu'on traite de *cousins*[2], et simple à d'autres, si l'écriture n'occupe deux feuillets.

« On plie les lettres en quatre, et on les ferme avec de la soie, savoir : avec de la blanche, quand c'est pour le Pape; avec de la bleue, pour tous les princes, tant souverains qu'autres, et de la rouge, pour tous les autres.

« Le cachet de France sert pour tous les sujets du Roi et pour l'Angleterre, et celui de France et de Navarre pour tous les autres.

1. Bibl. Sainte-Geneviève, ms. Lf 17, p. 5-7; Affaires étrangères, vol. *France* 1044, fol. 230-231. Ce dernier manuscrit donne seul les notes additionnelles de Rose.

2. Note de M. Rose : « A présent, on met le feuillet double à tous, à cause que le papier est trop mince. »

« On se sert de cire rouge hormis quand le Roi prend le deuil ; car alors on ferme les lettres avec de la soie noire ou violette, ou de la cire noire ou violette, suivant la qualité du deuil, et on les écrit en papier noirci des quatre côtés, c'est-à-dire cire et soie noires quand le Roi prend le deuil en noir, et cire violette et soie violette ou noire lorsqu'il prend le violet[1].

« On peut finir toutes les lettres par : « Priant Dieu, etc., » ou par un souhait avec la date tout de suite. Néanmoins, quand les rois ou reines qui écrivent au Roi les finissent par : « Je suis, Monsieur mon « frère, etc., » avec la date au-dessous, on en doit user de même, et ce traitement se fait aussi au Pape et aux frères des rois héréditaires, et particulièrement à ceux d'Angleterre[2]. Mais, pour tous les autres généralement, tant sujets du Roi qu'étrangers, il faut finir les lettres par : « Priant Dieu, etc., » avec cette différence qu'on doit mettre : « sainte et digne garde » à tous ceux qu'on traite de *cousins* et de plus que *cousin*, et : « sainte garde » seulement à tous ceux qui sont au-dessous du traitement de *cousin*[3].

« *Nota* qu'aux villes sous la domination du Roi, on finit par la date, sans prier Dieu, etc.[4].

« Il n'y a que la Reine mère, dedans et dehors le Royaume, à qui le Roi laisse la ligne. Il écrit tout de suite généralement à tous les autres, sans exception.

« Monsieur, Madame, Mademoiselle se doivent toujours écrire en abrégé : « Mr, Made, Madlle, » hormis au Pape et à l'Empereur, rois et reines, et aux enfants des rois héréditaires, et à la suscription des lettres de la main à M. le Chancelier.

« Le « votre » de la souscription doit être aussi en abrégé, et le dessus des lettres écrit de la main du secrétaire, et non de celle du Roi, hormis pour le Pape, l'Empereur, les rois, les reines et enfants des rois héréditaires.

« Lorsqu'il plaît au Roi d'écrire par billet, on met la date au haut du papier, on ne donne point de titre, on ne finit point par : « Priant « Dieu, » et le Roi signe tout court, sans aucune souscription[5].

« En parlant de quelqu'un dans les lettres de la main de S. M., s'il

1. Le manuscrit des Affaires étrangères porte simplement, au lieu des quatre dernières lignes, cette note de Rose : « Et le papier est noirci sur la tranche, au lieu d'être doré. »

2. Dans le même manuscrit, c'est Rose qui a ajouté *au Pape* et les six derniers mots.

3. Comparez les *Mémoires du duc de Luynes*, tome XIII, p. 313.

4. Note de M. Rose.

5. Les deux derniers paragraphes manquent dans le manuscrit des Affaires étrangères, et le précédent est ainsi conçu : « Le *Monsieur* et *Madame* se doivent toujours écrire en abrégé : *Mr*, *Made*, hormis aux rois et reines, et à M. le Chancelier, pour la souscription. Il faut toujours mettre en abrégé : *Demlle*. — *Messrs* s'écrit toujours en abrégé. »

est de ceux qu'on traite de *cousin* en leur écrivant à eux-mêmes, ou de quelque titre plus relevé, on les nomme par ce titre-là, lorsque le Roi est satisfait d'eux; pour tous les autres, on dit : « Le s^r tel, » hormis pour M. le Chancelier, qu'il faut qualifier : « M^r le Chancelier, » en abrégé; *idem* pour M. le Garde des sceaux : « M^r le Garde des sceaux. »

« Le Roi, comme roi, écrivant de sa main dans son royaume, ne prie personne que les reines, et, hors le Royaume, il ne prie et supplie que le Pape, comme fils aîné de l'Église. Il évite délicatement ces termes avec tous les autres princes étrangers, même en leur donnant créance par ses ministres et envoyés auprès d'eux, et il ne dit aussi qu'avec une très grande réserve qu'il « aura obligation, » qu'il « sera « fort obligé, » à ceux à qui il écrit, bien que ce soit pour quelque chose qu'il desire de leur amitié.

« Il semble aussi que ce terme d'*amitié*, quand le Roi écrit de sa main comme roi, doit être réservé pour les rois, et ne doit s'étendre tout au plus qu'aux souverains du premier ordre après les rois, employant celui d'*affection*, *estime*, etc., pour tous les ordres de moindre rang, et principalement pour les sujets de S. M., à l'exception seulement de la maison royale[1]. »

« Le dessus des lettres de la main du Roi ne doit être de la main de S. M. que pour la maison royale, rois, reines, enfants des rois héréditaires, et pour le Pape et l'Empereur et l'Impératrice.

« Le Roi écrit par billet à qui il lui plaît, et le billet n'a ni prière à Dieu, ni souscription, ni titre en chef. On met seulement la date en tête. Il est signé : Louis, d'ordinaire; mais, quelquefois, il ne l'est point du tout.

« M. de Vivonne est le seul, de tous ceux à qui le Roi écrit, qu'il traite de *Vivonne*, en chef, et de, A Vivonne, tout court, à la suscription.

« Le *Votre* de la souscription est en abrégé : *v^re*, et les dessus de la main du secrétaire, pour les électeurs séculiers et celui de Cologne, et pour les ducs de Savoie ou de Lorraine.

« Le *Votre* est tout au long, et le dessus est de la propre main du Roi, pour le Pape, l'Empereur, les rois et les enfants des rois héréditaires.

« Le Roi a écrit à M. le prince de Conti à l'occasion du voyage qu'il voulut faire en Allemagne[2], et l'a traité de *Mon fils*, sans souscription.

« Du temps d'Henri IV, il traitoit ses enfants naturels : *Mon fils naturel*.

1. Ces deux derniers paragraphes manquent dans le manuscrit des Affaires étrangères, qui, seul, donne toute la suite comme venant de M. Rose, après un formulaire ou protocole des souscriptions et suscriptions. On verra que ces notes ont été écrites passé l'année 1692.

2. En 1685.

« Louis XIII, écrivant à MM. d'Elbeuf et d'Épernon, qui avoient épousé les sœurs de M. de Vendôme, les traitoit de *mon oncle*. Feu Monsieur se plaignit; on les traita toujours de même, avec cette différence que l'on mettoit une souscription à Monsieur, et qu'on ne leur en donnoit point.

« Quand M. Amelot est allé en Portugal[1], on lui a donné une lettre de la main pour le roi, avec celle du secrétariat; on n'a point écrit à l'Infante, et d'ordinaire on n'écrit de la main qu'aux princes qui sont dans le gouvernement; on n'a commencé à écrire au roi d'Espagne et au duc de Savoie que quand ces princes ont eu le gouvernement de leurs États.

« Le roi de Portugal ayant donné part de son mariage avec la princesse de Neubourg[2] par une lettre du secrétariat, on y fit de même une réponse.

« M. le duc de Mantoue ayant donné part de la mort de l'Archiduchesse sa mère[3], le Roi lui fit réponse de sa main.

« On donna à M. d'Arcy, quand il fut envoyé ambassadeur de Savoie[4], quatre lettres de la main, qui étoient en créance pour M. le duc et Mme la duchesse de Savoie la mère, Mme la duchesse de Savoie et la princesse Louise. La suscription de la lettre de Mme la duchesse de Savoie, nièce du Roi, étoit de la main, parce qu'elle est de la maison royale. On en envoya en ce temps, de même, à M. l'abbé d'Estrades, pour prendre congé.

« On en envoya aussi à M. de Cheverny, pour prendre congé, pour l'Empereur, l'Impératrice et l'Impératrice douairière[5].

« On en donna aussi de la main à M. de Feuquière[6], outre celle du secrétariat.

« On en donna aussi à M. de Rebenac[7] pour le roi, la reine et la reine mère.

« L'Empereur ayant donné part à S. M., par un courrier[8], de la naissance d'un second fils, S. M. lui fit réponse, et à l'Impératrice, quoiqu'elle ne lui eût point écrit[9]. Monseigneur écrivit de même; Monsieur ne fit réponse qu'à l'Empereur.

« Quand le grand chancelier de Pologne vint en France[10], il apporta deux lettres de la main, l'une du roi de Pologne, et l'autre de la reine. S. M. leur fit réponse aussi de sa main. Il y avoit aussi une lettre du secrétariat, auquel on fit réponse.

« Quand M. l'électeur de Bavière envoya M. de Beauvau à S. M.

1. En 1685. — 2. 7 avril 1685.
3. En mars 1685. — 4. 1er juin 1685.
5. Juin 1685. — 6. Mai 1685.
7. Juillet 1688.
8. Octobre 1685.
9. En marge : « Nª. On donna deux cent livres de gratification au courrier. »
10. En marge : « Il eut son audience de congé le 20 octobre 1688. »

pour lui donner part de la victoire qu'il avoit remportée sur les Turcs[1], il écrivit de sa main, et S. M. lui fit aussi réponse de sa main. Il écrivit à S. M. quand il prit le commandement des troupes de l'Empereur[2]; S. M. aussi de sa main.

« De même pour la prise de Belgrade, que le comte de la Tour apporta[3].

« S. M. fit remettre à M. de Lavardin, quand il partit pour aller à Rome en qualité d'ambassadeur extraordinaire[4], deux lettres de sa main, l'une pour le Pape, et l'autre pour le cardinal Cybo. Cet ambassadeur doit donner cette lettre au Pape dans une audience particulière qu'il a du Pape avant la première audience publique.

« On doit observer que, pour les lettres de la main, toutes celles qui sont pour les princes de la maison d'Autriche, on se sert du cachet de France et de Navarre, ou des princes qui y ont quelque prétention[5].

« On se servit de ce cachet pour la lettre de S. M. à M. de Bavière, en 1688.

« Quand le Pape envoya le camérier pour apporter le bonnet à M. le cardinal de Forbin[6], quoiqu'il en donna avis par un bref, S. M. lui fit réponse de sa main[7].

« M. l'électeur de Bavière donna part à S. M., le 5 novembre 1692, de la naissance d'un prince son fils, et S. M. lui fit réponse de sa main le 20e ensuivant, quoiqu'on fût en guerre. »

On voit donc que les lettres du cabinet de Louis XIV se doivent diviser en trois catégories : 1° lettres réellement et entièrement autographes; 2° lettres écrites par le secrétaire de la plume, en « caractère » royal; 3° lettres écrites de la main du secrétaire de la plume ou de celle d'un de ses trois collègues, mais sans imitation de l'écriture du Roi.

Les premières étaient réservées pour les occasions exceptionnelles et pour les destinataires du plus haut rang. Ainsi, en 1666, lorsque Louis XIV perdit sa mère, il se donna beaucoup de peine pour annoncer cette triste nouvelle à l'Empereur, au roi d'Espagne et au roi d'Angleterre, à qui, dit-il[8], la bienséance et la parenté l'obligeaient à écrire de sa main. Nous voyons un spécimen de cette première catégorie dans la lettre du 30 juillet 1663, au roi Philippe IV, qui est exposée sous le n° 855 au musée des Archives nationales[9], écrite sur papier à tranche dorée, pliée en douze et fermée par un fil de soie bleue, avec deux cachets de cire rouge au double écusson de France et de Navarre entouré des colliers des ordres[10]. Quoique l'écriture du n° 860, daté du 19 septembre 1668, à la régente d'Espagne, soit très différente de

1. Septembre 1687. — 2. Juillet 1688. — 3. Septembre 1688.
4. En 1688. — 5. En marge : « Note de M. Rose. » — 6. En mai 1690.
7. En marge : « Note de M. Rose. »
8. *Mémoires*, éd. Dreyss, tome I, p. 122-123.
9. Imprimée dans le tome V des *Œuvres*, p. 148-149.
10. Le *Musée des Archives* donne, n° 812, un fac-similé de lettre ainsi pliée.

celle du n° 855, c'est-à-dire, mieux formée et posée[1], elle doit être considérée aussi comme entièrement autographe, de même peut-être que le n° 866 (23 décembre 1671). Des fac-similés partiels et le texte intégral des deux premières lettres ont été donnés dans la publication du *Musée des Archives nationales*, de façon que chacun peut se rendre compte de ce qu'étaient l'écriture et l'orthographe du grand roi[2]. Nous devons ranger encore dans cette catégorie : la lettre du 1er août 1683, au roi Charles II d'Espagne, lui annonçant la mort de Marie-Thérèse (n° 883 du *Musée*, avec fac-similé), cachetée de deuil sur cire violette ; la lettre fort tendre à Madame Henriette, datée du 5 février 1668, et dont un fac-similé partiel figure dans le catalogue des *Lettres autographes composant la collection de M. Alfred Bovet* (1884), n° 20 *bis ;* la lettre familière au ministre Claude le Peletier qui est exposée au musée des Archives nationales[3], n° 896 ; la lettre du 17 mars 1673, à Turenne, dont le fac-similé a été donné par Grouvelle, en tête de son édition des *Œuvres de Louis XIV*.

Le Roi a lui-même caractérisé ces lettres-là, et indiqué leur physionomie propre, dans ses *Mémoires historiques*[4] : « On remarque presque toujours, dit-il, quelque différence entre les lettres que nous nous donnons la peine d'écrire nous-mêmes, et celles que nos secrétaires les plus habiles écrivent pour nous, découvrant en ces dernières je ne sais quoi de moins naturel et l'inquiétude d'une plume qui craint d'en faire trop ou trop peu. »

Quoique autographes, il ne faudrait pas croire que les lettres de cette première catégorie fussent toujours rédigées par le Roi lui-même. Au contraire, la plupart de celles qui avaient pour destination une cour étrangère, sinon toutes, étaient minutées par le secrétaire d'État chargé de ce département, et voici une annotation de Rose qui le prouverait, si l'on n'en avait de nombreux témoignages ailleurs. En marge de la copie d'une lettre au roi d'Espagne, 26 mars 1661, annonçant le premier mariage de Monsieur, il a écrit ceci[5] : « Cette lettre fut apportée au Roi toute minutée par M. de Lionne ; mais S. M., ayant commencé de la copier de sa main, m'appela et me commanda de l'achever

1. En revanche, l'orthographe du n° 860 paraît plus incorrecte.

2. Voyez aussi des fac-similés dans l'*Isographie des hommes célèbres* (1843), dans les *Œuvres de Louis XIV* et dans la publication de Champollion-Figeac : *Documents historiques extraits de la Bibliothèque nationale*, tome II, p. 508 et 519.

3. La publication du *Musée* en contient un fac-similé. Elle est écrite sur papier à tranche dorée, et a été pliée seulement en quatre et envoyée sous enveloppe. J'ai eu lieu de citer cette correspondance à l'occasion de la campagne de 1692, pendant laquelle Louis XIV, dirigeant les opérations en Flandre, tenait lui-même son ministre au courant de ses succès : tome I, p. 35, note 1, et p. 39, note 3.

4. C'est le texte arrangé par Pellisson : *Mémoires*, tome II, p. 435.

5. Ms. Sainte-Geneviève Lf 17, tome I, p. 315.

de la mienne : ce que je fis en sorte qu'il sembloit que tout fût d'un même caractère. Je trouvois qu'on se fût passé de ce mot d'*agrément*[1], comme trop chatouilleux d'un fils de France à un roi d'Espagne ; mais, par respect pour le Roi, qui étoit présent, je n'osai y toucher, et fis sans répliquer ce qui me fut commandé[2]. » Ailleurs, le président a encore écrit en marge d'une lettre où le Roi recommandait à Michel Wiecnowiecki, roi de Pologne, de conserver à l'évêque de Béziers, Bonsy, sa nomination au cardinalat : « Je ne sais si M. de Lionne ne reçut point de gratification de Bonsy, aussi bien que la mère du roi de Pologne[3]. » Cela revient à dire que la minute, comme fond et comme forme, avait été préparée par le ministre d'accord avec le principal intéressé.

Nous voyons aussi[4] que Turenne, alors ministre d'État, fut chargé par Anne d'Autriche de rédiger la lettre par laquelle Louis XIV demanda à l'infante Marie-Thérèse d'agréer les projets de mariage négociés par Mazarin.

Certain mot recueilli par Philibert de la Mare[5], fort douteux d'ailleurs, fait encore paraître derrière le ministre un autre rédacteur, un premier commis : le duc de la Rochefoucauld, dit-il, prétendait que, depuis la mort de Timoléon le Roy, chargé de ces fonctions sous le Tellier[6], Louis XIV n'avait plus parlé français, ni d'un ton de roi. De quelque bouche que soit sortie une pareille assertion, il est à peine besoin de la relever, puisque personne ne saurait oublier les noms illustres qui se succédèrent alors dans le ministère, ni l'empreinte ineffaçable que les Lionne, les Louvois, les Pomponne, les Colbert ont laissée dans la correspondance du Roi, ni, d'autre part, l'élévation de pensées et de langage qui a tant fait pour la gloire personnelle de Louis le Grand[7].

Et non seulement le ministre minutait ces lettres, mais parfois il les expédiait lui-même en contrefaisant de son mieux l'écriture du Roi. Il est vrai que cela se passait au temps de Torcy, que le président Rose n'existait plus alors, et que son successeur Callières n'était guère habile au métier de « faussaire. » Ainsi Dangeau dit[8] que le Roi fait faire par

1. « Mon frère appartient de si près à Votre Majesté, que non seulement il se promet son entier agrément en cette occasion.... » Lettre imprimée dans les *Œuvres de Louis XIV*, tome V, p. 11.

2. Cette note a été reproduite par Dreyss, dans son Introduction aux *Mémoires de Louis XIV*, tome I, p. III, note 2, d'après le manuscrit de l'Arsenal, et non d'après celui de Sainte-Geneviève.

3. *Œuvres de Louis XIV*, tome V, p. 448, note.

4. *Ibidem*, p. 5, note. — 5. Bibl. nat., ms. Fr. 23251, article 1763.

6. Il mourut à Bordeaux en septembre 1659.

7. D'Alembert, à propos de notre président (*Histoire des membres de l'Académie françoise*, éd. 1778, tome II, p. 2-4, note), a contesté que la lettre de Louis XIV à Arnauld d'Andilly, dont les ennemis du jansénisme avaient fait tant de bruit, pût être sortie du cabinet de Louis XIV, et il la considérait comme « une plaisanterie de séminaire, plus digne d'un bachelier de Sorbonne, que d'un homme du monde tel que le président Rose. »

8. *Journal*, tome IX, p. 246.

Torcy quelques-unes des lettres « de la propre main, » et Torcy en parle effectivement dans le *Journal* édité par M. Frédéric Masson[1]. C'est le cas, dit-on, d'une partie des lettres de Louis XIV à Philippe V et à la reine d'Espagne : si bien que le petit-fils, quand ces lettres ne lui plaisaient point, disait que son grand-père n'en avait pas vu les minutes[2].

Ces dernières lettres, qu'elles fussent préparées par le secrétaire d'État ou par le secrétaire de la plume, rentrent dans la deuxième catégorie, celle des faux autographes, où l'imitation, quoique généralement bonne, ne saurait cependant tromper un œil exercé[3]. Celles que le secrétaire d'État a préparées doivent se retrouver en minutes dans ses registres, et probablement aussi beaucoup de celles que le secrétaire de la plume avait rédigées et écrites de sa main, mais qui se rapportaient aux affaires diplomatiques.

Pour qui serait curieux de comparer, quant au « caractère, » les lettres de cette seconde catégorie et celles de la première, je signalerai, aux Archives nationales, dans le carton K 121 de la série dite : CARTONS DES ROIS, les nos 4^2 et 4^3, lettres du 20 et du 28 novembre 1687, à l'électeur de Cologne, qui sont écrites certainement par le secrétaire de la plume[4], tandis que les nos 4^4 à 4^7, lettres tout à fait familières et confidentielles, adressées au ministre Claude le Peletier pendant la pénible et glorieuse campagne de 1692, sont, non moins certainement, de la main même de Louis XIV. Comme une de ces dernières lettres, je l'ai déjà dit, est exposée au musée des Archives, sous le n° 896[5], tout auprès d'une des deux lettres à l'électeur de Cologne[6], la comparaison se fait sans peine. Dans le même carton K 121, on pourrait également constater, à la fin de plusieurs ordonnances et états de comptant, la différence des signatures émanées du Roi lui-même, et de celles qui se faisaient dans un bureau de secrétaire d'État.

D'autre part, il est facile de trouver des types de l'écriture particulière et personnelle de Rose dans ses lettres autographes à Colbert. Le caractère est plus petit, plus anguleux ; mais l'habitude de « la plume » avait produit, à la longue, une ressemblance frappante entre les deux écritures, et, n'était la signature de Rose, on pourrait d'autant mieux s'y

1. Page 323 : « S. M. voulut écrire une lettre de sa main à M. de Vendôme. Lorsque je lui en montrai la minute que je devois transcrire en imitant son écriture, elle fit une observation.... »

2. Alfred Baudrillart, *Philippe V et la cour de France*, tome I, p. 9 et 10, notes ; rapport du même sur *Une mission en Espagne*, p. 49.

3. Saint-Simon a tort de dire (ci-dessus, p. 25, et Additions nos 348 et 349, p. 382) qu'on s'y serait mépris.

4. Le « dessus » n'est même pas de l'écriture imitée.

5. Ci-dessus, p. 415.

6. N° 890, sans fac-similé. Les deux lettres portent encore leurs lacs de soie bleue avec le cachet aux deux écussons sur cire rouge. Le texte en a été imprimé, d'après ces mêmes originaux, dans les *Œuvres de Louis XIV*, tome VI, p. 4-6.

méprendre qu'il se servait du même cachet, pour ses propres lettres, que pour celles de son maître[1]. Voici une de ses lettres à lui, qui précisément renferme des détails intéressants sur le service des lettres de la main; elle est du 20 octobre 1662[2] : « Il ne m'a pas été possible de présenter plus tôt à signer au Roi les sept lettres ci-jointes. Après les avoir pliées et y avoir mis le dessus, j'ai cru vous les devoir envoyer ouvertes, afin que vous les puissiez lire, s'il vous plaît, et voir s'il n'y auroit rien à changer, parce que cela seroit aisé à faire avant que S. M. se retire. Si vous avez agréable de les faire cacheter chez vous, il ne faut que de la soie rouge et le cachet des armes de France. Si vous aimez mieux que je les cachette moi-même, vous n'avez, Monsieur, qu'à prendre la peine de me les renvoyer. Il y en a deux, dont le nom est en blanc, qu'on ne pourra fermer qu'en Languedoc, parce qu'il sera nécessaire de les remplir auparavant chacune en deux endroits, outre la suscription, et je ne doute pas qu'on n'en avertisse celui à qui elles seront adressées pour les rendre, aussi bien que de la soie rouge et du cachet des armes de France qui se pourra trouver sur les lieux. J'avois songé à les faire en billet[3], auquel cas il n'y eût eu à remplir que la suscription. Mais ces deux barons-là auroient pu se formaliser de n'être pas traités comme les autres. »

Les derniers mots font entendre qu'il s'agit de lettres de convocation pour les barons des états de Languedoc; lettres de pure forme, comme on le comprend sans peine, et qui rentraient par conséquent dans la troisième catégorie, c'est-à-dire qui pouvaient être expédiées par les trois autres secrétaires du cabinet aussi bien que par celui qui avait la plume, et sans aucune prétention à simuler l'autographe. A cette catégorie appartiennent aussi, pour ne citer que deux exemples parmi les textes publiés par Morelly, la lettre écrite au duc Claude de Saint-Simon, le 26 février 1666, en remerciement de ses condoléances sur la mort de la Reine mère[4], et la lettre du 24 août 1664, à M. Nicolay, premier président de la Chambre des comptes de Paris, pour l'engager à souscrire aux actions de la compagnie des Indes[5]. Ayant eu la dernière entre les mains[6], j'ai pu constater que le caractère n'avait aucune analogie avec l'écriture du Roi.

Rose dit, à la suite d'une lettre du 17 juin 1661, à don Louis de Haro[7] : « Elle n'est pas de la main du Roi, ni véritable, ni imitée, mais de la mienne propre et à découvert. Le Roi me commanda d'en user ainsi sur

1. Bibl. nat., ms. *Mélanges Colbert* 110, fol. 373.
2. Ms. *Mélanges Colbert* 112, fol. 241.
3. Ci-dessus, p. 411 et 412.
4. Recueil Morelly, tome II, p. 174-175. — 5. *Ibidem*, p. 54-55.
6. Original publié dans les *Pièces justificatives pour servir à l'histoire des premiers présidents de la Chambre des comptes*, n° 608.
7. Non reproduite dans l'imprimé de Morelly, mais bien dans les *Œuvres de Louis XIV*, tome V, p. 20-21, sans la note de Rose, qui manque aussi dans le ms. Sainte-Geneviève, tome I, p. 330-332.

ce que, le roi d'Espagne ayant écrit de sa propre main à Monsieur frère du Roi, le comte de Fuensaldagne fit valoir cela à S. A. R. comme un grand passe-droit, disant qu'il n'écrivoit de la sorte qu'aux rois et princes souverains. » De même, au bas d'une lettre à l'électeur de Mayence[1] : « Cette lettre a été écrite de ma main, et non de celle du Roi, par ordre de S. M., à qui ledit sieur Électeur n'avoit pas écrit de la sienne. » Par *main*, le président entendait ce que Saint-Simon appelle le « caractère, » c'est-à-dire la propre écriture du Roi.

A la différence des secrétaires d'État, qui apposaient la signature du Roi sur les expéditions faites dans leurs bureaux, ou plutôt qui faisaient apposer cette signature par un commis spécial, aucun des secrétaires du cabinet, pas même celui d'entre eux qui avait la plume, ne signait les lettres de la main rédigées ou écrites par lui-même[2]. Voici, à ce propos, et venant de la propre bouche du secrétaire dont il est parlé ici, une anecdote de l'abbé de Choisy[3] : « Rose m'a conté qu'il n'avoit jamais signé pour le Roi qu'une fois en sa vie. La cour étoit en Provence; la nouvelle y vint de l'extrémité où étoit M. le duc d'Orléans[4]. Le Roi manda à Rose, qui étoit à Aix auprès du cardinal, d'écrire une lettre de compliment à Madame, et de la signer : Louis; et écrivit en même temps au cardinal d'ordonner à Rose de le faire. Rose se le fit commander quatre fois, conjurant le cardinal de faire la signature, puisque personne au monde ne savoit mieux que lui contrefaire toutes sortes d'écritures, et dans une si grande perfection, que Rose lui-même y étoit souvent trompé. Mais le cardinal, par raison ou par fantaisie, ne voulut pas signer. »

Ainsi, quoi qu'on ait dit le rédacteur de la description du *Musée des Archives nationales* (n° 469), le « secrétaire de la main » ne signait pas les lettres préparées par lui, et le seing apposé sur ces lettres est bien réellement autographe, tandis que celui des expéditions ministérielles ne l'est jamais. Notre auteur l'a dit[5] : « Le Roi les signe toutes de sa main ; » et ailleurs, à propos des secrétaires d'État[6], il a insisté sur cette différence essentielle entre les lettres de la main, émanées du cabinet, et les lettres en commandement, lettres de cachet et autres expéditions sorties des bureaux[7].

Rose cite un fait piquant au sujet de la suscription des lettres entièrement écrites de la main même du Roi. Cette suscription devait être aussi de main propre pour les princes de maison royale[8]; mais, après avoir terminé une lettre par laquelle il sommait Mlle de Montpensier

1. Reproduite par Morelly, tome I, p. 156.
2. C'est ce que Saint-Simon a dit ci-dessus, p. 25.
3. *Mémoires*, éd. Lescure, tome I, p. 165.
4. Gaston, mort à Blois le 2 février 1660.
5. Ci-dessus, p. 25.
6. *Mémoire sur la Renonciation*, dans le tome II des *Écrits inédits*, p. 279.
7. Ci-dessus, p. 411, 412 et 413.
8. Ci-dessus, p. 411. Comparez le *Musée des Archives*, n° 873 et 876.

d'épouser le prince Charles de Lorraine[1], Louis XIV, qui avait bien des sujets de rancune, anciens ou récents, contre cette princesse, se refusa à mettre la suscription, et ce fut le secrétaire qui écrivit pour adresse la formule : « A ma Cousine, » réservée exclusivement à la fille aînée de l'oncle du Roi[2].

Dangeau parle, en 1714, d'un recueil particulier des lettres que « le Roi avoit fait écrire par les secrétaires du cabinet, à la Reine, pendant la campagne de 1672. » Ce recueil fut offert à Louis XIV par un capitaine des galères qui le tenait de Mme de Béthune, la dame d'atour, et qui eut, pour cela, une pension de quatre cents écus[3]. Il serait intéressant de le retrouver, soit dans les manuscrits du château de Versailles dont a hérité la Bibliothèque nationale, soit ailleurs. Nous ne possédons, aux Archives nationales, que deux courtes séries de copies de lettres de la main écrites par la reine Marie-Thérèse, en 1676-77 et 1678-79[4].

1. Lettre du 3 juillet 1661, imprimée dans le recueil Morelly, tome I, p. 38, avec l'annotation de Rose. Elle manque dans le ms. Sainte-Geneviève.
2. Comparez une autre lettre de 1664, dans le tome II, p. 32.
3. *Journal*, tome XV, p. 69-70.
4. Arch. nat., O^1 3713, fol. 79-90, et 3714, fol. 85-98.

III

L'OCCUPATION DES PLACES DES PAYS-BAS[1].

Lettre de M. de Torcy à M. de Louville[2].

« 11 février 1701.

« Vous apprendrez, Monsieur, par ce courrier, une grande nouvelle, dont je crois que vous ne serez pas fâché, car je ne doute pas que votre zèle de bon François n'ait encore augmenté en pays étranger, et que, comme bon Espagnol aussi, vous ne voyiez avec plaisir MM. les Hollandois cesser de faire les maîtres dans les Pays-Bas, et obligés à songer à leur sûreté, s'ils veulent faire des sottises. Ils continuoient d'en faire depuis le départ du roi d'Espagne ; l'entrée des troupes du Roi dans les places où ils étoient les rendra peut-être plus sages. Bien des gens vouloient qu'on retînt leurs troupes; mais le Roi pense comme il est, et certainement il y a plus de grandeur et plus de bonne foi à leur permettre de se retirer et d'observer le traité fait par le feu roi d'Espagne autant que la situation d'affaires le peut permettre.... »

1. Ci-dessus, p. 54, note 2.
2. Original autographe; n° 141 du catalogue de la vente d'autographes faite par M. Étienne Charavay le 20 mai 1890.

IV

LE DÉRANGEMENT DES SAISONS[1].

Voici ce qu'un curé de Bourgogne écrivait dans son registre paroissial, en 1709[2] :

« Dieu sembloit vouloir avertir les hommes, depuis plusieurs années, par une stérilité très grande, les terres ne produisant presque rien par des révolutions de saison extraordinaires. Plus de huit ans se sont passés sans hiver, ou, s'il [en] faisoit, c'étoit aux mois d'avril et de mai. On a vu, le 29 et le 30 mai, les blés en fleur tous perdus par une neige qui, causant le froid, fit geler lesdits blés, de sorte qu'on [ne] recueillit pas les semences en des endroits, et, en d'autres, rien du tout. On ne prenoit pas même la peine de vouloir moissonner la paille, qui resta et pourrit sur la terre. Une autre année, des vents furieux s'élevèrent en soufflant avec tant de véhémence, qu'ils renversèrent beaucoup de maisons et déracinèrent, en cette seule paroisse, plus de deux mille pieds d'arbres. Les pluies ont été si abondantes, les orages si effroyables, qu'il sembloit que Dieu vouloit encore punir le monde par un second déluge : des maisons renversées, des villages entiers engloutis dans les eaux, des rivières, comme la Loire, prendre d'autres cours, une infinité de personnes de noyées, les prairies abîmées et couvertes de boues, et quantité d'autres effets funestes..., ont été les causes de tant de maux.... Depuis 1692, les temps ont été si déréglés, qu'on avoit peine à remarquer les saisons : il sembloit que l'hiver étoit confondu dans l'été; on ressentoit des froidures très grandes au milieu de l'été, et des chaleurs en hiver. De si grands dérèglements dans les saisons causoient la stérilité à la terre, et des maladies dangereuses aux hommes.... »

Toute la suite de cette pièce explique très bien quelle impression a porté Saint-Simon à signaler dans l'ouragan du 2 février 1701 l'origine de tant de maux et de misères. Mais, comme il a cru devoir faire appel aux astronomes pour qu'ils constatassent le « dérangement des saisons, » j'ai voulu en référer à qui de droit, et les membres de notre Bureau central météorologique, comme jadis les la Hire et les Cassini à l'Académie des sciences, se sont refusés à voir, soit dans l'ouragan de 1701, soit dans les années calamiteuses qui ont pu le suivre, autre chose que les variations qui s'obser-

1. Ci-dessus, p. 69-70.
2. *Bulletin historique et philologique du Comité des travaux historiques*, année 1889, p. 243-244.

vent encore journellement sans qu'il en résulte aucun changement permanent de climat : ce sont les expressions mêmes de M. Angot, du Bureau central, que je me suis permis de consulter. Si un fait aussi grave que le « dérangement des saisons » s'était produit dans la première moitié du dix-huitième siècle, il n'eût pas manqué d'observateurs pour le signaler aux générations futures. Sans doute nous n'avons plus les registres météorologiques tenus avec tant de soin, jour par jour, depuis 1664 jusqu'en 1718 par Philippe de la Hire, depuis 1682 jusqu'en 1793 par les Cassini, et les observations suivies, utilisables, ne remontent pas au delà de 1757; mais les illustres savants que je viens de nommer inséraient chaque année en tête du procès-verbal de l'Académie des sciences un résumé des faits dont ils avaient pris note pendant les douze mois précédents; les procès-verbaux existent à la bibliothèque de l'Institut, où j'ai pu les consulter, sur l'indication obligeante de M. Ludovic Lalanne, et, à part une mention très brève de l'ouragan du 2 février 1701[1], je n'y ai point vu qu'aucun fait anormal ait été relevé dans les années qui suivirent immédiatement[2]. Sans doute, lorsque l'on parcourt les gazettes de ces mêmes années, on y trouve fréquemment signalés avec inquiétude des faits, des accidents qui semblaient devoir entraîner les conséquences les plus fâcheuses ou constituer des pronostics effrayants[3]; mais ces faits perdent singulièrement de leur gravité en passant, avec le temps, du domaine des nouvellistes au domaine des observateurs sérieux : ils se nivellent, ils se résorbent, pour ainsi dire, dans la moyenne commune, à moins que le mal ne se soit exceptionnellement prolongé comme cet hiver de 1709 que Saint-Simon racontera en son temps, comme celui que nous avons subi nous-mêmes en 1879-80, ou encore comme

1. « Ce qui est arrivé de plus considérable cette année est le *houragan* du 2 février. Le vent étoit très violent, et le baromètre dans un état presque moyen, à 27 pouces 4 lignes 1/3, il n'y eut qu'une ligne et demie de pluie, ce qu'on peut remarquer comme une chose extraordinaire, car, dans les grands mouvements de l'air, le baromètre descend fort bas. » (Procès-verbal de la séance du 1er janvier 1702.) — Le *Journal de Pierre Narbonne, premier commissaire de police de la ville de Versailles*, publié en 1866 par M. J.-A. le Roi, débute par cet article : « Le jour de la Chandeleur (1701), le vent dura plusieurs heures avec une violence extraordinaire. Des nappes de plomb furent enlevées des toits des Grandes et des Petites-Écuries du Roi, à Versailles, et portées sur l'avenue de Paris jusqu'auprès de la maison de M. Bontemps. Un grand nombre d'arbres furent déracinés. »

2. Ainsi, en 1702, la sécheresse du printemps et de l'été n'empêcha pas que la température moyenne restât au degré ordinaire, comme la quantité de pluie tombée, et que l'année fût des plus fertiles en grains.

3. Le printemps, fort tardif en 1701 (*Gazette d'Amsterdam*, Extr. XXXVIII), fut encore glacial et pernicieux en 1702 (*Lettres de Madame*, recueil Jaeglé, tome I, p. 293); puis l'hiver de 1703 fut marqué par d'horribles tempêtes sur la Manche et sur la mer du Nord (*Gazette*, 1704, p. 66-67), etc., etc.

le présent hiver de 1890-91. L'imagination de Saint-Simon aura sans doute enchéri encore sur le souvenir que l'ouragan de 1701 avait laissé dans son esprit, ou plutôt sur celui que l'article de Dangeau a pu y réveiller après coup; et le cas est semblable pour ce curé bourguignon qui fait remonter le « dérèglement des saisons » jusqu'à 1692, autre année de calamités et de disettes. Si les saisons avaient été réellement « déréglées, » comment expliquer la belle récolte de 1701, celle de 1702, celles de 1710 et des années suivantes[1]?

Je signalerai, pour finir, le passage suivant d'une comédie de Regnard, qui date de 1694[2] :

LISETTE.

« En une nuit il arrive de grandes révolutions dans le cœur d'un François.

PASQUIN.

« Oui, sur la fin de ce siècle-ci, les amants et les saisons se sont bien déréglés; le chaud et le froid n'y dominent plus que par caprice.... »

Le public parisien était alors sous l'impression encore récente de la très mauvaise année 1692, qui avait provoqué une disette assez grave, beaucoup moins terrible toutefois que ne le devait être celle de 1709; mais, dès 1694, les récoltes redevinrent belles presque partout, et tout rentra dans l'ordre.

1. On trouvera des renseignements nombreux et positifs sur ces alternatives météorologiques dans la *Correspondance des Contrôleurs généraux des finances.*

2. *Attendez-moi sous l'orme*, sc. VI. — Je dois cette indication à l'obligeance de M. Léon Béclard.

V

M. DE CLERMONT-TONNERRE, ÉVÊQUE-COMTE DE NOYON[1].

(Fragment inédit de Saint-Simon[2].)

« 1661. L'abbé de Tonnerre, mort à Paris, 15 février 1701, à près de soixante-treize ans.

« ....Après avoir vu avec scrupule tous les fondements de l'incroyable vanité de Monsieur de Noyon[3], il est juste de dire quelque chose d'un homme aussi singulier, en laissant à part ce qu'il a fait et dit sur la pairie, qui se trouvera mieux placé ailleurs. On feroit un *Clermontiana* sur lui, et qui pourroit être un gros volume. On se contentera de le faire connoître par quelques traits.

« Ce prélat, né en 1630, avec beaucoup de feu et d'esprit naturel, une grande mémoire, beaucoup de facilité à parler et à bien parler, et une figure fort noble et fort aimable dans sa jeunesse[4], mais qui devint extrêmement gros, avec un visage beau et affable jusque dans sa vieillesse[5], allia les qualités les plus contradictoires[6]. Il étudia beaucoup, avec succès, et fut savant, tant dans le sacré que dans le profane, mais si diffus et si embrouillé à force de savoir beaucoup et de le vouloir montrer, que le vrai galimatias[7] lui devint fort ordinaire. Il prêcha jeune et longtemps, avec réputation, et, comme il se faisoit honneur

1. Ci-dessus, p. 70-72.

2. Extrait des *Pairs ecclésiastiques nommés par Louis XIV*, Évêques-comtes de Noyon, vol. 44 des Papiers de Saint-Simon (Dépôt des affaires étrangères, vol. *France* 199, fol. 136).

3. Il a longuement exposé (fol. 133-135) les origines et la filiation de sa maison.

4. Nanteuil nous a laissé un portrait gravé en 1655, avant l'épiscopat, et dont il existe au moins trois états successifs, l'un avec le manteau ducal derrière l'écu des armes.

5. Voilà qui s'accorde mal avec la peinture conservée actuellement à Ancy-le-Franc, et ainsi décrite par M. Émile Montégut (*Revue des Deux Mondes*, 1er septembre 1872, p. 166) : « Ce portrait ne dément pas trop, il faut le dire, la réputation que s'est acquise le prélat. Le visage, sombre, taciturne, est bien celui d'un homme retiré en lui-même, intérieurement obsédé, qui ne voit rien de ce qui se passe, et n'entend rien de ce qui se dit autour de lui. » Du reste, on peut vérifier si l'attribution du portrait d'Ancy-le-Franc ne serait point fausse, en se reportant à la gravure indiquée dans la note qui précède. Il y a aussi une estampe de la collection Trouvain, datée de 1687, mais sans valeur certaine.

6. Comparez notre tome I, p. 376, Addition n° 57.

7. Il écrit : *galimathias*.

de tout[1], il disoit qu'il étoit devenu évêque à force de prêcher comme un cuistre[2]. Il avoit plus de trente ans quand il le fut[3], et, toute sa vie, un très bon évêque de bon exemple pour les mœurs et la piété[4], assidu sept ou huit mois de l'année dans son diocèse, appliqué à le visiter, aux synodes, aux conférences et à toutes sortes de bonnes œuvres, d'hôpitaux, d'écoles, de séminaire, où il mit beaucoup du sien, et donnoit abondamment l'aumône[5]. Il ne parloit jamais de tout cela, et c'est la seule matière qui se soit défendue de sa vanité. Grand ennemi des procès[6], bon à ses prêtres, à ses vassaux, à ses domestiques, et grand ami et protecteur de la noblesse; noble en toutes ses manières, mais avec règle, sans profusion et sans dettes. Il haïssoit les lettres de cachet, et procédoit par les voies judiciaires contre les curés dont il falloit réprimer les désordres. Celui de Saint-Simon[7] le plaida vingt ans

1. Voyez ce que Loret raconte de ses sermons ou de ses mandements : *Muse historique*, tomes II (1655), p. 36 et 81, III, p. 4, 43, 220-221, 556, 566 et 582, et IV, p. 4, 28, 29, 85, 100, 101, 171, 199, 200, etc.

2. Il disait des docteurs de Sorbonne : « C'est bien affaire à des gueux comme cela de parler du mystère de la Trinité. »

3. C'est Mazarin mourant qui le nomma (*Mémoires de Choisy*, tome I, p. 109). Comme évêque, un prêtre du diocèse actuel, M. l'abbé Chrétien, lui a consacré un assez long article, en 1886, dans le tome VIII du *Bulletin du Comité archéologique de Noyon*, p. 157-230; mais il y aurait encore beaucoup à prendre dans un dossier formé par le P. Léonard, et aujourd'hui conservé aux Archives nationales, en tête des titres de l'évêché de Noyon, carton L 738, et qui comprend des notes anecdotiques, puis une suite d'exemplaires des mandements, ordonnances, statuts, requêtes, etc. On disait : « Petits pâtés de Saint-Denis, brioches de Paris, mandements de Noyon. »

4. Bussy-Rabutin parle de galanterie avec Mme de Canaples, en 1672 (*Correspondance*, tome II, p. 92); mais ce n'est qu'en plaisantant.

5. Entre autres actes à signaler, il fit des règlements en 1673 pour les maîtres d'école, en 1700 pour les maîtresses; il fonda des bourses pour ses diocésains au séminaire oratorien de Notre-Dame-des-Vertus. Néanmoins, Colliette, l'historien du Vermandois, dit que les mandements et les discours du prélat, comme ses façons, provoquaient un « dégoût général » jusque parmi ses ouailles. En 1699, dans une première maladie qui faillit l'emporter (*Journal de Dangeau*, tome VII, p. 33), comme M. de Guiscard venait de lui payer vingt-cinq mille livres de droits de lods et ventes, il disposa d'une partie de cette somme pour des legs pieux; mais, revenu à la vie, il préleva six mille livres pour son neveu l'évêque de Langres, qu'il appelait le « pauvre honteux. » (Papiers du P. Léonard, L 738.)

6. Au contraire, il intenta à son propre chapitre, à ceux de Saint-Quentin et de Péronne, aux moines de Saint-Prix, etc., des procès interminables, et n'y eut pas toujours raison, ni gain de cause. Voyez le dossier du P. Léonard, et Colliette, *Mémoires du Vermandois*, tome III, p. 377, 382, 383, 397-399, 405-407. Une inscription placée au-dessus de la porte qui conduisait du transept méridional de la cathédrale de Noyon à la chapelle épiscopale rappelle encore aujourd'hui le long débat soulevé, à propos de cette porte, entre l'évêque et son chapitre.

7. La terre ducale, située en Vermandois.

en tous les tribunaux d'appel où il put. Le duc de Saint-Simon le pressoit de s'en défaire par une lettre de cachet : « Monsieur, lui répon« dit-il, c'est séculariser l'Église ; » et ne le voulut jamais. Il en vint enfin à bout. Il parloit dans les synodes, et il arrivoit quelquefois que les curés disoient que c'étoit *le tonnerre* qui grondoit ; il n'en faisoit que rire. On l'accusoit, en prêchant, de traiter l'auditoire de *canaille chrétienne*[1], et il est vrai que son mépris étoit grand et peu contraint pour le peuple de son diocèse, je dis les officiers royaux et les gros bourgeois. Il les voyoit pourtant tous chez lui, et, la cour étant près d'y arriver allant en Flandre, le maréchal d'Humières, qui la devançoit, s'arrêta chez lui, et le trouva au milieu de tous les notables de Noyon. « Monsieur, dit l'évêque au maréchal, je vous présente ces Messieurs ; « c'est assurément la meilleure compagnie de Noyon, et sans contredit « la plus méchante de France. » On étoit accoutumé à tout cela de lui. Ce qui surprit un peu davantage son clergé et les assistants fut qu'un jour de procession solennelle, le prélat, en chape et en mitre, sortant de l'église, se tourna à la muraille, leva ses robes, et se mit à pisser, au grand scandale du diacre et du sous-diacre revêtus, qui tenoient les bords du devant de sa chape, et qui n'osèrent jamais les quitter. Et une autre fois, à Versailles, du temps de l'ancienne chapelle, dont la tribune étoit la communication unique du grand appartement à l'aile neuve, y passant le soir, il se mit à pisser à travers la balustrade[2]. Le bruit de l'eau qui tomboit en bas dans la chapelle, sur le pavé de marbre, fit sortir le Suisse qui se tenoit à la porte au dedans de la première

1. Voyez les *Lettres de Mme de Sévigné*, tomes II, p. 102, et IX, p. 221. Il s'emporta un jour contre le peuple qui faisait du bruit à l'église (*ibidem*, tome X, p. 448, vers de Coulanges) :

> Feriez-vous pis, peuple vil et maudit,
> Quand un laquais diroit ici la messe ?

C'est probablement ce jour-là qu'il traita son auditoire de « canaille chrétienne, » mot qui lui fut si justement reproché, et les notes du P. Léonard disent que la scène se passait dans l'église de Nesles. Le mot resta, et nous le retrouvons encore dans l'épitaphe satirique que le même P. Léonard (L 738, n° 1) attribue à l'avocat Marais de la Tour, frère de l'auteur du *Journal* et des *Mémoires* :

> Ci-gît et repose humblement,
> De quoi tout le monde s'étonne,
> Dedans ce petit monument,
> L'illustre Tonnerre en personne.
> On dit que dans le Paradis
> Il fut reçu vaille que vaille ;
> Mais il en sortit par mépris,
> N'y trouvant que de la canaille.

D'Alembert a inséré cette épitaphe, avec quelques différences, dans ses notes de l'*Histoire des membres de l'Académie françoise*, tome II, p. 37-38.

2. Voyez l'estampe de la prestation de serment de Dangeau, 18 décembre 1695, ou le tableau original peint par Antoine Pezey, à Versailles, n° 164.

pièce, qui fut bien étonné de trouver là Monsieur de Noyon pissant, et qui lui dit que cela étoit impudent, et qu'il alloit chercher M. Bontemps, logé tout contre. Monsieur de Noyon, quoique ami de Bontemps, et qui étoit l'homme le mieux faisant du monde, ne laissa pas d'achever le plus tôt qu'il put, pour se dérober; mais ce ne put être assez tôt pour n'être pas joint par Bontemps dans la seconde pièce du grand appartement, qui, gros et grand comme il étoit, et tout essoufflé de colère, lui en dit son avis et le menaça de le dire au Roi. Il s'adoucit néanmoins; mais le Suisse, plus estomaqué que le gouverneur de Versailles, et qui entendoit moins les ménagements, le conta, en faisant ses plaintes, à tout ce qui fut à portée de les entendre. Toute la cour le sut incontinent, le Roi aussi; mais il n'en fit pas semblant[1].

« Avec une hauteur et une gloire non-pareille, il étoit bas courtisan, non seulement du Roi, mais de tout ce qui étoit en place ou en faveur. Avec cela, il falloit aussi le ménager : sans quoi, le courtisan cédoit au sentiment[2]. Monsieur de Paris, Harlay, et lui ne s'aimoient point : il étoit importuné de le voir l'arbitre du clergé et des affaires ecclésiastiques par sa faveur, et à la tête de ce même clergé par sa place; et l'autre l'étoit, à son tour, de n'être pas à l'abri des manières hautaines de Monsieur de Noyon, d'être obligé à des égards qu'il n'avoit pour aucun autre, et d'en essuyer quelquefois, même en face, des traits fort déplaisants[3]. Monsieur de Paris, à force de grâces personnelles, de réputation de politesse, puis d'accablement d'affaires, enfin de place et

1. Ces deux anecdotes sont dans l'Addition n° 57, p. 378. On en trouve une troisième dans le chansonnier Gaignières-Clairambault, ms. Fr. 12 690, p. 265 : « François de Clermont-Tonnerre, évêque de Noyon, pair de France, revenant de Versailles à Paris et se trouvant pressé de ses nécessités, se mit près d'un buisson sur le bord du grand chemin, le derrière tourné du côté des passants, pour leur cacher sa croix pastorale. Il passa malheureusement un pair, en carrosse de louage, dont le cocher, ne voyant qu'un c.., lui donna un grand coup de fouet : sur quoi on prétend que Monsieur de Noyon lui cria qu'il l'excommunieroit. » J'ai déjà reproduit (tome II, p. 198, note 2) une note de Bertin du Rocheret où il est dit que le pair en question n'était autre que M. de Harlay, archevêque de Paris, dont il va être parlé maintenant; mais l'historiette est racontée autrement dans un petit livre publié en 1698, 1709 et 1721, sous le tire de : *Nouveaux entretiens des jeux d'esprit et de mémoire,... par le M. de Châtres*, entretien xx, p. 212-213, et, là, il est raconté que le cocher appartenait au chevalier de Baudricourt, chevalier qui m'est d'ailleurs inconnu. Ce qui ferait croire que le fond est vrai, c'est que les *Lettres de Bayle* (éd. 1714, tome I, p. 355) parlent d'une chanson qui courut à ce propos, et qu'on a attribuée à Mlle de Montpensier.

2. Comparez notre tome II, p. 197-201, et l'Addition n° 57. D'Alembert (ouvrage cité, p. 25-26) rapporte une réponse mordante à « un duc et pair dont la dignité étoit à peu près de même date que sa noblesse, c'est-à-dire assez nouvelle, » et qui s'étonnait que les pairs ecclésiastiques eussent le pas sur les laïques, contrairement aux traditions originelles. Ce duc et pair serait-il Saint-Simon ?

3. Un de ces traits nous a été raconté en 1694 (tome II, p. 197-198).

d'affranchissement, s'étoit peu à peu mis sur le pied de ne plus rendre de visite à quelque prélat que ce fût, qui tous, en arrivant et en partant de Paris[1], alloient chez lui, et souvent encore tandis qu'ils étoient à Paris. Monsieur de Noyon étoit le seul à qui, de temps en temps, Monsieur de Paris fit des excuses sur ses occupations, s'il n'alloit point chez lui, et, de fois à autre, l'amusoit de lui dire qu'il iroit et qu'il y vouloit aller. Par-ci, par-là, Monsieur de Noyon lui montroit, par quelque trait de réponse, qu'il s'ennuyoit du compliment, et, à la fin, il trouva occasion de demander au Roi, en badinant, et avec qui il avoit trouvé moyen de se donner accès à quelque familiarité, si c'étoit une prérogative qu'il eût donnée à Monsieur de Paris de n'aller jamais chez aucun évêque, pas même chez les plus distingués; et de là à s'espacer sur Monsieur de Paris, sur l'orgueil de ses politesses, et sur tout ce dont il put s'aviser qui amusât le Roi et le fît rire aux dépens de l'archevêque. Ce ne fut pas sans succès : la première fois que le Roi vit Monsieur de Paris, il lui parla de Monsieur de Noyon, lui dit de l'aller voir, et ne lui prescrivit rien sur les autres. Monsieur de Noyon fut si aise de ce triomphe, dans l'usage duquel il sut se maintenir, qu'il ne pouvoit se lasser d'en parler, et souvent d'une manière fort plaisante[2]. Il vivoit médiocrement avec les évêques, et n'en faisoit de cas qu'autant qu'un mérite extraordinaire les distinguoit, ou, ce qu'il aimoit bien autant, leur naissance, car, en ce temps-là, il y en avoit[3], ou la dignité de leur siège; et, tout publiquement, il appeloit les autres des *évêques du second ordre*, et il disoit qu'en leur parlant, s'ils l'appeloient *Monseigneur*, il leur répondoit *Monsieur*, et, si ils le traitoient de *Monsieur*, il leur disoit *Monseigneur*. « Jamais de parité, » ajoutoit-il[4]. Pour les cardinaux[5], il n'en voyoit aucun, et leur parloit d'égal, quand il les rencontroit : il disoit que c'étoient *chimère d'Église*. On verra ailleurs qu'il emporta sur eux la préséance au Parlement, qu'ils n'ont pu recouvrer depuis contre les pairs ecclésiastiques[6].

« C'étoit une chose véritablement surprenante que de voir sa maison épiscopale à Noyon[7], et, bien qu'on en ait ôté, depuis lui, beaucoup de choses, il en reste encore assez pour étonner. Tout ce qui y est boisé

1. Saint-Simon, ayant écrit : *de leur diocèse*, a corrigé en interligne.

2. Ce trait a été raconté plus sommairement en 1694 : tome II, p. 199.

3. Il y avait des évêques de naissance.

4. Comparez l'Addition n° 57, p. 376 et 380. Il prétendait que tout le monde devait céder le pas, même dans une église, à un Clermont-Tonnerre. « On a bien raconté là-dessus, dit Mme de Sévigné (tome II, p. 102), toutes les clefs de la maison de Tonnerre et toute la science sur la pairie. »

5. Addition n° 57, p. 378.

6. Cela est expliqué dans le mémoire de 1711 qui a pour titre : *Choses rendues ou accordées à la dignité de duc et pair*, imprimé au tome III des *Écrits inédits*, p. 15-17, et dans les *Mémoires*, tome X, p. 443. Comparez l'Addition n° 57, p. 377-378.

7. Comparez ce que Saint-Simon en a raconté *de visu*, dans notre tome I, p. 280, et l'Addition n° 57, au même tome, p. 376.

l'est en brun, et chaque vuide ou cadre de menuiserie rempli d'un manteau ducal[1], avec deux clefs en sautoir dedans, en peinture, avec une couronne et sans chapeau[2]. Chaque carreau des salles est de même, et ce qui retient les toits, les pignons et les cheminées, tout cela ce sont de grandes clefs de fer[3]. Sa chapelle est remplie partout de ses armes, et jusqu'au tabernacle, où repose le saint-sacrement, en est couvert. Sa chaire épiscopale, dans la cathédrale, en est aussi remplie[4]; il y en a au grand autel, aux vitres, partout[5], et surtout à de grandes statues de saints prétendus de sa maison, qu'il a mis dans sa cathédrale, au bas de la descente de sa maison. Sur la cheminée de sa chambre à coucher étoit un grand tableau de ses armes, jonché de tous les honneurs qui se peuvent représenter, de toutes les marques des officiers de la couronne, excepté celles du Chancelier, toutes celles du Dauphiné par eux imaginées[6], toutes les couronnes possibles non fermées, man-

1. En 1571, Charles IX avait promis à Henri de Clermont, vicomte de Tallard, d'ériger la terre de Clermont, « première comté et baronnie de Dauphiné, » en duché-pairie, pour l'avoir bien servi au siège de Poitiers et à la bataille de Moncontour, et pour avoir épousé la duchesse douairière de Nevers (ci-après, p. 447), et, en 1572, un second brevet avait transporté cette promesse sur le comté de Tonnerre; mais, l'impétrant étant mort dès 1573, le brevet se trouva caduc, et, dit M. de Luynes (*Mémoires*, tome III, p. 416), « MM. de Clermont ont seulement gardé le manteau. » Le titre ducal ne fut définitivement créé qu'en juin 1775, pour le maréchal de Clermont-Tonnerre. Les continuateurs du P. Anselme ont donné les textes de 1571 et de 1572.

2. Ce dernier membre de phrase est ajouté en interligne. Il signifie que le prélat tenait plus à sa noblesse qu'à sa dignité.

3. J'ai dit (tome I, p. 280, note 2; voyez ci-dessus, p. 429, note 4) que ces clefs papales étaient une concession du pape Calixte II. La bulle, datée du 22 juin 1120, est en copie dans le dossier des *Pièces originales* de la maison de Clermont-Tonnerre : Bibl. nat., vol. 785, fol. 184, et dans le dossier bleu 5010 du Cabinet des titres; mais certains historiens, comme Amelot de la Houssaye (*Mémoires*, tome II, p. 359-360), en niaient l'authenticité : M. Ulysse Robert, éditeur du Bullaire de Calixte II, se range catégoriquement à cette opinion, et il vient d'en démontrer le bien-fondé. Ce qui est évident, même en dehors des considérations diplomatiques, c'est que l'usage des armoiries héréditaires, à cette époque, était trop récent pour faire l'objet d'une concession. Clairambault a recueilli une grande quantité de titres Clermont remontant jusqu'à 1348 et scellés du sceau aux deux clefs (d'argent sur champ de gueules); mais, d'autre part, jusqu'en 1369, certains sceaux ne portent qu'une clef en pal, et on prétend, toutefois cela n'est point vraisemblable, que les armes primitives étaient des armes parlantes : un mont éclairé par un soleil, *clarus mons*. Les continuateurs du P. Anselme, toujours prudents, n'ont dit mot de la bulle de 1120, non plus que des droits à la souveraineté. Comparez le *Mercure*, septembre 1678, p. 80-82.

4. Il avait d'abord écrit : *en est couverte*.

5. On conserve encore un cadre de cuivre, à ses armes, qu'il avait fait faire, avec inscription amphigourique, pour un ancien crucifix profané, en l'année 1666, par un soldat de la garnison de Noyon (*Gazette*, 1667, p. 366).

6. Ci-après, p. 446.

teau ducal, ordres, mitres, chapeaux verts et rouges[1], enfin jusqu'à des tiares[2]; et, se tenant devant son feu, il lui échappoit quelquefois : « Je contemple mes armes. Nous ne sommes plus tout cela; mais cela « me délasse[3]. » Dans sa galerie, il y avoit à chaque bout un grand tableau, et, à côté, un grand arbre généalogique, dont l'inscription en titre étoit : DESCENTE DES EMPEREURS D'ORIENT; et à l'autre : DES EMPEREURS D'OCCIDENT DANS LA TRÈS AUGUSTE MAISON DE CLERMONT-TONNERRE. Pour les tableaux, on les auroit pris pour un concile : c'étoient papes, cardinaux et évêques en cercle, mais, au bout de chacun, deux religieuses. Il disoit que c'étoit là les saints et les saintes de sa maison[4]. Il avoit l'abbaye de Saint-Martin de Laon[5], qui a un très vaste parterre en terrasse: il y avoit mis ses armes en buis tout au milieu, avec tous ses honneurs à lui, qui tenoient un demi-arpent.

« Tout au commencement que M. de Pontchartrain fut contrôleur général[6], il fallut augmenter son train, et de gens nouveaux, qui, ne connoissant pas encore la modestie du maître, croyoient que tout devoit disparoître devant un contrôleur général. Allant avec lui à Versailles, ils rencontrèrent Monsieur de Noyon qui y alloit aussi; et les gens à cheval à vouloir faire ranger son carrosse. Monsieur de Noyon, fort étonné, regarde par la portière, et voit le carrosse du contrôleur général qui s'avançoit sur le sien. Dès qu'il fut à portée, le voilà à crier de toute sa force : « Mon petit *pont*, mon petit *char*, mon petit *train*, mon

1. Chapeaux d'évêques et de cardinaux.

2. L'écusson était sommé d'une tiare en vertu de la même concession, disait-on, du pape Calixte II qui avait autorisé Sibaud de Clermont à prendre pour armes les clefs du saint-siège, avec la devise : *Si omnes te negaverint, ego te nunquam negabo.* C'est grâce à Sibaud que Calixte II avait triomphé de l'antipape Grégoire VIII.

3. On connaît le fer qu'il faisait frapper sur ses livres : Guigard, *Armorial du bibliophile*, tome I, p. 160.

4. C'est sous ses auspices que le président Cousin avait donné au public, en 1698, une *Histoire de plusieurs saints et saintes des maisons des comtes de Tonnerre et de Clermont.* L'auteur avait même fait entendre que les matériaux de ce livre venaient de Monsieur de Noyon. D'ailleurs, celui-ci s'exprima en ces termes, dans une lettre au P. Mabillon : « L'ouvrage.... a pris sa naissance, son progrès et sa couronne dans le sanctuaire de votre ordre, et je me sentois obligé d'en faire remonter les ruisseaux à la source pour me décharger du poids de la reconnoissance.... » (Emmanuel de Broglie, *Mabillon et la société de l'abbaye Saint-Germain-des-Prés*, tome I, p. 232-233.) Le P. Léonard et ses amis croyaient même que c'était une œuvre personnelle du prélat, et qu'il avait fait imprimer sur le titre : « maisons souveraines, » mais que le Chancelier lui avait fait supprimer ce qualificatif impudent.

5. Il avait eu d'abord Saint-Martin de Tonnerre; l'abbaye de Laon qui portait le même vocable, et qui était aussi de l'ordre de Prémontré, lui fut donnée au retour de la campagne de Hollande, pour le remercier d'avoir fourni des chevaux au Roi; mais, comme elle était en règle, Rome refusa de délivrer les bulles, et il ne jouit des revenus que par arrêt du Conseil.

6. En 1689.

« petit Pontchartrain, vous me manquez de respect. » Pontchartrain, à son tour, fut plus étonné que l'autre; mais il fut plus sage : il se jeta à son cordon, arrêta tout court, fit des excuses, et gronda fort ses gens. Monsieur de Noyon, bouffant de colère, reçut tout cela assez médiocrement, et passa, laissant le contrôleur général derrière, qui n'osa plus le dépasser qu'en largeur de chemin où il n'y a rien à reprendre. Cette aventure se sut, et cette subite imagination de partager ce nom en trois, et qui finit en *petit train*, donna fort à rire. Le prélat en eut toujours de la complaisance, et on se divertissoit à lui en parler. Cela ne les brouilla pourtant pas le moins du monde, tant le contrôleur général fut modeste et mesuré. Mais, longtemps après, il fit pis à sa femme, et à propos de rien; je dis longtemps, car son mari étoit alors chancelier de France[1]. Monsieur de Noyon alla voir Mme la Chancelière une après-dînée. C'étoit à Versailles[2], et il y avoit assez de monde; sa belle-fille étoit avec elle, qui étoit la Rochefoucauld, sœur du comte de Roucy[3]. Pendant la visite, elles ne furent occupées que de Monsieur de Noyon, comme on l'étoit partout, et, dans la vérité, il ne donnoit pas le temps de ne l'être pas. La visite finit, et les deux dames à le conduire. Compliments, mais assez légers de sa part. Comme ils furent à la porte de la chambre, Monsieur de Noyon se tourne, et, regardant Mme de Pontchartrain d'un air d'autorité : « Madame, lui dit-il, vous êtes ma cou« sine, et de bonne maison; allez-vous-en; en voilà assez, je ne veux « pas que vous alliez plus loin; » et tout de suite à la Chancelière : « Pour vous, Madame, vous pouvez venir[4]. » Jamais deux personnes ne demeurèrent si interdites, ni si rouges; elles s'avancèrent pourtant encore. Monsieur de Noyon repoussa Mme de Pontchartrain, qui demeura où elle se trouva, piquée sur ses jambes de honte et d'embarras. La pauvre belle-mère crevoit, mais ne vouloit pas faire de scène, et se traîna comme elle put, s'avançant toujours. A la fin, Monsieur de Noyon gagna le devant, et la Chancelière le laissa. Ce fut une autre scène que le retour à la compagnie; mais ce fut une scène muette. C'étoit l'été, point de paravent, et tout le monde avoit tout vu et tout entendu; chacun baissoit les yeux, et il y avoit bien quelqu'un qui en avoit bien envie de rire[5]. Cette aventure avoit été trop publique pour demeurer secrète, et les Pontchartrain furent aussi sages sur celle-ci qu'ils l'avoient été sur l'autre. C'étoit un homme avec qui personne n'étoit en sûreté sur ces sortes de choses, et qui y étoit si accoutumé, qu'il en étoit gâté. On ne finiroit point à en raconter. On verra pis de lui à Monsieur le Prince en même genre, et il l'emporta[6].

1. Après 1699. Comparez l'Addition n° 57, dans notre tome I, p. 377.
2. Ce membre de phrase est écrit en interligne.
3. Nous avons vu ce mariage se faire en 1697 : tome IV, p. 47-59.
4. La Chancelière était une Maupeou. — 5. Sans doute lui-même.
6. L'évêque se fit reconduire par Monsieur le Prince, Henri-Jules, qui affectait de refuser cet honneur à ses visiteurs titrés : voyez le mémoire de 1711 sur les *Changements arrivés à la dignité de duc et pair* (tome III des

« Le Roi, qui s'en amusoit[1], lui fit une étrange querelle[2]. Il étoit ami du premier président d'Harlay, et assez pour aller dîner souvent familièrement chez lui, où ce cynique ne recevoit personne à l'ordinaire. Un soir que Monsieur de Noyon arrivoit de Paris au souper du Roi, le Roi s'avisa, de hasard, de lui demander où il avoit dîné. Il répondit : « Chez « le premier président. » — « Et fait-il bonne chère? » dit le Roi[3].

Écrits inédits, p. 151) et l'Addition nº 57, p. 377. Dans la notice ESTRÉES (tome VI des *Écrits inédits*, p. 137), il a répété la même anecdote de « reconduite, » avec celle des cadenas que l'évêque fit disparaître de la table préparée chez le cardinal d'Estrées pour le prince de Condé, le héros, et ses fils, anecdote qui reviendra dans la suite des *Mémoires*, tome X, p. 351, et dont on trouve mention dans un mémoire sur la Pairie (Arch. nat., O[1] 1049), avec cette différence que c'est le prince lui-même qui aurait retiré les cadenas.

1. « La cour a toujours besoin d'un pareil amusement, » disait Mme de Coulanges (*Lettres de Mme de Sévigné*, tome X, p. 218).

2. Comparez l'Addition nº 57, p. 379, et les *Annales de la cour et de Paris pour 1697 et 1698*, tome I, p. 186-188, dont il est bon de reproduire le texte, pour qu'on puisse en constater le rapport avec celui de Saint-Simon : « Il faut savoir que ce prélat, qui est la gloire des prélats, non pas, à la vérité, dans le sens qu'il le faudroit être pour l'être bien, mais parce qu'il croit que nul homme n'est comparable à lui à cause de la noblesse de ses ancêtres; il faut savoir, dis-je, qu'en parlant un jour de la famille de cet archevêque (feu l'archevêque de Paris), il dit que ce n'étoit pas là ce qui pouvoit s'appeler une maison illustre, mais une bonne noblesse bourgeoise, puisqu'elle n'étoit fondée que sur les charges de robe qui l'avoient fait briller parmi les patriciens. Il avoit raison dans le fonds, puisqu'il y a bien à dire d'une grande maison à celle-là; mais, comme toutes sortes de vérités ne sont pas bonnes à dire, principalement quand il y a quelqu'un en place qui peut le trouver mauvais, il arriva que M. le premier président, qui est de même famille que feu M. l'archevêque, lui donna bien son change quelques jours après. Ce prélat étant allé pour dîner avec lui, son cocher ôta les chevaux de son carrosse et les emmena dans sa maison, comptant de le venir rechercher, quand ils auroient mangé leur avoine. Le premier président, à qui l'on avoit dit le discours qu'il avoit tenu de sa famille, et qui est homme à ne pas garder grandes mesures avec personne, surtout quand il a quelque chose contre eux sur le cœur, ne le vit pas plus tôt, qu'il commanda à son maître d'hôtel de ne point servir tant qu'il le verroit. L'heure de dîner se passant ainsi, et ce prélat s'impatientant de ne point voir arriver à manger, il lui demanda si c'est qu'on fît abstinence chez lui ce jour-là. Il lui répondit que non, mais que c'est qu'il avoit donné ordre qu'on ne servît point qu'il ne s'en fût allé; qu'il ne prétendoit pas donner à manger à un si grand seigneur, et que ce seroit se méconnoître, lui qui n'avoit par-devers lui qu'une noblesse bourgeoise. Ces paroles furent suivies de quelques autres sur le même ton, et Monsieur de Noyon, s'en trouvant fort embarrassé, fut contraint, après quelques mauvaises excuses, de s'en retourner dîner chez lui. Il vouloit s'en excuser néanmoins sur ce que ses chevaux s'en étoient allés; mais le premier président aima mieux lui en prêter, que de le voir davantage à sa table. »

3. Ces trois mots sont en interligne.

« Mais oui, Sire, répondit l'évêque; une bonne petite chère bourgeoise. » Voilà le Roi à rire et le faire répéter. La première fois que le Roi vit le premier président, il le lui conta malicieusement, et sa malice réussit à merveilles. Harlay ne fit semblant de rien devant le Roi, ni depuis. La *petite chère* ne l'eût pas choqué : le cynique de sa magistrature se piquoit d'un extérieur simple et modeste, et d'une table frugale des anciens magistrats; mais c'étoit le plus faux homme du monde en tout, le plus continuellement masqué, et le plus suprêmement glorieux en tout genre, et la *petite chère bourgeoise* l'avoit outré de dépit. A quelque temps de là, Monsieur de Noyon, ne se doutant de rien, s'en va pour dîner chez le premier président, et renvoie son carrosse. Dès qu'il est annoncé, le premier président, rouge de colère, court à son chapeau et à ses gants, va gravement au-devant de lui, s'incline profondément, et lui demande ce qu'il lui plaît lui commander. Monsieur de Noyon, fort surpris d'une réception si nouvelle, lui dit qu'il vient dîner avec lui, et qu'il ne sait à qui il en a avec ses compliments. « Dîner céans, Monsieur! répondit humblement Harlay, toujours se « courbant; je n'ai qu'une *petite chère bourgeoise*, convenable, Mon« sieur, à un petit bourgeois comme moi, et nullement, Monsieur, à « offrir à un grand seigneur comme vous, pour lequel il faudroit d'autres « préparatifs. » Monsieur de Noyon sentit d'abord la marchandise. « Ah! « Monsieur, lui dit-il, voilà une pièce que le Roi me fait; ça n'est-il « pas vrai? — Mais, mais, Monsieur, interrompit l'autre, vous ne dîne« rez point céans. — Comment, Monsieur, cela est sérieux? Vous vous « moquez de moi, et j'ai renvoyé mon carrosse. — Holà! holà! cria « le premier président, vitement les chevaux à mon carrosse. Je suis « honteux, Monsieur, pour un homme comme vous, que vous entriez « dans le carrosse d'un petit bourgeois comme moi; mais ce seroit pis « encore de s'en aller à pied. » Bref, toujours inclinations sur inclinations profondes, et toujours sans aucun autre mot : « Vous ne dînerez « point céans. » Dès que le carrosse fut prêt, et sans s'être assis, le prélat eut beau dire et beau faire, le premier président le conduisit au carrosse, l'y vit monter et partir[1]. Monsieur de Noyon, outré de cette rupture, s'en alla le soir conter au Roi sa chance, qui en rit de tout son cœur, et qui lui avoua sa malice; mais, en même temps, il lui promit de les raccommoder, et il les raccommoda en effet. Cela se tourna en plaisanterie. La *bourgeoisie* tenoit toujours au cœur du premier président; mais il n'osa plus en rien montrer, et Monsieur de Noyon y fut reçu depuis à dîner, et dans la familiarité accoutumée.

« Avec ces badinages, il étoit admis quelquefois dans le cabinet du Roi, qui s'y promenoit seul avec lui des demi-heures entières à conter toutes sortes de choses[2]. Cela donna trop de hardiesse à Monsieur de

1. On voit que ce récit est une paraphrase amplifiée de celui des *Annales*.
2. Malgré son extravagance patente, il pouvait tout sur le Roi, dit le Chansonnier (ms. Fr 12 691, p. 599).

Noyon, et il en fit une au Roi des plus étranges et des plus embarrassantes, car ce fut en public.

« Depuis la mort de Mme la Dauphine de Bavière[1], l'appartement où elle étoit morte à Versailles, qui est celui de la Reine, étoit demeuré fermé plusieurs[2] années. Le Roi avoit fait faire pour l'église de Strasbourg quatre ornements, un de chaque couleur, de la plus grande magnificence, et chaque ornement très nombreux. On ouvrit ce même appartement, et on y étala tous ces ornements, que toute la cour alloit admirer. Le bruit s'étoit répandu en même temps que Mme de Maintenon alloit être reconnue et déclarée, et que l'ouverture de cet appartement de la Reine, à quoi cette exposition d'ornements servoit de prétexte, n'étoit que pour y accoutumer le monde, qui, au premier jour, y trouveroit Mme de Maintenon à sa toilette, au lieu de ces ornements; et il est vrai qu'il ne s'en fallut rien alors. Monsieur de Noyon, qui, à l'exemple de Monsieur de Reims, avoit accepté une place de conseiller d'État d'Église pour le plaisir de précéder au Conseil le doyen des conseillers d'État, et d'être salué par le Chancelier en lui demandant son avis comme pair de France, s'applaudissoit de pouvoir juger en tous les premiers tribunaux, et d'être même un des juges de la validité de leurs arrêts. Il avoit l'Ordre tout nouvellement[3], et il s'en délectoit. Le Roi, qui aimoit à le mettre en propos pour s'en divertir, et qui ne le voyoit guères sans lui parler, l'attaqua un jour à son petit couvert, où il y avoit toujours beaucoup de monde. De propos en propos, le Roi lui parla de toutes ses dignités, jusques à celle d'académicien, et lui dit qu'au moins pour l'heure présente il croyoit qu'il devoit être bien content. Le prélat répondit à cela en courtisan qui sait plaire; puis, baissant les yeux, badinant avec sa croix du Saint-Esprit, et s'affermissant sur un pied, puis sur l'autre : « Votre Majesté, ajouta-t-il, sera « peut-être surprise, si je lui avoue que, pour être parfaitement con-

1. L'anecdote qui va suivre est entrée d'abord dans l'Addition n° 57, p. 378-379, puis dans la notice Estrées, tome VI des *Écrits inédits*, p. 138; elle viendra dans le tome XII des *Mémoires*, p. 112-113, correspondant à l'Addition au *Journal de Dangeau*, tome I, p. 42-43. Parmi d'autres anecdotes qui se trouvent dans le dossier fait par le P. Léonard (Arch. nat., L 738), il en est une où l'on voit l'évêque vivement rabroué par le Roi. C'était en mars 1692, et, la cour se trouvant à Compiègne, le Roi donnait à Mansart quelques instructions pour de nouveaux bâtiments. L'évêque s'aventura à dire que sa demeure épiscopale avait un tout autre agrément que ce château royal. « Monsieur de Noyon, repartit le Roi, je ne vous demande point votre avis sur cela. Quand j'aurai quelques difficultés sur un point de théologie, je vous consulterai. » Une autre fois, le Roi se montra fort offensé que Monsieur de Noyon eût comparé le camp de Compiègne à une représentation d'opéra. Les « coups de caveçon » ne refroidissaient pas l'idolâtrie dont l'évêque faisait profession pour son maître; d'Alembert en a cité divers traits dans les notes de son tome II, p. 31-35.

2. Il avait d'abord écrit : *plus d'un an*, et il a orthographié : *plusieures*.

3. En 1696. Il appelait cela « le guenillon de l'archevêque de Paris. »

« tent, il me faut, encore quelque chose? » en souriant et regardant le Roi et passant les yeux sur l'assistance. « Et quoi donc? dit le Roi; et « si vous avez tout, je ne vois pas ce que vous pourriez desirer. » L'évêque se fit toujours presser en homme qui vouloit l'être, et enfin il dit : « Cela ne se peut, Sire, que lorsque votre justice aura couronné « la vertu. » Et tout de suite, de regarder la compagnie avec un sentiment de grand applaudissement. Chacun sentit à l'instant même ce qu'il vouloit dire : c'étoit la charge de grand aumônier de la Reine, et il croyoit avoir admirablement fait sa cour en prévenant ainsi la déclaration par ce genre d'applaudissement et cet[1] offre, qu'il croyoit d'un grand mérite. Il fut trompé : le Roi baissa la tête à l'instant sur son assiette, tous les courtisans baissèrent tous les yeux, sans que pas un en osât regarder un autre, et le silence fut tel, et [si] longtemps, que, parmi tant de monde, on eût entendu trotter une souris. Monsieur de Noyon, qui se rioit et s'applaudissoit, piétinant et se jouant avec sa croix de l'Ordre, s'aperçut à la fin de ce morne silence, et en devint embarrassé; il baissa les yeux comme les autres. Le Roi pressoit son dîner, qui, depuis ce moment, ne dura guères, quoique alors peu avancé, et sortit de table sans avoir depuis proféré une seule parole, ni regardé ailleurs que sur son assiette. Aussitôt après, chacun s'écoula, n'osant encore s'aborder les uns les autres, et Monsieur de Noyon fut des premiers à gagner un lieu plus propre à faire ses réflexions. Cela se répandit en un instant par Versailles, mais, quoique si publiquement arrivé, sans que personne en osât parler qu'à l'oreille. Mme de Maintenon, à travers ses prudentes et exactes clôtures, témoigna toujours de la distinction très marquée pour Monsieur de Noyon, et, soit politique, soit complaisance pour elle, le Roi traita toujours également bien Monsieur de Noyon depuis.

« A propos de son titre d'académicien dont il vient d'être fait mention, il lui coûta une étrange aventure[2]. Vers la fin de 1694 il vaqua une place à l'Académie françoise : le Roi, qui aimoit à s'amuser de Monsieur de Noyon, et qui comprit que cette place en seroit occasion plus d'un jour, dit à Dangeau, qui en étoit depuis bien des années[3], qu'il avoit toujours laissé à l'Académie françoise la liberté entière des élections, mais que, pour cette fois, il vouloit cette place pour Monsieur de Noyon; qu'il fît comprendre cela avec adresse, mais de façon pourtant que ce prélat fût élu, et sans compétiteur. Monsieur de Noyon ne pensoit à rien moins, lorsque le Roi lui demanda s'il ne songeoit point à cette place[4], et l'assura que rien ne convenoit mieux, et à lui, et à l'Académie, qu'un homme de son éloquence et de son érudition[5],

1. *Cet* est bien au masculin, comme dans beaucoup d'auteurs du temps.
2. Voyez notre tome II, p. 192-202, et l'Addition n° 93, p. 395-397.
3. Il avait d'abord écrit : *anciennement*. Dangeau avait été reçu en 1668.
4. La place de Barbier d'Aucour, un roturier!
5. Ses œuvres ne furent jamais considérables. A part des statuts synodaux publiés en 1663, 1673, 1680 et 1698, et à part l'*Histoire des saints* dont

et qui d'ailleurs l'honoreroit de sa naissance et de toutes ses dignités, et ajouta que, s'il y vouloit penser comme il le lui conseilloit, il lui répondoit que cela ne toucheroit pas terre, et que l'Académie s'en sentiroit comblée d'honneur. Il n'en fallut pas tant au prélat pour le mettre en campagne. Le voilà qui se déclare candidat, et tout aussitôt le voilà élu. L'abbé de Caumartin étoit lors directeur de l'Académie, et par conséquent celui qui devoit recevoir Monsieur de Noyon et répondre à son discours. Outre le concours ordinaire en pareilles occasions où l'Académie laisse entrer tous les gens de quelques distinctions dans le monde ou dans les lettres qui veulent entendre les discours du reçu et du recevant, le Roi avoit convié toute la cour à s'y trouver, et toute la cour, à commencer par Monsieur le Prince, s'en fit un devoir et une fête, et, à l'exemple de la cour, tout ce qu'il y eut de distingué à Paris[1]. L'abbé de Caumartin étoit frère de Caumartin conseiller d'État, parent proche de Pontchartrain, lors ministre, secrétaire d'État et contrôleur général des finances, et celui des intendants des finances qui travailloient[2] sous lui avec le plus d'autorité et de confiance. C'étoit un homme très bien fait, de beaucoup d'esprit, et infiniment orné, qui aspiroit au plus haut et s'en flattoit, qui étoit de tout temps fort répandu dans le plus grand monde, et qui, dans ce temps de brillant, étoit gâté par la cour, où, à l'esprit et au savoir près, il étoit devenu un maréchal de Villeroy de robe à force de grands airs et de fatuités, qui lui rompirent le col auprès du Roi. L'abbé son frère avoit aussi infiniment d'esprit et de savoir; mais son esprit visoit au malin et au critique, et l'un et l'autre, nés audacieusement, ne doutoient de rien. Dans cette position, l'abbé de Caumartin, qui étoit aussi fort du monde, et qui n'ignoroit pas quel et sur quel pied y étoit Monsieur de Noyon, imagina de le donner en spectacle parfaitement ridicule, en outrant l'usage de ces discours de jouer celui qui est reçu, et de le louer dans tout son langage. Le frère

il a été parlé plus haut comme ayant pu être conçue et préparée par lui, je ne vois à signaler qu'un éloge funèbre « en forme d'épitaphe » de sa sœur l'abbesse de Saint-Paul (1692), un singulier mandement du mois de mars de la même année, sur la prise de Montmélian, publié dans le *Mercure* (p. 68-74), le discours qu'il adressa au Roi passant par Noyon le 13 mai suivant, et la lettre qu'il lui écrivit le 22, le mandement qu'il lança en 1697 contre le quiétisme, celui de 1698 sur le saint-sacrement et sur le culte de la Vierge, la remontrance faite au Roi en 1675, au nom de l'assemblée du clergé, diverses ordonnances, etc. Ce sont ces pièces officielles, un catéchisme « qu'on ne pouvait assez louer, » et un commentaire mystique et moral sur les deux Testaments, resté inédit, qui fournirent la principale matière du compliment que le doyen de l'Académie lui adressa, lorsqu'il vint prendre séance le 3 juin 1695 (recueil des *Harangues* édité en 1709, tome II, p. 379-397). Une partie sont analysées dans le *Journal des savants*, années 1694 à 1700. La *Muse historique* de 1655 (p. 36), la *Gazette* de 1666 (p. 598) et celle de 1673 (p. 716) parlent de panégyriques de saint François de Paule, de saint François de Sales et de saint Norbert.

1. Voyez la note 4, p. 193, de notre tome II. — 2. Ainsi au manuscrit.

aîné rit beaucoup de cette imagination; comme l'un et l'autre étoient un peu plus étourdis que l'âge et l'état de chacun d'eux ne comportoit, ils s'affermirent dans cette idée. Pour y réussir plus complètement, l'abbé de Caumartin accabla l'évêque de visites et de respects, lui demanda ses ordres et son discours, pour qu'il y pût accommoder le sien, le fit tout de son style, de son goût, de son langage[1] : ses distinctions en trois points y frappoient; le galimatias, où l'évêque tomboit souvent, y régnoit; ses phrases retournées et doubles y étoient continuellement amenées, et surtout un tissu de louanges si démesurées, et en même temps si parfaitement ridicules, mais où l'esprit brilloit, que ce fut en effet un chef-d'œuvre de badinage, de dérision voilée, de gaze et d'éloquence[2]. Le pis fut qu'en le communiquant à Monsieur de Noyon, qui en fut enthousiasmé, il l'obligea de le corriger de sa main en divers endroits, et que le pauvre homme eut la déplorable simplicité, avec tout son esprit, d'y ajouter encore des louanges que l'autre lui savoit adroitement suggérer par des retours et des regrets de les avoir oubliées. Voilà donc deux hommes parfaitement contents : l'un, de se voir loué à son gré et à son point, sans s'être jamais douté du piège, tout grossièrement palpable qu'il étoit; l'autre, de son chef-d'œuvre d'invention si nouvelle, et d'en avoir l'approbation de celui même qu'il jouoit, par les corrections et les additions de sa propre main, et en nombre, qu'il avoit su s'en procurer. Le jour venu, la foule illustre fut telle à l'Académie, qu'à peine la put-elle contenir, à commencer par tous les princes du sang, et le succès en surpassa les espérances de l'abbé de Caumartin. Monsieur de Noyon fut le seul de toute l'assemblée qui ne s'aperçut point de la continuelle dérision, et qui se transportoit d'aise des applaudissements qu'il voyoit donner à ses louanges. Incontinent après, ce fut la nouvelle de la cour et de la ville; et toujours Monsieur de Noyon le seul qui ignorât qu'on se moquoit de lui, et qui alloit partout ramasser les applaudissements, et en donner à l'abbé de Caumartin et au succès qu'avoit eu son discours. Sept ou huit jours après, il alla voir Harlay, archevêque de Paris, pour s'y pavaner tout à son aise avec un homme qu'il comptoit avoir humilié pour l'avoir obligé à lui rendre des visites[3]. L'archevêque, qui en avoit toujours l'ordre sur le cœur, ne manqua pas l'occasion : il laissa dire l'évêque, et s'exhaler tant qu'il voulut;

1. J'ai cité (tome VII, p. 336, note 6) une lettre de Pontchartrain fils à Monsieur de Noyon qui semble bien être une raillerie de ses prétentions à l'éloquence académique. Dans une autre, de 1698 (Depping, *Correspondance administrative*, tome IV, p. 466), il lui disait : « Vous êtes un prélat incomparable; on trouve en tout ce que vous faites un fonds d'esprit et de charité qu'on ne peut assez louer. » La raillerie, le persiflage paraissent d'autant plus évidents que celui qui écrivait ainsi était parent de l'abbé de Caumartin, fort spirituel comme lui, et encore plus jeune.

2. Sainte-Beuve a fait l'analyse des deux discours à propos de Dangeau, dans ses *Causeries du lundi*, tome XI, p. 274-287. Voyez aussi les chansons du temps, dans le *Nouveau siècle de Louis XIV*, par Brunet (1857), p. 141-142

3. Ci-dessus, p. 428-429.

puis, d'un air d'amitié pour lui, et d'intérêt pour le respect dû à l'épiscopat, lui ouvrit les yeux; puis, le discours imprimé de l'abbé à la main, lui en fit remarquer les traits les plus ridicules[1]. Monsieur de Noyon, qui se défioit de Monsieur de Paris, eut bien de la peine à passer de l'excès de la satisfaction au doute même de l'injure, et contesta tant qu'il put. A la fin, Monsieur de Paris lui dit qu'il en croiroit ce qu'il voudroit, mais que, comme son serviteur et son confrère, il n'avoit pu souffrir qu'il fût la fable du monde, et la fable de l'abbé de Caumartin sans le savoir; qu'il avoit fait son devoir; que du reste c'étoit à lui à voir clair, et à en demander la vérité à ses vrais amis, s'il vouloit cesser d'en être si honteusement la dupe. Monsieur de Noyon, frappé d'une conversation qu'il avoit trouvée si dure, en trouva pourtant assez pour vouloir s'éclaircir, et alla la raconter au P. de la Chaise, qui étoit son ami. Celui-ci, qui, bien que jésuite et confesseur du Roi, étoit un droit et honnête gentilhomme, blâma fort l'archevêque de Paris de lui avoir parlé si franchement, et, pressé de dire ce qu'il en pensoit, ne put dissimuler à Monsieur de Noyon qu'il avoit été joué, et qu'il étoit la risée du monde. Voilà celui-ci à jeter feu et flammes. Le Père le laissa furibonder, puis essaya de le persuader de s'en aller doucement en son diocèse, pour laisser tomber ce bruit, et de continuer à faire par sagesse ce qu'il avoit commencé par duperie, puisqu'il avoit été si longtemps sans s'en apercevoir, et qu'ayant corrigé et augmenté de sa main plusieurs endroits du discours de l'abbé de Caumartin, qui l'avoit fidèlement prononcé tel qu'il le lui avoit rendu, il auroit mauvaise grâce de s'en plaindre. C'étoit aussi ce qui piquoit le plus ce pauvre prélat, de s'être laissé tromper jusqu'à s'être rendu lui-même complice du crime. Aussi le P. de la Chaise ne put-il rien gagner sur lui, et, de ce pas, il courut à Versailles faire ses plaintes les plus amères et demander justice du forfait. Le Roi, qui l'avoit su d'abord et n'avoit pu s'empêcher d'en rire beaucoup, comme tout le monde, l'avoit déjà fort improuvé; il vouloit bien s'amuser quelquefois de Monsieur de Noyon, mais avec borne et mesure, et trouvoit fort mauvais qu'il eût été si étrangement tourné en ridicule, et en public, à son âge, avec ses dignités, par un jeune homme qui, à tant de titres, lui devoit respect. Le Roi entra donc avec bonté dans la douleur de Monsieur de Noyon, et lui promit de faire ressentir son indignation à l'abbé de Caumartin. Heureusement pour ce dernier, ce fut à Pontchartrain, comme secrétaire d'État ayant Paris dans son département, à qui le Roi témoigna sa colère, et ordonna d'expédier une lettre de cachet pour l'exiler. Il savoit le fait comme toute la France, et, après en avoir bien ri, en avoit déjà lavé la tête aux deux frères : il représenta au Roi que l'abbé en étoit déjà au repentir

1. Amelot de la Houssaye, en parlant de ce discours dans ses *Mémoires historiques* (tome II, p. 356-357), dit que jamais portrait ne fut plus ressemblant, et qu'il fallut que des amis charitables en avertissent l'évêque. Il paraît qu'on ne l'imprima pas sur-le-champ. Voyez la note 3 de notre tome II, p. 196.

et aux alarmes, que c'étoit un trait de jeunesse, impertinent au dernier point, à la vérité, mais qui, à cet âge, trouvoit quelque sorte d'excuse dans la singularité unique de Monsieur de Noyon, et appuya si bien sur les corrections et les additions de Monsieur de Noyon à l'original du discours, que le Roi se contenta enfin qu'il allât demander pardon et qu'il se conduisît à l'avenir avec tant de respect et de réserve à l'égard de Monsieur de Noyon, qu'il continuât à éviter l'exil où il avoit toujours envie de le reléguer. Monsieur de Noyon fut mortifié de ce que l'exil ne s'étoit pas soutenu, et ne voulut pas ouïr parler de pardon, ni d'excuses. Il se vengea en propos peu ménagés en tout genre sur l'abbé et sur les Caumartins, et s'en alla passer huit ou dix mois en son diocèse. L'abbé de Caumartin fut longtemps à n'oser guères se montrer. Quand on fut las de rire, on se mit à le blâmer; les évêques, les seigneurs, les gens d'âge surtout, s'en expliquèrent aigrement, et, s'il fut longtemps à en revenir dans le monde, il en resta perdu dans l'esprit du Roi, qui jamais ne le vit de bon œil, ni ne voulut le faire évêque, quoi que Pontchartrain pût faire, et quelque soin que le P. de la Chaise, qui étoit très bienfaisant, prit d'en faire revenir du bien. Il ne l'a été que plus de vingt ans après, pendant la Régence, et est mort évêque de Blois.

« Monsieur de Noyon demeura ulcéré à l'excès; mais, au fonds, il étoit homme de bien : deux ans après, il tomba malade à Paris; il envoya chercher l'abbé de Caumartin, lui pardonna, l'embrassa, et fit depuis sincèrement auprès du Roi tout ce qu'il put pour le faire évêque, et affligé de n'en pouvoir venir à bout[1].

« C'est dans cette maladie, dans laquelle il reçut ses sacrements, qu'il disoit à Dieu, tout haut et devant ceux qui l'assistoient ou le servoient, que, « comme homme et pécheur, il lui demandoit humblement « miséricorde, mais que, comme évêque, il demandoit justice, parce « qu'il en avoit accompli les devoirs[2]; » et c'est dans cette convalescence qu'il recevoit le monde trouvant le moyen d'étaler sur soi ses dignités : sa robe de chambre étoit bordée d'hermines et avoit une

1. J'ai signalé cette conclusion de l'anecdote dans la *Gazette d'Amsterdam* de 1695. L'évêque ne garda point non plus rancune à l'Académie, puisque, en 1699, il la mit à même de décerner tous les deux ans le prix de poésie de la valeur de trois cents livres, Pellisson ayant négligé de laisser des fonds à cette intention comme il l'avait fait depuis 1671. Les pièces présentées au concours ne devaient pas avoir plus de cent vers, sans compter une courte prière pour le Roi. Une médaille d'or à l'effigie de celui-ci était jointe au prix. Voyez le *Journal de Dangeau*, tome VII, p. 136, le *Mercure*, juin 1699, p. 3-9, et les notes du P. Léonard indiquées dans notre tome II, p. 106, note 1. Le fauteuil de Monsieur de Noyon échut, en 1707, à Malezieu, qui prononça son éloge, ainsi que le secrétaire perpétuel Regnier-Desmarais.

2. On lit dans le ms. Clairambault 290, p. 534, que, mourant, il fit la même distinction entre sa personne privée et sa personne publique, demandant miséricorde pour la première, justice pour la seconde. C'est Tertullien qui avait dit cela de César, et à qui il avait déjà emprunté cette formule pour l'éloge académique de Louis XIV.

croix du Saint-Esprit, et il portoit au col une croix ordinaire d'évêque pendue à son col par un petit ruban violet, étroit et flottant, avec son bonnet de nuit, sur une chaise longue.

« Ce fut encore en cette occasion où il voulut apparemment réparer la façon singulière dont il avoit parlé du Pape toute sa vie : il ne l'appeloit d'ordinaire que *Monsieur de Rome*[1], et disoit que, si *Monsieur de Rome* venoit à Noyon, et qu'il voulût s'aviser d'y faire quelque fonction sans permission de lui, il sauroit très bien l'empêcher, parce qu'avec toute sa primauté il n'étoit pas plus évêque que lui, et n'avoit pas droit dans les autres diocèses. Quand donc il fut bien mal[2], il envoya prier le Nonce de lui venir donner la bénédiction apostolique, qui ne se le fit pas dire deux fois, et qui la lui donna[3]. Quand il fut guéri, et qu'il reparut à la cour, il fut grièvement tancé d'une dévotion si déplacée : on étoit encore alors en garde contre les Nonces, sur les tentatives de juridiction, et c'en étoit là un acte formel, et sur un évêque de France, et à la réquisition de cet évêque, lequel fut très embarrassé à répondre, et demeura fort mortifié.

« Les suites de cette maladie le conduisirent aux eaux de Bourbon. Pendant qu'il y étoit, un violent orage inonda tout à coup ce lieu bas et serré entre de fortes collines, tellement qu'il y eut de l'eau jusqu'au-dessus des premiers étages, et que chacun se sauva en haut des maisons, dont plusieurs furent renversées par l'impétuosité de l'eau. Monsieur de Noyon se mit à califourchon sur le toit de la sienne, d'où il prêchoit à pleine tête, et donnoit des absolutions et des bénédictions. La tradition en reste encore à Bourbon, qui se trouva lors en extrême péril plusieurs heures, jusqu'à ce que les eaux s'écoulèrent.

« On l'a dit, et on le répète, on feroit un juste volume des dits et gestes de ce rare prélat[4], qui se fit craindre et respecter de tous ses confrères et de tout le monde, avec toutes ses singularités, et qui eut beaucoup d'amis dans tous les états, et qui, avec une si folle vanité, et si outrée, ne laissa pas d'être fort homme d'honneur et de bien, et très bon et très vigilant évêque, et fort aimé dans son diocèse, qui étoit très bien réglé, avec toutes ses manières uniques. Ses diocésains s'y étoient accoutumés, en rioient; mais, comme ils le connoissoient et étoient témoins de sa vie, ils l'estimoient et l'aimoient, car il les servoit tous tant qu'il pouvoit[5].

1. Addition n° 93, dans notre tome II, p. 396, et Addition n° 57, dans le tome I, p. 376.
2. Addition n° 57, dans le tome I, p. 380.
3. Est-ce encore dans cette occasion qu'il s'écria : « Hélas! Seigneur, ayez pitié de Ma Grandeur »?
4. Il y en a quelques pages dans les *Mémoires d'Amelot de la Houssaye*, éd. 1737, tome II, p. 353 *bis* à 360.
5. Ses prétentions plaisaient moins au clergé placé sous ses ordres, et, comme il faisait porter la queue de sa robe par un chanoine, le chapitre en fit ses plaintes en justice, où Fourcroy, plaidant pour les demandeurs, s'écria :

« Ce qu'on trouva à sa mort est le plus étrange. Elle fut très chrétienne, et, pour cette fois, il ne parla plus de justice sur son épiscopat[1]. Elle arriva à Paris, 15 février 1701, à près de soixante-treize ans, ayant été quarante ans évêque.

« Ce qu'on trouva fut un monde de paperasses, sermons, extraits de l'Écriture et des Pères, commentaires sur les mêmes, tout galimatias, tout plein de ratures, et, à part de tout cela, un cahier, de sa main aussi, contenant des mémoires et une instruction pour son oraison funèbre, qui étoit une oraison funèbre elle-même, mais si pleine de louanges, si outrée, si folle d'éloges, qu'il y avoit de quoi rire, et, en même temps, de quoi admirer et déplorer une manie toujours de la même force, et poussée au delà du tombeau[2].

« On a vu quels sont MM. de Chaste[3]. Monsieur de Laon lui faisoit sa cour, et Monsieur de Noyon la recevoit; mais c'étoit tout. Un jour qu'on le trouva chez lui entre Monsieur de Laon et Monsieur de Langres, celui qui arrivoit lui dit qu'il étoit ravi de le trouver en famille : « Vous « me voyez, dit-il, avec Monsieur qui en est, » montrant son neveu, « et « Monsieur, qui s'en dit, » montrant Monsieur de Laon; puis, à les regarder et à rire. Il n'en faisoit pas d'autres, et il n'y avoit pas à répliquer : il s'étoit mis sur ce ton-là[4]. »

Comme spécimen du langage emphatique qui caractérisait les œuvres, discours et conversations de Monsieur de Noyon, nous pouvons reproduire ici le texte de l'épître dont il accompagna l'envoi de sa lettre contre le quiétisme à l'abbé de la Trappe. C'est le P. Léonard qui nous l'a conservé[5], avec la procuration qui sera donnée ensuite.

« A Paris, ce 2 juillet 1697.

« Vous me permettrez, s'il vous plaît, mon très cher et révérend Père, de soulager l'impatience que j'ai de me rendre auprès de vous par cette

« La queue de M. l'évêque de Noyon est une comète dont la maligne influence va se répandre sur toute l'église gallicane ! » Les procès dont il a été parlé plus haut, p. 426, note 6, devaient, pour la plupart, avoir de semblables origines.

1. Ci-dessus, p. 440. — 2. Voyez ci-dessus, p. 71.

3. Les Clermont-Chaste, marquis de Roussillon (tome II, p. 186), représentés par le favori de Monseigneur, de la princesse de Conti et de Mlle de Choin, et par l'évêque-duc de Laon. Cette branche surchargeait les armes de la maison d'un écusson d'azur à une fleur de lis d'or. Les continuateurs du P. Anselme ont donné la filiation des Chaste (*Histoire généalogique*, tome VIII, p. 907-908 et 924-939), mais sans affirmer la communauté d'origine.

4. Comparez l'Addition n° 57, p. 381, l'Addition n° 134, dans notre tome II, p. 418, et une troisième Addition sur les Roussillon, tome XI du *Journal de Dangeau*, p. 358. Cette anecdote ne se retrouve pas dans les *Mémoires*.

5. Arch. nat., L 738.

nouvelle marque de mon ancienne et constante affection. L'estime a toujours conservé et augmenté les sentiments que l'interruption de notre commerce n'a jamais pu diminuer, et je vous serai plus redevable encore de vos saintes prières pour l'éternité, que je ne l'étois de vos bonnes grâces dans le temps.

« Telle doit être la communion des chrétiens, et principalement des ecclésiastiques, dont les liens sacrés d'une même doctrine, d'un même sacrifice et d'une même prière sont indissolubles, et cimentés sur la règle immuable de la discipline primitive et apostolique[1].

« Mais, hélas! si l'erreur essaie d'obscurcir la vérité de la saine doctrine, et si l'hérésie déclare la guerre à la réalité de notre divin sacrifice, il semble que l'illusion ait aussi conjuré la ruine de la prière évangélique pour détruire de concert le fondement de la religion, et n'y rien laisser sans attentat.

« Vous savez que l'Église, attaquée de toutes parts, a souvent cherché et trouvé du secours dans les plus affreuses solitudes, et que les Antoines se sont unis aux Athanases afin de conserver et de soutenir la foi du concile de Nicée.

« Ce n'est donc pas assez que la science d'un abbé répande quelque lueur dans le cloître de ses religieux, et que, selon le langage du roi-prophète, « la nuit instruise la nuit en particulier au milieu de ses « ombres[2]. »

« Il faut, mon révérend Père, qu'une lumière aussi vive que celle que Dieu vous a donnée s'élève plus haut, pénètre plus avant, s'étende plus loin, et que, formant un grand jour, sans aucun nuage, vous soyez encore le docteur des savants, « le jour qui parle au jour[3] » et qui éclaire le public en plein jour. La terre consulte le ciel; répondez. Votre plume en est la langue. En effet, ne peut-on pas dire, sans blesser votre profonde humilité, que le sanctuaire de votre cellule est heureusement devenu le propitiatoire où Dieu prononce ses oracles et distribue ses grâces[4]?

« C'est là que les ministres de l'Église, semblables aux chérubins qui sont les anges de la science de Dieu, et dont les ailes sont déployées autour de son trône[5], pourront apprendre les maximes des saints et seront animés d'une même ardeur pour les défendre et protéger contre les illusions des novateurs.

« Cependant, je vous envoie, mon très cher et révérend Père, ce petit abrégé que je consacre au repos et à la sûreté de la conscience des fidèles de mon diocèse. Fortifiez, je vous prie, ce contre-poison du quié-

1. En marge : *Erant autem perseverantes in doctrina apostolorum, in communicatione fractionis panis, et orationi[bu]s. Act.* II, *v.* 42.
2. En marge : *Nox nocti indicat scientiam. Ps.* 18, *v.* 2.
3. En marge : *Dies diei eructat verbum. Ibid.* [*Ps.* 18, *v.* 3.]
4. En marge : *Fecit propitiatorium, id est oraculum. Exod.* 37, *v.* 6.
5. En marge : *Cherubim extendentes alas et tegentes propitiatorium, etc. Ibid.*, *v.* 9.

tisme ; ajoutez-y vos charitables avis, et soyez persuadé que je les recevrai et suivrai comme des lois inviolables, en qualité de

« Votre très humble et très obéissant serviteur. »

Procuration de M. l'évêque de Noyon à M. Goyer, son vicaire général, pour assister en son nom à l'assemblée provinciale de Reims.

« François de Clermont, par la grâce de Dieu évêque-comte de Noyon, pair de France, commandeur de l'ordre du Saint-Esprit, conseiller ordinaire du Roi en son conseil d'État, à tous ceux qui verront ces présentes lettres, salut en Notre-Seigneur.

« Nous, dûment informé, et même persuadé, par notre propre expérience, de la capacité, intégrité et piété du sieur Goyer, prêtre, archidiacre de notre église cathédrale, l'un de nos vicaires généraux, et ne croyant pas pouvoir trouver un plus digne sujet, l'avons choisi et nommé pour assister à l'assemblée provinciale qui se doit tenir en la ville de Reims, le dimanche 24e de ce mois, en conséquence des ordres de S. M., toujours appliquée aux intérêts de l'Église, et en exécution du mandement de Monseigneur l'Archevêque[1]. Mais, comme l'excuse de notre absence est d'autant plus juste qu'elle est nécessaire et fondée sur l'impuissance de nous y rendre en personne, dans l'état encore languissant où les restes d'une longue et périlleuse maladie nous réduisent, nous ordonnons audit sieur archidiacre de témoigner à Nosseigneurs nos Illustrissimes et Révérendissimes confrères et comprovinciaux notre extrême déplaisir d'être privé de cet honneur, de régler sa conduite selon les ordres de mondit seigneur, et de nous rapporter fidèlement le procès-verbal, les résolutions et les oracles de ladite assemblée. Nous déclarons de plus, en cas de besoin, que, dès à présent, nous approuvons et autorisons ce que notre député aura résolu et conclu de concert avec nosdits seigneurs, et que le tout doit avoir autant de force que si nous l'avions signé de notre propre main.

« Cependant nous espérons que N.-S. J.-C., en qualité de chef, continuera d'accorder la perpétuelle protection[2] qu'il a promise à l'église universelle, qui est son corps mystique, et qu'il ne la refusera pas à l'église provinciale de Reims, qui en fait l'une des plus illustres parties, qui prépare actuellement une espèce de concile et qui assemble plusieurs grands évêques, au nom du Saint-Esprit, dans un palais pontifical qu'on peut appeler le portique de Salomon[3], puisque la sagesse y préside et la justice, le temple du Seigneur[4], comme étant une église[5] domestique semblable à celle d'Aquilas et de Priscille, ces hôtes de saint Paul, et le cénacle[6] où les successeurs des apôtres sont charitable-

1. Assemblée convoquée pour l'affaire de Fénelon, tome VI, p. 156-157.
2. En marge : *Matt.* XXVIII, 20. — 3. *Act.* V, 12.
4. *Act.* II, 46. — 5. *Cor.* XVI, 19. — 6. *Act.* XX, 8.

ment reçus, suivant l'exemple de leurs saints prédécesseurs marqué dans les Actes.

« En effet, les mêmes et principales fonctions y seront religieusement exercées et éminemment représentées dans la seule unanimité des suffrages que saint Cyprien appelle « l'âme des conciles, » dont le nombre des opinants n'est que le corps, la qualité dominante, la gerbe de Joseph élevée au-dessus de toutes les autres, le propre caractère de l'infaillibilité et la grâce hiérarchique qui attire toujours la présence de J.-C.[1], le pontife éternel de son Père[2], le prince des pasteurs[3] et l'évêque de nos âmes[4]; unanimité de prières, de desirs, de maximes, de desseins, de bénédictions et de succès, pour défendre la vérité et la doctrine orthodoxe, pour soutenir l'intégrité de la discipline canonique, et pour conserver la pureté de la morale chrétienne contre et malgré les vains efforts de l'illusion, du relâchement et de la corruption.

« Tels sont les vœux que nous offrons au ciel afin que le Dieu de patience et de consolation[5] accorde à ses plus dignes ministres la grâce d'être toujours unis de sentiments et d'affection, et qu'ils glorifient Dieu, le père de N. S. J.-C., d'un même cœur et d'une même bouche.

« C'est ainsi que l'harmonie des trois capitales et théologales vertus de la foi, de l'espérance et de la charité, dont Dieu seul est l'objet, subsistera tranquillement et sans aucun trouble; qu'en continuant de nous servir des propres termes de l'apôtre, le Dieu d'espérance[6] nous comblera tous de paix et de joie dans notre foi, et que notre espérance croîtra toujours de plus en plus par la vertu et la puissance du Saint-Esprit.

« Enfin nous serons trop heureux et consolés de notre malheur, si tant de prélats pleins de charité et remplis de toutes sortes de connoissances, après s'être mutuellement instruits[7], veulent bien aussi nous faire part de leurs lumières, que nous [nous] ferons gloire de suivre pour conserver entre nous la communion de la doctrine qui est le principe, et le fondement des deux autres communions de sacrifices et de prières.

« Donné à Paris, sous notre seing, celui de notre secrétaire, et le scel de nos armes, ce 10e mai 1699. (Signé) FRANÇOIS, évêque-comte de Noyon; et plus bas : Par Monseigneur, LUCAS. »

NOTICE DE D'HOZIER SUR LA MAISON DE CLERMONT-TONNERRE[8].

« La vanité fastueuse et ridicule du feu évêque de Noyon avoit tellement soulevé tout le monde contre la prétention qu'il avoit d'être de meilleure maison que qui que ce fût dans le Royaume, que, pour détruire cette chimère, et pour le punir de toutes les extravagances qu'il avoit avan-

1. En marge : *Matt.* XXVIII, 20. — 2. *Hebr.* VI, 20. — 3. *S. Petr.* V, 4.
4. *S. Petr.*, II, 25. — 5. *Rom.* XV, 5. — 6. *Rom.* XV, 13. — 7. *Rom.* XV, 14.
8. Extrait des *Mémoires sur les ducs et pairs* faits pour le Roi et pour Mme de Maintenon en 1706 : Bibl. nat., ms. Clairambault 719, p. 29-31.

cées dans le livre qu'il avoit composé pour se mettre au-dessus des autres, en qualifiant sa maison du titre d'*auguste*, titre réservé aux Empereurs et à la seule maison royale[1], on fit, il y a quelques années, une satire contre cet ouvrage[2], et l'on s'attacha principalement à avilir son nom et ses ancêtres en les confondant avec la noblesse la plus petite; mais, quelque chose qu'on ait pu dire à leur désavantage, il est cependant d'une notoriété reconnue que la maison de Clermont est au moins l'une des plus anciennes, des plus illustres, et des plus qualifiées de la province de Dauphiné, si elle n'est pas la première, parce que les seigneurs de Sassenage lui disputent cette prérogative[3].

« Sibaud, seigneur de Clermont, vivant l'an 1080, tenoit sa terre sans reconnoître aucun seigneur souverain de son fief[4]. Son petit-fils fonda l'abbaye de Haute-Combe, en Savoie. Le dernier des Dauphins, Humbert, qui donna le Dauphiné, l'an 1343, au roi Philippe de Valois, voulant s'attacher ces seigneurs et les rendre ses vassaux, les créa premiers barons, grands maîtres, maréchaux et connétables héréditaires de Dauphiné[5]; et il y a près de quatre cents ans que Geoffroy, seigneur de Clermont, épousa d'égal à égal Béatrix de Savoie.

« C'est de ce mariage que descendit Aynard II, baron et vicomte de Clermont, qui étoit marié l'an 1339 avec Agathe de Poitiers, fille d'Aymard IV, seigneur des deux Clermont l'an 1411[6], comte de Valentinois et de Diois, et de Sibylle des Baux, dont la mère, Marguerite d'Anjou-Sicile, princesse de Tarente, étoit fille de Catherine de Valois, impératrice de Constantinople; et ce fut Aynard son petit-fils qui donna le commencement à la branche des comtes de Tonnerre[7].

1. Ci-dessus, p. 431.

2. C'est la lettre critique sur l'*Histoire de plusieurs saints*, etc., dont j'ai parlé en 1693 (tome I, p. 280, note 5), lettre qui fut attribuée à l'abbé Faydit (ci-après, p. 489 et 491-492). Voyez la copie du secrétaire de Gaignières, dans le dossier bleu CLERMONT-TONNERRE, au Cabinet des titres, n° 5010, fol. 148. On croirait que l'auteur même, ou l'éditeur responsable du livre de 1698, Cousin, voulut rivaliser, dans son épître dédicatoire, avec l'abbé de Caumartin présentant à l'Académie « ce sang illustre en qui toutes les grandeurs de la terre sont assemblées, et qui tient par tant d'autres endroits à tant de maisons souveraines. » Le dossier 5010 renferme un exposé de ces parentés, fol. 41-54.

3. Voyez ce que Lainé en a dit dans son *Dictionnaire véridique des origines des maisons nobles*, tome I, p. 200-203, et le *Grand dictionnaire géographique* d'Expilly, tome II, p. 372.

4. Comparez *l'État de la France* (Mémoire du Dauphiné), par le comte de Boulainvilliers, tome VII, p. 478-481.

5. En 1697, ils réclamèrent leur droit à ces charges héréditaires selon la convention passée avec Humbert II en 1340 : voyez la *Gazette de Leyde*, correspondance de Paris, 18 mars 1697, le *Mercure* du mois, p. 55-79, celui de septembre 1678, p. 77-80, et le *Journal des savants*, 1697, p. 76-78.

6. C'est Aynard II de Clermont qui était seigneur de Clermont en Viennois et de Clermont en Trièves, en 1331, et non en 1411.

7. Il existe une *Note relative à la maison de Clermont-Tonnerre et à l'a-*

« Cette maison est divisée en plusieurs branches. Celle des comtes de Tonnerre, qui est l'aînée, fut honorée de la dignité de duc et pair, dès l'an 1573, en la personne d'Aynard[1], comte de Clermont et vicomte de Tallard, qui avoit épousé Diane de la Marck-Bouillon, veuve de Jacques de Clèves, duc de Nevers, et remariée avec Jean Babou, comte de Sagonne, l'an 1588 : à cause de quoi on disoit que cette comtesse avoit épousé un prince, un gentilhomme et un roturier, parce que Babou, quoique fils de Jean Babou, seigneur de la Bourdaisière, grand maître de l'artillerie de France l'an 1568 et chevalier de l'Ordre, étoit fils d'un homme de rien qui s'éleva sous le règne du roi François Ier, et qui devint son trésorier général et maître de toutes les finances; Comme Gabrielle d'Estrées, duchesse de Beaufort, étoit petite-fille, par sa mère, de ce trésorier, son sang se trouve aujourd'hui mêlé avec la maison de Savoie, avec la maison de Vendôme, et avec un nombre considérable des plus grands seigneurs du Royaume[2].

« L'évêque de Langres[3] est frère du feu comte de Tonnerre. La feue duchesse de Luxembourg[4], mariée avec le feu maréchal de Luxembourg, Montmorency-Bouteville, étoit cadette de cette branche.

« Les marquis de Cruzy sont les premiers cadets de Tonnerre.

« Les seigneurs de Dannemoine font la troisième branche de Tonnerre, et sont dans une affreuse pauvreté.

« Les comtes de Thoury et les barons de Courcelles font la quatrième branche de ceux-ci. Il y en a une fille à Saint-Cyr[5].

« La branche des seigneurs de Montoison est séparée de la tige commune en 1450. Ils se sont rendus très célèbres dans les guerres d'Italie, sous les règnes de Louis XII et de François Ier.

« L'évêque de Laon est de la branche de Chaste-Roussillon[6], séparée de la tige commune l'an 1190.

« Il y a d'autres branches, qui sont à présent fort pauvres, comme les seigneurs de Gessan, cadets de Chaste, quoique, de nos jours, ils aient eu un grand maître de Malte. La petite-nièce de ce grand maître est à Saint-Cyr depuis deux ans[7]. »

doption du nom de Tonnerre par tous les descendants d'Anne de Husson, comtesse de Tonnerre, imprimée in-fol., vers 1853.

1. Lisez : *Henri*, et : *1571-1572*. Ci-dessus, p. 430, note 1.

2. Saint-Simon en parlera surtout en 1714.

3. Le neveu de Monsieur de Noyon : ci-dessus, p. 370.

4. Tome II, p. 33. C'était la cousine germaine de Monsieur de Noyon. Le père de celui-ci, lieutenant général en Bourgogne, avait eu l'Ordre en 1661; mais ses trois frères, morts en 1647, 1674 et 1682, n'avaient rien été.

5. Marie-Gabrielle-Élisabeth de Clermont, du rameau des barons de Courcelles, fut reçue en 1704, sur preuves remontant jusqu'en 1080 : Cabinet des titres, vol. 294, n° 61.

6. Ci-dessus, p. 442.

7. Monsieur de Noyon s'était montré furieux, en 1680, contre un cadet de Clermont qui venait de se faire minime à Lyon : Chansonnier, ms. Fr. 12620, p. 208.

VI

L'ABBÉ BIGNON[1].

L'abbé le Gendre, qui, vers 1724 ou 1725, fut associé avec Jean-Paul Bignon, alors doyen du Conseil, et avec le garde des sceaux d'Armenonville, pour préparer la sécularisation de Saint-Victor de Marseille, paraît avoir beaucoup apprécié « le savoir et l'esprit » du premier. « Ces Messieurs, dit-il[2], étoient deux hommes de grand mérite, qui avoient une belle âme et un bon esprit, esprit juste, pénétrant, aisé; tous deux grands juges sans avoir hanté le barreau et sans être jurisconsultes. Ils avoient passé la plus grande partie de leur vie, le garde des sceaux dans les finances, et l'abbé dans l'étude des sciences, des belles-lettres et des arts. Un bon sens exquis, leur application à bien peser le pour et le contre de chaque affaire, et les lumières auxiliaires de quelques oracles subalternes qu'ils avoient soin de consulter et de bien payer, suppléoient à ce qui leur manquoit du côté de l'acquis. Pour n'avoir pas lu Fontanon, et n'avoir fait que feuilleter Cujas et Barthole, leurs décisions n'en étoient ni moins sûres, ni moins exactes.... »

Bignon, à qui l'on attribue un *Dictionnaire des conseils du Roi*[3], ne fut remplacé au Conseil privé qu'en 1743, par l'abbé de Saint-Cyr, sous-précepteur du Dauphin. Mais lorsque son collègue l'abbé de Ravannes mourut en 1747, quoique le Dauphin désirât la place pour son lecteur l'abbé de Marbeuf, celui-ci n'eut qu'une simple expectative; l'archevêque de Sens, Languet de Gergy, fut nommé conseiller d'Église, parce que le Chancelier souhaitait depuis longtemps qu'une des trois places revînt à l'épiscopat, et même à un pair ecclésiastique[4], pour éviter toute difficulté de préséance[5].

Quant aux mœurs de l'abbé Bignon, nous avons un écho des jugements du temps, concordant avec le portrait que vient de faire Saint-Simon, dans les *Mémoires de Mathieu Marais*[6] : « L'abbé, qui a beaucoup d'esprit, y est-il dit en 1722, n'a pas avancé du côté des prélatures parce qu'on lui a trouvé les mœurs un peu trop gaies, et il aime mieux être conseiller d'État qu'évêque. On lui reproche d'avoir dissipé les estampes du cabinet du Roi qui se donnent en présent aux ambas-

1. Ci-dessus, p. 72-76.
2. *Mémoires de l'abbé le Gendre*, p. 396-397.
3. Ce dictionnaire est au Cabinet des manuscrits, ms. Fr. 7495; M. Aucoc en a parlé avec éloges dans son livre: *le Conseil d'État avant et depuis 1789*, p. 18-19.
4. *Mémoires du duc de Luynes*, tome VIII, p. 351-352.
5. Ci-dessus, p. 73-74.
6. Tome II, p. 342.

sadeurs; mais il y a apparence que c'est une calomnie, et, si cela étoit, on ne lui auroit pas donné la survivance pour son neveu. » Quelques jours après que Marais eut écrit cela[1], il apprit que l'abbé avait ordre de ne plus venir en cour, et, en marge du premier passage, il a porté plus tard, après 1735, quand l'abbé de Chancey, ancien jésuite et garde des estampes, eut été mis en jugement, cette note : « L'abbé Bignon ne paroît point, et est à sa tour de Mantes (l'Ile-Belle?); il est fort soupçonné dans cette affaire[2]. » Somme toute, s'il y a quelque exagération malveillante dans les dires de Saint-Simon, le fond en est plus exact que ne paraît l'avoir cru un récent biographe de Jean-Paul Bignon[3]; deux pièces de vers, prises entre les documents recueillis par Clairambault[4], vont en fournir la confirmation, et nous édifier sur la part prise par l'abbé à des affaires compromettantes et sur sa conduite privée.

ÉPÎTRE A L'ABBÉ BIGNON[5].

Abbé non moins fameux dans le cercle des belles
Que sur le mont sacré des neuf doctes pucelles,
Puis-je te détourner de ces soins importants
Que te donnent l'amour, le Conseil, les savants[6]?
Puisque c'est sous tes doigts que s'amollit la cire
Dont le vif Pontchartrain dirige cet empire[7],
Dis-moi par quel destin Faydit[8] et Fénelon
Et les fabricateurs des titres de Bouillon,
Ces doctes, ces hardis, ces renommés faussaires,
Fatiguent le public de leurs vaines chimères[9].
Depuis un lustre et plus, Faydit, pour ses beaux faits,
Fut par ordre du Roi renfermé, tu le sais,
Et qu'inutilement Messieurs de Saint-Lazare
Ont signalé leurs bras sur cet homme bizarre.
Son cerveau, desséché par l'étude et la faim,
Contre son mal pressant te demande du pain.

1. *Mémoires*, tome II, p. 359.
2. Voyez *le Département des estampes*, par le vicomte H. Delaborde, 1875, p. 39-47 et 60-62.
3. Bibl. nat., ms. Clairambault 1053, fol. 204-205.
4. M. Kerviler, dans *le Bibliophile français*, 1872, p. 303-312 et 322-331.
5. « Pris sur une copie reçue par la poste, sans lettre; le cachet étoit une petite pièce. Le.... septembre 1705. » (Note du manuscrit.)
6. « M. l'abbé Bignon est conseiller d'État et a la direction des professeurs et académies des gens de lettres. » (*Id.*) Il dirigeait aussi la rédaction du *Journal des savants*.
7. La secrétairerie de la maison du Roi.
8. « Faydit, savant peu capable de diriger son savoir. Repris plusieurs fois, mis à Saint-Lazare, exilé, etc. » (*Id.*) Il sera parlé de ses extravagances ci-après, p. 491-492. Son dernier biographe, M. Tamizey de Larroque, a cité des vers de la présente pièce. Serait-elle de Faydit lui-même?
9. « A peine les commissaires assemblés par ordre du Roi à l'Arsenal ont-ils condamné les titres, que l'on a donné un privilège pour imprimer la

Si la belle Cossar[1], ou quelqu'autre infidèle,
T'ont ôté le moyen de contenter ton zèle,
Fais à ce malheureux assurer, sur le sceau,
Un fonds qui lui fournisse et du pain et de l'eau.
Pour Fénelon[2], qui court dans la même carrière.
Je ne te ferai pas une telle prière.
Moins docte que Faydit, mais avec plus de tour,
Combien n'a-t-il pas fait de progrès à la cour!
Admirateur outré de la *Cité mystique*,
D'Agrediste caché devenu fanatique,
Il se rend défenseur de la dame Guyon.
Rien ne peut le guérir de son illusion.
Rome parle: il se tait, au moins en apparence;
Mais bientôt, ennuyé de garder le silence,
Ce prélat, d'un esprit fécond en nouveautés,
Commence à débiter d'autres subtilités.
Quoiqu'il change d'erreur, c'est toujours le même homme;
Toujours ambitieux, il cherche à plaire à Rome.
Il veut être en état de s'acquitter du vœu
Qu'il a fait d'être en France un second Richelieu.
Bouillon, de son exil, lui promet sa cabale;
Tout ce qu'il peut dans Rome, à ses yeux il l'étale,
Et sent qu'avec moins d'art on dupe Fénelon
Qu'il n'en fallut jadis pour tromper Mabillon[3], .

généalogie de la Tour-d'Auvergne sur les mêmes titres qui venoient d'être déclarés faux par arrêt. » (Note du manuscrit.)

1. « Elle est morte en 170?, d'un cancer. Elle avoit eu un enfant de l'abbé B., à l'occasion duquel fut faite une chanson qui commençoit :

Préparez-vous, abbé Bignon,
Préparez-vous pour le baptême.
La Cossar a fait un poupon;
Saint Augustin en fit de même, etc. »

Ce couplet se trouve dans le Chansonnier, ms. Fr. 12 692, fol. 13.

2. « Archevêque de Cambray. » Voyez nos tomes III, IV et V, *passim*. — Dans une autre copie, ce qui regarde Monsieur de Cambray offre cette variante :

Si Faydit est puni, Fénelon, plus adroit,
Surprend le courtisan, qui l'écoute et le croit.
De ce nouveau Montan la nouvelle Priscille,
La Guyon, prêche aussi son nouvel Évangile.
Ses livres sont seuls lus; tout cède au *Moyen court*,
Au *Cantique*, au *Torrent*, et tout le monde court
Aux *Maximes des saints*, à *la Cité mystique*.
La France en un instant se trouve fanatique;
Chacun est enivré de ce fatal poison
Et ne peut plus prêter l'oreille à la raison.
Entre Meaux et Cambray la guerre est déclarée,
Et la robe du Christ est presque déchirée.
Jamais dans deux partis on ne vit plus d'aigreur.
L'homme de bien en souffre et gémit dans son cœur.
Rome parle aux dépens des libertés de France;
Cambray se tait un temps; puis, rompant le silence,
Ce prélat, etc.

3. « Religieux bénédictin. »

Mabillon, ce pieux, ce savant solitaire,
Qui fut pendant longtemps la terreur du faussaire.
Et, par Bouillon séduit, il en est aujourd'hui
Le plus ferme soutien et le plus fort appui.
Couplé sous même joug avec Bar et Baluze[1],
Il fait voir que souvent le plus docte s'abuse,
Et ne sauroit prouver, avec ses grands talents,
Que saint Louis fut père à l'âge de neuf ans,
Qu'à Brioude on n'ait pas d'un nouveau caractère
Chargé grossièrement un vieux obituaire,
Qu'avant Hugues Capet on connut les surnoms,
Qu'on sut ce que c'étoit qu'armes, que gonfanons.
Sur des titres pareils c'est en vain qu'on appuie
De la Tour de Bouillon la généalogie :
Vouloir les employer, c'est courre le hasard
De mourir en galère, et même par la hart.
Bar[2], pour ses faussetés, quoique chargé d'années,
Par grâce dans les fers finit ses destinées ;
Baluze, cependant, toujours gai, vit content,
Dort avec Angélique[3], ou compte son argent,
Et, malgré du Buisson[4], malgré les anonymes,
Il jouit sans souci du doux fruit de ses crimes.
Lui seul, juge et partie, il fait un tribunal ;
Il casse les arrêts rendus à l'Arsenal,
Et parfait le procès à tous les commissaires,
Les juge incompétents sur le fait des faussaires.
Quant aux titres de Bar, bientôt, à ce qu'il dit,
Il veut dans le public les remettre en crédit.
Si c'est par ton canal que cela s'autorise,
Qu'on compare Virgile, Homère, avec Moïse,
Que du Pape on admet, pour nous ôter la paix,
L'infaillibilité qu'on ne connut jamais,
Ah ! débite plutôt au Louvre des sornettes,
Ne suis que tes plaisirs, accumule tes dettes,
Mais examine mieux, mon cher abbé Bignon,
Ce qu'écrivent Faydit, Baluze et Fénelon.

1. « Baluze, ci-devant bibliothécaire de M. Colbert. » Bar était le chef de la bande de faussaires qui fournissaient des titres à Baluze et à son patron.

2. « Condamné à l'amende honorable et au bannissement de neuf ans ; mais il reste enfermé à la Bastille, crainte qu'il ne fît encore de faux titres.

3. « Angélique est la fille de la nommée Roussel, cuisinière, servante de Baluze. Angélique lit auprès de lui, pour l'endormir, quand il est couché. Il lui a fait beaucoup de bien. En 1709, il lui a encore donné quatre cents livres de rentes ; celui qui a insinué le contrat me l'a dit. L'abbé Gallois lui a dit bien des fois en riant qu'on trouveroit de lui un contrat de mariage après sa mort. S'il avoit assez de religion, cela seroit possible. »

4. L'intendant des finances chargé de procéder contre les faussaires.

CHRYSOLOGUE, *par J.-B. Rousseau.*

Chrysologue toujours opine :
C'est le vrai Grec de Juvénal[2].
Tout ouvrage, toute doctrine
Ressortit à son tribunal.
Faut-il disputer de physique,
Chrysologue est physicien ;
Voulez-vous parler de musique,
Chrysologue est musicien.
Que n'est-il point ? Docte critique,
Grand poète, bon scolastique,
Astronome, grammairien....
Est-ce tout ? Il est politique,
Jurisconsulte, historien,
Platoniste, cartésien,
Sophiste, rhéteur, empirique.
Chrysologue est tout, et n'est rien.
Quoique votre ton suffisant
Soit assez propre à la satire,
Ce n'est pas vous, quant à présent,
Que ma muse cherche à décrire.
— Eh ! qui donc ? — Je vais vous le dire.
C'est un prêtre mal décidé,
Moitié robe, moitié soutane,
Moitié dévot, moitié profane,
Savant jusqu'à l'*a b c d*,
Et galant jusqu'à la ptisane.
Le reconnoissez-vous ? — Selon !
— C'est celui qui, sous Apollon,
Prend soin des haras du Parnasse,
Et qui fait provigner la race
Des bidets du sacré vallon.
Le reconnoissez-vous mieux ? — Non.
— Mais pourtant, sans que je le nomme,
Il faut que vous le deviniez.
C'est l'aîné des abbés noyés[3].
— Oh ! oh ! j'y suis. Ce trait peint l'homme
Depuis la tête jusqu'aux pieds.

1. Cette épigramme, de 1722, a été publiée en dernier lieu par M. Émile Raunié, dans son édition du *Chansonnier historique ou Recueil Clairambault-Maurepas*, tome IV, p. 145-147. Dans le ms. Clairambault 1053, fol. 151, on avait mis d'abord pour titre : « Sur le cardinal Du Bois. »

2. *Juvénal*, satire III :

Grammaticus, rhetor, geometres, pictor, aliptes,
Augur, schœnobates, medicus, magus, omnia novit.

3. C'est-à-dire tenus à l'écart de la prélature.

VII

NOTES DE D'HOZIER SUR LES AUBIGNÉ D'ANJOU[1].

L'évêque et comte de Noyon, pair de France[2].

« Le nom d'Aubigné est un nom de la plus ancienne noblesse d'Anjou, et la possession de cette terre en rendit propre le surnom aux descendants de Pierre d'Aubigné, suivant l'usage qui s'introduisit dans le dixième siècle....

« Pierre d'Aubigné étoit fils de Geoffroy, seigneur d'Aubigné, vivant l'an 1100. Sa postérité, qui se distingua toujours par ses services militaires, acquit successivement l'honneur de la chevalerie dans les temps où on étoit encore très honoré par ce grade, et, de toutes les branches qui en sont issues, et qui ont toutes été très noblement alliées, il ne reste plus de mâles que dans celle des seigneurs de Tigny et de la Rocheferrière.

« L'évêque de Noyon est de la branche de Tigny. Sa nièce fut reçue à Saint-Cyr l'an 1689[3], et, l'an 1683, le sieur de la Rocheferrière fut reçu page du Roi dans sa petite écurie[4].

« Mme de Maintenon, ou plutôt Mme la duchesse de Noailles, sa nièce, sont aussi les dernières qui restent de leur nom, que l'évêque de Noyon, Maur d'Aubigné-Tigny, a su, bien utilement pour lui et pour son neveu, agréger à sa race, comme issues de Jean d'Aubigné, dont le fils, Théodore-Agrippa d'Aubigné, fut, à cause de sa femme Suzanne de Lezay, baron de Surimeau, en Poitou. »

Le même d'Hozier, dans ses notes et remarques sur la prétendue parenté des deux maisons ou branches, a laissé cette courte notice sur l'évêque de Noyon, devenu alors archevêque de Rouen (ms. Clairambault 1165, fol. 165) :

« L'archevêque de Rouen, au milieu de sa grandeur, n'est toujours qu'un *capelan* gonflé, mais sans dignité, et avec peu d'esprit et de capacité. Je crois qu'à l'heure qu'il est sa vanité souffre bien d'avoir mis sa nièce à Saint-Cyr, par pauvreté et dans un temps où il me faisoit bien sa cour par les accès que j'avois alors auprès de Mme de Mainte-

1. Ci-dessus, p. 78.
2. Extrait du *Mémoire sur les ducs et pairs* fait pour le Roi et Mme de Maintenon, en 1706 : Bibl. nat., ms. Clairambault 719, p. 33.
3. Élisabeth, fille du marquis de Tigny. Ses preuves, de mars 1689, sont au Cabinet des titres, dossier bleu 879, fol. 84-96.
4. Les preuves sont au Cabinet des titres, vol. 286, n° 17.

non, laquelle croit s'honorer en agrandissant un nom qui lui a prêté de quoi se prétendre, par sa naissance, bien au-dessus de ce qu'elle est originairement. »

Voici une lettre que, trois ans avant la rédaction du mémoire de d'Hozier, Mme de Maintenon écrivait à son prétendu parent. L'original a passé dans une vente d'autographes faite par M. Étienne Charavay, le 18 mai 1889, n° 90 du catalogue. J'ignore quel en est au juste le sujet; mais elle prouve une complète communauté d'idées, en matières ecclésiastiques, entre les deux correspondants :

« A Marly, ce 8 février 1703.

« Vous me rendez justice, Monsieur, quand vous comptez sur mon estime et sur mon amitié. L'une et l'autre sont si bien fondées, qu'elles ne peuvent finir. Je suis plus sensible que vous ne le voudriez à la persécution que vous souffrez; mais la cause doit vous en consoler. Vous soutenez la vérité; Dieu ne vous abandonnera pas. J'espérois qu'il se serviroit de moi, par le crédit qu'il m'a donné, pour vous aider à faire tout le bien que votre zèle voudroit entreprendre; mais il paroît que je vous nuis plus que je ne vous sers. La volonté de Dieu soit faite! C'est une grande consolation de la regarder en tout. Je suis ravie de savoir Monsieur votre frère[1] à Noyon; il prendra soin de vous, et vous en avez grand besoin. J'ai parlé de notre enfant spirituel à M. le maréchal de Villeroy; je crois qu'il vous donnera de la satisfaction. « MAINTENON. »

Au dos : « A Monsieur, Monsieur l'évêque et comte de Noyon, à Noyon. »

Une lettre précédente, du 7 mai 1688, appartient à M. Alfred Morrison, de Londres, et a été publiée dans le splendide catalogue de sa collection, tome IV, p. 21. Mme de Maintenon y dit à l'abbé :

« Je connois trop la bonté de votre cœur et la perte irréparable que vous faites, pour ne pas vous marquer l'intérêt que je prends à votre douleur. C'est à vous à nous apprendre où il faut chercher la consolation, et à moi de vous assurer de l'estime et de l'amitié, etc. »

1. Le marquis de Tigny.

VIII

M. D'AUBIGNÉ, ÉVÊQUE-COMTE DE NOYON[1].

(Fragment inédit de Saint-Simon[2].)

L'ABBÉ D'AUBIGNÉ.

26 mars 1701.

« Son nom fit sa fortune. C'étoit un des plus plats séminaristes qu'il y eût à Saint-Sulpice ; toute sa vie très homme de bien, mais bon au plus à être vicaire de campagne ou habitué de quelque médiocre paroisse. M. Godet, évêque de Chartres, diocésain de Saint-Cyr, étoit un[3] élève de Saint-Sulpice, très homme de bien, grand évêque[4], fort docte et de beaucoup d'esprit ; mais il avoit conservé un goût pour Saint-Sulpice, qui l'aveugla, et qui, dans la suite, a fait de cruelles plaies à l'État et à l'Église de France. Il se pouvoit dire qu'il gouvernoit Mme de Maintenon, et l'effet de ce ricochet est aisé à comprendre. Il usurpa un grand crédit sur la nomination aux évêchés, et y obscurcit très souvent celui du P. de la Chaise. Celui-ci[5], bien gentilhomme, se croyoit presque homme de qualité ; il se piquoit d'aimer et d'avancer les gens de qualité et de mérite[6], et croyoit, avec raison, comme l'expérience contraire ne l'a que trop prouvé depuis, que les noms imposoient aux diocèses, y trouvoient plus de considération et de respect, conséquemment plus de facilité pour y faire le bien, et, dans les grandes places, pour y faire le service du Roi. Il les croyoit plus liés à l'État par leur naissance et au Roi par leurs proches, susceptibles des grâces et des distinctions, plus jaloux encore de leur réputation et de leur conduite dans les affaires. Monsieur de Chartres, sans naissance, et qui, conséquemment, ne l'aimoit pas et se plaisoit à élever le peuple sur la noblesse, malgré toute sa vertu, mais par une inclination innée en tous ceux de sa même sorte, mit son crédit et sa piété à tirer du séminaire de Saint-Sulpice tous ceux qu'il porta à l'épiscopat, et, quand on dit de ce séminaire, cela veut dire de sa lie en naissance, en science, en talents, en extérieur. Tout ce qu'il vouloit trouver dans ses sujets, c'étoit une grande innocence de mœurs, une obéissance entière aux supérieurs du séminaire, une exacte pratique de toutes ces

1. Ci-dessus, p. 71-79. Ici, *Aubigné*.
2. Extrait des *Pairs ecclésiastiques nommés par Louis XIV*, vol. 44 des Papiers de Saint-Simon (*France* 199), fol. 138, faisant suite à la notice sur M. de Clermont-Tonnerre, ci-dessus, p. 425-442.
3. *Une* corrigé en *un*. — 4. Avant ce mot, Saint-Simon a biffé *et sage*.
5. Comparez la suite des *Mémoires*, tome VI de 1873, p. 235.
6. Les trois derniers mots sont en interligne.

minuties, un très long séjour sans penser à en sortir, ou un attachement très marqué au séminaire, s'ils en sortoient pour des raisons conseillées même par les supérieurs, et tous gens hors de portée de penser à l'épiscopat; du reste, ni science, ni la moindre notion du monde, ni talent de gouvernement; et, de cette sorte, il inonda l'Église de France de va-nu-pieds bien ultramontains par conscience, grossiers, souvent stupides, indiscrets et amers dans leur zèle, gauches et intraitables en affaires, de très gens de bien, et en même temps absolument incapables de le procurer, mais très propres à le faire haïr et mépriser. Le P. Tellier, depuis, par d'autres vues, a suivi les mêmes errements, et c'est ce qui a anéanti l'Église de France et fait de si étranges brèches à l'État. Des bandits de toute espèce ont succédé dans la Régence, et on s'est piqué après, et par mêmes raisons, de reprendre les voies du P. Tellier.

« Pour en revenir à l'abbé d'Aubigné, c'étoit une de ces barbes sales de Saint-Sulpice, des plus attachés à leurs minuties, et qui, pour en dire un trait en passant sur mille, interdisoit ses prêtres, quand il fut évêque, et sans miséricorde, s'ils portoient de gros boutons à leur soutanelle, ou s'il découvroit qu'ils se servissent d'une robe de chambre[1].

« Monsieur de Chartres, qui, avec toute sa piété, avoit appris à être courtisan, frappé du nom, s'informa du sujet et en fit son grand vicaire. Il le débarbouilla autant qu'il falloit pour le présenter à Mme de Maintenon comme son parent de même nom. Il s'en falloit beaucoup : le Sulpicien étoit de fort ancienne noblesse d'Anjou, et Mme de Maintenon, qui le savoit bien, profita, dès le commencement de sa fortune, de ce que ce nom d'Aubigné ou d'Aubigny est commun à plusieurs maisons et familles de diverses provinces[2] pour prendre les armes de celle-ci[3], et, quoique de la plus petite noblesse du pays d'Aunis, s'enter sur cette maison d'Anjou. Elle fut donc ravie de trouver occasion d'en être reconnue. Le Sulpicien et Tigny, son frère aîné, qui avoit peu de bien, et de qui la famille étoit depuis longtemps tombée dans l'obscurité, trouvèrent, de leur part, l'occasion bonne, et d'autant meilleure que Mme de Maintenon n'avoit qu'un frère, qui n'avoit qu'une fille. Ils savoient bien ce qui en étoit; mais ils firent semblant de tenir cette parenté de la toute-puissante à grand honneur. Mme de Maintenon en fut intérieurement si aise, que, sans faire aucun semblant que cette parenté lui fût nouvelle, ni de se soucier trop de ces Messieurs-là, elle

1. Il répétera cela en 1718 (tome XVI, p. 111-113), en racontant un procès où des curés interdits à tort par le prélat auraient eu gain de cause grâce à l'intervention de Saint-Simon dans le Conseil.

2. Ci-dessus, appendice VII, p. 453.

3. Sur la question des armes, comparez ci-après, p. 459. Le lion d'hermines qu'on voit sur le cachet de Mme de Maintenon et sur ses livres existe sur les sceaux les plus anciens des Aubigny d'Anjou; il semble que Mme de Maintenon ne se le soit approprié que vers 1675.

les a protégés[1] toute sa vie et poussés à tout ce qu'elle a pu, dont le fils de Tigny, colonel en sortant du collège et fait gouverneur de Saumur fort tôt après, a bien su tirer tout le fruit en biens, en établissements et en grades, avant qu'il eût pu montrer ses talents, qu'on a depuis reconnus en lui, pour la guerre, où il s'est fort appliqué et s'est fait fort estimer. Le Sulpicien, présenté et adopté, devint l'application de Monsieur de Chartres pour le former à l'épiscopat; il y sua, et n'y avança guères, et toutefois lui et Mme de Maintenon le firent évêque de Noyon. C'étoit un très saint et très insupportable évêque, qui, avec les intentions les plus pures, désespéra bientôt tout son diocèse, qu'il dévasta en procès et en lettres de cachet. Sa maxime étoit qu'un évêque n'étoit fait que pour refuser parce qu'on n'alloit à lui que pour des permissions et des dispenses de la règle dont il devoit être le défenseur; et ainsi de tout le reste, avec un travers, une bêtise, une grossièreté qui gâtoit jusqu'à son humilité et rendoit son zèle et sa charité inutiles.

« Il ne fut que six ans à Noyon. M. Colbert, archevêque de Rouen, étant mort, Mme de Maintenon le porta sur ce siège, et fit une planche qui a été fort nuisible dans la suite[2]. Elle fit donner à son prétendu cousin un brevet de conservation de rang et d'honneurs comme aux ducs qui se démettent, et, par là, comme eux, [il] ne perdit que son entrée au Parlement, et gagna cent mille livres de rente et la dignité archiépiscopale.

« Il fit pourtant un tour au parlement de Rouen qui n'étoit pas d'un sot, tant l'esprit vient pour son intérêt propre, quoiqu'il fût très désintéressé et grand aumônier. Il y avoit un temps infini que les archevêques de Rouen n'entroient point au parlement de Normandie, à cause du cérémonial de prêter serment[3] à genoux entre les mains du premier président séant en plein parlement. Celui-ci, avec Mme de Maintenon en croupe, et qu'il citoit à tous moments, leur fit accroire que le serment de pair de France que, comme évêque-comte de Noyon, il avoit prêté à sa réception au parlement de Paris, et qui lui donnoit voix et séance dans tous les autres, suppléoit à tout autre serment, et, de cette façon, prit place au parlement de Rouen sans en prêter aucun.

« Il dévasta[4] tout ce que son prédécesseur y avoit fait de bien, chassa tous les bons sujets qu'il avoit placés, et, comme ce prélat étoit fort aimable dans toutes ses manières, et, pour le gouvernement et les choix, un très grand évêque, il étoit adoré, dans ce vaste diocèse, de tous les ordres, jusqu'au plus bas peuple. Aussi celui-ci en fut-il bientôt généralement détesté. Il n'avoit que Mme de Maintenon à la

1. Il a corrigé *protégés* en *protégea*, mais en laissant *a* avant ce mot et laissant également, plus loin, *poussés*.

2. Comparez la suite des *Mémoires*, tome V de 1873, p. 364.

3. Ce mot est en interligne, et, avant *prester*, il a biffé *le*.

4. Avant *dévasta*, il a biffé *y*, et de même *en* avant *chassa*, et encore *y* avant *avoit placés*, à la ligne suivante.

bouche, et avec raison, car elle ne lui manqua pour quoi que ce fût, quelque déraisonnable et quelque injuste que pût être ce[1] qu'il vouloit : aussi n'avoit-il que deux paroles, l'une qu'il avoit les bras longs, l'autre qu'il donneroit ses entrailles; et, avec ces[2] propos, il pensa être jeté à la mer au[3] Havre-de-Grâce, dans une visite qu'il y fit, et s'en sauva à toute peine, sans avoir osé jamais y retourner depuis : le peuple le courut en furie, réellement pour le noyer, et disoit qu'il n'avoit que faire de ses entrailles ni de son boudin. Voilà comme l'ignorance et la grossièreté rendent aux autres la piété et les meilleures intentions, non seulement inutiles, mais haïssables.

« Quoique, depuis la mort du Roi, ses bras fussent raccourcis, et que Mme de Maintenon lui fût devenue inutile, sa mort le frappa tellement, quoique, à son âge, il dût s'y attendre, qu'il ne fit que languir le peu de mois qu'il lui survécut. Il mourut à Rouen, au grand soulagement de son diocèse, en avril 1719. Il ne laissoit pas de s'entendre au temporel et aux bâtiments, et son frère, avec qui il vivoit, encore mieux que lui. Il fit à Rouen, d'une vieille et inhabitable maison, un fort beau et magnifique palais, accommoda bien le superbe Gaillon, et augmenta fort les revenus de l'archevêché.

« Ce qui est arrivé de son exemple, c'est que les évêchés-pairies, la plupart pauvres, mais compensés par le rang et la dignité, sont devenus des ponts. Le Parlement n'ayant pas voulu recevoir le bâtard du Régent, non reconnu, comme évêque-duc de Laon, quoique sacré tel et en ayant servi au sacre de Louis XV, il fut transféré à Cambray avec un brevet pareil à celui dont on vient de parler. M. de Tavannes, évêque-comte de Châlons, en eut depuis[4] un pareil en passant à Rouen, et, en même temps, M. de Saint-Simon, qui ne faisoit qu'être évêque-comte de Noyon, en eut un semblable, et alla à Metz[5]. Son prédécesseur à Noyon en eut un aussi pour passer à Lyon : de manière, que pour six évêques-pairs, en voilà dix de bon compte, dont trois pour le seul Noyon. »

Saint-Simon a inexactement daté l'entrée en relations des d'Aubigny angevins avec Mme de Maintenon. Une lettre de celle-ci à son parent M. de Villette, du 11 novembre 1675[6], fait connaître que, dès ce temps-là, c'est-à-dire quinze ans avant de se mettre sous la direction de Godet des Marais, comme remplaçant de l'abbé Gobelin, et onze ans avant de fonder Saint-Cyr, elle cherchait partout les monuments ou les titres des bons d'Aubigny ou d'Aubigné, les preuves de leur communauté d'origine avec ses propres

1. Au-dessus de *ce*, deux lettres illisibles, biffées, et le mot *tout* (?).
2. *Ces* corrige *ses*. — 3. *Aux*, dans le manuscrit.
4. *Depuis* est en interligne, et Saint-Simon a laissé *eu* par mégarde.
5. C'est en 1733 que se firent ces translations.
6. Recueil Geffroy, tome I, p. 74-76. Voyez les deux autres lettres reproduites dans l'appendice précédent, p. 454.

grands-pères, de l'identité des deux noms (elle signait alors : *Aubigny*), etc. En 1678, elle faillit acheter la terre d'Aubigné-Briand et les ruines du vieux château. Mais c'est seulement en 1682 qu'elle fit connaissance avec le marquis et l'abbé d'Aubigny de Tigny, et il n'était encore question ni de Saint-Cyr, ni de Godet des Marais. Une lettre à son frère, datée du 28 mai de cette année-là, précise l'époque. MM. de Tigny l'excitèrent alors à une revendication en règle. « Ils m'ont instruite de notre maison, écrivait-elle; c'est apprendre bien tard qui on est; mais cela n'est jamais indifférent, et je n'ai pu voir sans plaisir une généalogie de quatre cents ans, très bien suivie par des contrats de mariage, et l'endroit où nous sommes séparés.... » Du même coup, les deux frères insinuaient que leurs vieilles seigneuries d'Anjou, Aubigné, Sainte-Gemme, la Jousselinière, étaient à vendre, et qu'il valait mieux les acheter que ces fiefs de Poitou mis également en décret par suite de la persécution contre les religionnaires; la dot bourgeoise de Mme d'Aubigné, née Piètre, eût trouvé là un bon emploi. En 1683, l'abbé d'Aubigny dressa une généalogie commune des deux familles pour l'édification de d'Hozier; elle lui valut deux mille livres de pension sur l'archevêché de Sens, en 1685, puis, en 1686, l'abbaye de Pothières[1], et servit en 1688 pour les preuves de Charles d'Aubigné, désigné chevalier des ordres du Roi. Sur les sollicitations de Mme de Maintenon elle-même, d'Hozier établit la filiation en conformité de cette généalogie, quoique l'estimant « très vilaine, » et les preuves furent validées par le visa de Claude de Saint-Simon et de M. de Beringhen[2]. Mais, si certains courtisans, comme Dangeau, affectèrent de croire à leur authenticité, les généalogistes sérieux n'en tinrent point compte, et, en première ligne, les continuateurs du P. Anselme, qui n'ont donné (tome II, 1726, p. 446) que la filiation des seigneurs d'Aubigné-Brient (*sic*), avec cette phrase de préambule : « Il n'y a presque point de province en France où l'on ne trouve des gentilshommes du nom d'Aubigné et d'Aubigny; mais ils ont tous des armes différentes. Celles des seigneurs d'Aubigné en Anjou ont toujours été : *de gueules au lion d'hermines, couronné, armé et lampassé d'or.* » Déjà[3] j'ai indiqué que les principaux documents relatifs à cette affaire avaient été publiés par M. Saudret et par feu M. Henri Bordier. Depuis, ils ont été réunis par ce dernier dans le tome I de la nouvelle édition de *la France protestante.*

1. *Sourches*, tome I, p. 327; *Dangeau*, tome I, p. 326.
2. Recueil Geffroy, tome I, p. 188-190 et 193-194.
3. Tomes I, p. 481-482, et tome IV, p. 294, note 1.

IX

LA BÉATE ROSE ET SES MIRACLES[1].

Que la béate Rose fût une illuminée de bonne foi, — je ne dis pas une inspirée, — ou bien une de ces malades sur lesquelles la pathologie et la psychologie achèvent de nous édifier, ou tout simplement une femme adroite, habile en supercherie, comme il n'y en a eu que trop dans l'histoire religieuse, force est de reconnaître que son passage a singulièrement marqué dans la vie de plusieurs personnages distingués comme esprit, comme instruction, comme intelligence, et, ce qui nous intéresse surtout, il en est resté des traces profondes dans les souvenirs de Saint-Simon. Nous ne saurions donc nous dispenser de soumettre cette étrange personnalité à un examen plus approfondi qu'on ne semble l'avoir fait jusqu'ici. Deux manuscrits de la Bibliothèque nationale, provenant de l'ancien Résidu de Saint-Germain-des-Prés, vont nous aider à faire la lumière et sur ses miracles et sur le naïf besoin de dévotion et de merveilleux qui amena à elle une clientèle restreinte, mais choisie, aussi enthousiaste que crédule, puis sur les désillusions qui aboutirent à l'anéantissement du « parti. » Sans vouloir comparer cette manifestation, comme importance, à celle du guyonisme, qui l'avait précédée de quelques années, ni à celle des convulsionnaires, qui se produisit trente ans plus tard, je crois qu'on peut la rattacher à toute cette série d'agitations qui troublèrent tant de pieuses consciences d'un bout à l'autre du grand règne. N'en est-il pas de même en dévotion qu'en politique? Quel que soit l'ordre d'idées, un rien, la moindre apparence surgissant à l'horizon suffit pour jeter des esprits déjà surexcités dans quelque parti extrême, d'où ils arrivent inconsciemment à l'extravagance la plus inconsidérée : heureux si une chute prochaine les refroidit, les guérit, leur dessille les yeux assez tôt pour que le bon sens ait encore le temps de reprendre ses droits. On va voir que ce fut précisément le cas des trop ardents adeptes de la Béate, parmi lesquels Saint-Simon nous a dit[2], comme pour se couvrir et s'excuser lui-même, car il fut du nombre, que l'on comptait « des gens très sages, très précautionnés, très savants, très pieux, d'un génie sublime, qui n'avoient ni ne pouvoient rien gagner à cet attachement[3]. »

L'un des deux manuscrits, celui qui porte la cote Fr. 19855, a été cité par M. Tamizey de Larroque, il y a quelques années, dans son étude sur l'abbé Jean-Jacques Boileau, le plus fervent des admirateurs

1. Ci-dessus, p. 79-87 et Addition n° 357, p. 386-387. — 2. Ci-dessus, p. 81.

3. Dangeau dit : « Il y avoit plusieurs gens très vertueux et très sages persuadés de la sainteté de cette créature-là. On en faisoit des contes extraordinaires et merveilleux. D'autres gens en parloient comme d'une friponne. »

de la Béate et le plus actif de ses conseillers[1]. L'auteur anonyme des relations dont il se compose était une femme de la bourgeoisie, très pieuse, penchant peut-être au quiétisme, quoiqu'elle s'en défendît vivement[2]. Tout ce que nous savons de cette dame ou demoiselle est qu'elle vivait avec sa mère, que l'abbé J.-J. Boileau fut longtemps son directeur, qu'elle était liée avec Duguet, qu'elle avait des relations, par le même Boileau sans doute, avec le personnel de l'hôtel de Luynes, et qu'un M. Dodun était son oncle, probablement le conseiller au Parlement[3] qui fut père du contrôleur général des finances. Son manuscrit contient : 1° le compte rendu d'un entretien qu'elle eut avec Duguet, le 20 octobre 1700, sur le voyage fait par lui, avec la Béate, au couvent de la Trappe, sur la guérison miraculeuse qu'elle y avait obtenue de M. Maisne, sur une autre guérison, encore plus miraculeuse, d'un prêtre fou furieux, et sur le mariage du conseiller Jougla de Paraza, ami et disciple de Rose; 2° le compte rendu d'un autre entretien (13 ou 14 décembre 1700) sur un deuxième voyage de Rose à la Trappe, sur les sentiments qu'elle avait inspirés à Duguet lui-même, à Boileau et à l'abbé de Jougla, sur la conversion et la guérison de ce dernier; 3° les minutes ou brouillons originaux de ces deux comptes rendus, rédigés immédiatement après les entrevues; 4° la mise au net d'un autre récit, du 22 septembre de la même année 1700, dont nous allons retrouver les brouillons dans le second manuscrit.

Celui-ci, coté Fr. 18 832, contient : 1° l'original d'un très long mémoire, en cent onze feuillets, intitulé : *Question curieuse si la sœur Rose est sainte*, original écrit de la même main que les nos 3 et 4 du précédent manuscrit, et dont cependant l'auteur, cette fois, n'est plus une femme, mais bien un homme, et un homme d'Église assez familier avec les livres saints et avec les ouvrages de casuistique religieuse pour en faire un très fréquent emploi (les références exactes ont été ajoutées en marge, après coup, par un annotateur, qui donne également, en toutes lettres, les noms des personnages désignés par de simples initiales dans le texte, et peut-être cet annotateur est-il l'auteur même); 2° deux brouillons originaux, avec corrections, dont l'un incomplet, du récit du 22 septembre 1700 dont il a été parlé tout à l'heure.

Comme son titre l'indique, le premier morceau du ms. 18 832 est une critique des relations que plusieurs partisans de la Béate avaient fait courir, ou même avaient imprimées en sa faveur, pour exciter le prosélytisme. Devant en faire un très ample usage, je me contenterai, pour le moment, de dire que l'auteur a divisé son travail en trois points : raisons pour lesquelles il l'a entrepris, motifs qu'il y a de suspecter les témoignages favorables, discussion et réfutation de ces témoignages; et

1. Ci-dessus, p. 80, note 2. — J'ai quelques raisons de croire que Sainte-Beuve connaissait aussi ce manuscrit, quand il s'est occupé des relations de Duguet avec la Béate : *Port-Royal*, tome VI, p. 55-58.
2. Ci-après, p. 465 et 469.
3. Charles-Gaspard Ier, mort le 24 janvier 1716, veuf depuis 1682.

qu'il appuie les faits de dissertations dogmatiques et de documents officiels, comme aurait pu le faire l'« avocat du diable » dans une instance en canonisation. Son mémoire était destiné à l'impression, puisque, à la fin du préambule[1], il annonce qu'il recevra toutes les rectifications avec gratitude et corrigera ses erreurs dans une seconde édition ; mais je n'ai pas su en trouver un exemplaire imprimé, et, ce qui est encore plus regrettable, je ne puis mettre avec certitude un nom d'auteur au bas de ce factum si important ; à peine oserai-je risquer plus loin une supposition[2]. D'ailleurs, la modération relative du réquisitoire et son caractère méthodique, scientifique, en même temps que naïf, semblent garantir l'authenticité des faits avancés et la bonne foi de l'enquêteur ; on en pourra juger par les extraits dont je rapprocherai, à l'occasion, d'autres témoignages contemporains.

Voici maintenant l'origine du récit du 22 septembre 1700, dont le ms. 18 832 contient les brouillons. La même femme de qui nous avons deux comptes rendus dans l'autre ms. 19 855, l'a rédigé quatre semaines avant sa première entrevue avec Duguet, ou plutôt l'a dicté à l'auteur du ms. 18 832, sur la demande d'un ami ou d'un directeur désireux de savoir « ce qui s'était passé entre M. Boileau et elle au sujet de Catherine d'Almayrac. » Elle y raconte ses rapports avec l'un comme avec l'autre depuis 1693-94, date du premier séjour de Catherine à Paris. Cette relation, nous le verrons, tournait à la confusion de l'abbé Boileau en même temps que de la Béate, et, comme elle fut mise en circulation, des amis en donnèrent quelque inquiétude à l'abbé. Sachant cela, l'auteur, son ancienne pénitente, crut convenable de lui en porter une mise au net le 4 novembre 1700[3], c'est-à-dire entre les deux entretiens qu'elle eut avec Duguet, recueillit toutes les observations ou rectifications présentées par l'abbé, et, rentrée chez elle, les consigna en marge de la mise au net, et ajouta à la fin un compte rendu de leur entrevue. Disons tout de suite que Boileau n'avait pu, quant au fond, nier l'exactitude du récit, et qu'il se bornait à contester très faiblement quelques détails.

Tels sont les documents principaux à l'aide desquels on peut reconstituer d'abord la « carrière » de la Béate, puis sa mission et ses œuvres merveilleuses.

1. Ms. 18 832, fol. 9.

2. Voyez ci-après, p. 506-507, le passage relatif au curé J.-B. Thiers. — L'auteur avait eu la précaution, pour l'impression sans doute, de ne désigner les personnes compromises avec la Béate que par des astérisques ou des initiales ; mais, plus tard, un annotateur a donné les noms en marge. Or, au folio 73, en regard du nom de l'abbé Dejean, écrit par mégarde en toutes lettres dans le texte, puis biffé de façon qu'on ne pût plus le distinguer, l'annotateur a mis : « Demander ce nom à Me de St-R (*ou* St-D) ; » et la première main a porté alors le nom, en toutes lettres, au-dessous de cette question. Mais on ne peut pas même distinguer avec certitude quelles sont les initiales écrites par l'annotateur.

3. C'est celle qui est dans le ms. 19 855, fol. 51-81.

De son vrai nom elle s'appelle Catherine d'Almayrac (avec ou sans apostrophe[1]); c'est une fille de paysans, née à Lanhac ou Lagnac[2], en Rouergue, baptisée le 24 août 1651, et élevée chez ses parents, c'est-à-dire en toute simplicité et ignorance. Elle ne les quitte que pour se marier, le 13 novembre 1668 : mariage fait sous l'empire de la contrainte et malgré ses résistances, dira-t-elle plus tard. Elle suit son mari, un pauvre paysan du nom de Jean Souques, à Sévérac-l'Église, village plus considérable que Lagnac[3], et elle y vit dix-huit mois sous le toit conjugal; mais, au bout de ce temps, Jean Souques est obligé de la renvoyer à Lagnac, comme folle et intraitable. A l'entendre elle-même, elle se serait enfuie pour ne pas manquer à un vœu de virginité fait à l'âge de treize ans, et la sainte Vierge l'y aurait aidée. Les quatre ou cinq années suivantes, entre 1670 et 1675, se passent tantôt chez son père, tantôt chez d'autres parents; son mari veut la reprendre : elle se jette à la rivière plutôt que de le subir, et Dieu l'en tire saine et sauve, par miracle.

Alors commence la « comédie du Démon. » Les parents la mènent à M. de Paulmy, évêque de Rodez, renommé pour sa vie exemplaire et sa prudence; mais, occupé à d'autres affaires, ce prélat charge le curé de Sévérac d'examiner la prétendue possédée et de procéder, s'il y a lieu. Qu'arrive-t-il une fois que Catherine est logée au presbytère pour subir les exorcismes de jour et de nuit? Loin de cesser, les faits de possession se multiplient, et le curé, assisté des prêtres du voisinage, donne au public le spectacle des exorcismes qu'il pratique, non pas conformément au rituel, mais, contre tout bon sens, au nom et par les mérites de la possédée elle-même, devenue pour ces Messieurs la sainte la plus agréable à Dieu, la nourrissonne de la Vierge, la reine des démons! Deux ans durant on la promène triomphalement dans le diocèse; à Sévérac même, le curé va jusqu'à la faire porter en procession, au chant des litanies composées par lui en son honneur : *Sancta Katarina, ora pro nobis!* Elle est exposée sur l'autel à l'adoration de fidèles innombrables, elle débite en chaire un sermon des plus étranges, préparé par le curé[4].

Ces scandales font du bruit au loin; mais le clergé local résiste aux missionnaires envoyés de Rodez, et c'est seulement en revenant de l'assemblée du clergé de 1675[5] que M. de Paulmy peut agir par lui-

1. Il y a un village d'Almayrac dans le département du Tarn, très près de la frontière de l'Aveyron.

2. Gros hameau de la commune de Rodelle, canton de Bozouls (Aveyron), à vingt-trois kil. N. de Rodez.

3. Il ne faut pas confondre ce village avec la ville de Sévérac-le-Château, dont il a été parlé au tome III, p. 177, à propos des d'Arpajon. Le Château est à quarante-neuf kil. E. de Rodez, l'Église à vingt-sept N.

4. Nous avons, dans le ms. 19855, fol. 82-85 et 86-90, le texte authentique du monitoire du 26 juin 1677 qui révèle ces faits incroyables, et le texte du sermon.

5. Là, quelques prélats avaient dit à M. de Paulmy : « Eh quoi! vous

même : le curé est emprisonné et destitué, la fille envoyée chez les religieuses de Sainte-Catherine de Rodez, où l'autorité ecclésiastique l'examine quatre mois durant, sous la surveillance du propre neveu et grand vicaire de l'évêque, l'abbé Barjot de Moussy[1]. Quoiqu'elle maintienne que la Vierge est en relation constante avec elle, l'évêque lui ordonne de retourner au logis conjugal, lui défend de simuler la possession, et somme Jean Souques de la reprendre comme épouse. Au lieu d'obéir, Catherine fait cause commune avec son curé, qui trouve moyen de s'échapper des prisons de l'officialité et de porter au parlement de Toulouse un appel appuyé par deux conseillers dont il avait été précepteur, M. Dejean[2] et M. *** (sans doute ce M. de Paraza dont parle Saint-Simon)[3]; ceux-ci patronnent la cause du curé, et, au bout d'un long séjour, obtiennent, non seulement son acquittement, mais une condamnation contre l'évêque : bruyante revanche de la juridiction laïque sur l'Église[4].

C'est en 1677 que se produit ce retour de fortune, et déjà nous voyons qu'il s'est formé un groupe d'adeptes autour de Catherine. A Rodez, elle a eu pour bras droit et pour agent dévoué un prêtre du nom de la Garde, qui passe pour son parent, et à qui elle finira par faire résigner son bénéfice[5]. A Toulouse, elle prend pied dans le parlement : les deux conseillers nommés plus haut et le fils de l'un, le frère de l'autre, l'abbé Dejean, l'abbé de Jougla, seront désormais ses fidèles. Quant à son mari, n'ayant pu obtenir la nullité de leur union, elle lui a arraché une séparation de gré à gré, que l'official, à la vérité, a cassée tout aussitôt ; mais ce morceau de papier lui suffit : plus tard elle le déposera entre les mains de l'abbé Boileau. Nous la voyons maintenant tenter, mais sans succès, un établissement à Notre-Dame-de-Garaison, dans le diocèse d'Auch, où les pèlerins nombreux eussent été faciles à séduire ; les ecclésiastiques du pays lui en ferment l'accès. Plusieurs années encore s'écoulent ; c'est enfin en 1693 qu'elle vient faire un premier séjour à Paris[6] et y conquérir le titre de *béate*[7], après avoir troqué définitivement son nom de

voilà ici, et le Diable prêche dans votre diocèse ! » (Ms. 18832, fol. 20.)

1. C'est alors sans doute que Catherine fut « matronée » par ordonnance de justice : ms. 18832, fol. 47.

2. Les Dejean étaient une vieille famille de ce parlement, et ils eurent un maître des requêtes reçu en 1689.

3. Il était fils aîné d'un président à la 3e chambre des enquêtes.

4. Cet épisode est présenté comme une grande victoire dans la lettre de M. du Charmel (ms. 18832, fol. 21 v° et 22) dont il sera parlé p. 474 et 480-482.

5. Ms. 18832, fol. 5 et 33 v°.

6. *Ibidem*, fol. 25 v°. « Ayant longtemps vécu dans son pays, où elle pansoit les pauvres et où sa piété lui avoit attaché des prosélytes, elle vint à Paris, je ne sais à quelle occasion, » a dit notre auteur (p. 82).

7. Quatre ou cinq ans auparavant, on avait donné la même qualification à de prétendues inspirées, prophétesses ou sorcières de Dijon : voyez les *Archives de la Bastille*, tome IX, p. 45-46. Elle était toujours prise en mauvaise part : « Cette coquette est maintenant une sœur béate. » (*Furetière*.)

Catherine contre celui de sœur Rose, avec le surnom de Mademoiselle de la Croix ou de Sainte-Croix, encore plus mystique à son gré[1]. Le prieur des Jacobins du faubourg Saint-Germain, Pierre Moisset, est son premier directeur; il la remet aux mains de l'abbé Jean-Jacques Boileau. Celui-ci, un méridional comme Mlle de Sainte-Croix, n'avait encore été que précepteur des frères cadets du duc de Chevreuse, mais jouissait déjà d'un vrai crédit dans le cercle de personnes pieuses qui reliait l'hôtel de Luynes à Port-Royal, et de là au jansénisme. Le beau monde, même les « gens habiles, » affluaient dans son petit logement de la rue Saint-Dominique[2], en face des Jacobins, et quelques-uns de ses familiers, le comte du Charmel, Duguet, n'eurent qu'un pas à faire pour descendre chez la fruitière voisine où Rose de Sainte-Croix s'était casée.

La personne dont nous avons les relations de 1700 était alors pénitente de Boileau. Celui-ci l'entretenait souvent des merveilles de la Béate; mais, d'autre part, elle entendait bien des gens sérieux s'étonner qu'un homme de telle valeur donnât « tête baissée dans les illusions de cette fille. » Elle lui en parla donc, et demanda à voir la sainte personne dont il rapportait tant de choses extraordinaires. Boileau se refusa tout net à l'y conduire, démêlant dans sa pénitente des tendances à l'incrédulité, peut-être au guyonisme, qui pouvaient devenir dangereuses, si l'épreuve ne tournait pas bien. Elle persista cependant, et se mit en route un beau jour, avec sa mère, mais sans en parler à personne. Voici comment débute le récit de sa visite[3]:

« Elle logeoit en ce temps-là dans la rue Saint-Dominique, chez une fruitière, à la première chambre, si je ne me trompe[4]. Je savois qu'elle ne voyoit guères que des personnes un peu distinguées, et surtout les dirigées du P. de la Tour[5], que tout le monde sait n'être pas du commun. Elles laissoient leur équipage et toute leur suite à quelques rues de là, et venoient seules, afin d'être moins remarquées. Je me mis ce jour-là un peu plus propre qu'à l'ordinaire, de peur que la simplicité de mes habits, joint à mon peu de mine, ne me fît fermer la porte. Ma mère vint avec moi, et, pour nous mieux déguiser l'une et l'autre, elle ne paroissoit que m'accompagner.... »

A cet endroit du récit, lorsqu'elle en donna lecture à l'abbé Boileau le 4 novembre 1700, il trouva le ton trop railleur et s'écria : « Pourquoi dites-vous cela, car cela est faux? Elle n'en voyoit que deux (personnes), Mme de Mornay et Mme de Nicolay, et encore ce fut que le P. de

1. Elle prétendait que le surnom de Rose lui avait été donné à son entrée dans le tiers ordre de Saint-Dominique : ms. 18 832, fol. 26-28.

2. Voyez notre tome VI, p. 101-103, et les notes. En 1697, étant à l'Archevêché, il écrit : « Dès que j'ouvre ma porte, ma chambre ne désemplit point. »

3. Première rédaction dans le ms. 18 832, fol. 113 v°; seconde rédaction, avec les rectifications de Boileau en apostille, dans le ms. 19 855, fol. 55.

4. « Avant qu'elle se fût intriguée dans le grand monde, » elle avait eu une chambre chez un gantier voisin du Palais : ms. 18 832, fol. 43.

5. Ci-après, p. 473.

la Tour me vint tourmenter pour qu'elle vît la sœur de Mme de Mornay, et j'ai admiré la charité de cette fille, car elle passa huit jours dans un fauteuil auprès du lit de la malade, pour la consoler, sans se coucher. » Après quoi, il ajouta que Mme de Mornay ne la voyait plus, et sans doute même ignorait qu'elle fût à Paris. — Notons ici ces noms qui sont prononcés pour la première et unique fois : Mme de Mornay ne peut être que la belle-fille des Montchevreuil dont il a été parlé au début des *Mémoires*[1], et qui, veuve de très bonne heure, finit ses jours en 1743, au Calvaire du Temple; Mme de Nicolay est la jeune femme du premier président de la Chambre des comptes, et la fille unique du lieutenant civil le Camus, qui mourut le 11 mai 1696, dame très dévote, comme Mme de Mornay, mais qu'il ne faudrait pas confondre avec la grand'-mère de son mari, chez laquelle M. le Tourneux était allé jadis faire des conférences pieuses[2].

Mais revenons à nos bourgeoises. Cette première visite ne fut marquée par aucun incident important. Mlle de Sainte-Croix était au lit; quoique soi-disant malade depuis plusieurs mois, elle n'avait point l'air d'avoir pâti de son mal, ni de l'abstinence dont on parlait tant.

« Je commençai par lui dire que le récit que l'on m'avoit fait de ses souffrances me donnoit depuis longtemps le desir de la voir et de me recommander à ses prières, que je croyois qu'elle ne trouveroit pas mauvais que je prisse la liberté de lui recommander encore une personne dont je souhaitois extrêmement la conversion, étant persuadée que les prières des personnes que Dieu exerce par la souffrance lui sont beaucoup plus agréables.... » Rose se defendit modestement d'avoir autant de crédit qu'on lui en supposait, entendit alors, non sans quelque étonnement, sa visiteuse lui débiter des exhortations à la patience, mais enfin promit de prier pour la conversion qu'on lui demandait, en ajoutant toutefois qu'elle craignait que ses prières n'attirassent plutôt la colère de Dieu sur cette personne. « Et en effet, dit la relation[3], depuis ce temps-là, cette personne s'est égarée de plus en plus, au lieu de se convertir. »

Au moment où la fille et la mère prirent congé, Rose faisait des mines et des grimaces qui permettaient de croire que bientôt elle se « pâmoisonnerait. » Mais l'heure arrivait de la visite de M. Boileau, et il ne fallait pas se laisser surprendre par lui.

Après deux tentatives infructueuses pour pénétrer de nouveau dans le petit logement de la rue Saint-Dominique, ces dames obtinrent enfin que M. Boileau consentît à les y rejoindre un jour que Mlle de Sainte-Croix, dans l'accès de son mal, l'avait prié de venir[4]. Cette fois, la scène fut complète.

« Nous trouvâmes deux jacobins dans la chambre de Mlle [de] Sainte-Croix, qui nous regardèrent beaucoup, et, après s'être dit quelques

1. Tome I, p. 57. — 2. Sainte-Beuve, *Port-Royal*, tome V, p. 225.
3. Ms. 19 855, fol. 57. — 4. *Ibidem*, fol. 64-67.

mots à l'oreille, il y en eut un qui parla à M. Boileau. Je n'entendis pas ce qu'il lui dit ; mais M. B*** lui répondit d'un ton fort sec : « J'ai mes raisons pour cela. » Et ces mots me firent conjecturer que le bon Père lui avoit peut-être témoigné quelque peine de ce que nous étions entrées.

« Nous approchâmes de la malade. M. B*** ouvrit les rideaux, en nous disant : « Voyez et examinez si un tel état peut être feint, et si vous avez jamais rien vu de pareil[1]. » Nous la regardâmes avec beaucoup d'attention. Il faisoit très chaud, et elle étoit très froide, quoiqu'elle s'agitât beaucoup et que tout son corps fût dans un grand mouvement. On ne lui sentoit pas de pouls ; elle paroissoit sans respiration, et ses boyaux faisoient un fort grand bruit. Mais ce que je trouvois de plus surprenant, ce fut ses yeux, qui, malgré cette agitation de tout son corps, demeurèrent toujours ouverts et élevés en haut très fixement et sans faire le moindre mouvement[2], ni de la paupière, ni de la prunelle, quoique ma mère les lui touchât pour voir si elle ne les lui feroit point remuer[3]. Elle ne nous parut point si laide dans cet état que la première fois que nous l'avions vue[4]. Son visage paroissoit fort souffrant, et ses yeux fixes et élevés, qui n'avoient rien de rude, représentoient une personne dans une profonde contemplation.

« Après donc que nous l'eûmes bien considérée pendant un bon quart d'heure ou environ, nous priâmes M. B*** de la faire revenir de cet état. Il lui dit : « Ma sœur, je vous commande de demander à Dieu d'être soulagée pour un temps, » ou « de vous donner du relâche pour un temps » (je ne saurois pas positivement assurer lequel des deux, mais c'étoit l'un ou l'autre). A ces paroles, ses yeux se baissèrent, l'agitation

1. Apostille en marge : « Sur cela, il (M. Boileau) m'a encore répété qu'il l'avoit fait examiner par beaucoup de médecins et par un chirurgien de Mlle l'Étrange (?), à qui il montra un linge tout plein du sang qu'elle avoit vomi ; qu'elle en vomissoit des quantités surprenantes ; qu'il avoit pensé si elle ne pourroit point prendre quelque vomitif et avaler du sang par-dessus, ou quelque chose qui parût du sang ; que cependant cela lui paroissoit impossible, parce qu'elle auroit rendu le vomitif avec le sang ; que ce chirurgien lui dit qu'il se moquoit, et que ce sang étoit du sang véritable et tout pur, et que tout ce qu'il pouvoit lui dire, c'est qu'après avoir vu ce qu'il venoit de voir, c'est-à-dire ce mommande (?), s'il étoit turc, il se feroit chrétien. Il me dit encore que M. Dodart avoit quelquefois tenu son pouls une heure entière, et qu'il lui disoit : « Mais, Monsieur, servez-vous donc de toute l'autorité que l'Église vous donne pour la faire revenir, car, selon les règles de la médecine, elle ne doit pas vivre encore un quart d'heure. »

2. Apostille : « Il me dit encore que M. Dodart avoit quelquefois passé je ne sais combien de temps à regarder ses yeux, sans qu'il pût s'apercevoir qu'ils fissent aucun mouvement. »

3. Jean-Baptiste Rousseau a dit, vers le même temps (*Épîtres*, I, 6) :

Je n'entends pas l'extatique grimace
D'un faux béat qui, le front vers les cieux,
Aux chérubins fait partout les doux yeux.

4. Apostille : « Il demeura d'accord que, dans cet état souffrant, elle paroissoit moins laide et avoit quelque chose de moins rude dans le visage. »

de son corps cessa, et elle nous parut comme s'il ne lui fût rien arrivé d'extraordinaire.

« Il est bon de vous faire observer ici que M. Boileau m'a assuré que, dans cet état, elle ne voit point, n'entend point, ne sent point, et que, pour s'assurer si cela étoit vrai, il lui avoit souvent commandé intérieurement la même chose dans un lieu où elle ne pouvoit pas l'apercevoir, et qu'elle avoit obéi avec la même promptitude : ce qui le convainquoit qu'elle ne lui imposoit pas, et qu'effectivement c'étoit Dieu qui lui faisoit connoître intérieurement la volonté qu'il avoit de lui faire ce commandement, parce qu'il n'y a que Dieu, disoit-il, qui connoisse le fond des cœurs[1]. Et il me dit encore d'autres exemples, que je ne rapporterai point ici, qui faisoient voir qu'elle connoissoit les pensées. Je vous dirai seulement ce que je répondis à ces exemples, sur lesquels il insistoit beaucoup. Je lui dis donc que j'étois persuadée que la connoissance de l'intérieur et du cœur de l'homme n'appartenoit qu'à Dieu seul, mais que je croyois aussi que le Démon pouvoit avoir connoissance de tout ce qui se passoit dans notre imagination[2], et qu'ainsi je ne pouvois être assurée que la connoissance que Mlle de Sainte-Croix avoit des pensées de certaines personnes venoit de Dieu, qu'autant que je serois assurée que ces pensées n'avoient fait aucune impression sur l'imagination de ces personnes; qu'ainsi ce qu'il me disoit me convainquoit bien qu'elle connoissoit la volonté qu'il avoit de lui faire ce commandement sans qu'il la lui manifestât par aucun signe extérieur, mais que cela ne me convainquoit nullement que ce fût Dieu qui la lui fit connoître. M. B*** me répondit, un peu embarrassé[3], que ce que je disois pouvoit être vrai, et que c'étoit cela qui le tenoit encore un peu dans le doute, parce que, s'il eût été entièrement assuré que son imagination n'eût eu aucune part au commandement intérieur qu'il faisoit à Mlle de Sainte-Croix, il n'y auroit plus aucun lieu de douter que ce ne fût Dieu qui lui donnoit cette connoissance....

« Après que M. B*** l'eut fait revenir comme je l'ai marqué, il lui parla de Dieu et lui dit des choses qui la touchèrent tellement, qu'elle tomba en extase. Et voici comment elle demeura immobile : les mains étendues sur son lit en forme de croix, les yeux fort élevés comme je vous les ai représentés dans son état souffrant, froide comme de la glace, sans mouvement, sans pouls, enfin comme une personne morte, à la réserve du fond du teint, qui n'étoit point changé, car je ne m'aperçus point qu'elle devînt plus pâle. Je ne saurois vous assurer, Monsieur, si le pouls et la chaleur revinrent dans l'intervalle qu'elle fut dans son état naturel; car nous n'osâmes pas la toucher dans ce temps-là, de peur

1. Selon l'apostille assez longue mise en cet endroit, c'est sur l'insistance d'un médecin, M. Save, que l'abbé s'avisa de substituer le commandement intérieur à l'extérieur, c'est-à-dire à l'ordre donné de vive voix.

2. En marge : « Il me dit que cela étoit vrai. »

3. « Il me dit là-dessus qu'il tâchoit de se renfermer en lui-même et de faire ce commandement le plus intérieur qu'il se pouvoit. »

de lui faire de la peine. Tout ce que je sais, c'est qu'elle n'en avoit point dans cet état d'extase, car nous l'examinâmes encore comme nous avions fait auparavant. Et après l'avoir contemplée quelque temps, nous priâmes M. B*** de la faire revenir. Il lui dit les mêmes paroles que j'ai rapportées, et, comme elle n'obéit pas tout à fait dans l'instant, il les lui répéta une seconde fois, en lui disant : « Est-ce donc, ma sœur, « que vous ne voulez pas obéir? Je vous commande! » A ce second commandement, elle obéit, et revint comme elle avoit fait l'autre fois. Mais ce ne fut pas pour longtemps; car elle retomba presque aussitôt dans l'état d'agitation et de souffrance où nous l'avions trouvée, et où nous la laissâmes.... »

Quand la mère et la fille allèrent remercier M. Boileau de leur « avoir fait voir une chose si extraordinaire, » elles ne purent s'empêcher de lui dire leur crainte que le Diable ne fût pour quelque chose, plutôt que Dieu, dans « ces opérations miraculeuses. » Ce qui les préoccupait, c'est aussi qu'avant d'entrer, alors que la servante ou demoiselle de compagnie leur avait dit que sa maîtresse était renfermée seule et fort mal, elles avoient entendu Rose rire et parler dans son jargon méridional; de son côté, l'abbé soutenait qu'elle était en compagnie de Mme Daguesseau. Qui disait vrai? Sa pénitente lui fit aussi des représentations sur ce qu'il ne prenait pas de précautions pour s'assurer de la vérité des faits surnaturels, et qu'on l'en blâmait dans le public. Il répondit qu'il ne pouvait se soucier de ces bruits désobligeants, puisqu'il ne faisait tout cela que sur le conseil du P. de la Tour, et que celui-ci lui avait ordonné de passer outre malgré les railleries. Puis il fit entendre à son interlocutrice que ses doutes injurieux venaient sans doute d'un fond d'infidélité pour Dieu, c'est-à-dire de quiétisme. Ce fut toujours par cette accusation qu'il riposta à ses instances.

Peu de temps après cette conversation, M. Boileau quitta l'hôtel de Luynes pour aller demeurer rue du Pot-de-Fer, avec plusieurs abbés dont le principal était M. de Noailles, plus tard évêque de Châlons, neveu de celui qui devint archevêque de Paris l'année suivante, 1695[1]. Il continua à voir son ancienne pénitente; mais la question de quiétisme gênait désormais leurs relations, et il ne fut plus question de Rose, qui peut-être avait imaginé ce moyen d'échapper à une curiosité malveillante.

Son séjour de 1694 à Paris fut interrompu subitement par un ordre parti de l'Archevêché; nous ne savons ni la date exacte de cette expulsion, ni les motifs qui en furent donnés[2]. Aucun document, non plus,

1. Il a été question de cette maison dans notre tome IV, p. 299, note 1. La correspondance de Boileau prouve qu'il y avait une grande intimité entre lui et le jeune abbé; celui-ci le prenait comme conseiller dans les questions délicates, et conserva toute confiance en lui. (Hurel, *les Orateurs sacrés à la cour de Louis XIV*, tome II, p. 357-360; *Archives de la Bastille*, tome IX, p. 51-52, 66-67 et 98.)

2. Le chanoine Claude Chastelain fit connaître plus tard tout ce que M. de Harlay, alors archevêque, en avait su : ms. 18 832, fol. 5 v°. On voit dans la

ne nous a révélé ce qu'elle devint de 1694 à 1609 ; cependant il y a tout lieu de croire qu'elle passa une partie de ces années d'exil à Toulouse, entre ses amis Dejean et Jougla, préparant la conversion des deux ecclésiastiques nommés plus haut. Est-ce alors que Rose et une sienne cousine, travesties en hommes, s'enfuirent de Lagnac à Toulouse, où Rose fut placée par le P. Caussannes, cordelier, dans le couvent des religieuses Hospitalières? Celles-ci, comme les religieuses de Rodez, ne voulurent pas croire que les anges vinssent, pendant la nuit, marquer ses pieds et ses mains des stigmates du Crucifié, et elles se débarrassèrent d'elle[1].

C'est en litière, « comme une dame de conséquence, » et bien munie d'argent à ce qu'il paraissait, qu'on la vit revenir à Paris en 1699[2] ou au commencement de 1700[3]. Probablement M. de Paraza fournit aux frais de ce voyage, puisqu'on verra plus loin[4] que Rose l'amenait pour le marier. Elle retrouva son ancien directeur devenu Boileau *de l'Archevêché*, c'est-à-dire l'inspirateur de tous les actes de M. de Noailles[5]. Le P. de La Tour, qui lui avait jadis envoyé tant de clientes de distinction, était supérieur général de l'Oratoire[6]. De son côté, Boileau avait été appelé par la confiance de l'archevêque et de M. du Charmel, peut-être même de Rancé, à prendre la direction des filles de la Trappe[7].

L'un et l'autre introduisirent leur protégée chez un certain nombre de dames comme celles dont nous avons rencontré les noms dans le premier séjour à Paris. C'est tout d'abord la marquise de Vibraye, que nous connaissons déjà en qualité de dame d'honneur de la feue duchesse de Guise[8], mais qui n'avait pu, en 1680, se faire agréer pour une place semblable auprès de la princesse de Conti parce qu'on la soupçonnait de jansénisme, quoique dirigée par Saint-Sulpice[9]. « Femme de grande vertu, et autrefois fort aimable, » disent les *Mémoires de Sourches*[10]. Cinq des lettres de Boileau qui furent réunies et imprimées en 1737 et 1742 sont adressées à Mme de Vibraye[11], antérieurement à la mort de Mme de Guise, et elles roulent principalement sur la manière de se con-

Correspondance administrative publiée par Depping, tome II, p. 637-639, que l'autorité ecclésiastique avait fait exorciser une possédée, en 1693, avant son transfert à l'Hôpital général.

1. Ms. 18 832, fol. 39 v° et 40. — 2. *Ibidem*, fol. 36 v°.

3. Le P. Lamy, en février 1701, dit qu'elle est revenue depuis près d'un an.

4. Ci-après, p. 475 et 487. — 5. Voyez notre tome VI, p. 101-104.

6. Tome VII, p. 85.

7. Tamizey de Larroque, *Notes sur l'abbé J.-J. Boileau*, p. 42-43.

8. Tome III, p. 67. Polyxène le Coigneux de Bélabre, mariée au marquis de Vibraye en 1656, mourut en 1705, et son vieux mari en 1708. Leur fils avait épousé en 1689 la fille issue du premier mariage de M. de Grignan, et leur petit-fils épousa en 1729 une Frémont d'Auneuil, cousine maternelle de Mme de Saint-Simon.

9. *Lettres de Mme de Sévigné*, tome VI, p. 171, 182, 196 et 222.

10. Tome I, p. 217, année 1685.

11. Tome I, p. 230-321.

soler de la calomnie. Nul doute donc que Boileau n'ait été le trait d'union entre Rose et cette dame, qui devint non seulement sa principale adepte, mais sa protectrice en titre, ne la quittant d'un pas, la logeant avec elle au palais de Luxembourg[1], où le Roi lui avait conservé son appartement de dame d'honneur, l'hébergeant au château de Vibraye, lui fournissant tout un train de chevaux, de carrosses, de serviteurs, au besoin même lui cédant le pas et s'effaçant devant elle. Nous la retrouverons plus d'une fois dans la suite de ce récit, et, à côté d'elle, une parente ou amie, la comtesse de Turbilly, fille du marquis de la Rongère, chevalier d'honneur de Madame[2].

Mme de Harlay, qui ne sera pas moins fortement impliquée dans les affaires du parti, n'était ni la femme de ce fils du premier président que nous avons vu se marier en 1693, ni la femme de M. de Harlay-Cély, le jeune débauché qui a eu l'honneur de venir annoncer à Versailles la conclusion des traités de Ryswyk et s'est marié l'année suivante[3], mais la mère même de Cély, la femme de l'ambassadeur Harlay-Bonneuil et la fille chérie du chancelier Boucherat[4]. Elle avait environ quarante-cinq ans; on peut se souvenir que sa corpulence, son ardent coloris, faisaient un contraste plaisant avec la pâleur de son mari, maigre comme un squelette[5]. Les *Annales de la cour et de Paris pour 1697 et 1698*[6] prétendent que c'était une ancienne joueuse, ramenée à la vertu par le P. de la Tour : c'est donc par celui-ci qu'elle put venir à Rose. Elle entraîna aussi son fils cadet l'abbé, que Rose força à se démettre de quelques petits bénéfices par esprit d'humilité[7]; il eut plus tard l'abbaye de Sainte-Colombe de Sens, mais ne fit guère parler de lui, et mourut le 16 février 1714.

Une fille de Mme de Harlay, la marquise de Vieuxbourg, qui était veuve depuis 1695[8] de son cousin germain, aussi petit-fils du Chancelier, est citée à côté de Mme de Vibraye[9]; nous ne savons rien d'elle.

On a rencontré plus haut le nom de Mme Daguesseau, comme ayant fait des visites à la rue Saint-Dominique. C'est cette cousine germaine de Pontchartrain, mère du futur chancelier de Louis XV, que Saint-Simon nous a dite « aussi vertueuse que son mari, et de plus d'esprit encore, » mais tous deux « soupçonnés de jansénisme[10]. » Duguet était son directeur; nous avons un bon nombre de lettres spirituelles qu'il lui écrivit et la *Conduite d'une dame chrétienne*, qu'il composa pour elle vers 1680[11].

1. Elle y était lorsque vint l'ordre d'expulsion de 1701 : ci-dessus, p. 80, note 1.
2. Henriette-Antoinette de Quatrebarbes de la Rongère, mariée : 1° au marquis de Rousselé de Saché, mort en 1692; 2° en 1698, à François de Menon, comte de Turbilly; morte en avril 1711, à quarante-six ans.
3. Tome IV, p. 143 et 240. — 4. Tome II, p. 85 et 241.
5. *Ibidem*, p. 245. — 6. *Annales*, tome II, p. 117.
7. Ms. 18 832, fol. 32 v°. — 8. Tome II, p. 325.
9. Ms. 19 855, p. 11. — 10. Tome VI, p. 261.
11. Voyez *Port-Royal*, tome VI, p. 12.

Mme de Guitaud, qui sera nommée plus loin[1], était la seconde femme de l'ami du grand Condé et de Mme de Sévigné : Élisabeth-Antoinette de Verthamon, mariée en 1669, veuve depuis 1685, très dévote, très aimée, quoique souvent étrange et agitée.

Mme Amelot de la Houssaye, sans doute la femme du diplomate-écrivain, donna l'hospitalité à Rose, comme Mme de Vibraye ; mais, ayant découvert ses impostures et ses intrigues avec les gens de la maison, elle rompit fort durement[2].

Nos manuscrits ne parlent point de certaine demoiselle de Beauvau[3] qui, selon un document administratif[4], avait mis Rose à la tête d'une sorte de dispensaire charitable.

Toutes ces dames, est-il besoin de le dire? apportaient à la Béate, avec leur parfaite crédulité, leur dévouement naïf, un contingent considérable de bon renom et de vertu inattaquable.

En hommes, le parti n'était pas moins remarquable. Trois noms se détachent sur les autres : ceux de l'abbé J.-J. Boileau, de M. Duguet, du P. de la Tour, personnages que nous connaissons déjà ; je me bornerai à ajouter sur chacun d'eux quelques traits nécessaires ici.

Boileau *de l'Archevêché* est le prédicateur et le directeur attitré des gens de qualité ; sa profonde piété, son esprit, sa parole éloquente, et surtout onctueuse dans l'application de l'Écriture, ne permettent de lui comparer que Duguet, son ami, son ancien collaborateur dans les disputes sur la grâce. Tous deux aussi ont un penchant prononcé au surnaturel, nous l'avons déjà constaté, et nous le constaterons encore plus d'une fois, comme l'a fait jadis Sainte-Beuve en parlant des deux amis[5]. Mais nous reconnaîtrons probablement plus de sincérité et de naïveté dans le second, Duguet, dont rien n'égala pendant un temps l'attention, la complaisance, la vénération pour la Béate, « son épanouissement à tout ce peu qu'elle disoit[6], » et plus de sang-froid chez Boileau, un doctrinaire en qui parfois on croirait voir quelque flegmatique démonstrateur du dix-neuvième siècle. Le rôle de cet abbé auprès de la Béate expliquera de reste qu'il eût de l'indulgence pour les hallucinations de Blaise Pascal sur l' « Abîme, » ou qu'il reconnût la difficulté de guérir une imagination frappée[7] ; mais, en revanche, ce que nous ne comprendrons plus, c'est qu'il ait prétendu tirer Fénelon

1. Ci-après, p. 478.

2. Ms. 18 832, fol. 35 v° et 70 v°. Voyez ci-après, p. 476-477.

3. De la branche de Tigny, ou de celle du Rivau, où il y eut nombre de religieuses?

4. Ci-après, p. 504.

5. Sainte-Beuve, *Port-Royal*, tome VI, p. 55 et suivantes.

6. Ci-dessus, p. 85-86. Il avait cependant commencé par être inquiet de la faiblesse de Boileau et du P. de la Tour, et par avoir avec eux des explications fort vives.

7. *Notes sur Boileau*, par M. Tamizey de Larroque, p. 33-34 ; *Port-Royal*, tome III, p. 362-363.

du mysticisme compromettant de Mme Guyon[1], et peut-être croirons-nous, avec la *Question curieuse*[2], que, se considérant comme le compatriote de Rose, il n'eût pas été fâché de doter son pays d'une sainte.

Si Boileau fut de tout temps le conseiller intime de la Béate, il est certain que le P. de la Tour ne contribua pas moins à lui amener des adeptes, quoique Saint-Simon n'ait point parlé de lui. Pendant un temps, il fut « comme fou d'elle[3]. » Suspect, lui aussi, de jansénisme, « c'est-à-dire régulier, exact, étroit dans sa conduite, studieux, pénitent, » admirable « de sagesse, de conduite et de gouvernement, » politique si habile que jamais les jésuites ne purent le prendre en faute[4], inspirant toute confiance à M. de Noailles par sa capacité et son autorité dans une maison « si brillamment solide en savoir et en piété[5], » il tomba cependant dans les filets de la paysanne de Lagnac, et il y fit tomber avec lui plusieurs de ces âmes d'élite qui avaient toute confiance dans son infaillibilité. De même qu'on l'a vu[6] insister auprès de Boileau pour la présentation de quelque dame de distinction, de même Saint-Simon, plus tard, lui reprochera d'avoir induit le cardinal de Noailles à faire une fausse manœuvre dans l'affaire de la Constitution[7]. Le P. de la Tour avait été le supérieur de Duguet à l'Oratoire, au temps des incomparables succès de Duguet dans le faubourg Saint-Jacques; mais, tandis que le Père devenait chef de la grande congrégation et prenait une des premières places dans le monde de l'Église, Duguet avait été réduit presque à vivre en cachette, et il n'était plus que le directeur secret de toute cette haute société de femmes qu' « un je ne sais quoi de distingué, de respectueux, de poli, au milieu de toutes ses qualités chrétiennes, » lui avait gagnées à jamais[8]. Saint-Simon causait souvent avec le P. de la Tour[9].

Les trois prêtres ainsi associés à l'œuvre de la sœur Rose se retrouveront bientôt, également unis, dans les affaires du jansénisme et de Quesnel, et Fénelon réclamera alors contre ce même trio toutes les sévérités de la cour[10].

C'est par eux que le comte du Charmel dut venir à la sœur Rose.

1. Voyez notre tome VI, p. 101, note 2; *Correspondance de Fénelon*, tome VII, p. 312-317, 319-332 et 337-340; *Port-Royal*, tomes III, p. 362, et VI, p. 59.

2. Ms. 18 832, fol. 56. — 3. Ms. 19 855, p. 19.

4. *Mémoires de Saint-Simon*, tome IV de 1873, p. 231-233.

5. Voyez notre tome VII, p. 85.

6. Ci-dessus, p. 465-468 et 469-470.

7. Voyez l'explication qu'en donne Sainte-Beuve : *Port-Royal*, tome VI, p. 70.

8. *Port-Royal*, tome VI, p. 3-12. — 9. *Mémoires*, tome XV, p. 298.

10. « Si on peut trouver des gens comme M. Boileau, M. Duguet et le P. de la Tour dans les papiers saisis à Bruxelles (chez le P. Quesnel), il faut les écarter et ôter toute ressource de conseil à M. le cardinal de Noailles. » (Fénelon à l'abbé de Langeron, 4 juin 1703.)

Nous le connaissons déjà comme habitué de la Trappe[1], « homme d'une grande dureté pour soi, d'un esprit au-dessous du médiocre, qui s'entêtoit aisément, et qui ne revenoit pas de même, de beaucoup de zèle, qui n'étoit pas trop réglé, mais d'une grande fidélité à sa pénitence, à ses œuvres, et qui se jetoit la tête la première dans tout ce qu'il croyoit de meilleur.... » Avec cela, admirant Boileau jusqu'à lui sacrifier le vénérable cardinal de Noailles[2]. Du Charmel, qui se chargea sans hésitation de publier le manifeste le plus complet sur les miracles de la sœur Rose, est apparemment l'intermédiaire qui mit Saint-Simon en rapport avec elle, et nous verrons tout à l'heure ce qui faillit s'ensuivre. Peut-être aussi Boileau et lui entraînèrent-ils à leur suite quelques-uns des familiers de cet hôtel de Luynes où ils prenaient asile; mais je n'ai pas rencontré d'autre nom que celui du comte de Xaintrailles, l'homme « au propos moral et sentencieux, » qui, suivant Saint-Simon[3], avait pour principal mérite de jouer supérieurement au trictac ou à d'autres jeux, mais dont cependant Fénelon estimait assez haut le très bon esprit, la réputation excellente et la religion profonde, alliée à l'usage du monde, pour lui confier son neveu[4].

Comme laïques encore, il y eut un M. de la Monnerye, capitaine au régiment du Roi, qui vit la sœur Rose chez les trappistes[5], et peut-être le marquis de Saint-Palais.

Mais aucun de ces Messieurs n'eut un rôle comparable à celui du pauvre chevalier de Gondé[6], le cavalier servant, le *patito*, qui, seul, resta fidèle jusqu'à la fin, jusqu'à l'exil, jusqu'à la mort[7], tandis que les chefs du parti laissaient l'oubli se faire sur leur erreur.

Quand j'aurai nommé encore trois ou quatre hommes d'Église, le P. Clavel, jacobin, et le P. le Clerc, qui furent des sectateurs très fervents, l'abbé de la Garde, adepte de la première heure, l'abbé Dejean, chanoine de Saint-Sernin de Toulouse, fils d'un collègue de M. de Paraza au parlement de cette ville, et M. Bigot, prêtre de Lyon, dont Rose fit un bon trappiste, ce sera tout, au moins pour les gens marquants.

Comment une femme de rien arriva-t-elle à leur imposer son prosélytisme, à conquérir des adhérents dévoués dans des classes dont elle était si éloignée, et à faire d'eux ses apôtres? On est obligé de supposer qu'elle ne manquait point d'intelligence, que même elle finit par acquérir, grâce à des contacts prolongés, une éducation qui lui manquait dans le principe. Mais qu'une pareille personne pût se substituer aux directeurs en titre; qu'elle agît avec autant de succès sur les gens d'Église que sur les gens du monde; qu'elle gouvernât des

1. Tome V, p. 381-384.
2. Suite des *Mémoires*, tome IV de 1873, p. 372 et suivantes.
3. Tome X de 1873, p. 111.
4. *Correspondance de Fénelon*, tome II, p. 140.
5. Il lui parla allemand : ms. 18 832, fol. 73.
6. Ci-après, p. 475, 477 et 479. — 7. Ci-dessus, p. 87.

esprits raffinés, des penseurs, des écrivains, des femmes du monde; qu'elle gourmandât les prêtres de leur mollesse et de leur inconduite, ou défendît aux laïques de placer leur confiance dans les Pères de la Compagnie de Jésus et leur fixât des temps pour la communion — à des intervalles très éloignés; — qu'elle interdît aux uns de dire la messe, de boire du vin ou de cumuler les bénéfices, les forçât même à démissionner, et persuadât aux autres d'entrer en religion; qu'elle dogmatisât et soutînt avec autant de verve que d'assurance les discussions, les conversations, les correspondances épistolaires : voilà ce qui mettait hors de lui l'auteur de la *Question curieuse*. Citons quelques cas; on va voir apparaître le nom de Saint-Simon[1].

« .... La sœur Rose fait le métier de marier; c'est elle qui a marié M. de Paraza avec Mlle de Beaulieu, et qui a si bien dorloté M. l'abbé***[2], qui est naturellement ennemi de ces sortes de négociations, qu'elle l'a obligé de travailler à ce mariage et de faire plusieurs démarches aux Nouvelles-Converties et ailleurs pour y réussir, l'assurant de la part de Dieu, car c'est ainsi qu'elle parle ordinairement, que ce sacrement étoit nécessaire à ce conseiller dans le dessein qu'il avoit de se sauver.

« Elle s'est mise sur le pied de diriger tous ceux qui la veulent écouter. M. de Paraza a une si entière confiance en elle, qu'il suit aveuglément ses avis, en reconnoissance de ce qu'elle l'a marié et de ce qu'elle a persuadé à son frère l'abbé de Jougla de se faire moine de la Trappe, jusque-là que, tandis qu'il a demeuré à Paris, le dernier voyage qu'il y a fait, et qu'elle étoit à Vibraye[3], il lui a laissé le soin de son équipage et lui en a abandonné la disposition absolue, pendant qu'il alloit à pied sur le pavé de Paris. Elle prend un tel ascendant sur l'esprit de ceux qu'elle dirige, et elle s'en rend si fort la maîtresse, que M. *** (*en marge* : Il faut que ce soit M. de Vibraye ou M. de Harlay), qui la traitoit, il y a un an, de sorcière, etc., est aujourd'hui si fort enthousiasmé de sa direction, qu'il dit que, si elle lui commandoit de se jeter du haut d'une fenêtre en bas, il s'y jetteroit sans hésiter.

« Le chevalier de Gondé la considère comme sa directrice spirituelle, et c'est pour cela qu'il l'appelle *sa petite mère*, et que, de son côté, elle l'appelle *son fils*, qu'il n'a rien de secret pour elle, et qu'il se conduit par ses conseils. Elle a dirigé six mois l'abbé de Jougla avant qu'il entrât à la Trappe, et presque neuf mois M. Bigot, prêtre de Lyon, qui est présentement au Noviciat de la Trappe. Elle a conseillé à ce dernier de prendre l'habit, avec assurance qu'il persévéreroit dans la vocation qu'elle lui a inspirée. Il y a plus d'un an qu'elle dirige l'abbé de J*** (*en marge* : L'abbé Dejean, fils d'un conseiller de Toulouse) dans la même vue; mais le peu de santé qu'il a rendra sa direction inutile, malgré toutes les purges qu'elle lui a fait prendre.

1. Ms. 18 832, fol. 30 v° à 32.
2. C'est Boileau.
3. Dans l'été de 1701.

« Étant aux Clairets, elle ne trouva pas que les religieuses de cette abbaye, qui se lèvent à trois heures, se levassent assez matin. Elle conseilla à Madame leur abbesse[1] de les faire lever dès deux heures, et, sur ce que Mme l'abbesse des Clairets [dit] qu'elle le voudroit bien, si la chose dépendoit d'elle, mais qu'elle ne le feroit pas sans en parler à son évêque, elle lui répondit qu'elle n'avoit que faire d'en parler à son évêque, qu'elle n'en dépendoit point, et que, si elle s'attendoit à lui, elle n'en feroit rien : insinuant par là que son avis étoit sûr et qu'on pouvoit bien se passer de celui de M. l'évêque de Chartres.

« Elle a une si violente passion de diriger, qu'elle a eu la hardiesse de dire à M. le duc de *** (*en marge* : Je crois que c'est le duc de Saint-Simon) que feu M. l'abbé de la Trappe, qu'elle n'a jamais vu et à qui elle n'a jamais parlé, lui avoit conseillé de la prendre pour sa directrice après sa mort. Mais, bien loin que M. le duc de *** l'ait prise depuis pour directrice, il ne l'a regardée qu'avec mépris, persuadé que feu M. l'abbé de la Trappe étoit trop sage pour lui donner un si pernicieux conseil et pour autoriser l'ambition d'une visionnaire.... »

Réellement, Saint-Simon fut-il si clairvoyant[2]? Ses *Mémoires* nous en feraient douter, puisque, en 1740, alors que l'âge devrait l'avoir assagi de plus en plus, il s'extasie encore sur « les grandes et les surprenantes conversions qui ont tenu, » sur les prédictions de « choses fort extraordinaires, les unes très cachées, qui étoient, d'autres à venir, qui sont arrivées, » sur les « guérisons surprenantes sans remèdes, » sur cet « air prophétique qui imposoit, » sur cette vie tout ascétique, uniquement remplie par la charité la plus désintéressée, sur cette éloquence « vive et savante » de la paysanne du Languedoc[3]. Mais, avant de passer à la discussion de chacun de ces points, commençons par quelques traits de l'extérieur.

Nos manuscrits reprochent à Rose un genre de vie fort éloigné de cette simplicité, de ce « désintéressement » vantés par Saint-Simon[4]. L'humilité n'aurait jamais été son fait ; loin de là, elle affectait, en son beau temps, des airs de grandeur qui tranchaient étrangement avec l'allure rustique et le patois languedocien. La femme du pauvre Jean Souques ne se faisait plus appeler que *Mademoiselle*, elle avait une demoiselle ou fille de compagnie, elle usait sans scrupule de l'équipage de ses amies, de leurs gens, de leurs maisons, et se fût volontiers anoblie pour devenir leur égale[5]. L'une d'elles s'en aperçut plus promptement que les autres, et rompit aussitôt[6] :

« Mme Amelot de la Houssaye a eu quelque temps la sœur Rose chez

1. Françoise-Augustine d'Estampes de Valençay, qui avait réformé cette maison de filles de la Trappe, et qui la gouverna de 1687 à 1709.
2. Voyez pourtant un autre détail, p. 478.
3. Ci-dessus, p. 80 et 81. — 4. Ci-dessus, p. 80.
5. Elle faisait entendre que son père avait « porté l'arquebuse. » Comme garde-chasse? demande la *Question curieuse*.
6. Ms. 18 832, fol. 35 v° et 36.

elle, dans l'espérance qu'elle lui avoit donnée qu'elle guériroit sa fille et qu'elle feroit compagnie et à l'une et à l'autre. Au lieu de cela, elle prenoit le carrosse de cette dame, se promenoit, faisoit des visites, couroit des journées entières dans Paris, et ne revenoit le plus souvent au logis que le soir, usant de son équipage avec autant de liberté que si elle en eût été la maîtresse. Mais, ce manège, joint au mauvais succès des remèdes de la sœur Rose, et à certain avis qu'elle donna fort mal à propos, n'ayant pas plu à Mme Amelot de la Houssaye, elle lui fit dire honnêtement qu'elle la prioit de chercher une autre auberge que la sienne....

« On l'a vue souvent parler avec quelque sorte d'empire et d'autorité à une dame distinguée par sa qualité, sa piété et sa vertu, et à qui elle a les dernières obligations[1]. Elle a même souffert que cette dame lui donnât le pas devant elle. Elle a néanmoins cessé de le souffrir, au moins en public, depuis l'avis qu'on lui a donné dans son interrogatoire, parce qu'on s'en scandalisoit. Elle a passé près de trois mois à Vibraye avec quatre chevaux, un cocher, un laquais et un carrosse dont elle disposoit, et dans lequel elle se promenoit très souvent, et elle y a attiré un essaim de garçons qui lui faisoient la cour, comme à une personne de grande considération : M. de Paraza, M. Geli[2], M. le chevalier de Gondé, M. l'abbé de J. (Dejean), le P. le Clerc, M. de la Garde.... »

Saint-Simon dit[3] qu'elle ne mangeait presque rien, couchait sur la dure, etc. — En effet, elle affectait de faire toujours maigre ; mais, dit la *Question curieuse*[4], quoi de miraculeux? En est-on plus saint pour cela? « Si la sœur Rose mange toujours maigre, c'est qu'elle y prend plus de goût qu'au gras, et qu'il n'est sauce que d'appétit. Elle mange de bon pain, des noix, des noisettes, du fromage, des poires, des pommes, des prunes, des raisins, des figues, des olives, de la salade, des asperges, des légumes, des herbes cuites : tout cela nourrit, et la plupart des peuples de la campagne n'en ont pas tant pour leur nourriture ordinaire. Elle ne mange du potage qu'à l'huile?... Elle est d'un pays où.... le beurre est très rare, et l'huile est l'assaisonnement des potages et des viandes maigres.... Enfin qui pourroit dire si sa soubrette, qui mange gras, et qui mange toujours avec elle dans sa chambre, ne lui fait point part de ce qu'on lui donne à manger? » La chose n'est pas impossible.

Elle couchait sur la dure? — Ce n'est point ce que nous a fait entendre sa visiteuse de la rue Saint-Dominique, et la *Question curieuse* prétend que, dans ces maisons à laquais et à carrosses, au milieu de toutes les « bonnes gens qui l'estimaient, l'admiraient, l'honoraient,

1. En marge : « Mme de Vibraye. »
2. Nom douteux ; peut-être *Cély*, le fils de Mme de Harlay, ci-dessus, p. 471.
3. Ci-dessus, p. 80.
4. Ms. 19 855, fol. 98 v° et 99.

l'adoraient, » elle finit par prendre et leurs manières, et leurs costumes[1], et leurs jeux, et leurs plaisirs[2].

Vive, emportée, exubérante comme la paysanne du Midi, ne supportant aucune contradiction, se glorifiant toujours elle-même, parfois il lui arrivait de céder à des colères grossières et violentes.

Dans son réquisitoire, souvent puéril il est vrai, l'enquêteur a essayé de trouver la moralité, la chasteté en défaut; on va juger que les faits réunis par lui[3] n'avaient rien de très grave, surtout chez une femme de basse extraction.

« Elle a manqué de chasteté lorsque, parlant à Mme de Guitaud[4] de ses extases et de ses ravissements, et Mme de Guitaud lui demandant si, dans cet état, elle sentoit quelque plaisir, elle lui répondit : « Oui, « Madame, comme aux noces. » Elle en a manqué lorsque, parlant au sieur de l'Écluse[5], à la Trappe, elle lui dit : « Vous êtes jeune, vous « êtes superbe; vous avez beaucoup à travailler pour vous purifier. « Vous eûtes hier une mauvaise pensée; vous y prîtes plaisir, et vous « tombâtes ensuite dans l'impureté. » Elle en manque lorsqu'elle permet que des hommes la consultent sur les misères qui leur arrivent contre le sixième commandement, et qu'elle leur répond; car la pudeur y est intéressée, et il ne sied point à une femme d'honneur de souffrir qu'on lui tienne de tels propos, et moins encore d'y répondre.

« Des personnes de probité, et M. le duc de ***[6] et M. de Saint-Louis entre autres, furent scandalisés, à la Trappe, la pénultième fois qu'elle y alla, de voir qu'elle s'enfermoit et se promenoit souvent et longtemps seule, loin de l'abbaye et dans les bois, avec M. l'abbé du G ***[7]. M. de Saint-Louis lui en fit des reproches à elle-même, en présence de Mme ***[8], et lui dit : « Quoi! Mademoiselle, vous qui êtes sujette à des « extases qui vous prennent subitement, si vous alliez être extasiée « dans un grand chemin et dans des bois, et qu'on vous vît renversée « par terre, roidissant les bras et les jambes, et M. l'abbé du G *** « penché, couché ou à genoux auprès de vous, que pourroit-on juger « de lui et de vous? »

« On ne fut pas moins scandalisé, dans le même lieu, le dernier voyage qu'elle y fit, de ce que, voulant purger M. l'abbé de J ***[9], qu'elle

1. Jusqu'en 1701, elle n'avait porté qu'une coiffure simple et modeste, avec un bandeau couvrant la moitié du front. Quand elle quitta Vibraye, on fut étonné de lui voir la coiffure à hauts rayons, les longues boucles et les *engageantes* que portaient les dames du monde.

2. Ms. 18 832, fol. 80, 83 v°, 84, 87 v°, 88 v° et 97 v°.

3. *Ibidem*, fol. 48 et 49. — 4. Ci-dessus, p. 472.

5. Personnage que je ne connais point. Ce nom avait été un des pseudonymes de Saint-Cyran.

6. Sans doute encore Saint-Simon.

7. Sans doute Duguet.

8. Sans doute Mme de Vibraye.

9. L'abbé de Jougla.

a entrepris en vain de guérir, elle le mit coucher dans le lit et entre les draps où elle couchoit, et d'où il n'y avoit pas longtemps qu'elle étoit sortie.

« Cent personnes ont été scandalisées, à Vibraye, des familiarités qu'elle avoit avec le chevalier de Gondé, qui est un grand garçon bien fait et bien tourné, et avec lequel elle ne gardoit aucune mesure de bienséance. Il étoit assidûment auprès d'elle. Aussitôt qu'il étoit habillé, il alloit faire sa méditation auprès d'elle, et, quand il n'y alloit pas assez tôt, elle l'alloit trouver dans sa chambre. Il l'accompagnoit dans toutes ses promenades; il lui donnoit la main, quand elle descendoit l'escalier; il la prenoit quelquefois par-dessous le bras; il l'appeloit *sa petite mère*, et elle l'appeloit *son fils*, comme on l'a déjà dit. Il s'enfermoit souvent seul à seul avec elle dans des chambres et dans des cabinets, il s'intéressoit dans tout ce qui la regardoit, il prônoit ses qualités, il vantoit ses remèdes et en assuroit le succès. Il prenoit soin de son équipage, de lui chercher un cocher, des chevaux, des harnois. Il avoit un attachement aussi réglé pour elle qu'un galant en peut avoir pour une maîtresse. Enfin il s'en est allé avec elle à Paris, et peut-être ailleurs, pour l'escorter. »

Il faut ajouter que, selon la *Question curieuse*[1], la Béate, devenue grosse, grasse, sanguine, replète et « matérielle » (c'est à peu près le contraire de ce qu'avait vu Saint-Simon en 1700[2]), paraissait « en assez bon point pour être encore capable de recevoir et de donner de l'amour. »

Point de pratiques de dévotion, ni de piété. Duguet lui-même en convenait, mais la supposait dans un état de contemplation si continu, qu'elle eût eu autant de peine à « se désoccuper de Dieu » que d'autres à s'en occuper[3]. Quand elle logeait à Luxembourg, chez Mmes de Vibraye et de Turbilly, on constata qu'elle ne priait point avant de se coucher. A Vibraye, elle scandalisait chaque dimanche par son attitude à la messe paroissiale. Aux Clairets, les religieuses ne trouvèrent chez elle aucune attention au saint sacrifice. A la Trappe, quand elle y séjourna une dernière fois en quittant les Clairets et allant à Vibraye (juin 1701), le R. P. abbé, dom Jacques la Cour, se plaignit de ne trouver en elle que dissipation continuelle, même pendant le saint sacrifice[4]; elle passait ses journées à chercher compagnie, « recevant des visites, se promenant avec des personnes de l'autre sexe, ne gardant nulle retraite, ne faisant nulle lecture[5]. » Mais c'est surtout à Vibraye que le scandale fut public[6]. Pendant deux mois et demi qu'elle y passa, on ne la vit pas s'approcher une fois des sacrements. Était-ce par principe?

1. Ms. 18832, fol. 49 v° et 96 v°.

2. Ci-dessus, p. 86 : « Carrée, entre deux tailles, fort maigre, le visage jaune extrêmement laid, des yeux très vifs, une physionomie ardente.... » Sa visiteuse de 1694 (ci-dessus, p. 466) lui avait trouvé le visage assez plein, fort laid, et l'air hardi d'un homme plutôt que d'une femme.

3. Ms. 19855, p. 32. — 4. Ci-après, p. 506.

5. Ms. 18832, fol. 50. — 6. Fol. 50 et 51. Voyez ci-après, p. 506.

De doctrine particulière, pas davantage, nous a dit Saint-Simon[1], si ce n'est qu'elle se montrait « fort opposée à celle de Mme Guyon et tout à fait du côté janséniste. » Effectivement, ses adeptes, qui avaient presque tous la même tendance, plus ou moins, ne manquaient pas de jeter le guyonisme à la tête des contradicteurs[2], et elle-même s'exprimait en termes fort durs, grossiers parfois, sur cette mystique raffinée, qui, de son côté, dit-on, l'accusait de fraude et d'illusion[3]. L'une et l'autre, après avoir provoqué un véritable fanatisme (le rapprochement est de Saint-Simon lui-même[4]), devaient disparaître dans un égal oubli.

On se fût du moins attendu, sur quelques mots de Saint-Simon[5], à trouver chez la sœur Rose des pratiques de charité qui auraient pu rendre sa personnalité sympathique. Mais, à part un seul fait que nous révèlent les documents administratifs, celui du dispensaire à la tête duquel Mlle de Beauvau l'aurait placée[6], aucune relation n'en dit rien, même parmi celles qui la représentent comme l'intermédiaire autorisée et toute-puissante de Dieu, de son fils et de la Vierge.

A défaut de ces vertus premières des saintes, piété, humilité, charité, quels étaient donc ses moyens d'action? Ceux principalement que le rituel romain, au titre de l'Exorcisme, exigeait comme caractères essentiels, non de l'inspiration divine, mais de la possession par le Démon. M. du Charmel les a ainsi résumés dans une lettre à l'abbesse des Clairets, dont la *Question curieuse* nous fait connaître la substance[7] : « Dieu lui a fait une largesse extraordinaire et très abondante de ses plus grandes faveurs; il l'a honorée du don de parler des choses divines avec sagesse, de celui de guérir les maladies, de celui de faire des miracles, de celui de prophétie, de celui du discernement des esprits et de la connoissance des cœurs, de celui de parler diverses langues, de celui de les interpréter, et de celui de faire des conversions. Elle a des extases et des ravissements dont elle revient au moindre commandement mental de ses directeurs et de ses supérieurs; elle a des visions et des révélations, et c'est par ce moyen qu'elle a découvert le mystère d'iniquité de Mme Guyon, et qu'elle sait ce qui se passe dans les pays éloignés; elle a souvent senti en sa personne les effets visibles de la protection de la sainte Vierge; elle s'est exposée plus d'une fois à perdre la vie plutôt que de violer le vœu de virginité qu'elle a fait dès l'âge de treize ans; elle jette du sang en abondance par la bouche certains vendredis de l'année, et surtout le vendredi saint, comme pour accomplir dans sa chair ce qui reste à souffrir à Jésus-Christ, en

1. Ci-dessus, p. 82.
2. J'ai rappelé que Boileau avait jadis essayé d'en tirer Fénelon; c'était son arme contre les incrédules.
3. *Correspondance de Fénelon*, tome VII, p. 324; ci-après, p. 504.
4. Ci-dessus, p. 82.
5. Ci-dessus, p. 80.
6. Ci-après, p. 504.
7. Ms. 18832, fol. 3.

souffrant elle-même pour son corps, qui est l'Église; elle fait toujours maigre; Dieu ne refuse rien à ses prières; à l'imitation des saints, elle a souffert de grandes persécutions; elle a plus fait de choses extraordinaires que sainte Thérèse; elle est une fille inspirée de Dieu, une fille incomparable, une grande servante de Dieu; enfin elle est une sainte fille, et elle l'a été dès son enfance autant qu'on le peut être en cette vie. »

Tout cela, dit l'auteur de la *Question curieuse*, n'est point l'œuvre de Dieu, mais celle du Démon; qu'on se rappelle les paroles de Gerson[1] : « *Caveant qui dati sunt in regimen et exemplum ne leviter mulierculurum verbis aut factis approbent doctrinas earum vel miracula, seu visiones insolitas, ipsis maxime scientibus, seu coram eis. Nulla plane posset altera dari talibus ad fingendum fortior occasio.* » Si « la sœur Rose, n'ayant nul mérite, ni personnel, ni acquis, a endormi et fasciné tant de personnes d'esprit, de vertu, de piété, de savoir, et a été assez artificieuse pour les ranger, s'il est permis de parler de la sorte, sous son obéissance et les engager à prendre ouvertement son parti, » tout l'honneur en doit être reporté au Diable[2], « le Diable qui aime les morceaux friands et choisis, qui se sert volontiers du ministère des femmes pour faire tomber de grands hommes dans l'illusion et l'erreur, le Diable qui s'attaque de préférence aux plus vertueux, aux plus saints, aux plus savants.... » Combien on a vu de ces femmes duper les plus grands théologiens[3]! Et, tout dernièrement, n'était-ce pas le cas de Mme Guyon et des personnes de distinction qu'elle a abusées par ses égarements, ses illusions et sa pernicieuse doctrine[4]?

1. Ms. 18832, fol. 93.

2. Pascal, dans sa *Question sur les miracles*, avait conclu que « ce que le Diable peut faire, quelque extraordinaire que soit le fait, n'est pas miracle. »

3. C'est ainsi qu'on avait attribué à un démon incube la puissance de supercherie et d'imposture qui avait fait de Madeleine de la Croix, abbesse de la maison de Sainte-Claire de Cordoue, un objet de respect et de vénération pour l'Europe entière; elle-même révéla qu'elle était mariée avec ce démon depuis l'âge de douze ans. La *Question curieuse* (fol. 104-111) énumère toute une suite de cas analogues à celui de Madeleine de la Croix la religieuse de Lisbonne, Élisabeth Berthon, Nicole de Reims, Marie des Vallées, Catherine Charpy, Marie Guyon, Catherine Dupré, Marie Bucaille; et, parmi les grands hommes dupes de pareilles séductrices : Tertullien, Abailard, Postel, Grégoire XI, Louis de Grenade, François de la Croix, sans parler du P. Eudes. Catherine Dupré était un exemple on ne peut plus récent. En avril 1701, cette villageoise du diocèse de Rouen, qui contrefaisait la muette et la possédée, abusa le curé d'Elbeuf et l'évêque d'Évreux, se fit accompagner par toute sa paroisse à Liesse, pour remercier Dieu de ce qu'il lui avait rendu la parole, puis.... échoua entre les mains du prévôt de Senlis. Marie Bucaille (ci-après, p. 504) avait été condamnée au feu, en 1699, par le juge de Valognes; mais le parlement de Rouen avait réduit cette peine à la prison perpétuelle après fustigation. En 1667, à Gênes, une extatique, Marie-Thérèse Ronconi, était morte en odeur de sainteté, quoique le clergé eût excommunié ceux qui l'allaient voir (*Gazette*, p. 194-195).

4. Ms. 18832, fol. 110.

Au contraire, les admirateurs de sœur Rose ne l'appelaient que *la nouvelle thaumaturge* et la plaçaient bien au-dessus de sainte Thérèse. Non, disaient-ils, ces merveilles ne sont pas l'œuvre du Démon, mais celle de l'esprit de Dieu, puisqu'elles tendent toutes au bien, et que le Démon ne voudrait pas travailler contre lui-même. Quant à Saint-Simon, il se borne à avouer qu'elle était « extraordinaire, » et qu'il trouvait en elle « plus de cela que d'autre chose. » Mais, tout en évitant de prononcer le mot de *miracle*, il cite des faits du plus pur merveilleux tirés sans doute des documents qui avaient été mis en circulation.

Aux détracteurs qui contestaient tel ou tel cas, aux compatriotes de Catherine d'Almayrac qui fournissaient les plus défavorables renseignements[1], à la duchesse d'Arpajon et à sa fille Mme de Roucy qui avaient réuni les éléments d'un rapport sur les faits dont leurs domaines du Rouergue avaient été le théâtre, au premier président de Caulet qui envoya des informations déplorables de Toulouse, aux observations très raisonnables de gens de science et d'honneur comme le chanoine Claude Chastelain ou le curé J.-B. Thiers[2], à celles du fameux médecin Hecquet[3], aux plaintes si fortement motivées des plus respectés religieux de la Trappe, les adeptes de la sœur ne répondirent pas seulement par le dédain, mais aussi par l'anathème, par l'injure; puis ils crurent politique de livrer leur légende à la publicité, et chacun d'eux apporta sa cotisation à l'œuvre de foi, comme s'il se fût agi de préparer une prochaine béatification. Cette campagne tourna à leur confusion.

« M. de Paraza[4], conseiller au parlement de Toulouse, l'un des principaux élèves et des plus ardents protecteurs de la sœur Rose, a obligé dom Arsène, son frère, et M. Bigot, novice de la Trappe sous le nom de frère Charles, de lui écrire de grandes lettres pour faire voir les merveilles que Dieu a opérées en eux par le ministère de la sœur Rose. Il a fait imprimer ces lettres pour l'intérêt du parti et les a distribuées à Paris et en plusieurs autres lieux; mais les partisans de la sœur Rose les ont supprimées autant qu'ils ont pu après qu'on leur a fait connoître qu'elles étoient outrées en bien des endroits, et qu'elles ne faisoient pas honneur à la sainte. Ils se sont assemblés plusieurs fois chez M. le comte du Charmel, et, bien que sans aveu, sans autorité, sans caractère, ils ont décidé entre eux que les choses extraordinaires que faisoit la sœur Rose venoient de Dieu, et non du Démon. »

C'est donc ainsi que le comte de Charmel, nous l'avons déjà vu, s'expliqua dans une lettre à l'abbesse des Clairets, coupable d'être restée insensible aux mérites de la Béate lors de la visite que celle-ci lui avait faite. On fit imprimer la lettre, ou tout au moins on en répandit des exemplaires dans le public; mais nous ne connaissons que l'analyse sommaire et quelques fragments donnés dans la *Question curieuse*[5].

1. La demande en avait été faite par l'abbé Boileau et le P. Clavel, tous deux natifs aussi du Midi.

2. Ci-après, p. 506-507. — 3. Le docteur Sangrado de *Gil Blas*, dit-on.

4. Ms. 18 832, fol. 4. — 5. *Ibidem*, fol. 3, etc. Ci-dessus, p. 480-481.

D'ailleurs, Rose elle-même savait mieux que personne célébrer ses mérites et son pouvoir merveilleux.

« Elle se pique[1] d'avoir des faveurs particulières de Dieu et de marcher par des voies extraordinaires, court de province en province, de ville en ville, entretient les gens de ses extases et de ses ravissements, des guérisons, des conversions et des miracles qu'elle a opérés, se donne de grands airs, n'a pas la réputation d'avoir été aussi chaste que Suzanne, se mêle de dogmatiser sur le délai de la confession et de la communion, sur la pluralité des bénéfices et sur plusieurs autres chefs de la morale chrétienne, juge des directeurs, et n'est pas fâchée quand elle raconte ses visions et ses révélations. »

Voici un autre passage de la *Question* qui peut être contrôlé[2] : « On a su du P. Lamy, bénédictin, que, l'étant allé voir un jour avec le P. Mabillon, lorsqu'elle logeoit à Luxembourg[3], elle ne l'entretint d'autre chose que de ses miracles, lui demanda surtout si l'on pouvoit l'obliger d'en faire, et qu'ayant fait tomber l'entretien sur d'autres matières, elle ne lui dit rien de juste, mais qu'elle revint toujours à ses miracles, ce qui lui fit juger qu'elle étoit une extravagante et une folle, bien loin d'être une sainte. Pour moi, j'estime que le seul miracle qu'elle ait fait, ç'a été, avec un esprit aussi médiocre et aussi brouillon, et aussi emporté qu'est le sien, d'avoir su attirer dans son parti et faire tomber dans ses pièges dix ou douze personnes de considération et de mérite qui se déclarent hautement ses protecteurs. »

En effet, dom Lamy, l'homme d'étude et de charité, l'adversaire de Rancé sur la question des études monastiques, de Malebranche sur l'amour et de la grâce, des jésuites sur la fameuse édition des œuvres de saint Augustin, écrivait à Monsieur de Cambray, le 3 février 1701[4] : « Dans mon dernier voyage de Paris, j'ai eu la curiosité de voir Mlle Rose, cette fameuse béate de M. Boileau qui fit, il y a quatre ou cinq ans, tant de bruit à Paris. Elle y est revenue, il y a près d'un an, et y passe présentement pour une fille miraculeuse, c'est-à-dire qui fait des prodiges et qui pénètre les dispositions des cœurs. MM. Boileau et Duguet passent pour ses garants, et elle m'a dit elle-même qu'elle est toujours sous la direction du premier. J'ai passé près d'une heure et demie avec elle. Pendant ce temps elle ne m'a guère entretenu que de ses miracles ou des maladies surnaturelles qu'elle eut la première fois qu'elle vint à Paris. Elle me les dépeignit comme des convulsions périodiques, pendant lesquelles elle n'apercevoit rien de ce qui se passoit au dehors et ne sentoit rien des remèdes qu'on lui faisoit, mais son esprit étoit tout occupé de Dieu. Elle m'assura que désormais il ne lui arriveroit plus rien de semblable, et, sur ce que je lui demandai

1. Ms. 18 832, fol. 90; comparez fol. 20.
2. *Ibidem*, fol. 63 v°; comparez fol. 108.
3. Chez Mme de Vibraye ou chez Mme de Turbilly.
4. *Correspondance de Fénelon*, tome II, p. 419-421.

quelle assurance elle en avoit, puisque Dieu étoit toujours le maître de faire sur son corps les impressions qu'il y avoit déjà faites, elle me fit entendre que c'étoit le temps des épreuves, et que ce temps étoit passé. Après cela, elle en vint au chapitre de ses miracles, et m'en conta plusieurs que j'avois déjà appris d'ailleurs, me disant néanmoins qu'elle voudroit qu'ils ne fussent point connus; qu'elle souhaiteroit être cachée; qu'on l'importunoit, qu'on ne lui parloit que de faire des guérisons; et sur cela elle me demanda si l'on pouvoit lui commander de faire des miracles. Je lui dis que je ne comprenois pas que cela pût tomber dans l'esprit de personne, qu'on pouvoit bien lui commander de prier pour les malades, et laisser le reste au bon plaisir de Dieu. « C'est ce que je dis aussi, reprit-elle; pour entreprendre de faire un « miracle, il faut s'y sentir porté par l'esprit de Dieu. » Enfin, fatigué, je vous l'avoue, du chapitre de ses miracles, je la priai de me faire part de ses sentiments de piété et de ses voies d'oraison; mais elle déclina toujours ce chapitre, et, comme j'y revins deux ou trois fois, elle me répondit qu'elle n'avoit pas le loisir de prier, et que, depuis le matin jusqu'au soir, on l'occupoit et on la sollicitoit pour des malades. Je lui dis : « Mais, au moins, vous ne perdez point la présence de Dieu pen- « dant tout cela? » Elle me répliqua que l'esprit avoit toujours son vol. Je ne doutai point qu'elle ne l'entendît de son vol vers Dieu[1]. Quoi qu'il en soit, il me paroît toujours que son esprit naturel voltige beaucoup; car elle tient peu ferme sur un même sujet, et elle me donna bien des fois le change. Enfin, désespérant de la pouvoir amener où je voulois, je pris congé d'elle. Elle me dit néanmoins qu'elle devoit faire un voyage à Saint-Denis, et que nous pourrions nous y voir encore une fois[2]. Je suspends donc mon jugement jusqu'à cette seconde entrevue, particulièrement en considération de ses deux garants. Cependant, jusques ici, l'esprit m'en paroît peu arrêté, et elle parle beaucoup. Il y a des gens qui en sont épris au delà de tout ce qu'on peut imaginer; épris, dis-je, de sa sainteté, car tout son air, son visage et ses paroles ont quelque chose de hagard.... »

Nous ignorons s'il y eut une seconde entrevue; mais, trouvant par deux fois Mabillon en relations avec la Béate, on aurait bien voulu connaître ce que pensa d'elle le père de la critique bénédictine, l'ennemi implacable du mensonge et de la supercherie, l'auteur de l'*Epistola de cultu sanctorum ignotorum*.

Il est temps cependant d'examiner les faits merveilleux sur lesquels portaient d'une part les manifestes des adeptes de la Béate, d'autre part les dénégations de ses détracteurs; sans suivre précisément point par point la méthodique enquête du manuscrit Fr. 18832, aussi approfondie qu'un livre de controverse religieuse, aussi serrée que le rapport d'un magistrat instructeur, occupons-nous d'abord des phénomènes corporels et physiques.

1. Voyez ci-dessus, p. 479. — 2. L'abbaye était occupée par les bénédictins.

Pour les extases et ravissements, il suffira d'ajouter au procès-verbal circonstancié qu'on a lu plus haut[1] quelques lignes de la *Question curieuse*[2], sur les cas survenus à la Trappe même pendant le séjour de Rose. Le plus important se produisit dans la chambre du frère Chanvier, ce frère *donné* que déjà nous connaissons[3], mais devant une nombreuse assistance, l'abbé (Jacques la Cour), M. de la Monnerye, le chevalier de Gondé, M. de Paraza, l'abbé Dejean, M. Bigot et le sieur de l'Écluse. Les amis en firent distribuer une relation, que nous n'avons point; mais l'auteur de la *Question curieuse* a recueilli les principaux détails de la bouche même du R. P. abbé, témoin oculaire[4] : « Quand elle s'aperçut que cela lui devoit arriver, elle se coucha sur son lit (sans doute celui du frère Chanvier). Elle râla comme une personne mourante: son estomac se gonfla, elle roidit les bras et les jambes, elle changea de visage, et ensuite elle cracha du sang en assez grande abondance. Lorsqu'elle est en cet état, il semble qu'elle aille rendre l'âme, et c'est pour cela qu'elle a reçu quinze fois en sa vie l'extrême-onction, ainsi qu'elle l'a avoué elle-même, sans qu'elle s'en soit jamais aperçue. »

Une fois, chez M. de Saint-Louis, à l'Abbatial, en présence de Duguet, la crise fut moins violente[5] : « Ce qu'elle eut de particulier, c'est que la sœur Rose, avant que de monter dans la chambre de M. de Saint-Louis, où la comédie se joua, dit qu'elle alloit être malade, et que, pour un agrément très incivil, avant que d'y entrer, elle tira la langue deux ou trois fois, d'un demi-pied de long, ce qui fit frayeur au valet de chambre de M. de Saint-Louis, qui la vit, et qui me l'a rapporté. Il y a cette différence entre ces deux extases et celles des fanatiques du Dauphiné et du Vivarois[6], que ceux-ci se laissent tomber par terre, et que la sœur Rose, dans celle qu'elle eut chez le frère Chanvier, étoit couchée sur son lit, et que, dans celle qu'elle eut chez M. de Saint-Louis, elle ne se laissa tomber que sur la chaise où elle étoit assise, roidissant les bras et les jambes, et roulant les yeux comme une enthousiaste. »

Dans une autre circonstance[7], on prétendait que le visage de l'extatique avait paru « comme brillant et environné de lumière. »

En somme, et comme conclusion de ce chapitre des extases, la *Question curieuse* laisse à choisir entre les causes purement naturelles, nous dirions aujourd'hui pathologiques ou névropathiques, l'effet de la puissance du Démon, celui de l'imagination, ou bien la supercherie. Les progrès que la science a faits depuis deux siècles ne laissent plus que le

1. Ci-dessus, p. 407-409. — 2. Ms. 18 832, fol. 78 v° à 84.
3. Tome V, p. 402 et 405. C'est cet homme, « d'un esprit fort supérieur à son état, » qui portait les lettres de dom Gervaise à sa religieuse.
4. Ms. 18 832, fol. 96 v°. — 5. *Ibidem*, fol. 82.
6. Il y avait une école pratique, à ce que rapporte Brueys. Au temps des convulsionnaires, en 1732, leur « patriarche, » l'abbé Décheran, tenait aussi une « académie de postures et d'attitudes. » (*Journal du commissaire Narbonne*, p. 198.) On l'enferma à Saint-Lazare.
7. Fol. 79 v°.

choix entre la supercherie et la maladie; un simple rapprochement des relations qu'on vient de lire avec le texte et les figures de la célèbre publication de MM. les docteurs Charcot et Richer[1] édifiera mieux que ne pourrait le faire aucune dissertation. Ces extases, ces ravissements étaient également le principal moyen d'action des béates ou sorcières qui avaient fait école à Dijon en 1688 et attiré toutes les sévérités du parlement de cette ville[2].

Il est un chapitre sur lequel Duguet s'étendait avec complaisance et ne tarissait point : le discernement des esprits, la pénétration et la connaissance des cœurs[3]. « L'intérieur de certaines personnes, disait-il, est tellement présent à cette fille, que rien n'est plus surprenant, qu'elle connoît des choses que non seulement ces personnes n'avoient dites à qui que ce soit, mais qu'elles se dissimuloient même autant qu'elles le pouvoient[4]. » Selon lui, cette faculté venait d'un « mouvement particulier de Dieu, » à moins cependant que ce ne fût une duperie du Diable et une humiliation pour la Béate et pour ses amis[5]. — La lettre que nous avons de M. Bigot et les récits de Duguet à sa visiteuse ne citent, dans cet ordre d'idées, que des faits sans importance, sans valeur propre ; avec un peu d'intelligence, de sang-froid, de présence d'esprit, et surtout de préparation, il était facile à Rose de connaître l'état mental de ses visiteurs ou de ses habitués, et de les attaquer en conséquence.

On vantait aussi ses visions, les révélations qui lui venaient de Dieu, plus abondamment même qu'à sainte Thérèse[6]; et en effet elle se glorifiait constamment d'être le porteur de paroles du Seigneur, l'intermédiaire autorisé entre le ciel et la terre[7]. Quelles sont donc ces divines révélations? demande l'auteur de la *Question curieuse*[8].

« Ses partisans disent qu'elle a découvert par cette voie le mystère d'iniquité de Mme Guyon, c'est-à-dire les intrigues et le venin du quiétisme; qu'elle sait ce qui se passe dans les pays éloignés; que, M. le comte d'Albert[9] ayant été si dangereusement blessé à l'armée qu'on le crut mort à Paris[10], elle déclara qu'il n'étoit point mort et qu'il guériroit de ses blessures; qu'ayant appris qu'un prêtre gascon qui avait commis un adultère se disposoit à dire la messe en cet état, elle monta à cheval, l'alla chercher, tomba de cheval, se rompit la jambe en tombant, se la fit bander avec une serviette, remonta à cheval, et l'alla trouver comme il étoit revêtu des ornements sacerdotaux, l'avertit de ne pas célébrer, et l'obligea de se dévêtir et de se retirer de la sacristie où il

1. *Les Démoniaques dans l'art*, 1887. — 2. Ci-dessus, p. 464, note 7.
3. Ci-dessus, p. 468 et 480. Voyez ci-après, p. 496-497, la lettre de M. Bigot.
4. Ms. 19 855, p. 13.
5. *Ibidem*, p. 25-30.
6. Ms. 18 832, fol. 84 v° à 93. Ci-dessus, p. 481.
7. Ms. 18 832, fol. 100-101.
8. *Ibidem*, fol. 86; comparez fol. 3.
9. Frère consanguin du duc de Chevreuse et élève de l'abbé Boileau.
10. En 1695, à la défense de Namur : voyez notre tome II, p. 313-314.

étoit, afin d'aller à confesse, et que, lui ayant été révélé qu'un autre prêtre de la même province avoit commis un semblable crime, et qu'un marchand entretenoit un commerce incestueux avec sa belle-sœur, elle en avoit averti l'un et l'autre, et qu'ils avoient fait pénitence; qu'elle a redit à plusieurs personnes, et à M. Bigot entre autres, ce qu'elles avoient dit à confesse, quelque temps après qu'elles s'étoient confessées; enfin, qu'elle a révélé à bien des gens ce qu'ils avoient fait pendant toute leur vie. Tous ces faits imposent d'abord; mais.... presque tous se sont passés en Gascogne, et le vieux proverbe dit: « A beau « mentir qui vient de loin.... » Que la sœur Rose nous donne des marques qu'elle a reçu une pareille connoissance de Dieu, et nous la croirons, pourvu qu'elle le justifie par quelque miracle ou par quelque témoignage de l'Écriture sainte.... »

Voilà donc ce que Saint-Simon appelle « dire des choses fort extraordinaires, les unes très cachées, qui étoient, d'autres à venir, qui sont arrivées[1]. » D'ailleurs, reconnaissons-le, il ne parle pas de prophéties, mais d' « un air prophétique qui imposoit. »

Le fait le plus notoire était celui de M. de Paraza. Il avait le mariage en horreur, et son parlement en dégoût. C'était d'ailleurs un esprit très vacillant et indécis, longtemps dirigé par une religieuse carmélite. Celle-ci morte, il attendait que Dieu lui fît connaître ses volontés « par une fille. » Rose s'est présentée comme l'envoyée céleste, a rompu des négociations matrimoniales entamées avec une parente, s'est emparée du conseiller, corps, biens et âme, et lui a prédit trois choses invraisemblables : qu'il s'attacherait à son métier, qu'il demanderait la main d'une demoiselle sans l'avoir connue auparavant, et que le Roi ferait leur mariage. En effet, l'ayant emmené à Paris, ou plutôt s'y étant fait emmener par lui, dans son équipage, elle l'a mis en rapport avec une nouvelle convertie de Béziers, Mlle de Beaulieu. Le conseiller a plu et est devenu amoureux; mais, comme la famille s'opposait à ce mariage, on en a appelé au Roi, à cause de la qualité de nouvelle convertie : le Roi a exprimé sa volonté (M. du Charmel dut être pour quelque chose, aussi bien que Boileau et l'Archevêché, dans cette intervention), et le mariage s'est accompli. Il est vrai qu'aux dernières nouvelles de Toulouse, on a su que la femme s'était retirée chez ses parents, ne pouvant tolérer l'attachement de son mari pour Rose, et que le mari avait vendu sa charge[2].

Le cas de M. de Paraza est une preuve de l'empire que la Béate savait prendre sur un esprit faible, et de son habileté à mener ses adeptes aux fins qu'elle voulait. Elle avait soin aussi de préparer ses effets : lorsque le P. Mabillon était malade, elle se renseignait souvent auprès des gens qui le soignaient[3]; à la Trappe, de même, quand elle travaillait l'esprit rebelle de M. de Saint-Louis, son premier soin, chaque jour,

1. Ci-dessus, p. 80 et 81.
2. Mss. 19 855, p. 13-15, et 18 832, fol. 30 v° et 66 v° et 67. Ci-dessus, p. 475.
3. Ci-dessus, p. 483-484.

était de s'informer en cachette de l'humeur du vieil officier, pour se munir de discours et de ripostes en conséquence. « Par cet artifice on est prophète à peu de frais, et sans qu'il soit besoin que le Saint-Esprit s'en mêle[1]. » Quelques faits encore. Peu de temps avant la mort de M. de Rancé, qui avait si cruellement trompé ses espérances et celles de ses amis, elle s'écria d'un ton inspiré : « Il ferait bien de se défaire de sa complaisance pour le monde; il n'y a que trop sacrifié. Mais il n'ira pas loin[2]. » Prophétie ! — Sainte-Beuve a raconté[3] aussi que les jansénistes l'avaient entendue, avec terreur, prédire qu'il viendrait un affreux et détestable pape (ce fut Clément XI, qui, en effet, les condamna de nouveau), et que son successeur (Benoît XIII) rétablirait le bon ordre, mais ne durerait pas. Autre prophétie, à rapprocher de cette scène que nous rencontrerons plus tard, en 1721, dans les *Mémoires*[4] : la femme de chambre de Mme de Saint-Simon contant à sa maîtresse que Monsieur de Fréjus ne veut point de l'archevêché de Reims parce qu'il compte être roi de France, *et qu'il le sera;* et Saint-Simon, qui assiste à la conversation, concluant très gravement : « Quoique j'en pensasse bien quelque chose, le propos de cette fille nous surprit, et s'est enfin trouvé une prophétie. »

Ne lui attribuait-on pas encore le don de parler de Dieu et des choses divines? — Un de ses directeurs l'ayant priée de lui communiquer son sentiment sur le mystère de la Trinité, elle lui apporta un écrit excellent, mais au bout de vingt-quatre heures seulement; et au contraire, à Vibraye, quand le curé Thiers[5] la mit sur les chapitres de la gloire de Dieu et de l'édification du prochain, « elle lui fit des réponses où il n'y avoit ni jugement, ni esprit, ni netteté, ni sincérité, ni justesse. » Ordinairement, sa conversation sur ces sujets élevés n'était qu' « un certain rôlet de maximes chrétiennes qu'il n'y a point de paysan qui ne puisse dire comme elle[6]. »

Enfin nous verrons[7] un prêtre, un religieux grave et bien converti, affirmer qu'elle avait, tout comme les apôtres, le don des langues, mortes ou vivantes[8].

Prophéties, divination, pénétration des cœurs, connaissance des langues, ne résistaient pas mieux à l'examen que les miracles proprement dits. Passons maintenant aux faits de guérison.

« C'est particulièrement sur le don de guérir les malades que les partisans de la sœur Rose triomphent de ceux qui lui disputent la qualité de sainte. Elle a guéri, disent-ils, une infinité de malades dans tous les lieux où elle s'est trouvée. Elle s'est guérie elle-même d'une hydropisie mortelle par le commandement mental que lui fit M. l'abbé (Boi-

1. Ms. 18 832, fol. 68. — 2. *Ibidem*, fol. 44 v°. Voyez ci-après, p. 50?.
3. *Port-Royal*, tome VI, p. 57.
4. Tome XVII, p. 280. — 5. Ci-après, p. 506-507.
6. Ms. 18 832, fol. 54 v° et 55. — 7. Ci-après, p. 497.
8. Le ms. 18 832 a un chapitre entier sur ce point.

leau] de demander à Dieu sa guérison. Elle a guéri M. Faydit, prêtre d'Agen, qui étoit fanatique et furieux chez M. [de Harlay]; elle l'a guéri de l'esprit en moins de vingt-quatre heures, et du corps, qu'il avoit ruiné et perdu, en six ou sept jours. Elle a guéri M. Maisne, qui avoit reçu les derniers sacrements, en lui faisant avaler deux verres d'huile d'olive, et, avec le même remède, elle a guéri M. l'abbé de [Jougla], présentement moine de [la Trappe], qui étoit affligé de cette maladie honteuse qui reproche au malade son crime et sa débauche. Voilà des guérisons fort extraordinaires; mais il ne nous est pas défendu de les examiner[1]. »

Sur le cas de M. Maisne, il existe des rapports, aussi peu suspects que possible, de dom Arsène (Jougla) d'une part, de Duguet d'autre part. Le lecteur des *Mémoires* peut se rappeler que M. Maisne était un des laïques groupés à l'ombre de la Trappe, autour de M. de Rancé, et qu'il faisait les fonctions de secrétaire du saint abbé depuis l'origine; « beaucoup de lettres, infiniment d'esprit, de douceur, de candeur, et de l'esprit le plus gai et le plus aimable. » Suspect cependant par plus d'un côté, et accusé d'avoir souvent entraîné l'abbé à de fâcheuses compromissions, il ne fut plus toléré dans l'abbaye après la mort de Rancé et dut s'aller établir au dehors[2]. C'est pour le guérir, on ne voit pas bien de quelle maladie, que Rose fit son second voyage à la Trappe, en même temps que pour consommer la conversion de l'abbé de Jougla, et, selon l'expression de celui-ci[3], ce voyage ne fut pas « moins miraculeux que le premier. » Toutefois, sur la cure merveilleuse, le futur dom Arsène est aussi peu affirmatif que possible : « Je ne vous dirai rien de la guérison de M. Maisne, dont on avoit désespéré, et qu'on croit lui devoir. Elle lui donna un remède. Elle dit à mon frère, en arrivant, qu'elle le verroit avant partir : elle l'a vu, elle lui a parlé, et il se porte bien. » Et il ajoute : « Je ne vous parlerai non plus de l'estime et de la confiance que tout le monde a pour elle, combien elle est connue, de la facilité avec laquelle elle vient à bout de tout ce qu'elle entreprend, comme elle renverse les cœurs de tous ceux qui s'opposent à ses desseins.... » Duguet, au contraire, ne mettait pas en doute le miracle, et c'est un des deux ou trois faits principaux par lesquels il s'efforça de convaincre sa visiteuse du 20 octobre 1700[4].

« M. Duguet, raconte-t-elle[5], me dit que Dieu n'étoit point obligé à faire des miracles en faveur de tout le monde. Je lui répondis que cela étoit vrai, et que, quand il ne feroit pas celui-là[6], ce ne seroit pas une raison pour conclure qu'il n'en eût point fait d'autres par l'entremise

1. *Question curieuse*, ms. 18 832, fol. 55 v° et 56.
2. Tomes III, p. 256, et V, p. 390.
3. Recueil de 1701 qui sera indiqué plus loin; seconde lettre à un ami, p. 34 et suivantes.
4. Ci-dessus, p. 461.
5. Ms. 19 855, p. 1 et 2.
6. La guérison de cet oncle pour qui elle voulait consulter la Béate.

de cette sainte, mais qu'il m'obligeroit beaucoup de lui en parler. Il me le promit. Je lui demandai si elle n'ordonnoit pas des remèdes. « Oui, « me répondit-il; mais c'est pour cacher le miracle, et, pour le faire voir, « c'est qu'elle dit au nouvel abbé de la Trappe qu'il n'avoit qu'à envoyer « à M. Maisne tout ce qu'il voudroit de sa part (à elle), et qu'il n'im- « portoit point quoi. Ainsi vous voyez par là que ce n'est point le « remède qui opère. »

Après cet exorde, Duguet rapporta les circonstances de la guérison. Il est à remarquer que M. Maisne était soigné à l'intérieur de l'abbaye, et que, par conséquent, Rose ne put le voir. Sur le refus de l'abbé de donner « n'importe quoi » au malade, Rose commanda qu'on lui administrât dix ou douze gouttes d'huile à salade. Le lendemain, la fièvre ayant cessé, elle ordonna de le purger. La médecine fit son effet, et, après de « très grandes évacuations, » M. Maisne vint dîner avec les visiteurs, Rose, M. de Paraza et Duguet. « Il s'est toujours bien porté depuis, » ajoutait ce dernier.

Selon lui, cette guérison n'était encore rien en comparaison de celle d'un prêtre fou que l'abbé Boileau avait placé chez l'hospitalier M. de Harlay[1], espèce de lycanthrope, dont les extravagances dangereuses « mortifiaient » singulièrement son patron. Encouragée par Duguet, Rose l'alla réclamer aux Petites-Maisons, où l'on avait été obligé de le faire mettre à la chaîne depuis huit jours; elle l'enleva même de cette prison, en disant qu'il lui appartenait, l'installa dans sa chambre, dans son propre lit, et commença par une purgation, qui lui rendit le bon sens; mais, comme il devenait très malade d'un « flux hépatique, » avec fièvre violente, elle « demanda à Dieu sa santé, » sur le conseil de Boileau, et « tout d'un coup il fut guéri, » au moment où on allait lui administrer les derniers sacrements. Mme de Vibraye, Mme de Vieuxbourg, fille de Mme de Harlay, M. Duguet et d'autres allèrent constater cette guérison miraculeuse, que Rose leur affirma « être sans retour. » M. de Jougla en écrivit le compte rendu à son frère, qui lui répondit[2] : « Nous devons aussi peu douter de la vérité de vos paroles que de cent miracles dont nous avons été les témoins, et qui n'ont été faits en partie que pour animer notre foi et trouver en nous plus de créance et de docilité. Vous m'en marquez un, dans votre lettre, qui est bien grand; on le savoit déjà ici (à la Trappe), et l'on en est rempli. Pour moi, quoique j'en sois touché, je n'en suis pas, pour cela, plus convaincu que je l'étois.... Vous savez tout ce qui s'est passé de miraculeux jusqu'à votre dernier voyage à la Trappe; depuis votre départ, tout ce qui se passe en moi est un miracle continuel, et bien plus considérable que la guérison subite de ce furieux[3].... »

Il ne faut pas confondre ce prêtre avec l'autre hôte de M. de Harlay cité tout à l'heure[4], lunatique aussi et fanatique, mais d'ailleurs homme

1. Ms. 19 855, p. 4-13.
2. Recueil de 1701, p. 45; octobre 1700.
3. Voyez la suite, p. 497-502, sur sa conversion. — 4. Ci-dessus, p. 489.

d'esprit, de science et de talent au dire de ses contemporains[1]. Celui-là n'était autre que l'abbé Faydit, ce cartésien qui publia en 1694 la seconde édition du *Menagiana*. Ancien oratorien et curé à Riom, sa ville natale, mais établi à Paris sur la paroisse Saint-Séverin, Faydit était un homme vraiment remarquable, d'une érudition et d'une fécondité inépuisables, d'une verve originale et mordante, naturellement agité et inquiet, tantôt raisonnable et tantôt bouffon, sans jugement ni prudence, incapable de ménager personne et de mettre un frein à sa pétulance, attaquant tour à tour Fénelon et Bossuet, Malebranche et Tillemont, dépourvu d'ailleurs de critique et de bon sens[2]. Son humeur agressive et extravagante lui avait attiré plus d'une disgrâce. Dans l'été de 1696, à la suite d'une publication fort hérétique sur la Trinité, l'archevêque de Paris avait obtenu sa réclusion momentanée à Saint-Lazare, comme « un peu fou et très difficile à retenir[3]. » Au mois de février 1700, poursuivi de nouveau pour avoir distribué le *Problème* et les *Maximes des Saints*, ou pour avoir fait imprimer sans privilège sa détestable *Télémacomanie*, il avait été relégué dans son pays d'Auvergne[4]. Est-ce avant cette date qu'il se mit aux mains de Rose, ou obtint-il soit le répit qu'il sollicita pour se soigner, soit une permission de revenir pour quelque temps? Son mal était fort extraordinaire; de plus, l'histoire de sa guérison se trouve embrouillée par les récits contradictoires. Le parti prétend que Rose le guérit une première fois, alors qu'il était abandonné des médecins[5], mais en lui interdisant, « conformément aux canons de l'Église, » de boire du vin et de dire la messe pendant un an; qu'ayant manqué à ces prescriptions, il était redevenu fou, et qu'elle le guérit de nouveau. D'autres versions sont plus compliquées[6] : « On dit que Mme la grande-duchesse de Toscane, ayant ouï parler de la guérison de M. Faydit, eut envie de voir la sœur Rose, et lui fit dire de venir la trouver, mais que la sœur Rose, ne voulant pas se produire, fit retomber M. Faydit dans son mal, afin de faire perdre à cette princesse l'envie de la voir. La chose arriva comme la sœur Rose l'avoit desiré : M. Faydit eut de nouveaux accès de folie et de fureur; Mme la Grande-Duchesse le sut, elle ne se mit plus en peine de voir la sœur Rose, et la sœur Rose guérit une seconde fois M. Faydit. » Il quitta alors Paris,

1. Confusion faite évidemment par l'auteur de la *Question curieuse*, dans le passage reproduit p. 489.

2. Nous avons sa biographie par Cloyseault : Arch. nat., M 220, n° 1, p. 47-50. Il avait appartenu à l'Oratoire, tout jeune, de 1662 à 1671.

3. C'est à ce propos que M. Tamizey de Larroque a publié, en 1878, un article sur *l'Emprisonnement de l'abbé Faydit*; comparez les études qu'il cite de M. Bonnetty : *Annales de la philosophie chrétienne*, 6e série, tome XIII, 1877, p. 208-225, 311-317, et tome XIV, p. 203-206.

4. Arch. nat., O[1] 44, fol. 79, 48, fol. 109, et 362, fol. 204 v° et 208 v°; Bibl. nat., ms. Clairambault 1115, fol. 120-124 : deux lettres de lui à Pontchartrain; *l'Esprit des cours de l'Europe*, avril 1700, p. 334-337.

5. Ci-après, p. 495, lettre de M. Bigot. — 6. Ms. 18 832, fol. 57 v°.

encore « extravagant » et « agité de vapeurs lunatiques. » Cependant cet état de corps et d'esprit ne l'empêcha pas, jusqu'à sa mort (27 octobre 1709, à soixante-cinq ans), de se mêler aux polémiques religieuses et littéraires; on a vu un écho de ces querelles dans les vers sur l'abbé Bignon reproduits plus haut[1].

Je n'insiste pas sur la guérison de l'abbé de Jougla, autrement dit dom Arsène, parce qu'il en sera suffisamment parlé à propos de sa conversion[2], et je passe tout de suite à la guérison de la Béate elle-même. Atteinte, disait-on, d'une hydropisie mortelle et enflée jusqu'au menton, « le P. Clavel, l'un de ses directeurs, en présence du P. le Clerc, pria M. l'abbé [Boileau], qui étoit avec eux, de lui faire un commandement mental de demander à Dieu sa guérison : ce que cet abbé fit. Aussitôt elle fut guérie, et elle se leva, et se promena deux jours après[3]. » Le parti fit grand bruit de ce miracle et chercha à se procurer des attestations; Hecquet refusa de délivrer un certificat à moins que la sœur ne se mît pendant huit jours entre ses mains, dans les seules conditions où l'examen médical pouvait être sérieux[4]. De même pour ces vomissements de sang du vendredi, miraculeux aussi, et, qui plus est, propitiatoires[5]. Mais, dit la *Question curieuse*[6], « je n'ai jamais ouï dire, et je ne me souviens pas d'avoir jamais lu que ce fût une marque de sainteté que de jeter du sang en abondance par la bouche certains vendredis de l'année, et surtout le vendredi saint[7].... » Voici comment cela s'était passé à la Trappe, dans la chambre du frère Chanvier, et en présence de l'abbé, qui le raconta[8] : « .... La première fois qu'elle cracha du sang à la Trappe, on obligea le R. P. abbé de l'aller voir : il y alla; on le pria de lui commander de cesser d'en cracher; il s'en excusa longtemps, mais enfin il le lui commanda; mais elle ne cessa pas d'en cracher.... La seconde fois,... elle n'en cracha plus : ce qui fait voir qu'elle ne cesse pas toujours d'en cracher au moindre commandement mental que lui en font ses supérieurs ou ses directeurs.... »

Était-ce supercherie pure, comme incline à le croire l'auteur de la *Question curieuse*, ou bien l'un des effets de ces tempéraments maladifs dont on n'avait pas encore observé les différents caractères[9]?

1. Ci-dessus, p. 449. Le 8 juin 1701, il avait eu permission de venir pour trois mois à Paris sous bonne surveillance. En 1702, il publia sa *Vie de saint Amable*, traduite du manuscrit de Clermont. On le retrouve encore à Paris en 1705, frappé d'une nouvelle relégation et discutant la validité de l'ordre parce que son nom y était mal écrit : Bibl. nat., ms. 8124, fol. 138 v°.
2. Ci-après, p. 497-502.
3. Ms. 18 832, fol. 38. Cela remontait à 1694. — 4. *Ibidem*, fol. 57.
5. Ci-dessus, p. 467, note 1, et p. 485, et ci-après, p. 501, lettre de dom Arsène.
6. Ms. 18 832, fol. 95 v°.
7. L'auteur signale ce genre de supercherie dans les cas récents de « l'abstinente » de Troyes et de la visionnaire de Laval, et il les rapproche du tour d'un « buveur d'eau » de Paris qui rendait des liqueurs de diverses couleurs.
8. Ms. 18 832, fol. 96 v°. Le début de ce passage est reproduit p. 485.
9. Il est dit dans la *Question curieuse* qu'elle fut examinée, pour ces hémo-

Nous trouvons dans le recueil des *Archives de la Bastille*[1] que le même procédé fut employé, en 1703, par une très habile femme entre les mains de laquelle se mit Mme de Grancey, et qui trouva même à séduire quelques personnes sensées et des prêtres trop crédules, mais finit à la Salpêtrière. Elle aussi prétendait disposer des esprits, parler toutes les langues, etc. C'est par une pression sur ses amygdales qu'elle obtenait des apparences d'hémoptysie.

Pour les autres guérisons, on a vu que Rose procédait soit par la suggestion, quand il s'agissait de « lunatiques, » soit par la médication (médication très simple d'ailleurs et inoffensive, des « purges » et de l'huile ordinaire), tandis que Saint-Simon prétend qu'elle n'usait jamais de remèdes. « Quelle raison peut-on avoir, après cela, de dire que la sœur Rose a le don de guérir les malades? Si elle en a guéri quelqu'un, ç'ont été les remèdes qu'elle leur a donnés qui les ont guéris, car elle en porte toujours avec elle, et de plusieurs sortes, à la façon des charlatans[2]. » Et encore où sont ces malades guéris? qui a constaté leur état avant et après l'intercession miraculeuse? Aux prétendues guérisons de M. Maisne, de dom Arsène, de Faydit, de la sœur elle-même, ne devons-nous pas opposer l'insuccès de ses tentatives sur des personnes de tout rang, mais qui n'étaient point complices ou dupes de son grotesque charlatanisme, un valet de la Trappe, une religieuse du Calvaire de la rue de Vaugirard, la fille de Mme Amelot de la Houssaye, la femme d'un maçon de la Ferté-Bernard, l'abbé Dejean, qui prit des « purges » pendant quatre ou cinq mois, le curé de l'église Saint-Christophe, qu'elle soigna en 1700, le comte de Xaintrailles, M. de Vibraye lui-même, le mari de sa meilleur adepte, et tous les malades ou estropiés qu'on lui amena dans son dernier séjour chez celle-ci?

« Mme la comtesse de Turbilly se fit apporter à Vibraye dans l'espérance que la sœur Rose la guériroit d'un rhumatisme qu'elle avoit à la tête, et le chevalier de Gondé la flatta, quand elle y fut, qu'elle la guériroit sûrement. Cette dame, après quatre de ses purges, qui lui ont fait faire de si grandes évacuations qu'avec une fièvre violente et maligne qu'elles lui ont donnée elles l'ont réduite à l'extrémité, se trouva enfin obligée de se faire reporter chez elle, où, par le conseil d'un habile médecin du pays, elle se guérit peu à peu. Le comte de Xaintrailles, qui est affligé depuis plusieurs années d'un tremblement presque de tous ses membres, est venu aussi à Vibraye pour tâter des remèdes de la sœur Rose, et, dans l'espérance qu'ils lui feroient du bien, il en a pris quelqu'un; mais il n'en tremble pas moins. La femme d'un maçon

ptysies, par le médecin Dodart, que l'abbé Boileau tenait en grande estime : voyez ci-dessus, p. 467, notes, et la lettre XIX de Boileau, dans le tome I de son recueil. — Quant à l'hydropisie, on ne peut s'empêcher de remarquer que les médecins modernes classent la tympanite, qui est un gonflement d'apparence analogue, parmi les états divers de l'hystérie.

1. Tome X, p. 388 et 402-403.

2. Ms. 18 832, fol. 62 v°.

de Montmirail, nommé Nicolas Belanger, avoit un bras rétréci par la faute d'un chirurgien qui lui avoit piqué un nerf en la saignant : elle vint trouver la sœur Rose; la sœur Rose lui tira le bras avec force et à plusieurs reprises, lui fit souffrir de grandes douleurs, et la renvoya ensuite, lui disant qu'elle ne pouvoit pas la guérir. Elle fit le même compliment à la fille de Michel des Vaux, laboureur de la paroisse de Grès, proche Montmirail, après l'avoir pansée huit jours durant d'un rétrécissement de nerfs qu'elle avoit à un bras, et malgré les assurances que le chevalier de Gondé lui avoit données d'une parfaite guérison[1]. »

« Fort extraordinaire en tout, dit notre auteur, pourtant elle a fait de grandes, et beaucoup de vraies conversions[2]. » Arrivons donc aux conversions.

Pour ramener dans la droite voie les esprits égarés ou les consciences inquiètes, on ne saurait nier qu'elle manifesta un vrai pouvoir et produisit plus d'un heureux effet; nous en avons le témoignage des deux prêtres qu'elle fit entrer à la Trappe, M. Bigot, de Lyon, ami de Faydit, et l'abbé de Jougla, ce curé toulousain qui apporta dans la sainte maison de Rancé un passé si lourd, si difficile à faire oublier. L'un et l'autre ont raconté leur conversion sous la forme épistolaire. Des deux lettres de M. Bigot citées par les contemporains, une seule est venue jusqu'à nous, quoique l'autre ait dû également circuler dans le parti : si elle nous fait connaître les circonstances de sa conversion, ou plutôt de son entrée en religion, elle est muette sur celles qui avaient précédé, et ne permet pas, par conséquent, de juger exactement quelle étendue de chemin il eut à parcourir, sous la direction de sœur Rose, pour arriver au séjour de paix et de sainteté. On se rend encore moins compte du crédit que la Béate exerçait, à n'en pas douter, dans un couvent où les personnages les plus considérés professaient une juste méfiance à son égard. Il est vrai que l'abbé Boileau y avait ses grandes entrées[3]. Voici cette pièce, malheureusement incomplète[4] :

« De l'abbaye de la Trappe, ce 19 mai 1701.

« Monsieur,

« Je suis aujourd'hui à la veille de commencer au Noviciat de la Trappe une carrière sainte, mais difficile, et qui seroit au-dessus de

1. Ms. 18 832, fol. 62.

2. Ci-dessus, p. 80-81 et Addition n° 357, p. 387.

3. Voyez sa lettre xxxv : « J'étois dans une maison où l'on ne permet, ni on ne souhaite de parler ni de s'excuser.... »

4. Lettre tirée du portefeuille du P. Léonard sur la Trappe : Bibl. nat., ms. Fr. 24 123, fol. 82-83. Une note ajoutée à la fin, par le Père lui-même, est ainsi conçue : « Voyez la suite, ou plutôt la lettre entière, au portefeuille de Mlle Rose. » J'ignore ce que peut être devenu ce portefeuille, qui eût été si curieux pour nous; le retrouvera-t-on à la Bibliothèque ou aux Archives nationales? L'auteur de la lettre est Charles Bigot, du diocèse de Lyon, qui fit profession à la Trappe le 24 mai 1702, et mourut le 24 jan-

mes forces, si je n'espérois que Celui qui fortifie les foibles, et en qui l'on peut tout, sera lui-même ma force et mon soutien. Pour obtenir cette grâce, j'ai besoin d'un puissant secours; j'implore le vôtre, Monsieur, auprès de Dieu, et celui des personnes qui vous sont recommandables par leur piété et par leur charité. Je ne dois penser désormais qu'à marcher dignement dans ma vocation à l'état auquel il a plu à Dieu de m'appeler par la voix de Mlle Rose, qui m'a donné des marques de la volonté de Dieu à n'en pas douter. Il ne me reste plus que quelques heures à disposer de mon temps, et je crois que je ne puis les mieux employer qu'à vous faire sommairement le récit des grâces qu'il m'a faites par le ministère de sa sainte servante, et des merveilles qu'il opère par elle, et dont j'ai été le témoin pendant près de huit mois entiers que j'ai eu le bonheur de la voir. Si j'étois obligé d'en faire le détail, il me faudroit écrire une relation, qui ne seroit pas un petit volume, et il y auroit peu de jours où il n'y eût quelque circonstance remarquable à noter; je ne dois pas avoir moins de zèle pour donner gloire à Dieu, pour rendre témoignage à la vérité et pour édifier les gens de bien, que je vois d'ardeur, pour ne pas dire (*blanc*) dans le monde, à se déchaîner contre elle et à dire mille folies pleines de mensonges et de faussetés : *vanitates et in* (blanc) *falsas;* et autant qu'il y a d'honneur à publier les œuvres de Dieu, autant y a-t-il d'injustice à le faire quand la vérité et l'innocence sont attaquées. Voici de quoi justifier l'une et l'autre.

« Le 9e de septembre dernier, j'eus l'honneur, pour la première fois, de connoître Mlle Rose. Ce jour, que je regarde comme le commencement de mon salut, est pour moi digne d'un éternel souvenir et d'une reconnoissance infinie. Ce fut à l'occasion d'un ecclésiastique de mes amis[1] qu'elle entreprit de guérir d'un mal extraordinaire, et dont les médecins, en ma présence, avoient désespéré de la guérison. Mlle Rose, en moins de vingt-quatre heures, le mit sur pied et le rétablit parfaitement pour l'esprit, et, dans six ou sept jours, pour le corps, qu'il avoit ruiné et perdu. La maladie et la guérison se sont passées sous mes yeux, et il y a tant de choses extraordinaires, qu'il y auroit là seul de quoi faire une histoire à part. J'ai été aussi témoin de la rechute de cet ami dans le même mal, deux mois et demi après, et de la seconde guérison, qui fut plus prompte, plus courte que la première. Cette rencontre, qui paroît l'effet d'un hasard, c'est pour moi l'effet d'une providence particulière qui règle les événements humains pour les faire servir au salut de ceux qu'il veut sauver. Il y avoit un an que je demandois à Dieu une personne pour me faire connoître ses desseins sur moi, me calmer de mes peines de conscience, et m'éclaircir dans

vier 1705. On a vu ci-dessus (p. 482) que ces lettres avaient été imprimées et mises en distribution, puis supprimées et retirées, comme « ne faisant pas honneur à la sainte. »

1. Ci-dessus, p. 491.

mes doutes. J'avois fait deux retraites pour cela, sans avoir rien avancé, et j'attendois depuis trois mois la réponse d'une personne que j'avois consultée sur mon état présent. Je reçus sa réponse le trois ou quatrième jour après que j'eus le bonheur de connoître Mlle Rose. Comme la décision que je venois de recevoir me jetoit dans de nouvelles perplexités et de plus grands embarras qu'auparavant, elle s'aperçut que j'avois quelque peine. Un matin que j'allai chez elle voir le malade, elle m'en parla. Je lui fis quelque ouverture, mais en général. Nous prenons jour pour aller ensemble consulter un savant et pieux ecclésiastique de connoissance. Nous y allons le lendemain; j'entame la conversation, je parle de ma décision et de ma peine, mais en partie seulement. Alors Mlle Rose, qui m'avoit écouté tranquillement, parla à son tour et dit : « Mais, Monsieur (en s'adressant à moi), vous ne dites « là qu'une partie des faits; et telle et telle chose? » Je vous avoue, Monsieur, que je tombai de mon haut, car je ne m'attendois pas qu'elle me portât de pareilles bottes. Je tâchai de me rassurer, et je renvoyai à une autre fois à faire une plus ample discussion. Cet événement si peu attendu me donna fort à penser toute la nuit; je retournai le lendemain matin la voir. Elle me fit faire de nouvelles découvertes, et m'aida, le jour suivant, à faire mon examen de conscience de toute ma vie, pour me préparer à faire une confession générale. Elle me découvrit deux choses en moi qui ne pouvoient humainement venir à sa connoissance, et, ce qui est remarquable, c'est qu'elle me parla sur deux choses essentielles à mon salut, sur lesquelles je n'avois fait aucune attention, même après plusieurs recherches et confessions générales, me croyant en sûreté de conscience là-dessus, et qui pourtant, ainsi que je le connois à présent, me conduisoient à une perte inévitable. Je ne dois pas oublier que cela me fit voir alors évidemment les risques que couroit mon salut, si je [ne] suivois la décision que j'avois attendue durant trois mois: ce que je n'ai eu garde de faire, et je reconnois présentement que je courois à ma perte de bonne foi et croyant bien faire.

« Mais, si Mlle Rose me connut alors si clairement et si heureusement pour moi, elle m'a encore plus approfondi dans la suite vingt fois, et, quand je dirois cinquante, je n'exagérerois pas. Elle m'a dit non seulement ma pensée, mais m'a découvert les dispositions les plus secrètes de mon cœur, et me les a fait sentir; ce que j'aurois eu de la peine à connoître, et ce que je n'eusse peut-être jamais connu, tant il est vrai que le cœur de l'homme est impénétrable même à lui-même, et qu'il n'y a que Dieu, ou ceux qu'il choisit selon sa sagesse, pour leur communiquer les grâces de son esprit : ce qu'il fait sans acception d'aucun âge, d'aucun sexe, ni d'aucune condition. Je ne puis passer sous silence ce qui m'arriva, il y a deux mois, revenant de confesse, et allant voir Mlle Rose : elle me fit une répétition nette de ma confession, où je voulus quelque temps feindre, pour mieux m'assurer que ce n'étoit pas par conjecture qu'elle me parloit; mais il fallut, à la fin, me rendre, et le fruit que j'en retirai fut qu'elle me calma des troubles et des peines que j'avois affecté de ne pas lui découvrir.

« Ce que Mlle Rose a fait en moi par la pénétration des cœurs, pour me remettre dans le bon chemin, pour calmer mes troubles, dissiper mes peines, et pour fixer mes résolutions, je suis témoin oculaire, depuis près de huit mois que j'ai l'honneur d'être avec elle (j'excepte un mois de voyage), qu'elle fait tous les jours, ou presque tous les jours, les mêmes merveilles à l'égard des personnes que Dieu lui envoie pour être secourues; et je pourrois citer, s'il le falloit, vingt personnes de ma connoissance, dont le témoignage n'est pas seulement suspect, mais encore irréprochable par leur qualité et par leur mérite, à qui Dieu a fait la même grâce par le ministère de cette vertueuse fille; et c'est ou ce que j'ai vu en partie, ou ce que les mêmes personnes m'ont dit leur être arrivé[1].

« Si Mlle Rose a le don de la pénétration et de la conversion des cœurs au degré de perfection que je viens de vous le dire, Monsieur, elle n'excelle pas moins en celui du don des langues. Je lui ai parlé mille fois latin; j'en ai fait très souvent le langage de notre conversation, affectant des termes choisis et peu communs : non seulement elle l'entend parfaitement, mais encore elle le parle aussi juste qu'un grammairien. L'on est très assuré cependant, par des personnes dignes de foi qui l'ont vue dès sa tendre jeunesse, qu'elle n'a non seulement jamais appris le latin, mais pas même à lire et à écrire. Je voulus un jour lui lire la fin du 5e chapitre de saint Mathieu en grec; mais, comme elle s'aperçut de ma curiosité, il fallut rengainer mon grec[2]. Un fort honnête homme, capitaine au régiment du Roi, qui ne vous est pas inconnu[3], lequel nous a accompagnés à la Trappe, où il a fait quelque séjour pour conférer de sa conscience avec Mlle Rose, lui a parlé plusieurs jours, dans la conversation, allemand, qu'il possède parfaitement; il nous a avoué, à cinq ou six personnes qui étions témoins du discours sans l'entendre, que Mlle Rose lui répondoit et lui interprétoit au juste son allemand en françois. Elle m'a avoué qu'elle ne permettoit cette épreuve à M. le capitaine que pour lui tenir lieu de conviction et le disposer à sa conversion : il peut rendre témoignage par son expérience, aussi bien que deux illustres solitaires qui sont auprès de cette nouvelle Thébaïde, si Mlle Rose a la pénétration des cœurs[4].... »

Le conseiller Jougla de Paraza, marié par Rose avec une nouvelle convertie[5], avait un frère cadet dans les ordres, connu sous le nom d'abbé de Jougla, et qui possédait depuis cinq ou six ans une des cures de Toulouse, Saint-Pierre-de-Cuisines, avec le prieuré simple de Saint-Chély-

1. Ces deux paragraphes sont presque textuellement cités dans la *Question curieuse*, ms. 18 832, fol. 69.
2. Voyez le ms. 18 832, fol. 73.
3. M. de la Monnerye, selon la *Question curieuse*. Ms. 18 832, fol. 73.
4. La fin manque. — 5. Ci-dessus, p. 487.

d'Apcher, en Gévaudan. Devenu prêtre à l'âge de vingt-cinq ans, cet abbé s'était laissé aller, comme nous l'a dit Saint-Simon, à tous les plaisirs de la vie et à tous les dérèglements; la débauche avait gravement compromis sa santé. Très bien fait de sa personne, il était âgé de trente-trois à trente-quatre ans, quand Rose persuada à son frère de le faire venir à Paris pour solliciter de nouveaux bénéfices[1]; mais, à peine arrivé, elle l'entreprit sur les énormes péchés dont il avait la conscience chargée, le décida à revenir au bien, et, quoiqu'il se fût mis entre les mains d'un excellent ecclésiastique, elle le fit, non sans peine, partir pour le couvent de la Trappe, où nous savons déjà que plus d'un pécheur corrompu trouvait remède à ses maux. Il avait préalablement résigné sa cure et son bénéfice. M. de Saint-Louis lui donna d'abord asile dans son logis de l'extérieur[2]; puis Rose lui ordonna de demander le noviciat, qui lui fut conféré le 30 avril 1700. Un an après, jour pour jour, il faisait profession sous le nom de frère Arsène et était guéri de la maladie honteuse qui avait été quelque temps un obstacle à son admission parmi les religieux. Six mois plus tard, on livra à l'impression[3] six lettres qu'il avait écrites à son père, à son frère et à un ami (certainement l'abbé Boileau) dont les conseils l'avaient soutenu pendant les épreuves et les combats terribles de l'année de noviciat[4]. Les partisans de sœur Rose firent évidemment faire cette publication parce que la conversion d'un prêtre débauché avait eu beaucoup de retentissement, et que leurs adversaires affectaient de ne pas la croire durable.

Les six lettres rendent compte de toutes les péripéties par lesquelles le futur dom Arsène était passé depuis son départ de Toulouse jusqu'au mois de janvier 1701[5], et confirment ce que Saint-Simon nous a raconté de cette conversion[6]. Toutes sont empreintes d'un tel accent de sincérité, en même temps que de gratitude pour Rose, qu'il arriverait à nous « édifier » nous-mêmes, si nous ne connaissions déjà la Béate trop à fond. C'est à elle que l'ancien curé fait absolument remonter le mérite de son retour au bien. « Vous êtes témoin, écrit-il à Boileau le 21 avril 1700[7], vous êtes témoin de la sage conduite que cette servante du Seigneur a tenue pour me mettre dans la voie de la pénitence que Dieu lui avoit marquée pour expier mes péchés, et qu'elle ne m'a parlé de la Trappe que lorsque j'ai été en état d'en recevoir la proposition[8].... Je

1. Ms. 19855, p. 21-25; récit de Duguet.
2. Ci-dessus, p. 83.
3. *Recueil de plusieurs lettres de dom Arsène, religieux profès de la Trappe, sur sa conversion;* 1701, s. l. Plaquette de 91 p. in-18, dont une préface biographique de 4 pages.
4. Voyez la lettre XXXVII des *Lettres de l'abbé J.-J. Boileau*, tome II, p. 244-249. Elle est adressée « à M.***, sur le desir qu'il avoit, quoiqu'encore irrésolu, de se retirer à la Trappe ».
5. Comme dates, elles vont du 21 avril 1700 au 21 janvier 1701.
6. Ci-dessus, p. 87-88. — 7. Recueil, p. 8 et 10.
8. De son côté Boileau lui écrivait (lettre XXXVII, p. 246) : « La personne

m'encourageai beaucoup sur ce que cette demoiselle me dit que peut-être le Seigneur se contenteroit de ma volonté, et qu'il ne demanderoit pas la consommation du sacrifice; que cependant je me misse en état de le faire, et que je ne l'aurois pas plus tôt fait, qu'elle me promettoit de la part de Dieu de grandes grâces. »

Tel était toujours le thème principal de leurs conférences, et l'abbé de Jougla, dans sa profonde vénération pour cette directrice inspirée, ne mettait pas en doute que ses paroles, même les moins nettes, les moins intelligibles, ne vinssent de Jésus-Christ ou de la Vierge, et qu'elle ne fût chargée par le ciel d'aplanir devant lui toutes les voies, pourvu qu'il priât. « A vous parler franchement, disait-il[1], je ne m'attribue rien; mais, après Dieu, j'en rends toute la gloire à ses mérites et à ses souffrances (de Mlle Rose), car elle est si fort unie à moi, qu'elle ne me perd pas un seul moment de vue, et qu'elle me suit dans toutes mes actions et mes pensées, pour me redresser.... Je ne vous parlerai.... de l'estime et de la confiance que tout le monde a pour elle, combien elle est connue, de la facilité avec laquelle elle vient à bout de tout ce qu'elle entreprend, comme elle renverse les cœurs de tous ceux qui s'opposent à ses desseins.... Dans la première conférence que j'eus avec elle, elle me dit qu'il y avoit environ un mois que Jésus-Christ lui avoit fait des reproches sur mon peu de confiance, et que mes craintes l'avoient contristé; qu'après les merveilles qu'il avoit opérées pour moi, j'avois tort de ne pas compter sur sa protection, et de ne pas m'abandonner entre ses mains pour tout. Ce qu'elle me dit est conforme à ce qui se passa intérieurement dans mon cœur, il y a près d'un mois, devant l'autel de la Sainte-Vierge, où j'entendois la messe.... C'étoit immédiatement après la consécration; Jésus-Christ se présentoit à moi, ce me sembloit, avec toutes ses plaies. Tout ce qu'il avoit fait pour moi par le ministère de Mlle Rose se présenta à moi dans ce moment; il me fit les mêmes reproches, mot pour mot, que Mlle Rose me fit. J'en versai un torrent de larmes, et j'en conservai longtemps un regret sensible. Il me semble que, dès ce moment, je fus plus abandonné à sa conduite. Ce que Mlle Rose me dit me pénétra.... Un autre jour, elle me dit que Dieu demandoit de moi un grand abandon, et généralement pour tout; c'étoit les dispositions dans lesquelles Dieu m'avoit inspiré de me mettre, il y a quelque temps, et, voulant m'y conformer, il me l'a fait dire par Mlle Rose, à qui il les a fait connoître. Elle ajouta en souriant que Dieu étoit particulièrement le Dieu de ceux qui s'abandonnoient et se confioient en lui. C'étoit précisément les mêmes termes et la même pensée que j'avois écrite, il y a quelques jours, pour m'en servir dans les occasions.... »

dont vous me parlez, et qui paroît avoir obtenu à d'autres les lumières e les forces nécessaires pour ce grand sacrifice, s'intéresse trop à ce qui vous regarde, pour ne pas ranimer sa charité dans cette occasion. »

1. Recueil, p. 34-42.

Elle ne s'en tenait pas aux conseils, et poussait bien plus loin son ministère : « Lui ayant demandé, un autre jour, le temps de l'absolution, et représenté en même temps mon inquiétude sur l'intégrité de ma confession, elle me dit positivement que je devois être en repos, qu'elle l'avoit connu clairement devant Dieu, et que mes peines passeroient. Elles ont en effet disparu. Pour ce qui est de l'absolution et de la communion, elle me dit que Dieu avoit exaucé mes desirs. Je ne puis pas confier au papier ce qui s'est passé en moi, non plus que mes dispositions, et comme elle me parla conformément à cela; mon frère en est instruit. » Et tout de suite il ajoute : « Je l'ai vue aujourd'hui; elle m'a su fort bien dire ce que j'avois fait ce matin devant l'autel de la Vierge.... »

Comme il lui restait encore trop de raisons de douter que sa conversion fût sincère et agréable à Dieu, Rose accourut à son secours et fit pour lui le voyage de la Trappe, en compagnie de M. de Paraza et de la marquise de Vibraye[1]. A mesure que leur carrosse approchait du couvent, le novice sentit s'évanouir peu à peu ses répugnances, déjà ébranlées, il est vrai, par une longue conversation avec M. de Rancé[2] : « La demoiselle étoit alors à Saint-Maurice, à trois lieues de la Trappe : elle étoit alors occupée de moi, comme elle me l'a avoué. Mon frère même et Mme la marquise de *** s'aperçurent qu'il se passoit en elle quelque chose d'extraordinaire; ils tâchèrent, comme mon frère me l'a dit, de la distraire, de peur qu'il ne lui arrivât quelque accident.... Le lendemain matin, après la messe, elle m'annonça que Dieu l'avoit envoyée pour me sacrifier dans la Trappe à la justice de Dieu,... mais ajoutant que Dieu seroit avec moi, et qu'il me promettoit ses grâces.... Je lui parlai de mon incommodité; elle me répondit.... qu'il en falloit parler à l'un et l'autre abbé.... Mon frère fut celui qui porta la proposition. Je ne sais ce qui se passa alors, et ce qu'ils conclurent. J'ignorois que le Seigneur voulût faire un miracle en ma faveur, et qu'il voulût me guérir par les mains de sa servante. »

Et ailleurs[3] : « J'avois omis à vous dire que cette fille avoit prédit un jour, à mon frère, ma guérison, allant aux Carmes. Il vous dira ce qu'elle lui dit. Cela joint à ce qui s'est passé ici, je n'en puis pas douter.... J'avois encore omis à vous dire que, depuis que je suis ici, j'avois prié Dieu de me tirer de l'incertitude où j'étois.... Aujourd'hui, Monsieur, ne suis-je pas exaucé? Je vois clairement, à n'en pouvoir pas douter, que la conduite de cette fille a été, à mon égard, celle de Dieu, et qu'elle n'a rien fait et rien dit que par son ordre; et surtout je me vois guéri miraculeusement.... »

Il se croyait plus près de la mort que d'une entrée en religion, et versait des larmes amères. « Après deux ou trois heures que je fus en cet état[4], la demoiselle vint me joindre, et, après quelque discours,

1. Ci-dessus, p. 470, 471, 477, et ci-après, p. 502. — 2. Recueil, p. 13-16.
3. *Ibidem*, p. 19 et 20. — 4. *Ibidem*, p. 17-18.

elle me dit qu'avant d'entrer il seroit bon que je me purgeasse le lendemain, et qu'elle me donneroit pour cela une purgation qu'elle composeroit. Alors je n'hésitai plus : j'eus une foi vive que je guérirois ; je crois même que je guéris sur l'heure, je n'oserois pourtant l'assurer. Ce qu'il y a de sûr, c'est que, le lendemain, prosterné devant Jésus-Christ, je renouvelai mon sacrifice, agréant ses volontés indifféremment sur la guérison, sur la maladie et sur la mort. J'allai prendre, avec cette disposition, les remèdes, et enfin, à l'heure qu'il est, je suis entièrement guéri comme si jamais je n'avois été malade. Je ne sais si c'est pour un temps ; si cela doit revenir, je m'abandonne à Dieu : sa volonté soit faite. La dernière parole que cette personne m'a dit[e] en partant a été que Dieu lui avoit ordonné de me dire que je ne craignisse point si le Démon me tentoit en me représentant la destruction de ma maison, c'est-à-dire de mon corps ; qu'il seroit toujours avec moi, et qu'il m'en préparoit une éternelle. »

Six mois plus tard, en octobre 1700, il écrivait encore à son frère[1] : « Tout ce qui m'arrive m'a été prédit, mot pour mot, par Mlle Rose.... Il faut, en vérité, qu'elle se soit chargée de beaucoup devant Dieu pour moi. Je ne cesse, tous les jours, de prier Dieu d'augmenter mes forces et mes peines, et de l'en décharger. »

Il craignait que le climat malsain du pays ne lui attaquât la poitrine. « Mlle Rose me dit, en partant, que, s'il m'arrivoit quelque chose, je prisse de l'huile ; avec cela, je ne crains rien, quelque maladie qui vienne.... L'huile que je prendrois seroit aussi miraculeuse que celle qui guérit ce fou[2].... Mlle Rose est d'ailleurs toujours auprès de moi, et c'est mon ange visible. Elle me promit, avant de partir, de la part de Jésus-Christ et de la sainte Vierge, leur protection. »

C'est à elle enfin qu'il croyait devoir l'esprit de componction[3]. « Je me souviens de vous avoir dit, avant votre départ, qu'elle m'avoit confié que les deux crachements de sang qu'elle avoit eu[s] avoient été pour l'amour de moi, et pour m'obtenir la componction.... Le matin avant son départ, pendant que vous lisiez avec le R. P. abbé la lettre que j'écrivois à M. *** dans son cabinet, elle me dit que Dieu étoit content de moi, que Jésus-Christ et la sainte Vierge me promettoient leur protection ; que je prisse de l'huile, si quelque chose m'arrivoit,... et qu'enfin, de temps en temps, je sentirois la componction, avec effusion de larmes. Je vois, mon cher frère, tout cela s'accomplir, et n'est-ce pas un miracle continuel ?... Les lumières que je reçois, les nouveaux goûts que j'y prends pour les souffrances et pour l'abandon, le courage avec lequel j'en sors pour tout entreprendre, tout cela n'est pas naturel, et c'est Dieu qui agit uniquement.... »

Voici comment la *Question curieuse* raconte les faits[4], d'accord pleinement avec les lettres de dom Arsène :

1. Recueil de 1701, p. 46-49. — 2. Ci-dessus, p. 490.
3. Recueil de 1701, p. 49-52. — 4. Ms. 18832, fol. 100.

« L'abbé de Jougla balançoit beaucoup s'il devoit entrer à la Trappe et se faire moine. Le souvenir de sa vie passée, ses infirmités et son peu d'inclination pour les austérités de cette maison, l'attachement qu'il avoit au monde le jetoient dans une profonde défiance de lui-même et de ses propres forces. En un mot, il ne pouvoit se résoudre à embrasser la vie religieuse, dans l'appréhension de n'en pouvoir pas soutenir longtemps les observances et de n'y pas persévérer. La sœur Rose l'endoctrine et le catéchise sur ses doutes et ses irrésolutions, et, après plusieurs dialogues, elle lui dit d'un air décisif qu'elle lui parloit de la part de Dieu, qu'il avoit assez de force pour demeurer à la Trappe, que Dieu l'y appeloit, et qu'il lui donneroit la grâce d'y assurer sa vocation et d'y persévérer. Sur sa parole, l'abbé de Jougla postule, il est reçu, l est enfroqué, il entre dans le Noviciat, et il a fait profession. »

Le fait est évident, la suggestion morale indéniable, et, si Rose n'avait fait, comme toujours, intervenir cet argument d'une prétendue délégation du ciel, il n'y aurait qu'à louer dans une œuvre si heureusement menée, dans le retour merveilleux au bien et à la plus austère vertu d'un homme que le monde avait perdu, gâté jusqu'à la moelle des os, et qui redevenait digne, non seulement de vivre parmi de pieux solitaires, mais même de diriger avec éclat une de leurs plus importantes maisons.

Selon l'auteur de la *Question curieuse*[1], c'étaient là les deux seules conversions connues et prouvées, quoiqu'on parlât encore de prêtres impudiques, d'un beau-frère incestueux, et d'autres coupables ramenés également au bien. Mais, dit-il, qui prouve qu'elles sont l'œuvre de Rose, non celle de Dieu même, et qu'elles dureront? — Il paraîtrait injuste cependant de méconnaître la part décisive que Rose y prit, et c'est avec intention que j'en ai réservé le récit pour cette conclusion de l'examen impartial de ses prétendus mérites.

Nous allons voir maintenant quels furent les principaux incidents du second séjour à Paris, et comment la Béate se trouva rejetée, pour toujours cette fois, dans l'obscurité du néant.

Ce séjour fut coupé par trois voyages à la Trappe, où Saint-Simon nous a dit[2] que Duguet et le comte du Charmel souhaitoient qu'elle parvînt à voir M. de Rancé et reçût de lui une sorte de consécration. La première fois, en avril 1700, elle s'y rendit, comme nous l'avons vu, en compagnie de M. de Paraza et de Mme de Vibraye, dont le château n'était qu'à une vingtaine de lieues de là, pour décider le frère du conseiller à se faire novice[3]. Au mois d'août suivant, elle y retourna pour guérir M. Maisne[4]; M. de Paraza la conduisit dans son carrosse, où Duguet prit place en troisième[5]. C'est sans doute de ce second voyage que parle Saint-Simon[6].

1. Ms. 18 832, fol. 74 v° à 78. — 2. Ci-dessus, p. 82.
3. Voyez sa première lettre à un ami (Boileau) et ci-dessus, p. 498-499.
4. Ci-dessus, p. 489. Voyez la seconde lettre à un ami.
5. Ms. 19 855, p. 2 et 3. — 6. Ci-dessus, p. 82-83.

Le comte du Charmel devait être allé de son côté à la Trappe, peut-être même avait convoqué le jeune duc, qui ne connaissait encore, nous dit-il, ni Duguet, ni la Béate[1]. Cette fois, elle resta six semaines chez M. de Saint-Louis, qui leur avait offert l'hospitalité[2]. Nous savons que ce brave gentilhomme, admirable de bon sens, de droiture, de vérité, de fidélité, de ronde franchise, « ne la put jamais goûter, et le disoit très librement à M. du Charmel, et laissoit sentir à M. Duguet, qui en étoient affligés. » Nous savons aussi que Rancé, alors tout près de sa fin, refusa net de la voir, et que les amis en furent singulièrement mortifiés. La *Question curieuse* parle de cela à plusieurs reprises :

« Feu M. l'abbé de la Trappe[3] a senti, pendant sa vie, les traits des mauvais soupçons de la sœur Rose. Elle avoit une passion extraordinaire de le voir et de lui parler. Elle envoya un de ses amis pour le préparer à cette entrevue et pour pressentir si elle y pourroit parvenir. Cet ami[4] s'acquitta de sa commission, et ajouta que, si la sœur Rose avoit vu le mal du saint abbé, elle le guériroit. A ces paroles, le saint abbé entra dans une juste indignation, et dit, avec toute la force dont il étoit capable : « Non, je ne la verrai point. Je serois un coquin, si je faisois « cette démarche à dessein d'être guéri, et il sembleroit que je me « lasserois de souffrir et que je m'opposerois à la volonté de Dieu, qui « me veut en cet état. » Le messager revint apporter ces nouvelles à la sœur Rose, qui n'en fut point contente, et, au même temps, elle s'emporta à dire : « Je sais, je sais, je sais ; il ne m'a pas voulu voir à cause « de son orgueil et de sa vanité. » Mais elle n'en est pas demeurée là. Quelques mois avant la mort de ce grand serviteur de Dieu, parlant de lui, elle dit d'un ton prophétique : « Il feroit bien de se défaire de ses « complaisances pour le monde ; il n'y a que trop sacrifié ; mais il n'ira « pas loin. » Voilà le jugement que cette fourbe a porté d'un saint homme qui, depuis sa conversion, a donné mille marques de son humilité très profonde, et qui n'a jamais eu de complaisance pour le monde qu'en vue d'attirer à Dieu et de porter au bien ceux pour qui il en avoit, dans les occasions où il jugeoit qu'il étoit à propos d'en avoir ! »

Alors aussi M. de Saint-Louis, s'amusant à mettre à l'épreuve son prétendu « discernement des esprits, » la défia, Mme de Vibraye présente, de deviner ce qu'il pensait d'elle, et promit, si elle tombait juste, de l'avouer de bonne foi. Comme bien on pense, la faculté d'intuition fit défaut ce jour-là[5]. Ces contradicteurs, ces incrédules, Rose les qualifiait de persécuteurs, et se plaignait d'avoir été toujours et partout leur victime : à Lagnac, chez ses parents ; à Rodez et à Toulouse, chez les religieuses ; au pèlerinage de Garaison comme à Paris, comme à la

1. Ci-dessus, p. 84-85. « Le hasard fit que j'allai aussi à la Trappe tandis qu'ils y étoient.... J'eus donc loisir d'y voir Mlle Rose à plusieurs reprises, et M. Duguet, etc. »

2. Ci-dessus, p. 86. — 3. Ms. 18 832, fol. 44.

4. Ce ne pouvait être Saint-Louis, mais M. Maisne ou bien Saint-Simon.

5. Ms. 18 832, fol. 70.

Trappe, comme plus tard à Vibraye même[1]. « Et quelle plus forte preuve de sa sainteté? disent les encenseurs; toutes les persécutions ne sont-elles pas le caractère et le partage des âmes prédestinées? » Mais son désappointement arriva un jour, tandis qu'elle était à la Trappe, à lui faire oublier toute réserve, s'il faut en croire la *Question curieuse*[2] :

« Elle a ajouté la médisance et l'impudence au mensonge et à la dissimulation dans une rencontre extrêmement remarquable. Le second voyage qu'elle fit à la Trappe, étant seule un jour, avec M. de Saint-Louis, dans son jardin, elle lui dit : « D'où vient, Monsieur, que vous « êtes prévenu contre moi? que vous ai-je fait? — Mademoiselle, lui « répondit-il, je n'aime point les nouveautés. Voyez ce qui est arrivé « depuis peu à Marie Bucaille[3] : elle prophétisoit, à ce qu'on prétend, « elle avoit des visions, et des révélations, des extases, des ravisse-« ments; elle faisoit des miracles; au bout de tout cela, elle a été con-« damnée au feu par le lieutenant général de Valognes, et le parlement « de Rouen, adoucissant sa sentence, l'a renvoyée à Valognes pour y être « fustigée par les mains du bourreau et enfermée le reste de ses jours. « Voyez Mme Guyon : elle a fait tomber dans l'illusion un des plus grands « hommes du Royaume. Cependant qu'est-elle devenue?.... — Ah! Mon-« sieur, repartit la sœur Rose : il y a bien de la différence. Je ne couche « pas avec mes directeurs comme Mme Guyon, et, si je voulois faire du « mal, j'en ferois bien toute seule, sans y appeler personne. »

Quand elle revint de ce second voyage, la police de Paris eut ordre de la suivre de plus près[4], pour éviter le renouvellement des embarras que Mme Guyon avait suscités quatre ou cinq ans auparavant[5].

Par les registres de la secrétairerie d'État[6] on voit que le Roi, à la fin de 1700, faisait surveiller une communauté de filles dévotes établie par une demoiselle de Beauvau pour distribuer des remèdes aux pauvres, mais qui faisait profession d'une « nouvelle spiritualité fort singulière. » En transmettant à M. d'Argenson les ordres du Roi et sa volonté de savoir exactement ce qui se passait dans ce petit groupe, le secrétaire d'État Pontchartrain fils disait : « C'est une nommée la sœur Rose, originaire d'Agen, âgée de quarante à quarante-cinq ans, qui est la directrice de cette communauté, et qui se fait passer pour prophétesse et illuminée. » Quoique l'indication d'origine soit quelque peu inexacte, le nom et l'âge correspondent bien à ceux de notre Béate, ainsi que les qualifications données dans le signalement. On s'étonne toutefois de ne trouver aucune mention, ni de cette sorte de dispensaire charitable, ni de la demoiselle de Beauvau, dans nos deux manuscrits.

1. Ms. 18832, fol. 101. — 2. *Ibidem*, fol. 42.

3. Sur cette femme extatique ou possédée, du diocèse de Coutances, voyez le ms. 18832, fol. 110 v°, et ci-dessus, p. 481, note 3.

4 Ci-dessus, p. 87, note 1. — 5. Tomes III, p. 45-47 et 590, IV, p. 62, etc

6. Arch. nat., O[1] 44, fol. 500 v°, 590, 601, 610 v° et 628 v°. Elle était allée en Orléanais, où l'intendant eut ordre de la surveiller; mais, à l'habitude, elle résidait dans sa communauté.

Probablement il s'en fallut peu que Rose ne subit le même sort que d'autres aventurières ou illuminées de ce temps-là : la Bastille, l'hôpital général ou la juridiction séculière[1]; mais, à défaut d'une Miramion pour lui donner retraite[2], les amies puissantes ne lui manquaient pas pour parer le coup en partie, et elle ne fut frappée que par la juridiction ecclésiastique, qui se borna à l'expulser du diocèse de Paris en février 1701[3]. Les plaintes de M. de Saint-Louis l'emportèrent donc sur le crédit dont Boileau jouissait à l'Archevêché[4]. On ne fit toutefois ni procédure ni examen, sans doute parce que M. de Noailles connaissait de vieille date les antécédents de la Béate pour avoir fréquenté l'évêché de Rodez au temps des scandales de Lagnac, de Sévérac et de Toulouse[5].

Rose se retira d'abord à Compans, dans la belle terre que Mme de Harlay avait héritée du Chancelier son père. Compans étant du diocèse de Meaux, Bossuet agit comme M. de Noailles[6], et l'exode continua. « On sait qu'il y a eu, depuis trois mois, des ordres très exprès de s'assurer de sa personne; qu'on est allé pour cet effet à Compans, dans le diocèse de Meaux, avec bonne et fidèle escorte; qu'on lui a fait de nouvelles défenses d'aller à Paris; qu'aucun évêque ne la veut souffrir dans son diocèse, et qu'à l'heure qu'il est, elle est cachée comme un hibou, et ne sort que la nuit et à la faveur des ténèbres. Tout cela fait mal dans un royaume catholique et sous un roi très chrétien qui se fait un mérite de protéger les personnes de piété et de vertu, bien loin de leur donner la chasse et de les persécuter[7]. »

C'est alors que l'abbé Boileau écrivait à l'évêque de Châlons, c'est-à-dire au frère cadet de l'archevêque de Paris[8] : « La personne dont il s'agit est sur le point de retourner en province, à moins que Dieu ne fasse un miracle pour le (?) retenir. Il y a toujours beaucoup de mouvements contre elle, sourds et publics. On fait courir des pièces qui éblouissent ceux qui ont les yeux tendres et qui ne sont pas instruits. Que le monde est méprisable! Que Dieu est aimable! » Ce doit être de Rose qu'il s'agit.

Elle était emmenée par ses amis dans le diocèse du Mans, à Vibraye;

1. Voyez ci-dessus, p. 481, note 3.

2. Voyez notre tome II, sur Mme Guyon, p. 340, note 2, et les *Archives de la Bastille*, tome IX, p. 47, note. Mme de Miramion, vers 1689, s'était engouée de Mme Guyon, et avait obtenu de la garder quelque temps chez elle.

3. Ci-dessus, p. 79, 80 et 87. Dom Lamy parlera plus loin, p. 507, du temps de Pâques, mais par simple approximation.

4. Saint-Simon, persistant dans son erreur primitive, le croit déjà (p. 82) claquemuré dans le cloître Saint-Honoré.

5. Ci-dessus, p. 463-464, M. de Noailles avait eu le diocèse voisin, celu de Cahors, de mars 1679 à juin 1680.

6. « Je pense même que M. de Meaux la vit, » a dit Saint-Simon. Cela serait certainement mentionné dans la *Question curieuse*.

7. Ms. 18 832, fol. 26.

8. Lettre du 6 juin 1701, citée dans les *Notes* de M. Tamizey de Larroque *sur J.-J. Boileau*, p. 63.

M. de Paraza lui prêta son carrosse, mais ne l'accompagna point. Au cours de ce trajet, elle fit encore un séjour à la Trappe, après avoir séjourné quarante-huit heures aux Clairets[1]. Ici les religieuses, là les moines, furent singulièrement étonnés de ne voir aucun signe de piété quelconque chez cette prétendue sainte. Aux Clairets, « comme l'on y avoit dit beaucoup de bien d'elle, plusieurs religieuses l'observèrent, un jour entre autres, sans qu'elle les vît, comme elle entendoit la messe; mais elles furent si mal édifiées de la manière dont elle l'entendit, ne remarquant en elle ni attention, ni dévotion, qu'elles perdirent toute l'estime qu'elles avoient auparavant pour elle. — Le R. P. abbé de la Trappe[2] a témoigné à plusieurs personnes qu'il avoit trouvé en elle peu de piété, et qu'à la réserve d'une messe basse qu'elle entendoit tous les jours avec assez peu d'application, elle étoit dans une dissipation presque continuelle, cherchant compagnie, recevant des visites, se promenant avec des personnes de l'autre sexe, ne gardant nulle retraite, ne faisant nulle lecture. Elle a eu du chagrin de ce témoignage peu avantageux que le R. P. abbé de la Trappe a rendu d'elle. Elle s'en est plainte à lui-même par une lettre qu'elle lui a écrite, et elle lui a fait aussi écrire par Mme de ***; mais cela ne l'a pas fait changer de sentiment, et il a répondu à leurs lettres d'une manière assez sèche et assez ferme. »

A Vibraye, où elle ne demeura pas moins de onze semaines, du 7 juin au 24 août, et où l'abbé de la Garde, cet ami des premiers temps, l'avait suivie en qualité de chapelain, l'effet fut encore plus déplorable, le *tolle* plus général dans une pieuse population[3]. Non seulement elle manqua à tous les engagements de miracles pris en son nom, mais elle scandalisa les paroissiens par sa tenue inconvenante à l'église, par des attitudes à la fois prétentieuses et grotesques. Pendant la grand'messe du dimanche, elle ne faisait que croiser ses deux mains l'une sur l'autre, en haussant les épaules, ou bien « chercher des puces dans la manche de sa chemise et autour de son cou, les presser entre ses doigts et les tuer, quand elle en avoit attrapé quelqu'une, regarder de côté et d'autre qui entroit et qui sortoit.... » Quand on lui reprocha et cette tenue et l'inutilité d'un séjour sur lequel ses partisans avaient tant compté, elle répondit[4] « qu'elle auroit fait du bien à la paroisse, si le curé en avoit mieux usé avec elle. »

Ce curé n'était rien moins que Jean-Baptiste Thiers, l'auteur célèbre des traités sur *les Superstitions*, sur *les Perruques*, sur *les Flagellants*, et de quantité de livres d'érudition canonique et religieuse. Ses vertus, son savoir inépuisable, sa notoriété, son ardent amour du vrai et du bien eussent nécessairement élevé ce prêtre aux plus hauts postes, si une humeur, non seulement indépendante, mais processive et batail-

1. Ms. 18832, fol. 50 v° et 51. Voyez ci-dessus, p. 476 et 479.
2. Dom Jacques la Cour. Rancé était mort le 26 octobre précédent.
3. Ms. 18832, fol. 49 v° et 50. Voyez ci-dessus, p. 479.
4. Ms. 18832, fol. 87 v°.

leuse, n'avait nui à tant de qualités. On sait quelle guerre il fit aux fêtes et aux croyances locales, à la location inconvenante des porches d'église, à la cupidité de certains ecclésiastiques. Des querelles mémorables avec le chapitre de Chartres l'avaient forcé à se réfugier de ce diocèse dans celui du Mans, où l'évêque, M. de Tressan, lui avait donné un asile et la cure de Vibraye. En dernier lieu, il venait de publier, avec le concours de Mabillon, une dissertation sur la Sainte-Larme de Vendôme, qui avait fait grand bruit. Sa devise était : *Falsitas tolerari non debet sub velamine pietatis.* Singulier hasard qui mettait la Béate, dans sa dernière étape, aux prises avec ce prêtre renommé pour son inflexible bon sens!

Comme le devoir l'imposait à M. Thiers, il donna avis à son évêque des faits et gestes de cette nouvelle paroissienne, et l'évêque en référa à la cour. C'est alors que dom Lamy, que nous avons déjà cité plus haut, écrivit à Monsieur de Cambray[1] : « Je ne sais si vous savez que la demoiselle Rose est enfin retournée en son pays, dans un bon carrosse que ses amis lui ont donné après avoir perdu toute espérance de la garder en ce pays ci; car, après l'ordre qu'elle reçut à Pâques de sortir de Paris, Mme de Vibraye l'ayant menée à Vibraye, Monsieur du Mans a reçu ordre de la cour de la faire examiner. Il a donné cette commission à M. Thiers, curé de Vibraye, qui, à ce que l'on a dit, l'a interrogée en forme. L'interrogatoire va paroître.... »

Il y eut deux interrogatoires successifs, le 14 et le 16 juillet[2]. A défaut de leur texte, que je n'ai pas retrouvé, nous en avons d'assez nombreuses citations dans la *Question curieuse*. Là aussi nous trouvons des conversations entre la Béate et le curé, des lettres écrites ou communiquées à celui-ci dans le cours de l'enquête, qu'il poursuivit jusqu'en Rouergue[3], et il n'est pas impossible que la *Question curieuse* elle-même ne soit son œuvre, et que les relations du ms. 19 855 n'aient été inspirées et rédigées par lui[4]. J'indique cette hypothèse sans chercher davantage à résoudre le problème.

Ni la cour ni l'Église ne pouvaient tolérer que ces scandales continuassent impunément : Rose fut expulsée du diocèse du Mans comme elle l'avait été de ceux de Paris et de Meaux, et, se dirigeant alors, non vers le Rouergue, mais vers cette Savoie si hospitalière jadis pour Mme Guyon et les mystiques, elle alla prendre son dernier asile à An-

1. *Correspondance de Fénelon*, tome II, p. 497; lettre de dom Lamy, datée à tort de 1703 par les éditeurs.

2. Ms. 18 832, fol. 5 v°. C'est évidemment cet examen que Saint-Simon a attribué à l'archevêque de Paris.

3. Lettre de l'abbé de Moussy à M. Thiers, 30 août 1701; lettre de l'official de Rodez au conseiller Dejean, 29 août; lettre de l'abbé Dejean à M. de Cœurduchesne, aumônier de Madame, sur le séjour de Rose aux Hospitalières de Toulouse, 31 août : ms. 18 832, fol. 9 v°, 10, 13 et 39 v°.

4. Ci-dessus, p. 462. Mon hypothèse me semble fortifiée par la comparaison des manuscrits avec les lettres autographes du curé.

necy, résidence de l'évêque titulaire de Genève[1]. Seul, le chevalier de Gondé lui resta fidèle et la suivit sur la terre étrangère, à ce qu'affirme Saint-Simon[2]. Toutefois, Duguet y revit Rose plus tard. Est-ce pour elle qu'il fit son voyage de 1715, ou pour l'abbé de Jougla, devenu dom Arsène et abbé de Tamiers, par conséquent proche voisin de la Béate à qui il devait son salut[3]? Nous avons lieu de penser qu'il se désabusa à la longue; si, en 1706 ou 1707, il croyait encore à la sœur Rose[4], si même il lui fit une visite en passant, plus tard pourtant, quand vinrent les Convulsions, « conséquence extrême de ces premières extases et folies, » on l'entendit dire : « J'ai été une fois trompé, je ne veux pas l'être deux[5]. »

Quant à l'abbé Boileau, M. de Noailles lui imposa-t-il une rupture absolue avec sa pénitente? Cette rupture, si elle eut lieu, fut-elle réelle et sincère? Et lorsque l'affaire du *Cas de conscience* eut forcé l'archevêque à se priver de lui, à le reléguer dans un modeste canonicat[6], les relations ne se rétablirent-elles pas entre Annecy et le cloître Saint-Honoré? — Quoi qu'il en ait été, la réputation officielle du chanoine ne se trouva compromise ni par les scandales de 1694, de 1700 et de 1701, ni par la répression qui y avait mis fin. Pour les rédacteurs du *Mercure*[7], pour MM. de Noailles[8], pour tous les fidèles que sa sauvagerie ne rebutait point, il resta le cœur le plus droit, l'esprit le plus solide, le jugement le plus sûr, un modèle parfait de pureté de mœurs, de vertu, d'autorité, de science, de sûreté d'esprit, « un homme consommé dans

1. Voyez nos tomes II, p. 340, note 2, et IV, p. 63, note 4. L'évêque était M. de Rossillon de Bernex, 1697-1734.
2. Ci-dessus, p. 87. Comparez p. 479.
3. Dom Arsène, après avoir été maître des novices à la Trappe, fut envoyé à Buonsollazzo, seule maison d'Italie soumise à la réforme nouvelle, et que dirigeait alors dom Malachie, celui que nous avons vu à la Trappe, très estimé de Rancé (tome V, p. 395 et 403). Ce Père avait rencontré Rose dans une visite aux Clairets. La guerre survenant sur ces entrefaites, on rompit avec le duc de Savoie, on occupa ses États, et Tamiers était au pouvoir de la France, quand les moines, dans le chapitre du 30 octobre 1707, tenu sous la surveillance de M. Guérin de Tencin, premier président du parlement de Grenoble, élurent dom Arsène pour abbé, en place de dom Malachie. Il y établit la réforme exactement comme à la Trappe, sauf pour l'alimentation. Voyez le *Voyage littéraire de deux bénédictins*, tome I, p. 244 et 245. Tamiers n'est qu'à trente-deux kilomètres d'Annecy.
4. Il disait alors à des amis effrayés de l'état de l'Église : « Rassurez-vous; une bonne fille a reçu de Dieu des lumières, Dieu lui a fait connoître qu'il viendra un bon pape, etc. » C'est la prophétie dont il a été parlé p. 488.
5. Sainte-Beuve, *Port-Royal*, tome VI, p. 56 et 58.
6. Voyez notre tome VI, p. 103-104, notes, et ci-dessus, p. 505, note 4, et les *Notes* de M. Tamizey de Larroque, p. 16-17.
7. Janvier 1704, p. 269-273, article fait à l'occasion de sa nomination comme chanoine.
8. En 1704, Boileau avait encore ses entrées à l'Archevêché et y dînait souvent.

l'art difficile de conduire les âmes dans la voie du salut, » joignant à de rares connaissances « celle de la morale, qui n'est pas moins nécessaire pour régler le cœur et assujettir les passions. » Et cependant Sainte-Beuve a lu dans les documents jansénistes[1] que Boileau, à sa mort (10 mars 1735), était encore « plein d'estime et de respect » pour la mémoire de sa Béate!

Pour le P. de la Tour, nous le retrouverons, dans la suite des *Mémoires*, le plus touchant des prédicateurs, le plus écouté des conseillers de l'Archevêché, mais entraînant du côté de Port-Royal, et même du jansénisme, ses pénitentes de distinction, les *Tourettes*, comme les appelait Tessé[2]. On a vu quelle fut la destinée de l'abbé de Jougla; quant à l'abbé Dejean, il serait piquant de le retrouver, en 1737, dans un Père de ce nom qui surveillait alors les convulsionnaires de Toulouse[3].

La Béate ne paraît plus avoir fait parler d'elle depuis sa sortie de France, et je n'aurais même pu connaître la date de sa mort sans l'extrême obligeance de M. l'abbé Ducis, archiviste du département de la Haute-Savoie. C'est à Annecy même[4], dans l'hôpital de Notre-Dame-de-Liesse, qu'elle finit ses jours, le 12 avril 1722, munie des sacrements de l'Église, et son corps fut inhumé, le jour suivant, au cimetière de la collégiale contiguë à l'hôpital[5].

L'examen étant fini, que reste-t-il des vertus, des mérites, des facultés de cette femme « extraordinaire, » de ce que Saint-Simon appelle sa vivacité, son éloquence, sa science, sa divination? Malgré la bonne foi naïve de notre auteur, ne regrettera-t-on pas, pour son honneur à lui-même, qu'après avoir eu un instant la faiblesse de céder à l'entraînement et au fâcheux exemple donné par des maîtres très respectables, au lieu de se tenir sur la réserve comme ce vénérable abbé de Rancé et comme son successeur, comme ce Saint-Louis si sensé, il n'ait pas du moins abjuré à jamais ses illusions passées, ainsi qu'il semblait tout prêt à le faire dans cette excellente page de son Addition sur le duc de Beauvillier : « Avec tant de lumières et de sagesse, il est surprenant que rien ne l'ait pu détacher, ni le duc son beau-frère, de l'admiration et de l'attachement à Mme Guyon, à laquelle Monsieur de Cambray les tenoit enchaînés, ni que la fausseté de ses prophéties ne leur ait jamais ouvert les yeux. Ainsi le célèbre Louis de Grenade,

1. *Port-Royal*, tome VI, p. 56.

2. *Lettres*, publiées par M. le comte de Rambuteau, p. 413. Voyez les *Mémoires de l'abbé le Gendre*, p. 17 et 216, la *Correspondance générale de Mme de Maintenon*, tome IV, p. 390, etc.

3. *Archives de la Bastille*, tome XIV, p. 483.

4. L'auteur de la *Question curieuse* doit donc s'être trompé quand il a dit que la Béate avait été expulsée du diocèse de Genève en 1701.

5. Acte d'inhumation : « Du 13 avril 1722, à Notre-Dame, demoiselle Catherine Dalmirach, de la paroisse de Loignac, diocèse de Rhodès (*sic*), âgée d'environ 75 ans, munie des sacrements. C. Faure, recteur. »

trompé par une fausse ou folle dévote, n a pu être canonisé. Ainsi, de nos jours, M. Duguet, si connu par la sublimité et la délicatesse de son esprit, par la profondeur et la solidité de son vaste savoir, par le nombre et l'excellence de ses divins ouvrages, et M. Boileau, plus caché, mais non moins profond, pur et sublime, ont-ils été infatués d'une sœur Rose qui fut enfin proscrite de partout, et qui les a captivés, toute leur vie, de son estime et de son admiration. Ce sont de ces prodiges d'un mélange de force et de foiblesse, de lumières et de ténèbres, que Dieu permet quelquefois pour montrer aux hommes, dans les plus élevés en science et en vertu, quelle est leur misère et leur néant propre[1].... »? Que s'est-il donc passé entre le temps où fut écrite cette Addition et celui où nos *Mémoires* ont été rédigés?

Il est vrai que nous avons affaire à un singulier esprit, toujours inconséquent, incessamment ballotté entre le respect humain, le sentiment religieux, et un faible puéril pour le surnaturel. Tout en reprochant, par exemple, à M. de Boulainvilliers, d'avoir prédit le faux comme le vrai, d'avoir voulu pénétrer les secrets de l'avenir, de s'être « infatué de curiosités défendues qui rendoient son commerce suspect[2]; » tout en remontrant à son bon ami le duc d'Orléans « la vanité de ces sortes de curiosités, les justes tromperies du Diable que Dieu permet pour punir des curiosités qu'il défend, le néant et les ténèbres qui en résultent au lieu de la lumière et de la satisfaction qu'on y recherche[3], » nous le verrons recevoir avec complaisance les confidences de ce genre, sinon prendre sa part des « curiosités. » Évidemment il admettait et les prévisions merveilleuses de l'avenir, et le mirage dans ce verre magique qui avait joué un si grand rôle chez les empoisonneurs, au temps de sa naissance[4], et les entretiens mystérieux de d'Effiat avec le Démon ou quelqu'un de ses suppôts[5], et les prédictions de mort à son ami Coëtquen, au fils du maréchal d'Humières, et « l'histoire extraordinaire » du marquis de Rochechouart-Faudoas[6], et la prophétie du mariage de Mme Scarron avec Louis XIV, qui lui-même était « toujours curieux de l'avenir, et.... bien aise de voir ceux qui se sont mêlés de le prédire[7]. » Se rappelle-t-on[8] qu'en 1697 la honte seule l'a arrêté à moitié chemin, comme il allait voir ou consulter cette prétendue possédée de Mettloch, laquelle, en fin de compte, « n'étoit rien moins, mais ou une espèce de folle, ou une pauvre créature qui cherchoit à se faire nourrir »?

1. Addition au *Journal de Dangeau*, tome XV, p. 231-232.

2, 3, 4 et 5. Suite des *Mémoires*, tome XVIII, p. 438, et tome XI, p. 153-154; tome IV, p. 459-463, et Supplément, tome XXI, p. 168; tome XVI, p. 264-265.

6. Voyez nos tomes I, p. 57, II, p. 392, IV, p. 224.

7. Addition au *Journal de Dangeau*, tome II, p. 21, non reproduite, mais seulement mentionnée, dans les *Mémoires*, tome XII, p. 99.

8. Voyez notre tome IV, p. 223.

X

LETTRE DE LA REINE D'ANGLETERRE A LA MÈRE PRIOLO[1].

« A Saint-Germain, ce 13e de mars [1701][2].

« Je prends ce moment que le Roi dort pour vous écrire un mot auprès de son lit. Je lui ai lu votre lettre, et il m'a chargée de bien remercier notre Mère et vous, et toutes nos sœurs, de vos prières et de la part que vous prenez à son mal, qui n'est pas douloureux, mais, je le crains, dangereux, car il a une extrême foiblesse dans la main et la jambe droite, qui menace une paralysie. Il a la tête fort libre, Dieu merci! mais je tremble de peur que cela ne monte à la tête. Je souffre beaucoup plus que lui, et suis dans l'attente de plus grandes souffrances; car, me mettant au pied de la croix, il me semble que mon cœur m'a dit que cela n'étoit pas assez, mais que Dieu vouloit que mon cœur même fût percé d'un grand clou (c'est-à-dire de quelque vive souffrance) et attaché à la croix. Vous connoissez ma foiblesse, ma chère Mère, et mon peu de vertu : c'est pourquoi vous pouvez juger mieux que personne l'extrême besoin dans lequel je me trouve de prières. Je n'en demande point de particulières, car je ne me sens aucune foi ni dévotion, mais quelque foible desir d'en avoir et de me conformer à la volonté de Dieu. Je demande seulement les prières ferventes de notre chère Mère et de toutes vos sœurs, et de vos autres monastères. Je demande les vôtres, ma bonne Mère, qui souffrez pour moi et avec moi, et qui jugez bien du triste état dans lequel je me trouve. Je n'espère point vous voir à la semaine sainte; mais nous nous retrouverons au pied de la croix, ou sur la croix[3]. »

Au dos : « A ma sœur la Déposée. »

1. Ci-dessus, p. 100.
2. Arch. nat., K 1302, n° 57. — C'est l'avant-veille que le roi Jacques, déjà éprouvé auparavant par une longue syncope, avait été frappé de paralysie sur une partie du corps.
3. Cette pièce autographe fait partie d'un dossier de plus de deux cents lettres venant du monastère de Chaillot, fondé par la reine Henriette-Marie d'Angleterre. Elle ne porte pas, comme d'autres, le monogramme M. R. Trois lettres du même dossier font actuellement partie de la collection de M. Morrison, à Londres (tome IV du *Catalogue*, p. 166-167), et la Reine y parle de « ma chère Déposée. » Celle-ci était la mère Françoise-Angélique Priolo, fille de l'historien de la Régence, une des premières collaboratrices de Mme de Maintenon à Saint-Cyr, remplacée, comme supérieure de Chaillot, depuis avril 1695, par Claire-Angélique de Beauvais. — Dans le même carton K 1302 se trouvent le journal du voyage à Bourbon, tenu par une religieuse de Chaillot, et les lettres de la reine, de Mme d'Almond, de l'évêque d'Autun, etc., écrites pendant ce voyage à la mère Priolo.

XI

LA MAISON DE LA REINE D'ESPAGNE[1].

EMPLOI DU MAYORDOME-MAYOR[2].

« Cet emploi est l'un de ceux qu'on appelle *de la couronne* pour être des plus éminents. Ainsi il ne se donne jamais qu'à des seigneurs de la première représentation.

« Le mayordome-mayor, comme principal chef de la maison royale, enferme en soi le gouvernement politique et économique de cette maison, et l'autorité du bureau. Quand, par un juste motif, il ne le convoque pas, il expédie ses ordres respectifs de nomination de domestiques et des fonctions à faire au greffier et au contrôleur, sur ce qui regarde les fonds et le service des officiers, lesquels lui font directement leurs adresses et représentations, chacun sur les choses qui concernent son ministère; et quand le mayordome-mayor ne peut résoudre de lui-même, il consulte S. M., en écrit les ordres et résolutions, et les fait exécuter par ses ministres.

« Il a, d'appointements et pour le logement, quatre-vingt-un mille cent trente-cinq réaux de vellon par an, qui font, monnoie de France, vingt-un mille six cent trente-six livres dix sous, y compris la valeur de la collation de Noël, desquels appointements il paye la *media-anata;* et en cas de maladie, on lui fournit les remèdes de l'apothicairerie royale, sans qu'on les lui charge, et les médecins qui sont aux appointements de la maison sont obligés de l'assister et de le saigner.

« On ne lui donne point de table, on ne lui fournit rien des offices, que seulement aux jours de quelques réjouissances publiques. S'il y a des illuminations, on lui donne, de la cirerie, douze flambeaux de cire, et, chaque jour de voyage, trois livres de bougies et trois livres de chandelle de suif, des voitures pour ses domestiques aux voyages d'une maison royale à une autre; et quand c'est à une plus grande distance, on lui donne cent dix réaux de vellon par jour, qui font vingt-neuf livres six sous huit deniers, pour ce qu'on appelle *mesilla* (petite table), sans rien autre chose, ni carrosse de la royale écurie pour son usage arbitraire.

1. Bibl. nat., ms. Clairambault 1175, fol. 248 et suivants; copie incorrecte. Ce mémoire date du temps où la reine seconde douairière, Louise-Élisabeth d'Orléans, veuve de Louis Ier, revenue en France, habitait le château de Vincennes, c'est-à-dire de 1725. Voyez les *Lettres de Saint-Simon au cardinal Gualterio*, p. 42, note 4, et le *Journal de l'avocat Barbier*, tome I, p. 395 et 401-402. Nous n'en donnons que les parties qui se rapportent aux charges dont il est parlé ci-dessus, p. 171-178. Comparez la *Gazette* de 1679, p. 416 et 454, sur la formation de la maison de la future reine, femme de Charles II, Marie-Louise d'Orléans.

2. Fol. 248. Comparez ci-dessus, p. 171-172, et l'Addition n° 368, p. 395.

« Il prête serment entre les mains du mayordome-mayor du roi, et reçoit celui de tous les autres domestiques de la reine, ou dans la junte du bureau, ou dans sa maison, assis et couvert, assisté du greffier, qui prononce les paroles suivantes : « Vous jurez à Dieu et à cette croix que « vous servirez bien et fidèlement la reine, notre dame, dans l'emploi « N..., que S. M. vous a fait la grâce de vous donner; de détourner de « S. M., autant qu'il dépendra de vous, tout mal, dommage et préju- « dice, et, en tout le reste, de me rendre compte à moi ou à qui pourra « y remédier? » Le jurant dit : « Oui, je le jure. » Le grand maître répond : « Si vous faites ainsi, que Dieu vous aide, et, si vous ne le faites « pas, qu'il vous en demande compte. » Et le jurant répond : « *Amen.* »

« Il a les entrées jusqu'à la chambre de la reine, aux heures dues, et un tabouret pliant, couvert de velours, sans dossier, pour s'asseoir dans la chambre royale et dans la chapelle. Quand S. M. est de *cancel*[1], il a son tabouret un peu derrière la reine, honneur et prérogative qui ne lui sont communs qu'avec le seul mayordome-mayor du roi, un cardinal ou un patriarche. Il est obligé de dormir au palais, surtout quand la reine est indisposée, et, pour cet effet, il a un appartement au palais.

« Il met la nappe à la table de la reine conjointement avec la camarera-mayor, et, après le repas, il l'ôte avec le [ ][2]. Il retire aussi la chaise de la reine, derrière le dossier de laquelle il se tient pour recevoir les ordres de S. M. et les donner au mayordome de semaine.

« Lorsqu'il vaque quelque place de domestique, il propose trois sujets des plus habiles et des plus méritants, dans une consulte ou cédule à S. M. Il donne de lui-même toutes les places respectives jusqu'aux garçons d'office. Il peut donner un congé de deux mois à tous ceux qui sont de sa dépendance; mais, pour un plus long terme, il faut le congé de la reine, duquel il doit passer avis aux officiers du contrôleur et du greffier, pour qu'ils en aient connoissance et ne falquent[3] rien par rapport à cette absence.

« Il peut, pour des justes motifs, selon les occasions et le rang des domestiques, donner une gratification ou dédommagement de frais et dépens, pourvu que ce soit rarement, et que cela n'excède pas la somme de mille réaux de vellon, qui font deux cent soixante-sept livres.

« Toutes les fois que la reine sort, il lui donne le bras ou la main, le gant mis, et, si S. M. va en chaise à porteurs, il la suit à pied, pour être plus à portée et plus tôt prêt à la servir; quand elle voudra quitter la chaise, il aura la main sur le côté de la chaise, et, quand S. M. voudra entrer en carrosse, après que le mayordome-mayor y aura placé la reine, il entrera lui-même dans le carrosse de chambre de S. M. qu'on appelle *carrosse des offices*, et y prend la place de la main droite

1. *Canzel*, dans le manuscrit; tribune vitrée d'où le roi et la reine assistaient aux offices.
2. Blanc dans le manuscrit.
3. Verbe qu'on ne trouve pas dans les dictionnaires.

du fond sur le grand écuyer. Ce carrosse doit toujours être immédiat à celui de la reine.

« A l'église, le mayordome-mayor donne le coussin-carreau à la reine, et lui sert les viandes aux jours qu'elle donne à manger aux pauvres, comme au jeudi saint.

« Il prend l'ordre de la reine le matin, afin de savoir si elle sort, et le donne au mayordome de semaine; celui-ci le communique à la royale écurie par le laquais de garde, qui, pour cet effet, doit toujours se trouver au palais, ou fait savoir par ce laquais si la reine sort en chaise à porteurs ou en carrosse, le nombre de carrosses qu'il faut, ou si la reine a ordonné quelque carrosse pour quelque domestique, y en ayant quelquefois à qui la reine en veut bien donner pour aller voir leurs parents et visiter les églises. Le mayordome-mayor ordonne aussi à la garde des hallebardiers de détacher une escouade à l'église où S. M. doit aller, pour en tenir la porte et le passage libres; il commande à cette escouade tout ce qui convient pour le service de la reine.

« Dans les fonctions publiques, comme de *besa-manos*, il se place le premier entre les grands, s'il est de cette classe, dans la file de la main gauche à la muraille. Il prend le même rang aux audiences de la reine.

« Tous les emplois de la chambre et de la maison doivent lui être subordonnés, et les écuyers à pied qui sont de garde sont à ses ordres et à ceux du mayordome de semaine, depuis le matin jusqu'au soir, pour les messages qu'il faut faire.

« Il y a un secrétaire qu'il nomme, et qu'on appelle le *secrétaire de la mayordomia-mayor*, pour faire les dépêches d'office du mayordome-mayor; on donne à ce secrétaire quatre mille réaux de vellon par an, ce qui fait, monnoie de France, mille soixante-six livres onze sous. »

MAYORDOME DE SEMAINE [1].

« Le nombre ordinaire des mayordomes de semaine est de quatre. Ils sont ordinairement ti[t]rés de Castille ou d'une noblesse fort illustre. Ils prêtent serment dans le bureau, ou entre les mains du mayordome-mayor, à qui ils sont subordonnés. Si le mayordome-mayor est malade ou absent, ils prennent l'ordre directement de la reine; celui qui est de garde la sert et lui donne le bras. On les appelle *mayordomes de semaine* parce qu'ils servent par semaine, chacun la prenant le samedi au soir selon son ancienneté. Ils ont chacun d'appointements douze mille neuf cent sept réaux de vellon, et, pour [le] logement, trois mille cinq cents, ce qui fait, en monnoie de France, quatre mille trois cent soixante-quinze livres cinq sous. Leurs émoluments sont : médecins et apothicaires francs; six flambeaux de cire aux jours d'illuminations; dans les voyages, une livre et demie de bougie et une livre et demie de chandelle par jour; et quand les voyages sont longs, il a soixante-cinq

1. Ms. Clairambault 1175, fol. 250.

réaux de vellon par jour d'augmentation, qui font, monnoie de France, dix-sept livres cinq sous; voiture pour ses domestiques, et, chaque jour des grandes fêtes de l'année, un plat de blanc-manger. On donne pour son déjeuner, à celui qui entre de semaine, une poularde grasse ou l'équivalent; et, quand il ne peut pas s'éloigner du palais, pour des affaires indispensables du service de S. M., ou par maladie de la reine, ou parce qu'elle aura à sortir de bonne heure, il ordonne au contrôleur de lui faire préparer un dîner composé de cinq plats, y compris celui de la soupe. On lui sert ce dîner au palais, et ce sont les officiers de la cuisine, que l'on appelle de *l'est[r]ado*, qui le préparent.

« Il doit, le matin et l'après-dîner, se trouver dans l'antichambre dès qu'elle est ouverte. Avant qu'il y soit, qui que ce soit, pas même un grand d'Espagne, n'y doit entrer, ni ne doit passer plus avant que lui. Il prend le matin les ordres du mayordome-mayor, pour les distribuer aux lieux et personnes qu'ils regardent. Si c'est aux officiers de la maison, il les envoie par l'écuyer à pied qui doit toujours se trouver dans la pièce des viandes, avant le salon, et, si les ordres regardent la royale écurie, il les donne au laquais de garde qui doit se trouver dans une pièce plus éloignée, et qui doit les porter au grand écuyer.

« S'il y a occasion de quelques apprêts extraordinaires qui demandent plus de disposition, il faut appeler le contrôleur ou le greffier, ou la faire exécuter, et l'escouade des hallebardiers lui doit aussi obéir. Pour les appeler, il faut qu'il le fasse sous le nom de *compagnon de la garde*.

« Il a l'autorité de réprimander tous domestiques d'offices qui feront des fautes, et, si le cas le requiert, il peut le faire arrêter et en informer d'abord le mayordome-mayor, aussi bien de tout ce qui arrive en son absence. La marque de l'emploi du mayordome en fonction est la canne longue; il la porte et sert avec en toutes les fonctions. Quand quelques seigneurs ou quelques cavaliers vient demander à baiser la reine, le mayordome de semaine en demande d'abord le nom, ce qu'il fait aussi quand un ambassadeur ou ministre étranger demande audience. Il en avertit d'abord la camarera-mayor, qui propose la chose à S. M., et qui rend au mayordome la réponse; et si la reine accorde l'audience, le mayordome conduit sur sa main droite la personne à la pièce où la reine sort, et il l'accompagne jusques après la seconde révérence, après laquelle le mayordome se retire, se portant le dernier de la file qui est à la main droite, où sont la camarera-mayor, les dames du palais, *las señoras de honor*. L'audience finie, laquelle, à moins que ce ne soit dans les tribunaux, S. M. donne debout, le mayordome rejoint la personne qui en sort et l'accompagne à faire les deux révérences de sorties; et quand ce sont les conseils qui viennent à l'audience, le mayordome n'accompagne que les présidents qui sont grands d'Espagne.

« D'abord que les offices ont porté au buffet la coupe, le cadenas et les viandes, l'huissier des viandes avertit le mayordome pour qu'il fasse les essais, et, à huis clos, il prend deux tranches de pain que la paneterie lui présente sur une assiette, et, avec ces tranches de pain, il va goûtant les plats pour voir s'ils sont bien assaisonnés, et, arrivant au dernier plat, il donne une tranche de pain à l'écuyer ou chef de la bouche, pour qu'il le goûte, cette pratique ayant été établie pour l'amélioremont du service et la plus grande sûreté. Ensuite il passe à la coupe, et, dans l'essai qu'il en fait, l'officier qu'on appelle de *la cava* lui présente le vin et l'eau que doit boire S. M. Il en fait l'essai. Les essais finis, il prend le mémoire que lui donne par écrit le *veedor* des viandes, ou, à son défaut, le chef de cuisine de la bouche, et il le donne au mayordome-mayor, pour que celui-ci, instruit de ce qui compose chaque plat, en puisse rendre compte à la reine, si elle en questionne. En même temps, il avertit le mayordome-mayor que les viandes sont prêtes. Et quand on demande le couvert, et que le sommelier de la paneterie entre avec la nappe sur le *taller*, le mayordome de semaine se met à côté de la porte de la pièce où la reine mange, et, le dîner et souper finis, il attend les ordres du mayordome-mayor, en l'absence duquel il les prend lui-même, et les distribue à qui il appartient.

« Si la reine sort, et que le mayordome-mayor la suit, il entre dans le même carrosse de chambre, que fournit la royale écurie, et si, dans ce carrosse, il n'y a pas de place, ou que la sortie soit à quelque fonction publique de grande cérémonie, on commande pour le mayordome de semaine un autre carrosse, dans lequel il suit celui de l'*azafata* ou des *señoras de honor*. Et comme le premier écuyer de la reine est ordinairement de la même classe des mayordomes, s'il concourt avec le mayordome de semaine, le plus ancien mayordome prendra la droite, et, si le premier écuyer n'a pas l'emploi de mayordome de semaine, celui-ci prendra la droite.

« Quand il y a au palais représentation de comédie en présence de la reine, tous les mayordomes se mettent en dedans des bancs de séparation et s'y tiennent debout dans la file des dames du palais et des *señoras de honor*. Et le mayordome de semaine qui est de garde doit assister quand la reine va à la chapelle en *cancel*, et tous les mayordomes de semaine, quand la reine [va] à des fonctions publiques, comme aux stations, etc.

« Il est de la faculté et autorité du mayordome de semaine de donner un rafraîchissement à la garde des hallebardiers, quand il le trouvera à propos, et qu'il y aura pour cela de justes motifs. Il peut, pour les mêmes motifs, donner à déjeuner aux infirmeries, ou des aumônes à des domestiques, sur les fournitures de la bouche ; mais il faut qu'il note et rubrique tout cela dans son petit cahier de la dépense de sa semaine, afin qu'il conste que cette dépense a été faite par son ordre. Il peut aussi quelquefois ordonner un rafraîchissement ou goûter pour les femmes de la reine, en envoyant l'ordre par un écuyer à pied au contrôleur pour en faire la disposition ; mais il faut qu'il considère bien ce qu'il ordonne dans ces occasions, pour qu'il ne s'ensuive pas un dégât trop préjudiciable au bien et intérêt de la reine.

« Il a un siège à dossier et collatéral, et voix décisive, dans le bureau, comme on l'a déjà dit; et, au défaut du mayordome-mayor, le plus ancien peut convoquer le bureau et y exercer tous les actes qui concernent le gouvernement de la maison. »

GARDE DE DAMAS OU DAMES[1].

« Quoiqu'anciennement il y eût six de ces emplois, il n'y en a à présent que deux, qui ont chacun six mille soixante-quatorze réaux par an. Cet emploi est honorable et de grande confiance, puisque l'on confie à ceux qui l'exercent la bienséance et le décorum du palais, pour qu'ils veillent à ce qu'il ne s'y passe rien à ce contraire dans la conduite des femmes de la reine qui ne sont pas établies. Autrefois, leur objet principal étoit de veiller sur les filles d'honneur qu'on appelle *damas;* à présent, ils veillent sur les camaristes et les autres femmes. Quand ils voient une certaine assiduité de quelque cavalier auprès d'elles, et qu'ils jugent que cela ne convient pas, il fait[2] retirer le cavalier avec ce mot espagnol : « *Despejar, caballero,* » sans que le cavalier puisse s'en offenser, ni refuser de se retirer, et il dit à la dame : « Retirez-vous. » Et quand on ne lui obéit pas, il avertit la camarera-mayor du refus de la dame, et le roi de celui du cavalier.

« Il doit se trouver dans l'antichambre dès qu'elle est ouverte, et il sert avec l'épée et le chapeau. Il prend soin que personne ne porte le chapeau devant le dais, et que ceux qui n'ont pas les entrées ne passent dans les appartements. Si quelqu'un vient avec un message, il le reçoit et le porte à la camarera-mayor, et rend la réponse ; et si c'est quelque ordre du dedans, il le donne au *repostero*, et celui-ci à l'huissier de sallette. Ainsi l'ordre va de bouche en bouche sans que personne abandonne la pièce où il doit être.

« Aux audiences de la reine, que les entrées sont libres, il dit à haute voix qu'on se retire, avec le même mot espagnol : « *Despejar, caballe-* « *ros;* » auquel mot tout le monde sort hors les personnes qui sont en droit de rester. Quand la reine sortoit en public, et que la garde de *damas* alloit à cheval aux portières des carrosses des dames, pour plus grande marque d'autorité et faire écarter les galants[3], on lui donnoit deux cents écus de plus par an pour l'entretien du cheval; mais cette étiquette ne subsiste plus.

« Quand la reine ordonne qu'on aille faire compliment à quelque titré de Castille, la camarera-mayor y envoie un *guarda-damas;* mais, si c'est un grand d'Espagne, on y envoie le mayordome de semaine. Quand le *guarda-damas* va avec ce compliment, on lui donne un carrosse de l'écurie de la reine. Quand LL. MM. quittent le palais pour quelque temps, le plus ancien garde de *damas* en est le gouverneur ou châtelain, et a droit d'y demeurer. »

1. Ms. Clairambault 1175, fol. 268 v°.
2. Ainsi, au singulier, dans le manuscrit — 3. Ci-dessus, p. 178, note 2.

Familles des femmes de la reine[1].

LA CAMARERA-MAYOR[2].

« La camarera-mayor a pour appointements, logement et tous autres profits cinquante mille trente-trois réaux par an. C'est toujours une grande d'Espagne, veuve et femme de grande expérience de la cour, et ordinairement ce choix tombe sur les personnes qui ont été dames du palais, afin qu'elles soient mieux au fait de tout ce qui doit rouler sur elles. On choisit surtout celles qui ont beaucoup de vertu, de raison, de lumières et de modestie, parce qu'elles sont celles qui doivent servir d'exemple et reprendre toutes les autres. Elle a son appartement joignant celui de la reine, avec sa porterie marquée, qu'on appelle *du petit appartement*. Cette porterie est en charge à l'un des portiers de *damas*.

« Dans les occasions de recevoir des femmes, de quelque classe qu'elles soient, c'est à la camarera-mayor à savoir et à vérifier si elles ont, ou non, les qualités requises pour prétendre, et elle propose celles que, par les mesures et informations qu'elle a prises, elle juge les plus dignes; et c'est ordinairement celles que la camarera-mayor propose qu'on reçoit, quoique la volonté de S. M. soit absolue en tout.

« Quand la reine met sa chemise et l'habillement intérieur, c'est la camarera-mayor qui la met, et elle continue à l'habiller, aidée en cela par les dames du palais qui sont de garde; et les camaristes apportent et donnent tout ce que S. M. met, l'ayant à temps du garde-joyaux et ayant soin que tout soit comme il faut et d'une grande propreté, pour que S. M. soit bien servie. Elle se trouve à la toilette de la reine avec toutes les autres femmes, aussi bien qu'au déjeuner. Si on demande audience ou baiser la main à la reine, elle en rend compte à S. M. Si l'audience est admise, l'heure sue, elle en fait part au mayordome de semaine, et, quand S. M. sort à cette fonction, la camarera-mayor se met à côté de S. M., à quelque distance sur sa main droite, et fait chef de la file des dames du palais et des *señoras de honor;* et ordinairement la reine lui remet les placets qu'on lui présente, pour qu'elle en fasse ressouvenir S. M.; et, dans les églises, un peu derrière, mais immédiatement proche de sa personne, pour en recevoir les ordres. Elle met la nappe avec le mayordome-mayor, et elle reste debout vis-à-vis S. M., pour couper et servir les viandes, servant et desservant les plats à dîner et à souper; et ensuite se trouve au déshabiller de S. M. jusqu'à ce qu'elle se met au lit.

« Lorsque S. M. est à la campagne ou ailleurs, la camarera-mayor va dans le carrosse de S. M., sur le devant. Si la reine sort en chaise à porteur, la camarera-mayor est portée dans une autre. Si la sortie est pour une fonction ou cérémonie publique, l'écuyer de la camarera-mayor l'accompagne, monté sur un cheval de l'écurie de la reine.

1. Ms. Clairambault 1175, fol. 272 v°. — 2. Ci-dessus, p. 172-174, 176-179.

« Quand elle veut aller à quelque dévotion, ou sortir pour ses affaires, elle en demande la permission à S. M., et une chaise à porteur et un carrosse à l'écurie, ce qu'on ne lui fournit pas de droit ni par continuation, et jamais pour ses domestiques, hors aux voyages, qu'on leur fournit le *carrouage* [1] nécessaire.

« Elle envoie par ordre de la reine les billets d'invitation pour les baise-mains et audiences aux femmes et aux filles aînées des grands d'Espagne et des titrés de Castille, et leur fait porter ces billets par les écuyers à pied.

« Jusqu'à ce règne, elle avoit le détail de la distribution de quatre-vingt mille ducats du *bolsillo* ou cassette, qu'on assignoit aux usages de la personne de la reine; mais, dans le règne de Philippe V, on a donné cette direction, en forme de commission, à des hommes. L'abbé Alberoni l'a eue, et c'est, depuis lui, le marquis Scotti [2] qui exerce cette commission, et qui a l'administration de tout ce qui regarde la garde-robe de la reine, et reçoit immédiatement les ordres de S. M.

« Les dames qui ne sont pas mariées, les camaristes ni autres, ne peuvent sortir du palais sans son congé. Elle les tutoie et a l'autorité de les réprimander, quand elles font quelque faute ou manquent à leurs devoirs.

« A la réforme du linge, c'est à la camarera-mayor qu'appartient la dépouille de celui de la reine, et elle en partage ce qu'elle juge à propos entre les camaristes, garde-femmes et *duequenas* [3], distinguant cependant des autres camaristes celle qui a le soin du linge. Pour les habits, c'est la reine elle-même qui en fait la distribution.

« On ne lui donne ni table, ni autre chose par les offices. Il lui appartient, savoir : d'avoir du dîner et du souper le plat de rôt qu'on a servi à S. M., hors les vendredis et jours de vigile; et la corbeille du dessert lui appartient aussi. »

SEÑORAS DE HONOR [4].

« Il y en a ordinairement quatre de cette classe [5]. Il leur faut les qualités requises dans l'article précédent de la *guarda-mayor* [6]. Autrefois, on les appeloit *duegnas de honor*, et à présent on s'est accoutumé à ne les appeler que *señoras de honor*. Elles sont subordonnées à la camarera-mayor. Elles ont pour toutes choses onze mille six cent trente-trois réaux de vellon par an. Il y en a une de garde tous les jours. Leur service se borne à se présenter à l'heure de la toilette et à se tenir dans

1. *Carruago*, train d'équipage.

2. Le manuscrit porte : *Sorti*. Sur ce favori de la reine d'Espagne, voyez les *Mémoires de Saint-Simon*, tomes XIII, p. 68-69, XVIII, p. 210-211, et XIX, p. 324, et ceux *du duc de Luynes*, tomes VI, p. 287, et VII, p. 388 et 411.

3. Ainsi au ms. — 4. Ms. Clairambault 1175, fol. 275. — 5. Cinq en 1679.

6. L'article relatif à cette charge, qui n'est pas donné ici parce que Saint-Simon n'en a point parlé, dit (fol. 274 v°) qu' « on choisit toujours pour cet emploi une veuve illustre par la qualité, la vertu et l'expérience. »

la chambre prochaine pour s'il y a audience; et pendant le repas, elles se tiennent debout à côté du mayordome de semaine, contre la muraille; et le repas fini, S. M. s'étant lavé les mains, elles lui présentent à genoux le verre d'eau pour rincer la bouche; et quand la reine sort, elles suivent dans un carrosse de l'écurie de la reine, après celui des dames du palais. »

DAMAS OU DAMES DU PALAIS[1].

« Anciennement, et jusqu'à l'an 1706, on recevoit pour ce qu'on appeloit *damas* les filles de grands d'Espagne et des maisons des plus illustres[2]; elles ne sortoient du palais que pour s'établir. Mais, à présent, ce sont des dames mariées ou des veuves. Les appointements qu'on leur a fixés de ce règne sont de cinquante mille réaux[3], et cinq mille réaux pour leur logement. Elles alternent pour le service par jour. Celle qui est de garde est obligée de se trouver à la toilette, quand S. M. s'habille, et aux repas, où elle sert à genoux la coupe à la reine; et dans l'absence de la camarera-mayor, elle en fait les fonctions. Quand la reine sort, elle suit S. M. dans un carrosse de l'écurie de la reine qui suit immédiatement celui des officiers qu'on appelle *de la chambre*. »

GUARDAS-MENORES[4].

« Il y a quatre de cette espèce d'emploi de femmes; il suffiroit d'en avoir moins. Leurs fonctions se réduisent à être gardes des dames et à se tenir dans la pièce attenant à l'antichambre, où elles ont soin de ne laisser passer ni entrer personne dans la chambre de la reine. S'il en sort quelque ordre, ou s'il vient quelque message du dehors, elle en avertit la camarera-mayor; elle en rapporte la réponse au *guarda-damas*, qui la passe.

« Il est de leur obligation de voir et d'observer si quelques femmes tiennent des conversations publiques ou secrètes avec quelques hommes, et les détourner et interrompre, et d'en user de même, si on jouoit quelque jeu déréglé, ou entendoit des discours ou paroles peu sortables aux respects dus au palais.

« Après le dîner ou le souper de la reine, elle sort pour fermer la porterie jusqu'aux heures marquées pour l'ouvrir, et, la nuit, elle porte les clefs à la *guarda-mayor*. Elle fait la ronde par les galeries et traverse les appartements des femmes, pour reconnoître et veiller à ce qu'il ne s'y passe rien contre le respect et la bienséance du lieu. Elle examine de nuit, avant de se coucher, les cheminées, braisiers, lumières, pour garantir du feu et tenir de la clarté partout où il doit y en avoir. Elles ont chacune, en tout, huit mille quarante-quatre réaux, pour ration, gages, infirmeries et logement. »

1. Ms. Clairambault 1175, fol. 275.
2. Treize filles d'honneur en 1679, plus deux menines.
3. Ainsi dans le manuscrit. — 4. Ms. Clairambault 1175, fol. 275 v°.

AZAFATA[1].

« L'*azafata* a pour tous appointements, robe de chambre, table et logement huit mille six cent soixante-deux réaux. Son service est de rester toujours dans la chambre de la reine, et elle doit dormir dans la pièce attenante, pour servir la petite chaise et le bassin, quand la reine les demande. Elle chausse et déchausse la reine. Elle se joint aux camaristes pour entrer les plats et les sortir au déjeuner, dîner et souper; et quand la reine sort, l'*azafata* la suit dans un carrosse de l'écurie de la reine, immédiatement après celui de la *señora de honor*, portant avec elle le petit bassin d'argent, enveloppé dans un linge, en cas qu'il arrive quelque besoin.

« On lui donne un plat de la desserte de la reine. Elle a aussi les restes des petits mortiers de cire, des bougies de veilles et de la chambre de la reine. »

DUEGNAS DE RETRETE[2].

« Il y a quatre de ces *duegnas*, qui alternent par jour, comme les précédentes. Elles ont d'appointements sept mille soixante réaux chacune. Celle qui est de garde doit se tenir dans la chambre de la reine, en ce qui la regarde, qui est d'appeler la camarera-mayor, la dame ou la camariste de jour. Elles ont une coiffure qu'on appelle *toca*. Et quand il est temps d'entrer de la lumière, elle va les chercher dans l'antichambre, où les a laissées le chef de la cirerie, et elle les place aux endroits marqués, avec les mouchettes et porte-mouchettes. Elle doit, de temps en temps, voir si quelque bougie ne se fond ou brûle mal, de peur que le feu ne prenne aux tapis, ou aux tapisseries et autres meubles.

« Après le souper de la reine, elle sort de l'antichambre pour prendre la clef du *repostero*, alter[n]ant à cela avec la garde-femmes, le matin et le soir. Elle a pour profit le reste des bougies de la chambre qu'on met sur les tables. »

FEMMES DE LA CHAMBRE ROYALE[3].

« Le nombre ordinaire des camaristes est de six ou huit. Elles doivent être filles de gentilshommes d'une noblesse connue; on n'en reçoit que de filles. Elles ont chacune, par an, pour appointements et toute chose, cinq mille cinq cent seize réaux, et la plus ancienne a deux cent quatre-vingt-dix-sept réaux d'augmentation, pour la valeur d'une robe de chambre, et c'est ordinairement celle qui a le soin du linge de S. M., qu'elle livre directement à la blanchisseuse du corps dans un coffre

1. Ms. Clairambault 1175, fol. 276. Ci-dessus, p. 177-178. Ici, *azafatta*.
2. *Ibidem*, fol. 276 v°.
3. *Ibidem*, fol. 277. Ci-dessus, p. 176-178.

fermé à clef, dont la blanchisseuse en a une, et elle une autre, pour plus grande bienséance et sûreté.

« Autrefois, les *damas* peignoient et coiffoient la reine; mais, à présent, les camaristes sont en possession de cet exercice, et c'est ordinairement la plus adroite parmi elles qui le fait.

« Elles alternent par jour la garde entre elles. Celle qui est de garde doit dormir dans la chambre voisine de celle de S. M., pour être plus à portée d'être appelée et d'exécuter les ordres de S. M. Toutes les autres doivent se trouver aux heures de la toilette et des repas, et entrer et sortir les plats avec la plus grande modestie, respect et circonspection. On leur donne ce qu'on veut bien de la desserte, et celle qui est de garde partage le reste de la cire de la chambre. Elles sont toutes subordonnées à la camarera-mayor, et elles ne peuvent sortir sans leur[1] permission, ni même alors sans une *duegna*. »

LE GRAND ÉCUYER OU CABALLERIZO-MAYOR[2].

« Cet emploi a toujours été destiné aux seigneurs de la première classe des grands, et aux plus distingués par le mérite personnel, l'emploi étant par lui-même de la première élévation de la couronne, pour la confiance qu'on met en lui par sa proximité à la personne sacrée de la reine dans le service.

« Il est nommé par un décret du roi. Il prête serment entre les mains du mayordome-mayor de la reine; ensuite de quoi, avec l'assistance du *veedor*, il reçoit le serment de tous ceux qui appartiennent à l'écurie, comme leur chef principal.

« Il a pour appointements et logement dix-sept mille six cents réaux de vellon. Il a, pour droit prééminent, un carrosse à six mules, deux cochers, deux laquais et quatre garçons d'écurie aux livrées de la reine, et un second attelage de mules ou de chevaux à sa disposition; le tout payé et entretenu par l'écurie de la reine.

« Il fait choix, selon sa volonté et bon plaisir, d'un secrétaire, pour l'expédition des ordres concernant l'écurie, et ce secrétaire a par an, et sur les fonds de l'écurie, deux mille deux cents réaux.

« Comme le grand écuyer n'a point de service au palais, les entrées pour cet emploi ne sont pas marquées dans le cérémonial; mais, comme c'est un grand d'Espagne qui l'exerce, et qu'ordinairement il est gentilhomme de la chambre du roi, il prend ses entrées parmi ceux de ces deux classes, aux fonctions de cérémonies dans les appartements.

« Quand S. M. sort en carrosse et chaise à porteurs, à pied ou à cheval, et qu'elle donne [avis] au mayordome-mayor ou mayordome de semaine, qui le communique au grand écuyer par le laquais de garde, le grand écuyer donne ses ordres à l'écurie pour que tout soit prêt, devant

1. Ainsi, dans le manuscrit, pour *sa*.

2. Ms. Clairambault 1175, fol. 278. *Cavalerizo*, dans le manuscrit. Ci-dessus, p. 171-173 et 178-179.

l'heure ordonnée, dans la place ou cour ou porte du palais. Et d'abord que S. M. est entrée en carrosse ou en chaise, il ferme la portière et commande qu'on marche où la reine l'aura ordonné. Il passe à l'instant à son carrosse d'office, qu'on appelle *de la chambre*, et s'y place dans le fond, sur la main gauche du mayordome-mayor, et suit immédiatement le carrosse de S. M., pour tout ce qui peut se présenter de son service. Et quand S. M. veut sortir de carrosse, il ouvre la portière. Si la reine sort en chaise à porteurs, le grand écuyer doit aller à pied, sur la main gauche et attenant à la chaise. Si la reine monte à cheval, le grand écuyer doit lui tenir l'étrier. Après que S. M. est à cheval, il y monte aussi et la suit immédiatement.

« On envoie les ordres par écrit en droiture au grand écuyer, qui les envoie au *veedor* pour les faire exécuter. Cet officier ou ministre lui fait les représentations sur les provisions, achats et autres dépenses et choses qui duisent au bien de l'administration de l'écurie, et, quand il s'agit de quelque chose que le grand écuyer ne peut pas résoudre par lui-même, pour n'être pas du ressort de son emploi, il a recours à la reine, qui lui ayant déclaré sa volonté, il la fait mettre en exécution par le *veedor*, à qui il commande de même de se trouver à l'acte de prestation de serment que font tous ceux qu'on reçoit dans les emplois de l'écurie de la reine, et de les mettre sur l'état de l'écurie. C'est aussi au grand écuyer de recevoir ou congédier les gens de livrée.

« Il a juridiction et autorité pour châtier tous les désordres que commettent les subalternes; seulement, dans les cas où il s'agit de faire des informations et de former des sentences, la chose est envoyée à la junte du bureau, à laquelle on remettoit aussi autrefois les comptes de l'écurie.

« Il a droit d'aller en chaise à porteurs et de se servir des porteurs de la reine. C'est lui qui dispose des places de délivrer[1] des aides et garçons des offices de l'écurie. Il peut ordonner des gratifications sur les fonds de l'écurie, et deux cents réaux pour l'enterrement des gens de livrée. »

PREMIER ÉCUYER[2].

« Cet emploi est d'une grande considération. Il est ordinairement donné au plus ancien des mayordomes de semaine, pour n'être pas incompatible avec leur emploi. Il est nommé par le roi, et il prête serment entre les mains du grand écuyer de la reine. Le grand écuyer lui donne ses ordres, et se repose sur lui pour la mécanique de l'écurie, qu'il doit visiter fréquemment pour voir si chacun y fait son devoir, examiner l'état des chevaux, concourir aux achats qu'on en fait et aux marchés des provisions, s'appliquant essentiellement, en tout, à procurer le bien et l'avantage du service de la reine, et rendant exactement

1. Ainsi dans le manuscrit.
2. Ms. Clairambault 1175, fol. 279 v°. Ci-dessus, p. 172-179.

compte de toutes choses à son chef, dans l'absence duquel il a l'honneur de servir la portière et l'étrier de la reine. Et lorsque l'emploi de grand écuyer est vacant, il en fait les fonctions en tout, consultant en droiture avec la reine.

« Quand S. M. sort du palais le grand écuyer se trouvant présent, le premier écuyer doit toujours se trouver à son côté pour exécuter les ordres que son chef peut recevoir de la reine; et après que le chef est monté dans le carrosse de la chambre, le premier écuyer y monte aussi dans le fond du devant, y prenant la droite sur le mayordome de semaine, s'ils sont tous deux de cette classe et que le premier écuyer soit plus ancien mayordome de semaine; mais, s'il n'est pas de cette classe et plus ancien que celui qui est en service, le mayordome de semaine prend la droite sur lui. Et quand S. M. va à cheval, il suit immédiatement son chef, aussi à cheval; et quand la reine va en chaise à porteurs, il le suit à pied et découvert.

« Il a par an onze mille réaux d'appointements et logement, et on lui fournit de l'écurie de la reine un carrosse à quatre mules à guides, un cocher, un laquais et un garçon d'écurie, et, depuis quelque temps, on lui fournit par abus l'attelage complet de six mules dans les voyages. »

CABALLERIZOS DE CORTE Y CAMPO[1].

« Il y en a six de cette classe; chacun a huit mille huit cents réaux par an d'appointements et logement. C'est le roi qui les nomme. Ils font serment entre les mains du grand écuyer de la reine. On n'en reçoit pas qui ne soit d'une fort bonne noblesse. Quand la reine sort en cérémonie, quatre de ces *caballerizos* servent à cheval à la portière de la main gauche de la reine; et aux sorties ordinaires, les deux qu'on nomme *caballerizos de campo* alternent jour par jour, celui qui est de jour courant à cheval à la portière de la main gauche de la reine, et, pour cet effet, on lui fournit de l'écurie un cheval et un palefrenier monté, et, si la course est longue, on lui met des relais. De ces deux *caballerizos de campo*, l'un suit toujours aux voyages de la reine, et, dans l'absence du grand et premier écuyer, il a l'honneur de servir la portière de la reine. Ces officiers ne se mêlent en rien de l'écurie, quoiqu'il semble qu'ils le devroient dans l'absence de leurs chefs principaux, à qui ils sont subordonnés. Ils n'ont pas non plus d'entrées marquées au palais. »

SOBRE-ESTANTE DE CARROSSES, SON LIEUTENANT, LES COCHERS, LES PALEFRENIERS DE CHEVAUX ET DE MULES, LES MARÉCHAUX ET LES BOURRELIERS[2].

« Celui qui anciennement s'appeloit le *grand cocher* a présentement le titre de *sobre-estante de carrosses*. Il a par an, pour appointements et logement, quatre mille six cent vingt-huit réaux.

1. Ms. Clairambault 1175, fol. 280. — 2. *Ibidem*, fol. 285 v°.

« Il a à ses ordres un lieutenant, qui a trois mille cinq cent quatre-vingt-seize réaux ; vingt-neuf cochers, y compris les cochers du corps de la reine : ceux-ci sont deux, chacun desquels a deux mille trois cent dix-huit réaux par an, et les autres ont chacun quinze cent quatre-vingt-huit ; cinquante-cinq garçons, distribués à deux à chaque attelage de mules et de chevaux, à quatorze cent quarante-huit réaux et demi, et l'un de cette classe, qui sert de garde de carrosse, a dix-huit cent quatorze réaux. Celui-ci doit toujours se trouver aux écuries, pour, quand les carrosses rentrent, les examiner et voir s'il y manque quelque chose, et, en ce cas, savoir à la charge de quel garçon le carrosse revient, pour l'en avertir et lui faire retrouver la chose qui manque, ou la faire acheter à ses dépens.... »

XII

LA COUR D'ESPAGNE A L'AVÈNEMENT DE PHILIPPE V[1].

(Fragment inédit de Saint-Simon[2].)

Portrait au naturel de la cour d'Espagne comme elle est en 1701 et au commencement de 1702[3].

Ce morceau date de l'époque où Philippe V avait quitté Madrid pour aller recevoir et épouser la princesse de Savoie; plus précisément, il est postérieur à décembre 1701[4]. La matière en a été évidemment fournie par quelqu'un qui revenait d'Espagne, et qui avait étudié à fond, de très près, l'entourage immédiat du jeune roi[5]. Ce doit être Louville, qui arriva à Versailles le 12 novembre, et dont Dangeau recueillit aussitôt quelques informations du même genre[6]. Nous savons déjà que Saint-Simon cultivait beaucoup le favori de Philippe V; il a même revendiqué pour son père[7] l'avantage d'avoir été le premier auteur de cette haute fortune de l'ancien capitaine au régiment du Roi devenu si rapidement, grâce à son introduction chez le duc de Beauvillier, un des personnages les plus importants de la petite cour du duc d'Anjou, puis l'arbitre presque absolu des destinées de la nouvelle monarchie[8]. Il nous a présenté Louville comme un « homme d'infiniment d'esprit, et qui, avec une imagination qui le rendoit toujours neuf et de la plus excellente compagnie, avoit toute la lumière et le sens des grandes affaires, et des plus solides et des meilleurs conseils. » Nous aurons plus d'une occasion de constater que notre auteur a dû recourir à lui pour connaître la marche des événements et le sens des faits, le caractère vrai des personnages et les ressorts secrets de leur conduite[9]. Louville revenant de la cour de Madrid dans un moment où tous les yeux, toutes les curiosités se tournaient de ce côté-là, Saint-Simon fut des premiers, avec leur ami commun M. de

1. Ci-dessus, p. 140-214.
2. Original autographe : Dépôt des affaires étrangères, vol. *Espagne* (mémoires et documents) 92, fol. 4-13.
3. Comparez notre tome VII, p. 249 et 256-258.
4. Après la mort du duc d'Albe, après la dispute de M. de Benavente avec le patriarche des Indes, l'exil du duc d'Arcos, la nomination de Villena à Naples, etc.
5. Voyez, entre autres détails, ce qui est dit de la physionomie de Portocarrero et du costume d'Arias, p. 529-530.
6. *Journal*, tome VIII, p. 234-235.
7. Tome II, p. 3-5. — 8. Ci-dessus, p. 215-218, etc.
9. Ici même, on pourra juger quelle concordance il y a entre ses portraits et ceux des ambassadeurs vénitiens, appendice XIII.

Beauvillier, à le questionner, à le faire conter en tête-à-tête, jusqu'à extinction de voix[1]. Mais, en dehors des conversations, il est vraisemblable que Louville rédigea une « relation de la cour d'Espagne » à l'usage de tout ce qui se rattachait aux hautes sphères de la cour. Saint-Simon dut en avoir connaissance, peut-être même en prendre copie. Cette hypothèse devient même une certitude pour peu que nous nous reportions à des traits et à des anecdotes insérés plus tard dans les *Mémoires*, avec attribution positive à Louville[2]. Cependant ce n'est pas une transcription du texte de Louville que nous avons ici, mais un arrangement, une adaptation faite par notre auteur, et portant d'un bout à l'autre sa marque propre, avec des retouches, des corrections, des modifications venues après coup, et des blancs réservés pour les additions futures. A ce titre, le « Portrait au naturel de la cour d'Espagne » a, pour nous, l'importance d'un morceau historique, sinon composé de toutes pièces, du moins rédigé et écrit par Saint-Simon entre sa vingt-sixième et sa vingt-septième année : il faut donc le placer immédiatement après le récit des obsèques de la Dauphine écrit douze ans plus tôt, et qui a été publié dans l'Appendice de notre premier tome[3], et après la relation de Nerwinde intercalée à sa date dans les *Mémoires* de l'année 1693[4].

Ce qui ajoute beaucoup à la valeur du « Portrait au naturel de la cour d'Espagne, » c'est qu'on y retrouve nombre de traits et de phrases qui ont été utilisés, quarante ans plus tard, pour la rédaction des *Mémoires*, années 1700 et 1701. Je signalerai ces remplois au passage[5]. Un récit même a été textuellement transcrit, celui de la « saccade du vicaire[6], » et l'on y remarquera un fait à l'appui de ce que j'ai dit plus haut de Louville : c'est que son nom est resté partout en blanc dans le texte de 1701, parce que l'historiette venait de lui-même, tandis qu'en 1740 il n'y avait plus rien à dissimuler.

Il convient encore de signaler le « Portrait de la cour d'Espagne » comme un type primitif des procédés d'adaptation qui tiennent une si large place dans l'œuvre de notre duc. Je pense que le commentaire des huit premiers volumes ne permet plus, même aux lecteurs qui y répugnaient d'abord, de se refuser à cette constatation. Ici, elle s'impose. Comment Saint-Simon, n'ayant plus le *Journal de Dangeau* pour canevas, eût-il pu, non seulement décrire et apprécier, telle qu'elle était en 1701, une cour où il ne mit les pieds que vingt ans plus tard, mais tracer les uns après les autres tous ces portraits de personnages dont on connaissait à peine les noms à Versailles de-

1. Suite de l'année 1701, tome III de 1873, p. 104.
2. Voyez ci-après, p. 544-545, le portrait des deux ducs d'Albe père et fils.
3. Pages 508-521. — 4. *Ibidem*, p. 239-249.
5. Notamment sur Oropesa, Villafranca, le grand inquisiteur, le patriarche des Indes, M. de Benavente, l'Amirante, etc. Ses détails si circonstanciés sur les derniers événements du règne de Charles II viendraient-ils de là ?
6. Ci-dessus, p. 220-228, et ci-après, p. 546-548 et appendice XV.

puis 1700, si les matériaux ne lui étaient venus juste à point comme je l'ai dit plus haut? La relation de Louville lui a rendu le même service pour ces *cosas de España*, que l'*Histoire généalogique de la maison de France et des grands officiers* et que le *Journal de Dangeau* pour la suite des événements de chaque jour et le détail précis des biographies françaises, des généalogies, des faits historiques? En 1701, quel a pu être son motif pour rédiger un morceau si étendu? Sans doute la curiosité qui fut grande dans tout Versailles, subitement relié à Madrid par des liens étroits; peut-être un premier sentiment de ce besoin d'écrire qui finit par remplir toute sa vie et par le consoler des déboires de la politique. Mais, à coup sûr, il ne se doutait pas que, vingt ans plus tard, son ami le Régent l'enverrait parader en ambassadeur extraordinaire à la cour de Philippe V, pour « en rapporter une grandesse, sans se charger d'aucune affaire, et revenir tout court après[1], » et que, cette fois-là, il écrirait d'après nature, de son propre fonds, le *Tableau de la cour d'Espagne fait à la fin de l'année 1721*[2]. Encore moins se doutait-il qu'au bout d'un autre laps de vingt années le *Portrait* de 1701 et le *Tableau* de 1721 trouveraient leur remploi dans la rédaction définitive des *Mémoires*.

LE PRIMAT D'ESPAGNE.

« LE CARDINAL PORTOCARRERO[3]. — Archevêque de Tolède, et, par ce siège, primat d'Espagne; a, comme cardinal, un fauteuil devant le roi d'Espagne; a, comme primat, part en toutes les affaires, et c'est ce qui l'a fait régent et premier ministre. C'est aussi ce qui lui donne la première place au *despacho*. Par là encore, il est grand et au-dessus de tous les grands. Ce cardinal[4], qui est presque le maître de l'État, est de la maison Boccanegra, génois d'origine, d'environ soixante-huit ans, aime sa maison passionnément et[5] tous ses parents, est d'un sens bon et droit, d'un esprit et d'une capacité médiocre, dévot, ardent dans ce qu'il veut, assez politique, bon ami, ennemi implacable jusqu'aux plus grands excès, vindicatif, très haut et glorieux; desire passionnément la charge de grand inquisiteur; ennemi mortel et déclaré[6] de la reine douairière, de ses domestiques et de tous ceux qui ont été de son parti; noble, très honnête; parle vite et beaucoup; aime le roi avec passion; étoit grand Autrichien jusqu'au moment que le traité de partage leur eut[7] fait ouvrir les yeux; est très entêté, opiniâtre, mais a de

1. *Mémoires*, tome XVII, p. 247.

2. Publié par M. Drumont, en 1880, à la suite des *Lettres et dépêches sur l'ambassade d'Espagne*.

3. Ce nom et les suivants sont inscrits en marge, et Saint-Simon a porté ensuite au-dessous de chacun, jusqu'à ASTORGA, p. 549, l'abréviation : *ins*. Cela veut-il dire que chaque portrait était inséré dans les *Mémoires?*

4. Comparez le tome VII, p. 256-257, et ci-dessus, p. 102 et 104.

5. Les mots *sa maison passionnem[t] et* ont été ajoutés après coup.

6. Ces deux mots sont en interligne. — 7. *Eust*, dans le manuscrit.

la grandeur et de la probité, mais veut tout faire et tout gouverner; au reste, franc et libre. Pour sa figure, c'est la tête de Monsieur de Meaux sur le corps de Monsieur de Reims.

LE PRÉSIDENT DU CONSEIL DE CASTILLE[1].

« Le comte d'Oropesa. — Par sa charge préside en ce conseil et est le chef et le premier ministre des affaires de la Castille, de toutes les couronnes qui en dépendent, des Pays-Bas et du duché de Milan. Le roi seul peut *ad nutum* casser tous ses arrêts. Ne rend jamais de visite à qui que ce soit, en nulle sorte d'occasion; ne donne la main chez lui à aucun grand, pas même au primat, et tous les grands ne l'en visitent pas moins souvent; il n'en reconduit jamais aucun, pas d'un pas, et a un crédit et une autorité prodigieuse. Il préside à tous les conseils où il se trouve; et tout cela, quand il ne seroit pas grand. Lorsque ce président est exilé, ou que quelque raison l'empêche d'exercer sa charge pour longtemps, le Roi fait un gouverneur du conseil de Castille, dont le rang, les avantages, les fonctions, l'autorité et le crédit sont en tout les mêmes que s'il avoit la charge de président, fût-il de la moindre naissance, et point grand. Ce président n'est point du *despacho* par sa charge[2].

« Ce comte est grand de la première classe, de la maison de Bragance, héritier de la couronne de Portugal au défaut de la branche royale; a été premier ministre sous le feu roi[3], et accusé lors, avec le comte de Mansfeld, d'avoir fait empoisonner la reine, fille de Monsieur[4]. Il y a deux ans qu'il fut exilé par le feu roi dans ses terres à cause d'une révolte que le peuple excita contre lui et son administration à cause de la disette du pain[5]. Le roi d'aujourd'hui l'y a laissé, et vraisemblablement l'y laissera le reste de ses jours. Ses enfants sont à Madrid sans aucune figure. Le marquis de Belmonte, son fils aîné, a trente ans et a une des plus jolies femmes d'Espagne. Ils ne vont point à la cour. Lorsque l'Espagne reconnut le Portugal, le père de ce comte, qui étoit premier ministre, le fit lever, quoique malade, pour prendre la pique comme capitaine aux gardes qu'il étoit, le[6] jour de la première audience de l'ambassadeur de Portugal, afin, dit-il, que ce roi sût quelle étoit la grandeur des rois d'Espagne, qui étoit gardé[7] par les plus proches parents de ce prince, duquel ces Oropesa ont toujours été ennemis[8].

1. Ci-dessus, p. 107, 110-112 et 142-152.
2. Ici, un large blanc dans le manuscrit, comme, dans tous les articles suivants, après la définition de la charge et le portrait du titulaire.
4. Voyez notre tome III, p. 265.
3. Erreur reproduite ci-dessus, p. 107.
5. Voyez ci-dessus, p. 107, et ci-après, p. 567.
6. Avant ce mot, Saint-Simon a biffé : *afin, dit-il, que le roi de Portugal.*
7. Ce singulier est au manuscrit. — 8. Anecdote reproduite ci-dessus, p. 110.

LE GOUVERNEUR DU CONSEIL DE CASTILLE[1].

« Don Manuel Arias[2]. — A cause de l'exil du comte d'Oropesa, en jouit comme il vient d'être dit, et est souvent, et presque toujours même, appelé président du conseil de Castille par corruption, et par l'obscurité dans laquelle est le comte d'Oropesa. Le cardinal Portocarrero et lui ne se visitent jamais, prétendant réciproquement ne se pas donner la main l'un à l'autre. Au *despacho*, dont ils sont personnellement tous les deux, le cardinal a un fauteuil à la droite du Roi, à la première place, et don Arias est sur un ployant à gauche, le premier aussi, vis-à-vis du cardinal. En l'absence du roi, pendant son voyage de Catalogne, etc., a eu ordre d'aller au conseil de la monarchie chez le cardinal, qui est lieutenant général de l'État durant cette absence et président du conseil établi pour gouverner : ce qui a paru très extraordinaire, tant la charge d'Arias est[3] grande.

« Don Manuel Arias est de la maison de [ ][4], qui est une noblesse de *caballeros*[5], c'est-à-dire non seulement qui n'est point de grands, mais commune, et pas même d'entre les seigneurs; est âgé de cinquante-cinq ans, commandeur de Malte; s'est fait prêtre depuis deux ans : il est vêtu, par cette raison, d'une robe longue noire, à manches, qui ressemble[6] à celle de notre chancelier dans sa chambre, avec une large croix de Malte sur l'estomac; a beaucoup plus d'esprit et de capacité que le cardinal Portocarrero, n'en a pourtant pas infiniment; a un furieux crédit; fort lié par intérêt avec le cardinal, quoique jaloux l'un de l'autre, et singulièrement de la charge de grand inquisiteur, qu'ils desirent passionnément tous deux[7]; a de la probité. Avec cela, la faveur de la cour a du pouvoir sur lui. Beaucoup d'ambition, et, sous un desir apparent de retraite et avec un extérieur désintéressé, vise aux plus grandes charges de l'État; dissimulé, italianisé, excessivement espagnol; violent à l'excès, quoique poli; vindicatif aussi bien que le cardinal; homme d'humeur[8], assez homme d'État, et bien intentionné en général pour les affaires de la monarchie, mais, dans le fonds, point ami des François, quoiqu'il en fasse le semblant et qu'il soit fidèle au roi; assez laborieux pour un Espagnol; versé dans les affaires des finances; a une teinture de celles de la guerre; connoît le génie de sa nation et sait ce qu'on en doit espérer ou craindre; a des ressources dans l'esprit et est capable de bien servir; ferme jusqu'à

1. Ci-dessus, p. 151-152.
2. Comparez notre tome VII, p. 260. — 3. *Et*, dans le manuscrit.
4. Le nom est resté en blanc dans le manuscrit, et, plus loin, il y a encore un blanc, mais inexplicable, entre *c* (ainsi, pour *c'est*) et *à dire*.
5. *Cavaliéros*, dans le manuscrit.
6. *Ressemble* surcharge un autre mot, peut-être *répondro[it]*.
7. Ci-dessus, p. 528, article de Portocarrero.
8. On ne peut lire *honneur*.

l'opiniâtreté dans[1] les résolutions qu'il a une fois prises; sera incessamment nommé au cardinalat par l'Espagne; desire excessivement, comme il a été dit, la charge de grand inquisiteur, qu'on ne lui donnera pas par la même raison qu'on n'a pas fait, en France, M. le premier président[2] chancelier, c'est-à-dire dur, fâcheux, etc., dont on craindroit de n'être plus le maître[3]. Il compte de succéder à l'archevêché de Tolède; mais il pourra se tromper par la même raison. N'aime point ses parents, ne voit pas même ses neveux; ni ami, ni ennemi de la reine douairière.

LE GRAND INQUISITEUR[4].

« L'ARCHEVÊQUE DE SÉGOVIE. — C'est la charge d'Espagne de la plus grande autorité. Il juge seul et en dernier ressort, assisté de six autres inquisiteurs, mais qui, à proprement parler, ne sont que consulteurs, parce qu'ils n'ont point voix délibérative, et qu'étant tous six d'un même avis, le grand inquisiteur peut prononcer l'arrêt tout au contraire, de son seul avis. C'est lui qui les nomme, qui les ôte quand il lui plaît, ainsi que tous les autres officiers de ce tribunal par toute l'Espagne. Il prétend que le roi même est soumis à ce tribunal, et tous les conseils. Ce qui est certain, c'est que le roi évite avec grand soin de le choquer. On ne peut mieux comparer son autorité qu'à celle d'un légat *a latere* en France pendant sa légation. Il est maître immédiat de tous les moines, qui sont infiniment puissants, et, encore que les évêques soient indépendants de lui pour leurs fonctions, il y a mille choses néanmoins qui le rendent en quelque façon leur supérieur et le maître de leur donner mille mortifications différentes. Il n'a nulle[5] sorte de rang; mais, encore un coup, son autorité et son crédit est fort au-dessus de ceux du primat et du président de Castille, et don Manuel Arias a voulu quitter sa charge dans l'espérance d'avoir celle-ci.

« Ce prélat est de la maison de Mendoza, âgé de [ ][6] ans, et fut nommé par le feu roi du conseil de régence, où il entra. Il s'étoit fait faire grand inquisiteur par le crédit de la reine Palatine[7], ce qui a rendu le cardinal son ennemi et son persécuteur implacable, joint qu'il ne voulut pas ployer assez sous lui, ni le saluer assez bas après la mort du feu roi. Le cardinal le fit reléguer à Séville dès que le roi fut à Irun : ce qui fut un coup d'une autorité prodigieuse. Le prélat balança tout un jour s'il obéiroit au roi, et partit enfin le lendemain de l'ordre[8]; mais il eût été très difficile de l'y forcer, s'il fût resté. Le

1. *Dans* surcharge *que*. — 2. M. de Harlay.

3. Dans les *Mémoires*, il attribue cette exclusion à l'hostilité des ducs et pairs, si brutalement desservis par M. de Harlay au profit des Luxembourg.

4. Ci-dessus, p. 104-107. — 5. *Nul*, au masculin.

6. Un blanc dans le manuscrit. Ici, *Mendozza*.

7. Ce mot surcharge *de Bavière*. C'est Marie-Anne de Bavière-Neubourg, de la maison palatine.

8. Détails reportés dans les *Mémoires*, ci-dessus, p. 107.

Pape le protège aussi ouvertement qu'inutilement, et les offices pressants que fait continuellement son nonce auprès du cardinal lui[1] ont rendu ce ministre très désagréable, de sorte qu'il le brusque souvent sur cela d'une manière très surprenante, le menace même, et en use avec une rusticité et[2] une hauteur extrêmes. Cependant il ne reproche au grand inquisiteur qu'une propreté trop affectée sur sa personne, et de donner l'aumône avec faste par les rues pour s'acquérir le peuple. Le vrai est qu'il n'a rien démérité de l'État, ni du roi d'aujourd'hui, mais que c'est un pauvre homme et un très médiocre sujet, qui ne méritoit pas cette charge, mais qui ne mérite pas non[3] plus d'en être dépouillé.

LE PATRIARCHE DES INDES[4].

« Est un titre et un nom vain. C'est un évêque sacré *in partibus infidelium* sous ce titre des Indes, où il n'a aucune sorte de jurisdiction, non plus qu'en Espagne. Il est premier aumônier-né, et toujours à la cour, en fait toutes les fonctions, et aussi[5] toutes celles de grand aumônier, parce que l'archevêque de Compostelle l'est par son siège né, mais ne sort jamais aussi de son diocèse. N'est point grand.

« Ce prélat est âgé de [ ][6] ans, de la maison Boccanegra comme le cardinal, avec qui toutefois il n'est pas bien, parce que la chapelle du roi a de grandes immunités, que ce patriarche soutient fort, et que le cardinal, qui est diocésain de Madrid, attaque volontiers. Il vient même, de Madrid, de l'y faire renvoyer du voyage, par le roi, sur une dispute qu'il a eue avec le comte de Benavente[7], *sumiller del corps*[8], prétendant l'un et l'autre tenir la nappe de la communion du côté du roi tandis que la princesse des Ursins, *camarera-mayor*, la tenoit du côté de la reine, LL. MM. communiant ensemble : en quoi le patriarche a été condamné et renvoyé, comme on vient de le dire, à Madrid. Il est frère du comte de Montijo, grand de la seconde classe et conseiller d'État, a une considération médiocre, sait peu de latin, ne manque pas néanmoins d'esprit ni de lecture, a eu deux fois la vérole, n'a jamais mangé de pain, peut être nommé un méchant coquin, hargneux[9], difficultueux, haineux, médisant, mal intentionné, pestant toujours contre le gouvernement.

1. Avant *lui*, Saint-Simon a biffé *le*.
2. *Et* est en interligne.
3. La première lettre de *non* surcharge un *d*.
4. Ci-dessus, p. 169-171 et 214.
5. *Aussy* est ajouté en interligne.
6. Blanc dans le manuscrit.
7. Ici, *Benevente*.
8. Ici, le mot n'est pas encore francisé ; mais, plus loin, en parlant du grand écuyer, il écrira : *sommelier du corps*, et ensuite, *sumiller du corps*.
9. Il écrit : *argneux*.

LE MAYORDOMO-MAYOR[1].

« LE MARQUIS DE VILLAFRANCA[2]. — Cette charge répond à celle de grand maître de France, mais bien davantage à nos anciens maires du palais, dont elle a encore des fonctions et des prérogatives. Quiconque en est revêtu, ne fût-il point grand, comme il y en a des exemples, précède tous les grands, et préside même aux conseils et aux assemblées des grands, et porte la parole pour eux lorsqu'ils en[3] font en corps de grands et qu'ils ont à députer au roi pour leur corps. C'est le plus grand officier de la maison du roi, auquel un grand nombre sont subordonnés; ne rend visite à aucun de ceux-là, ni[4] ne leur donne[5] la main. Aux audiences solennelles, le roi est dans un fauteuil sur une estrade de [ ][6] pieds, sous un dais ; l'estrade déborde le dais de beaucoup, et le *mayordomo-mayor* est couvert et assis sur un tabouret à côté et à la droite du Roi, hors du dais, sur la même estrade, tandis que l'ambassadeur, tous[7] les grands et tout le monde, sans aucune exception, sont tous debout et au bas de ladite estrade.

« Ce seigneur[8] est de la maison de Tolède, grand de la première classe, âgé de soixante-dix ans; est précisément un[9] Espagnol en chausses et en pourpoint, plein de leurs coutumes, de leurs étiquettes et de toutes leurs manières à ne s'en départir jamais d'une seule ligne, attaché au dernier excès aux manières anciennes, jusqu'à en être quelquefois insupportable au roi, auquel pourtant il a mis la couronne sur la tête, et auquel il est très attaché, qui aussi l'aime et le considère beaucoup. Don[10] Manuel Arias dit de lui que c'est un personnage à l'antique, et la duchesse d'Ossone que c'est un Espagnol en vieux comme le duc d'Albe est un Espagnol en jeune[11]. Est rogue, haut[12], fier, rien moins que courtisan ni complaisant, rempli d'honneur[13] et de probité, avare néanmoins; peu d'esprit; très bon homme malgré tout cela. Ce fut lui qui, ayant ouvert les yeux par le traité de partage, fut un des plus ardents à vouloir le roi d'aujourd'hui, qui promit d'en ouvrir l'avis le premier au conseil d'État, qui[14] le fit en effet avec une prodigieuse force, et qui trouva le milieu fameux que les renonciations

1. Ci-dessus, p. 158-162 et 394. — Autre mot espagnol qu'il ne francisait pas encore comme il l'a fait plus tard dans les *Mémoires*.
2. Ci-dessus, p. 189-190.
3. *En* est en interligne. — 4. *Ny* surcharge *et*.
5. Le *d* de *donne* surcharge une *n*.
6. Blanc dans le manuscrit.
7. *Tous* corrige *et*.
8. L'article qui suit a pris place dans notre tome VII, p. 259-260.
9. *Un* est en interligne.
10. L'abréviation *D* surcharge *A*.
11. Mot reporté dans les *Mémoires*, ci-dessus, p. 189-190.
12. *Hault*, dans le manuscrit. — 13. Les lettres *d'h* surchargent *de*.
14. *Qui* surcharge *et*.

de Marie-Thérèse d'Espagne, reine de France, étoient valables et justes pour empêcher qu'un même prince ne fût roi de France et d'Espagne, mais devenoient caduques d'elles-mêmes[1], par le droit du sang, dès que cette raison ne subsistoit plus, comme elle est maintenant levée par la naissance de ses trois petits-fils fils de Mgr le Dauphin, son fils unique : ce qui fut suivi du comte de San-Istevan, du duc de Medina-Sidonia et de [ ][2], avec qui il s'étoit concerté, et enfin du cardinal, du marquis de Mancera et de tous les autres[3]. Jusque-là, grand Autrichien. Est ami intime du cardinal, est universellement aimé et estimé, surtout du peuple, n'a point d'ennemis. Son caractère tient beaucoup de celui de feu M. de Montausier. Sa femme est aussi de la maison de Tolède. A plusieurs fils, dont l'aîné tombe du haut mal, est un assez pauvre homme, a trente-cinq ans, et s'appelle le duc de Fernandine.

LE GRAND ÉCUYER[4].

« LE DUC DE MEDINA-SIDONIA[5]. — Est précisément notre grand écuyer, avec une autorité bien plus étendue. Il commande tous les équipages du roi, et au premier écuyer même, qui lui est tellement subalterne, qu'il lui donne un titre très inférieur à celui qu'il en reçoit, qui qu'il soit, et que ce premier écuyer tient une de ses tables. Il ne lui donne point la main. Les écuyers du roi tiennent l'étrier au grand écuyer, lorsqu'il monte à cheval. Les pages du roi le[6] servent à table, et tous ceux qui mangent avec lui; mais, tandis qu'une partie sert ainsi, l'autre mange à cette table, et cela va alternativement. Ces pages sont bien plus trayés qu'en France. Dès que le Roi est dehors, il fait toutes les fonctions du sommelier du corps, même en sa présence. En un mot[7], c'est la charge de la cour la plus commode et la plus brillante.

« Ce seigneur[8] est l'aîné de la maison de Guzman, cousin germain du roi de Portugal d'aujourd'hui, fils des deux sœurs; est un très grand seigneur. Sa branche s'appelle Guzman *le Bon*[9], pour la distinguer des autres, quoiqu'il [y] ait deux bâtardises. A[10] un frère bâtard, qui s'appelle don Alonzo[11] Guzman et est très honnête homme, qu'il a fait faire grand de la [ ][12] classe. Ce duc a soixante ans, une probité médiocre,

1. *Mesme*, au singulier.
2. Blanc dans le manuscrit. C'est Villena ou Villagarcia : tome VII, p. 273.
3. Voyez notre tome VII, p. 272, 273, 286, etc.
4. Ci-dessus, p. 165-166.
5. Ci-dessus, p. 188-189.
6. La première lettre de *le* surcharge une *s*.
7. Ces mots en surchargent d'autres effacés du doigt.
8. Voyez notre tome VII, p. 255, 264, etc.
9. *El Bueno*.
10. *A* surcharge *so[n]*.
11. *Aonxo*, dans le manuscrit.
12. Blanc dans le manuscrit.

infiniment ambitieux[1]; est courtisan achevé, a toujours tout fait par la cour; assez d'esprit, beaucoup de gloire, de hauteur, et, en même temps, de politesse; très attaché au Roi, infiniment assidu et complaisant, très riche, magnifique et libéral; tient toujours deux prodigieuses tables, n'y prie jamais, par grandeur, est ravi qu'on y vienne souvent et en grand nombre; est du *despacho* pendant le voyage du mariage seulement, partagera en second le gouvernement de l'État avec le comte de San-Istevan, avec qui il est assez bien, après la mort du cardinal, et même un peu durant sa vie; est conseiller d'État, a été *mayordomo-mayor* du feu roi, s'est aisément consolé, par sa charge de grand écuyer, d'être obligé de céder l'autre à Villafranca; étoit très Autrichien jusqu'au traité du partage, mais se lia avec Villafranca et les autres pour faire ce roi-ci. Sa femme est de même maison que lui, fille unique du duc de Medina de las Torrès, dont la grandesse lui est venue, outre la sienne qu'il possédoit par lui-même. Lui est très bien fait. N'a qu'un fils unique, qui est fait comme un boucher, qui ne vaut rien et ne se montre jamais, pas même au père : ce qui le rend d'une indifférence entière sur son nom et sur sa famille[2].

LE SUMILLER DU CORPS[3].

« Le comte de Benavente[4]. — Répond à notre grand chambellan pour toutes ses fonctions, mais avec une autorité bien différente. Il commande dans la chambre, dans le palais, à tous les officiers de la chambre, et aux premiers gentilhommes de la chambre même, qui sont les plus grands seigneurs. Est aussi ce que nous appelons grand maître de la garde-robe. Ses fonctions sont d'habiller le roi, de le servir à table, d'avoir toutes les entrées, et les plus intimes, secrètes et particulières, de coucher toujours ou dans sa chambre ou dans une contiguë dont la porte de communication dans celle où couche le roi demeure toute la nuit ouverte, de répondre de sa personne tant qu'elle est dans le palais, d'être le seul homme marié, et sa femme la seule mariée, qui puisse coucher, loger, et avoir un appartement dans le palais. Ne donne la main et ne rend visite à aucun officier du palais.

« Ce seigneur est aîné de la maison de Pimentel, grand de la première classe; a cinquante ans; fut nommé, dans le testament du feu roi, du conseil de la monarchie, comme grand, en attendant son successeur, dont il étoit fort aimé et sommelier du corps aussi; fut nommé par le roi d'aujourd'hui aux cortès pour recevoir en son nom leurs hommages

1. Les deux derniers mots sont en interligne.

2. Voyez la suite des *Mémoires*, année 1701, tome III de 1873, p. 98-99.

3. Ci-dessus, p. 162-165 et 532, et Additions nos 365-367, p. 394; Addition au *Journal de Dangeau*, tome XII, p. 322-323.

4. Ici, *Benevente*. Voyez ci-dessus, p. 190, 191 et 194, et notre tome VII, p. 255, 264, etc., ainsi que l'Addition au *Journal de Dangeau*, tome XII, p. 323, où il dit tenir ses anecdotes de Louville.

et leurs serments de fidélité; est très attaché au roi; plein de probité, de bonté, mais très pauvre homme, qui pleure toujours de tendresse[1]. Le roi de Portugal relève de lui à cause de son duché de Bragance[2]; ses armes sont sur la porte du château de Bragance, à la droite de celles du roi de Portugal, et sont saluées une fois l'année en cérémonie devant celles de ce prince, qui paye un droit annuel au comte. Sa femme est fille du feu duc de Bejar[3], tante et belle-mère de celui d'aujourd'hui. Leur fils unique s'appelle le comte de Luna, qui est marié et a trente ans, et qui est un sot, un hébété, et a la vérole[4].

LE SECRÉTAIRE DEL DESPACHO UNIVERSAL[5].

« Don Joseph de Ubilla[6]. — Cette charge n'a rien ici à quoi elle réponde. Ce sont proprement les quatre charges de secrétaires d'État, toutes, telles et aussi étendues et autorisées qu'elles sont ici, fondues ensemble, cour, guerre, marine, négociations, provinces, exercées par un seul homme. Est, par sa charge, du *despacho* toujours, y assiste au bas bout de la table vis-à-vis du roi, s'y tient à genoux toujours, durât-il vingt heures, écoutant et écrivant. A un grand nombre de commis sous lui, qui n'agissent que par ses ordres. C'est lui qui expédie et dépêche toutes et toutes[7] les sortes d'affaires, et ne quitte jamais la personne du roi. Pendant son voyage, a laissé son principal commis à Madrid pour exercer sa charge en chef, en son absence, sous le cardinal, dans le conseil de la monarchie[8].

« C'est[9] un homme d'une condition médiocre, adroit, fin, dissimulé, faux, haineux, également bon ami et bon ennemi, très attaché aux coutumes espagnoles, d'un génie supérieur, infiniment habile, très expérimenté aux affaires, d'un travail infatigable, ambitieux, glorieux, très civil; ne mange presque point, dort[10] peu, travaille facilement, et sans jamais aucun relâche; tient toujours ses portes ouvertes : entre, sort, lui parle qui veut, à toute heure; lui, répond à chacun sans discontinuer son travail, expédie plusieurs choses à la fois, est environné de commis qui dépêchent sous lui, dans son même bureau, et jusque sur sa même table. Est homme agréable, poli, léger; a infiniment d'esprit, beaucoup de sens; a besoin d'être éclairé de près. De ces

1. Ci-dessus, p. 191.
2. Ci-dessus, p. 191-192.
3. Il a écrit : *Beijar*.
4. Comparez le tome XVIII des *Mémoires*, p. 89-90.
5. Ci-dessus, p. 154.
6. Comparez notre tome VII, p. 261, et le tome XVIII de 1873, p. 191.
7. Le premier *toutles* surcharge un autre mot illisible, et doit être d'ailleurs en surnombre.
8. Voyez ci-après, p. 537-543, le chapitre des Conseillers d'État.
9. *C'est* surcharge un premier *C'est*.
10. Avant ce mot, Saint-Simon a biffé *ne*.

hommes qu'il faut, sans milieu, perdre ou gagner absolument. Étoit sous le feu roi ce qu'il est aujourd'hui ; a été pour le testament, qu'il a écrit et dressé lui-même à sa fantaisie[1]. Très discret ; fait merveilles pour le roi, mais n'en aime pas mieux les François dans le fonds, et appréhende toujours qu'ils n'empiètent.

LE CONNÉTABLE DE CASTILLE[2].

« Est l'aîné de la maison de Velasco, qui est très grande, et une race de grands hommes de guerre. Lui est fort pauvre et fort attaché à la reine douairière, qui le fit préférer, pour l'ambassade solennelle de France, au marquis de Villena, ce qui fit que le comte de San-Istevan, son *mayordomo-mayor*, la quitta[3]. C'est un sujet très médiocre. Il est grand par son titre, qui est héréditaire et, quoique de la première classe, moins estimé que les majorasques attachés[4] aux maisons. Celui-ci n'est point féminin ; au reste, est titre vain, sans aucune sorte de fonction, de prérogative, ni de rang nulle part que les autres grands. Celui de l'Amirante est tout semblable[5].

LES CONSEILLERS D'ÉTAT[6].

« Ce conseil est le plus grand qu'il y ait en Espagne[7]. Le roi y assiste presque toujours. C'est où l'on délibère des affaires de l'État, et c'est aussi à y entrer qu'aspirent les plus grands seigneurs, les ambassadeurs considérables, les vice-rois et gouverneurs généraux, les généraux d'armée, et tous ceux qui ont vieilli dans les plus grands emplois. C'est presque être ministre d'État, comme nous les regardons en France, que d'être en Espagne conseiller d'État. Je dis *presque* parce que, outre ce conseil, qui est ordinairement composé de douze ou quinze personnes, il y en a un autre, appelé le *despacho*[8], où le roi dépêche les affaires, décide de tout et prend les résolutions qu'il lui plaît, sans que rien de tout ce qui s'y fait passe devant ou après par aucun autre conseil ou tribunal, ce qui sèvre le conseil d'État de tout ce que le roi veut. Aussi [c']est d'entrer au *despacho* qui est le comble de la fortune et du crédit, d'autant que le roi n'y appelle que qui il veut, et souvent personne, en sorte que tout s'y passe entre S. M. et le secrétaire *del despacho universal*, qui est le seul qui en ait droit par sa charge[9].

1. Voyez notre tome VII, p. 287.
2. Ci-dessus, p. 57-59, et ci-après, p. 541, note 2.
3. Ci-dessus, p. 218-219.
4. *Attachées* corrigé en *attachés*. — 5. Ci-après, p. 539.
6. Ci-dessus, p. 153-155 ; Additions nos 362, p. 391 ; et 364, p. 393-394.
7. Comparez notre tome VII, p. 248, 253, 260, etc.
8. Ci-dessus, p. 154-155.
9. Les dix-neuf derniers mots avaient été primitivement écrits au haut

« Le cardinal Portocarrero, par son siège de Tolède, qui le fait primat et chef-né du conseil, et encore plus, à présent, par ses titres passés de régent et de lieutenant général de l'État;

« Le président du conseil de Castille, par sa charge; y a la seconde place, sans même être ni grand, ni de qualité;

« Le gouverneur du conseil de Castille, comme le président, lorsque ce président n'exerce pas sa charge;

« Le grand inquisiteur, par sa charge; personne en son absence, lorsqu'il est absent;

« Le confesseur du roi, par sa place (le R. P. Daubenton, jésuite[1]);

« Le marquis de Villafranca, par sa charge de *mayordomo-mayor;*

« Le duc de Medina-Sidonia;

« Le comte de Benavente;

« Don Joseph de Ubilla, par sa charge de secrétaire *del despacho universal;*

« Le duc de Medina-Celi[2], ci-devant ambassadeur à Rome, puis vice-roi de Naples, président du conseil des ordres, sept fois grand de toutes classes, de la maison de la Cerda; est peut-être, de toutes les manières, le plus grand seigneur d'Espagne; présentement président du conseil des Indes;

Le marquis de Mancera[3], de la maison de Tolède, grand de la première classe; a quatre-vingt-six ans, est président du conseil d'Italie; n'a point mangé de pain depuis cinquante ans; prend le matin un verre d'eau à la glace et un peu de conserve de roses, quelque temps après du chocolat; dîne de trois onces de viande seule, avec de l'eau rougie; l'après-dînée, du chocolat; le soir, un plat de cerises[4] crues, dans le temps, ou une salade, avec de l'eau rougie; est frais, sain, propre, ne sent point mauvais. Sa femme, qui a quatre-vingts ans, vit de même à peu près. Il est prodigieusement riche, et a été dans tous les États de la monarchie d'Espagne, hors aux Philippines, presque dans tous vice-roi[5].

« Ce seigneur est le plus honnête homme et le premier génie de toute l'Espagne, d'une sagesse consommée, fort savant pour un Espagnol; parle cinq ou six sortes de langues; a encore l'esprit aussi sain et net que s'il n'avoit que quarante ans; a la conversation très aimable[6], est d'une douceur charmante et a beaucoup de piété; a autant de politesse et de galanterie qu'un jeune homme sensé; un peu timide.

du feuillet suivant de l'autographe, où Saint-Simon les a biffés immédiatement, pour n'y laisser que l'énumération des conseillers, et, dans celle-ci, il a réservé un blanc après chaque article.

1. Ici, *d'Obanton.* — 2. Ci-dessus, p. 186-188 et 192-193.

3. Ci-dessus, p. 195-196. Ici, *Mansera.*

4. Il écrit ici : *serises;* dans les *Mémoires : cerises.*

5. Les cinq derniers mots ont été ajoutés à la fin du paragraphe et en interligne.

6. Ces deux mots paraissent surcharger *charmante.*

Son caractère tient infiniment de ceux de M. de Beauvillier et de M. de Pomponne fondus ensemble. On ne lui reproche qu'un peu d'avarice, et il semble que Dieu l'en vienne de punir en lui ôtant son petit-fils unique, le comte de Galve, aîné de la maison de Silva, arrière-petit-fils du prince d'Éboli, qui laisse cinquante mille ducats de rente au duc de l'Infantado, qui en avoit déjà cent[1]. Ce marquis et celui de Villafranca, de même maison, ont fait un double mariage de leurs fils et fille unique de chacun. Mancera a toujours été indissolublement attaché à la reine mère, dont il est créature, contre D. Juan, et, dans tous les temps, grand Autrichien; et lorsque Villafranca eut opiné en la manière fameuse et si habile qui a été dite en son article[2], Mancera demanda vingt-quatre heures pour y penser, pendant lesquelles on le convainquit, et il se rendit à cet avis, au Conseil, au bout des vingt-quatre heures[3]. Il est très attaché au roi, et son grand âge est une perte considérable pour S. M. En un mot, c'est un seigneur d'un mérite accompli, généralement aimé et respecté, d'un sens et d'une capacité profonde, et dont la probité a été toujours et de tout temps unanimement reconnue.

« L'Amirante de Castille[4] est l'aîné de la maison Henriquez, bâtards des rois de Castille et sortis du fameux Trastamare[5] qui tua D.[6] Pedro le Cruel, roi de Castille. Est d'une des plus grandes et des plus illustrées naissances du royaume; a eu la principale autorité sur le feu roi par le crédit de la reine Palatine, au parti de laquelle il a toujours été très attaché; est veuf, n'a point d'enfants, et ne se remariera jamais, et ne se soucie point de sa maison; n'a qu'un frère, malade et retiré, dont les enfants sont très jeunes, et dont l'aîné succédera au titre de son oncle, auquel est attachée la grandesse de la première classe sans aucune autre fonction ni distinction, comme le titre de connétable dont j'ai parlé[7]; a eu une affaire avec le comte de Cifuentès qui l'a déshonoré pour la valeur[8]; voulut négocier avec le marquis d'Harcourt pour faire roi celui d'aujourd'hui de la part de la reine Palatine, et cela par l'entremise d'un jésuite, puis par des entrevues; mais cela fut aussitôt rompu, parce, d'un côté, que la reine ne voulut point parler elle-même à Harcourt, et qu'elle demandoit, entre bien des choses, cent mille écus de pension sa vie durant, et que,

1. Gaspard de Silva, comte de Galve ou Galvez, vice-roi de la Nouvelle-Espagne, était mort à Porto-Sainte-Marie, en mars 1697, laissant plus d'un million de patagons, selon la *Gazette d'Amsterdam*, n° xxxi. Sa veuve, sœur du marquis de Villafranca, étant morte le 4 août 1700, et, leur fils aussi, à vingt-deux ans, en décembre 1701 (ce qui précise la date de rédaction de ce mémoire), le comté de Galve passa à don Manuel Silva, frère du duc de l'Infantado.

2. Ci-dessus, p. 533 et 534. — 3. Voyez notre tome VII, p. 286-287.

4. Ci-dessus, p. 196-206; tome VII, p. 125. — 5. Ici, *Trestemare*.

6. Ici, *dom*, en toutes lettres, au lieu de *D*. — 7. Ci-dessus, p. 537.

8. Ci-dessus, p. 204-205.

de l'autre, le traité de partage se concluoit lorsque M. d'Harcourt écrivit ces propositions, sans s'en être toutefois chargé : de manière qu'ayant reçu réponse de n'y entrer en rien, il se retira de dépit, comme on a su, auprès de Madrid, et ne fit plus que tuer des lapins, sans voir personne, jusqu'à son rappel, qui fut lorsque le traité de partage éclata[1]. L'Amirante a cinquante-cinq ans.

* Ce seigneur, qui, avant son titre, s'appeloit comte de Melgar, fut exilé sur la fin du dernier règne par les intrigues du cardinal, dont il est ennemi déclaré. A de l'esprit infiniment, de la politesse, l'air et les manières aimables; très riche, très ambitieux, mais très paresseux ; passe pour très attaché à la maison d'Autriche, mais, dans le fonds, ne l'est qu'à ses intérêts, qu'il préfère à tout; n'a point de probité, et prend toutes sortes de formes pour plaire; est très insinuant, obligeant, caressant, curieux; aime excessivement les jésuites, en a toujours quatre dans sa chambre, et ne mange jamais sans eux; n'est ni dévot, ni débauché, ni savant, mais aime les gens de lettres, et, entre ces jésuites, il y en a un italien qui a de l'esprit comme cent diables, et qui est d'une excellente compagnie. Tous les quatre logent chez lui, et il ne fait rien sans eux. A quatre palais dans Madrid, pour les quatre saisons de l'année, qui sont tous magnifiquement meublés, avec de beaux jardins pour le pays, et y loge dans tous par saisons. Est depuis quelque temps très lié avec le duc de Montalte[2], et se va lier avec son ennemi le cardinal, qu'il gouvernera, s'il est assez sot pour le souffrir, dont il est bien capable, et cela par les intrigues de la comtesse de Palme, nièce du cardinal, comme il est lié avec Montalte par les intrigues de la marquise del Carpio, que ledit Montalte aime, et ces deux femmes gouvernent tout Madrid[3]. L'Amirante est haï du peuple, craint des grands; personne ne se fie à lui, et il en plaisante le premier. Il seroit certainement dangereux, s'il n'étoit pas si paresseux[4] : l'esprit ne l'est point; mais, pour le corps, il faut, à quelque prix que ce soit, qu'il se repose et qu'il ne se donne aucune sorte de mouvement. Est ami intime du prince de Vaudémont et ennemi déclaré du duc de Medina-Sidonia et de tous les Guzmans. Est gentilhomme[5] de la chambre sans exercice. Veut gouverner et perdre tous ceux qui gouvernent ou ont apparence de gouverner à l'avenir, et ce pour cette seule raison, sans distinction. C'est le seigneur d'Espagne qui fait la plus grande figure, et, quoique laid, qui a le plus grand air. De façon ou d'autre, il fera parler de lui, car c'est ce qui s'appelle un personnage. C'est un homme haut et libre, et le même qui, sous le feu roi, allant en son exil, s'arrêta à Tolède et y donna une fête magnifique de taureaux, puis se logea dans l'Alhambra, qui est le palais des anciens rois de Grenade

1. C'est précisément ce qui a été raconté dans notre tome VII, p. 125-126.
2. Ci-après, p. 551 et 559. — 3. Ci-après, appendice XV, p. 581.
4. Ce mot surcharge *dangereux*.
5. Avant ce mot, Saint-Simon a biffé *premier*.

proche la ville, qui étoit le lieu qui lui étoit ordonné, et qui ne s'y établit qu'après une résidence de plusieurs mois à l'Alhambra[1], comme son éloignement de la ville lui en rendant le séjour moins commode[2].

« Le comte de San-Istevan[3], aîné de la maison de Benavidès, âgé

1. Le manuscrit porte ici : *lal'Alhambra*.

2. A la suite du *Portrait* (fol. 11 v°) on trouve, biffées et provenant d'une rédaction primitive, ces deux variantes du portrait que nous avons ici et de celui qu'on a lu plus haut, p. 537 : « Le Connétable. Est Velasco, l'aîné de la maison, qui est grande et une race de gens de guerre. Lui, un sujet très médiocre, très pauvre de biens, fort attaché à la reine douairière, qui le fit préférer au marquis de Villena pour l'ambassade de France, ce qui fit que San-Istevan, son majordome-major, la quitta. » — « L'Amirante. Est l'aîné de la maison Henriquez, bâtards des rois de Castille et du fameux Trastamare[a] qui tua D. Pedro le Cruel, roi de Castille. Est d'une des plus grandes naissances et des plus illustrées ; a[b] eu la principale autorité sous le feu roi, par le crédit de la reine, au parti de laquelle il étoit très attaché ; fut exilé par les intrigues du cardinal, dont il est l'ennemi ; a de l'esprit infiniment, de la politesse, l'air et les manières aimables ; très riche et très ambitieux, mais très paresseux ; passe pour très attaché à la maison d'Autriche, mais, dans le fonds, ne l'est qu'à ses intérêts, qu'il préfère à tout ; n'a point de probité et prend toutes sortes de formes pour plaire ; est très insinuant, caressant, obligeant, curieux ; aime excessivement les jésuites, en a toujours quatre dans sa chambre, et ne mange jamais sans eux ; n'est ni dévot, ni débauché, ni savant, mais aime les gens de lettres, et, entre ces jésuites, il y en a un italien qui a de l'esprit comme cent diables, et qui est d'une excellente compagnie ; tous les quatre logent chez lui, et il ne fait rien sans eux. A quatre palais à Madrid, pour toutes les saisons, qui sont tous magnifiquement meublés, avec de beaux jardins pour le pays, et y loge dans tous par saisons. Est conseiller d'État ; a cinquante-cinq ans ; est très lié depuis quelque temps avec le duc de Montalte, et se va lier avec son ennemi le cardinal, qu'il gouvernera, s'il est assez sot pour le souffrir, dont il est capable, et cela par les intrigues de la comtesse de Palme, nièce du cardinal, comme il est lié avec Montalte par les intrigues de la marquise del Carpio, que ledit Montalte aime ; et ces deux femmes gouvernent tout Madrid. L'Amirante est haï du peuple, craint des grands ; personne ne se fie à lui, et il en plaisante le premier. Il seroit certainement dangereux, s'il n'étoit pas si paresseux[c]. Est ami intime du prince de Vaudémont et ennemi déclaré de Medina-Sidonia et de tous les Guzmans. Il n'a plus que la clef, sans exercice, de gentilhomme de la chambre. Il est veuf sans enfants, et ne se remariera point. Veut gouverner et perdre tous ceux qui gouvernent ou ont apparence de gouverner, pour cela seulement, sans distinction. C'est le seigneur d'Espagne qui fasse la plus grande figure, et qui a le plus grand air, quoique laid. De façon ou d'autre, il fera parler de lui, car c'est ce qui s'appelle un personnage. Ne se soucie point de sa maison. N'a qu'un frère, retiré et malade, dont les enfants sont très jeunes, et dont[d] l'aîné sera amirante après cet oncle-ci. »

3. Ci-dessus, p. 218-219, et tome VII, p. 250 et 257-258. — Il écrit, comme en espagnol : *Santistevan*, et : *Bennavidèz*.

[a] Ici, *Tristemare*. — [b] Avant *a*, il a biffé *a été P^r^*.

[c] Avant ce mot, il a biffé un second *dangereux*. — [d] Avant *dont*, il a biffé *seront*.

de soixante ans, grand de la deuxième classe, ci-devant vice-roi de Naples, est du *despacho* pendant le voyage du mariage ; a déjà une grande autorité; succédera à celle du cardinal après lui, en chef, avec le duc de Medina-Sidonia en second, avec qui il est assez bien; grand Autrichien jusqu'au temps du traité de partage, que le marquis de Villagarcia, gouverneur du royaume de Valence, et le marquis de Villena, ami intime et à toute épreuve de San-Istevan, le convertirent au parti de la France à ce qu'il dit lui-même; veilla jour et nuit le cardinal, et sans le quitter d'un moment, lors du testament, et c'est celui de tous qui, avec le marquis de Villafranca, a le plus contribué à élever le roi d'aujourd'hui sur le trône[1]. Est veuf, a perdu un fils aîné à la bataille de la Marsaille, qui mourut en faisant des prodiges de valeur: il s'appeloit le marquis de Solera, et étoit un jeune homme accompli. Son père, qui ne s'en console point, ne peut pardonner à M. de Savoie d'avoir donné cette bataille mal à propos. Il a plusieurs autres enfants, dont l'aîné s'appelle aussi le marquis de Solera, a trente ans, est bon et honnête homme, sans aucune expérience, et vient d'être fait vice-roi de Navarre. Il est gendre du duc de Gandie, dont le fils a, par un double mariage, épousé sa sœur.

« Ce comte a assez de capacité et de droiture; cependant accusé de ne pas négliger ses intérêts et d'être un peu avare; très bien intentionné et très zélé pour le roi son maître; fort homme de bien, et cache sa dévotion avec soin; sait suffisamment pour un Espagnol; fort revenu des maximes d'Espagne, qu'il abhorre dans tout ce qui est mauvais; a l'esprit doux, fin, liant, insinuant; semble parler beaucoup, et n'est pourtant pas indiscret; aime toute sa famille et tous[2] ses parents, jusqu'au trentième degré, jusqu'à la fureur, et l'avoue franchement, et surtout ses enfants, dont il est aimé tendrement, et qui ont trop d'ascendant sur lui, et lui trop de complaisance pour eux; point vindicatif du tout, ni haineux, rendant justice sans partialité; homme d'État; est dans les bonnes maximes, aime la justice et la religion, également ennemi des hérésies et des superstitions; aime fort la France, entre les bras de qui il s'est jeté, et d'où il y a ordre de ne lui rien cacher et de lui communiquer toutes choses.

« Le comte de Montijo[3], de la maison Boccanegra comme le cardinal, est grand de la seconde classe et frère du patriarche des Indes[4].

« Le comte d'Aguilar[5], de la maison de Manriquez de Lara, grand de la troisième classe, et néanmoins très grand seigneur.

« Ce comte est grand ennemi du cardinal, et très attaché à la reine douairière, et tout cela publiquement; accusé d'avoir fait empoisonner

1. Voyez notre tome VII, p. 285 et suivantes, et ci-dessus, p. 533-534.

2. Le *t* de *tous* surcharge un *d*.

3. Ci-dessus, p. 212-214.

4. Dans le manuscrit, à la suite de chacun des articles qui vont suivre, il y a encore un grand blanc.

5. Ci-dessus, p. 206-209.

le père du duc d'Ossonne dans du tabac. Est haut, fier, ardent, libre, méchant, dangereux; infiniment d'esprit et de capacité.

« LE COMTE DE MONTEREY[1], fils du célèbre don Louis de Haro, président du conseil de Flandres, grand de la [ ][2] classe, a été gouverneur des Pays-Bas dès le vivant de son père, à l'âge de [ ][3].

Ce comte, dont la naissance est médiocre, est un des hommes d'Espagne qui a le plus d'esprit et de capacité; assez attaché au roi, mais d'une probité médiocre; haut, méchant, dangereux; grand ennemi du cardinal.

« LE DUC DE VERAGUA[4], vice-roi de Sicile par l'autorité de la reine douairière et le crédit de la comtesse de Berlepsch auprès d'elle, s'y voulut maintenir à l'avènement à la couronne du roi d'aujourd'hui, en offrant cinq mille pistoles à [ ][5], qui, je crois, en a fait son ennemi sans retour par la manière dont il traita son envoyé; fut rappelé incontinent[6].

« LE MARQUIS DEL FRESNO[7], grand de la [ ][8] classe, *scudero della casa*[9], est cadet de la maison de Velasco du connétable de Castille; conseiller d'État.

« Ce seigneur est homme de beaucoup de probité et de capacité.

« LE COMTE DE FUENSALIDA[10]. »

Fin des conseillers d'État.

LES SIX PREMIERS GENTILSHOMMES DE LA CHAMBRE DEMEURÉS EN EXERCICE, SELON L'ANCIENNETÉ DE LEURS CHARGES[11].

« LE MARQUIS DE QUINTANA[12], de la maison de Guzman comme le duc de Medina-Sidonia, et frère du premier écuyer; il est grand de la deuxième classe.

« LE MARQUIS DE VALERO, ci-devant vice-roi de Navarre.

« LE DUC DE BEJAR[13], grand de la première classe.

« LE DUC D'OSUNA[14], celui même qui est venu en France lorsque le roi d'Espagne en partit[15]; a vingt-cinq ans. La maison d'Osuna, avec

1. Ci-dessus, p. 209-211.
2. Le chiffre est resté en blanc dans le manuscrit.
3. Blanc dans le manuscrit.
4. Ci-dessus, p. 120-122. Ici, *Véraguas*.
5. Blanc dans le manuscrit.
6. Ci-dessus, p. 185-186.
7. Ci-dessus, p. 194 et 212.
8. Blanc dans le manuscrit.
9. Cadet de la maison : voyez ci-après, p. 551.
10. Ci-dessus, p. 212
11. Ci-dessus, p. 163-164, 179-181, 184-185 et 394, Addition n° 366.
12. Ci-dessus, p. 61.
13. Il a écrit : *Sézar*.
14. Ici : *Ossuna*. — 15. Tome VII, p. 371.

son majorasque, est fondue dans celle d'Hiron[1], et celle d'Hiron dans celle de Pacheco, et c'est de cette dernière dont le duc d'Ossone[2] est l'aîné. Sa femme est fille du feu connétable de Castille, de la maison Velasco, et très riche. Elle est des plus jolies d'Espagne, et a été fort en colère de l'exil du duc d'Arcos, qui lui fait sa cour. Osuna est grand de la première classe et un des six gentilshommes de la chambre du roi conservés en exercice.

« Ce seigneur a peu d'esprit, ne vaut rien; capable de toutes sortes de mauvaises actions, pourvu qu'elles le menassent à sa fortune ; glorieux, jaloux et faux; hait les François et tout ce qui approche le roi, qu'il voudroit gouverner, sans avoir rien de tout ce qu'il faudroit pour cela : en un mot, sans capacité, sans éducation, sans talent, et le revers et le contrepied parfait d'Antonio-Martin, qui suit. Le duc d'Ossone est très attaché au cardinal, dont il est l'espion[3].

« Le duc d'Albe[4], don Antonio-Martin, aîné de la maison de Tolède, connétable de Navarre, reconnu par ce roi-ci grand de la première classe du vivant de son père, ce qui lui étoit auparavant disputé; a trente ans, est arrière-petit-fils du fameux duc d'Albe gouverneur des Pays-Bas sous Philippe II, et qui, depuis, fit la conquête du Portugal, auquel il ressemble extrêmement de visage. Son père, qui s'appeloit duc d'Albe, est mort pendant le voyage du mariage[5]. Il étoit veuf et logeoit avec son fils; il étoit très attaché au roi, sans l'avoir jamais vu, et grand ennemi de la maison d'Autriche. Il y avoit trois ans qu'il étoit couché entre deux draps sur le côté gauche, sans en branler jamais, et disoit pour raison qu'il avoit un vent qui l'étoufferoit, s'il remuoit le moins du monde. La véritable raison étoit le départ malgré lui de sa maîtresse, qu'on [n']avoit jamais pu rattraper, ni savoir ce qu'elle étoit devenue, et sa résolution de demeurer en cet état jusqu'à son retour[6]. Il s'y joignoit aussi un peu de chagrin d'avoir toujours été maltraité du feu roi, qui ne l'avoit jamais voulu reconnoître de la première classe, non plus que son fils unique Antonio-Martin. Malgré cette folie, c'étoit un homme de beaucoup d'esprit, d'excellente conversation, qui savoit mille choses, et qui avoit beaucoup de probité, de tête, de considération et de crédit. Pendant sa vie, ils étoient cinq grands de la même maison : lui, son fils, le marquis del Carpio, son frère, et les marquis de Villafranca et de Mancera. C'étoit une chose unique, qui, jointe à beaucoup de charges qui étoient aussi dans leur maison, la faisoient nommer *maison favorite*, aussi bien que celle de Guzman, qui n'a que trois grands, et beaucoup moins de charges, et de

1. Lisez : *Giron*. — 2. Ici, il a francisé le nom.
3. Il en dira beaucoup moins en annonçant sa mort en 1716.
4. Ci-dessus, p. 190. Comparez la suite des *Mémoires*, tome IV de 1873, p. 30-33.
5. Mort le 15 novembre 1701.
6. En insérant ce trait dans la suite des *Mémoires* (année 1703, tome IV de 1873, p. 31 et 32), il le présentera comme rapporté par Louville.

moindres, Antonio-Martin a épousé la sœur du duc d'Arcos[1], qui est une dame d'esprit et de mérite, avec qui il vit très bien, et avec son beau-frère. Il n'en a qu'un fils unique, à qui il a fallu couper une jambe de la vérole; et si il n'a sept ou huit ans, et témoigne tant d'esprit et de valeur, que c'est une chose très extraordinaire à cet âge[2].

« Ce duc est pauvre et dissipateur, aussi bien que sa femme, et sans attention l'un et l'autre pour l'économie domestique; est très honnête homme, a beaucoup de probité et d'honneur, a des intentions très bonnes et très droites, est universellement estimé de tout le monde, grands et petits; d'un caractère très sérieux; a une fort mauvaise santé, qui l'a empêché de servir à la guerre, qu'il aime, et a beaucoup de courage, d'esprit et de sens; fort attaché au roi, et on peut se fier à lui de tout absolument et sans réserve; ami intime du cardinal; fait sa cour au roi sans bassesse ni fade complaisance; libéral et magnifique. En un mot, il n'y a rien de meilleur en Espagne.

« DON AUGUSTIN DE VELASCO, fils du marquis del Fresno, grand de la [ ][3] classe et conseiller d'État.

LE PREMIER ÉCUYER[4].

« DON GARCIAS DE GUZMAN. Il dépend du grand écuyer[5], comme je l'ai dit en son article[6], et, quoiqu'il soit, absolument et sans réserve, son subalterne en tout, cette charge ne laisse pas d'être très belle, très considérable et très[7] commode, d'une grande autorité, et d'être possédée par de grands seigneurs. Il n'est qu'après les gentilshommes[8] de la chambre; mais il leur prend leur service en tout, et en leur présence, dès que le roi est dehors, comme le grand écuyer le prend au sommelier du corps.

« Ce seigneur est cadet de la maison du grand écuyer et frère du marquis de Quintana, gentilhomme[9] de la chambre en exercice et grand de la [ ][10] classe.

« LE DUC DE MONTELEON[11], aîné de la maison Pignatelli du feu pape Innocent XII, grand de la [ ][12] classe, doyen en Espagne de l'ordre

1. Ci-dessus, p. 136.
2. En annonçant plus tard la mort de ce fils, en août 1709 (tome VII de 1873, p. 61), il ne lui donnera encore que sept ou huit ans, au lieu d'une vingtaine, et cachera quelle était sa maladie.
3. Blanc dans le manuscrit. Le marquis del Fresno et son fils étaient grands de Castille à vie : ci-dessus, p. 212.
4. Ci-dessus, p. 165, 166 et 168.
5. Ces cinq mots surchargent : *frère du marquis de Quintana*.
6. Ci-dessus, p. 534-535. — 7. Ici, le *t* de *très* surcharge un *d*.
8. Avant ce mot, il a biffé *premiers*. — 9. Avant ce mot, il a biffé *premier*.
10. Blanc dans le manuscrit. Voyez ci-dessus, p. 61 et 543, et ci-après, Additions et corrections, p. 669.
11. Ci-dessus, p. 219-226. Comparez notre tome VII, p. 263-266.
12. Blanc dans le manuscrit.

de la Toison d'or, qu'il a eu l'honneur de donner au roi en cette qualité, est grand écuyer de la reine douairière, dont il fait aussi l'office de majordomo-mayor depuis que le comte de San-Istevan l'a quittée[1].

« Ce duc est prodigieusement riche, ennemi mortel du cardinal, et déclaré par l'occasion que voici[2]. Il y a une coutume en Espagne, aussi étrange que généralement reçue. Lorsqu'une fille a seize ans, et qu'elle s'est mis en tête d'épouser un homme, quelque disproportionné que puisse être le mariage, le vicaire de la paroisse vient chez son père et demande en sa présence, et de la mère, à cette fille, si elle persiste à épouser un tel. Si elle dit que oui, il l'emmène sur l'heure chez lui, où il fait venir l'homme : là, il réitère la même question à la fille, et, si elle y répond toujours de même, et que l'homme veuille aussi l'épouser, il les marie sur-le-champ, sans autre forme, et sans que la fille puisse être déshéritée, pour cela, de ses parents. Cela s'appelle *la saccade du vicaire*. La fille du duc de Monteleon étoit dame du palais de la reine Palatine et vouloit épouser le marquis de Mortare, homme d'une grande naissance, mais très pauvre, qui l'enleva, et qui en fut exilé. Là-dessus, Charles II étant mort, le cardinal, qui hait extrêmement la reine douairière, desira que le duc de Monteleon la quittât, et le lui fit sentir. Ce duc fit entendre qu'il le vouloit bien aussi pourvu qu'on le récompensât[3] des charges qu'il avoit chez cette princesse, mais qu'autrement il étoit résolu à les garder. Le cardinal, piqué de ce refus en homme tel qu'il a été représenté, résolut d'en tirer une vengeance entière. Il apprit que la passion de cette fille duroit toujours pour Mortare, et il se mit à presser le duc de la lui faire épouser, et, sur son refus, à l'obliger de souffrir la saccade du vicaire. Cependant le duc, qui voyoit que la coutume secondoit la passion et l'autorité du cardinal, prit conseil de ***[4], et, sur leur avis, demanda au nouveau roi la permission de faire enlever sa fille, qui la lui accorda et lui en promit le plus secret. Là-dessus, le[5] comte d'Ursel, gentilhomme wallon[6], enlève la fille du duc par ordre de son père, la mène à Bayonne et lui fait épouser en ce lieu le marquis de Westerloo, grand seigneur flamand, à qui son père l'avoit promise, et qui s'étoit rendu en ce lieu. Cependant, le cardinal pressant de plus en plus la saccade du vicaire, le duc de Monteleon l'accepta enfin dès qu'il eut la nouvelle du mariage de sa fille par le retour du comte d'Ursel, et, le vicaire étant venu dans la maison, et y ayant bien cherché partout, il fallut bien avouer un fait

1. Un grand blanc au manuscrit.
2. Comparez ci-dessus, p. 220-228, et ci-après, l'appendice XV, où l'on verra que nous avons ici un arrangement du récit de Louville.
3. Qu'on lui donnât une compensation : ci-dessus, p. 220.
4. Nom en blanc. Ce sont Louville, qu'il ne veut pas nommer par discrétion, tenant tout ce récit de lui-même, et Blécourt ou Harcourt.
5. *Le* surcharge *on*.
6. Ci-dessus, p. 222. Ici encore, *Urse*.

aussi visible, et duquel d'ailleurs il sembloit qu'on ne dût rien craindre. Aussitôt le cardinal en fut informé, et en fut transporté de rage. Il médita d'en tirer une vengeance affreuse, et fut trouver le roi pour lui demander permission de poursuivre cette affaire. Le roi, jeune et peu versé aux coutumes d'Espagne, crut que cette poursuite ne seroit qu'ecclésiastique, et comme diocésain et métropolitain, et l'accorda dans le moment. Tout aussitôt, le cardinal fit assembler le conseil de Castille, où, de concert avec Arias et Monterey, il[1] rendit un arrêt, en trois heures[2] de temps, par lequel le duc de Monteleon étoit condamné à perdre deux cent mille écus de rente en Sicile, applicables à la guerre, à être arrêté sur-le-champ dans le palais de la reine douairière à Tolède, où il étoit lors, et d'en être aussitôt enlevé et conduit lié sur un cheval, par six hommes, au château de l'Alhambra, en Grenade, malgré la canicule et l'éloignement de plus de cent lieues, d'y rester le reste de ses jours gardé jour et nuit à vue, et de plus à représenter sa fille pour épouser le marquis de Mortare ; sinon, à perdre le reste de ses biens. Le comte d'Ursel fut le premier qui eut avis de cet épouvantable arrêt, et qui courut chercher ***[3] pour lui en donner avis, mais qu'il ne put trouver que tard, parce qu'il étoit à la promenade. ***[4] aussitôt fut chez le roi, qu'il trouva à la musique, de sorte qu'il lui en fallut attendre la fin. Dès qu'elle fut achevée, il entra dans un cabinet, où, seul avec le roi, il lui demanda, avec une grande et juste émotion, ce qu'il avoit fait. Le roi lui répondit qu'il voyoit bien que c'étoit la permission qu'il avoit donnée au cardinal dont il lui vouloit parler, et qu'il ne voyoit pas quel mal elle pouvoit faire. Là-dessus ***[5], lui raconta l'arrêt ci-dessus, et lui montra avec véhémence combien cet arrêt le déshonoroit[6] après la permission qu'il avoit lui-même donnée au duc de faire enlever sa fille, et toutes les terribles suites d'une affaire si fort sans aucun exemple. Le roi, ému, lui demanda le remède à ce mal, et ***[7], ayant fait venir une écritoire à l'instant, dicta au roi un ordre à un officier de courir aussitôt à Tolède pour empêcher l'enlèvement du duc, et pour le suivre en diligence et le tirer des mains de ses conducteurs et de ses gardes, si la chose étoit déjà faite, et un autre ordre au cardinal d'aller à l'heure même au lieu où se tient le conseil de Castille, et d'arracher[8] lui-même des registres la feuille où l'arrêt étoit écrit, et de la jeter au feu, afin que la mémoire en fût à jamais abolie. L'officier partit au même moment, et entra dans Tolède dans la même minute que celui du cardinal, qu'il empêcha de rien exécuter. Un autre fit relever le cardinal déjà couché, et chez lequel on

1. *Ils* corrigé en *il*.
2. Ces trois mots surchargent *par lequel*.
3. 4 et 5. Même blanc.
6. *Déshonoroit* semble corriger *déshonore*, emprunté peut-être au texte primitif de Louville.
7. Même blanc. — 8. Le *c* corrige un *q*.

n'entre jamais dès qu'il est retiré : il lut l'ordre, s'habilla, et fut exécuter à l'heure même sans dire une parole, et jamais n'en a dit[1] un mot que le lendemain, dès que le Roi le vit, qui lui demanda s'il l'avoit exécuté, et auquel il répondit que oui. ***, que le cardinal et Arias en boudèrent huit jours, sans qu'ils s'en soient jamais parlé, s'en fut dès le lendemain matin à la Zarzuela, en rendre compte au duc d'Harcourt, qui y étoit convalescent, et à qui on n'avoit pas eu le temps de recourir, qui loua infiniment *** et l'assura, comme il étoit vrai, qu'il avoit rendu un grand service au roi en cela; et ils dépêchèrent un courrier en France, qui rapporta les mêmes louanges à ***, et une lettre de réprimande au cardinal. Cependant le duc de Monteleon se vint jeter aux pieds du roi et remercia *** avec les termes les plus ampoulés; mais lui se défendit prudemment d'y avoir agi en rien; mais toute l'Espagne ne l'a pas moins su, et ne l'en a pas moins aimé. Tous les grands, et surtout Aguilar et l'Amirante, en furent transportés de joie, car ces deux sont ennemis déclarés du cardinal, qui, en cette affaire, reçut, avec toute sa maison, un affront sans exemple, et tel qu'il l'avoit voulu faire au duc de Monteleon. On[2] rapporte à dessein cette affaire tout au long, qui caractérise encore mieux le cardinal, et qui montre de quoi il est capable.

« Le duc del Infantado[3], de la maison de Silva y Mendoza, grand de la première classe.

« Le marquis de Villena, duc d'Escalona[4], est de la maison Pacheco comme le duc d'Ossone, grand de la seconde[5] classe, chevalier de la Toison d'or; a été vice-roi de Sicile en la place du duc de Veragua, que Philippe V rappela à son avènement à la couronne; vient d'être fait vice-roi de Naples en la place du duc de Medina-Celi; signe : *Le Marquis*, tout court : *El Marquès*[6]. Les Espagnols disent qu'il n'y a qu'un duc, un comte et un marquis : l'Infantado, premier duc; Benavente, premier comte, et Villena, premier marquis[7]. Est très grand seigneur. Son majorasque en titre est Villena.

« Ce seigneur n'a jamais porté de golille, ni d'autre habit qu'à la françoise, pas même aux chapelles, ni[8] en quelque solennité ou cérémonie que ç'ait été, et dit, pour toute raison, que cet habit à l'espagnole, et la golille, est ridicule et insupportable[9]. Est ami intime et à toute épreuve, et réciproquement, du comte de San-Istevan, et ne sont qu'un en toutes choses. A de l'esprit et de la capacité, un grand atta-

1. Encore deux et trois indicatifs à remarquer, comme ci-dessus, p. 547, note 6.
2. *On* corrige le pronom personnel *J[e]*.
3. Ci-dessus, p. 116 et 117. Ici : *de l'Infantado*, *Sylva* et *Mendozza*.
4. Ci-dessus, p. 185, 186 et 203. Comparez notre tome VII, p. 254, etc.
5. *Seconde* est en interligne, au-dessus de *première*, biffé.
6. Il a écrit : *Marquéz*. — 7. Ci-dessus, p. 193.
8. *Ni* a été ajouté en interligne.
9. Ci-dessus, p. 183 et 190.

chement pour le roi; est plein d'honneur, de vertu, de mérite, de probité, de bonté.

« LE MARQUIS D'ASTORGA[1] est de la maison de Guzman comme le duc de Medina-Sidonia; grand de la première classe; dispute au marquis de Villena le droit de signer : *Le Marquis*, tout court, et signe comme lui : *El Marquès;* mais toute l'Espagne convient que le droit et la raison sont tout entiers du côté du marquis de Villena. Cette maison de Guzman est appelée *maison favorite*, aussi bien que celle de Tolède, à cause de trois grands et de plusieurs charges qui sont dans cette maison.

« LE DUC DEL SESTO[2] est fils du feu marquis de los Balbasès, mort prêtre, qui accompagna la feue reine Marie-Thérèse en France, en qualité d'ambassadeur extraordinaire d'Espagne; est de la maison [Spinola] et grand de la [ ] classe[3].

« LE DUC D'HIJAR[4], grand[5] de la première classe, est de la maison Boccanegra comme le cardinal Portocarrero. Il n'y en a plus de celle de Portocarrero, qui est éteinte[6].

« LE DUC DE BEJAR[7], grand de la première classe, a la Toison d'or dès l'âge de six mois[8]. Ils l'ont toujours eue de père en fils depuis Charles V. Est de la maison [Sotomayor][9].

« LE DUC D'ALBUQUERQUE, de la maison de la Cueva, grand de la première classe.

« LE DUC D'UCEDA[10], ambassadeur[11] à Rome, grand de la première classe, est de la maison [Acuña y Pacheco][12].

« LE DUC D'ARCOS[13], de la maison Ponce de Léon, grand de la première classe, est celui qui a présenté au roi d'Espagne Philippe V le mémoire contre le rang de grands[14] accordé en Espagne aux ducs de France : pour quoi il fut exilé en Flandres et obligé d'y servir toute la guerre à ses dépens. Il donna ce mémoire à l'instigation de sa mère[15].

1. Ci-dessus, p. 193.
2. Comparez le tome XVIII des *Mémoires*, p. 63 et 120.
3. Le nom de la maison et le chiffre de la classe sont restés en blanc dans le manuscrit.
4. Tome XVIII, p. 19-20.
5. Avant ce mot, Saint-Simon a biffé *de la maison Portocarrero*.
6. Cet article n'est qu'une suite d'erreurs. — A partir d'ici jusqu'à la fin, le manuscrit est d'une écriture différente, quoique toujours autographe, et doit appartenir à une rédaction antérieure : voyez ci-après, p. 551, note 7.
7. Les trois dernières lettres en corrigent d'autres, effacées du doigt.
8. Six ans dans les *Mémoires*, tome XVIII, p. 13.
9. En blanc dans le manuscrit. — 10. Ci-dessus, p. 187-188.
11. La première lettre d'*ambassadeur* corrige un *g*.
12. Nom en blanc dans le manuscrit.
13. Ci-dessus, p. 136.
14. Il avait commencé à écrire : *des d[ucs]*.
15. C'est ce que nous verrons dans le prochain volume, au mois d'octobre 1701.

« Le duc de Baños[1], Ponce de Léon, frère du duc d'Arcos[2], grand aussi de la première classe, favori du feu roi Charles II. Ce sont les deux seuls frères revêtus de cette dignité. Sont de très grands seigneurs. Il a suivi volontairement son frère, et, en passant en France, y reçurent avec affectation tous les honneurs des ducs[3].

« Le marquis de Castel-Rodrigo. Est de la maison Omodeï et grand de la seconde classe; ambassadeur de Philippe V à Turin pour son mariage et lui amener la princesse à Barcelone[4].

« Le comte d'Aguilar-del-Campo.

« Le duc de Saint-Pierre, grand de la première classe, de la maison [Spinola][5].

« Le marquis del Carpio, de la maison de Tolède; grand, par sa femme, de la seconde classe, fille du feu marquis del Carpio mort vice-roi de Naples.

« Le marquis de Camaraça, grand de la seconde classe, chevalier de la Toison d'or.

« Le marquis de Leganès[6], grand de la première classe, ci-devant gouverneur du Milanois, est de la maison de Menezès[7]; très Autrichien; a peu d'esprit et de sens, est sot homme, présumé beaucoup; de condition ordinaire.

« Le comte de Montezuma, de la maison Montezuma des vrais rois du Pérou, où il est vice-roi; grand.

« Le comte de Fuentès, point grand.

« Le comte de Cifuentès[8], point grand; de la maison de [Silva][9]; grand

1. Ci-dessus, p. 136. Il écrit : *Bagnos*. — 2. Ci-dessus, p. 549.

3. Après ces notices, Saint-Simon a biffé l'article suivant sur le Grand Inquisiteur, qui n'était qu'une première rédaction de celui qui a été donné plus haut, p. 531-532 : « Le grand Inquisiteur est de la maison de Mendoza, et archevêque de Séville, où le cardinal Portocarrero l'a fait reléguer par Philippe V dès qu'il fut arrivé à Irun : ce qui fut un coup d'autorité prodigieuse. Il s'étoit fait faire grand inquisiteur par le crédit de la reine, et cela même, et de ne ployer pas assez sous le cardinal, et de ne le saluer pas assez, l'a rendu son ennemi et son persécuteur implacable, outre qu'il voudroit bien avoir sa charge, et le fait tenir bon avec une hauteur et une rusticité extrême, et avec menaces contre le Nonce et les offices du Pape en faveur de cet inquisiteur, lequel d'ailleurs est un sujet très médiocre. Il l'accuse d'être trop propre et de donner l'aumône par faste par (*par* corrige *da[ns]*) les rues pour s'acquérir le peuple. Cet inquisiteur, qui a une autorité énorme, balança tout un jour s'il obéiroit au Roi, et enfin partit : sans quoi il eût été très difficile de l'y forcer. Il n'a rien démérité; mais c'est un pauvre homme, encore une fois. Don Manuel Arias voudroit bien aussi sa charge, même en quittant pour cela la présidence de Castille. »

4. C'est ce que nous verrons dans le prochain volume.

5. En blanc dans le manuscrit.

6. Ce gouverneur du Milanais dont le nom a été prononcé en 1696.

7. Il a écrit : *Mezenez*, et c'est d'ailleurs une erreur pour *Felipez de Guzman*.

8. Ci-dessus, p. 204. — 9. En blanc dans le manuscrit.

seigneur; a eu une grande affaire avec l'Amirante, pour laquelle tous deux ont été longtemps exilés sous le feu roi; sont rappelés et accommodés. Est un fat fieffé.

« LE MARQUIS DE BEDMAR[1]; point grand; de la maison de la Cueva; gouverneur général, ou, en l'absence de M. de Bavière, qui en a retenu le titre, commandant général des Pays-Bas espagnols.

« LE DUC MOLÈS[2], ambassadeur à Vienne; point grand.

« LE DUC DE MONTALTE[3], cadet ou *scudero della casa* de Moncade, une des premières, pour ne pas dire la première, d'Espagne; grand de la première classe, président du conseil d'Aragon.

« LE MARQUIS D'AYETONE[4], aîné de la maison de Moncade; grand de a première classe, général de la cavalerie de [ ][5], fort jeune.

« LE DUC DE GANDIE[6].

Ici, Saint-Simon a biffé les deux articles sur le connétable de Castille et sur l'Amirante, que nous avons donnés comme variantes du texte définitif (p. 541), et, à la suite, il a reproduit à peu près textuellement les articles ci-dessus sur les ducs d'Hijar, de Bejar et d'Albuquerque. L'écriture de ces articles, qui commencent le fol. 12 du manuscrit, est la même que celle du fol. 9, finissant par l'article del Sesto : ci-dessus, p. 549. Les fol. 10 et 11, de date antérieure, d'écriture différente et plus grosse, doivent avoir été intercalés après coup. Au dos du dernier feuillet (aujourd'hui fol. 13) est le titre : *Portrait au naturel*, etc.

1. Ci-dessus, p. 151 et 251.
2. Ci-dessus, p. 254 et 255.
3. Ci-dessus, p. 562-563.
4. En espagnol, *Aitona*.
5. Le nom est resté en blanc dans le manuscrit.
6. Ci-dessus, p. 115.

XIII

PORTRAITS EXTRAITS DES RELATIONS DES AMBASSADEURS VÉNITIENS EN ESPAGNE.

Il est intéressant de suivre d'un ambassadeur à l'autre les différents rapports que ces diplomates ont faits à leur sénat, sur la plupart des personnages que Saint-Simon vient de nous présenter autour de Charles II et de Philippe V. Je groupe donc dans cet appendice, traduits aussi littéralement que possible, les portraits de ceux dont suit la liste, avec la date de chacune des relations auxquelles ils sont empruntés, et le nom de l'ambassadeur.

	Séb. Foscarini.	C. Ruzzini.	P. Venier.	A. Mocenigo.
Comte d'Aguilar	—	1695	1698	—
Duc d'Albe.	1686	—	—	—
Amirante de Castille	1686	1695	1698	1702
Connétable de Castille. . . .	1686	1695	—	—
Marquis de Mancera.	1686	1695	1698	—
Duc de Montalto	—	1695	1698	—
Comte de Monterey.	—	1695	1698	—
Comte d'Oropesa	1686	1695	1698	1702
Duc d'Osuna	1686	—	—	—
Cardinal Portocarrero. . . .	1686	1695	1698	1702
Marquis de Villafranca . . .	—	1695	1698	—
Marie-Anne de Neubourg, reine	—	1695	1698	1702
Philippe V, roi.	—	—	—	1702

Relation de Sébastien Foscarini. 1686[1].

L'ambassadeur a raconté la disgrâce qui fit tomber le duc de Medina-Celi en 1684, et qui laissa vacante la place de favori premier ministre.

« Cette chute avait été préparée dans l'esprit du roi, non seulement par ses ministres d'État, mais aussi par le directeur de sa conscience, dont les secrètes insinuations ne firent pas moins que la réprobation générale. Les prédicateurs criaient audacieusement, du haut de leurs chaires, que S. M. manquait absolument aux obligations que le Seigneur lui avait imposées en le faisant maître de la couronne, et qu'il aurait à rendre un compte rigoureux pour ne point gouverner par lui-même et laisser aussi aveuglément qu'imprudemment à un favori cette responsabilité inséparable de la personne royale : à quoi venaient s'ajouter les

1. *Relazioni*, série ESPAGNA, tome II, p. 516 et suivantes.

protestations décevantes du plus grand amour, le respect des peuples, les louanges données à sa capacité très suffisante pour comprendre et digérer les affaires, l'assurance qu'une courte pratique ferait disparaître les difficultés des premiers jours. Finalement, l'intérêt, d'une part, et, d'autre part, l'aiguillon de la gloire le décidèrent à éloigner le duc de sa propre personne et des affaires, et il se risqua à prendre pour lui-même le lourd fardeau du gouvernement entier. Avec une habileté dissimulée, Oropesa, président du conseil de Castille, fit tout pour en rendre le poids aussi écrasant que possible, de manière que le roi s'en fatiguât plus tôt, et il y réussit. Le roi, ayant commencé à se lasser du travail, passa vite de l'ennui au dégoût. Oropesa vint à son secours, et lui conseilla de remettre une partie des dépêches à l'examen des ministres, c'est-à-dire du président lui-même, parce qu'en raison de la supériorité de sa charge il était le seul à qui l'on pût se livrer en toute confiance, sans crainte d'inconvénients. A peine quelques jours s'étaient-ils écoulés, que le roi se reprit à goûter les charmes de l'indolence : trouvant le petit nombre d'affaires que le président s'était fait remettre expédiées avec autant de promptitude que de clarté, il estima que c'était la plus admirable façon de pourvoir à tout, et, se figurant qu'il expédiait et les mémoires des ministres, et les consultes des tribunaux, et les lettres, avec ces trois seuls mots : *Au comte Oropesa*, il retomba vite dans son ancienne fainéantise : c'est celle-ci qui fit virtuellement du comte un premier ministre. Comme pourtant il s'est défendu d'en prendre le titre, tout en gardant avec un soin jaloux celui de président de Castille, qui préserve le roi d'avoir aucun scrupule quant à la privance, cela lui donne au contraire le moyen d'augmenter ce qu'on suppose de son autorité avec l'équivoque d'agir artificieusement (?) : d'où il se peut dire que l'énigme de son élévation ou de sa faveur, tant au commencement qu'au milieu de sa durée, est un mélange de contradictions.

« Don Antoine-Joachim Alvarez, comte d'Oropesa, gentilhomme de la chambre, président du conseil suprême de Castille, conseiller d'État, possède un talent au-dessus du médiocre, un jugement mûr, une connaissance assez étendue de l'universalité des choses. Il a de l'équité et de la lecture, de l'application aux affaires, de la facilité à les comprendre, de l'aisance à s'expliquer, des façons civiles et douces, une manière serrée et ferme de négocier. Ses mœurs sont modestes, sa piété exemplaire; mais il joint une dissimulation très efficace à une ambition latente, et toutefois démesurée. La réunion de ces qualités serait suffisante pour faire un exquis courtisan et un chevalier chrétien parfaitement achevé; cependant il paraît que l'opinion publique ne trouve pas que ce soit assez pour l'homme d'État favori et premier ministre d'un si grand roi, et qu'on regrette de ne pas trouver en lui une expérience consommée, une fine et singulière connaissance des affaires des princes, la science du droit civil pour les matières judiciaires, une prudence politique qui lui fournisse de vifs et sages expédients suivant les divers incidents et circonstances, enfin une hardie franchise pour expédier les affaires et ne point perdre par des retards les occasions favorables : toutes choses des plus propres à mettre en relief, non pas les statues travaillées par un savant ciseau, selon les règles de l'art, avec la symétrie des profils et des traits, la proportion, la délicatesse, mais plutôt celles qui, formées dans des proportions insolites et ébauchées à grands coups de maître, ont cet avantage que plus l'endroit où on les pose est élevé, plus elles paraissent parfaites et semblent venues à point pour occuper leur place. Cependant, sans juger Oropesa avec tant de rigueur, on ne peut du moins s'empêcher de reconnaître qu'il est comparativement le meilleur entre les personnages du rang où les rois d'Espagne ont coutume de prendre favoris et premiers ministres. Sorti d'une branche de la maison de Bragance transplantée en Castille et entée sur la maison de Tolède, si le roi de Portugal venait à n'avoir point de fils, et que l'Infante n'en eût pas après lui, c'est Oropesa qui serait le plus proche pour recueillir la succession de cette couronne. Pour cette raison, ne semble-t-il pas que la prudence eût dû empêcher qu'on lui confiât jamais le sort de la monarchie qu'il dirige maintenant, et que, d'autre part, on maintînt en relégation au loin Medina-Celi, à cause des titres par lesquels il se croit supérieur au président de Castille? Et ce sont précisément ces deux hommes qui se trouvent placés à la tête des affaires! La durée de son pouvoir devra être longue, et parce que le caractère du roi s'est profondément enraciné sur lui, et parce qu'on ne voit pas quel pourrait être son héritier. Et il faut ici noter quelle a été la finesse de sa dissimulation lorsque son ambitieuse modestie, voyant le duc de Medina avoir une part égale dans les faveurs du maître, lui laissa volontairement la main, plutôt que de la prendre au risque d'en être dépouillé à bref délai par quelque autre, et préféra être au second rang pour rester seul ensuite. Il professe une parfaite indépendance, se vantant de ne reconnaître aucun parti pour promoteur de sa fortune, non plus que d'avoir besoin du conseil ou de l'aide d'autrui pour se maintenir, voulant ou se perdre ou fortifier sa situation par les mêmes moyens qui l'y ont fait arriver. Sa femme, dame de beauté et d'esprit, a sur lui une très grande autorité. Il compte très peu de confidents, et beaucoup plus d'ennemis que de partisans. Vis-à-vis de la reine mère, qui lui est plutôt hostile que favorable, il affecte le plus profond respect; mais il n'y a guère de confiance entre eux. Il aurait singulièrement à craindre d'elle, maintenant que le roi s'est remarié à une palatine parente de l'Empereur, pour peu qu'unissant leurs opinions et leurs visées, les deux époux eussent l'idée de mettre le pouvoir aux mains d'une créature à eux; tandis qu'il est indubitable que, toutes les fois que la reine mère et la reine régnante marcheront ensemble, leurs forces unies prévaudront sur les volontés du roi, et personne n'aura assez de valeur ou de crédit pour résister et se maintenir contre elles deux.

« Celui qui fait la première figure dans le conseil d'État après le comte d'Oropesa est, par rang d'ancienneté et de fonctions, don Ignace de Velasco, gentilhomme de la chambre, connétable de Castille, majordome-major du roi et duc de Frias. Une contenance grave, unie à une réserve plus que circonspecte dans ses discours et ses manières, le font paraître superbe au lieu de mesuré, et sa cautèle passe pour l'arrogance d'un génie profond, aussi longuement expérimenté que sage. Dans les délibérations, quand il n'est pas trop préoccupé ou troublé par la passion, il vise à voter au mieux et entraîne derrière lui la masse des autres conseillers. Le roi l'estime plus qu'il ne l'aime, cet air sérieux l'embarrassant. S'il n'a jamais pu aspirer à la faveur, du moins il la combat dans ceux qui en jouissent. Toujours, pour ainsi dire, hostile aux favoris, il fait cependant quelquefois trêve avec eux, quand il y trouve avantage. A l'égard d'Oropesa, il lui a fait jusqu'ici une opposition inflexible.

« Don Gaspard Enriquez de Cabrera, duc de Rioseco, amirante de Castille, gentilhomme de la chambre du roi, le second par ordre de promotion (ordre que je suivrai jusqu'au bout), a été comblé par la nature de tous les dons qui peuvent rendre un homme complètement parfait : prestance majestueuse, air grave et agréable en même temps, intelligence lucide, faconde exquise, agilité dans tous les exercices chevaleresques, tout eût fait certainement de lui un des premiers sujets du roi d'Espagne, aussi bien dans les emplois civils que dans les emplois militaires, si une paresseuse indolence et une inclination immodérée aux plaisirs et à la débauche lascive n'avaient gâté tant d'avantages remarquables. L'Amirante a toujours suivi le parti de la reine mère, et il y reste attaché indissolublement. Il se montre aussi très ardent pour les intérêts de l'Empereur[1]....

« Don Gaspard Giron, duc d'Osuna, gentilhomme de la chambre, homme d'un esprit élevé mais extravagant, après avoir payé d'un long exil et de la perte de sa charge de grand écuyer de la reine régnante la peine de ses agitations et de ses obstinées bizarreries, a été rappelé à la cour par le comte d'Oropesa, et, appliquant son génie naturel à amasser de grandes richesses sans se mêler aux factions, il s'est conduit plus sagement dans le Conseil. Il y fait bonne figure, non point qu'il soit très heureux dans ses explications, mais bien dans la conception des idées et dans la discussion des affaires, sur lesquelles il vote solidement. Il semble surtout exceller dans celles qui concernent l'Italie, et c'est pourquoi on lui en renvoie souvent le rapport. Si la présidence d'Italie venait à vaquer, il pourrait y avoir une bonne part. Ses ancêtres, toujours hostiles aux intérêts de Votre Sérénité[2], ne peuvent lui avoir légué des sentiments favorables.

« Don Antoine Alvarez de Tolède et Beaumont, duc d'Albe, connétable de Navarre, président suprême d'Italie, rend plus piquante encore la liberté de son langage par la vivacité et la pénétration de son esprit.

1. Suit le portrait de don Pierre d'Aragon, président du conseil suprême du royaume de ce nom.

2. La république de Venise.

Il arrive à être plutôt craint que considéré. Dans les affaires d'Italie, son avis et ses tendances l'emportent sur les autres. Son parti a toujours eu une grande part dans les intrigues de la cour. Préoccupé de la grandesse espagnole et de la puissance de la monarchie, il a une piètre opinion des autres États, et attribue la prédominance de la France aux erreurs des favoris et aux divisions intestines de la cour. Il voudrait tous les princes d'Italie asservis aux maximes et aux intérêts de la couronne, et, à part la Sérénissime République, dont il connaît la prudence et la force, il n'a que bien peu d'estime pour les autres États. Il craint et affecte de craindre avec exagération que le changement du système ancien n'aboutisse à l'abaissement de l'Espagne.... Dans les questions d'intérêt public, je ne l'ai pas trouvé du tout franc[1]....

« Don Louis-Emmanuel Portocarrero, cardinal-archevêque de Tolède, est un seigneur aux manières affables, aux intentions excellentes, à l'esprit extrêmement candide, et, ce qui est estimable par-dessus tout dans l'état ecclésiastique, il a les mœurs les plus intègres et distribue avec un soin zélé les dignités et bénéfices de son ample et opulent diocèse. Mais ces qualités sont trop abondamment compensées par la médiocrité de son talent et par le peu d'étendue de son intelligence des affaires d'État[2]....

« Don Antoine de Tolède, marquis de Mancera, majordome-major de la reine mère, a, plus que tout ce qui compose le conseil d'État, l'air véritable et les talents d'un ministre accompli, et il possède au plus haut degré les avantages du génie, de l'étude et de l'expérience. Versé dans les affaires étrangères par sa pratique des ambassades, les gouvernements qu'il a exercés l'ont mis au courant des choses de l'intérieur, aussi bien pour les Indes que pour l'Espagne : à quoi se joint une noble parure d'érudition, car il connaît toutes les langues, pour ainsi dire, et s'exprime en un style si gracieux, avec tant d'à-propos, en termes si propres, avec des sentences de tant de poids, et enfin il montre tant de modestie, de courtoisie, de douceur, que, dans les négociations comme dans la conversation, il satisfait, instruit et délecte. Les étrangers, qui l'applaudissent, et les gens dégagés de toute passion de parti le regardent comme le plus capable de remplir le poste de premier ministre. Les envieux et les rivaux le taxent d'avarice et d'irrésolution, défauts inconciliables avec l'état de la monarchie, qui demande une main hardie, et non timide, désintéressée, et non avide. Serviteur actuel de la reine mère et grand ami de l'ambassadeur impérial, il peut beaucoup espérer dans la nouvelle orientation que la cour va prendre.... »

1. Suit le portrait de Paul Spinola-Doria, marquis de los Balbasès.
2. Suivent les portraits de don Henri Benavidès, du prince Vincent de Gonzague, du duc de Villa-Hermosa et de l'inquisiteur général don Diego de Valladorès y Sarmiento.

Relation de Charles Ruzzini. 1695[1].

« Marie-Anne, une des nombreuses et fortunées princesses que compte la maison palatine, est un ornement pour le trône et tient bien sa place aux côtés du roi régnant, comme dans son cœur. Son air de douce majesté, son attitude grave, une blancheur de teint extraordinaire, relevée par des cheveux blonds, lui font une auréole de toutes les grâces les plus attrayantes de la beauté. Elle était encore plus brillante dans sa fleur, quand elle arriva pour le mariage; mais il ne faut pas s'étonner si, avant de se faire aux attaches étroites et indispensables de l'étiquette espagnole, il y a eu bien à souffrir pour un caractère nourri dans l'indépendance et la liberté des cours étrangères. Que ce soit cette raison ou toute autre, elle est souvent frappée de violentes attaques et d'accidents imprévus, qui, après avoir été jugés de caractère malin, sont regardés maintenant comme l'effet d'une force extraordinaire des affections féminines, aggravées par une mélancolie naturelle. On ne veut pourtant pas attribuer à la même cause le défaut de fécondité contre lequel la publicité dernièrement donnée à une fausse couche a essayé de protester; mais les opinions sont restées divisées sur ce point, parce qu'il pouvait y avoir aussi des raisons mystérieuses pour faire naître des espérances. Si ses manières étaient moins soutenues, elles seraient encore plus appréciées; on craint qu'elle ne se laisse mener par les conseils de la baronne Berlepsch, dame d'honneur venue avec elle d'Allemagne, et de don Henri Wischer, son secrétaire, allemand aussi. Leur entremise indirecte ouvre aux affaires une voie nouvelle, mais non franche, dans laquelle quelquefois la justice peut s'introduire avec le mérite, mais souvent aussi la faveur avec l'intérêt. Quoi qu'il en soit, la reine a pris l'habitude de se faire l'intermédiaire pour la réussite des affaires, et bien souvent elle triomphe, en appliquant sa prudence à saisir habilement l'heure et le moment d'insister et d'enlever le consentement du roi. Et pour que les effets de sa propre autorité ne disparaissent pas derrière celle des favoris, elle empêche, autant qu'il lui est possible, que la place vacante ne soit occupée. La même jalousie ne permet pas qu'une bonne entente règne entre elle et la reine mère....

« Depuis quelques années, la place principale et supérieure demeure inoccupée dans le conseil d'État, celle que remplit d'ordinaire le favori (*privato*) ou premier ministre : vacance rare dans la monarchie espagnole, qui, plus longuement que toutes les autres de ce siècle, doit être dirigée par la main toujours pesante des favoris du prince. En dernier lieu, ce fut le comte d'Oropesa, sans qu'il eût d'ailleurs aucun titre extérieur le désignant comme tel, car il se refusait à s'en laisser revêtir, pour mieux garder la place que la fortune lui avait donnée. Mais, battu en brèche par la reine mère, qui se défiait de lui; par la reine

1. *Relazioni*, série Espagna, tome II, p. 569 et suivantes.

régnante, qui n'oubliait pas l'opposition qu'il avait faite à ses épousailles; par le confesseur, qui avait charge, non moins que ses prédécesseurs, de faire au roi une obligation de conscience de gouverner au lieu de se laisser gouverner; gêné en outre par la mollesse à fournir aux nécessités d'une guerre acharnée, il ne put, au milieu de tant d'attaques, se maintenir dans le poste envié, et reçut ordre de quitter ses emplois et la cour.... Conservant la propriété de la présidence d'Italie, il vit actuellement à quelques lieues de Madrid....

« L'appui particulier d'un auxiliaire étant nécessaire pour supporter un si lourd fardeau, le roi avait reporté sa confiance sur le duc de Montalto; mais, comme le crédit de celui-ci n'est pas tout à fait enraciné, et que des rivaux cherchent à le renverser, il arrive surtout que le roi, ne se fiant pas absolument à son avis, va aussi demander celui des uns et des autres, faisant ainsi passer l'affaire de main en main et multipliant les informations. Ce procédé ne laisse pas de troubler les affaires, de les exposer à des retards, qui les compromettent, et à une exécution imparfaite, n'y ayant personne qui, après avoir formulé la maxime, soit tenu de la développer et de la soutenir comme en étant l'auteur. Aussi le désordre a-t-il failli plusieurs fois amener l'éclosion d'une nouvelle faveur, et on a pesé alors les avantages respectifs d'une junte ou d'un premier ministre. Le roi se serait remis encore sous l'ascendant du dernier en date, c'est-à-dire du duc de Montalto, si la reine régnante n'avait pas exclu ce nom énergiquement. La raison de cette opposition est dans la supériorité de Montalto, parce que, pour obtenir les bonnes grâces de la reine, il ne se soucie pas, ou ne croit pas à propos de passer par l'intermédiaire obligé de la Berlepsch et de Wischer : attitude qui, si elle lui vaut l'approbation universelle, lui fait perdre celle qui serait plus particulièrement efficace....

« Le duc a du désintéressement, de la justice, du zèle pour le service du roi. Un caractère toujours porté à la lecture, à l'étude et à l'observation des masses de mémoires laissés par le cardinal son père[1] l'a instruit suffisamment des matières politiques, quoiqu'il n'appartienne au conseil d'État que depuis peu d'années, et qu'il n'eût eu jusque-là d'autre occupation que les armes pendant la guerre de Flandre. Il cherche à placer un jugement plus mûr que vif. Il donne ses votes, mais sans tâcher de les déterminer; il les accompagne de beaucoup de constance et de noblesse dans les sentiments. Loin de se dérober à l'application et à la fatigue, il consacre à de longues veilles le plus grand nombre des heures destinées au repos. Il a de la douceur dans ses façons, de la courtoisie dans ses manières.... Le souvenir de son père, qui fut précédemment majordome de la reine mère, le fait considérer comme dépendant de celle-ci et porté à favoriser la maison de Bavière. Les deux plus proches rivalités qu'il rencontre pour la commission et l'emploi

1. Louis-Guillaume de Moncade Luna Aragon, VIIe duc de Montalto, vice-roi de Sicile, cardinal-diacre en 1667, mort en 1672.

de lieutenant général du roi sont celles du connétable et de l'amirante de Castille.

« Le Connétable, qui, pour son compte, n'a jamais voulu, ou n'a point pu, en principe, s'élever jusqu'au poste de favori, continue, selon l'habitude qu'il a prise, à battre en brèche quiconque s'achemine de ce côté-là ou y est arrivé. Il est toujours dangereux de rencontrer une opposition aussi puissante que la sienne, parce que, si quelquefois sa faveur a une certaine efficacité, son aversion est tout autrement forte et active : il sait beaucoup mieux faire le mal à un ennemi, que le bien à un ami. Sa longue existence et les emplois qu'il a eus, quoique ce soit fort anciennement, donnent à ses conseils un juste caractère de profondeur et de maturité, et ils seraient encore plus recherchés et suivis, s'il s'appliquait à les faire valoir en se donnant plus volontiers au travail. Son poste de majordome-major l'approche du roi, qui l'estime et le favorise, quand bien même il n'aime son attitude, que cependant, en présence de S. M., le duc cherche à adoucir. Avec les autres, il pousse à l'excès la gravité et le sérieux, comme la sobriété et la recherche dans les discours; et pourtant, quand il le veut, il sait les atténuer par une affabilité d'autant plus obligeante qu'elle est plus rare....

« Par l'élévation de son esprit et de ses visées, l'Amirante est porté à chercher tous les accès à la faveur, et une ancienne amitié avec le duc de Montalto n'empêche point que, par des artifices occultes ou à découvert, ils ne soient rivaux en bon service et opposés en opinions. Ce ministre réunit vraiment beaucoup de privilèges naturels : prompt à comprendre et vif à pénétrer, il a l'élocution facile, le conseil perçant et comme subtil; il est homme très secret, et ses objectifs sont fort divers. Sagace dans la direction des affaires, il sait observer les convenances, accommoder les entreprises aux conjonctures, suivant qu'elles changent, et se servir de la courtoisie pour couvrir les choses et allécher les gens. Ayant le crédit, il vient de se retirer du parti de la reine. Il désire devenir favori, et, après bien des détours pour y arriver, il est monté dernièrement au poste éminent de grand écuyer. Il a une expérience suffisante, et le gouvernement de Milan l'a particulièrement mis au fait des affaires d'Italie....

« A ces trois ministres plus particulièrement employés viennent s'en adjoindre deux autres, le cardinal Portocarrero et le seigneur de Mancera, lorsque le roi forme une junte particulière où se discutent en grand secret les plus graves questions, celles, entre autres, de la paix et de la succession.

« Le cardinal Portocarrero, archevêque de Tolède, vient en première ligne, soit par les titres de ses deux dignités, soit par le zèle désintéressé qui caractérise ses intentions. Dans l'administration de son très opulent diocèse, il montre une parfaite ponctualité, faisant l'aumône avec profusion et ne méritant que des éloges dans tout ce qui touche l'exercice le plus intègre des fonctions épiscopales....

« Mancera est vieux et rompu aux emplois intérieurs de la cour après s'être consacré à ceux du dehors. C'est un seigneur ennobli par beaucoup de qualités naturelles : conversation très affable, langage érudit et éloquent, maximes bien pesées, quelques-uns même disent trop prudentes et péchant par l'irrésolution. Il est majordome-major de la reine mère, et a aussi, dans cette importante circonstance, une part du secret du gouvernement[1]....

« Le comte de Monterey n'a obtenu que dernièrement une distinction qu'il méritait depuis de longues années, mais qui n'est pourtant qu'un simple titre, celui de conseiller d'État. Le souvenir ancien de ses entreprises contre la reine mère, non moins que la jalousie des favoris, qui craignaient son ascendant, a contribué à le tenir en dehors de la sphère des affaires et à le mal placer dans l'esprit du roi. Encore jeune, il sut mériter l'approbation dans le gouvernement de la Flandre et dans les emplois militaires en temps de guerre, où il aurait réussi, s'il avait persévéré, de même qu'en continuant les emplois politiques, il se rendra toujours plus capable de les tenir. A l'application il joint le désintéressement et l'exactitude dans la direction, non seulement de ses affaires domestiques, mais aussi des affaires publiques qui lui sont confiées. Le fond de son caractère est l'exactitude et la correction; mais il peut s'échauffer lorsque l'occasion se présente de contester et de se défendre; autrement, ses manières sont familières, douces, nobles, et telles qu'il convient à un ministre et à un fils de don Louis de Haro.

« Le marquis de Villafranca se distingue par une singulière rectitude de cœur et d'esprit. Il mesure rigoureusement ses opinions, et il n'est pas facile ensuite de l'en faire dévier. Il dédaigne les applaudissements et l'esprit de parti, passant par-dessus tout dès qu'il croit que l'intérêt du service du roi et de la justice le veut ainsi. Il aime à prolonger l'étude des affaires, pour en connaître toutes les faces. D'ailleurs, c'est un génie plus sage qu'ouvert et vif....

« Tout autrement chaud et piquant est le comte d'Aguilar. Comme il n'a pris d'expérience que dans les choses de la mer, son vote dans les affaires d'État n'obtient pas toujours le plus grand crédit, quoique ce soit le produit de la finesse et d'un esprit réfléchi. C'est un homme de

1. L'abbé de Vayrac s'exprime ainsi (*État présent de l'Espagne*, tome III, p. 150) : « On peut dire que la vie de ce seigneur a été un vrai modèle de toutes les bonnes qualités qu'on peut souhaiter dans un homme de sa qualité. Fonciètrement (*sic*) homme de bien, sans trop donner dans cette dévotion fastueuse si ordinaire parmi les Espagnols, il remplissoit tous les devoirs de la religion. Inviolablement attaché aux intérêts de l'État et des trois rois sous lesquels il a servi, il a eu part dans les plus grandes affaires de la monarchie avec l'approbation de tout le monde. Plein d'érudition, il s'appliquoit à cultiver les sciences par de fréquentes conversations avec les gens de lettres, qu'il honoroit d'une estime singulière, et auxquels il procuroit tous les avantages qu'il pouvoit.... » Suivant le même auteur (p. 148), c'est ce goût pour les belles-lettres et pour les sciences qui l'avait fait nommer tout jeune à l'ambassade de Venise.

bonne guerre, point difficile, ni réservé dans la conversation. Il ne se cache pas de dépendre de la reine mère, dont la protection a toujours récompensé les services qu'il lui a rendus dans des temps troublés. Il professe en termes sincères une grande estime pour la sagesse publique, disant qu'il n'hésiterait pas à y faire appel pour résoudre les plus graves difficultés où se puisse trouver la couronne.... »

Relation de Pierre Venier. 1698[1].

« Le roi se laisse surtout dominer par la reine, et par affection, et beaucoup par crainte, car elle tient tout à fait en sujétion ses volontés, et possède un tel ascendant, que parfois son intervention particulière prévaut sur les décisions des ministres.

« Marie-Anne est du lignage de la maison palatine ; elle entre présentement dans ses vingt-neuf ans. Elle est d'une beauté plus que médiocre, aime et connaît la musique et le chant, parle parfaitement quatre langues, s'adonne fréquemment aux actes de piété, et ne cherche point les divertissements, pour complaire à son mari, bien qu'elle s'y plaise. Elle paraît sérieuse plus qu'elle ne le devrait, et se trouve isolée par orgueil, parce qu'elle ne cajole pas tout le monde ; et cela ressort encore davantage quand on la compare avec la défunte reine, qui usait d'affabilité envers tous, et dont survivent toujours l'amour et le souvenir. Toutefois, son doux parler satisfait ceux qui ont l'occasion de l'entendre, et particulièrement les étrangers, qui reçoivent tous un bon accueil. Il paraît qu'elle s'applique à la magnificence dans les vêtements, et, par son exemple, elle a donné l'occasion de divers changements dans l'ornementation des chapeaux, en se rapprochant quelque peu de la mode française, ainsi que d'autres innovations dans l'ancien habillement, malgré le bruit que fit la duchesse d'Alburquerque, camarera-mayor, qui y opposa son refus en présence même de la reine, et qui, un peu plus, serait sortie du palais, si le roi ne s'était pas entremis. Mais, après sa mort, la reine, pour pouvoir agir à sa guise, lui fit substituer la duchesse de Frias, femme faible, qui ne sait s'opposer à aucune innovation. Ses ennemis l'accusent d'être trop parcimonieuse dans ses générosités et portée à accumuler l'argent et les joyaux, avec la précaution de les envoyer en lieu sûr et de pourvoir ainsi à tout événement fâcheux. La baronne de Berlepsch, allemande, et son confesseur capucin, le P. Gabriel, sont les confidents intimes de ses secrets. A ce dernier elle fournit de beaux appartements dans son couvent, des mets délicats pour chaque jour, des serviteurs et des voitures, et, à part le vêtement et le coucher, il n'est personne qui ne puisse envier cette existence. Quand à l'autre, la reine lui a fait donner par le roi un revenu annuel de douze mille pièces sur l'héritage du prince de Stigliano, au royaume de Naples, et, pour son fils, l'archimandritat de Sicile, qui en rapporte quinze mille, sous

1. *Relazioni*, série ESPAGNA, tome II, p. 625 et suivantes.

prétexte de récompenser l'assistance qu'elle en a reçue dans son infirmité. Tout cela fait murmurer sujets et courtisans : ils disent qu'elle se préoccupe plus de ses propres convenances que de celles de l'État, qu'elle a épousé le roi, non l'État, à qui elle nuit en faisant conférer les charges et les emplois, moyennant argent, à des individus sans mérite, et que cela introduit le désordre dans tous les services.... Quoi qu'il en soit, elle dédaigne les critiques, va toujours son chemin, dirige, commande, et fait vraiment le rôle de roi, plutôt que celui de reine.

« Don Louis-Emmanuel Portocarrero, archevêque de Tolède, use de beaucoup d'affabilité et de courtoisie avec les ministres étrangers, et généralement avec tout le monde. Son zèle et le service du roi demanderaient plus de talent, car il ne fait qu'exagérer les désordres, et ne sait point aller jusqu'aux remèdes. Il parle avec liberté au roi, et c'est plus par son désir de faire que par sa résolution qu'il contribue à régler les choses [1]....

« L'exercice de tant de gouvernements et de si longues ambassades, en même temps qu'il a comblé Antoine de Tolède, marquis de Mancera, de toutes les connaissances de l'intérieur et de l'extérieur, lui a aussi assuré le crédit dû à une prudence consommée et mûrie par l'âge, qui le met au-dessus de tous les ministres. La charge de majordome-major qu'il avait auprès de la reine mère l'exemptait de fréquenter le Conseil; mais, depuis qu'elle est morte, et tout en conservant le titre et les émoluments, il s'y montre plus assidûment. Toutefois, étant septuagénaire, il travaille avec lenteur, et ne supporte pas le poids des affaires comme il serait désirable [2]....

« Don Frédéric de Tolède, marquis de Villafranca, tire ses meilleurs droits à siéger dans le Conseil de ce qu'il a tenu la vice-royauté de Sicile dans le temps du soulèvement de Messine. Lors de la disgrâce d'Oropesa, il obtint la présidence d'Italie, et toute affaire qui se traite dans ce conseil commence par être soumise à son étude, et, pour ainsi dire, à sa décision. Quoiqu'il ait des vues très nettes, l'esprit le plus droit, solide et ferme, mais sans prévention, et qu'il ne considère jamais que le service du roi, l'âpreté et la brièveté de sa parole, son ignorance des choses du monde nuisent à toutes ses bonnes qualités, et les ministres étrangers n'ont à attendre de lui ni égards de politesse, ni faveur. Il pèse tout dans la balance de la raison et de la justice.

« Don Ferdinand de Moncade, duc de Montalto, président du conseil d'Aragon, est accablé sous un nombre d'occupations proportionné à son génie laborieux, et donne tous ses moments au service du roi. Maximes paisibles et douces, intelligence telle qu'on peut la désirer d'un ministre qui ne prétend pas à une élévation sublime, mais augmentée d'une connaissance profonde des affaires de la Flandre. Au temps où il y remplissait les fonctions de général de la cavalerie, il montra que sa pensée

1. Suit le portrait de don Alphonse d'Aguilar, cardinal de Cordoue.
2. Suit le portrait du marquis de los Balbasès.

n'était pas aux accroissements de pouvoir, et l'approbation générale était pour lui quand le roi lui donnait des marques de confiance; mais sa manière franche de procéder lui a fait perdre le pas sur l'Amirante, qui est pour lui un rival ou un ennemi irréconciliable, je ne sais lequel des deux. Celui-ci s'est servi du point d'honneur pour l'abattre : on lui confia d'abord la direction du négoce particulier, puis on la lui enleva; il s'en montra piqué, s'exprima librement dans un mémoire de plaintes au roi, et ce fut l'occasion de sa disgrâce.

« C'est cette occurrence qui fit prendre le haut vol à Jean-Thomas Enriquez Cabrera, amirante de Castille, grand écuyer, lequel représente toujours sur la scène de cette cour le personnage masqué[1]. Il dispose à son gré de tout ce qu'il y a d'important, et, sans avoir le caractère de premier ministre déclaré, il en exerce les pouvoirs de fait, et procède avec un tel art, que, tout en feignant de ne rien vouloir de plus, il embrasse toutes les attributions et dirige tout. Cette conduite mystérieuse a deux fins : l'une, de conserver longuement sa supériorité, et l'autre, de se soustraire à la responsabilité des événements fâcheux. De toute manière, chacun sait ce qu'il est et l'accable de reproches et de plaintes; mais, méprisant tout, il va droit son chemin, et, grâce à un génie des plus sagaces, dissimulé par-dessus tout, s'il ne réussit pas à tromper tout le monde, il trompe beaucoup de gens, ou du moins ceux qui doivent le cultiver par besoin de profiter de son autorité paraissent être trompés. Il est venu aux oreilles du roi qu'il y avait une protestation générale contre ses manières violentes, son manque de zèle et son attachement exclusif à ses propres intérêts[2]; mais l'appui de la reine le soutient jusqu'à présent et le garantit des effets de l'antipathie du roi, et ce n'a pas été une médiocre augmentation de la faveur royale qu'on lui ait permis de prendre l'appartement des Infants au palais pour le motif qui a été allégué ailleurs[3].

« Il peut se faire maintenant que le retour de don Antoine-Joachim d'Alvarez de Tolède, comte d'Oropesa, amène des changements dans le Conseil par le fait de l'opposition de génie entre les deux ministres, car il ressort de leurs maximes respectives que l'Amirante se résigne-

1. *Il Finto.*

2. L'abbé de Vayrac dit (tome III, p. 163) : « Tout plioit sous son autorité, et l'Espagne se sentira longtemps du mauvais usage qu'il fit de son trop grand crédit. Plusieurs seigneurs de la première distinction payèrent par l'exil la liberté qu'ils se donnèrent de blâmer sa conduite, et les plus chers intérêts du roi et de ses peuples furent sacrifiés à son ambition. »

3. Il avait dit (p. 629) : « L'Amirante, affectant toujours de ne vouloir disposer de rien, dispose de tout comme s'il était premier ministre sans l'être déclaré; il tient sous sa dépendance vice-rois, ambassadeurs et ministres pour la plupart. Il vit dans le palais royal, et occupe l'appartement des Princes sous prétexte de se garantir des embûches que dresse contre lui le comte de Cifuentès. » L'éditeur italien a lu ici : *la Fuentès.* Voyez ci-dessus, p. 204 et 550-551.

rait difficilement à voir l'autre son égal, de même que celui-ci à se laisser dominer par un supérieur. Les motifs de son retour m'échappent, car j'avais déjà quitté la cour à ce moment-là. Il se peut que son talent, estimé utile dans les circonstances présentes et dans celles qui peuvent survenir, ait motivé cette mesure, avec l'appui du cardinal; et il se peut aussi que l'Amirante se soit uni à la reine pour enlever quelques affaires particulièrement difficiles, et que leur insuccès ait amené une désapprobation qui en est souvent la conséquence en ce pays. Ce que donnera cette mesure imprévue de la volonté royale, le temps seul peut le faire savoir; pour moi, ne portant pas la vue si loin, je me réduirai à dire ce que la voix publique répète partout, puisque je n'ai pas eu à faire moi-même avec Oropesa : c'est un homme profondément instruit des affaires intérieures, plus superficiellement des affaires extérieures, savant et appliqué à cultiver la science, prudent dans le maniement des affaires, mais irrésolu et lent dans l'exécution.

« Don Jean-Dominique d'Haro, comte de Monterey, gentilhomme de la chambre, président du conseil de Flandre, jouit de l'estime du roi et a sa confiance jusqu'à un certain point. Personne ne doute de son intègre fidélité, et ses manières généreuses et civiles lui concilient la sympathie générale. On croit que sa fermeté serait capable de soutenir le rôle de favori; mais, gardant une contenance de compassion et se réduisant strictement au service du roi, il ne sort point des limites que lui prescrit sa charge. Comme il ne s'est pas bien fait venir de la reine, qui l'a beaucoup méprisé, aussi espère-t-il seulement conserver le cœur du roi par son attitude de bon et dévoué vassal[1].

« La fortune est venue à don Henri-Emmanuel-Roderic Manriquès de Lara, comte de Frigiliana, gentilhomme de la chambre, par son mariage avec l'héritière d'Aguilar, qui lui apporta la grandesse en dot, mais particulièrement aussi parce qu'il a suivi le parti de la reine mère au temps des démêlés de la cour avec D. Juan. Sa carrière militaire se fit sur mer, où il parvint au grade de général de la flotte, dans lequel il eut l'occasion de se signaler; mais le fait d'avoir alors perdu Larache

1. On le savait dangereux en 1700, mais sans qu'il comptât soit sur la reine, soit sur l'Autriche, puisque ses disgrâces de 1698 et 1699 (*Journal de Dangeau*, tome VI, p. 326, 348 et 354, et tome VII, p. 213; *Gazette d'Amsterdam*, 1698, nº XVIII, et 1699, nº CIII; *Mercure historique*, tome XXVIII, p. 144) avaient été amenées par sa lutte contre la Berlepsch et sa maîtresse, et même, selon les *Mémoires et négociations*, de M. de la Torre, 2e série, tome I, p. 5, 104-118, 246-252, etc., il était devenu alors, en secret, malgré sa disgrâce, l'âme du parti français, le partenaire de M. d'Harcourt. Ces tergiversations le faisaient comparer plus tard, par le duc de Gramont, à « une girouette qui tourne à tous vents, qui condamne tout, et ne remédie à rien. » Quand M. de Marcin vint prendre la place de M. d'Harcourt, M. de Torcy lui signala Monterey comme s'opposant toujours aux vues du roi pour rester maître lui-même des affaires, garder ses créatures et en faire de nouvelles (*Avènement des Bourbons*, tome I, p. CCXX).

sans la secourir, quand on le croyait en état de le faire, lui a attiré non seulement des protestations, mais même la haine. Néanmoins, la reine sa protectrice le releva et le fit encore nommer au conseil d'État, et, avant mon départ, il fut promu aussi à la présidence d'Aragon grâce aux bons offices du landgrave de Hesse, qui y fut employé par la reine régnante. Toutefois, le roi ne l'a pas en grand crédit, et il est le plus souvent exclu des délibérations importantes. Son opinion n'est pas celle que le Conseil suit le plus souvent, et quelquefois les passions la font rejeter. Son tempérament est susceptible de l'entraîner aux résolutions féroces; génie entreprenant, très vif de manège, il ne pèse pas les suites des engagements et ne pense point aux conséquences finales : c'est pourquoi il ne voit que le pouvoir du roi, et point celui des autres. C'est cependant un esprit étendu; il s'exprime en termes sentencieux, et sa spécialité est la marine et le commerce, dans lesquels il a pu particulièrement s'instruire quand il tenait le gouvernement de Cadix. Du reste, civil autant qu'il convient, avec une certaine ostentation de pitié, il vise à se conformer au génie de son souverain. Jadis il épousa avec attachement le parti de l'Amirante, puis répudia celui-ci et se jeta dans le parti contraire. Maintenant il agit avec art, mais se défie de tout le monde et n'est bien ni avec les uns ni avec les autres[1].... »

Relation d'Alvise Mocenigo. 1702[2].

« Marie-Anne de Neubourg est fille de l'électeur palatin et sœur de quatre princesses illustres, l'impératrice régnante, la feue reine de Portugal, la femme du général Jacques Sobieski fils du feu roi de Pologne, et la duchesse de Parme. Cette reine, unissant à un teint des plus avenants et à une taille bien proportionnée la vivacité de l'esprit, sut s'introduire mieux que n'avait fait la première dans la volonté du roi son mari, si bien que, l'assujettissant à son propre vouloir, le vainquant par ses attraits, elle triomphait de toute résistance, et, devenant plus hardie dans ses entreprises à mesure que ses victoires étaient plus répétées et plus éclatantes, elle s'empara de la majeure et plus considérable partie des affaires et des décisions à prendre. Elle s'introduisit dans les matières économiques, comme dans les politiques, et ne s'abstint même pas d'ingérence dans les promotions aux premiers emplois de l'armée. Pour mieux asseoir son autorité, elle avait fait la partie carrée avec le P. Gabriel, capucin, son confesseur, l'amirante de Castille et la baronne de Berlepsch.

« La grandeur de la naissance, l'importance des emplois, l'abondance de talents ont amené finalement au premier rang l'amirante de Castille,

1. Frigiliana-Aguilar a toujours été regardé comme le plus grand partisan de l'Autriche, est-il dit dans l'*Instruction à Marcin*, p. CCXIV; aussi a-t-on eu tort de le laisser en charge, ainsi que l'Amirante, en se bornant à lui retrancher trente mille écus. Voyez ci-après, p. 569, note, la lettre de Louville.

2. *Relazioni*, série ESPAGNA, tome II, p. 683 et suivantes.

comte de Melgar. Il servit la couronne, en passant par presque tous les grades militaires, dans l'État de Milan, puis y eut le poste de mestre de camp général, et arriva à celui de gouverneur général, où il donna d'abondants témoignages de la meilleure conduite pendant les années où le gouvernement lui fut prorogé. Mais, ayant été destiné à l'ambassade de Rome, il tenta de se soustraire à la dépense et aux responsabilités de cet emploi en rentrant en Espagne, et, son arrivée à la cour ayant été présentée défavorablement par ses rivaux, il dut en sortir par ordre du roi et se retirer au loin[1]. Grâce à ses parents et amis il vint à bout de cette disgrâce, obtint la permission de venir se jeter aux pieds de S. M., et donna pour justification de son retour les longues années pendant lesquelles il avait dignement servi, la mort toute récente de son digne père, la nécessité de rétablir les intérêts compromis de sa maison et d'en assurer la succession par un second mariage. Il obtint ainsi de la douceur naturelle du roi un rescrit favorable, et fut pourvu de la charge de grand écuyer, jadis possédée par son père. Quand arriva la princesse électorale, nouvelle femme du roi, comprenant avec une rare perspicacité qu'elle avait besoin d'appui, il entreprit très habilement de gagner ses bonnes grâces, et y réussit le mieux du monde. Il se rendit nécessaire à la Berlepsch et au capucin Gabriel, confesseur de la reine, pour qu'ils pussent arriver à leurs fins. Ces deux personnages lui assurèrent la faveur de la reine, et il sut entrer très avant dans ses bonnes grâces par sa modestie comme par son obséquiosité. Ayant ainsi établi les fondements d'un grand pouvoir, il étendit son autorité jusqu'à combler de bienfaits en tout genre ses créatures, se fit un grand parti, et joua en fait le rôle de premier ministre : à telle enseigne que, lorsqu'un décret royal avait été proposé avec unanimité par le conseil d'État, ou si, en cas de partage, le roi s'était prononcé dans le sens qu'il jugeait le meilleur, l'Amirante, ce qui était une nouveauté bien rare, faisait signer à S. M. des délibérations et des décrets contraires aux opinions de tout ce même conseil, et qui n'étaient inspirés que de son propre et unique sentiment. Mais, comme le temps serein ne dure pas plus dans les cours que dans l'air, et fait place à des tourbillons imprévus et à des tempêtes subites, l'éclat de la fortune de l'Amirante vint à s'éclipser, sans que ce fût par sa faute. Depuis longtemps il y avait rivalité entre lui et le comte d'Oropesa, qui prétend descendre de la grande maison de Bragance, et qui a tant travaillé en sa faveur pour la succession sur laquelle le testament de Charles II vient de fournir aux curieux une ample matière à réflexions. Fort et puissant comme il a été dit, l'Amirante expulsa de la cour son com-

1. Voyez la *Gazette* de 1676, p. 627, 661, 662, 670, 733-734, 902, etc. Plus jeune encore, des désordres publics et son insolence envers le président de Castille lui avaient valu des punitions sévères et l'exil; mais il s'en était promptement tiré : *Gazette* de 1669, p. 137-138 et 259, de 1670, p. 210, 838, 858, et de 1671, p. 19 et 406. Il avait été fait capitaine au nouveau régiment des gardes en mai 1669, gouverneur de Novare en juin 1673.

pétiteur et le maintint au loin pendant quatre années environ; mais alors, changeant d'idée, et croyant que, s'il le ramenait pour occuper les postes principaux de président des conseils de Castille et d'Italie, il se l'attacherait sûrement par des liens indissolubles (car il avait réfléchi que, ne manquant pas d'autres rivalités pour préparer sa propre chute, il était de toute nécessité de se pourvoir d'un co-partageant qui lui prêtât secours), il le fit rappeler par le roi, et Oropesa, s'étant humilié devant ce prince, réunit entre ses mains la présidence du conseil d'Italie avec celle qu'il avait gardée du conseil de Castille, bien qu'elles fussent incompatibles. La dernière, entre autres fonctions remarquables, a charge de veiller à l'approvisionnement en comestibles et en grains de la nombreuse population de Madrid. La femme du comte d'Oropesa fut accusée par la rumeur publique d'avoir quelque intérêt dans les marchés de pain et d'huile, denrées indispensables, sur lesquelles la ville éprouva une extraordinaire pénurie. De là, grande excitation dans la plèbe, qui se précipita impétueusement autour de la maison d'Oropesa, portant ses cris jusque sur la place du palais royal, et faisant entendre fort avant des menaces contre le corrégidor et le président. Ce dernier, comme il est ordinaire dans les changements de fortune, fut abandonné de tous ses amis, sauf le seul marquis de Castel-Rodrigo, qui s'employa habilement à le soustraire aux fureurs populaires en le faisant passer dans sa propre maison par une voie secrète, avec sa femme et ses fils, tandis que le roi faisait occuper militairement la maison d'Oropesa, pour la garantir de plus graves conséquences. Cette chute d'Oropesa fut le prélude de celle de l'Amirante : sous le prétexte qu'il s'était entremis pour faire rappeler son ancien rival, ses ennemis remontrèrent combien cette mesure avait été préjudiciable à la monarchie et au roi, et ils obtinrent de celui-ci un ordre à l'Amirante de quitter la cour et de se retirer à trente lieues de distance. Il fallut obéir avec une résignation immédiate à l'injonction royale, et cette brillante fortune, qui avait si longtemps souri à l'Amirante, se changea ainsi en un misérable et lointain exil. La vérité est que le conseil d'État et la monarchie espagnole ont perdu dans ces deux brillants sujets les ministres les plus remarquables comme habileté, comme expérience, comme talent, et les plus capables de bien servir. L'Oropesa, frappé dans ses plus vifs sentiments, n'a survécu à cette disgrâce qu'avec une certaine confusion d'esprit et une diminution d'intelligence, comme si ce n'était plus le même homme; l'Amirante, lors même que la mort de Charles II lui a eu permis de revenir à la cour, invité par les vicissitudes du sort à prendre une situation modeste et à l'abri de la jalousie, s'est contenté de la décoration et des dignités attachées à son nom.

« La disparition de ces deux astres brillants a fait luire avec plus d'éclat que par le passé, sur l'horizon politique, la personnalité de l'archevêque de Tolède, cardinal Portocarrero. Ce personnage vraiment remarquable a donné en toutes circonstances les preuves d'un réel attachement aux lois de la piété, de l'honnêteté et de la justice. Dans le cours entier de sa vie passée jusqu'à présent, qu'il atteint presque soixante-cinq ans, son zèle pour le service de la royauté s'est toujours affirmé. Comme habileté et capacité de grandes affaires, on pourrait dire de lui, ainsi que de certains autres, qu'il peut avoir des égaux, mais point de plus forts. Antagoniste déclaré du comte de Melgar, toujours il s'efforça de faire obstacle à l'autorité et à l'ascendant de la reine, et, comme la bonne réputation de ses services lui avait valu la dignité de cardinal avec le siège archiépiscopal de Tolède, qui est d'un très riche revenu et dont dépend la collation d'un nombre infini de bénéfices opulents, même des cures de la capitale, ce qui lui assurait estime et bon renom, ses observations étaient accueillies volontiers par le roi. Sa médiocrité comme connaissances est telle, que ce fait que l'Urraca, créé par lui chanoine de sa cathédrale, examinait avec lui les matières en délibération et préparait les avis, ne laissait pas, aux yeux des autres ministres, aussi bien ceux de la couronne que ceux des princes étrangers, de rabaisser la haute idée de valeur qui semble indispensable dans le poste occupé par le cardinal. Celui-ci, depuis les premiers temps de l'éloignement de l'Amirante et de la chute d'Oropesa, s'est appuyé sur Arias[1], qui autrefois avait eu la vice-présidence du conseil de Castille, mais vivait depuis plusieurs années dans la retraite, en vrai amant du repos, et, dans ce haut poste, il s'est fait de lui un confident et un substitut. Ses rivaux ayant disparu dans l'abîme, le cardinal gagna chaque jour davantage les bonnes grâces de son maître, et avança à grands pas dans la pratique des manèges et des négociations les plus graves. Il traitait courtoisement les autres ministres, qui le reconnaissaient étranger à la vénalité et à l'avidité pour les proches. Il lui fut aisé de se maintenir en bonne union avec son collègue le marquis de Mancera, jadis ambassadeur auprès de notre Excellentissime Sénat, avec le marquis de Villafranca et avec le marquis de los Balbasès, qui est décédé depuis peu. Les autres ministres, dont la confiance en lui n'est que simplement apparente, regardaient attentivement et fixement quelle direction il suivait, et il était observé de loin par le comte de Monterey et le duc de Montalto, qui vivaient en dehors du service de la couronne, mais curieux de ce qui arrivait à autrui, quoique peu fortunés pour leur propre compte....

« Peu de mois avant que le roi D. Charles passât au ciel, il augmenta le conseil d'un certain nombre d'autres personnages.... Le marquis de Villanuova, secrétaire du Dépêche universel, laissa de vifs regrets au roi lui-même et à tout le public quand il trépassa, et fut remplacé par don Antoine Ubilla[2], dont il faut attendre les preuves[3].

1. Les éditeurs ont lu : *Arcos*.

2. Les éditeurs ont lu : *Uneglia*.

3. On peut rapprocher de cette relation une lettre que Louville écrivait vers le même temps, de Madrid, et qui est imprimée dans ses *Mémoires secrets* (tome I, p. 116-118) : « Les Espagnols manquent de vigueur ; ils sont incapables de se donner aucun mouvement pour servir le roi, ou pour le renverser, quoique, au rebours de la nation, la plupart ne l'aiment pas, et

« J'omets pareillement la longue liste des personnages dont le grand nombre remplit les autres conseils, celui de la guerre, le conseil royal de Castille, le conseil d'Aragon, ceux des finances, de l'Inquisition, de la croisade, et des ordres de chevalerie de Saint-Jacques, Alcantara et Calatrava. Les présidences de chaque conseil, étant accompagnées de très gros profits autant que d'honneur, sont considérées comme les récompenses les plus éclatantes que le roi réserve aux services multipliés, de même que le grade de conseiller d'État, qui est purement honorifique, et la décoration très estimée de la clef de gentilhomme de la chambre. Ce serait étendre le rapport hors de propos,... d'autant que, la discussion de toutes les principales affaires étant évoquée au conseil d'État, les autres conseils ne conservent que leur ancien nom, sans avoir de travail sérieux. »

soient jaloux furieux des François. Mille factions différentes les divisent; ils se haïssent tous à la mort. Vous voudriez bien, je le vois, qu'ils eussent au moins de l'esprit (j'entends ceux de notre côté); mais Dieu a été d'un autre avis, et ils en ont très peu. Je ne parle pas de Mancera, qui est âgé de quatre-vingt-six ans, ni de Villafranca, ni de Saint-Estevan, qui ont du bon sens et des lumières. En revanche, ils sont crédules jusqu'à l'excès. Le chambellan Benavente nous vint avertir, l'autre jour, en pleurant, de nous méfier d'une berline attelée que la douairière (la veuve de Charles II) avoit donnée au roi catholique, et qui devoit, disoit-il, par l'effet d'un sortilège, devenir caisse d'oranger, pendant que le roi deviendroit oranger en caisse. *Ab uno disce omnes;* car Benavente est fort de mise. Les deux aigles de la cour sont précisément l'Amirante et Aguilar, qui nous détestent. Ces hommes pourroient nous faire bien du tort, et, s'ils ne nous en font pas, ce ne sera point la faute de M. le cardinal; car, tout en ôtant au premier sa charge et ses pensions, et au second plus de trente mille écus de rente qui faisoient la meilleure partie de son bien, il les a laissés tous deux dans le grand conseil d'État, qui ne décide rien, je vous l'accorde, mais d'où ils peuvent du moins plonger dans le conseil suprême, et voir tout ce qui s'y passe. Ne pensez-vous pas qu'il valoit mieux les gagner ou les anéantir? Ajoutez qu'il y a dans le petit conseil un homme non moins suspect qu'eux, et comme eux fort habile : c'est don Antonio Ubilla. Cet homme étoit autrefois haï du cardinal; mais il a tant cajolé Urraca, qu'il a tout à coup, au grand étonnement de chacun, retourné S. É., et que, de secrétaire du *despacho* général, il l'est aussi devenu du petit *despacho*. Qui peut l'empêcher, je vous le demande, de conserver des relations avec l'Amirante et de lui révéler les secrets du gouvernement? Heureusement que celui-ci, en sa qualité de grand, est fort paresseux, qu'il ne songe qu'à se raccrocher à la cour par de petites menées sourdes, qu'il aime son plaisir uniquement, et que son amour pour la maison d'Autriche ne va pas jusqu'à la servir avec résolution. Aguilar est d'un caractère plus hardi, il a plus de tête, il est plus capable d'affaires. On en eût fait un très bon ministre; il peut être un dangereux ennemi. Mais, par bonheur, les grands l'estiment trop pour l'aimer, et le craignent tous également. De plus, il est très pauvre pour un homme de son rang; aussi est-il plus rampant qu'aucun d'eux. Pour le président Arias, il est assez sage et bien intentionné, quoique despote et colère, en même temps qu'obséquieux et flagorneur.... »

Le roi Philippe V d'après Alvise Mocenigo[1].

« Les rares qualités que ce monarque doit à la nature et à l'éducation font de lui un objet d'admiration et d'amour pour tous les cœurs. Dans la fleur de l'âge, ayant un peu plus de dix-huit ans, agile et robuste de corps, ne dépassant pas, comme taille, la stature ordinaire, son visage respire une majesté sereine unie à la parfaite symétrie des traits, et son regard trahit la vivacité de son esprit. Porté à la gloire militaire, il n'aspire qu'aux occasions de se signaler sur les champs de bataille. Autant il sera circonspect et jaloux de l'autorité et du commandement, autant, pour le présent, il se soumet aux avis de son aïeul, qui, en toutes choses, agit sur lui, et il laisse voir une ferme volonté de l'imiter, quand le temps sera venu, dans le gouvernement absolu de ses propres États.

« ....Parmi les premières mesures prises par le nouveau gouvernement, la réforme de la cour et de la suite royale a été une des plus sensibles à beaucoup de gens qui ont vu ainsi disparaître leurs profits et leurs espérances[2]. Ce nombre si grand, il allait presque à cinquante, des gentilshommes de la chambre avec exercice, qui se répartissaient entre eux le temps du service auprès de leur souverain, et qui appartenaient aux maisons les plus distinguées et connues du royaume, parce que ce beau poste leur assurait l'honneur d'entretenir souvent le roi seul à seul et de s'avancer dans ses bonnes grâces, a été réduit à six seulement, savoir : le duc d'Osuna, le marquis de Valero, le duc d'Albe, le marquis de Quintana, qui avaient eu le bonheur d'aller au-devant de lui lors de son entrée dans le royaume, quand il permit que l'on continuât de le servir à la manière d'Espagne, et il y ajouta le duc de Sessa et le fils du marquis del Fresno, celui-ci nourrissant depuis longtemps une profonde inclination pour la maison de Bourbon[3].

« Il changea les titulaires des deux charges principales de majordome-major et de grand écuyer, la première possédée par le duc de Medina-Sidonia, qui fut créé grand écuyer en place de l'Amirante comte de Melgar, et on lui donna pour remplaçant le marquis de Villafranca, en laissant le comte de Benavente dans sa charge de *cameriere-major*. La présidence d'Italie, qui est d'un revenu considérable, se trouvant vacante, elle fut donnée au marquis de Mancera, qui renonçait aux émoluments pareils dont il avait continué à jouir comme ancien majordome-major de la reine mère du feu roi[4]. »

1. *Relazioni*, série Espagna, relation de 1702, tome II, p. 704.
2. Ci-dessus, p. 183-184.
3. Ci-dessus, p 543-545.
4. Nous reviendrons à cette relation pour le prochain volume.

XIV

LOUVILLE ET SES PAPIERS[1].

Je devais donner ici une notice sommaire sur les documents qui nous sont venus du marquis de Louville, et qui ont tant d'importance pour l'histoire de l'établissement des Bourbons en Espagne; M. Alfred Baudrillart m'ayant devancé, je ne puis mieux faire que de renvoyer au premier volume publié par lui au commencement de 1890[2]. On y verra que la correspondance du familier de Philippe V a servi jadis à l'abbé Millot, qui en a donné la substance ou les textes mêmes dans ses *Mémoires politiques et militaires pour servir à l'histoire de Louis XIV et de Louis XV, composés sur les pièces originales recueillies par Adrien-Maurice, duc de Noailles, maréchal de France*[3], puis au général de Grimoard, qui intercala un certain nombre de pièces dans le tome VI des *Œuvres de Louis XIV*[4], et par le comte Scipion du Roure, qui en tira, en 1818, la matière des deux volumes intitulés : *Mémoires secrets sur l'établissement de la maison de Bourbon en Espagne, extraits de la correspondance du marquis de Louville, gentilhomme de la chambre de Philippe V et chef de sa maison française*. L'abbé Millot n'avait eu à sa disposition que les papiers diplomatiques conservés soit au Dépôt des affaires étrangères, soit dans l'énorme collection de copies formée par le maréchal de Noailles, et sa publication avait été toute défavorable à Louville. M. du Roure, au contraire, entreprenant la réhabilitation de son auteur, se servit des papiers proprement dits, papiers intimes ou d'État, dont la réunion avait été faite par Louville lui-même, et qui, selon toute probabilité, ont été connus de Saint-Simon[5] aussi bien que la relation de la cour d'Espagne en 1701 dont il a été parlé ci-dessus, dans l'appendice XII. Ces papiers étaient venus directement à M. du Roure par sa femme, arrière-petite-fille et unique héritière du conseiller de Philippe V[6];

1. Ci-dessus, p. 215.
2. *Philippe V et la cour de France*, tome I, p. 13 et 32.
3. Publiés pour la première fois en 1777.
4. Publiées en 1806.
5. On le verra en 1703, quand il parlera d'Orry.
6. Louville, en mourant le 20 août 1731, ne laissa de sa femme, Hyacinthe-Sophie Béchameil de Nointel, qu'une fille, Angélique-Louise-Sophie, née le 10 février 1710, mariée le 10 février 1733 au marquis de Baglion; dont Françoise-Marie-Scholastique de Baglion, mariée le 24 janvier 1759 à Denis-Auguste de Grimoard de Beauvoir, marquis du Roure. De ce mariage vint Antoinette-Catherine-Denise du Roure, qui épousa, le 26 août 1782, son cousin

Une partie, soit quatre volumes, est restée depuis lors au château de Louville, en Beauce, reconstruit jadis par notre personnage sur le modèle de l'hôtel d'Humières, et a échappé à un incendie assez récent. Le propriétaire actuel, par voie d'héritage, est Mgr d'Hulst. L'éminent prélat a bien voulu communiquer ces précieux documents à M. Alfred Baudrillart, comme le comte du Roure l'avait fait lui-même, il y a soixante ans et plus, aux éditeurs de la *Correspondance de Fénelon* [1], et M. Baudrillart a profité amplement de cette libéralité, ainsi que d'un cinquième volume qui, détaché de la collection, est entré, par une heureuse fortune, dans les riches archives dont M. le duc de la Trémoïlle sait faire un si généreux usage au profit de l'histoire. D'autres pièces encore circulent éparses, soit qu'elles proviennent du Dépôt des affaires étrangères ou de la collection de Louville même. De celles-là, quelques-unes ont pu être rachetées par M. de la Trémoïlle, et jointes au volume indiqué ci-dessus ; d'autres sont de temps en temps livrées au hasard des ventes, et j'en ai pu parfois prendre copie. C'est ainsi qu'on trouvera dans l'appendice XV une lettre des plus importantes à Torcy sur la « saccade du vicaire, » et, dans celui-ci, deux billets du duc et de la duchesse de Beauvillier, propres à marquer leur intimité avec Louville et la direction qui lui venait de leur part. Mais ce ne sont là que des spécimens qui feront souhaiter que l'œuvre du comte de Roure soit reprise quelque jour sous la forme d'une publication intégrale, comme le méritent et Louville lui-même et sa participation aux affaires du temps. La Société de l'Histoire de France avait songé, en 1845 et 1846, sur la proposition du baron de Barante, à charger de ce soin M. du Roure lui-même.

Avant les deux billets de M. et Mme de Beauvillier, je mets une lettre de Louville à l'érudit collectionneur et généalogiste Gaignières, sur les titres anciens de sa famille, et un placet familier adressé par lui, en 1694, au futur Philippe V. Cette dernière pièce, une de celles qui sont en la possession de M. le duc de la Trémoïlle, a déjà été publiée par M. Baudrillart [2]; mais je crois tout à fait nécessaire d'en placer ici la copie que j'avais faite antérieurement, pour caractériser l'affection à la fois respectueuse et familière qui unissait dès ce temps-là le jeune prince et son gentilhomme de la manche.

Nicolas-Louis-Auguste du Roure, et n'eut, avec trois filles, qu'un fils : Auguste-François-Louis-Scipion, né le 10 août 1783. Malgré la similitude de nom, il n'y a point de rapport entre cette illustre famille et celle du général Henri-Philippe de Grimoard (1750-1815), éditeur des correspondances de Turenne, du roi Gustave-Adolphe, du maréchal de Richelieu, du comte de Saint-Germain, etc., et collaborateur de Grouvelle pour la publication des *Œuvres de Louis XIV*.

1. Tome II, p. 433, note. Comparez les *Mémoires de Louville*, tome I, p. 55-66.

2. *Philippe V et la cour de France*, tome I, p. 56.

Lettre de Louville à M. de Gaignières[1].

« A Versailles, ce 6e février (1696).

« Nous aurons, Monsieur, les papiers de M. Nicole. Il me les a promis positivement, et il m'a donné même le plus beau jour du monde pour ce que nous souhaitions, car il m'a dit qu'il seroit à propos que quelque curieux rassemblât tous les écrits du sieur prieur de Mondonville, ce qui me fait espérer que, quand j'aurai ceux qu'il me doit envoyer incessamment, et que je lui ferai connoître que j'ai trouvé le curieux, peut-être voudra-t-il bien nous les laisser. En tout cas, nous les aurons toujours, et j'ai cru que nous ne devions rien dire avant que nous les tinssions. Pour ceux de la veuve du Tronchet, je ne saurois encore rien en répondre; mais je lui ai détaché un chanoine qui a plus d'esprit et de vivacité que tout Chartres ensemble, que j'ai mis dans ma confidence, qui est fort de mes amis, et qui ne sera pas fâché de m'obliger. Il m'a promis de m'en rendre bon compte, et c'est lui-même qui me conseille de ne pas aller chez cette veuve, parce que, ne la connoissant point, je lui serois suspect, au lieu qu'elle ne se défieroit pas d'un chanoine bien fait et insinuant, et de plus son concitoyen. Voilà, Monsieur, ce que j'ai fait en exécution de vos ordres. Je puis quasi vous répondre du succès, et je vous assure de plus que j'ai été à Chartres exprès, et sans y avoir aucune autre affaire. Pour votre M. le Féron, qui est parent du secrétaire de M. le duc de Beauvillier, c'est un tracassier, qui s'est imaginé que les papiers que son parent lui demandoit étoient pour M. le duc de Beauvillier, et je suis persuadé qu'il voudroit bien nous réduire, dans cette pensée, à se les faire demander par mondit sieur le duc; mais il a beau faire et tourner autour du pot, nous les aurons, et, à chaque difficulté qu'il fait, nous avons un argument tout prêt. Sa dernière a été que le maître de la poste ne s'en est pas voulu charger, et nous avons fait écrire audit maître de la poste, par celui de Versailles, qu'il eût à s'en charger et à les adresser à M. le duc de Beauvillier, et son secrétaire ira les retirer à la poste : de sorte que je ne prévois pas qu'il lui puisse rester aucune autre raison, et qu'il sera réduit ou à nous les refuser, ce qu'il n'oseroit faire, ou à nous les envoyer incessamment.

« J'ai trouvé, dans mon voyage, un chanoine de Chartres qui a les titres du chapitre, qui m'a dit avoir trouvé un Jacques d'Alonville, qui est tout des premiers et devant tous les Pierres; mais on ne sait d'où il vient, ni où il va. Ne seroit-il point, Monsieur, parmi les vôtres? On m'a fait remarquer aussi que nos armes sont aux vitres de la troisième fenêtre du chœur, à gauche en entrant par la nef. Celui qui me l'a fait voir m'a dit que c'est parce que nous étions vassaux de l'évêque de Chartres; mais mon père croit plutôt que c'est à cause d'une donation d'un muid

1. Bibl. nat., ms. Fr. 24988, fol. 146-147. La date d'année est portée au dos.

de blé froment que nos ancêtres ont donné à l'église de Notre-Dame, et que mon père a rachetée[1]. Quoi qu'il en soit, il est certain que nos armes sont aux vitres, et c'est tout ce que nous en savons. Mais il est bien sûr que, comme nous sommes originaires du pays Chartrain et vassaux de l'évêque de Chartres, tous nos titres les plus anciens se trouvent parmi ceux du chapitre. Voilà, Monsieur, tout ce que j'ai pu découvrir et faire pendant deux heures que j'ai demeuré à Chartres. Quand j'aurai des nouvelles de ce pays-là, soit de M. Nicole ou de mon chanoine, je ne manquerai pas de vous en faire savoir, et de vous marquer, au moins par mon exactitude, qu'on ne peut être avec une plus forte passion que je le suis, Monsieur,

« Votre très humble et très obéissant serviteur.

« LOUVILLE. »

L'adresse est :

« A Monsieur, Monsieur de Gagnières, à l'hôtel de Guise, au Marais, à Paris. »

Placet de Louville au duc d'Anjou[2].

A MONSEIGNEUR LE DUC D'ANJOU.

« Louville, l'un des deux gentilshommes de vostre manche, vous supplie très humblement d'avoir la bonté de luy accorder vostre protection dans toutes les affaires qu'il aura dans tout le cours de sa vie, de luy doner un logement dans toutes vos maisons de plaisance, une place dans tous vos carosses de suite et une place dans vostre table immédiatement après vostre premier maître d'hôtel, un cheval dans vostre écurie toutes les fois qu'il voudra sortir, des habits quand il en aura besoin et une pension honête pour ses menuës plaisirs qui sera continuée à sa femme et à ses enfans quand il en aura. Moyennant quoy il sera obligé de continuer ses prières pour vostre santé, celle de Madame la duchesse d'Anjou et de Mgr le duc d'Alençon vostre fils. »

Au haut : « Bon pour quatre vingt ans.

« PHILIPPE. Fait en l'année 1694. »

La duchesse de Beauvillier à Louville[3].

« Ce 2e mai 1701.

« Ayant appris que mes lettres ne partirent point hier, parce que le courrier doit partir ce soir, j'ajoute un petit mot pour vous dire qu'en-

1. Ainsi, au féminin.

2. Pièce n° 6 du recueil appartenant à M. le duc de la Trémoïlle. Nous conservons l'orthographe de Louville.

3. Vente d'autographes faite par M. Eugène Charavay, 24 février 1883, n° 14 du catalogue.

fin l'on vous envoiera quelqu'un pour les finances; que ce n'est point celui que vous demandiez, mais un autre qui est une bonne tête, et capable. Je n'ai pas la permission de vous le nommer[1]; si je la peux tirer avant de fermer ce billet, je vous le nommerai. Nous sommes persuadés que n'ayant point eu de courrier, que c'est marque que M. d'Harcourt se tire d'affaire. Si le malheur arrivoit, vous auriez un homme d'esprit, qui n'est pas de ses amis. Je ne puis que vous le laisser deviner. L'on a fait aujourd'hui la grande opération à la maréchale de Villeroy. J'ai grande peur pour elle.... Le peu d'occupation que le roi d'Espagne se donne est pénible, et de voir qu'il veille jusqu'à une heure ou deux pour ne rien faire. Quand il y aura une reine, il passera ses journées enfermé, à badiner. »

Le duc de Beauvillier à Louville[2].

« 19 avril, à Versailles.

« .... M. d'Harcourt paroît toujours fort content de vous et de M. de Montviel. M. de Sézanne a dit au Roi beaucoup de bien de l'un et de l'autre.... Il seroit fort à souhaiter que le roi dît de temps en temps quelque chose de particulier, ou même qu'il entrât en conversation particulière, soit avec le marquis de Mancera ou le comte de San-Istevan, qui sont très sûrs et bien intentionnés. Cela l'accoutumeroit à parler à diverses personnes comme il le doit. »

« LE DUC DE BEAUVILLIER. »

P. S. autographe : « M. d'Harcourt songe sérieusement à approcher des troupes de Madrid. »

1. C'est Orry.
2. Vente d'autographes par M. Eugène Charavay, 24 février 1883, n° 13 du catalogue. La première partie est presque tout entière en chiffre, sans lecture interlinéaire.

XV

LOUVILLE ET LA SACCADE DU VICAIRE[1].

M. de Louville à M. de Torcy[2].

« A Madrid, ce 4e août 1701.

« .... Le cardinal a fait signer dans le *despacho* un décret au roi pour ordonner au duc de Monteleon de marier sa fille aînée, âgée de dix-sept ans, à un marquis de Mortara, qui la voulut enlever[3], et à qui le père et la mère ne la veulent pas donner; et cela pendant que le duc de Monteleon est à Tolède[4], sans lui donner le temps de se reconnoître, ni dire ses raisons. Si la duchesse de Monteleon n'étoit pas venue crier miséricorde à M. de Blécourt et à nous autres, la chose seroit déjà faite. M. de Blécourt en a parlé au roi ce matin, et lui a dit une petite raison qui ne vaut pas la peine d'en parler : c'est que Mlle de Monteleon est mariée au marquis de Westerloo, en Flandres; qu'elle a signé le contrat conjointement avec son père et sa mère, et que l'on a reçu hier le contrat de Flandres, signé par M. de Westerloo. Le cardinal dit au roi qu'il falloit, dès le jour même, que S. M. eût la bonté de faire marier cette fille avec le marquis de Mortara, parce que, pour peu de temps qu'il donnât, M. le duc et Mme la duchesse tueroient ou empoisonneroient leur fille. C'est par le roi que j'ai appris ce discours, et, si M. de Blécourt n'avoit pas assuré le roi qu'il lui répondoit sur sa tête que M. et Mme de Monteleon ne tueroient pas leur fille, elle seroit mariée à présent en Espagne par ordre du cardinal, quoique déjà mariée en Flandre par ordre du père et de la mère. La pauvre duchesse a demandé la protection de la France pour sa fille, qu'elle envoie en poste à Bayonne; mais elle craint bien que le cardinal ne la fasse enlever et marier en chemin. Voilà ce que c'est de n'avoir personne dans le *despacho* qui puisse s'opposer à des desseins si violents!... »

M. de Louville à M. de Torcy[5].

« A Madrid, ce 15e août.

« Je vous avois promis, Monseigneur, par ma dernière lettre, que l'affaire du duc de Monteleon alloit faire un terrible éclat : le succès a

1. Ci-dessus, p. 220-228.
2. Fragment publié par l'abbé Millot, dans les *Mémoires de Noailles*; revu sur l'original, aux Affaires étrangères, vol. *Espagne* 97, fol. 150 vo à 152.
3. Il ne l'avait donc pas enlevée, comme l'a dit Saint-Simon, ci-dessus, p. 221. Voyez ce qu'en raconte M. de Westerloo lui-même, tome I, p. 299, de ses *Mémoires*. M. de Mortara avait été exilé à Valladolid pour avoir voulu pénétrer chez la demoiselle avec une échelle de corde.
4. La nouvelle venait d'arriver que ce duc était fait majordome-major.
5. Autographe communiqué par M. Étienne Charavay en février 1879. Cette pièce vient du volume *Espagne* 97, au Dépôt des affaires étrangères.

passé mes espérances. Voici ce qui est arrivé. Le duc ayant eu permission du roi d'envoyer sa fille à Bayonne pour la tirer des persécutions du cardinal, ainsi que j'ai eu l'honneur de vous le mander ci-devant[1], il a fallu enfin fondre la cloche, et, l'ordre du roi de représenter sa fille lui ayant été envoyé à Tolède par les soins de M. le cardinal[2], il a été obligé de répondre, et de déclarer qu'il étoit bien fâché de ne pouvoir obéir aux ordres du roi quant à présent, parce que sa fille étoit à Bayonne, et qu'elle alloit en Flandres, y épouser le marquis de Westerloo, à qui elle étoit accordée; que le contrat étoit signé par toutes les parties, que la permission de l'archevêque de Malines étoit venue pour les épouser par procuration, et qu'en un mot c'étoit une affaire consommée. Je ne puis vous exprimer, Monseigneur, la fureur du cardinal, lorsqu'il reçut cette nouvelle, et le chagrin qu'il eut de voir que sa vengeance lui étoit non seulement échappée, mais qu'il étoit la dupe du duc de Monteleon, qui, quoiqu'il n'ait pas le bonheur d'être né Castillan, n'avoit pas laissé de conduire son affaire de telle sorte que le cardinal, tout puissant qu'il est, n'y pouvoit plus mordre. J'ai su qu'il tint conseil quelque temps avec Ubilla sur cette affaire, et qu'il voulut d'abord excommunier le duc de Monteleon, aussi bien que la duchesse sa femme, sous prétexte qu'ils avoient fait violence à leur fille; mais, n'en ayant aucune preuve et n'étant plus maître de sa fille, qui étoit hors de sa juridiction, il ne sut sur quoi faire porter ses censures, et, croyant qu'il étoit plus court de se servir de l'autorité du roi, selon le desir qu'il avoit de remplir sa vengeance, il fit signer à S. M. un décret par lequel il étoit ordonné à la chambre de Castille de juger définitivement de la désobéissance prétendue du duc de Monteleon, et, en vertu de ce décret, il fit assembler cette chambre, pour la forme, sous l'autorité du président, son complice, et, l'arrêt étant fait par ces deux Messieurs, avant seulement que la chambre fût assemblée, il fut ordonné que la duchesse de Monteleon resteroit en prison dans sa maison, et que, pour le duc, il seroit pris par quarante cavaliers et conduit au palais de l'Alhambra, à Grenade, par le frais qu'il fait; que là il seroit gardé à vue par huit hommes, jour et nuit, à ses dépens, pendant toute sa vie, et qu'en attendant il payeroit tous les frais et quarante mille

1. Outre cette lettre précédente, du 4 août, ci-dessus, p. 576, il y en a une autre du 10, ainsi qu'une de Montviel, du même jour, au Dépôt des affaires étrangères, vol. *Espagne* 97, fol. 178-179 et 191-193. Montviel faisait ressortir le contraste des procédés espagnols avec la jurisprudence française.

2. L'original de cet ordre, en espagnol, est conservé aux Affaires étrangères, vol. 92, fol. 55. Il est daté du 8 août et ainsi conçu : « IL DUQUE DE MONTELEONE. — Ordenos que dentro le doce horas pongas en libertad la vestra hija Dª Maria Teresa Piñateli en la parte mas decorosa que os pareciere; en inteligencia que de no executarlo en este termino sera muy de mi desagrado, et que mi sera preciso usar de los medios que conduyran al mas entero cumplimento de lo que os mando. — Señalado de la prª mano de S. Majesta. En Madrid, a 8 de agosto del 701. »

ducats au profit du roi, pour la guerre d'Italie[1]. J'étois chez M. le duc d'Harcourt, à la Zarzuela[2], lorsque nous y apprîmes la nouvelle de la prison de la duchesse de Monteleon; mais nous ne sûmes rien de ce qui étoit arrivé au duc, parce qu'on l'avoit tenu caché. Il me pria de m'en retourner au plus tôt à Madrid, et de bien faire sentir au roi combien il étoit injuste de faire souffrir à la duchesse un affront aussi nouveau que celui-là; que cela alloit révolter toutes les femmes de Madrid contre nous, qui n'étoient pas accoutumées à un pareil traitement, et qu'enfin, le duc de Monteleon n'étant point coupable, puisqu'il n'avoit rien fait contre le service du roi, ni contre l'obéissance qu'il lui devoit, elle étoit encore moins coupable que lui, une femme ne répondant jamais pour son mari. Je m'en vins donc aussitôt, et, ayant trouvé M. de Blécourt, qui m'attendoit pour me conter la même affaire, et qui en étoit aussi indigné que nous, nous allâmes trouver le roi, à qui je représentai très fortement ce que M. d'Harcourt m'avoit ordonné de lui dire, et je le priai de sa part de vouloir bien faire lever la prison de la duchesse; ce que le roi nous accorda avec autant de facilité qu'il l'avoit ordonné, sans nous rien dire de ce qu'il avoit encore ordonné au sujet du duc : de sorte que nous nous en retournâmes très contents. Mais, étant retournés le soir à la musique, j'y trouvai le comte d'Ursel[3], qui m'apprit ce que la chambre de Castille avoit jugé contre le duc de Monteleon : ce qui me causa une telle douleur, que je ne puis vous l'exprimer, sentant combien l'honneur du roi souffroit dans cette affaire et l'abus que l'on faisoit de sa confiance, de sa douceur et de sa jeunesse. Je me remis cependant le mieux que je pus, et, ayant, sans faire semblant de rien, envoyé chercher M. de Blécourt, j'attendis que la musique fût finie. Il arriva aussitôt, et, le roi étant rentré dans sa chambre, nous le priâmes de passer dans son cabinet, et lui dîmes ce que nous venions d'apprendre. Je dois vous dire qu'il en fut fort embarrassé, et il nous avoua qu'il n'avoit pas pu s'empêcher de le faire, quoiqu'il sût fort bien qu'il faisoit mal : de sorte que, sans lui faire sentir davantage, nous lui présentâmes le remède qui étoit quasi[4], pour sa réputation, aussi fâcheuse[5] que le mal; et comme il n'y avoit pas un moment de temps à perdre, le duc allant être enlevé d'une manière si cruelle et si injuste, nous priâmes S. M. de casser la sentence du conseil de Castille, et d'envoyer un ordre absolu au cardinal de contremander tout ce qui avoit été ordonné pour la détention du duc. Le roi signa aussi en même temps un ordre pour M. de Gastanaga, dont Blé-

1. On voit qu'il y a loin de cette sentence à celle que dit Saint-Simon, ci-dessus, p. 224. M. de Westerloo, dans ses *Mémoires* (tome I, p. 200), ne parle que de prison et d'arrêts.

2. Écrit : *Sarcévila.*

3. Voyez ce que disent de celui-ci les *Mémoires du maréchal de Mérode-Westerloo*, tome I, p. 183.

4. Écrit : *casy.*

5. Ainsi, au féminin, par mégarde.

court fut porteur, afin de contremander les cavaliers qui avoient été ordonnés pour cette belle expédition. Il étoit minuit avant que tout ceci fût achevé. La Roche fut porteur de l'ordre du roi pour M. le cardinal, qui le réveilla, et, l'ayant lu, il revint aussitôt à Ubilla, par le même la Roche, de supprimer tout ce qui avoit été fait : à quoi je ne m'étois pas attendu, connoissant la violence extrême de son naturel; mais, pour cette fois-là, il se vit si peu fondé en raison, qu'il n'osa soutenir la gageure. On envoya donc à toutes jambes à Tolède dire au corrégidor, qui avoit déjà reçu l'ordre et qui étoit prêt à l'exécuter, que le roi avoit suspendu son décret, et on envoya dire aussi en même temps au marquis de Gastanaga qu'il fît revenir l'officier qu'il avoit commandé; car, par parenthèse, si je ne m'étois pas trouvé à la musique, et que M. de Blécourt n'eût pas prié le roi de casser son décret sur-le-champ, le duc de Monteleon étoit enlevé : ce qui auroit fait un scandale terrible, sans parler de l'injustice, qui étoit des plus criantes, le duc, car je ne saurois trop le répéter, n'ayant rien fait que par la permission du roi et de concert avec M. d'Harcourt et M. de Blécourt. C'est même par l'ordre de M. d'Harcourt que je vous écris tout ceci, car il m'a ordonné de le faire dans un grand détail et de n'omettre aucune circonstance. Pour revenir à nos moutons, vous croyez bien que nous ne dormîmes guère toute cette nuit-là, car l'affaire nous parut d'une assez grande conséquence pour la suivre, l'honneur et la justice du Roi y étant intéressés au point que vous le voyez. Le lendemain, dès le matin, j'allai rendre compte de tout ce qui s'étoit passé cette nuit à M. le duc d'Harcourt, qui fut bien surpris, et qui approuva tout ce qui avoit été fait, de point en point. Il me dit qu'il falloit que le cardinal et le président se fussent enivrés d'eau-de-vie, parce que le vin ne pouvoit pas faire un si grand effet; et comme il craignit que le désespoir de ces gens-là ne les portât à quelque extrémité, et ne les obligeât, par exemple, à venir mettre le marché à la main au roi, pour l'obliger à refaire un nouveau décret qui redétruisît l'autre, il me pria de m'en retourner incessamment et de dire au roi de sa part que, si le cardinal et le président faisoient les fâchés et qu'ils lui dissent que, puisqu'il n'avoit point de confiance en eux et qu'il suivoit d'autres conseils, ils le prioient de les laisser retirer, ou choses semblables ou équivalentes, S. M. leur dit résolument qu'elle leur donnoit trois fois vingt-quatre heures pour y penser, ne voulant contraindre personne, et que, dans l'instant, il descendît à son conseil d'État pour y présider et y dépêcher ses affaires. Je m'acquittai de ma commission le plus tôt qu'il me fut possible, et je tâchai de mettre le roi en disposition de faire ce que M. d'Harcourt lui conseilloit; mais cela ne fut pas nécessaire, car les bons prêtres firent patte de velours, voyant leur cas berneux[1], et furent trop heureux d'en être quittes pour ce qu'ils avoient fait. Et le roi leur ayant déclaré que le duc de Monteleon n'avoit rien fait sans sa permission, et que c'étoit la

1. Adjectif dérivé du verbe *berner*.

raison pour laquelle il n'avoit pas déféré au jugement du conseil de Castille, le cardinal lui répondit que si cela étoit ainsi, qu'il étoit vrai que le duc de Monteleon n'avoit point désobéi, mais que cependant il valoit encore mieux le punir que d'avoir changé son décret. Je ne sais, Monseigneur, si vous conviendrez de cette maxime; mais, pour moi, je la crois abominable, et ne la suivrai jamais, s'il plaît à Dieu. C'est du roi que je tiens ceci, et vous n'en devez pas douter un moment. Mais voici ce qui me paroit de plus criant, et que je n'ai su qu'aujourd'hui : c'est que M. de Blécourt, voyant que le cardinal suivoit ses vengeances avec fureur, et qu'il alloit s'engager dans une[1] abîme de fautes énormes qui le déshonoreroient, et qui feroient peut-être tort aussi à la réputation du roi, lui fit écrire que le roi avoit donné permission au duc de Monteleon de faire ce qu'il avoit fait à l'égard de sa fille, et qu'ainsi il ne poussât pas plus loin sa persécution. Mais M. le cardinal n'a pas fait semblant d'avoir su cet avis, et a toujours été son train, par la seule raison qu'il ne veut jamais démordre de ce qu'il a une fois entrepris; et par conséquent il a fait juger contre sa conscience le duc de Monteleon, et lui a imposé, quoiqu'il le sût innocent, des peines terribles. L'autre cas, encore plus énorme à mon sens, est d'avoir obligé la chambre de Castille à juger le duc dans moins d'une demi-heure de temps, et à le condamner par le secours du président[2], sans qu'il y ait eu une seule pièce produite qui ait pu justifier la moindre désobéissance; et le président ne laisse pas de vouloir justifier ce jugement, qu'il sait bien, en sa conscience, qu'il a fait seul avec le cardinal, en publiant qu'il faut être bien téméraire pour croire que les vingt-quatre vieillards qui composent le conseil de Castille, et qui ne ressemblent point du tout certainement à ceux de l'Apocalypse, aient rendu un mauvais jugement. Cependant voici le jugement de ces vingt-quatre vieillards : ils condamnent le duc de Monteleon et sa femme, la femme à être en prison, sans qu'il y ait la moindre chose contre elle, et le mari à une prison perpétuelle dans l'Alhambra, gardé à vue par huit soldats, avec une amende de quarante mille ducats, et tout le reste à ses dépens, pour avoir dit qu'il étoit bien fâché de n'avoir pas reçu l'ordre du roi plus tôt, et que, sa fille étant à Bayonne et accordée avec le marquis de Westerloo, il ne pouvoit plus faire en douze heures ce que l'on souhaitoit de lui. Ainsi il n'a point désobéi. Car je veux bien supposer que les vingt-quatre vieillards aient ignoré le concert qui étoit entre le roi et lui; mais, quand ce qui n'est point seroit, et qu'il auroit désobéi, une désobéissance en cas pareil, et si naturelle à un père, mériteroit-elle quelque chose de plus fort qu'un exil? Ce crime-là seroit-il plus fort que celui du duc de Najera[3], qui n'a pas voulu commander les galères, et qu'on a relégué à vingt lieues de Madrid? De plus, quel droit a le roi de prendre le fait et cause dans une affaire de famille où il s'agit de

1. Ainsi, au féminin.
2. Don Manuel Arias. — 3. *Naxara*, dans le manuscrit.

donner un gendre plutôt que l'autre à la fille du duc de Monteleon, malgré lui? De plus encore, supposé que la coutume, qui est autorisée en Espagne, de laisser marier les filles à leurs fantaisies malgré leurs parents, soit bonne, raisonnable et saine, ce que je ne crois point, c'est à l'archevêque de Tolède, comme il l'a dit lui-même, à en connoître, et il peut punir ce crime prétendu par ses censures ecclésiastiques, et peut excommunier, s'il le veut et s'il le juge à propos, toute la famille du duc de Monteleon. Mais pourquoi faut-il que le roi prenne son fait et cause, et que M. le cardinal l'engage à se faire haïr de tous ses sujets, pour favoriser un mariage injuste qui ne fait de plaisir qu'à M. de Monterey et à la comtesse de Palme? car ce sont eux qui sont les promoteurs de cette belle affaire, et qui sont aussi violents que le cardinal et le président. Enfin, pour finir ce récit déjà trop long, le cardinal et le président, qui ont repris conseil et haleine, outrés de voir que ce qu'ils avoient entrepris a échoué, sont encore revenus à la charge aujourd'hui auprès du roi, et, par l'expérience qu'ils ont fait[e] de sa bonté, il lui ont encore redemandé aujourd'hui qu'il lui plût d'ordonner un nouveau décret pour obliger le duc de Monteleon à faire revenir sa fille : ce que le roi dit avoir refusé. Et, pour dernière tentative, ils ont été trouver le P. Daubenton, et lui ont dit qu'il devoit obliger le roi à le leur donner, parce que c'étoit une affaire qui regardoit sa conscience. Mais le P. Daubenton s'en est excusé disant au cardinal que si cette affaire regardoit le spirituel, que c'étoit à lui, archevêque de Tolède, à y donner ordre, et que, si c'étoit une affaire d'État, ce seroit encore à lui, premier ministre, d'y remédier; et qu'ainsi, en tous sens et en tous cas, cela ne le regardoit point. Je ne sais, depuis cela, quelle résolution ils ont prise; mais je sais bien qu'ils doivent vous avoir envoyé un courrier pour tâcher de vous engager à prendre leur querelle, voyant que personne ne la veut prendre ici, et qu'ils voudroient bien aussi vous engager de renvoyer de Bayonne la fille du duc de Monteleon, pour la faire marier ici au gré de la comtesse de Palme et du comte de Monterey, malgré le père et la mère, qui, dans un royaume bien réglé, y auroient autant de droit, pour le moins, qu'eux. Le P. Daubenton, que j'ai consulté sur cela, et que je crois aussi grand théologien, pour le moins, que le cardinal et la comtesse de Palme, m'a dit que c'étoit un abus du concile de Trente que l'on faisoit ici, de croire que, dès qu'une fille devenoit amoureuse d'un garçon, il falloit les laisser marier malgré le père et la mère; qu'il étoit bien vrai que le concile de Trente statuoit que les mariages qui étoient faits sans le consentement des pères et mères étoient valides par la même raison qu'un homme qui communie en péché mortel ne laisse pas de recevoir le sacrement, mais que ces mariages-là, quoique valides, quand ils sont faits, sont, par le même concile, déclarés illicites et rejetés absolument, en sorte que celui qui les contracte pèche mortellement; et par conséquent le roi et le cardinal, lorsqu'ils l'autorisent, tant s'en faut qu'ils soient fondés en raison pour le faire faire. Mais le cardinal n'aura pas même la satisfaction que nous soyons ici dans le cas de l'abus : car, pour y être, il faudroit qu'il y eût eu ce qui s'appelle ici *la saccade du vicaire*, qui est un assez plaisant mot, c'est-à-dire que le vicaire de la paroisse fût venu chez les parents, et qu'en leur présence il eût fait sortir leur fille pour la mener chez lui, et que là il lui eût fait déclarer si elle persistoit dans la ferme résolution d'épouser M. de Mortare. Mais cet acte ridicule n'a pas même été fait[1], et n'a pas pu l'être, parce que, pour donner cette autorité au vicaire, il faut qu'il y ait eu, de la part des contractants, une espèce de promesse de mariage, écrite de leurs mains; mais il n'y en a point, et la Terranova, femme du duc de Monteleon[2], m'a seulement dit qu'il y avoit eu une lettre d'*una creada*[3], qui écrit, au nom de sa maîtresse, qu'elle veut bien épouser M. de Mortare[4]. C'est là la seule pièce qu'ils peuvent produire en sa faveur, au lieu qu'il y a un bon contrat, bien signé, en bonne forme, par toutes les parties, avec les dispenses nécessaires, et par la fille même, en faveur du marquis de Westerloo, et de plus une lettre que la fille vient d'écrire de Pampelune à la Terranova, et une autre à son père, par lesquelles elle leur demande pardon d'avoir été cause qu'ils aient été troublés, qu'elle n'a nulle autre envie que de leur obéir et de leur plaire, et qu'elle les conjure seulement de lui accorder la grâce de venir à ses noces; et vous voyez par là que les affaires de Westerloo sont plus avancées que celles de Mortare, et en meilleure forme, et que le dernier n'a pour lui que le pouvoir du cardinal et celui que le comte de Monterey, son parent, a sur son esprit.

« M. d'Harcourt m'a mandé, par le P. Daubenton, que je fisse en sorte que le roi cassât toutes les procédures qui ont été faites contre le duc de Monteleon, parce qu'elles ne sont que suspendues, ce qui ne suffit pas, et qu'il n'est pas juste qu'il y reste de queue, et de faire en sorte aussi que le roi empêche que le cardinal n'envoie un courrier à Paris sur cette affaire, parce que M. d'Harcourt croit que cela compromet encore l'autorité du roi, comme si l'on vouloit faire juger ce qu'il a fait, le faisant, comme ils le font, à l'insu de S. M.; mais, pour ce dernier article, je ne crois pas qu'il y ait de remède, car il a été expédié dès hier. M. le duc d'Harcourt me charge encore de vous faire savoir qu'outre le bon droit de M. de Monteleon, qui est incontestable en tout sens, et qui lui doit procurer la protection des deux rois, il la mérite encore par l'attachement qu'il a pour le Roi, dont il a donné des marques dans tous les temps, lui et sa femme, s'étant même fait des affaires et ayant reçu des réprimandes du feu roi à cause de l'accès qu'il donnoit chez lui à M. d'Harcourt et à tous les François dans le temps qu'ils étoient fuis ici comme la peste; et aujourd'hui encore la Terranova offre à S. M. deux cent mille écus qu'elle a sur la flotte, pour en disposer à

1. On a vu, dans l'appendice XII, p. 546-547, que le vicaire vint chez M. de Monteleon, mais seulement après que la jeune fille fut partie.

2. Ci-dessus, p. 219. — 3. Une femme de chambre.

4. Les *Mémoires de Westerloo* et diverses lettres disent qu'il y avait eu seulement quelque échange de phrases à l'aide du langage des doigts.

son plaisir pour la guerre, offre qu'aucun grand n'a fait[1] jusqu'ici, et n'est en état de faire. De plus, le duc de Monteleon est Pignatelli, neveu à la mode de Bretagne du feu pape, dont la mémoire doit être en vénération parmi nous, et il a les deux tiers des domaines de la Sicile à lui, où il est aussi considéré que le roi, parent et allié de tout ce qu'il y a de grand et considérable en Italie et dans le royaume de Naples, ce qui doit être considéré dans le cas présent; il est d'ailleurs le plus grand seigneur d'Espagne, et la Terranova est la petite-fille et l'héritière du fameux Ernan Cortès, ce qui devroit bien lui attirer quelque considération de la part des Espagnols[2]. Et voilà les gens qu'on choisit pour exercer sur eux une injustice criante en déshonorant le roi! Pour moi, Monseigneur, je vous déclare que, quoiqu'il paroisse que je plaide leur cause, je n'y prends aucun intérêt que celui du roi, dont le nom a été blessé en cette occasion, et que je n'ai jamais vu que deux fois la Terranova. M. le comte d'Ayen, qui n'en sortoit pas, vous en pourra dire plus de nouvelles que moi.

« Au surplus, vous ne sauriez comprendre combien ce que nous avons fait ici sur cela a fait un bon effet pour nous, et les compliments que tous les François en reçoivent. Vous croyez bien que l'Amirante et Aguilar n'ont pas été des derniers; mais, pour ceux-là, je vous avouerai ingénument qu'ils sont un peu suspects de partialité. Ce qui est de vrai est que le peuple même y a pris part quoique le duc de Monteleon soit grand, étranger et très riche, et que, par ces raisons, il prît grand plaisir à son humiliation; mais l'injustice étoit si criante, qu'elle n'a pu avoir d'autres partisans que ceux qui en sont les auteurs ou qui y sont intéressés, et l'on a été ravi de voir une chose qui n'étoit pas arrivée depuis cent ans en Espagne, c'est-à-dire un premier ministre, tant dans le temporel que dans le spirituel, voulant faire une injustice, et n'en pouvant venir à bout.

« Je vous ferai encore remarquer, en passant, les précautions qu'ils ont prises pour ôter toute la connoissance de cette affaire ici à M. d'Harcourt, à qui ils n'en ont rien fait savoir jusqu'ici, sa fermeté ne leur convenant pas en ce rencontre.

« Le duc de Montalto dit, lorsqu'on lui apportoit la nouvelle que l'arrêt du conseil de Castille étoit cassé : « Dieu soit loué! car il y a plus « de deux heures que je pensois que le roi, notre maître, seroit aussi « foible, aussi injuste et aussi imbécile que son oncle; mais ce coup « de fermeté m'en fait espérer tout autre chose pour l'avenir. » Je tiens ce discours de bon lieu.

« Si vous trouvez cette lettre trop longue, je vous prie de vous en prendre à M. d'Harcourt, qui m'a ordonné de vous la faire telle et de ne pas épargner sur cela le moindre détail. Il est très vif sur cette affaire, dont il sent toute l'importance. Je dois vous assurer aussi que M. de Blécourt et moi n'avons rien fait sur cela que de concert avec lui

1. Ainsi, au masculin, comme ci-dessus, p. 536.
2. Voyez ci-dessus, p. 219, le texte des *Mémoires*.

et dans ses vues. Vous savez même les précautions que j'avois prises, dont je vous ai fait part, pour me tenir à l'écart dans cette affaire, sachant combien M. le cardinal l'avoit à cœur; mais elle m'est tombée sur le corps[1] malgré que j'en aie eu, et il faut que je partage dans la suite, à mon rang de contrôle, la haine qu'il va avoir certainement pour M. d'Harcourt et M. de Blécourt; car plus il sent le tort qu'il a, et son ami le président aussi, et moins ils nous le pardonneront. Mais, comme M. de Blécourt l'a fort bien dit à Ubilla, quand le roi fera, sans y penser, quelque chose contre son honneur et sa conscience, et qui lui aura été suggéré, M. le cardinal doit compter que je ne manquerai jamais de l'en avertir, lorsque je serai à portée de le faire; et je lui dois la justice qu'il s'est comporté dans toute cette affaire ici avec beaucoup de fermeté et de droiture.

« Je compte vous envoyer cette lettre ici par un courrier que la Terranova doit vous envoyer pour se justifier de tout ce que l'on vous aura mandé contre elle, qui assurément doit être fort curieux. Vous aurez su déjà comment le roi a été acclamé au Mexique, aussi bien que partout ailleurs. J'oubliois de vous dire que le roi m'a dit ce matin que, le cardinal n'osant plus lui demander de nouveau décret, il cherchoit à présent à recommencer l'affaire par le moyen de son grand vicaire, comptant de disposer plus facilement des prêtres, et je ne voudrois pas jurer que le duc et la duchesse de Monteleon ne fussent excommuniés incessamment; car vous pouvez compter que nous sommes bien vifs et bien violents, et, tant que le président de Castille sera dans le *despacho* avec autorité, comme il y est, vous ne devez pas compter sur autre chose. J'ajouterai encore à tout ceci que, si vous voulez consommer cette affaire d'une manière qui soit agréable à tout le peuple, vous n'avez qu'à faire un exemple, tel qu'il puisse être, petit ou grand, sur les vingt-quatre vieillards du conseil de Castille qui ont jugé le duc de Monteleon avec tant d'équité[2] : ce qui fit que Blécourt demanda hier à M. le cardinal quel jugement ces Messieurs auroient porté contre le duc, s'il avoit voulu assassiner le roi; mais il ne lui répondit pas un seul mot, par la seule raison qu'il n'y avoit rien à lui répondre. Et vous voyez si cette sévérité sied bien à ces Messieurs, qui avoient voulu relâcher Voiturier, garde du corps qui avoit dit qu'il porteroit le premier coup à S. M. Mais en voilà, Monseigneur, assez et trop sur cette affaire.

« J'ai oublié de vous dire, Monseigneur, que la reine, jugeant, par l'ordre que l'on avoit envoyé au corrégidor de Tolède contre M. le duc de Monteleon, qu'on n'avoit pas envie de l'épargner, a cru faire des merveilles de l'intimider de son côté : à quoi elle n'a pas eu grand peine, car un grand d'Espagne est un animal fort craintif; de sorte que, croyant se lever d'affaire par là, il a signé un écrit, que la reine a envoyé au roi dans sa lettre, par lequel il s'oblige à faire revenir sa fille, si le roi le veut absolument, et, cette lettre de la reine, qui est venue naturelle-

1. Expression prise par Saint-Simon, ci-dessus, p. 218. — 2. Ci-dessus, p. 580.

ment, ayant été décachetée à la Cavachuela[1] par Ubilla, ils ont vu que le pauvre Monteleon mouroit de peur, comme il en meurt effectivement, car il est tombé malade du saisissement qu'il a eu : de sorte qu'ils ont fait une nouvelle tentative auprès du roi, depuis celle qu'ils ont faite inutilement auprès du confesseur, pour obliger S. M., en conformité du mémoire de Monteleon, de faire remettre cette fille entre les mains du cardinal. Mais le roi a déclaré qu'il ne l'obligeroit point à cela, ne voulant pas profiter de la peur qu'il lui avoit donnée pour l'obliger à rompre le mariage de sa fille en lui en faisant faire un autre contre son gré; de sorte que je crois l'affaire finie, et je ne sais même s'ils vous ont envoyé un courrier comme le roi l'avoit cru, car S. M. m'a dit que, lorsque le cardinal voulut hier reparler, dans le *despacho*, de cette affaire, Ubilla, qui a plus d'esprit qu'eux, et qui voit bien qu'ils se sont embarqués dans une affaire dont ils ne se tireront pas avec honneur, prit la parole et dit à S. É. qu'au nom de Dieu elle ne parlât plus de cette affaire-là : ce qui fit que le cardinal se tut. Je ne sais s'il reviendra encore à la charge[2].

« M. Desguaras, que vous connoissez, je crois, Monseigneur, et qui est un fort honnête gentilhomme d'Aragon, ami de votre ambassadeur, s'en va enfin en France pour complimenter le roi sur la mort de Monsieur[3], et il y a longtemps que ce devroit être fait; mais c'est qu'il falloit quinze cents pistoles pour son voyage, qui ont été difficiles à trouver. Je crois cette cérémonie fort inutile, le Roi Très Chrétien ne pouvant pas douter que S. M. C. ne soit fort fâché de la mort de Monsieur; et il me semble qu'ils pouvoient bien retrancher ces façons, qui ne sont bonnes que pour des rois qui ne s'aiment guères; nous aurions bien eu des torchons pour cela.

« Vous verrez aussi bientôt à la cour un frère du duc de Bejar, âgé de dix-huit ans, fort ami de Mme la duchesse de Beauvillier, qui s'échappe de ses parents et des bras de sa mère pour aller servir en Flandres[4]. C'est un très joli garçon, qui est plein d'honneur, d'esprit et de courage, et qui est d'une bonne race, tous ses ancêtres ayant toujours servi, et son père, en dernier lieu, ayant été tué aux affaires de Bude. Toute sa famille le garde à vue, pour l'empêcher de s'échapper; mais je vous annonce qu'il s'échappera et que son frère, sous main, lui don-

1. Écrit : *Cavatchouela.*

2. Le mémoire justificatif du cardinal est conservé aux Affaires étrangères, vol. *Espagne* 92, fol. 261-266. Son principal argument était qu'on lui avait remis le billet signé par Mlle Pignatelli.

3. Il s'appelait François de Eguaras y Pasquier, seigneur de Varillas et de Peñaflor, et était un ancien majordome de D. Juan, déjà venu à Paris en 1700 et reparti avec le jeune roi. Il fut reçu à Fontainebleau le 8 octobre 1701. (*Gazette*, p. 400, de Madrid, 14 juillet; *Journal de Dangeau*, tome VIII, p. 210; *Mémoires du baron de Breteuil*, ms. Arsenal 3861, p. 223-239.)

4. Il s'appelait Pierre de Zuñiga, devint lieutenant général, et épousa, en 1715, l'héritière du duché de Najera. Il fit une mission à Paris en 1707.

nera tout ce qui lui sera nécessaire, car c'est un fort honnête homme aussi, et qui a autant d'envie de servir; mais c'est une grande machine à remuer et à faire sortir de Madrid qu'un grand d'Espagne. On a dit à ce petit garçon ici qu'il alloit être en horreur à tous les gens de sa classe. C'est le fils de Ronquillo qui l'a débauché, et ils se sont donné parole de ne se point quitter. Je vous assure qu'il mérite votre protection et celle de tous les honnêtes gens, par le courage avec lequel il a conduit sa petite affaire; le goût qu'il sait que Mme la duchesse de Beauvillier a pour lui et l'attachement qu'il a pour elle lui donnent lieu d'espérer qu'il trouvera de la protection à la cour, et que l'on voudra bien le présenter au roi. C'est un bon exemple pour notre jeunesse, et je souhaite qu'il y en ait plusieurs autres qui l'imitent.

« Nous n'entendons point encore parler de M. de Marcin; mais M. Ducasse vient d'arriver.

« Je suis, avec un profond respect,

« Monseigneur,

« Votre très humble et très obéissant serviteur.

« LOUVILLE. »

M. de Blécourt au Roi[1].

« A Madrid, le 15e août 1701.

« Sire,

« Il s'est passé ici une affaire qui fait assez de bruit pour que Votre Majesté en soit informée. Le duc de Monteleon avait deux filles menines de la reine d'Espagne. Le marquis de Mortare, aussi menin, galantisa l'aînée, âgée de seize ans. Le duc, ne trouvant pas cela à propos, eut permission de la reine de renvoyer ses filles chez lui. Le marquis de Mortare, sans faire parler au père, ni à la mère, voulut se servir d'un usage que les gens d'Église ont établi en Espagne, fondé, disent-ils, sur le concile de Trente, qui est que, lorsque deux personnes se veulent marier, et n'importe à quel âge, le vicaire de la paroisse peut aller tirer la fille d'entre les bras du père et de la mère, pour la mettre en lieu tiers, et, si elle dit qu'elle veut épouser l'homme, on la marie contre le gré de ses parents. M. d'Harcourt, sachant la violence que ce jeune homme, qui n'a que dix-neuf ans, vouloit faire, en parla au cardinal et au président de Castille, qui trouvèrent à propos de le faire exiler. Ceci se passa peu de temps après l'arrivée du roi à Madrid, et il fut envoyé à Valladolid[2]. Depuis ce temps, le duc et la duchesse de Monteleon ont traité le mariage de leur fille avec le marquis de Westerloo[3], de la maison de Mérode. On est tombé d'accord des articles, et les paroles données du consentement de la fille, et le mariage auroit

1. Dépôt des affaires étrangères, vol. *Espagne* 92, fol. 172.
2. Ci-dessus, p. 576, note 3. — 3. Il écrit : *Westrelo*.

été fait il y a longtemps, si le marquis de Westerloo avoit pu quitter un régiment qu'il a en Flandres, dans l'apparence de la guerre. Depuis peu, je ne sais par quelle raison, M. le cardinal a pris les intérêts de Mortare et a dit au duc de Monteleon qu'il falloit qu'il mît sa fille en liberté chez quelqu'une de ses parentes, pour savoir si elle vouloit épouser Mortare. Le duc lui répondit qu'il n'avoit personne à qui il pût mieux confier sa fille qu'à sa femme, avec qui elle étoit; que son mariage étoit fait avec Westerloo, et qu'il ne la vouloit pas marier à d'autres. Le duc, voyant bien qu'on le persécuteroit, s'en retourna à Tolède, et la duchesse me pria de demander permission au roi d'envoyer leur fille en France. Le roi le permit, et on la fit partir le même jour. Cinq jours après, M. le cardinal envoya un ordre du roi au duc et à la duchesse, de représenter leur fille dans douze heures. Ils répondirent qu'il n'étoit pas en leur pouvoir d'obéir, qu'elle devoit arriver ce jour-là à Pampelune. Le jour suivant, M. le cardinal fit donner un ordre du roi pour que la duchesse se tînt prisonnière chez elle. J'avois cependant fait avertir, le matin, le cardinal que le duc et la duchesse n'avoient aucun tort, le roi catholique ayant permis qu'ils envoyassent leur fille hors d'Espagne. M. d'Harcourt, ayant su ce procédé, dit à M. de Louville, qui l'étoit allé voir, de dire au roi catholique qu'il le supplioit d'envoyer dans le moment dire à la duchesse qu'il la mettoit en liberté. Dans le temps que lui et moi allions parler à S. M., je sus, en entrant dans l'appartement du roi, que le cardinal avoit fait donner un autre ordre, qui devoit partir la nuit, pour qu'un capitaine, avec trente maîtres, allât à Tolède prendre prisonnier le duc de Monteleon et le mener bien sûrement au château de Grenade, où il devoit être gardé à vue par huit hommes, le tout à ses dépens. Nous crûmes qu'il n'étoit pas de l'intérêt du roi que cet ordre si sévère s'exécutât. Nous lui représentâmes que le duc et la duchesse n'avoient aucun tort. Je suppliai S. M. de se souvenir qu'il leur avoit donné permission d'envoyer leur fille en France; qu'ils n'avoient pas désobéi, n'étant pas dans leur possible de réprésenter leur fille en douze heures, qui étoit à cinquante lieues de Madrid; que d'ailleurs il n'étoit pas juste de faire de pareilles violences aux père et mère; que, si cet ordre s'exécutoit, cela aliéneroit l'affection de tous les plus grands seigneurs d'Italie pour S. M., qui sont tous parents du duc de Monteleon; qu'elle avoit besoin de l'affection de ses sujets. Enfin le roi envoya ordre au cardinal de révoquer le premier ordre, et dit le lendemain, au *despacho*, la permission qu'il avoit donnée. M. d'Harcourt approuva le lendemain ce que nous avions fait. Le même jour, Ubilla m'envoya dire qu'il avoit à me parler de la part du roi; il me dit, de la part du cardinal et du président, qu'il falloit que le duc fît revenir sa fille, pour savoir si elle vouloit épouser le marquis de Mortare. Je lui dis que cela ne me regardoit pas; que le roi catholique avoit permis que la fille sortît d'Espagne, et que je doutois que Votre Majesté donnât permission qu'on fît cette violence au père et à la mère, leur fille étant en France. Le lendemain, le cardinal m'envoya chercher, me dit à peu près la même chose qu'Ubilla, et je lui répondis presque de même. M. le cardinal alla de là au *despacho*, et voulut obliger le roi de donner un décret pour que le duc fit revenir sa fille : ce que S. M. refusa. J'ai tout conté à M. d'Harcourt, qui trouve que c'est une violence extrême, qu'il croit que Votre Majesté n'approuve pas. La fille doit attendre à Bayonne que le marquis de Westerloo y aille l'épouser.

« Voilà, Sire, le détail au vrai de cette affaire....

« BLÉCOURT. »

Le Roi au duc d'Harcourt[1].

« 21 août 1701[2].

« Mon cousin,

« .... S'il en avoit usé de cette manière (c'est-à-dire si le roi d'Espagne avoit fait réflexion avant de signer ce qu'on lui présentoit) à l'égard de l'affaire du duc de Monteleon, il ne seroit pas dans l'embarras où elle le met présentement. Il me paroit que le mieux qu'il puisse faire pour en sortir est de déclarer qu'il ne prétend pas s'en mêler, et qu'il laisse au cardinal Portocarrero la liberté de soutenir ses droits comme archevêque de Tolède. A la vérité, le cardinal auroit mieux fait de ne point troubler un mariage conclu, et dont le contrat avoit été signé par le père et la mère de la fille; mais, sur toutes choses, il ne devoit pas faire intervenir l'autorité royale dans une pareille affaire. Il y a déjà quelque temps que le marquis de Westerloo m'a fait demander mon agrément pour ce mariage. Il m'en a écrit ensuite, et au roi d'Espagne[3].... »

Le Roi au duc d'Harcourt.

« 28 août 1701[4].

« Mon cousin,

« Vous aurez vu, par ma lettre du 21 de ce mois, que je croyois qu'il suffiroit, pour débarrasser le roi d'Espagne de l'engagement qu'on

1. Vol. *Espagne* 92, fol. 137 v°.

2. Le même jour, sur le vu de la première lettre du 5 août, Louis XIV écrivait à Philippe V : « Je comprends que l'affaire du duc de Monteleon vous embarrasse. Laissez agir le cardinal comme archevêque de Tolède, ne compromettez pas votre autorité : on l'a trop engagée. Que cet incident vous serve à prendre du temps pour examiner ce qu'on veut vous faire signer dans votre *despacho*, hors les expéditions ordinaires. » (Lettre imprimée par la Beaumelle, dans ses *Mémoires sur Mme de Maintenon*, tome VI, p. 269-270, puis reproduite dans les *Mémoires de Noailles*, dans les *Œuvres de Louis XIV* et dans les *Mémoires de Louville*.)

3. C'est par le maréchal de Boufflers que MM. de Monteleon et de Westerloo avaient fait demander l'agrément du Roi, qui donna ordre que les grands vicaires du diocèse de Bayonne autorisassent le mariage. (*Mémoires du maréchal de Mérode-Westerloo*, tome I, p. 201-202.)

4. Vol. *Espagne* 92, fol. 208.

lui avoit fait prendre dans l'affaire du duc de Monteleon, qu'il déclarât que son intention étoit de laisser au cardinal Portocarrero la liberté de soutenir ses droits comme archevêque de Tolède, sans y interposer l'autorité royale. J'apprends que cette affaire n'est plus en termes où cette déclaration suffise. Le sieur de Blécourt me rend compte de l'extrémité où elle a été portée, et de l'état où elle étoit lorsqu'il m'a écrit la lettre que j'ai reçue de lui, datée du 15e de ce mois. Le duc et la duchesse de Monteleon m'ont informé, par le courrier qu'ils m'ont dépêché, de la conduite qu'ils avoient tenue, des ordres donnés contre eux, de leur soumission aux volontés du roi mon petit-fils, et de l'approbation verbale qu'il avoit donnée au départ de leur fille pour venir dans mon royaume. Ils prétendent que la surprise des ordres donnés contre eux est l'effet de l'animosité de leurs ennemis, et véritablement je ne puis en douter après avoir entendu la lecture de ce que le sieur de Blécourt m'en a écrit de concert avec vous, aussi bien que le détail contenu dans une lettre écrite par le sieur de Louville en conséquence de ce que vous lui avez dit aussi sur le même sujet.

« Deux jours avant que je recevois cette lettre, l'extrait de toute l'affaire envoyé par don Antonio Ubilla m'avoit été apporté par l'ordinaire[1]. Quoiqu'il parût, par le compte même que rendoit Ubilla, que la procédure faite contre le duc de Monteleon avoit été très prompte, que ses raisons n'avoient pas été entendues, que la condamnation étoit trop sévère, et qu'enfin le roi d'Espagne avoit été surpris, il paroîtroit aussi que le duc de Monteleon avoit formellement désobéi à l'ordre du roi son maître. Mais, comme je jugeois du service et de l'intérêt du roi mon petit-fils de terminer promptement cette affaire, en maintenant toutefois le respect que ses sujets doivent à son autorité, mon intention étoit de vous ordonner, pour le délivrer de tout embarras, de lui demander en mon nom la grâce du duc de Monteleon, de vous marquer d'en avertir auparavant ce dernier, et de lui faire savoir que vous n'exécuteriez mes ordres que lorsqu'il se seroit remis dans le château de Grenade conformément au jugement rendu contre lui.

« Le roi d'Espagne ayant révoqué depuis tous les décrets qu'il avoit signés, et reconnu par cette conduite que le duc de Monteleon n'avoit pas manqué aux devoirs de fidèle sujet, il ne convient plus de proposer qu'il se remette en prison ; il paroît même que l'affaire doit être finie par rapport au roi d'Espagne. Mais, si, depuis, il est arrivé quelque nouvel incident, et que l'affaire ne soit pas terminée, je veux bien que vous demandiez de ma part la grâce entière du duc de Monteleon. Je crois cet expédient fort capable de délivrer le roi d'Espagne de tout embarras sur ce sujet. Vous apprécierez cette demande sur la connoissance que j'ai du zèle et de la fidélité du duc de Monteleon, de son véritable

1. Ce mémoire est dans le même volume 92, fol. 110-119, ainsi que les lettres du duc et de la duchesse de Monteleon, fol. 160 et 185. Il y a encore un mémoire postérieur d'Ubilla, au fol. 202.

attachement pour le roi son maître, du rang de sa maison. Vous y ajouterez que la mémoire que je conserve du feu pape ne me permet pas de laisser sans protection un homme qui porte son nom[1], lorsque je vois qu'effectivement il n'a pas manqué à son devoir, ni désobéi aux ordres du roi son maître.

« Je suis persuadé que cette démarche fera un bon effet en Espagne, et que le roi catholique sera bien aise d'avoir cette ouverture pour sortir de tous embarras. Il seroit à souhaiter aussi que le cardinal Portocarrero voulût se désister de toutes les procédures qu'il fait faire comme archevêque; mais je crois que le roi d'Espagne ne doit point s'en mêler.

« J'avois résolu, sur la lettre que don Antonio Ubilla avoit écrite, d'envoyer l'intendant de Guyenne à Bayonne et de faire demander à la fille du duc de Monteleon quels étoient ses sentiments à l'égard de son mariage. Ubilla demandoit, de la part du roi son maître, que cette interrogation lui fût faite lorsqu'elle seroit dans mon royaume. Je ne vois plus qu'il en soit question, et, comme j'apprends qu'elle doit demeurer à Bayonne, si le roi d'Espagne souhaite qu'elle y soit interrogée, j'enverrai aussitôt mes ordres sur ce sujet[2].... »

M. de Torcy au cardinal Portocarrero[3].

« Du 12 septembre 1701, à Marly.

« Monseigneur,

« J'ai reçu la lettre que Votre Éminence m'a fait l'honneur de m'écrire le 24 août, contenant ce qui s'est passé dans l'affaire du duc de Monteleon. Comme il s'agissoit plutôt de la discipline ecclésiastique observée en Espagne, que de l'autorité du roi catholique, il avoit paru au Roi qu'il n'étoit pas question de faire intervenir cette autorité dans une pareille conjoncture. La lettre de Votre Éminence, que j'ai lue à S. M., lui a fait voir que Votre Éminence avoit cru devoir agir comme archevêque de Tolède en suivant les règles établies en Espagne. Elle n'a pas besoin de conseil sur ce sujet, et elle sait mieux que personne ce qu'elle doit faire; mais il semble que le duc de Monteleon, étant fort attaché au service du roi son maître, mérite que ces règles ne soient pas poussées à la dernière rigueur contre lui. Votre Éminence n'ignore pas combien elles sont différentes de celles qu'on observe en France pour

1. Pignatelli. Ci-dessus, p. 219 et 583.

2. En arrivant à Bayonne, où M. de Westerloo n'était pas encore, la jeune fille était allée chez le grand vicaire et y avait déclaré par-devant notaire qu'elle n'avait aucun engagement et voulait suivre la volonté de ses parents. Arrivé à son tour, M. de Westerloo réclama pour lui et son épouse la protection du roi de France (vol. *Espagne* 93, fol. 169, 182 v°, 185 et 186).

3. Vol. *Espagne*, 93, fol. 82 v°.

la validité des mariages. Je la supplie d'être bien persuadée que je suis avec respect, etc.[1]. »

1. Les deux époux, mariés définitivement le 4 septembre, restèrent à Bayonne un mois, et se dirigèrent alors vers Bruxelles en passant par Paris et Versailles, où ils saluèrent le Roi. Voyez les *Mémoires du maréchal de Mérode-Westerloo*, tome I, p. 202-205.

XVI

LE DAUPHIN ET LES HARENGÈRES[1].

La lettre de Mme Dunoyer qui nous a déjà fourni quelques détails sur l'accident de Monseigneur[2] contient ce récit assez circonstancié de la visite que firent au prince les déléguées des harengères :

« Il n'y a pas jusques aux harengères[3] qu'il (*sic*) n'aient témoigné leur zèle dans cette occasion. Ce corps si redoutable du temps de la Minorité vient à présent de se rendre célèbre ; car, dès qu'elles eurent appris le mal de Monseigneur, après avoir tenu conseil, elles députèrent quatre de leurs troupes (*sic*) à Versailles, pour lui faire compliment sur sa convalescence. Ces ambassadrices de la Halle se présentèrent à la porte de son appartement ; mais l'huissier ne jugea pas à propos de les faire entrer : ainsi, elles s'en retournèrent fort mécontentes. Le soir, on rendit compte au Roi du concours de monde qui étoit venu pendant le iour, et l'on ne manqua pas de lui parler des harengères. S. M. dit qu'on avoit eu tort de leur refuser la porte, et que leur zèle méritoit qu'on leur laissât voir Monseigneur[4]. Les harengères sûrcs (*sic*) dès le lendemain matin ce que le Roi avoit dit. Le Conseil fut encore assemblé, et les quatre Excellences députées tout de plus belles. Dès qu'elles furent arrivées à Versailles, et qu'elles se présentèrent à la porte de Monseigneur, on les introduisit en cérémonie dans son appartement, et l'on fut en avertir le Roi, qui s'y rendit pour entendre leur harangue. S. M. les trouva à genoux devant Monseigneur, qui étoit tout debout en robe de chambre : l'une lui baisoit les pieds, l'autre le bord de sa robe. Le prince souffroit cela patiemment ; mais il craignoit fort que, par un excès de tendresse, il ne leur prit envie de le baiser au visage. Heureusement pour lui, il en fut quitte pour la peur. Pendant que les unes s'amusoient à lui baiser les pieds, une autre disoit fort élégamment : « Que serions-nous devenues, si notre cher Dauphin fût mort ? « Nous aurions tout perdu ! — Oui, répliqua la quatrième, tu as raison, « nous aurions tout perdu, car notre bon roi n'auroit jamais pu sur- « vivre à son fils, et il seroit sans doute mort de douleur. » On admira la politique de cette femme qui redressoit sa compagne de peur que le Roi ne fût jaloux de l'affection qu'elle témoignoit à Monseigneur. S. M. ordonna qu'on leur donnât un de ses carrosses pour les promener par-

1. Ci-dessus, p. 243-244.
2. C'est la lettre xxviii, numérotée mal à propos xxxviii dans l'édition de 1738, tome I, p. 331-333.
3. Écrit : *harangères*, comme dans les *Mémoires*.
4. Comparez les *Mémoires de Sourches*, tome VII, p. 34-35, et la *Gazette d'Amsterdam*, Extr. xxv.

tout, et qu'on leur fit voir tout ce qu'il y a de beau à Versailles. Elles souhaitèrent d'aller entendre vêpres à la chapelle, et on les plaça toutes quatre dans un banc de duchesse. Monseigneur leur fit donner vingt louis, et le Roi autant : après quoi, comblées de biens et d'honneurs, le carrosse du Roi les remena à Paris. On leur fit traverser Paris d'un pas d'ambassadeur, et on les conduisit de ce train-là à la Halle, où elles furent rendre compte à tout leur corps de l'heureux succès de leur voyage. On les conduisit ensuite chacune dans sa maison. Le lendemain, elles s'assemblèrent encore pour voir à quoi elles emploieroient les quarante louis qu'on leur avoit donnés, et elles délibérèrent de les employer à faire chanter un *Te Deum* pour la convalescence de Monseigneur : ce qui a été exécuté dans l'église de Saint-Eustache. Il y avoit une fort belle musique, et M. le curé leur en a donné pour leur argent tout autant qu'il en falloit. Monsieur et une bonne partie de la cour a assisté à cette cérémonie, et l'aventure des harengères a fait ici grand bruit. Cependant la santé de Monseigneur est entièrement rétablie; mais on dit que cette attaque lui a fait un peu penser à sa conscience, et qu'il a promis à son confesseur de quitter entièrement la Raisin, de laquelle il a déclaré qu'il avoit eu deux enfants. Je ne sais si ces belles résolutions tiendront, et si, après le péril passé, on n'oubliera pas ce qu'on a promis au saint. »

Une relation imprimée en feuille volante, dans le genre des Extraordinaires de la *Gazette*, est conservée au Dépôt des affaires étrangères, vol. *France* 1094, fol. 26. Elle dit, de plus que les autres, que le Roi fit assister les harengères aux cérémonies de la Cène et du Lavement des pieds, qu'il se trouvait faire ce jour-là [1]. Elle donne les noms des quatre déléguées : du Bois, Marie, des Morets et le Febvre. Enfin elle raconte que ces dames firent chanter le *Te Deum*, non seulement à Saint-Eustache, mais aussi à Saint-Sauveur, autre église de leur quartier, et qu'elles commandèrent encore un office solennel à l'abbaye Sainte-Geneviève, dont les religieux refusèrent toute rémunération. Des réjouissances pareilles eurent lieu à l'abbaye Saint-Antoine, à l'Oratoire, à Notre-Dame-des-Victoires, à Port-Royal, etc., et le *Mercure* en rendit compte dans son volume d'avril, p. 319-325.

Voici enfin ce que le correspondant de Paris écrivait, le 4 avril, à la *Gazette d'Amsterdam* [2] :

« La santé de M. le Dauphin se rétablit de plus en plus ; les médecins le font manger peu et souvent, au lieu qu'il ne faisoit quelquefois qu'un repas par jour, et, pour prévenir de nouvelles rechutes, il observe, de leur avis, un grand régime de vivre, et se prive souvent de ce qui fait son plus grand plaisir, c'est-à-dire de la chasse. Les harengères de la Halle ont fait chanter un *Te Deum*, pour la convalescence de ce

1. *Journal de Dangeau*, tome VIII, p. 63. — 2. N° XXIX.

prince, dans l'église de Saint-Eustache, leur paroisse, où elles ont toutes assisté avec le plus de magnificence qu'il leur a été possible, en reconnoissance du bon accueil que les quatre femmes députées de leur corps reçurent ces jours passés à Versailles, lorsqu'elles allèrent complimenter M. le Dauphin. Outre les particularités qui en ont été publiées, il y a une qui divertit assez la cour ; c'est que, l'une des quatre, qui vouloit haranguer, s'étant brouillée, une autre l'interrompit en disant : « Vous « ne savez ce que vous dites. Nous venons ici pour complimenter le bon « Bourbon de ce qu'il n'est pas mort. » Et, sans un plus long discours, ces femmes, transportées de joie, se jetèrent toutes quatre sur ce prince, les unes lui prenant les bras, les autres les jambes, etc. Il y en eut une qui voulut même l'embrasser et le baiser à la joue, ce qu'on ne lui permit pas[1]. On a su aussi que, des quarante louis d'or qui leur furent donnés à la cour, elles en donnèrent quatre au cocher qui les avoit ramenées à Paris dans un carrosse à six chevaux, et qu'elles employèrent les autres trente-six à se régaler le soir même et le lendemain, avec toute leur confrérie, pour boire à la santé de toute la maison royale. »

1. Comparez la gazette à la main publiée par fragments dans l'*Annuaire-Bulletin de la Société de l'Histoire de France*, 1868, 2e partie, p. 27.

XVII

RENOUVELLEMENT DE LA CAPITATION EN 1701[1].

J'ai donné dans l'Appendice du tome II, n° IV, une notice sur la capitation établie en 1695 et supprimée par la déclaration du 17 septembre 1697. Il suffira, aujourd'hui, d'indiquer le sens des principales modifications que Louis XIV et son Conseil crurent à propos de faire à cette imposition en la rétablissant par une déclaration du 12 mars 1701, c'est-à-dire plusieurs mois avant que la guerre ne s'engageât de nouveau pour durer, cette fois, plus de douze ans, et les appréciations qu'en firent alors les ennemis de la France.

Louis XIV dit, dans les considérants, que les préparatifs de guerre commencés ouvertement par les puissances voisines de la France ne permettent point de douter de la rupture prochaine d'une paix « dont les conditions eussent pu être plus avantageuses pour nous, si nous n'avions préféré le repos de nos sujets à nos propres intérêts, » et qu'il faut également se préparer à la lutte et trouver des ressources moins onéreuses que les affaires extraordinaires. Aucun moyen n'a semblé plus convenable que « de rétablir la capitation, qui se pourra payer sans que ceux qui y contribueront en souffrent un préjudice considérable dans leurs affaires, en s'appliquant à la rendre aussi égale qu'il se pourra et en faisant cesser le recouvrement en même temps que la guerre cessera, en sorte que nos sujets se trouvent, à la paix, au même état qu'ils étoient avant la déclaration de la guerre. Mais, comme il s'est trouvé plusieurs embarras dans la capitation ordonnée en l'année 1695, qui ont donné lieu à des non-valeurs,... nous avons résolu, en rétablissant la capitation, de l'augmenter et de fixer celle de notre bonne ville de Paris et de chacune des généralités ou provinces de notre royaume aux sommes que nous estimons qu'elles peuvent porter.... »

Le texte de cette déclaration parut sur le moment même, dans la *Gazette d'Amsterdam* (n° XXIV et Extr.), avec une analyse très superficielle, que voici :

« Suivant les nouvelles de Paris, il paroît que la capitation, dont on avoit parlé depuis quelque temps, n'a pas été résolue ni portée au Parlement si tôt qu'on l'avoit dit, puisque la déclaration du Roi qui vient d'être publiée n'a été donnée que le 12 de ce mois à Versailles, et registrée en Parlement le 17. D'ailleurs, il est fait mention, dans le préambule, des préparatifs qui se font en Angleterre et en Hollande, qui n'ont commencé que depuis peu, et postérieurement à l'entrée des

1. Ci-dessus, p. 246-247.

troupes françoises dans les places du Pays-Bas espagnol, époque qui sera remarquable dans l'histoire de ce temps. Ce préambule ne l'est pas moins, puisqu'il contient une espèce de manifeste en cas de rupture, et qu'il insinue en même temps qu'elle ne viendra pas de la part de S. M. Il expose le motif qui porta S. M. à la paix de Ryswyk, laquelle mit fin à la capitation de 1695; que c'est dans les mêmes vues du bien de ses sujets, et de la conservation de la tranquillité de l'Europe, que S. M. a bien voulu se désister des avantages du traité de partage, dont elle n'auroit pu se mettre en possession sans dépouiller e duc d'Anjou, son petit-fils, des droits qui lui sont acquis par le sang, par la disposition du testament du feu roi Charles II, et par les suffrages et le vœu commun de tous ses peuples, et sans renouveler elle-même la guerre, que le bien de ses sujets et celui de toute l'Europe l'obligeoit d'éviter; que cette juste disposition de Charles II, qui a été faite pour conserver ses royaumes en un seul corps de monarchie et maintenir le repos général de l'Europe, a appelé à la succession le duc d'Anjou, qui en est l'héritier légitime par la renonciation du Dauphin et du duc de Bourgogne en sa faveur; mais que, cela ayant donné de nouveaux sujets d'envie aux princes voisins, et des prétextes pour recommencer une guerre, c'est pour se mettre en état de la soutenir que S. M. se trouve réduite à la nécessité d'avoir recours à des fonds extraordinaires, et non seulement de rétablir la capitation en 1701, mais aussi de l'augmenter, et de la fixer aux sommes que S. M. estime que les provinces peuvent porter. »

Un autre journaliste de par-delà les frontières, Gueudeville, que j'ai déjà eu l'occasion de nommer[1], « s'égaya » si impudemment des considérants de la déclaration royale[2], que le comte de Briord, alors ambassadeur à la Haye, voulut lui faire un mauvais parti, et obtint du moins que les magistrats de la Haye supprimassent sa publication périodique *l'Esprit des cours de l'Europe*, qui se borna d'ailleurs à prendre un titre un peu différent : *Nouvelles des cours de l'Europe*[3].

Par les augmentations nouvelles, d'un tiers environ, et par celle d'un dixième qui fut faite encore le 3 mars 1705, la seconde capitation arriva à

1. Nicolas Gueudeville, né à Rouen vers 1654, mort à la Haye vers 1721 ou 1722, était un bénédictin apostat, libertin et ivrogne selon l'abbé le Clerc, auteur d'un grand nombre de traductions ou de pamphlets antireligieux, que *la France protestante* énumère.

2. Voyez *l'Esprit des cours de l'Europe*, tome IV, 1701, p. 373-412.

3. Il suffira de citer le début de ce très curieux morceau, bien autrement mordant que celui de la *Gazette d'Amsterdam* : « La justice et la bonté marchent à la tête de tous les articles qui composent cette déclaration rigoureuse, et c'est comme un baume dont le Souverain fait présent à ses sujets pour appliquer sur le mal qu'il est contraint de leur faire. Le Monarque veut bien s'abaisser envers la nation jusqu'à lui rendre compte des raisons qui l'obligent à lui demander ce secours, c'est-à-dire que le Roi apprend bonne-

peu près à produire trente à trente-deux millions[1], tandis que la première n'avait pas atteint le chiffre de vingt-trois millions net; mais, quoi que la déclaration royale eût promis, cet impôt subsista même après la paix rétablie, et il se trouva, du coup, si définitivement établi, que la Révolution en a pu faire la contribution personnelle du régime moderne. J'ai dit en quelques mots[2] quelles modifications vicieuses il subit à partir de 1701; il y aura probablement lieu de revenir sur ce point dans la suite de notre commentaire[3].

En même temps que Chamillart rétablissait la capitation, il fut obligé de demander un premier complément de ressources aux rentes viagères[4], à la loterie, au droit sur les cartes à jouer, et aussi au crédit des receveurs généraux, qui furent priés de faire une avance de cinq cent mille livres; mais toutes les dépenses d'embellissement et tous les travaux d'art furent suspendus jusqu'à nouvel ordre.

ment aux petits comme aux grands la situation de son royaume, l'état présent de ses affaires, et le besoin qu'il a d'une augmentation de finance. Il instruit un artisan, un soldat, un laquais, un valet de charrue, de la fâcheuse extrémité où les approches d'une sanglante guerre le réduisent, et du besoin qu'il a que ces malheureux lui abandonnent la moitié de leur pain, etc.... » — C'est au milieu du fascicule de juin 1701, p. 242, que le nouveau titre commença à figurer au haut des pages. Le 19 octobre suivant, Pontchartrain fils écrivait à M. d'Argenson (Arch. nat., O[1] 362, fol. 337) : « Je parlerai à M. d'Avaux sur les expédients qu'on pourroit prendre pour empêcher qu'on ne recommence d'imprimer en Hollande *l'Esprit des cours* et autres mauvais livres dont l'impression est si fréquente en ce pays-là. »

1. Selon l'*Encyclopédie méthodique — Finances*, tome I, p. 176, on eut 28 962 000 fr. en 1705, 30 242 000 fr. en 1706, 32 000 000 en 1707, etc.

2. Tome II, p. 468.

3. Voyez, en attendant, l'*Histoire de l'impôt en France*, par Clamageran, tome III, p. 89-92, et le tome II de la *Correspondance des Contrôleurs généraux des finances*, pour la période de 1701 à 1708.

4. Émission de cinq cent mille livres.

XVIII

LES LIBELLES CONTRE MADAME HENRIETTE[1].

Les bibliographes ne paraissent pas très bien fixés sur le libelle que Daniel de Cosnac fut chargé de faire disparaître; mais c'est, vraisemblablement, un simple changement de titre qui les a embarrassés. Ainsi l'un des écrivains qui se sont le plus récemment occupés de Madame, M. Anatole France[2], et le dernier historien de Mlle de la Vallière, M. Jules Lair[3], ont signalé des manuscrits qui leur semblaient se rapprocher du type indiqué par Daniel de Cosnac plus que les autres textes imprimés, et M. France a donné quelques extraits d'une *Histoire des amours de Madame*, manuscrit appartenant à la Bibliothèque nationale[4]. Mais, à confronter de près ces textes, on s'aperçoit que les différences des uns aux autres ne consistent qu'en variantes, en transpositions, et que l'ingéniosité du pamphlétaire se bornait le plus souvent à faire des modifications de pure apparence à son œuvre primitive, en vue de dérouter l'attention superficielle des examinateurs et des censeurs. Tel manuscrit[5] qui s'intitule : *Histoire de Madame et du comte de Guiche, de Mme la comtesse de Soissons et de M. de Wardes*, n'est autre que le texte qui a pour titre : *la Princesse ou les Amours de Madame*, dans le recueil des *Amours des dames illustres de notre siècle* (3e édition, Cologne, 1682) et dans la réimpression faite en 1857, par M. Charles Livet, comme, cent ans auparavant, en 1754, dans l'Appendice de l'*Histoire amoureuse des Gaules*[6]. Si l'*incipit* est le même de part et d'autre, l'*explicit* de l'imprimé de 1857 se trouve être précisément celui du ms. Fr. 13 777 signalé par M. France[7]. Je crois donc qu'il ne faut pas attacher une trop grande importance aux paroles de l'abbé de Choisy, lorsqu'il prétend que les réimpressions du temps même, avec titre semblable ou analogue, ne ressemblaient en rien à l'original primitif dont Daniel de Cosnac lui montra le seul exemplaire

1. Ci-dessus, p. 273.
2. Dans l'édition du livre de Mme de la Fayette qu'il a donnée en 1882.
3. Dans l'Appendice de *Louise de la Vallière*, p. 401-402.
4. Ms. Fr. 13 777, dont une note initiale dit qu'une partie a été imprimée dans *les Amours des Gaules* de Bussy-Rabutin. Commencement : « Henriette Stuart étoit fille de Charles Stuart.... »
5. Bibl. nat., ms. Fr. 15 299. Commencement : « La prison de Wardes.... »
6. Tome II, p. 143-188.
7. Dans le ms. Fr. 13 777 : « Depuis ce temps, aucun n'a osé se déclarer, encore qu'il y ait autant d'amants de cette belle princesse qu'il y a de personnes qui la voient. » — Dans l'imprimé : « Personne n'a osé se déclarer depuis, quoiqu'il y ait autant d'amants que de gens qui voient cette princesse. »

qui eût subsisté de près de trois cents rapportés par lui dans ses poches et sous sa soutane[1]. Madame avait brûlé celui que le Roi lui avait remis, et Cosnac lui-même se promettait bien de détruire, avant sa mort, celui qu'il avait gardé en sa possession.

On remarquera d'ailleurs que les deux contemporains ne s'accordent pas sur le titre. Au dire de l'abbé de Choisy[2], le livre dont M. de Louvois eut le premier exemplaire s'appelait *les Amours du Palais-Royal*, « histoire merveilleusement bien écrite, où Madame se trouvoit cruellement traitée, et la prétendue passion qu'on l'accusoit d'avoir eue inutilement pour le Roi y étoit tout au long. » Or, le pamphlet hollandais de 1667 intitulé : *Histoire du Palais-Royal*, que nous connaissons tous, roule sur les amours de Louis XIV et de Mlle de la Vallière, tandis que Madame et le comte de Guiche y tiennent très peu de place. Dans les réimpressions faites par M. Charles Livet, une très mince plaquette intitulée : *Histoire de l'amour feinte du Roi pour Madame*, semblerait répondre à la seconde partie du signalement tracé par Choisy; mais, d'autre part, dans la première version des *Mémoires de Cosnac* (tome I, p. 317-322), le titre est : *les Amours de Madame et du comte de Guiche*, et correspond plus exactement au texte dont j'ai indiqué à la page précédente les types manuscrits et imprimés.

Du reste, la question n'a un peu d'importance qu'au point de vue bibliographique, toutes ces productions, quel qu'en soit le titre, se valant, ou plutôt ne valant pas plus les unes que les autres, tantôt fades et amphigouriques, tantôt lourdement obscènes, sans offrir aucun intérêt réel ni pour l'histoire, ni pour la littérature.

Un fait cependant ne doit pas être omis dans notre commentaire : c'est que, tandis que Saint-Simon, comme l'abbé de Choisy avant lui, fait faire par Cosnac en personne l'expédition de Hollande[3], Cosnac dit, dans ses propres *Mémoires* (tome I, p. 317), qu'il y envoya à sa place Charles Patin, fils du médecin ; et en effet ce Patin fut poursuivi, en mars 1666, comme détenteur de plusieurs exemplaires du libelle. Sur ce point, les documents publiés par feu M. François Ravaisson, dans le tome VII des *Archives de la Bastille*, en 1874 (p. 202-209), jettent une lumière toute nouvelle. On y voit, sans que le nom de Cosnac paraisse nulle part, que Charles Patin s'engagea vis-à-vis de Monsieur et de Madame à aller en Hollande pour « retirer tous les exemplaires du roman scandaleux des amours de cette princesse, » et que ce livre avait pour titre : *Histoire*

1. Quoique ces libelles se publiassent en petit format in-18, et qu'ils fussent probablement en feuilles, il lui eût été bien difficile d'en porter trois cents. D'ailleurs, lui-même ne donne pas ce détail, mais parle de dix-huit cents exemplaires rapportés de Hollande par son agent. Voyez les observations faites, il y a cent ans, par Anquetil, dans le tome I de *Louis XIV, sa cour et le Régent*, p. 148-154. Anquetil n'avait connu que les récits de Mademoiselle, de l'abbé de Choisy et de Reboulet.

2. Édition Lescure, tome II, p. 63.

3. Ci-dessus, p. 276.

du comte de Guiche; que, déjà, sur la dénonciation de Daniel Elzevier, les magistrats d'Amsterdam en avaient fait détruire trois cents exemplaires, et autant de *l'Histoire du Palais-Royal*, mais qu'il continuait à s'en vendre partout [1]. Un an plus tard, le secrétaire de Colbert de Croissy, alors notre ambassadeur en Angleterre, parvint à supprimer entièrement une *Histoire de Madame* qui s'imprimait à Utrecht. Puis la cour d'Angleterre, avisée et aidée par Elzevier, fit brûler les exemplaires d'une *Vie de Madame;* elle obtint même du corps de ville d'Amsterdam une défense expresse d'imprimer ou vendre de pareils ouvrages, et cette prohibition fut étendue à toute la Hollande par les États; mais le commerce en resta très actif en Allemagne, à Liège, à Genève, à Cologne, à Leipzig. Voici la liste des livres proscrits en bloc par les États-Généraux : l'*Histoire amoureuse des Gaules*, l'*Histoire du Palais-Royal*, l'*Histoire du comte de Guiche* (tant en flamand qu'en français), une *Relation de Mme de Savoie*, une *Vie de Mme de Brancas*, une *Lettre de Mme de Vaujours* (la Vallière), *la Déroute des filles de joie*, *la Comédie galante de Bussy*, *l'École des filles*, *la Putana errante*, *le Parnasse satyrique*, *le Cabinet satyrique*, *la Lupanie*, et enfin les *Mémoires des dames galantes de Brantôme*. Pour en revenir à Charles Patin et à sa mission, je dois dire que l'éditeur des *Archives de la Bastille*, fort libre toujours dans son appréciation des personnages qui venaient à tomber sous sa main, a suspecté Cosnac d'avoir pris ce substitut pour faire le voyage en Hollande et la recherche des libelles, tâche qui était mieux à la portée du jeune médecin, et d'avoir cependant gardé tout ou partie des deux mille pistoles affectées par Madame à cette opération. Au contraire, Cosnac se plaint longuement d'avoir fait l'expédition à ses propres dépens et dépensé plus de deux cents louis, mais affecte, en fin de compte, de se tenir pour bien payé par « le gré que Madame lui témoigna. » Quant à l'infidèle commissionnaire, il commit la maladresse de conserver par-devers lui un certain nombre d'exemplaires de *l'Histoire amoureuse des Gaules*, soit pour sa propre curiosité, soit pour en faire commerce [2], et, dénoncé par des libraires jaloux, peut-être aussi poursuivi par la rancune de Colbert, il n'eut que le temps de passer à l'étranger, fut condamné par contumace aux galères à perpétuité, ne revint plus en France, alors même qu'on lui eut fait remise de sa peine, et mourut en 1694 à Padoue, où il professait la médecine [3].

1. M. de la Reynie fournit alors un intéressant mémoire sur cette industrie internationale : *Archives de la Bastille*, tome VII, p. 219-221. Mazarin, Pomponne et Lionne avaient en vain essayé de faire sévir contre ces gazetiers dont les « licences de harengères faisaient l'entretien des chariots et des bateaux. » (*Jean de Witt*, par M. Ant. Lefèvre-Pontalis, tomes I, p. 26 et 288, et II, p. 107.)

2. Peut-être même avait-il fait faire quelque impression : *Archives de la Bastille*, tome V, p. 215 et 226-228.

3. *Lettres de Guy Patin*, éd. Réveillé-Parise, tome III, p. 673-675, 682, 767, 780, 782 et 791. Guy Patin parle de l'*Histoire galante de la cour*, « qui sont de petits libelles plus dignes de mépris que de colère. »

XIX

LETTRE DU COMTE DE TALLARD A M. DE PONTCHARTRAIN, CONTRÔLEUR GÉNÉRAL[1].

« A la Haye, ce 20 daoust 1699[2].

« Monsieur

« Vous m'aués touiours tesmoigné tant de bonté en toutes sortes doccasions que jespere que vous voudrés bien ne m'en pas refuser une nouvelle marque dans loccasion la plus pressante et la plus juste qui se puisse rencontrer. Il y a près de deux ans que le roy ma fait lhonneur de me nommer pour uenir auprès du roy d'angleterre. Je sortois des fraix dune longue guerre, je n'avois jamais eu de graces, et jentrois dans des depenses qui ont achevé de me ruiner, je lay fait de bon cœur, et je le fairois encore si cestoit a recommencer.

« Mais monsieur javoüe que quand jay entrepris une besogne ou largent est aussy necessaire, je m'estois flatté que je pouvois compter sur les apointements que le roy me donne, cela fist monsieur que je cherchay un banquier qui m'avançant son credit, receut son remboursement sur le thresor royal, je le trouvay, et si galand homme quil a poussé la patience plus loing que je n'aurois osé luy demander.

« Il luy est deu près de trente mille escus de mes apointements, et je receus hyer une de ses lettres par ou il me mande de ne plus tirer sur luy, ny de ne plus rien prendre à Londres sur ces correspondants.

« Ce changement marrive monsieur dans un temps ou jay la moitié de ma maison en angleterre, lautre icy, ou je nay pas cent pistoles pour aller dicy a la fin de l'année, cela vray monsieur si jamais chose le fust, et deniie de tout secours et de toutes mesures, parce quelles sont toutes rompües par le refus de payer mes apointements et par les grandes sommes qui me sont deües.

« Je ne vous fais point remarquer monsieur quelle perte c'est pour moy que de payer deux ans dinterets de largent que le roy me donne avant que de le toucher, car dans un aussy grand delabrement daffaires, on n'en est pas a cela près.

« Mais monsieur ie dis qu'il m'est impossible de rester un mois hors de france si vous n'avés la bonté de me faire payer, que je ne sçay en quel estat se trouvent ceux qui sont en de pareils employs que moy, mais que jay passé par tant dautres avant que de venir a celuy cy, que n'ayant point encore merité des graces du roy, ce qui est attaché pour subsister a celuy dont il m'honore m'est dune nécessité indispensable pour vivre.

1. Ci-dessus, p. 287. — 2. Arch. nat., G^7 543^B ; lettre autographe.

« Je vous demande avec le mesme empressement monsieur, le payement dune ordonnance de huit mille livres qui ma esté expediée il y a deux mois pour le suplement de la difference des monoyes, ce present qui marqueroit dans une autre occasion que celuy a qui on le donne a huit mille francs de plus quil n'auroit sans cela, fait voir ce que je perds sur tout l'argent que je fais venir de france au dela de mes apointements, que ce bien fait ne fait que mettre de niveau.

« Jespère monsieur que tant de raisons pressantes soutenües de la bonté que vous mavés touiours tesmoignée me donneront lieu davoir lesprit un peu plus en repos que je ne lay presentement. le vous suplie de mhonorer dune response, et de vouloir bien me dire ce que jay a esperer, car lincertitude dans un estat aussy pressé que celuy ou je me trouve seroit aussy embarassante pour moy que le mal.

« Je vous demande pardon monsieur de vous avoir importuné dune aussy longue lettre.

« Je suis avec mon respect ordinaire

« Monsieur

« Vostre tres humble et tres
obeissant serviteur
« TALLARD[1]. »

1. A cette lettre est jointe la note du commis, ainsi conçue : « Le payement des appointements de M. le comte de Tallard pour le reste de l'année 1698 a été ordonné avec les appointements et pensions de ladite année. M. Bernard les a reçus en argent comptant et assignations, depuis quelques jours. L'ordonnance de huit mille livres est sous l'état de distribution du 10e août 1699. Il lui est dû les huit premiers mois 1699 de ses appointements, montant à trente-deux mille livres. »

XX

LES BOURNONVILLE[1].

(Fragment inédit de Saint-Simon[2].)

M. DE BOURNONVILLE.

1652, septembre.

1654, 7 juin. Faute de pairs, servit de comte de Champagne au sacre de Louis XIV.
1660. Chevalier d'honneur de la Reine à son mariage et gouverneur de Paris.
1662. Destitué de sa charge et de son gouvernement, exilé, etc.

« Dont la fille unique est la première maréchale-duchesse de Noailles. La faveur de M. Foucquet, dont il étoit ami intime, fit sa fortune, et la disgrâce de ce ministre fit la sienne : le maréchal d'Aumont eut le gouvernement de Paris, et le marquis de Gordes eut sa charge. Son oncle avoit été capitaine des gardes de la Reine mère, et sur un pied de grande confiance. Il n'avoit point été marié, et avoit toujours regardé le fils de son frère comme son propre fils. La Reine mère s'en souvint en cette occasion. M. de Bournonville, longtemps exilé, passa nombre d'années en sa maison de la Motte-Tilly, près Nogent-sur-Seine ; il s'accoutuma à la retraite, revit peu Paris, quand il en eut la liberté, et jamais la cour. Devenu veuf, il se fit prêtre, 1678, se retira à Nogent-sur-Seine, dans le dehors du prieuré des filles de Saint-Benoît, dont il fut le restaurateur, ne s'occupa que de bonnes œuvres, exhortoit souvent les religieuses à la grille, et mourut dans cette retraite et dans ces occupations. Il étoit gendre et beau-frère des deux ducs de la Vieuville, et mourut dans sa retraite, à [ ][3] ans, 12 décembre 1693[4]. »

DUCS ET PRINCES DE BOURNONVILLE[5].

« La dignité de duc et leurs alliances avec les maisons de Luxem-

1. Ci-dessus, p. 290-291, et Additions nos 376 et 377, p. 397.
2. Extrait des *Ducs à brevet*, vol. 51 des Papiers de Saint-Simon (aujourd'hui *France* 206), fol. 133 v°. Dans le volume 58 (*France* 213), il n'y a que le titre de l'article, qui est resté en blanc.
3. Blanc dans le manuscrit.
4. Selon la *Gallia christiana*, il se fit enterrer dans le couvent des bénédictines de Provins, secouru et reconstruit par lui.
5. La notice qu'on va lire est extraite du mémoire que Clairambault dressa, en février 1696, pour M. de Pontchartrain, sur les honneurs accordés aux princes, ducs et pairs, ducs non pairs, officiers de la couronne, et à divers autres seigneurs : Arch. nat. papiers de la Pairie, KK 599, p. 297-300

bourg et d'Albret[1] les a fait jouir de l'honneur d'être traités de *cousins* et leur a procuré les honneurs du Louvre. Le roi Henri IV érigea, au mois de septembre, l'an 1600, à la prière de Louise de Lorraine, reine de France, veuve du roi Henri III, la baronnie de Houllefort, en Boulonnois, en duché, sous le nom de Bournonville[2], en faveur d'Alexandre de Bournonville, comte de Hénin[3], et ses hoirs mâles. Cette reine étoit tante à la mode de Bretagne de ce premier duc de Bournonville[4]. Il obtint, le 3 avril 1602, des lettres de surannation pour l'enregistrement de ses lettres de duché au parlement de Paris, et, sur des lettres de jussion du 6 décembre suivant, il y eut arrêt, le 20 du même mois, portant qu'il seroit informé, à la requête du procureur général, de la valeur et qualité des terres érigées et de l'âge du duc de Bournonville. Le 22 octobre 1608, il obtint encore des lettres pour l'érection de la terre de Bournonville et autres terres en Boulonnois qu'il avoit acquises, pour le tout être joint au duché érigé en 1600 sous le nom de Bournonville[5]. Il fut obligé de se retirer en France avec le prince d'Espinoy, son beau-frère, l'an 1634[6]. Il avoit l'honneur d'être cousin du roi Louis XIII du cinquième au quatrième degré.

« Alexandre de Bournonville, second du nom, son fils aîné, s'étant jeté dans le service de l'Empereur, le père fit donation, le 8 juillet 1651, du duché de Bournonville, à Ambroise de Bournonville, son second fils, qui s'étoit attaché à la cour de France[7], et cette donation fut approuvée par des lettres patentes du mois d'août de la même année. Au mois de septembre 1652, le Roi à présent régnant lui accorda des lettres de l'union de la pairie qui avoit été promise à son père en 1634, et confirma, nonobstant la surannation, les érections et lettres de 1600, 1602, 1608, et la donation de 1651. Il représenta l'un des pairs de France au

(original autographe). Une première rédaction se trouve biffée aux pages 302 et 303. Une double copie est à la Bibliothèque nationale, dans les mss. Clairambault 721, p. 512-514, et 1195, fol. 123 v° à 127.

1. Voyez, dans le même registre de la Pairie, p. 400, le tableau de leur parenté avec la Dauphine-Bavière.

2. Bournonville était le nom d'une autre terre, à vingt et un kil. E. de Boulogne, dont on prétendait rattacher les seigneurs aux anciens comtes de Guines.

3. Ci-dessus, p. 291, note 3.

4. La mère du duc, Marie-Christine d'Egmont, remariée en troisièmes noces au prince de Mansfeld, était cousine germaine de Louise de Lorraine.

5. Toutes les pièces relatives à ces érections successives sont imprimées dans le tome V de l'*Histoire généalogique*, p. 808-823. Clairambault en avait réuni des copies dans son recueil de la Pairie.

6. Ce prince fut condamné par le roi d'Espagne à avoir la tête tranchée pour conspiration en faveur de la France. L'arrêt du parlement de Malines fut rendu le 2 mai 1635, et exécuté le 4 en effigie (*Gazette*, p. 247); tout aussitôt, le 11, Louis XIII prit le condamné sous sa protection par lettres en due forme (Arch. nat., M 469). Le duc de Bournonville était compris dans la même condamnation : *Mémoires du duc de Luynes*, tome XI, p. 251-252.

7. Ci-dessus, p. 290.

sacre du Roi, l'an 1654[1]. Alexandre de Bournonville, son frère aîné, obtint aux Pays-Bas l'érection de la terre de Buggenhout, au duché de Brabant, en principauté; elle lui donna séance aux états de Brabant, après le duc d'Arschot, qui y tient la première place, et avant tous les marquis et comtes. En 1660, la paix étant faite entre les couronnes, il vint en France pour répéter sur son frère le duché de Bournonville, qu'il prétendoit lui appartenir comme aîné. Le comte de Fuensaldagne, ambassadeur d'Espagne, intervint pour lui, et représenta qu'il n'avoit été privé de son droit qu'à cause du parti qu'il avoit suivi. Enfin, pour faciliter l'accommodement des deux frères, S. M. accorda, par un brevet du 24 septembre 1660, au prince de Bournonville, les mêmes honneurs dont jouissoit ou pouvoit jouir le duc de Bournonville son frère, et sans conséquence pour aucuns autres à qui le roi catholique auroit érigé leur terre en principauté. Par une transaction du 25 du même mois, faite par la médiation de feu Monsieur le Prince Louis de Bourbon, il est dit expressément qu'en cas que les enfants des deux frères ne se marient pas ensemble comme ils y sont exhortés, le duché de Bournonville retournera, après la mort sans enfants mâles d'Ambroise, duc de Bournonville, à Alexandre, prince de Bournonville, son frère, et à ses enfants mâles, en payant par eux, au denier trente, la valeur dudit duché, dans cinq ans après le décès du duc[2].

« Le prince de Bournonville a depuis commandé en plusieurs occasions les armées de l'Empereur et du roi d'Espagne, a été fait chevalier de la Toison d'or, vice-roi de Catalogne et de Navarre, et a été traité, ainsi que son père, de *cousin* et *parent* par les rois et les reines d'Espagne. J'en ai eu des preuves originales depuis 1627 jusqu'en 1690.

« Le prince de Bournonville, fils unique du prince de Bournonville, a réuni en sa personne, par la mort de son père et de son oncle, les droits sur le duché de Bournonville, suivant les clauses des lettres d'érection et de transaction de 1660, et il semble les avoir fortifiés en abandonnant les établissements que les grands emplois de son père auroient pu lui procurer à la cour d'Espagne, pour s'établir à celle de France par son mariage et par ses services dans les troupes. Les droits honorifiques qu'il pourroit demander sont fondés sur une jouissance depuis

1. Le duc de Luynes avait été désigné pour représenter le comte-pair de Champagne; c'est parce qu'il refusa de passer après le maréchal de Schönberg, représentant le comte de Flandres, ou M. de Candalle, représentant le comte de Toulouse, que M. de Bournonville lui fut substitué : voyez notre tome III, p. 313, note 3, la notice ROUANNEZ, dans les *Écrits inédits*, tome VII, p. 212, et la notice BOURNONVILLE, ci-dessus, p. 603. La lettre de refus du duc de Luynes est aux Archives nationales, K 1714, n° 66.

2. Clairambault avait réuni toutes les pièces de cet accord et la correspondance de l'ambassadeur qui y a trait dans le même registre de la Pairie KK 599, p. 385-397. Le brevet et l'acte notarié ont été publiés dans l'*Histoire généalogique*, tome V, p. 821-823. Comparez la *Gazette* de 1660, p. 886, et la *Muse historique*, tome III, p. 259.

1600 jusqu'à la mort de son père, arrivée l'an 1690, autorisée par des lettres patentes et brevets des rois Henri IV, Louis XIII et Louis XIV : ce qui ne se trouve dans aucune autre des maisons des Pays-Bas qui prétendent aux mêmes privilèges[1]. »

1. Lorsque le prince avait été fait enseigne aux gendarmes de la garde, avec rang de mestre de camp, il avait obtenu le traitement de *cousin* par brevet du 5 mai 1692, sur production d'un mémoire justificatif que Clairambault a recueilli avec les autres titres de la maison : Arch. nat., KK 599, p. 349-350; registres de la maison du Roi, O^1 36, fol. 120 v°. Voyez aussi une lettre du prince au duc, KK 599, p. 401-403.

XXI

LE MARÉCHAL DE TOURVILLE[1].

(Fragment inédit de Saint-Simon[2].)

La protection de Colbert, surtout celle de Seignelay, avaient beaucoup aidé à la fortune du maréchal (Éz. Spanheim, *Relation de la cour de France*, p. 564), et M. de Luynes raconte, d'après des souvenirs dignes de foi (*Mémoires*, tome X, p. 382-384[3]), qu'il avait gagné celle de Seignelay par des services d'une nature peu honorable; mais, à la mort de ce protecteur, se sentant alors menacé par l'opinion publique (voyez notre tome I, p. 537), il avait voulu, selon l'expression des *Annales de la cour* (tome II, p. 47), montrer qu'il « avait du sang aux ongles » et gagner la confiance du Roi (*Sourches*, tomes III, p. 297, 325 et 491, et IV, p. 146); c'est peut-être ce qui le porta, en 1692, à obéir à des ordres qu'il jugeait cependant intempestifs, et à livrer cette imprudente bataille de la Hougue, qui, du reste, tourna à son profit comme à son honneur, malgré la défaite : voyez notre tome I, appendice VIII. On a raconté (le P. Brotier, *Paroles mémorables*, p. 202) qu'à la nouvelle du désastre, Louis XIV demanda : « Tourville est-il sauvé? car, pour des vaisseaux, on en peut trouver, mais on ne trouveroit pas aisément un officier comme lui; » et que, le voyant un jour passer, il s'écria : « Voilà un homme qui m'a obéi à la Hougue! » Un très curieux « caractère » du maréchal-amiral (Appendice de la *Relation* de Spanheim, p. 403-404) dit que son élévation au maréchalat, un an après la Hougue, le surprit plus que personne, — ce qui s'accorderait avec la modestie dont parle notre auteur, s'il n'entendait surtout, par ce mot de *modestie*, louer la déférence héréditaire que Tourville lui marquait, comme à un duc et pair fils du bienfaiteur de sa maison (tome I, p. 116 et 166, et ci-après, p. 611). Mais le caractère ajoute qu'après avoir rendu un premier hommage à la générosité du maître, à son indulgence, Tourville en arriva bientôt à considérer cette nomination comme une preuve de rare discernement, et par se persuader de très bonne foi « qu'il était héros. » Et il termine en ces termes : « C'est un bon matelot, un bon pilote, un brave homme[4]. » Le musée de Versailles ne possède de lui aucun portrait du temps. Les *Mémoires du maréchal de Tourville, vice*

1. Ci-dessus, p. 291-293, et Addition n° 378.
2. Extrait des *Officiers de la couronne*, vol. 45 des Papiers de Saint-Simon (aujourd'hui *France* 200), fol. 152.
3. Comparez les *Pièces intéressantes et peu connues*, éd. 1790, tome VIII, p. 331-340.
4. Je ne parle pas du caractère attribué à Tourville dans la série cryptographique de 1700 jointe à la *Relation* de 1690, et qui le qualifie ainsi : « Joueur; extrêmement avare; foible; glorieux; ambitieux; riche. » Rien

amiral de France, publiés en Hollande plusieurs fois à partir de 1742, sont une œuvre apocryphe de l'abbé de Magron : voyez Jal, *Dictionnaire critique*, p. 1193.

LE COMTE DE TOURVILLE.

1689. Vice-amiral de France.

« C'étoit un très grand homme, blond, bien fait, froid, toujours bien mis, toujours galant, toujours amoureux, avec un air imbécile et des discours qui ne s'en éloignoient pas beaucoup. Avec cela, toute la probité, tout l'honneur, et la plus fine et simple valeur; né pour la mer et pour la guerre; le plus habile constructeur, le plus grand charpentier, le plus industrieux en signaux, le plus rare pilote, le plus plein de ressources pour tout ce qui pouvoit arriver à la mer à son vaisseau et à ceux des autres, le plus sûr connoisseur des vaisseaux étrangers, et un homme de toute sorte de prévoyance. Il avoit de plus un discernement exquis, un coup d'œil exact et juste, qui, pour attaquer ou pour éviter, ou dans un combat, lui montroit tout comme dans un miroir et lui faisoit tout ordonner et tout faire à temps, à point, avec une précision admirable et un sang-froid dont le plus grand péril étoit incapable de le tirer. Maître en toutes sortes de manœuvres, à juger du vent, de la mer, du temps, et à en tirer tous les avantages possibles. En un mot, de l'aveu des Anglois et des Hollandois, le plus grand homme de mer et le plus accompli en toutes ses parties qui ait paru depuis deux siècles. En même temps, bon, doux, modeste au dernier point, couvrant les fautes, exaltant les actions des autres, leur rendant pleine justice et honneur, et au delà, et, depuis le mousse jusqu'à l'officier général, également respecté, estimé et adoré dans la marine, dont il parloit mieux qu'homme du monde. Excellent pour les projets, pour les arrangements, pour l'ordre, pour l'exécution, et toujours voyant distinctement où les choses pouvoient aller. Et cet homme, si grand, si unique pour son métier, hors de là n'étoit plus rien. Grand canonnier, grand artificier, entendu en fontes, et aussi bon dans un chantier et dans un port qu'à la mer, et connoissant la force et l'usage de tout ce qui compose un vaisseau jusqu'au dernier agrès et jusqu'aux plus petites parties, avec toutes leurs combinaisons, et ce qui en devoit résulter. Il avoit de plus une expérience consommée par tant de navigations qu'il avoit faites et le grand nombre d'actions où il s'étoit trouvé, et dans le plus grand nombre desquelles il avoit eu grand part ou avoit commandé[1].

de tout cela ne s'accorde avec les dires des contemporains bien informés; particulièrement sur la fortune, Dangeau dit que le maréchal, « cadet d'une maison qui n'étoit pas riche, n'avoit amassé aucun bien, et laissa un fils fort jeune et fort pauvre. » Le Roi donna quatre mille livres de pension à ce fils, et deux mille à sa sœur.

1. Ce qui va suivre est la paraphrase réduite de l'article de Tourville dans l'*Histoire généalogique*, MARÉCHAUX DE FRANCE, tome VII, p. 627-628.

« Il fut d'abord chevalier de Malte, se dévoua au service de mer, et quitta bientôt la croix. Il se distingua d'abord en un combat de galère à galère, et il soutint seul, sur un vaisseau armé en course, l'effort de six vaisseaux d'Alger, huit heures durant. Il résista[1], dans le Port-Dauphin, près de l'île de Chio, à trente-six galères, qui furent obligées de se retirer fort maltraitées. Il fut, en 1669, capitaine de vaisseau en premier, et se trouva à presque toutes les batailles navales qui se donnèrent de son temps, et en une infinité de combats et d'actions particulières[2]. Il fut chef d'escadre en 1677, et lieutenant général en 1682. Il étoit au bombardement de Gênes en 1684, et fut le premier qui, au débarquement, força l'épée à la main les retranchements. En 1685, il bombarda Alger, se fit rendre un prodigieux nombre d'esclaves chrétiens[3] de toutes nations, et força ces barbares à la paix. En 1688, il contraignit le pavillon d'Espagne à saluer celui de France, malgré toute la résistance du commandant, plus fort que lui en canon et en équipage. En 1689, il entra dans Brest avec vingt vaisseaux, en présence et malgré les flottes unies d'Angleterre et de Hollande, et, ayant eu incontinent après le commandement de celle de France, obligea les deux autres à se retirer.

« La même année 1689, en octobre, il fut vice-amiral du Levant; le maréchal d'Estrées l'étoit du Ponant[4]. En 1690, 10 juillet, il gagna la bataille de Beveziers, dans la Manche, et y défit les flottes angloise et hollandoise. En 1691, il commanda encore l'armée navale. Celles[5] des Anglois et des Hollandois, jointes, faisoient le triple de la sienne[6]. Le Roi, prévenu par le roi Jacques d'Angleterre, qui comptoit sur la défection de plus des trois quarts de l'angloise en sa faveur, s'opiniâtra, contre toutes les représentations de Tourville, à vouloir qu'il les attaquât dans la Manche, où, en cas de malheur, il n'avoit ni port ni retraite. Il le représenta, il maintint que le roi d'Angleterre étoit trompé ; enfin il protesta que ce pouvoit être la perte entière de la marine, et voulut un ordre du Roi par écrit. Il l'eut, et il obéit, et il se soutint onze heures durant, avec quarante-quatre vaisseaux contre quatre-vingt-dix ennemis, auxquels il fit de grands ravages, et se seroit encore retiré sans perte, sans les vents contraires, qui dispersèrent ses vaisseaux et en firent

1. *Restista*, dans le manuscrit.
2. Ce dernier mot est en interligne.
3. *Chrestiens* surcharge un premier *de*.
4. *Le Ml d'Estrées l'estoit* corrige *le Ml et le C. d'Estrées son fils l'estoient*.
5. *Celle*, dans le manuscrit.
6. Ici, il cesse de suivre l'*Histoire généalogique*, qui dit simplement du combat de la Hougue : « Le combat qu'il donna l'année suivante, contre ces mêmes flottes, fit connoître son intrépidité, ayant soutenu, avec quarante-quatre vaisseaux, pendant onze heures, l'effort de quatre-vingt-dix navires de la flotte ennemie, et il se seroit retiré sans perte, si les vents ne lui eussent point été contraires. » Comparez le récit que nous allons avoir avec les *Mémoires*, dans notre tome I, p. 50-52, et avec l'Addition n° 2.

périr la plupart près de la Hougue. En cette triste occasion, le Roi fut juste. Il fut trompé : pas un seul bâtiment anglois ne cessa de combattre à outrance, la flotte du Roi fut à peu près perdue, et sa marine du même coup. Dans cette affliction, le Roi dit que c'étoit sa faute, qu'il l'avoit voulu, que Tourville lui avoit tout représenté, et qu'après il avoit obéi et s'étoit comporté comme le plus grand général de mer et le plus brave homme[1]; et, au mois de mars 1693, moins d'un an après, le fit maréchal de France. Il continua à servir jusqu'à la paix de Ryswyk, mais hors de moyens de rien faire, et il mourut à Paris, 28 mai 1701, à cinquante-neuf ans.

« Son nom est Costentin[2]. C'est une noblesse de basse Normandie, connue telle, et avec la seigneurie de Tourville dès l'an 1300, mais sans s'être jamais élevée en rien, terres, alliances ni[3] emplois. Depuis 1600, il y en a eu deux gouverneurs de Coutances. Cette branche aînée subsiste dans la même médiocrité.

« Guillaume, frère cadet du premier de ces deux gouverneurs de Coutances, épousa en 1597 une Romillé la Chesnelaye. Leur fils unique épousa, 22 avril 1630 ou 31, une la Rochefoucauld-Montendre, veuve d'un Durfort-Cuzaguez, dont il eut le maréchal de Tourville et d'autres enfants.

« Ce seigneur de Tourville s'attacha au duc de Saint-Simon durant sa faveur, et fut un de ses gentilshommes domestiques. On voit ci-dessous, aux Pairs existants, titre de Saint-Simon, p. [ ][4], la fameuse journée des Dupes bien exactement racontée[5], et que ce fut Tourville que M. de Saint-Simon, sortant du cabinet tête à tête avec le Roi, où il avoit été enfermé deux heures, et où il rentra aussitôt, envoya dire au cardinal de Richelieu, prêt à partir sur-le-champ pour Richelieu et enfermé chez lui avec le cardinal de la Vallette, que, sur sa parole, il vint ce même jour trouver le Roi à Versailles, qui s'y en alloit. Une si grande nouvelle, et si inespérée pour le cardinal de Richelieu, lui donna, pour quelques années, grande confiance en M. de Saint-Simon, qui l'avoit sauvé sans être son ami ni son ennemi, moins encore sa créature. Lorsqu'il maria sa nièce de Brezé au fameux duc d'Enghien[6], il demanda à M. de Saint-Simon un gentilhomme de sa main en qui il pût prendre confiance pour mettre auprès de ce prince : M. de Saint-Simon lui donna Tourville, et fit par là sa fortune. La maison où il

1. Comparez les paroles rapportées par Dangeau (tome IV du *Journal*, p. 129 et 130), et le récit de cette campagne par Louis XIV lui-même, dans ses *Œuvres*, tome IV, p. 373. Le Roi trouvait inouï que les quatre-vingt-dix vaisseaux ennemis n'eussent pas écrasé tous ses quarante-quatre navires.

2. Filiation donnée par l'*Histoire généalogique*, p. 628-633.

3. *Ny* est en interligne.

4. Notice du duché de Saint-Simon (vol. 58 des Papiers de Saint-Simon, aujourd'hui *France* 213, fol. 42 v° à 48 v°), publiée dans le tome XXI de l'édition de 1873. Le passage se trouve au folio 44 actuel du manuscrit.

5. Tome XXI, p. 48. — 6. *Ibidem*, p. 54. Comparez notre tome I, p. 165-166.

entra le goûta : c'étoit en effet un homme de mérite, et fort sage. Il devint premier gentilhomme de la chambre du duc d'Enghien devenu prince de Condé, et sa femme dame d'honneur de Madame la Princesse, et il eut des commissions honorables, en 1640 et 42, de veiller à l'état de la Normandie, avec pouvoir d'y assembler la noblesse, et en Bourgogne, pour travailler à la défense et à sa conservation, avec les comtes de Montrevel et de Tavannes. Il mourut en avril 1646.

« Il faut dire, à la louange du maréchal de Tourville[1], qu'il n'a jamais oublié ce que son père devoit à M. de Saint-Simon, auquel, tant qu'il a vécu, il a rendu toutes sortes de devoirs, le voyoit souvent lorsqu'il étoit à Paris, et avec un air de déférence tel, qu'il n'a jamais été possible de le faire laver avec lui. M. de Saint-Simon aussi en faisoit grand cas, l'aimoit tendrement, s'impatientoit de ne le voir pas[2] maréchal de France, et fut aussi aise que lui lorsqu'il le fut; mais il ne jouit guères qu'un mois de cette joie[3]. Ce maréchal eut de même pour le jeune duc de Saint-Simon toutes sortes d'attentions et de prévenances, et avec un air qui embarrassoit quelquefois le jeune homme, d'un officier de la couronne de cette réputation[4].

« Il eut deux aînés et deux sœurs mariées, une abbesse de Pentemont à Paris, et une autre, religieuse. Le second aîné mourut sans alliance, au retour d'Espagne, où il avoit eu des emplois et de la réputation; il ne fut point marié. De l'aîné de tous, on en parlera après.

« Ces sœurs épousèrent, l'aînée un d'Argouges, seigneur de Gouville. Il est impossible d'avoir plus d'esprit et de monde, d'intrigue et de tête; aussi servit-elle bien la maison de Condé dans des temps critiques. Elle étoit fort aimée du maréchal, et est morte fort vieille. Elle n'étoit rien moins qu'indifférente, très bonne amie, très dangereuse ennemie, d'excellente compagnie, et, en son temps, un peu galante, quoique laide, et toujours mêlée avec le monde le plus choisi. Elle étoit aussi très souvent à l'hôtel de Saint-Simon. L'autre sœur mariée ne sortoit guères de sa province. Elle étoit mère de Joubert de Châteaumorant mort en 1722 lieutenant général des armées navales et gouverneur des îles de Saint-Domingue et de la Tortue.

« Le maréchal de Tourville avait épousé une Mme de la Popelinière, fille de Laugeois, homme d'affaires; et ne furent pas longtemps bien ensemble, et se séparèrent. Il en eut un fils beau et bien fait, tué à vingt-deux ans, au combat de Denain, 24 juillet 1712, sans alliance, colonel d'un régiment d'infanterie, et une fille, mariée au comte de Brassac-Gallard, qui a été parfaitement belle, et que la petite vérole,

1. Comparez notre tome I, p. 166, et le tome XXI, p. 54.

2. *Ne* et *pas* ont été ajoutés en interligne.

3. Le maréchal fut nommé le 27 mars 1693, et Claude de Saint-Simon mourut le 3 mai suivant.

4. Il va maintenant revenir à la filiation donnée par les auteurs de l'*Histoire généalogique*.

sans la défigurer, a rendue entièrement méconnoissable. Elle a été dame de Mme la duchesse de Berry.

« Le frère aîné du maréchal de Tourville eut un régiment d'infanterie et la compagnie des gendarmes de Monsieur le Prince[1]. Il est mort en sa maison de Tourville, vers Caen, en 1697. Il avoit épousé Anne[2] le Sauvage en 1663. Il perdit ses deux fils aînés de bonne heure, sur mer. Il en laissa un troisième, qui, se comptant unique, s'est marié à Charlotte[3]-Renée de Camprond, dont il a des enfants. Sa mère mourut en 1703. Elle étoit héritière, et M. de Tourville par conséquent riche, lorsqu'un laquais qu'il avoit eu quelque temps se présenta comme son frère aîné. Il étoit né à Dieppe, 26 juin 1685, et baptisé le même jour, dans la paroisse de Saint-Jacques, sous le nom de Jean-Michel du Désert, fils de Michel de Divant[4], écuyer, sieur du Désert, et de noble dame Anne de Préval. Ce procès, intenté au parlement de Rouen, a eu d'étranges suites, et finalement ce du Désert a été déclaré aîné par arrêt du parlement de Rouen, 1717, confirmé par arrêt du Conseil, 15 mars 1721[5]. Après bien de fâcheux procédés, M. de Tourville a été obligé de s'accommoder avec lui, et de lui céder beaucoup de bien[6]. »

1. Il eut le grade de maréchal de camp.
2. Lisez : *Jeanne.*
3. *Ch.*, en abrégé.
4. Avant *Divant*, Saint-Simon a biffé *du Désert, écuyer.*
5. Tout cela est pris à l'*Histoire généalogique.*
6. Comparez une généalogie conservée aux Archives nationales, carton M 592, et à la suite de laquelle est une biographie assez détaillée du maréchal, particulièrement sur ses actions de guerre. Ce morceau a été écrit avant sa mort.

XXII

PERMISSION AU DUC DE BEAUVILLIER D'ACCEPTER LA DIGNITÉ DE GRAND D'ESPAGNE[1].

Brevet[2].

« Aujourd'hui, 19 décembre 1701, le Roi, étant à Versailles, ayant été informé que le roi d'Espagne, son petit-fils, par ses décrets des 5e avril, 3e juin et 9e octobre derniers, pour marquer la grande considération qu'il avoit pour la personne et le mérite du sieur duc de Beauvillier, chevalier des ordres de S. M., premier gentilhomme de sa chambre, ministre d'État, chef du conseil royal des finances, et pour lui témoigner le souvenir que S. M. C. conservoit du soin qu'il avoit pris de son éducation en qualité de gouverneur de sa personne, l'auroit gratifié de la grandesse de la première classe pour en jouir, tant lui que ses descendants, ainsi qu'il est plus au long expliqué par lesdits décrets ; et S. M. étant bien aise de marquer en toutes occasions l'estime particulière qu'elle a pour ledit sieur duc de Beauvillier et la satisfaction qu'elle a des grands et importants services qu'il lui a rendus et lui rend continuellement, S. M. lui a accordé la permission qui lui est nécessaire, tant pour accepter cette dignité, que pour jouir de tous les honneurs, rangs, privilèges et avantages qui y sont attachés dans son royaume, l'ayant en conséquence relevé et dispensé de tous les empêchements qui pourroient lui être opposés à cet effet, tant à cause de ses charges, dignités et emplois, qu'à cause des défenses générales qui sont faites à tous les sujets de S. M. d'accepter aucuns grades, dignités, charges, offices et emplois qui peuvent leur être offerts par des princes étrangers ; m'ayant S. M. commandé de lui en expédier toutes lettres nécessaires, lorsqu'il le requerra[3], et cependant, pour assurance de sa volonté, le présent brevet, qu'elle a signé de sa main, et fait contresigner par moi, son conseiller secrétaire d'État et de ses commandements et finances. »

Lettres patentes[4].

« Louis, etc. A tous présents et à venir, Salut. La parfaite connoissance que nous avions du mérite, de la vertu, de la sagesse et de toutes les

1. Ci-dessus, p. 297.
2. Arch. nat., O[1] 45, fol. 237.
3. *Requerera*, dans le registre.
4. Arch. nat., O[1] 46, fol. 25.

bonnes qualités de notre très cher et bien amé cousin Paul de Beauvillier, duc de Saint-Aignan, pair de France, comte de Buzançois, chevalier de nos ordres, nous ayant porté à lui confier dès l'année 1666 la charge de premier gentilhomme de notre chambre, il a si bien répondu à ce que nous attendions de sa naissance et des exemples que lui ont laissés ses ancêtres, que nous le crûmes digne, en 1685, de remplir la charge de chef du conseil royal de nos finances. En 1687, nous lui donnâmes le gouvernement et la lieutenance générale pour nous du Havre-de-Grâce et pays en dépendant, et le gouvernement particulier des villes et châteaux de Loches et Beaulieu, et, en 1688, nous l'associâmes à notre ordre et milice du Saint-Esprit, en l'instituant chevalier de nos ordres. Quoique ces diverses qualités marquassent assez notre confiance, nous avons voulu néanmoins lui donner encore des preuves plus parfaites de celle que nous prenions en lui, en le chargeant, en 1689, du soin et de l'éducation de notre très cher et très amé petit-fils le duc de Bourgogne, par les charges de son gouverneur, de premier gentilhomme de sa chambre et de maître de sa garde-robe, que nous lui conférâmes. Nous le fîmes aussi, en 1690, gouverneur, surintendant de la maison et premier gentilhomme de la chambre de notre très cher et très amé frère et petit-fils le roi d'Espagne, pour lors duc d'Anjou, et, en 1693, il fut encore choisi par nous pour remplir les mêmes charges auprès de notre très cher et très amé petit-fils le duc de Berry. Nous étions si persuadé de ses grands talents et de sa grande pénétration dans les affaires les plus importantes, que nous lui avions donné, dès l'année 1691, l'entrée dans tous nos conseils en qualité de ministre d'État. Dans toutes lesquelles charges et emplois il n'a pas cessé, et ne cesse pas encore de nous donner également des preuves de sa grande capacité et de son parfait attachement à notre service : en sorte que, méritant encore de nouvelles grâces, nous avons vu avec plaisir que notredit frère et petit-fils ait voulu, peu de temps après être arrivé dans son royaume, donner à notredit cousin des témoignages du souvenir qu'il conservoit de l'application particulière qu'il avoit donnée à son éducation, par des marques éclatantes qui puissent, non seulement briller en sa personne, mais aussi faire connoître à la postérité l'extrême considération qu'il a pour lui. Et comme la grandesse est la première dignité de l'Espagne, et que, pour établir une plus grande union entre nos sujets et ceux de notredit frère et petit-fils, nous avons bien voulu que les grands d'Espagne et leurs femmes jouissent, dans nos États, de tous les honneurs, rangs, privilèges et avantages dont les ducs et duchesses de notre royaume sont en possession, à condition que les mêmes ducs et duchesses jouiront aussi, en Espagne, de tous les honneurs, rangs, privilèges et avantages qui sont attachés à la grandesse, notredit frère et petit-fils a cru qu'il ne pouvoit mieux récompenser des services si considérables qu'en élevant, comme il a fait, notredit cousin à cette dignité par trois différents décrets, confirmatifs les uns des autres, le premier du 25e avril, le second du 3e juin, et le dernier du 29e octobre 1701, dont le résultat est que notredit frère et petit-fils fait notredit cousin grand d'Espagne de la première classe, tant pour en jouir et être maintenu personnellement dans tous les grades, honneurs, prééminences, cérémonies, préférences et prérogatives dont jouissent et peuvent jouir, soit par le droit ou par les lois du royaume d'Espagne, soit par les coutumes anciennes et modernes, les autres grands d'Espagne, que pour faire passer ces mêmes grades, traitements et honneurs aux successeurs de notredit cousin dans la maison et comté de Buzançois, chacun en son temps et à perpétuité; qu'à cet effet ils portent et puissent porter toutes les marques, user et exercer toutes les cérémonies dépendantes de cette dignité, ainsi qu'il est plus au long expliqué par lesdits décrets. Et comme nous sommes bien aise de marquer en toutes occasions combien nous sommes content des services importants que notredit cousin nous rend tous les jours, et faire connoître en même temps l'approbation que nous donnons à ce que notredit frère et petit-fils a fait en sa faveur, nous ne nous sommes pas contenté de lui accorder par notre brevet du 19e décembre 1701 la permission d'accepter cette dignité, et de le relever et dispenser, en conséquence, de tous les empêchements qui pourroient lui être opposés à cet effet, tant à cause des charges, dignités et emplois, qu'à cause des défenses générales faites à tous nos sujets d'accepter aucuns grades, dignités, charges, offices et emplois qui peuvent leur être offerts par des princes étrangers; nous voulons encore lui accorder nos lettres qui lui sont nécessaires pour jouir de cette grâce dans toute son étendue. Pour ces causes et autres grandes considérations à ce nous mouvant, après avoir vu et examiné en notre Conseil lesdits trois décrets de notredit frère et petit-fils le roi d'Espagne, dont copies sont ci-attachées, avec copie de notredit brevet, sous le contrescel de notre chancellerie, de notre grâce spéciale, pleine puissance et autorité royale, nous avons de nouveau, en tant que besoin est ou seroit, permis et accordé, et, par ces présentes, signées de notre main, permettons et accordons à notredit cousin le duc de Beauvillier d'accepter lesdits décrets nonobstant les défenses générales qui sont faites à tous nos sujets de recevoir aucune grâce, charges, dignités ou emplois qui peuvent leur être offerts par d'autres que par nous; voulons et entendons que notredit cousin et ses successeurs à perpétuité dans la maison et comté de Buzançois aient ledit traitement de grands d'Espagne de la première classe, et qu'ils jouissent et soient maintenus dans tous les honneurs, rangs, prééminences, privilèges et avantages qui y sont attachés dans notre royaume; déclarons en outre que, conformément au dernier desdits décrets, il suffira, pour jouir de la même grâce par les successeurs de notredit cousin dans la maison et comté de Buzançois, de prouver qu'ils descendent de notre cousin et qu'ils ont la propriété et possession de ladite comté par quelque titre que ce soit, en sorte que la grandesse soit héréditaire et annexée à ladite comté de Buzançois en faveur de ceux de la famille de notredit cousin qui la posséderont; voulons et ordonnons, à cet effet, que notredit cousin et ses descendants audit comté de Buzançois soient qualifiés, tenus, censés et réputés par tous nos sujets comme grands d'Espagne de la première classe, et que cette dignité et prérogative soit attachée à ladite terre pour en faire jouir, comme dit est, à perpétuité, tous ceux de la famille de notredit cousin qui la posséderont. Si donnons en mandement à nos amés et féaux conseillers les gens tenant notre cour de parlement à Paris, et à tous autres nos officiers et justiciers qu'il appartiendra, que ces présentes ils aient à faire registrer, etc. Donné à Versailles, au mois de février, l'an de grâce 1702, et de notre règne le cinquante-neuvième. »

Lettre du roi d'Espagne à la duchesse de Beauvillier[1].

« Au Buen-Retiro, le 25e avril 1701.

« Je ne veux pas, Madame, que vous appreniez par d'autre que par moi ce que je viens de faire pour M. de Beauvillier. Je suis persuadé que vous y serez sensible, et par rapport à lui, et par rapport à vos enfants, que je n'y ai pas oubliés. Je l'ai fait grand de la première classe, et n'ai rien omis de ce que j'ai cru qui pouvoit lui faire plaisir. J'ai été bien aise de lui donner cette marque de ma reconnoissance, et de vous marquer en même temps que j'ai pour vous beaucoup d'estime et d'amitié.

« PHILIPPE. »

Lettre du roi d'Espagne au duc de Beauvillier.

« Au Buen-Retiro, le 25e avril 1701.

« Je cherche depuis longtemps les occasions de vous faire plaisir, et crois enfin l'avoir trouvée. J'ai adressé au Roi un décret par lequel je vous fais grand d'Espagne de la première classe, et qui s'étend à tous vos enfants. J'envoie un courrier exprès pour vous porter cette nouvelle et vous assurer que je n'ai rien omis de tout ce que j'ai cru qui pouvoit contribuer à vous la rendre agréable. Je souhaiterois que le Roi et votre santé vous pussent permettre de venir ici vous couvrir. Il faudra que cela se fasse tôt ou tard, et le plus tôt sera le mieux pour le bien de mes affaires, qui sont en grand désordre. Je voudrois bien aussi que le Roi trouvât bon que vous m'amenassiez mon frère de Berry; car, pour mon frère[2], je doute que cela soit possible, et n'ose l'espérer. Comptez que je vous donnerai toujours des marques de ma reconnoissance et de mon amitié dans toutes les occasions qui se présenteront.

« PHILIPPE. »

1. Copies conservées au château de Saint-Aignan, les originaux ayant été joints au décret par le duc de Beauvillier.

2. Le duc de Bourgogne, aîné des trois.

XXIII

LETTRE DE QUINAULT [A COLBERT?][1].

« A Paris, ce 10e mars 1683.

« Monsieur,

« Vous avez si bien reçu toutes les prières que je vous ai faites, que je prends la liberté de vous prier de présenter au Roi les vers que je vous envoie, et que j'ai faits sur son voyage. Si je n'ai pas le plaisir de le suivre, au moins j'ai la satisfaction d'avoir incessamment l'esprit occupé de sa gloire; c'est une matière immense, et qui ne peut être épuisée; on y trouve des beautés toujours nouvelles, et il n'y a point de sujet où il soit plus agréable de s'appliquer, et plus facile de réussir. Vous êtes heureux, Monsieur, d'avoir un attachement continuel auprès d'un maître si digne d'être le maître de tout le monde : plus on le considère, plus on l'admire, et c'est le véritable caractère des plus honnêtes gens de faire leur ambition de l'honneur de le servir, et leur félicité de la joie de le voir. Je vous avoue, Monsieur, que, si j'avois le bonheur d'obtenir la charge que vous savez que j'ai demandée à S. M.[2], ce me seroit un puissant secours pour faire avec succès le difficile *opéra* de l'établissement de ma famille; mais je serois encore incomparablement plus touché et plus content de l'avantage que j'aurois d'être attaché pour toute ma vie auprès d'un roi qui ne mérite pas moins d'être aimé de ses sujets que d'être craint de ses ennemis, et qui est autant au-dessus des autres rois que les rois sont au-dessus des autres hommes[3]. Je m'assure, Monsieur, que vous avez la bonté d'entrer dans mes intérêts, et que vous voulez bien me permettre de vous en entretenir. Faites-moi la grâce de me conserver l'amitié dont vous m'honorez, et me faites la justice d'être persuadé que je suis, avec une passion inviolable,

« Monsieur,

« Votre très humble et très obéissant serviteur.

« QUINAULT[3]. »

1. Bibl. nat., ms. Fr. 22 222, fol. 262-263; copie sans nom de destinataire, l'adresse étant coupée. — Voyez ci-dessus, p. 329, note 6.

2. Comparez les compliments qu'il adressa au Roi, comme directeur de l'Académie française, sur ses conquêtes de l'année 1675 et à son retour de l'armée de Flandre, dans le *Recueil des harangues prononcées par Messieurs de l'Académie françoise*, 1709, tome I, p. 376-380 et 435-439. Le ton en est relativement modéré.

3. Une jolie lettre de Quinault à Lenet, du 5 avril 1659, a été publiée par P. Paris, dans l'Appendice des *Historiettes de Tallemant des Réaux*, tome IX, p. 407-409.

APPENDICE XXIII.

AU ROI

Sur son voyage de Compiègne, où Sa Majesté va prendre le divertissement de la chasse[1].

Grand Roi, que dans les cœurs de nos voisins jaloux
Vos moindres mouvements jettent d'inquiétude !
Mais en vain leurs regards sont attachés sur vous,
Ils font de vos desseins une inutile étude.

Quand vous bornez vos vœux à chercher dans les bois
Le noble amusement d'une guerre innocente,
L'immortel souvenir de vos fameux exploits
En cent climats divers va porter l'épouvante.

L'habitude de vaincre est douce aux grands héros.
On croit que chaque pas vous mène à la victoire ;
Vous êtes redouté dans le sein du repos,
Et jusqu'à vos plaisirs tout sert à votre gloire.

QUINAULT.

Philippe Quinault, baptisé à l'église Saint-Eustache de Paris, le 5 juin 1635, était le fils d'un simple boulanger, quoi qu'en ait dit le *Moréri* ; mais, tout en étudiant l'art dramatique et la poésie sous Tristan l'Hermite, il prit ses grades en droit et reçut le titre d'avocat au Parlement, alors qu'il avait déjà fait jouer nombre de pièces en vers, dont la première, *les Rivales*, en 1653, quand il n'avait que dix-huit ans. C'étaient toutes des comédies, des tragédies ou des tragi-comédies en cinq actes ; cependant, en 1660, le cardinal Mazarin et M. de Lionne lui firent composer, en l'honneur de la paix et du mariage royal, une pastorale intitulée : *Lysis et Hespérie*, qui fut représentée au Louvre, le 9 décembre 1660. Elle lui valut peut-être une charge de valet de chambre du Roi, achetée de l'argent que Tristan l'Hermite lui avait légué ; du moins les actes lui en attribuent le titre dès 1661, et on sait qu'il ne vendit cette charge qu'en 1683, à J.-B. Choderlos de Laclos. L'historiographe de l'Académie française prétend qu'il cessa de travailler pour le théâtre en se mariant et devenant auditeur à la Chambre des comptes ; mais c'est évidemment une erreur, ainsi que Jal l'a démontré, puisque ce mariage se fit en 1660, qu'après cette date Quinault donna encore quatre tragédies ou tragi-comédies, pour le moins, qu'il n'entra à la Chambre des comptes qu'en 1671, et qu'à cette dernière époque seulement commença sa grande illustration comme librettiste d'opéra. Ses premières œuvres en ce genre furent la partie chantante de la *Psyché*, de Molière, et *les Fêtes de l'Amour et de Bacchus*, pour Lully. Depuis lors, jusqu'en 1686, il ne cessa de fournir des livrets aux musiciens de l'Opéra, et presque tous eurent un grand succès : *Cadmus*, *Atys*, *Proserpine*, *Amadis de Gaule*, *Roland*, surtout *Armide*, que

1. La cour arriva à Compiègne le 5 mars, et en repartit le 17 (*Gazette*).

le Roi lui-même choisit entre trois sujets proposés par Quinault en sa présence, chez Mme de Montespan (*Journal de Dangeau*, tome I, p. 172-173). Louis XIV, comme Saint-Simon le racontera plus d'une fois, appréciait assez particulièrement ses œuvres pour en savoir par cœur bien des passages, paroles et musique; Monseigneur, aussi, se faisait lire tel ou tel opéra, lorsqu'il était malade, retenu à la chambre (*ibidem*, p. 75), et il lui commanda, en 1685, pour Fontainebleau, la pièce du *Temple de la paix* (*ibidem*, p. 229). Mais, peu après cette dernière époque, Quinault renonça au théâtre, soit qu'il eût été dégoûté de la scène par un injuste insuccès de son *Armide*, soit que la dévotion dont parle Dangeau (*ibidem*, p. 319) lui eût inspiré de trop forts scrupules. Le P. Léonard a recueilli cette dernière explication (ms. Fr. 10 265, fol. 129 v°, 27 avril 1686), et il dit que le Roi, tout en lui continuant sa pension (de deux mille livres, et non douze mille, comme le porte le manuscrit), l'autorisa à abandonner l'Opéra et à ne plus travailler qu'aux légendes nouvelles de la grande galerie de Versailles, en remplacement des premières inscriptions de Charpentier, reconnues trop outrecuidantes et orgueilleuses outre mesure. Alors aussi, car on était au lendemain de la Révocation, il fit un poème sur *l'Hérésie détruite*. Il ne vécut plus que deux ans, mourut le 26 novembre 1688, à l'âge de cinquante-cinq ans, et fut enterré dans l'église Saint-Louis-en-l'Ile. Il était membre de l'Académie française depuis 1670, de la petite Académie depuis 1674, et chevalier de l'ordre de Saint-Michel. Son *Théâtre* fut publié à l'étranger en 1715, ses *Œuvres choisies* en 1739, et elles ont été réimprimées en 1824, par l'éditeur Crapelet. Son portrait, de la collection de l'Académie française, est aujourd'hui au musée de Versailles, n° 2922. Sa Vie, par son neveu Boffrand, se trouve en tête de l'édition de ses *Œuvres;* mais il existe aussi une biographie manuscrite à la Bibliothèque nationale, ms. Fr. 24 329. M. Victor Fournel lui a consacré un excellent article dans la *Biographie générale*.

Une lettre autographe de Quinault exposée au musée des Archives nationales, sous le n° 889 (fac-similé partiel dans l'*Inventaire*), et portant la date du 26 février 1686, fait connaître qu'à cette époque, et tout au moins depuis 1684, il touchait une gratification annuelle de quatre mille livres du Roi, « à cause des opéras faits pour ses divertissements. » Les biographes disent que la même somme de pension lui était faite par Lulli, pour l'opéra qu'il livrait chaque année. On voit également dans la même lettre que le poète avait redoublé d'ardeur en 1685 pour fournir le ballet de Fontainebleau, outre son opéra annuel : d'où des crachements de sang dont il n'avait pu se guérir entièrement. Chacun sait combien il avait été jadis ridiculisé par les satiriques. Quand il mourut, le marquis de Termes écrivit à Bussy-Rabutin qu'il n'y avoit plus que des regrets pour le poète dont on s'était tant moqué pendant sa vie.

XXIV

TESTAMENT DE MONSIEUR[1].

« Aujourd'hui, 14e juin 1701, au mandement de haut et puissant seigneur Messire Achille de Harlay, chevalier, comte de Beaumont, conseiller ordinaire du Roi en tous ses conseils, premier président en sa cour de parlement, les notaires au Châtelet soussignés se sont transportés en son hôtel, sis dans la cour du Palais, paroisse de la Basse Sainte-Chapelle; où étant, ledit seigneur premier président a mis ès mains de Bellanger le jeune, l'un desdits notaires, les originaux des deux testaments olographes faits par feu très haut, très puissant et très excellent prince Monseigneur Philippe de France, frère unique du Roi, duc d'Orléans, de Valois, de Chartres et de Nemours, datés, l'un du 27 août 1691, et l'autre du 11 avril 1699; le dernier desquels deux testaments ledit seigneur premier président a dit lui avoir été mis hier entre les mains par le Roi, en lui faisant l'honneur de le charger d'avoir soin de son exécution suivant l'intention de S. A. R. marquée par ledit dernier testament. Et quant au premier testament dudit jour 27 août 1691, il s'est trouvé dans les cassettes de feu mondit seigneur duc d'Orléans lors de la perquisition qui y a été faite à cet effet. Enjoignant audit Bellanger de garder lesdits deux testaments....

« Au nom du Père, du Fils et du Saint-Esprit. Nous, Philippe de France, frère unique du Roi, faisant réflexion que la mort attaque également tous sans qu'ils y pensent, ni quand elle arrivera, et voulant disposer de mes biens pendant que je suis en bonne santé, j'ai fait mon testament en la manière suivante :

« Je supplie très humblement mon sauveur et rédempteur Jésus-Christ de vouloir bien recevoir mon âme dans son paradis. Je veux que mon corps soit mis à Saint-Denis, et mon cœur au Val-de-Grâce, où est celui de ma très honorée et chère mère.

« Je veux qu'on fasse dire six mille messes. Je donne six mille livres au Val-de-Grâce pour fonder une messe tous les jours pour le repos de mon âme. Je donne dix mille livres à l'hôpital de Villers-Cotterets, pour le fonder, et, au cas qu'il le soit, pour augmenter sa fondation. Je donne dix mille livres à celui de Saint-Cloud outre ce que je lui ai donné pour sa fondation

« Je prie mon fils de garder tous mes domestiques, ou de récompenser ceux qui ne lui seront pas agréables.

1. Ci-dessus, p. 356. Copie aux Archives, dans les Publications du Châtelet, reg. Y 40, fol. 76 v°; imprimé dans la *Gazette d'Amsterdam*, 1701, Extr. LIV.

« Je donne à ma fille Anne d'Orléans, duchesse de Savoie, le gros diamant qui est au-dessus du gros diamant de ma cousine, dans la grande attache.

« Je donne à ma fille Élisabeth-Charlotte l'attache qui est au-dessus de ma croix de diamants brillants, et, au cas que mon fils meure sans enfants mâles, je lui donne la principauté de Joinville, avec les terres que j'y ai jointes.

« Au cas que les pères de la Mission que j'ai établie à Saint-Cloud n'aient pas leurs rentes assurées, je leur donne, et recommande à mon fils ou à mes héritiers de les en renter ou payer sur tous mes biens selon qu'il est porté par l'acte que j'ai signé de ma main.

« Au surplus de tous mes biens, meubles, diamants, pierreries, terres, seigneuries, domaines et autres immeubles généralement quelconques dont je puis disposer, en quoi qu'ils puissent consister, je les donne et lègue à mon fils Philippe d'Orléans, duc de Chartres, que je constitue mon légataire universel. S'il a deux garçons, je substitue à son second fils, après sa mort, le duché de Montpensier et le comté de Beaujolois.

« Je veux que mes dettes soient payées sur l'inventaire qu'on fera de mes meubles. Je nomme la personne de celui qui sera premier président du parlement de Paris pour exécuteur de mon testament, à qui je donne un diamant de dix mille livres, que je le prie de recevoir.

« Je donne à Mme la duchesse de Bourgogne, ma petite-fille, le diamant qui vient du cardinal de Richelieu, que je la prie de garder pour l'amour de moi.

« Je révoque tous autres testaments que je pourrois avoir faits, voulant que le présent soit seul exécuté, parce que c'est ma dernière volonté. En foi de quoi je l'ai écrit de ma propre main, et, après l'avoir lu et relu, je l'ai signé.

« Fait à Saint-Cloud, ce 11 d'avril 1699. Signé : PHILIPPE. »

« Et au dos est écrit : Paraphé suivant l'acte passé par-devant les notaires soussignés, le 14 juin 1701. Ainsi signé : de Harlay, Clignet, Bellanger. »

XXV

PORTRAITS DIVERS DE MONSIEUR[1].

1. *Portrait par Mlle de Montpensier*[2]. 1658.

« .... La taille de ce prince n'est pas des plus hautes; mais, n'ayant que dix-huit ans[3], il y a lieu d'espérer qu'il pourra croître. Elle est si bien faite et si bien proportionnée, que, quand elle demeureroit comme elle est, on ne pourroit pas s'en plaindre, puisque la grandeur des hommes ne règle pas celle de leurs actions, ni de leur courage. Alexandre, César et Henri IV étoient de moyenne taille : ainsi Monsieur doit être satisfait quand il leur ressemblera en toutes choses, comme il fait déjà au dernier en beaucoup. Il a les jambes belles, mais non pas d'une beauté commune, et ses pieds sont aussi bien faits qu'il se peut. Ses cheveux sont noirs et d'un lustre admirable; il en a grande quantité, et ils sont bouclés naturellement avec plus de justesse que s'ils l'étoient par artifice[4]. Enfin c'est la plus belle tête du monde. Son visage est long et de belle forme, son nez aquilin comme celui de Henri IV, et assurément Monsieur ne lui ressemble pas moins en ses inclinations qu'en cela, car il est aussi galant qu'il étoit, il a autant d'amour pour les dames[5], et, par la suite de ses actions, on connoîtra qu'il aura autant de passion pour la guerre, où l'on doit souhaiter qu'il soit aussi heureux. Pour la galanterie, apparemment il le sera davantage, puisque jamais homme n'y fut si dupe que Henri IV. Monsieur est plus beau et est mieux fait; mais il n'est pas roi, et je suis assuré que

1. Ci-dessus, p. 233 et suivantes.

2. Extrait de la *Galerie des portraits de Mlle de Montpensier*, éd. Éd. de Barthélemy (1860), p. 468-471. Comparez les *Mémoires de Mademoiselle*, tome III, p. 135, 252, 262-263 et 334.

3. Il était né le 21 septembre 1640 : *Gazette*, Extraordinaire, p. 673-676.

4. En naissant, il avait « un teint fort blanc et le poil noir, les membres extrêmement bien faits et une grande vigueur. » (*Ibidem.*)

5. Ce n'était, comme elle le dit dans ses *Mémoires*, que pour jouer avec les filles de la Reine à des jeux d'enfants, acheter comme elles des rubans, des étoffes, courir dans l'eau de mer, etc. A douze ans, il se faisait remarquer par une voix de fille (Loret, *Muse historique*, tome I, p. 83). Mme de la Fayette a dit de lui : « Ses inclinations étoient aussi conformes aux occupations des femmes que celles du Roi en étoient éloignées. Il étoit beau et bien fait, mais d'une beauté et d'une taille plus convenables à une princesse qu'à un prince : aussi avoit-il plus songé à faire admirer sa beauté de tout le monde, qu'à s'en servir pour se faire aimer des femmes, quoiqu'il fût continuellement avec elles. Son amour-propre sembloit ne le rendre capable que d'attachement pour lui-même. » (*Histoire de Madame Henriette*, p. 176.)

qui les aura vus tous deux, ce qui est possible, pariera pour Monsieur. Il a les yeux beaux, fins, brillants et doux, comme il convient à un homme de les avoir. Son regard est fier et gracieux, son teint d'une blancheur et d'une vivacité qui montrent la force et la vigueur de son tempérament. Pour sa bouche, on ne la peut mieux louer, pour sa forme et pour sa grandeur, qu'en disant qu'elle est tout à fait semblable à celle de la Reine, puisque la bouche de cette merveilleuse princesse n'eut jamais sa pareille, et que la beauté qu'on y remarque est au-dessus de tout ce qu'on en peut dire. Le ris de Monsieur est agréable; il ne montre point ses dents en riant, ce qui est extraordinaire et parfaitement bien, quoiqu'il les ait blanches. Enfin rien n'est si beau, si agréable, ni si bien fait, que ce grand prince. Sa mine est telle que la doit avoir le fils de tant de rois et d'empereurs dont il est sorti de tous côtés, et, quand cela ne seroit pas su de toute la terre, on le jugeroit à son air. Il est civil, et particulièrement aux dames, pour qui il a beaucoup d'amitié, comme j'ai déjà dit. Il n'a encore témoigné aucun attachement particulier que pour une personne dont la beauté le méritoit bien et la rendoit digne de son choix, et, si la mort ne l'eût point ravie, nous aurions vu des marques de sa constance, car je ne doute pas qu'il n'en eût beaucoup, et la douleur qu'il a témoignée en est bien une preuve[1]. Il est ferme pour ce qu'il aime et connoît bien ceux qui méritent cet honneur; mais sa grande bonté pourroit faire croire qu'il n'auroit pas tout le discernement que je viens de dire : c'est pourquoi il est bon que l'on sache que, tous ceux qu'il souffre, à qui il parle et à qui il fait du bien, il ne les aime et ne les estime pas tous[2], mais il parle aux uns parce qu'ils le divertissent, souffre les autres par bonté, et donne par charité; car, quoiqu'il soit libéral, ce seroit néanmoins profaner ses bienfaits de les mal employer : ainsi il est libéral par discernement et charitable par piété. Il a l'âme bonne, et il sera sur la dévotion comme son grand-père. Il est incapable d'injustice, il est charitable, et du reste il ira à vêpres, ensuite chez les dames, et du salut au bal, où il réussit à merveille, car il danse bien et de bonne grâce. Il aime le jeu, est beau joueur, et perd son argent en grand prince. Il est magnifique, aime toutes sortes de plaisirs et de dépenses, mais avec règle. Il a de l'esprit infiniment, et plus de jugement que n'en ont d'ordinaire les personnes de son âge. En cela il tient fort de Charles-

1. Je ne sais quelle était cette personne. Loret parle d'une passion en 1651, mais sans donner de nom. Il signale, en 1658, une « grande bonté » pour la belle et galante Cominges, CÉSONIE dans le *Dictionnaire des Précieuses*, ÉMILIE dans la *Galerie de Mademoiselle*; mais elle ne mourut qu'en 1709. Mme de la Fayette dit qu'il avait paru s'attacher à Mlle de Mortemart, plus tard marquise de Thiange, mais que « leur commerce étoit plutôt une confidence libertine qu'une véritable galanterie. » Voyez ci-après, p. 625.

2. Dans ses *Mémoires*, Mademoiselle se plaint que « ses habitudes et ses amis particuliers n'étoient que des personnes plutôt pour le perdre que pour le bien de l'État. »

Quint... ; mais il seroit injuste de tout donner à la naissance, et de ne rien dire de l'éducation dont M. le cardinal a pris tant de soin. L'on doit aussi louer Monsieur de son respect et de sa tendresse envers le Roi et la Reine, et n'oublier pas la beauté de ses mains, qu'il tient d'elle. Elles sont sans doute dignes des sceptres; il est à souhaiter qu'il en puisse conquérir, et, si la prophétie que l'on fit à Henri IV, qu'un de ses enfants conquerroit l'empire des Ottomans, a son effet, l'on doit desirer qu'elle s'accomplisse en lui. ».

2. *La Carte de la cour*[1]. 1663.

« ....Il y a dans cette île (des Plaisirs) une cour galante où l'on peut bien faire des conquêtes. Le beau Licidas[2] en est le chef. Vous le connoissez sans doute, et vous n'ignorez pas que c'est celui que l'on appelle partout le poli, le galant, l'agréable, et le magnifique Licidas. Que je serois tenté de vous le dépeindre ici tout entier, si la nature, pour se conserver la gloire d'un ouvrage si parfait, ne l'avoit mis au-dessus de l'art ! »

3. *Portraits de la cour*[3]. Vers 1664.

« Monsieur est frère unique du Roi ; un prince fort beau, très bon et fort galand. Il n'a pourtant point cette majesté égale à celle du Roi, ni ce fonds de bonté généreuse qui paroît en notre grand monarque ; il n'a pas cette haute sériosité, ni cette fierté naturelle. Il est doux, agréable, d'humeur enjouée, civil et obligeant, complaisant aux dames, toujours gai et agissant, curieux des choses belles et rares, qui s'entend aux assortiments des habits, des meubles, des cabinets, et se connoît parfaitement bien aux agréments que l'art fait paroître dans l'architecture, la peinture, la musique, la perspective et l'agriculture.

« Bien que ce prince ait toujours eu une parfaite déférence aux volontés du Roi et un extrême respect pour la Reine mère, il n'a jamais voulu fléchir en la faveur du cardinal Mazarin. Même on raconte qu'un jour, à Saint-Germain, le cardinal ayant passé devant lui et ayant ôté son chapeau pour le saluer, il le regarda sans se lever, ni faire aucun semblant de lui vouloir rendre le salut. Le cardinal, ayant aussitôt passé à l'appartement de la Reine mère, s'en plaignit galamment tout haut en ces termes : « Je ne sais ce que j'ai fait à Monsieur, qui me traite « avec tant de mépris ; je croyois être mieux dans son esprit, ne lui « ayant jamais donné aucun sujet de me traiter de la sorte. » La Reine, ayant fait appeler Monsieur, lui fit mille reproches de cette action, et le menaça, avec quelque sorte d'indignation de ce qu'il ne s'étoit point levé devant M. le cardinal. A quoi Monsieur répondit sur-le-champ : « Quand « il eût été le Pape, je ne me serois pas levé. » On le menaçoit de le

1. Par Guéret, p. 60. — 2. En marge : « M. le duc d'Orléans. »

3. Réimprimés dans les *Archives curieuses de l'histoire de France*, 2e série, tome VIII, p. 384-386. Ces portraits doivent dater des premiers temps du gouvernement personnel, entre 1664 et 1666.

châtier de cette parole; mais il s'expliqua galamment, en disant : « On « ne se lève pas devant le Pape, puisqu'on se met à genoux devant lui, « et j'aurois été obligé de faire de même. » Il s'est toujours montré contraire au procédé de ce ministre, principalement à cause qu'il ne lui donnoit de quoi entretenir sa maison et ses divertissements dans la splendeur et la magnificence qu'il souhaitoit, et qui est due à sa qualité de fils de France.

« Il a été nourri dans une grande crainte et dans un grand respect pour le Roi, sans beaucoup de culture pour les lettres et pour les exercices de la guerre. Il s'est pourtant exercé parfois à monter à cheval, mais non pas avec autant d'assiduité que le Roi. Il a une merveilleuse présence d'esprit pour dire ce qu'il veut. Entre autres occasions de la faire paroître, celle-ci n'est pas des moindres. Il étoit avec le Roi à visiter les bâtiments du Louvre, avant la disgrâce de M. Foucquet, et le Roi se plaignoit qu'il n'avoit point d'argent pour la continuation de ce grand édifice. Sur quoi, Monsieur répondit galamment : « Sire, il faut « que Votre Majesté se fasse surintendant des finances seulement un « an, et elle aura de quoi bâtir. »

« Il aime la paix et le repos, et ne se met guère en peine du tumulte de la guerre. Il a pourtant suivi le Roi et a enduré toutes les fatigues des voyages sans en être incommodé ni chagriné.

« Il a eu, avant son mariage, beaucoup d'amitié pour Mme de Gourdon[1], et la Reine, pour découvrir ses sentiments, lui dit un jour qu'il sembloit qu'il fût amoureux de cette dame, à cause qu'il lui avoit envoyé des pendants d'oreille de quatre mille écus, en étrenne, au premier jour de l'an. Il répondit que, pour beaucoup d'amitié et de compassion, il en avoit véritablement pour une pauvre étrangère hors de

1. *Hourdon*, dans le texte. C'est Henriette de Gordon-Huntley, d'une grande maison écossaise, que sa famille avait destinée d'abord à être religieuse, mais que la Reine mère, par pitié, avait mise auprès de la princesse de Condé, puis prise pour sa propre fille d'honneur. De là, étant devenue l'amie de Monsieur, elle passa dame d'atour de ses deux femmes. Du temps de la première, elle prit une part active aux calomnies dirigées contre Madame Henriette, et, du temps de la seconde, elle se mit encore de la « cabale » avec le chevalier de Lorraine, le marquis d'Effiat, la Grancey, etc. Aussi Madame Palatine la haïssait, et Mlle de Montpensier la traitait de fille sotte et inconsidérée. Elle était grêlée des suites d'une petite vérole qui remontait à la Régence, au temps où elle était fille d'honneur et déjà très familière avec le jeune prince, jusqu'à lui accorder « toute la petite oie ». (Loret, *Muse historique*, tomes I, p. 99, 113, 143, 158, 184, 282 et 345, II, p. 10, 164, III, p. 252, etc.) Elle céda sa place de dame d'atour à Mme de Durasfort, sœur des maréchaux de Lorge et de Duras, et mourut en mars 1701. Sa sœur avait épousé vers 1662 M. de Morstin, grand trésorier de Pologne, et son frère, créé duc de Gordon en 1684, joua un rôle considérable en Angleterre. A signaler ce détail curieux qu'en août 1652, la Gordon s'étant réfugiée dans un couvent de Compiègne, Monsieur l'y alla reprendre, comme son frère devait aller rechercher Mlle de la Vallière, dix ans plus tard, à Saint-Cloud.

son pays et sans biens, et que c'étoit la raison qui l'avoit obligé à la régaler de ce présent[1]. »

4. *Relation de l'ambassadeur vénitien*[2]. 1671.

« Philippe de Bourbon, duc d'Orléans, frère de S. M., est le cinquième personnage de la maison régnante. A la placidité de son caractère correspond toute sa conduite. Ayant été habitué, dès ses premières années, à la crainte et au respect pour le Roi, il persévère dans les mêmes sentiments avec une soumission exemplaire. L'apanage dont il jouit lui permet de vivre avec une somptuosité digne de son rang, sans qu'il ait néanmoins les moyens de se former des partisans, ni d'entretenir un grand nombre de pensionnaires. Il n'a que deux filles, et le désir ardent de fortifier l'État par une descendance masculine lui a fait conclure promptement un établissement avec la fille de l'électeur palatin, jeune d'années et de beauté plus qu'ordinaire, toutes autres considérations mises à part. »

5. *Relation de l'ambassadeur vénitien*[3]. 1676.

« Le duc d'Orléans est tout à la modération et à la paix ; il ne songe qu'à seconder le bon plaisir du Roi, et ne donne à sa royale personne que des sujets de satisfaction. De Charlotte-Élisabeth de Bavière, fille du Palatin, il n'a qu'un seul fils, après plusieurs morts-nés, qu'on appelle le duc de Chartres ; du premier lit, deux filles. L'une d'entre elles a épousé dernièrement le roi catholique. On avoit conçu quelque crainte que le duc pût prendre motif d'un avancement aussi considérable pour modifier la maxime pratiquée par lui jusqu'alors de vivre résigné aux volontés du Roi son frère, se trouvant ainsi soutenu par des alliances considérables ; mais il n'a paru aucun changement de l'entière dépendance qu'il professait, et lui aussi concourt à rendre plus souverain le pouvoir de S. M., et plus unanime l'accomplissement des volontés royales. Fréquemment, par des secours généreux, le Roi fait en sorte de lui confirmer sa royale prédilection, à laquelle il répond lui-même par l'obéissance et la sujétion la plus parfaite. Au reste, dans les occasions qui se sont présentées, il s'est montré digne de ses ancêtres pour le courage et les talents guerriers. En effet, outre qu'il a soumis aux armes du Roi plusieurs places, il a pareillement su battre le prince d'Orange en bataille rangée à Mont-Cassel[4], et remporter une insigne vic-

1. Il y a une reproduction très abrégée de ce portrait dans *l'Europe vivante et mourante*, Genève, 1669, 2e partie, p. 100.

2. Relation de J. Morosini, dans les *Relazioni*, série Francia, tome III, p. 223-224. Traduction littérale de l'italien.

3. Relation de D. Contarini, *ibidem*, p. 316.

4. Ci-dessus, p. 338. Toutes les oraisons funèbres du prince, surtout celles des PP. Bretonneau, Laurenceau et André, s'étendirent complaisamment sur ces preuves de courage militaire. L'abbé de Choisy dit (tome II,

toire, non sans quelque jalousie du Roi lui-même, qui n'avait encore pu se faire valoir qu'à des sièges, et point dans les épreuves d'une bataille. »

6. *Relation de l'ambassadeur vénitien*[1]. 1683.

« Si la naissance a fait M. le duc d'Orléans inférieur à un frère élevé sur le trône, elle ne l'a pas, pour cela, dépouillé des qualités qui rendent dignes d'une couronne. Son courage a été prouvé à la bataille de Mont-Cassel, où il battit le prince d'Orange. Il y paya en plein de sa personne, et, en faisant un sincère aveu de son inexpérience et demandant les avis des maréchaux qui l'assistaient et des vieux officiers, il a doublé le mérite de sa belle conduite. Son génie et son caractère ne manquent point d'ailleurs de qualités capables de rendre illustre un grand prince; mais il ignore l'art de s'en servir et de les faire briller, soit par la faute d'une éducation négligée, soit par l'effet d'une prudente politique. La trempe d'un excellent tempérament se lit sur son visage. Dans une douce et oisive existence, il s'applique à s'en conserver les avantages intérieurs et extérieurs. Sa bienveillance ne saurait être plus grande, bien qu'il aime beaucoup l'étiquette. Son goût du splendide dépasse les moyens qu'il a pour le satisfaire, car il ne saurait suffire à la dépense de ses bâtiments, au jeu et au luxe des habits, outre l'entretien d'une cour choisie, avec un million huit cent mille livres à quoi montent d'ordinaire ses assignations fixes et les secours occasionnels dont le Roi le gratifie de temps en temps pour diminuer les dettes qu'il contracte. Naturellement paisible, et formé par une longue habitude à cette subordination résignée qu'exige l'autorité absolue du Roi, son caractère trouve d'ailleurs un frein dans une très puissante inclination pour le chevalier de Lorraine. La tendresse que M. le duc d'Orléans porte à celui-ci est si grande, que, parfois, avec des larmes d'attendrissement, et aussi d'allégresse, on l'a vu s'affliger ou se féliciter de la situation acquise par lui auprès du Roi son frère. Ce favori a été dressé, dans sa jeunesse, par l'exil et la privation temporaire des riches abbayes et pensions dont il jouit, à ne point porter d'ombrage ni d'inquiétude dans l'esprit du Prince, et, au contraire, à conformer ses insinuations à la nature du gouvernement présent. Il s'efforce soigneusement d'amasser des richesses, et est tout entier plongé dans les délices et les amours, se montrant absolument étranger à ces pensées turbulentes et ambitieuses qui pourraient lui coûter la position dont le Roi et les ministres le laissent jouir sans trouble, plus par convenance personnelle que par inclination de bienveillance. Il se

p. 111 et 112) : « Le cardinal vouloit le rendre efféminé...; mais la nature a été la plus forte en lui. Quand il a fallu se battre, il s'est montré du sang de France et a gagné des batailles. Je l'ai vu, pendant des campagnes entières, quinze jours à cheval, en suivant les ordres du Roi, exposant toute sa beauté à un soleil qui ne l'épargnoit pas. »

1. Relation de Séb. Foscarini, série Francia, tome III, p. 367.

contente, en cela, de donner la direction qui lui plaît et lui agrée à la cour de Monsieur, et il y entretient une confusion si visible, que Madame s'y trouve méprisée, et, en comparaison, peu ou point considérée de son mari, et qu'elle a subi de temps en temps des dégoûts secrets très graves. Aussi peut-on dire que la discorde entre eux est plutôt assoupie qu'éteinte. »

7. *Relation de l'ambassadeur vénitien*[1]. 1688.

« Les princes du sang sont, autour du trône royal, des simulacres d'ornement plutôt que de réels soutiens. Monsieur, frère unique du Roi, avec le titre de duc d'Orléans, est un prince de beaucoup d'intelligence, d'un esprit élevé, d'une exacte ponctualité dans l'étiquette de la cour, affable, civil, disposé à la bienveillance, aimant les plaisirs qu'il partage avec toute la cour. Il a plusieurs favoris; mais celui qui dispose absolument de sa volonté est le chevalier de Lorraine, homme audacieux, intéressé et adonné aux jouissances et au luxe. Le duc d'Orléans est plein de valeur, et, dans toutes les occasions, il en a fourni des preuves qui étaient même exagérées pour sa naissance. Aimant néanmoins le Roi avec une véritable tendresse de frère, il n'a jamais donné le moindre ombrage à l'autorité royale, encore qu'il eût pu y être excité et avoir un parti tout prêt. Sa seule ambition est d'obtenir un léger succès, c'est-à-dire l'estime et l'empressement de chacun à lui faire la cour; pour le reste, il vit selon ses goûts et dans la tranquillité. Depuis quelque temps, l'héritage de sa femme l'a mis en vue pour les affaires, et la succession palatine donne un brillant relief à son nom dans les événements d'Europe. »

8. *Relation de l'ambassadeur vénitien*[2]. 1695.

« Philippe, duc d'Orléans, frère unique du Roi, approche de cinquante-cinq ans, avec un excellent tempérament, quoique parfois tourmenté par des accidents passagers que causent les excès d'incontinence et de nourriture. Son esprit aurait gagné à être cultivé par l'étude, ce qui l'aurait rendu parfait; mais, élevé au milieu des plaisirs et loin des affaires, il n'a gardé que les dons de la nature. La bonté, la courtoisie, l'affabilité avec lesquelles il reçoit chacun lui ont gagné les éloges et l'amour de tous. Dans sa victoire de Cassel, il donna des preuves suffisantes de cette valeur reconnue pour être l'apanage de la race des Bourbons. Son revenu monte à plus de cinq cent mille écus, et il l'emploie entièrement à se montrer magnifique dans ses bâtiments, dans

1. Relation de Jérôme Venier, dans les *Relazioni*, série Francia, tome III, p. 453. — Comparez le portrait fait par l'envoyé de l'électeur de Brandebourg, Ézéchiel Spanheim, dans sa *Relation de la cour de France en 1690*, p. 55-58.

2. Relation de P. Venier, série Francia, tome III, p. 537.

son train splendide et dans son jeu, qui lui en enlève une certaine partie. Ses tendances à la générosité étant ainsi limitées, il n'a pas autant de moyens qu'il le désirerait pour distribuer des bienfaits ; c'est seulement avec des pensions, des charges domestiques, et le peu d'abbayes de son apanage qui sont à sa nomination, qu'il peut consoler et récompenser. Le Roi avait l'habitude de lui faire de temps à autre des présents ; mais les besoins de la guerre actuelle lui enlèvent ce produit. Soit qu'on lui croie peu de crédit pour obtenir des grâces, soit qu'il ne veuille pas en user, il ne demande rien pour autrui, ne s'immisce dans les affaires d'aucune sorte, et, dans le petit nombre de celles où il lui est permis d'entrer, il a la réputation d'être facile à désappointer. Il s'est efforcé, pour plaire au Roi, d'exhorter à la paix, dans ses lettres particulières, son gendre le duc de Savoie, ce qui ne lui a pas réussi. Il a été sensible aux peines de sa fille, avec laquelle il ne laisse pas d'avoir, toute affaire mise à part, une correspondance suivie. La plus grande preuve de sa dépendance a été son consentement au mariage du duc de Chartres avec Mlle de Blois, bâtarde du Roi, mariage ménagé secrètement avec la Montespan par l'abbé Dubois, son ancien précepteur, qui en a été bien récompensé, et par le chevalier de Lorraine, qui a tout pouvoir sur l'esprit du père. Encore qu'il se soit laissé faire lorsque l'importante dot de plus de quatre millions de livres l'eut amené à y consentir, cette union ne fut pas bien sage et donna de l'embarras au Roi, qui, mettant au-dessus de tout sa tendresse pour sa fille et sa domination sur son frère, ne s'inquiétait pas que son sang royal fût déshonoré par cette souillure. »

9. *Caractères de la cour*[1]. 1702.

« Feu M. le duc d'Orléans étoit un prince de l'ancienne roche. Sa famille et les aventures de Paris faisoient sa principale occupation, dormant fort en repos sur les desseins et sur le succès de l'État. Le commerce des dames n'étoit pas celui qui le touchoit le plus, s'inquiétant fort peu de la galanterie ordinaire. Toujours avide d'argent, et presque toujours brouillé avec ce précieux métal ; idolâtre de sa personne, et ne connoissant que lui seul d'aimable ; n'étant pas assez habile pour faire des créatures, ni assez fort pour ne pas se laisser gouverner. L'économie ne fut jamais son fait[2]. C'étoit un saint sans miracles : aussi n'avoit-il guère de dévots. On lui faisoit aussi peu la cour qu'il avoit peu de voix au Conseil[3]. »

1. *Caractères de la famille royale, des ministres d'État et des principales personnes de la cour de France*, etc. ; traduit de l'anglois ; à Villefranche, chez Paul Pinceau. M DCC II. Page 8.

2. La Fare vante sa charité et rapporte que ses favoris répandaient l'argent à pleins sacs pendant le voyage de 1693 dans l'ouest de la France.

3. Ce « caractère » présente des différences assez notables dans l'édition de 1703, et aussi dans celle de 1706, dont une réimpression a été faite par le feu comte Édouard de Barthélemy.

10. *Caractères de la cour*[1]. 1703.

« Feu M. le duc d'Orléans étoit un assez bon prince, qui ne faisoit ni bien ni mal. Il aimoit le peuple, dont il étoit plus aimé qu'estimé. Il avoit les deux tiers de la hauteur de son frère, c'est-à-dire de fort petite taille, mais très grosse. Il portoit une perruque noire; son nez et le vermeil artificiel de ses joues déroboient presque le reste de son visage. Il ne paroissoit pas approuver le pouvoir despotique, ni la persécution qu'on faisoit aux religionnaires, dont il ne parloit jamais. Il ne manquoit pas de bravoure, comme il le fit voir à Mont-Cassel. Il avoit assez d'esprit; mais il l'employoit en minuties, peut-être faute d'occasion de le faire valoir ailleurs. Il savoit mieux que personne le cérémonial. Il se reposoit du soin des affaires de l'État sur ceux qui en étoient chargés, sans se soucier des événements. Il n'avoit jamais assez d'appartements, quoiqu'il n'y en eût pas la moitié de meublés. Il étoit prodigue sans avoir le moyen d'être libéral. Jamais homme n'a été plus idolâtre de soi-même qu'il l'étoit. Il avoit beaucoup de vanité; charmé de pouvoir, en venant de Versailles ou de Saint-Cloud, arriver à Paris au son des timbales. Le chevalier de Lorraine régloit tout chez lui d'une manière déréglée. Sa tendresse n'étoit pas pour les dames, dont la galanterie lui paroissoit trop commune, quoiqu'il en affectât les manières en plusieurs rencontres, car sa toilette ressembloit plus à la leur qu'à celle d'un général d'armée[2]. »

11. *Monsieur peint par Madame*[3].

« Il n'y a jamais eu de frères plus différents que le feu roi et Monsieur; cependant ils s'aimaient beaucoup. Le roi était grand et cendré, ou d'un brun clair; il avait l'air mâle et extrêmement bonne mine. Monsieur n'avait pas l'air désagréable; mais il était fort petit, il avait les cheveux noirs comme du jais, les sourcils épais et bruns, de grands yeux bruns, un visage fort long et assez étroit, un gros nez, une très petite bouche et de vilaines dents. Il avait les manières d'une femme plutôt que d'un homme, il n'aimait ni les chevaux ni la chasse, il ne se plaisait qu'à jouer, tenir un cercle, bien manger, danser et faire sa toilette. En un mot, il se plaisait à tout ce qu'aiment les dames. Le Roi aimait la chasse, la musique, les spectacles; Monsieur n'aimait que les grandes assemblées et les bals masqués. Le Roi aimait être galant avec les dames; je ne crois pas que, de sa vie, Monsieur ait été amoureux. »

1. Musée britannique, ms. Addit. 29 507 : *Caractères* (inédits) *des personnes les plus illustres de la cour de France*, fol. 7 v°.
2. Comparez la *Relation* de Spanheim, p. 55.
3. *Correspondance de Madame*, recueil Brunet, tome I, p. 204, 8 janvier 1716. Comparez tome I, p. 257, et tome II, p. 21 et 216.

XXVI

LE MARQUIS D'EFFIAT[1].

(Fragment inédit de Saint-Simon[2].)

« Le Marquis d'Effiat, Antoine Coiffier, dit Ruzé, premier écuyer de Monsieur et présenté par lui pour être chevalier de l'Ordre. Il étoit aussi son premier veneur et gouverneur et capitaine de Montargis, et sa femme, qui étoit Olivier de Leuville, mourut gouvernante de ses enfants. On a vu sa famille jusqu'à lui, p. 97[3], à propos du maréchal d'Effiat, son grand-père, chevalier de l'Ordre en 1625. Il ne reste donc plus qu'à parler de lui.

« Ce fut lui qui, pour ainsi dire, versa le poison à la première femme de Monsieur. Le goût passionné de ce prince pour le chevalier de Lorraine et l'audace de ce favori l'avoient tellement outrée, qu'elle obtint du Roi, sur qui elle pouvoit beaucoup, de chasser le mignon et de faire en sorte qu'elle n'y parût pour rien. Monsieur fit les hauts cris, s'en alla à Villers-Cotterets, y voulut demeurer, et ne revint qu'après toutes les peines du monde, bouda toujours le Roi, traita mal Madame, se doutant bien d'où partoit le coup : en un mot, il fut impossible de le consoler, ni de le rendre raisonnable. Le chevalier de Lorraine s'alla promener en Italie, et, de Rome, fit tenir le poison par un exprès au marquis d'Effiat, son ami et son confident. Le paquet reçu, la question fut d'en faire usage. Madame étoit à Saint-Cloud avec Monsieur, et, toutes les après-dîner, sur les six heures, buvoit un verre d'eau de chicorée. Cette eau se mettoit dans un pot dans une armoire d'une des antichambres, et se trouvoit là, de bonne heure, toute prête à lui présenter; et dans la même armoire, il y avoit de l'eau et d'autres pots. Les plus grands sont souvent les plus mal servis : soit négligence, soit confiance ou usage, cette armoire ne se fermoit point, c'est-à-dire qu'elle la paroissoit, parce qu'elle n'étoit pas ouverte, mais il n'y avoit qu'à tirer la porte à soi; et cette antichambre d'ailleurs n'étoit que passante, et personne ne s'y tenoit. D'Effiat avoit bien remarqué toutes ces circonstances : il prend son temps un peu avant le moment de la boisson, arrive, va à l'armoire, l'ouvre, avise bien le pot à l'eau de chicorée, ne se méprend pas, et y jette son poison. Comme il venoit d'achever, et

1. Ci-dessus, p. 373.

2. Extrait des *Légères notions des chevaliers du Saint-Esprit*, vol. 34 des Papiers de Saint-Simon (*France* 189), fol. 134 v° à 135 v°. Comparez la suite des *Mémoires* : tomes IX de 1873, p. 267-268, XI, p. 130 et 238-240, XVI, p. 263-266, et l'Addition dont une portion a été mise ci-dessus, n° 385.

3. Aujourd'hui fol. 107.

qu'il retiroit[1] ses mains de l'armoire, passe un garçon de la chambre qui, tout étonné et scandalisé de voir d'Effiat en cette armoire, s'écrie et lui demande qui l'avise de toucher là. D'Effiat, sans s'émouvoir, se tourne : « La soif, dit[-il]! Je m'en mourois; je sais qu'il y a là de « l'eau, je n'ai pu me tenir d'y aller boire. Je vous demande mille par « dons. Je sais que cela n'est pas trop bien ; mais je n'en pouvois plus. » Le garçon de chambre se paye de l'excuse et se contente des civilités du marquis, qui entre dans l'appartement et y cause avec tout le monde. Le succès, qui ne l'a[2] point su?

« La nuit qui suivit la mort de Madame, le Roi, outré de sa perte, et outré de la manière et de tout ce qui en résultoit, envoya Brissac qui est mort si vieux major des gardes du corps, avec quelques gardes affidés, enlever***[3] et le lui amener par les derrières dans ses cabinets. Arrivé qu'il fut, le Roi, de cet air à faire rentrer en terre les plus résolus : « Madame a été empoisonnée, cela n'est plus douteux. Je veux savoir « la vérité. Si tu me la dis, quelque part que tu y aies, je te pardonne « et je te réponds que tu n'en seras jamais recherché; mais aussi, si tu « me déguises la moindre chose, tu périras, et incessamment, par les « supplice les plus cruels. Est-ce mon frère? C'est ce que surtout je « veux savoir. — Non, Sire, lui fut-il répondu; nous le connoissons « trop pour lui avoir confié un tel secret. » Le Roi, déjà au large, insista et fit tout ce qu'il put pour faire couper l'homme et pour s'assurer; et il demeura vrai, et lui persuadé que Monsieur n'en avoit pas eu la moindre idée. Cela coulé à fonds : « Mais qui donc, dit le Roi, a fait « cet abominable coup? » Et là-dessus le récit lui fut fait tel que je viens de le rapporter, et le chevalier de Beuvron nommé en tiers du secret de ce crime; et moi je le rapporte tel que, par deux fois, M. le procureur général Joly de Fleury me l'a raconté, comme une anecdote très curieuse, et qui l'est en effet, non que tout le monde n'en ait accusé ces trois hommes, et Monsieur avec eux; mais personne, ou bien peu de gens, ont su cette particularité.

« D'Effiat et le chevalier de Lorraine ne furent qu'un toute leur vie, et, toute leur vie, furent seuls et entièrement les maîtres chez Monsieur. L'abbé Dubois, qui depuis a fait à tous égards une si prodigieuse fortune, s'étoit jeté à eux, et fut de leur main précepteur de M. le duc de Chartres à la mort de l'incomparable Saint-Laurent, et ce fut de lui qu'ils se servirent pour intimider ce jeune prince sur son mariage et l'empêcher, sous les ailes de Madame, de se rebéquer. A la mort de Monsieur, Monsieur son fils se piqua d'honneur pour ceux de sa maison qu'il avoit aimés et pour le chevalier de Lorraine. D'Effiat étoit un homme de beaucoup d'esprit, très bas courtisan quand il avoit besoin de l'être, d'ailleurs haut, fier, hardi, audacieux, particulier, fort

1. *Retiroit* corrigé *tiroit*.
2. *La*, sans apostrophe, dans le manuscrit.
3. Un blanc dans le manuscrit.

débauché, grand chasseur, prodigieusement avare et riche, paroissant peu partout depuis Monsieur; mais, à force d'habitude d'être craint et respecté au Palais-Royal, et de se montrer peu, il avoit acquis la considération d'une espèce de personnage. Il soutenoit la sienne auprès du Roi par le souvenir du mariage de Mme la duchesse d'Orléans, par le maréchal de Villeroy, ami intime du chevalier de Lorraine, et de lui par conséquent, par des chiennes couchantes qu'il donnoit au Roi de temps en temps, et par un air de détachement, de solitude et de campagne qui plaisoit encore, sans que cela l'empêchât de ménager ceux dont il croyoit pouvoir se servir, et surtout les bâtards, avec lesquels il étoit intimement lié par le maréchal de Villeroy, aux dépens et à l'insu de son maître, autre grand mérite auprès du Roi. Sur la dernière fin de son règne, d'Effiat se rapprochoit peu à peu de la cour, mais par des apparitions[1], pour manéger profondément et se faire valoir de toutes parts. Le Roi mort, M. le duc d'Orléans, de toute sa vie accoutumé[2] à le compter beaucoup, se laissa surprendre à lui sur le maréchal de Villeroy, sur les bâtards, sur tous les dépendants de Mme de Maintenon, sur le Parlement; d'Effiat lui persuadoit qu'il manioit tout cela, et qu'il le faisoit pour son service. Il se lia à cet ours de Bezons, qu'il menoit à la muselière, et par qui il achevoit de tromper son maître, mais de la meilleure foi du monde de la part du grossier maréchal. Il fut du conseil de finance, et enfin de celui de Régence, et toujours avec autorité. Il pensa s'évanouir à la chute de M. du Maine[3]; mais, à chose faite, dont il ne s'étoit point douté, il se garda bien de rien faire, ni rien dire qui le pût diminuer en rien auprès du Régent, et paya de courage, et, des deux côtés, de duplicité, pour ne rien perdre de part ni d'autre. Il se conduisit avec la même dextérité lorsque M. et Mme du Maine furent arrêtés, et il se[4] ménagea également entre le maréchal de Villeroy et le duc de Noailles. Ses mœurs étoient en tout semblables à celles de l'abbé Dubois, et leurs liaisons si anciennes, qu'ils furent toujours parfaitement bien; et, flexible comme étoit le marquis par art et par bassesse, ce n'étoit pas le temps de s'y brouiller. Les jésuites et les cardinaux de Rohan et de Bissy trouvèrent en lui leur plus utile protecteur ; l'autre côté ne pouvoit aller avec un scélérat de premier ordre. Il brilla ainsi à sa façon réservée, concentrée[5], pendant la Régence, jusqu'à la fin de sa vie, se rendant médiateur et arbitre tant qu'il pouvoit dans toutes les affaires qui survenoient à M. le duc d'Orléans, tant de celles des prétendus accommodements sur la Constitution, que de la part du Parlement et d'autres choses intérieures, pour se faire compter de plus en plus. C'étoit un homme sec, sain, extrêmement sobre, fort

1. *Appartions*, dans le manuscrit.
2. *Accoustumer*, dans le manuscrit.
3. Ici, le manuscrit porte un *et* inutile.
4. *Se* est en interligne.
5. Il a écrit : *consentrée*.

enfermé, qui ne[1] vivoit qu'avec des complaisants du plus bas étage, et en petit nombre, qui se faisoit une considération de sa rareté, et d'une fortune sans enfants qui n'avoit besoin de personne, qui n'a jamais dit un mot de ce qu'il a pensé, et qui n'a jamais fait un pas ni dit un mot sans vues; toujours quelque maîtresse obscure, avec qui il ne prodiguoit ni sa santé ni son argent; peu de valets, jamais un verre d'eau à personne qu'à sa campagne, et bien écharsement[2], où il ne voyoit presque personne que la lie du pays et quelques chasseurs. Sa physionomie affichoit l'avarice, la fausseté, la corruption. Il n'avoit ni ouverture ni aptitude, avec tout son esprit, ni à gouvernement ni à affaires d'État, et n'étoit habile qu'en intrigues et en souterrains. Sa mine austère et rechignée affichoit sa dureté, et sa politesse n'étoit que bassesse. Quelque immensément riche qu'il fût, et ne dépensant rien avec une meute et des équipages de M. le duc d'Orléans par sa charge, dont il tiroit la quintessence, il ne négligea pas d'augmenter ses richesses dans la Régence, où il n'avoit pas honte de protéger les affaires et les gens les plus odieux. Enfin la goutte le prit, qu'il n'avoit que rare et très médiocre, et, de la goutte, il devint malade peu à peu, ayant ses petits complaisants et complaisantes ordinaires, jusqu'à ce que, tombant plus mal, il congédia tout et reçut ses sacrements. Du Palais[3], qui avoit épousé la mère de Lanmary, et que sa belle figure recherchée des dames et que l'attachement que Mme de Bouillon Mancini a eu pour lui les dix dernières années de sa vie ont fait beaucoup connoître dans le monde, étoit devenu, par le goût commun de la chasse, ami intime du marquis d Effiat. Du Palais étoit de condition, homme d'honneur et de valeur, riche pour son état, sans enfants et sans ambition quelconque, et tel qu'il convenoit au marquis pour n'être pas embarrassé d'un ami. C'étoit le seul homme de quelque chose en qui il eût confiance et pour qui sa porte ne fût jamais fermée. Ses valets le savoient, et, dans l'étonnement de ce qu'ils voyoient dans les derniers temps de cette maladie, ils résolurent de lui en parler. Ils dirent donc à du Palais que, tous les jours depuis que le marquis d'Effiat avoit tout congédié, vers les quatre heures, il les faisoit tous sortir de sa chambre, avec défense d'y rentrer qu'il ne les sonnât, ni même d'en approcher; que s'ils entendoient quelque chose dans sa chambre, que surtout ils ne s'avisassent pas d'y entrer; et que cela duroit plus ou moins, une heure et demie, deux heures, et quelquefois plus; que leur surprise leur avoit fait hasarder d'écouter doucement à la porte; qu'ils y entendoient quelque bruit, qui souvent redoubloit, encore qu'ils fussent assurés par la disposition du lieu qu'il ne pouvoit y être entré personne, ni leur maître pouvoir seul sortir de son lit; que cela leur sem-

1. *Ne* corrige *n'a*.
2. D'une manière chiche (*Académie*, 1718).
3. Gilbert-François de Rivoire, marquis du Palais, brigadier des armées. Les *Mémoires* ne parlent de lui qu'à cette occasion de la mort de d'Effiat. Il mourut le 14 juin 1737, à soixante-six ans.

bloit si extraordinaire, qu'ils le supplioient de vouloir bien à trouver[1] ce que ce pouvoit être. Du Palais eut peine à les croire : c'étoit un homme d'esprit, de conduite et de sens, qui se voulut éclaircir par lui-même, et qui, pour cela, changea ses heures de voir son ami, chez qui il alloit tous les jours, mais le matin, ou sur les sept ou huit heures du soir. Il vint le lendemain sur les trois heures, et prétexta des affaires pour le soir, qui lui avoient fait avancer son heure. Il fut surpris que d'Effiat lui laissa voir que cette heure ne lui accommodoit pas. Ils causèrent pourtant à leur ordinaire; mais, un peu après que quatre heures furent sonnées, le marquis le congédia. Du Palais, qui n'étoit venu que pour examiner avec soin sur quoi pouvoit être fondé le rapport que lui avoient fait les domestiques, voulut rester; l'autre insista, du Palais encore plus. Alors d'Effiat, apparemment pressé de l'heure, lui dit qu'il avoit toujours fait cas et compté sur son amitié et eu confiance en lui; qu'en deux mots, il ne lui en demandoit pas davantage, mais qu'il le prioit très fortement et très sérieusement de s'en aller, et de ne plus revenir à ces heures-là, où il vouloit être entièrement seul. A cela il n'y avoit plus de réplique, et du Palais prit congé jusqu'au lendemain. Cette façon de le renvoyer lui donna un fort soupçon que les valets lui avoient dit vérité; mais, pour s'en assurer davantage, il demeura dans l'antichambre, et il se mit à écouter à la porte. Il y entendit comme parler quelque temps après, et tout ce que le domestique lui avoit rapporté. Il voulut voir ce que cela dureroit, et il en eut pour deux heures. Il retourna depuis écouter à ces heures-là, et toujours entendit les mêmes choses. Il consulta avec les domestiques, dont pas un, non plus que lui, ne purent rien démêler. Sept ou huit jours après, d'Effiat mourut, ayant toujours eu jusqu'au bout la tête et les volontés aussi libres et entières qu'il les eût eues jamais. Ce fut le 3 juin 1719[2], à quatre-vingt-un ans. M. Mazarin eut son immense succession, qui n'est pas restée longtemps dans sa famille, par sa grand mère, fille du maréchal d'Effiat. Du Palais avoit eu le même soin et la même amitié pour les enfants de sa femme que si ç'avoit été les siens. Il n'en a point eu, et a vécu jusqu'à sa mort comme avec ses amis intimes. C'est de l'aîné, qui est maréchal de camp, fort vrai et fort honnête homme, et mon ami[3], de qui j'ai appris ce singulier récit[4]. »

1. Ainsi dans le manuscrit.
2. Le manuscrit porte : *1619*.
3. On pourrait lire : *et mon ancien*.
4. C'est Marc-Antoine-Front de Beaupoil de Saint-Aulaire, marquis de Lanmary, mort lieutenant général et ambassadeur à Stockholm, le 24 avril 1749, à soixante ans. Saint-Simon ne parle de lui, comme de son beau-père, qu'à l'occasion de cette confidence sur la mort de d'Effiat. La mère, morte dès 1719, était fille unique du président Perrault, si connu pour son dévouement au grand Condé.

XXVII

LA MORT DE MADAME HENRIETTE[1].

Cette nuit tragique du 29 au 30 juin 1670 succédant à un retour triomphal; ce coup de foudre qui brisait l'un des plus brillants ornements de la cour de Louis XIV au milieu de fêtes sans pareilles; cette disparition subite de la princesse qui en était l'âme et la joie, vers laquelle tous les yeux, tous les cœurs se tournaient à l'envi depuis dix ans; l'effarement général, la profonde consternation du souverain, le concours des diplomates étrangers, des gens de science et des plus illustres ministres de la religion, les réserves méfiantes des compatriotes de la victime et leurs soupçons manifestés presque officiellement, le souvenir tout récent des scènes piteuses et misérables qu'elle avait eu à supporter dans son intérieur, le triste renom des ennemis acharnés qui s'étaient placés entre elle et son trop faible mari : voilà plus qu'il n'en fallait pour faire accepter la légende de l'empoisonnement aux historiens, romanciers ou dramaturges. Mais, une fois qu'ils en ont eu tiré profit, la production de nouveaux éléments de discussion a ramené plusieurs critiques à faire un retour dans le sens contraire.

Depuis une cinquantaine d'années surtout, la question a été serrée de plus près, et les témoignages pesés avec plus de soin, sinon par certains historiens qui ont persisté à n'y voir qu'un prétexte à tirades dramatiques, du moins par des écrivains impartiaux, sérieux, familiarisés avec les documents du règne de Louis XIV ou avec les problèmes scientifiques, comme Monmerqué, Walckenaer, Littré, Pierre Clément, Paul Lacroix, François Ravaisson et le comte de Baillon[2], comme M. Th. Jung, M. Loiseleur, M. Lair ou M. Anatole France[3], comme M. Ché-

1. Ci-dessus, p. 370-378, Additions n°s 385 et 386, et appendice XXVI.

2. Monmerqué, *Biographie universelle* de Michaud, 1817, tome XX, p. 197-199; Walckenaer, *Mémoires sur Mme de Sévigné*, tome III, p. 221-225 et 464; Littré, *la Philosophie positive*, 1867, p. 183-211; Pierre Clément, *Philippe d'Orléans et Madame Henriette d'Angleterre*, dans la *Revue des Questions historiques*, 1er octobre 1867; Paul Lacroix, *Mémoires* (apocryphes) *du cardinal Dubois*, tome I, p. 210-215; Fr. Ravaisson, *Archives de la Bastille*, tome IV, p. 25-45; le feu comte de Baillon, *Henriette-Anne d'Angleterre, duchesse d'Orléans* (1885), p. 411-442. Antérieurement, en 1803, Craufurd avait traité la question dans ses *Essais sur la littérature française*, tome I de l'édition de 1818, p. 119-131, et, plus anciennement encore, Anquetil, dans *Louis XIV, sa cour et le Régent* (1789), tome I, p. 168-172.

3. Th. Jung, *le Masque de fer*, p. 279-282; articles de M. Loiseleur dans le journal *le Temps*, du 2 au 4 novembre 1872; Jules Lair, *Louise de la Vallière*, p. 229-242 et 407-410; Anatole France, *Mémoires de Mme de la Fayette*, éd. 1882, préface, p. LXVIII-LXXXII.

ruel surtout, qui, à plusieurs reprises[1], a comparé le récit de Saint-Simon et ceux des contemporains de Madame Henriette. Mais il se trouve que les uns se sont abstenus de rendre un verdict définitif, et que les autres ont varié entre l'empoisonnement, auquel Walckenaer, Paul Lacroix, Fr. Ravaisson croyaient très fermement, M. Lair aussi, et la mort par accident ou par maladie, admise par Mignet, par M. Loiseleur, par Littré, qui a conclu à une péritonite aiguë résultant de la perforation de l'estomac : si bien que la question s'est obscurcie, au lieu de s'éclaircir, entre des conclusions diamétralement opposées, mais venant de gens également autorisés.

N'ayant point de documents nouveaux à mettre en ligne, ne voulant, cette fois encore, faire autre chose que mon simple office de commentateur, je n'entraînerai point nos lecteurs dans un nouvel examen du problème; au risque d'encourir le même reproche qui a été fait au dernier historien d'Henriette d'Angleterre[2], je m'abstiendrai de me prononcer sur le fond, et me bornerai exclusivement à l'examen du récit de Saint-Simon. Depuis cent et tant d'années qu'il circule[3], c'est celui de

1. *Mémoires de Saint-Simon*, édit. 1856, tome III, Appendice, p. 448-451 ; *Mémoires de Mademoiselle*, tome IV, Appendice, p. 551-558; *Journal d'Olivier d'Ormesson*, tome II, p. 593 et 799-805; *Saint-Simon considéré comme historien*, p. 473-480; *Notice sur Saint-Simon* (1876), p. xcv-xcvi.

2. Article de M. Brunetière, sur le livre du comte de Baillon, dans la *Revue des Deux Mondes*, 1er février 1886, p. 696-699.

3. On ne connaissait le prétendu empoisonnement que par les récits de l'abbé de Choisy, de Mme de la Fayette et de d'Argenson. Celui de Saint-Simon attira l'attention dès que les extraits du manuscrit des *Mémoires* furent mis en circulation par Voisenon, Marmontel, etc. Duclos n'eut garde de le négliger en dépouillant les *Mémoires* à son profit; mais, comme il mourut sans en avoir rien pu mettre au jour, l'éditeur du recueil de 1781 : *Pièces intéressantes et peu connues pour servir à l'histoire de la littérature, par M. D. L. P.*, s'en empara et fut le premier à publier l'article de la mort de Madame (tome I, p. 208-214; comparez les *Œuvres complètes de Duclos*, éd. 1821, tome III, 2e partie, p. 409-411). Ce n'était pas tout à fait le texte de Saint-Simon, mais un arrangement assez exact, et Duclos en avait rapproché les pages consacrées par l'abbé de Choisy, sinon à la catastrophe du 30 juin 1670, du moins aux circonstances qui avaient précédé le voyage de Douvres. — En 1786, l'auteur, ou plutôt le compilateur de la *Galerie de l'ancienne cour, ou Mémoires anecdotes pour servir à l'histoire des règnes de Louis XIV et de Louis XV* (tome I, p. 199-200, de la seconde édition, 1788), reproduisit l'entretien du Roi et du complice des empoisonneurs (Morel), avec cette indication d'origine, qui n'est sans doute qu'une erreur d'impression : MANUSCRITS DE COLBERT, puis y ajouta (p. 201-202), comme extraite des manuscrits de l'abbé de Choisy, l'anecdote du même Morel, « chef d'office de la bouche ou du gobelet, » retiré à Paris et ne pouvant entendre parler de Madame sans terreur ou sans remords (ci-après, p. 644). On croit que ces publications étaient les premiers essais de Soulavie. En 1788, en même temps que paraissait une seconde édition de la *Galerie de l'ancienne cour*, il publia trois autres volumes, intitulés cette fois : *Mémoires de M. le duc*

tous qui a le plus fait, par son agencement dramatique, pour accréditer la thèse de l'empoisonnement. Comment le récuser, le mettre en doute, lorsqu'on y trouve accumulés tant de noms, de faits et de détails précis? Il a donc été accepté *in globo*, d'abord par les éditeurs de fragments historiques empruntés aux *Mémoires*, de 1781 à 1818, puis par la génération qui suivit immédiatement[1]. On perdit de vue ce point essentiel que Saint-Simon n'était pas même né en 1670, et que la partie des *Mémoires* où se trouve intercalée cette digression rétrospective sur la mort de Madame a été rédigée en 1740, c'est-à-dire soixante-dix ans plus tard. On ne connaissait pas d'ailleurs les trois ou quatre rédactions différentes qu'il avait faites, dix ou douze ans auparavant, dans ses Additions au *Journal de Dangeau* sur le chevalier de Lorraine et sur le marquis d'Effiat[2], ou sur Mme de Beuvron[3], puis dans ses *Légères notions des chevaliers du Saint-Esprit*[4]. Par conséquent, on n'avait pu constater, entre ces textes successifs, sinon pour le fond, car il n'a admis nulle part que l'empoisonnement fît doute, au moins pour le détail, des variantes et des différences qui trahissent soit l'insuffisance des informations, soit une singulière légèreté. Ce sont précisément ces points faibles des diverses rédactions, et aussi les points absolument inacceptables d'« une anecdote qui a été sue de bien peu de gens, » qu'il convient de faire ressortir.

de Saint-Simon, ou l'Observateur véridique sur le règne de Louis XIV, etc., et, dans le tome II (p. 11-12), il fit entrer une partie de notre texte depuis : « Le chevalier de Lorraine, dans le fort de sa jeunesse,... » jusqu'à : « et peu à peu vécut avec le Roi et Madame. » Le texte parut enfin au complet dans l'édition suivante publiée par le même Soulavie en 1791 (tome III, p. 36-43), tel que, par la suite, dans les éditions de fragments des *Mémoires*, de Laurent (1818, tome I, chap. IV, p. 25-30) et autres. Il prit place aussi, en 1793, dans le *Nouveau siècle de Louis XIV*, sorti de l'officine de Buisson (tome II, p. 104-109). En 1806 seulement, une édition des *Œuvres de Duclos* comprit, à la suite des *Mémoires secrets*, et sous la rubrique : *Morceaux historiques et matériaux pour l'histoire trouvés dans les papiers de Duclos* (tome III de l'édition de 1821, 2e partie, p. 409-411), le récit publié en 1781 dans les *Pièces intéressantes*. Quant à Anquetil, quoique sa publication soit postérieure de huit ans (*Louis XV, sa cour et le Régent*, éd. 1789 et éd. 1793, tome I, p. 148-173), soit pour le récit des aventures de Madame avec Daniel de Cosnac, soit pour celui de sa mort, il n'a connu que l'abbé de Choisy, Mademoiselle, l'*Histoire du règne de Louis XIV* par Reboulet, le passage des *Essais* du marquis d'Argenson, publiés en 1785, où il est parlé de l'officier de la bouche qui aurait servi les empoisonneurs (ci-après, p. 644), et la correspondance de Madame Palatine, dont les premiers fragments avaient paru en 1788.

1. Il est encore déclaré et cité comme le plus authentique des historiens dans l'excellente biographie de Madame que contient le VIe volume des *Lives of the princesses of England*, par Mrs M.-A. Everett Green (1857), p. 567.

2. Addition n° 385, placée ci-dessus, p. 402-403, et autre Addition au *Journal*, tome IX, p. 60.

3. Tome VIII du *Journal*, p. 328. — 4. Notice d'Effiat, ci-dessus, n° XXVI.

Par qui le prétendu complot fut-il conçu et organisé? par qui l'empoisonnement exécuté? — Après avoir écrit en un endroit que Monsieur « en fut toujours cru l'auteur[1], » Saint-Simon, on le conçoit sans peine, n'a pas osé répéter partout une affirmation aussi grave. Gaignières disait, un peu différemment[2] : « Le chevalier de Lorraine en fut l'auteur; Monsieur y consentit; il n'y a pas deux avis là-dessus[3]. » Mais, quoi qu'en aient cru Gaignières ou Saint-Simon, ce premier point, ces prémisses du récit ont été généralement abandonnés, se trouvant en contradiction manifeste avec la suite; nous pouvons donc passer outre et ne nous occuper que des hommes qui nous sont présentés comme les organisateurs et les exécuteurs du forfait.

Saint-Simon en compte trois : le chevalier de Lorraine, dont on ne saurait contester ni les vices, ni les instincts pervers, ni la haine, d'origine si odieuse, pour la charmante épouse de Monsieur; puis, le marquis d'Effiat, séide tout dévoué du chevalier, son *alter ego*, digne de lui par plus d'un côté; enfin, le chevalier ou comte de Beuvron. Tout ce qu'il concède, c'est qu'on ignore duquel des trois vint la première conception[5].

Beuvron était, en effet, un des trois conseillers attitrés de Monsieur, en 1670, avec Villeroy et Marsan[6], et il n'avait point bonne réputation[7]; même le bruit courut un moment, pendant le procès de 1676, que la Brinvilliers l'avait dénoncé, avec Mmes de Clérambault[8] et de Grancey, comme ayant empoisonné Madame. Mais ce bruit fut immédiatement dé-

1. Addition n° 385, ci-dessus, p. 403. — 2. Ci-après, p. 658.

3. C'est comme Saint-Simon disant (p. 370) : « Personne n'a douté qu'elle n'eût été empoisonnée, et même grossièrement. »

4. Mme de la Fayette disculpe implicitement le prince (éd. 1882, p. 17) : « La jalousie dominoit en Monsieur; mais cette jalousie le faisoit plus souffrir que personne, la douceur de son humeur le rendant incapable des actes violents que la grandeur de son rang auroit pu lui permettre. »

5. Dernière rédaction : ci-dessus, p. 374.

6. *Mémoires de Daniel de Cosnac*, tome I, p. 407 et 414, lettres de Madame, 26 mars et 14 avril 1670 : « Monsieur croit le petit Marsan et le chevalier de Beuvron, sans compter la fausse capacité du marquis de Villeroy. — Ses amis et son conseil présent est M. de Marsan, le marquis de Villeroy et le chevalier de Beuvron. » Ils conseillaient à leur maître de mal vivre avec sa femme pour obtenir le retour du chevalier de Lorraine.

7. « Le premier des Beuvrons et le dernier des hommes, » est-il dit dans les ana du recueil de Gaignières : ms. Nouv. acq. fr. 4529, p. 8. Il y a dans les *Mémoires de Mademoiselle*, au milieu de détails sur les projets de la marier avec Monsieur tout de suite après la mort de Madame (tome IV, p. 157, 158, 161, 165-166), une longue conversation avec Beuvron, où celui-ci explique cyniquement à la princesse comment il est en communauté d'intérêts avec le chevalier de Lorraine pour préférer ce mariage à tout autre. Elle le qualifie « un des favoris » de Monsieur.

8. La meilleure amie de la seconde femme de Monsieur, avec la comtesse de Beuvron : ci-dessus, p. 364-366. On verra tout à l'heure que notre récit peut venir d'elle.

menti[1], et, en somme, notre auteur est le seul qui paraisse avoir associé Beuvron aux deux « mignons » pour la conception, la préparation et l'exécution du complot atroce dont le seul but eût été de faire rentrer en grâce le chevalier de Lorraine. Si, dans deux textes[2], il dit seulement que Beuvron fut « fort accusé, » ou « plus que soupçonné, » dans les autres, notamment dans le récit de l'année 1701, dans l'Addition et dans la notice sur d'Effiat[3], il l'accuse formellement, et, par la suite, il renverra deux fois encore à ce récit, lorsque le nom du personnage reviendra sous sa plume[4]. Il a même agrémenté cette accusation, dans une des Additions placées ci-dessus[5], d'un tableau de visions provoquées par le remords.

Aucun des contemporains de Madame qui ont cru à l'empoisonnement, aucun même de ceux dont nous verrons que notre auteur a suivi la version, ne prononce le nom de Beuvron, pas plus d'ailleurs que les noms des deux autres membres avoués de la « cabale, » Villeroy et Marsan[6]. Jaloux de l'élévation des d'Harcourt comme de la prospérité

1. *Lettres de Mme de Sévigné*, tome IV, p. 504 et 506-507. Ces deux lettres n'ont été connues qu'en 1754.

2. Additions au *Journal de Dangeau*, tome VIII, p. 328, et n° 386, ci-dessus, p. 404.

3. N° 385, ci-dessus, p. 403, et appendice XXVI, p. 632. En ce dernier endroit, il n'aurait été que « nommé en tiers du secret de ce crime. »

4. Notamment au tome IX (p. 60), où il dit, à propos du chevalier de Lorraine : « Il fut accusé de la mort de Madame, qui l'avoit fait exiler, et à qui ni lui ni Monsieur ne le pardonnèrent point, et le marquis d'Effiat et le comte de Beuvron furent chassés pour leur part dont on les accusa. Le chevalier de Lorraine passa son exil en Italie et à Rome, d'où on prétend qu'il envoya le poison au marquis d'Effiat. »

5. N° 386.

6. C'est par suite d'un penchant manifeste à voir partout des empoisonneurs que feu François Ravaisson, dans ses *Archives de la Bastille* (tome IV, p. 32, note 2), a fait de M. de Marsan un complice de la mort de Madame. Il ne quitta la cour qu'au milieu d'avril 1670, en écrivant une lettre d'excuse au Roi (il n'était donc point exilé avec son camarade Villeroy, comme le dit le *Siècle de Louis XIV*, p. 496, et sa lettre du 15 août 1670, à Colbert, datée d'Arles, le contredit formellement), pour rejoindre son frère le chevalier et aller avec lui à Rome. De là, il demanda tout aussitôt à rentrer et à reprendre du service (15 juillet 1670) ; refusé sans doute, alors qu'il était déjà revenu en Provence, il retourna voyager en Italie, et il se trouvait de nouveau à Rome lors du passage de Seignelay en 1671, fort à court de ressources et réclamant à grands cris un emploi dans les armées. Ses lettres au Roi et à Colbert ont été publiées par Fr. Ravaisson, dans le même volume, p. 32-33, 41-42, 44-45, 54 et 57, et on en trouve une autre (ms. *Mélanges de Colbert* 157, fol. 178), datée de Rome, 4 août 1671, où il demandait à acheter la charge de premier écuyer vacante par la mort de Montlouet. Il y avait eu sans doute une disgrâce, mais qui s'explique par ce seul fait que M. de Marsan aurait appuyé son frère auprès de Monsieur, lorsqu'il portait le trouble dans la maison, étant d'ailleurs lui-même un intrigant dangereux, qui se fit plusieurs fois punir de pareille manière, mais qui savait toujours se tirer

des Lorrains[1] et trouvant sa belle pour englober les uns et les autres dans une même accusation, n'ayant pas d'ailleurs connu le chevalier de Beuvron[2], Saint-Simon ne se sera fait aucun scrupule de transformer en verdict définitif et acquis à l'histoire le bruit calomnieux dont il nous reste un écho fugitif dans la lettre de Mme de Sévigné[3] ; mais son récit a été adopté tel quel par Michelet, et celui-ci l'a même aggravé, dirons-nous, en faisant du chevalier de Beuvron un certain « Beauveau (*sic*), écuyer de Madame[4]. »

Comment d'ailleurs concilier une si horrible accusation avec ce caractère « liant et doux » dont a parlé Saint-Simon lui-même quelques lignes plus haut[5]? Et, d'autre part, il dit Beuvron étroitement lié avec le chevalier de Lorraine ; cependant d'autres contemporains nous représentent ce comte et sa femme, plus tard il est vrai, en 1682, comme de grands ennemis du même chevalier et des serviteurs tout dévoués de la seconde femme de Monsieur, celle qui leur valut alors tant de faveurs du Roi[6].

Sur le chapitre des agents secondaires, voici encore une erreur manifeste. Saint-Simon ne nomme pas l'exprès qui apporta d'Italie un « poison sûr et prompt » sans « savoir peut-être ce qu'il portoit[7]; » mais nous en avons le nom dans deux autres versions de Madame Palatine et de Roger de Gaignières qui paraissent avoir une origine commune avec la sienne[8], et ce nom, c'est précisément celui qui n'est prononcé qu'incidemment à la dernière ligne de son récit, c'est ce Morel de Volonne qui aurait succédé, « sur la fin de 1674, » à Claude Bonneau, sieur de Purnon, comme premier maître d'hôtel de Madame.

Il ne connaissait pas davantage, lors de la rédaction des Additions, puis des *Mémoires*, quel était le nom de l'homme mis « dans le secret par la confidence intime où, dans son bas étage, il étoit avec d'Effiat. » Ce n'est qu'après coup, en faisant une dernière revision des *Mémoires* et y posant les manchettes, qu'il a rempli du nom de Purnon, premier maître d'hôtel de Madame[9], le blanc laissé par lui sur son manuscrit, en même temps qu'il ajoutait à la suite du dernier paragraphe de son

d'affaire et n'était point sans bonnes qualités. Voyez ci-dessus, p. 286, notes 2 et 3. Quant à Villeroy (ci-dessus, p. 269, note 2), il jouait plutôt le rôle de conciliateur dans les querelles d'intérieur.

1. Il reprochera surtout au duc d'Harcourt, neveu de Beuvron, d'avoir été l'adversaire de ses plus intimes amis, Beauvillier, Chevreuse, Torcy.

2. Mort en 1688, quand Saint-Simon n'avait que treize ans.

3. Notons qu'il avait cependant contracté une liaison assez étroite avec la veuve de ce même Beuvron, et qu'il nous la présentera comme une « fort aimable, très bonne et sûre amie. » (*Mémoires*, tomes III de 1873, p. 245, et VI, p. 172.)

4. *Histoire de France*, tome XIII, chap. x, p. 126.

5. Ci-dessus, p. 373. — 6. Ci-dessus, p. 365, note 2.

7. Ci-dessus, p. 374.

8. Ci-après, p. 653 et 658.

9. Ci-dessus, p. 376.

récit l'alinéa complémentaire sur M. Joly de Fleury, qui termine notre volume : « Ce même magistrat, à qui j'en ai reparlé depuis, m'apprit ce qu'il ne m'avoit pas dit la première fois, etc. »

Ce Purnon ainsi transformé en complice, puis en dénonciateur du triumvirat des empoisonneurs, et présenté d'ailleurs comme un homme de bas étage, n'était rien moins que le propre frère de deux personnes estimées entre toutes à la cour comme à la ville, le maréchal de camp Bonneau de Trassy, inspecteur de l'infanterie, gouverneur de Tournay, qui mourut en 1682 « regretté du Roi et de tous les honnêtes gens[1], » et la vertueuse, la charitable, la sainte Mme de Miramion[2]. Lui-même était considéré par Daniel de Cosnac comme « un des plus honnêtes hommes de chez Monsieur[3]. » Il est vrai que Purnon était premier maître d'hôtel de Madame Henriette, et qu'il vendit sa charge à Morel de Volonne, sur la fin de 1673 (non 1674); mais ce fut pour prendre l'équivalente chez Monsieur, aux côtés duquel il eut l'honneur de prendre part à la bataille de Cassel[4], et qu'il servit jusqu'en 1682. Il est vrai encore qu'à cette dernière date, compromis dans la disgrâce de Beuvron et de Mlle de Théobon, il fut forcé de vendre sa charge de chez Monsieur au comte de Flamarens[5]. Mais « de poison pas un mot[6], » si ce n'est dans nos *Mémoires* et chez les écrivains qui les ont suivis, notamment Michelet, qui a fait FURNON de PURNON[7], et Paul Lacroix,

1. *Mémoires de Sourches*, tome I, p. 67 et 83.

2. Voyez une pièce dans les *Archives de la Bastille*, tome II, p. 448.

3. *Mémoires de Cosnac*, tome I, p. 321 et 323.

4. *Gazette* de 1677, p. 322. Presque tous les officiers du prince eurent leurs chevaux blessés ou reçurent des coups dans leurs habits.

5. Voyez le récit circonstancié des *Mémoires de Sourches*, tome I, p. 137. Il a été parlé de cette affaire ci-dessus, p. 342, note 1, et 343, note 2.

6. Je ne parlerai que pour mémoire de ce fait qu'un maître d'hôtel soupçonné d'avoir empoisonné le premier président Lamoignon avait été fourni à celui-ci par Purnon. Fr. Ravaisson a vu là un motif de plus pour accepter l'accusation de Saint-Simon : *Archives de la Bastille*, tome VI, p. 115. Dans le même recueil, il est plusieurs fois parlé d'une dame de Saint-Martin, femme de chambre de Madame, mariée à un gentilhomme de Monsieur, et fort mêlée à l'affaire des empoisonneurs. M. Loiseleur, après Ravaisson, a relevé cette singulière coïncidence dans son examen du procès : *Trois énigmes historiques*, p. 159-160. On voulut aussi imputer le crime à cette « méchante » Gordon; mais Madame affirme (recueil Brunet, tome I, p. 252) que c'était sans fondement, qu'elle avait seulement calomnié et desservi sa maîtresse comme elle le faisait de tout le monde. Voyez ci-dessus, appendice XXV, p. 625. Un autre nom encore a été prononcé, celui de la comtesse de Soissons, déjà chargée de tant de méfaits ou de crimes problématiques. C'est, je crois, Craufurd, qui a signalé (*Essais sur la littérature française*, éd. 1818, tome I, p. 130) la proscription acharnée dont cette comtesse fut l'objet, alors que les prétendus empoisonneurs revenaient en pleine faveur.

7. *Surnon* dans l'article de Monmerqué (1817), et *Morelli*, au lieu de Morel ou Maurel. Cette leçon *Surnon* vient des premières éditions de nos *Mé-*

qui, en brodant sur le récit de Saint-Simon[1], a mis au compte de Purnon, non seulement l'empoisonnement, mais aussi tous les goûts horribles attribués par la *Correspondance de Madame* à Morel de Volonne.

Au contraire, ce dernier personnage, qui acheta de Purnon, sur la fin de 1673, la charge de la maison de Madame Palatine[2], était un petit gentilhomme de Provence[3], ancien lieutenant aux gardes, que Mme de Sévigné connut par les Grignan ainsi que sa femme. « Morel avait de l'esprit comme un diable; mais c'était un homme sans foi ni loi, » écrit Madame dans un de ses récits de l'empoisonnement, et elle ne se fait pas faute d'énumérer des vices bien dignes de la maison de Monsieur[4]. Ami, ou plutôt familier et serviteur du chevalier de Lorraine et du marquis d'Effiat, c'est par eux évidemment qu'il arriva à devenir premier maître d'hôtel. « Voilà un joli établissement! voilà où la Providence place Mme de Volonne! » Cette exclamation de Mme de Sévigné[5] prouve que le personnage n'eût pu espérer une pareille fortune sans des circonstances exceptionnelles. Un second passage de sa correspondance[6] laisse entendre que Volonne se connaissait en empoisonnements; d'autres encore[7] nous le montrent prenant parti avec le marquis d'Effiat, en faveur du chevalier de Lorraine et contre le chevalier de Châtillon, dans la brouille de 1675[8], et allant bouder à Chantilly avec le marquis. C'est Morel qui, selon Madame, et aussi selon Gaignières, ayant apporté le « boucon » d'Italie, comme on le verra plus loin[9], aurait seul pu révéler au Roi le forfait dont il avait été complice, et, plus tard, raconter à Madame les prétendus conciliabules du chevalier de Lorraine avec ses complices. Son nom doit donc être substitué partout à celui de Purnon dans le récit de notre auteur, qui a fait une transposition de personnages.

Madame prétend que les empoisonneurs obtinrent pour cet homme la charge de premier maître d'hôtel, en récompense de sa complicité, et qu'ils la lui firent revendre très cher après qu'il eut suffisamment volé. En effet, Morel ne la conserva que jusqu'au même moment à peu

moires, celles de 1791 et 1818, où l'on a aussi imprimé : *Moret de Vaulonne*. L'éditeur même des *Mémoires de Cosnac* a imprimé encore : *Surnon*.

1. *Mémoires* (apocryphes) *du cardinal Dubois*, tome I, p. 210-215.
2. *État de la France*, 1674, tome I, p. 469.
3. De même famille que les Morel ou Maurel du Chaffaut et de Villeneuve.
4. Ci-après, p. 653.
5. Tome III des *Lettres*, p. 295, 1er décembre 1673. En cet endroit, le commentateur a fait une méprise inexplicable, lisant dans nos *Mémoires*, au lieu du nom de *Morel de Volonne*, qui y a toujours été imprimé, celui de *Viel de Suranne*, qui précisément était un maître d'hôtel ordinaire de Madame, mais dont Saint-Simon n'a jamais parlé.
6. Tome VI, p. 223.
7. Tome IV, p. 37 et 46-47.
8. Ci-dessus, p. 342, note 1. — 9. Ci-après, p. 652, 653 et 658.

près où Purnon fut contraint de vendre également la sienne, et il eut pour successeur un personnage que l'*État de la France* de 1684 et des années suivantes appelle Édouard de Gorillon, sieur de Montlussant.

Le marquis d'Argenson, dans ses *Essais*[1], a parlé d'un chef d'office de la bouche ou du gobelet de Madame qui aurait été seul congédié de toute la maison lorsque Monsieur se remaria, le prince ayant fait entendre à sa seconde femme qu'il y avait des raisons sérieuses pour cette exclusion. D'Argenson dit avoir oublié le nom du personnage, mais ajoute qu'il se retira fort enrichi à Paris, y acheta une maison et ne reparut plus à la cour, ni ne permit qu'on parlât jamais de Madame Henriette devant lui. Voltaire a raconté, à peu près de même[2], d'après un ancien domestique de Monsieur qu'il ne nomme point non plus, que le porteur de poison s'était retiré en Normandie avec une fortune subitement acquise. Il y a évidemment identité entre ces deux variantes de la légende qui circulait avant 1750, et c'est de Morel qu'il s'agit de part et d'autre. Mais je dois dire que nous ignorons quelle fut la fin de celui-ci, tandis que les documents authentiques nous montrent Purnon achetant la terre de Marçay, en Mirebalais, y perdant sa femme, et y mourant quinze ans plus tard, si affaibli et si vieux qu'il lui avait fallu abandonner le soin de ses affaires à sa nièce, Mme de Nesmond[3].

Avant d'en finir avec la préparation du crime et d'examiner les détails de l'exécution, il faut rejeter un dernier fait qui tient une place assez importante dans notre récit : je veux dire les conciliabules du chevalier de Lorraine et de ses deux complices[4] sur la question de savoir si Monsieur devait être instruit du complot. Le chevalier avait quitté la cour trois ou quatre mois avant qu'il fût positivement question du voyage de la princesse à Douvres[5]. Comment donc admettre qu'il y ait eu postérieurement un conciliabule entre lui et ses amis, ou même la possibilité de préparer le forfait par correspondance? « Il est bien difficile à

1. *Essais dans le goût de Montaigne, ou Loisirs d'un ministre*, p. 290-291.
2. *Siècle de Louis XIV*, p. 493.
3. Bibl. nat., *Pièces originales*, vol. 408, dossier BONNEAU, n° 9101.
4. Ci-dessus, p. 377 et 403, et ci-après, p. 653.
5. D'après Olivier d'Ormesson (*Journal*, tome II, p. 581 et 584) et Mademoiselle (*Mémoires*, tome IV, p. 85-88), le chevalier, arrêté à la porte même de l'appartement de Monsieur, le 30 janvier, avait été d'abord dirigé sur Lyon, pour être conduit de là à Montpellier; on avait ensuite préféré le château d'If, et c'est seulement quand Monsieur et Madame reparurent à la cour, le 3 mars, qu'un ordre exprès fut expédié de laisser le chevalier en liberté dans l'enceinte de la ville de Marseille. Quelques jours s'étant encore écoulés, l'invitation d'avoir à voyager hors de France fut substituée à cette relégation, et le chevalier ne perdit point de temps, puisque, dès le 15 avril, il arrivait à Gênes par mer. Voyez ci-après, p. 661. Contrairement au récit authentique d'Olivier d'Ormesson (ci-dessus, p. 343, note 1), plusieurs contemporains ou historiens ont attribué l'exil d'où serait sorti le complot d'empoisonnement à une révélation indiscrète des projets de négociation avec l'Angleterre faite par le chevalier de Lorraine qui les tenait de

un chevalier de Malte de vingt ans qui est à Rome d'acheter à Paris la mort d'une grande princesse, » a dit Voltaire[1].

Autre point sur lequel l'erreur de Saint-Simon est flagrante et surabondamment prouvée. Madame, dit-il[2], « étoit.... d'une très bonne santé, qui achevoit de leur faire perdre de vue le retour du chevalier de Lorraine. » Tout au contraire, Henriette d'Angleterre, « plus

Mme de Coëtquen, et celle-ci de son amant M. de Turenne. La correspondance de Madame avec l'évêque de Valence ne permet pas d'admettre cette supposition. Le 28 décembre 1669, exposant sa situation vis-à-vis de son mari, elle dit qu'un retour de celui-ci n'est plus à espérer, puisqu'il dépendrait d'une réconciliation, d'un accommodement impossible avec le chevalier, et que cependant, au moment de la communion de Noël, elle s'est laissé arracher une promesse de ne pas faire chasser ce favori (*Mémoires de Cosnac*, tome I, p. 401-402). C'est là-dessus que le chevalier perdit toute mesure, non seulement dans son attitude vis-à-vis de la princesse, mais aussi dans les conseils imprudents qu'il donnait au mari. De là l'affaire des bénéfices vacants dans l'apanage et l'arrestation du chevalier, que Madame annonce à son amie le 3 (*lisez:* 30) janvier (*ibidem*, p. 403-404) Monsieur savait depuis quatre mois ou plus (ci-après, p. 662) que sa femme était mêlée aux négociations de l'Angleterre; mais, quant au voyage, il en ignora le projet jusqu'au milieu de mars 1670, que le Roi, qui prévoyait sa répugnance, fut obligé de le mettre dans la confidence. Monsieur donna enfin son consentement le 11 avril. C'est seulement alors, et sur ce point, que Turenne aurait commis son indiscrétion, quelques jours avant le départ de la cour pour le Nord; à ce moment, tout était convenu entre les deux rois, il n'y avait plus qu'à libeller et signer le traité. (*Ibidem*, tome I, p. 413, et tome II, rédaction de l'abbé de Choisy, p. 240-242; Mignet, *Négociations*, tome III, p. 176-180 et 184.) Le chevalier était déjà sur la route de Rome, et, dans un si long intervalle de temps, Monsieur avait continué à se plaindre de ce que sa femme ne consentait point, pour lui plaire, à demander le retour de l'exilé, y joignant même « des menaces pour le temps à venir, » soutenant toujours que la disgrâce et les rigueurs du Roi étaient l'effet d'une conspiration de Madame avec sa bonne amie, disgrâciée, elle aussi, et reléguée hors de la cour (*ibidem*, tome I, p. 405 et 410). Toujours aussi, Madame s'était défendue d'y avoir été pour rien, non plus que de pouvoir demander une permission de servir des pensions au chevalier, comme l'eût voulu Monsieur; tout ce que le Roi accorda, ce fut, comme on l'a vu, le changement de la prison en exil à l'étranger, sous couleur de voyage, puis un supplément d'apanage pour Monsieur; quant à laisser revenir le chevalier, on avait parole du Roi que cela ne se ferait pas avant bien des années, lorsque « Monsieur serait guéri ou éclairé, » ce prince ayant osé parler à son frère d'une séparation conjugale et Madame ayant représenté la nécessité de tenir au loin un homme qui donnait de tels conseils à son maître, et qui « ferait bien pis encore à l'avenir » (*ibidem*, p. 405, 413, 415 et 417). Madame croyait (p. 408) avoir fini par convaincre Monsieur; les querelles ne reprirent cependant que plus violentes quand elle revint de Douvres.

1. Paul Lacroix, dans les *Mémoires du cardinal Dubois*, a substitué aux conciliabules une correspondance par lettres; mais encore le temps eût manqué entre le retour de Douvres, 18 juin, et le 29, jour de l'agonie.

2. Ci-dessus, p. 374.

comparable au jasmin qu'à la rose, » très maigre, délicate, un peu bossue, toujours enrhumée, avec une prédisposition évidente à la consomption ou phtisie, était épuisée, non seulement de quatre couches successives, mais de la vie à outrance qu'on menait alors à la cour, et elle ne se soutenait que par cette grâce d'état qui est l'apanage des femmes nerveuses et maladives, mais intelligentes. Selon un rapport médical bien connu[1], elle ressentait, depuis plus de trois ans, une douleur au côté, qui l'obligeait fréquemment de s'étendre trois ou quatre heures par terre, ne trouvant ni repos ni relâche en quelque autre posture que ce fût. Le plus souvent, elle ne pouvait se nourrir que de lait et restait au lit des journées entières. Parfois on lui voyait « la mort peinte sur le visage, » et Monsieur lui-même avait exprimé sa crainte de la perdre prématurément[2]. On peut croire que les fatigues de son voyage si rapide à Douvres[3], les émotions d'une négociation importante, même d'un succès très flatteur pour elle, achevèrent l'œuvre de la consomption. Le jour de sa mort[4], après avoir fait une promenade, et « commençant à se trouver mal » selon Olivier d'Ormesson[5], elle fut réduite à s'allonger sur des carreaux, la tête appuyée contre les genoux de Mme de la Fayette, qui nous le rapporte[6], et, tandis qu'elle dormait ainsi, son visage s'altéra si profondément, que Monsieur en fit la remarque. Au réveil, elle se plaignit de son mal de côté; c'est seulement alors qu'elle demanda à boire.

« Elle prenoit depuis quelque temps, sur les sept heures du soir, un verre d'eau de chicorée. Un garçon de sa chambre avoit soin de la faire. » Quelques contemporains parlent de limonade, et non d'eau de chicorée. Mme de la Fayette, qui était auprès de Madame, rapporte que l'eau de chicorée avait été préparée par Mme Desbordes, la première

1. Dépôt des affaires étrangères, vol. *France* 932, fol. 120; publié par Mignet, dans le tome III des *Négociations relatives à la succession d'Espagne*, p. 212.

2. *Mémoires de Mademoiselle*, tomes III, p. 527, et IV, p. 128-130, 137-138 et 144; *Lettres de Guy Patin*, 26 septembre 1664, tome III, p. 484 et 485.

3. *Correspondance de Bussy-Rabutin*, tome I, p. 269 et 276. Cette même correspondance renferme des lettres au confesseur de Monsieur, le P. Zoccoli, sur le retour des deux époux en mars 1670 (p. 251-254).

4. Nous possédons un long compte rendu de sa mission à Douvres et de ses querelles avec Monsieur, au retour, qu'elle aurait adressé à sa cousine la Palatine ce même jour 29 juin (on aurait donc qualifié à tort de « dernière lettre » celle qu'elle avait écrite à Mme de Saint-Chamond le 26, et qui est dans les *Mémoires de Daniel de Cosnac* et dans l'article de Pierre Clément). Cette pièce a été publiée, en 1861, dans la *Correspondance littéraire*, tome V, p. 126-129, puis dans les *Archives de la Bastille*, tome IV, p. 33-36, d'après un manuscrit de la Bibliothèque; mais le comte de Baillon, dernier historien de Madame, en a suspecté l'authenticité, comme Walckenaer avait suspecté celle de la lettre de Bossuet.

5. *Journal*, tome II, p. 593.

6. Voyez son récit dans l'édition de 1882, p. 125-145.

femme de chambre, et non par un garçon; le verre fut apporté par Mme de Gamaches, mais présenté par l'intrigante et suspecte Gordon, dame d'atour. Ce sont là des détails peu importants. J'en dirai autant du « pot de faïence ou de porcelaine[1], » qui est une bouteille dans le récit de Mme de la Fayette. Rappelons cependant qu'il est question aussi d'un pot d'eau empoisonnée dans la légende de la mort de Louvois en 1691[2], et qu'un pot était plus facile à enduire de poison qu'une bouteille. Les détails donnés par Madame, par Mme de la Fayette et par d'autres excluent l'idée de poison versé dans l'eau même, puisque la femme de chambre qui avait préparé cette boisson, et, avec elle, plusieurs personnes présentes, dont Mme de Meckelbourg, en burent sans danger. Mais encore n'est-il pas admissible que Madame se fût servie du pot pour boire à même. Aussi Madame Palatine dit-elle que d'Effiat avait empoisonné, non pas l'eau, ni le pot non plus, mais la tasse réservée à la princesse, et dont personne autre n'eût osé se servir. Là encore, autre difficulté : d'Effiat aurait été sans excuse de toucher à cette tasse[3].

Je ne m'arrête pas à une dernière version recueillie dans le *Siècle de Louis XIV*, et où il est parlé de poudre de diamant mise sur des fraises. Voltaire, tout le premier, a fait observer que la poudre de diamant n'était « pas plus un venin que la poudre de corail » (on la voit cependant figurer dans l'arsenal des empoisonneurs[4]), et il trouvait la version de l'eau de chicorée bien plus admissible, tout en concluant que « la malignité humaine et l'amour de l'extraordinaire furent les seules raisons de cette persuasion générale, » et que « ce qui confirma le public dans le soupçon de poison, c'est que, vers ce temps, on commença à connaître ce crime en France[5]. »

Au point de vue médical, il ne faut pas oublier que, limonade ou eau de chicorée, cette boisson était rafraîchie à la glace — détail peu compatible avec le récit de notre auteur, — ou du moins très fraîche[6], et que, de plus, la princesse, fatiguée de son voyage, avait pris l'avant-veille un bain de rivière[7]. Bain et boisson étaient également inopportuns, vu sa très mauvaise santé et ses prédispositions maladives. Une seule de ces deux imprudences eût suffi, sans que le poison vînt « aider la nature, comme pour D. Carlos[8]. »

1. Ci-dessus, p. 375, 402 et 631-632.
2. *Mémoires de la Fare*, p. 298; *Mémoires de Saint-Simon*, tome XII, p. 38.
3. Il est vrai que, dans la notice D'EFFIAT (ci-dessus, p. 632), ce n'est que « pour ainsi dire » qu'il « versa le poison. »
4. *Archives de la Bastille*, tome V, p. 278 et 313.
5. *Siècle de Louis XIV*, p. 493-496.
6. Daniel de Cosnac parle d'eau de chicorée à la glace, Spanheim et Boulliau de limonade à la glace, l'ambassadeur espagnol et l'ambassadeur vénitien de boisson très fraîche.
7. Guy Patin écrivait, le 25 juin : « Le Roi se va baigner durant quinze jours à Versailles avec une agréable compagnie; Mme la duchesse d'Orléans est revenue.... »
8. Michelet, *loc. cit.*, p. 122-123. L'ambassadeur vénitien insiste sur les

Quelques minutes, une demi-heure à peine, s'écoulent entre le moment où Madame a bu et celui où, sentant les premières douleurs [1], elle exprime sa crainte d'avoir été empoisonnée. Crime ou accident? C'est la dernière supposition qu'on trouve dans la lettre de Bossuet ajoutée au dossier de cette controverse historico-médicale, mais dont tout le monde n'admet pas l'authenticité parce qu'on n'en a qu'une copie dans les papiers du conseiller Philibert de la Mare. Voici les termes du rapport des médecins : « Depuis son retour d'Angleterre, elle avoit été fort travaillée de ce mal (le point de côté). Enfin, dimanche dernier, 29e du mois passé [2], sur les cinq heures du soir, il l'attaqua bien plus violemment qu'à l'ordinaire, et, ayant, après trois quarts d'heure de souffrance, demandé à boire de l'eau de chicorée pour se rafraîchir, on lui en porta : elle en but, et, le mal allant toujours en augmentant, il lui échappa de dire qu'elle pourroit croire d'avoir été empoisonnée. » C'est alors que la Desbordes et Mme de Meckelbourg, pour la rassurer, burent de la même eau; et néanmoins on lui fit prendre les antidotes en usage, « orviétan, thériaque, huile, poudre de vipères, et tout ce qui peut chasser d'un corps un venin qui y seroit entré. »

« Madame se meurt!.... En neuf heures l'ouvrage est accompli [3]! » Et immédiatement, comme le dit l'abbé de Choisy [4], « il courut mille bruits différents de cette mort, dont pas un peut-être n'a de fondement que le malheur de l'humanité. » — « L'on parla aussitôt de poison par toutes les circonstances de a maladie et par le mauvais ménage qui étoit entre Monsieur et Madame, dont Monsieur étoit fort offensé, et avoit raison, » lisons-nous dans le *Journal d'Olivier d'Ormesson* [5]. Avant même la mort, pendant la terrible et poignante agonie, ces bruits avaient commencé à prendre corps, surtout parmi les compatriotes de la mourante que le devoir avait appelés autour d'elle, et, comme une fin si soudaine était de nature à exciter en Angleterre et en Hollande — on est à la veille de la guerre, — l'étonnement, les soupçons les

bains et sur l'eau de chicorée glacée. C'est pour avoir mangé une salade glacée que l'Impératrice serait morte quatre ans plus tard (*Gazette*, 1673, p. 307 et 328-329), et la reine d'Espagne, en 1689, pour avoir bu du lait glacé — Mignet a conclu que la mort de Madame fut « l'effet foudroyant d'une imprudence sur une constitution depuis longtemps ruinée. »

1. Récits de Mme de la Fayette, de Mlle de Montpensier, de Daniel de Cosnac. « Elle étoit dans le salon à Saint-Cloud, dit Mademoiselle (tome IV, p. 144), en bonne santé; elle a bu un verre d'eau de chicorée que son apothicaire lui a apporté; un quart d'heure après, elle s'est mise à crier.... » Voyez d'ailleurs la dernière narration, celle du comte de Baillon, p. 408-440, et celle des *Lives of the princesses of England*, p. 556 et suivantes.

2. Le 29 et le 30, et non le 28 et le 29, comme l'a écrit Michelet.

3. Bossuet, *Oraison funèbre de Madame*. Mlle de Scudéry écrivait alors Bussy (*Correspondance de Bussy*, tome I, p. 290) : « Elle est morte avec une fermeté héroïque,... comme auroit pu faire un vieux barbon qui auroit passé sa vie dans les déserts à se préparer à cette dernière heure. »

4. *Vie de Cosnac*, dans ses *Mémoires*, tome II, p. 242. — 5. Tome II, p. 594.

plus sinistres, Monsieur et le Roi « trouvèrent bon de faire ouvrir le corps de Madame en présence des plus fameux médecins et chirurgiens, et priant aussi M. l'ambassadeur d'Angleterre d'y assister avec ceux de confiance qu'il y voudroit mener[1]. » L'ambassadeur, lord Montaigu, vint en effet à l'autopsie, accompagné d'un médecin et d'un chirurgien du roi Charles II, qui signèrent le procès-verbal avec les autres assistants. Tous déclarèrent « que, dans le cours de leur vie, ils n'avoient vu de corps rempli de tant de corruption que l'étoit celui de Madame. Son foie et son poumon étoient entièrement perdus et gâtés, et s'en alloient en pièces et en poudre quand on les touchoit. Le dedans de son estomac, qui devient livide dès que le poison y a touché, étoit fort beau; mais ses entrailles étoient entièrement corrompues, jusque même à ce qu'ils appellent *la sanie*, avec un commencement de gangrène partout. Et comme tous ont jugé qu'il falloit nécessairement qu'il y eût plus de trois ou quatre ans que tant de parties nobles eussent commencé à se gâter et à se corrompre, ils en ont conclu que la seule bonté du cœur l'a soutenue depuis longtemps, et qu'il y a plus de sujet de s'étonner qu'elle ait pu tant durer, que de l'avoir vue finir en si peu d'heures[2]. »

Un second procès-verbal, fait par Vallot, le médecin de la feue Reine mère, fut officiellement porté à Londres par le maréchal de Bellefonds, avec les compliments de condoléance. Celui-là concluait à « l'abondance et la mauvaise qualité de l'humeur qui s'est répandue sur les parties extrêmement sensibles, et a produit des douleurs très violentes et des oppressions extraordinaires, qui, en moins de dix heures, ont étouffé la chaleur naturelle et ont causé une mort fort prompte et fort violente. » Et Vallot, lui aussi, s'étonnait que, dans ces conditions, la princesse eût pu vivre si longtemps[3]. Peu de temps après, le savant astronome Boulliau écrivait : « Plusieurs ont dit et voulu faire croire qu'il y avoit du poison; mais Madame est morte de mort naturelle suivant les médecins françois, de poison selon les anglois[4]. » Guy Patin lui-même demeura convaincu que la mort venait tout simplement du mauvais régime de Madame et de la déplorable constitution de ses entrailles[5].

La *Gazette* fut chargée de calmer l'esprit public. Voici les parties

1. L'ambassadeur vénitien (ms. Ital. 1869, fol. 113, 2 juillet) dit que cette mesure a été imposée par les bruits qui couraient dans le public.

2. Comparez le rapport du médecin anglais, dont nous avons une copie dans le manuscrit de la Bibliothèque nationale coté Fr. 17052, fol. 13-14, et les procès-verbaux publiés en Angleterre, dans les *Lives of the princesses of England*, tome VI, Appendice, p. 586-590. Voyez aussi le récit de la *Gazette*, p. 650-651, avec des détails sur l'autopsie, concluant à un épanchement de bile. On prononça encore le mot à la mode de *choléra-morbus*.

3. Procès-verbal publié par Ravaisson, dans les *Archives de la Bastille*, tome IV, p. 37-38.

4. *Ibidem*, p. 36.

5. *Lettres*, éd. Rotterdam, 1725, tome III, p. 392.

essentielles du bulletin qui parut dans son numéro du 5 juillet[1] : « Le 29, Madame Henriette d'Angleterre fut surprise à Saint-Cloud, sur les cinq heures du soir, d'une colique causée par un épanchement de bile très échauffée dans les boyaux, et presque dans toutes les parties du bas-ventre. D'abord elle en eut une fort piquante douleur au fonds de l'estomac, puis les extrémités devinrent extraordinairement froides, et ensuite S. A. R. demeura sans pouls, et enfin sans respiration. On jugea dès lors que ces terribles accidents ne pouvoient provenir que d'un abord de vapeurs très malignes au cœur et au poumon.... Le lendemain, l'après-dînée, l'on en fit l'ouverture, en laquelle on trouva l'estomac abreuvé de cette bile échauffée, quoiqu'il fût au reste fort sain, et une entière corruption des parties du bas-ventre, avec apparence de gangrène : de manière qu'on fut plus surpris de ce que, dans cette disposition de longue main à l'effet qui a suivi, la princesse avoit tant vécu, que de sa mort si subitement arrivée. »

Mais le peuple, « qui aime à se plaindre et à juger de ce qu'il ne connoît pas[2], » et surtout les Anglais et les Hollandais, ne se laissèrent pas plus convaincre par les procès-verbaux de Bourdelot et de Vallot que par les dépêches de M. de Lionne, par les discours des ambassadeurs Charles Colbert et Arnauld de Pomponne. Aussi le roi Charles II chargea-t-il le comte d'Arlington, son premier secrétaire d'État, de réunir les éléments d'une sorte de contre-enquête, comme l'ont révélé, trente ans plus tard, la publication des lettres de ce ministre à sir William Temple[3], et, de nos jours, celle de la correspondance de l'ambassadeur Colbert de Croissy[4]. Le 28 juin (ancien style anglais), Arlington écrivait[5] : « Le roi est extrêmement affligé de la mort de Madame, aussi bien que toutes les personnes qui ont eu l'honneur de la connoître à Douvres. Les brouilleries de ses domestiques et sa mort subite nous avoient d'abord fait croire qu'elle étoit empoisonnée; mais la connoissance qu'on nous a donnée depuis du soin qu'on a pris d'examiner son corps, et les sentiments que nous apprenons qu'en a S. M. T. C., laquelle a intérêt d'examiner cette affaire à fond, et qui est persuadée qu'elle est morte d'une mort naturelle, a levé la plus grande partie des soupçons que nous en avions. Je ne doute pas que M. le maréchal de Bellefonds,... qui nous apporte le procès-verbal de la mort de cette princesse et de la dissection de son corps,... ne nous convainque pleinement.... »

1. Année 1670, p. 650 et 651. — 2. C'est Guy Patin qui s'exprime ainsi.

3. Recueil en deux volumes, publié à Utrecht au commencement de 1701. Le titre même promettait, comme appendice, « une relation particulière de la mort de Mme la duchesse d'Orléans, sœur de Charles II, écrite en cinq lettres par une personne de qualité présente à sa mort. » Voyez l'annonce dans la *Gazette d'Amsterdam*, 1700, fin du n° CIV.

4. Mignet, *Négociations relatives à la succession d'Espagne*, tome III, p. 209 et 213.

5. Tome I du recueil de 1701, p. 551.

Lord Arlington reçut alors de Paris quatre lettres écrites, du 30 juin au 15 juillet, par « une personne de qualité présente à la mort de Madame[1]. » Elles sont évidemment de lord Montaigu[2]. Dans la seconde[3], on remarque ce passage : « Je suppose que M. le maréchal de Bellefonds.... tâchera.... de désabuser notre cour de l'opinion que Madame ait été empoisonnée, dont on ne pourra jamais désabuser celle-ci (de France), ni tout le peuple. Comme cette princesse s'en est plainte plusieurs fois dans les plus grandes douleurs, il ne faut pas s'étonner que cela fortifie le peuple dans la croyance qu'il en a. Toutes les fois que j'ai pris la liberté de la presser de me dire si elle croyoit qu'on l'eût empoisonnée, elle ne m'a pas voulu faire de réponse, voulant, à ce que je crois, épargner une augmentation si sensible de douleur au roi notre maître[4]. La même raison m'a empêché d'en faire mention dans ma première lettre, outre que je ne suis pas assez bon médecin pour juger si elle a été empoisonnée ou non. L'on tâche ici de me faire passer pour l'auteur du bruit qui en court : j'entends Monsieur, qui se plaint que je le fais pour rompre la bonne intelligence qui est établie entre les deux couronnes[5]. »

Lord Arlington demandait surtout qu'on fît des « diligences propres à contenter le peuple » et à prouver que les deux rois étaient également sensibles à la perte de Madame : M. de Lionne s'empressa de répondre par une peinture touchante de la tristesse de toute la cour, et il fallut bien que le gouvernement anglais, y compris le duc de Buckingham, qui s'était livré à des « emportements furieux, » reconnût que, si la relation de l'autopsie arrivait conforme, « on ne devait pas avoir le moindre soupçon de poison. » Mais, en dehors du monde officiel, les documents diplomatiques publiés par Mignet ou par François Ravaisson, et nombre d'histoires étrangères[6], prouvent que la croyance

1. Une cinquième est de janvier ou février 1672.

2. Cet ambassadeur avait toute la confiance de Madame, qui lui avait raconté, la veille même, que Monsieur s'était emporté contre elle parce qu'il l'avait surprise conférant avec le Roi sur l'alliance contre la Hollande, et « qu'il était impossible qu'elle pût jamais être heureuse avec lui. »

3. Les cinq lettres furent bientôt réimprimées à la suite de l'*Histoire de Madame*, par Mme de la Fayette, 1re édition en 1720, 2e édition en 1842.

4. A l'agonie, elle l'avait demandé instamment et s'était entretenue avec lui plusieurs fois en anglais ; mais le confesseur l'avait empêchée de répondre autrement que par un haussement d'épaules si elle ne croyait pas qu'on l'eût empoisonnée (recueil de 1701, p. 563 et 564). Évidemment la pauvre princesse mourut dans cette conviction.

5. Tome I du recueil, p. 555-556.

6. *Annales des Provinces-Unies*, par Jacques Basnage, tome II, p. 104-106 ; *Histoire secrète des intrigues de la France*, par Lockard, trad. 1713, tome I, p. 111-115 ; *Histoire d'Angleterre*, par Rapin-Thoyras, éd. 1730, tome IX, p. 268 ; *Relation de la cour de France en 1690*, par Éz. Spanheim, p. 58-59, etc. Voyez aussi *Louise de Kerouatle, duchesse de Portsmouth*, par H. Forneron, p. 39-42.

à un empoisonnement fut générale et persistante dans les pays avec lesquels la malheureuse Henriette avait des attaches d'origine[1], et cette croyance ne fut guère moins répandue en France, malgré les invraisemblances que signala plus tard Voltaire, malgré tous les arguments, tous les commencements de preuves, toutes les protestations des témoins. Saint-Simon nous l'a voulu transmettre, comme l'avaient fait Mme de la Fayette et l'abbé de Choisy. Mais ceux-ci étaient des contemporains, que dis-je? des familiers intimes de Madame. Saint-Simon, au contraire, ne naquit qu'en 1675 et ne prit rang dans le monde que quinze ou vingt ans plus tard. Où put-il s'instruire des menus détails de ce drame de 1670? Il nous dit bien les avoir recueillis, « longues années depuis, » et à deux reprises différentes, de la bouche du procureur général Joly de Fleury père, avec qui il eut en effet de fréquentes relations dans la dernière partie de sa vie[2], et il attribuera encore la même origine à diverses « anecdotes » extraordinaires. Mais, en examinant chacune de ces informations, M. Chéruel[3] est arrivé à conclure que toutes devaient être tenues pour suspectes, soit que l'éminent magistrat fût sujet à caution, soit que ses confidences aient été inexactement recueillies par notre duc, soit enfin que celui-ci ait voulu dissimuler sous un nom respecté la vraie provenance de ses récits. Ici, n'est-ce pas le dernier cas? Cherchons donc, peut-être sans aller bien loin.

La *Correspondance de Madame Palatine* parle à deux reprises de la mort d'Henriette d'Angleterre par le poison. La première fois, en 1689[4], ce n'est que sous la forme dubitative : « Vous aurez sans doute appris qu'on accuse aussi ce d'Effiat d'avoir donné à feu Madame du poison que le chevalier de Lorraine avait envoyé de Rome par Morel, à ce qu'on dit. Cette accusation, qu'elle soit vraie ou fausse, est encore un beau titre d'honneur pour lui confier mon fils! » Mais, la seconde fois, vingt-sept ans plus tard, en 1716[5], la princesse, ayant eu le temps de se faire raconter bien des choses, « vraies ou fausses, » comme elle dit, et de satisfaire son goût pour les légendes extraordinaires, précise et affirme formellement. Or, si l'on rapproche de cette seconde version le récit de Saint-Simon, en ne tenant point compte de minimes divergences de détail (un *pot* au lieu d'une *tasse*, et *Purnon* pour *Morel*), la communauté d'origine, l'unité de source paraissent aussi manifestes que l'emploi des mêmes expressions.

1. L'ambassadeur espagnol, dont Fr. Ravaisson a publié la dépêche, accusa aussi les médecins français de cacher la vérité.

2. C'est ce magistrat qui se chargea, en 1747-48, d'arranger ses affaires et de passer un contrat avec ses créanciers : voyez le Supplément aux *Mémoires*, tome XXI, p. 264, 270, 284, 287-289. Mais, l'Addition n° 385 et la notice D'EFFIAT lui attribuant déjà l'anecdote sur la mort de Madame, cela nous reporte jusqu'aux environs de 1730.

3. *Saint-Simon considéré comme historien*, p. 153-154, et *Notice sur Saint-Simon* (1876), p. XCV-XCVII.

4. Recueil Rolland, p. 110-111. — 5 Recueil Brunet, tome I, p. 251-253.

« Madame.... voulut faire chasser le chevalier de Lorraine, et elle y réussit; mais il ne l'a pas manquée. Il a envoyé de l'Italie le poison par un gentilhomme provençal qu'on appelait Morel, et, pour récompenser celui-ci, on l'a fait premier maître d'hôtel. Après qu'il m'eut amplement volée, on lui a fait vendre sa charge à un prix fort élevé. Ce Morel avait de l'esprit comme un diable; mais c'était un homme sans foi ni loi[1].... Il est très vrai que Madame a été empoisonnée, mais sans que Monsieur le sût. Lorsque ces coquins tinrent conseil entre eux pour décider que l'on empoisonnerait la pauvre Madame, ils discutaient s'ils devaient ou non en prévenir Monsieur. Le chevalier de Lorraine[2] dit : « Non, ne le lui disons pas ; il ne saurait se taire. S'il n'en parle pas la « première année, il nous fera pendre dix ans après. » Et l'on sait que ces misérables ajoutèrent : « Gardons-nous bien de le dire à Monsieur, « qui le dirait au Roi, qui nous ferait pendre [3]. » Ils ont fait croire à Monsieur que les Hollandais avaient donné à Madame un poison lent dans du chocolat.... D'Effiat n'avait point empoisonné l'eau de chicorée, mais la tasse de Madame, et c'était bien imaginé ; car l'on a bu l'eau de chicorée, mais personne ne boit dans notre tasse. La tasse ne fut pas rapportée aussitôt qu'on la demanda : elle s'était égarée à ce qu'on dit ; on avait voulu avoir le temps de la nettoyer et de la faire passer au feu. »

Ici maintenant, similitude presque complète entre le récit et nos *Mémoires :* « Un valet de chambre que j'ai eu, et qui avait été au service de Madame (il est mort maintenant), m'a raconté que, le matin, tandis que Monsieur et Madame avaient été à la messe, d'Effiat vint au buffet : il trouva la tasse, et la frotta avec du papier. Le valet de chambre lui dit : « Monsieur, que faites-vous à notre armoire, et pourquoi tou- « chez-vous à la tasse de Madame? » Il répondit : « Je crève de soif; « je cherchais à boire, et, voyant la tasse malpropre, je l'ai nettoyée « avec du papier. » Le soir, Madame demanda de l'eau de chicorée; aussitôt qu'elle eut bu, elle s'écria qu'elle était empoisonnée, etc.... »

Supposer que Saint-Simon tenait son récit de la bouche de Madame est à peu près aussi impossible que de croire que Madame avait recueilli le sien de la bouche de Saint-Simon : il n'y avait point entre eux des relations suffisantes pour amener une confidence si grave[4]. Mais un passage des *Mémoires du duc de Luynes* écrit en 1754[5], au temps où

1. Ici, elle énumère les vices du personnage : ci-dessus, p. 643.

2. Comme je l'ai fait observer, si le complot avait pour but de se venger de l'exil du chevalier, celui-ci ne pouvait être présent, et les relations de son arrestation font voir qu'on l'avait fait partir pour Lyon sans le moindre répit.

3. Donc Monsieur n'aurait été ni l'auteur du complot, ni même le confident des empoisonneurs.

4. Il ne la voyait que par occasion, quelquefois à sa toilette, et il refusa même d'entrer en relations réglées quand elle le lui fit proposer, dit-il, par le duc d'Orléans : *Mémoires*, tomes XI, p. 205-206, et XVI, p. 69-73.

5. Tome XIII, p. 220-221.

Saint-Simon vivait encore, va peut-être faire la lumière sur l'un et l'autre point. « Lorsque, disent-ils, le mariage (de la fille de Monsieur et d'Henriette d'Angleterre avec le roi Charles II d'Espagne, en 1679) fut arrêté, la reine d'Espagne voulut savoir qui étoit celui sur qui Monsieur avoit jeté les yeux pour la conduire en Espagne; elle le demanda à Monsieur, qui lui nomma le chevalier de Lorraine : « Ah! Monsieur, s'écria-t-elle, celui qui a empoisonné ma mère! » On sait, quoi qu'en dise M. de Voltaire[1], que la reine d'Espagne fut empoisonnée[2].... On sait aussi que Madame Henriette fut aussi très certainement empoisonnée..., et le chevalier de Lorraine, quoiqu'il fût alors à Rome, a toujours été regardé comme l'auteur de l'empoisonnement de Madame. » Et le duc de Luynes rapporte que Monsieur demanda avec colère de qui sa fille tenait de pareilles idées : elle répondit que c'était de la maréchale de Clérambault. Mais, lorsqu'il alla exiger de Madame, sa seconde femme, le renvoi de cette maréchale, Madame répliqua avec sang-froid : « C'est par embarras que votre fille vous a nommé la maréchale de Clérambault; elle n'a pas osé me nommer. C'est moi qui lui ai dit ce qu'elle vous a répété du chevalier de Lorraine. » M. de Luynes ajoute : « La présence d'esprit de cette réponse est remarquable. » Effectivement elle n'avait d'autre but que de détourner le ressentiment de Monsieur : c'est bien la maréchale, amie inséparable de Madame[3], qui dut raconter la légende du drame dont elle avait été témoin en 1670, où même la voix publique avait failli un instant l'impliquer, et Madame, qui voyait partout le poison (n'est-ce pas elle qui écrivait à une de ses correspondantes que Louvois mourait empoisonné de la main de Mme de Maintenon, et que celle-ci avait été initiée aux secrets de Locuste par Mme de Brinvilliers[4]?), Madame a ajouté pleine foi à ce récit, qui coûta une longue disgrâce à la maréchale[5].

Si, du duc de Luynes, nous passons aux *Mémoires secrets* de Duclos[6], voici que nous trouvons, non plus le nom de la maréchale de Clérambault, mais celui d'une autre amie de Saint-Simon et de Madame Palatine. Je n'ai pas encore eu l'occasion de parler de Duclos, ni de ses *Mémoires secrets sur le règne de Louis XIV*, lesquels ne sont guère autre chose qu'un arrangement très rudimentaire de nos *Mémoires*, l'historiographe de Louis XV ayant été des premiers à prendre com-

1. *Le Siècle de Louis XIV*, p. 503-504. La première édition avait paru en 1751. Voyez ci-dessus, p. 644.

2. Voyez notre tome IV, p. 286-287.

3. Ci-dessus, p. 364-365. Nous verrons ailleurs qu'il y avait conformité complète d'idées entre les deux amies sur les questions de surnaturel.

4. *Correspondance de Madame*, recueil Brunet, tomes I, p. 226-227, et II, p. 35.

5. Ci-dessus, p. 364, note 4.

6. *Morceaux historiques et matériaux pour l'histoire trouvés dans les papiers de Duclos*, publiés dans la 2e partie du tome III de ses *Œuvres complètes*, éd. 1821, p. 409-411.

munication des *Mémoires* de Saint-Simon sous les auspices de Mme de Pompadour et du ministre devenu le dépositaire de ces manuscrits en décembre 1760[1]. Le récit de la mort de Madame Henriette d'Angleterre est un des morceaux qu'il n'avait pas eu le temps de faire rentrer dans les *Mémoires secrets*, mais qui ont été publiés à part dans ses *Œuvres complètes*, pendant la Révolution. Là, il affirme, tout aussi catégoriquement que Saint-Simon et dans les mêmes termes, que cette mort si prompte fut le résultat d'un crime, d'un empoisonnement. « Ce n'est plus un soupçon, dit-il; c'est un fait certain, quoique les preuves en soient connues de très peu de personnes. » Puis, suivant ligne par ligne notre auteur, avec quelques variantes, il raconte l'entrevue dramatique du Roi, non plus avec Purnon, mais avec Morel, « contrôleur de la bouche de Madame, » non pas tête à tête, mais, comme dans l'Addition n° 385, en présence de deux domestiques de confiance et de l'officier des gardes du corps. Même dialogue que dans les *Mémoires*, et même conclusion : « Me voilà soulagé, s'écria le Roi; sortez! » Revenant alors sur la première partie de notre récit, Duclos explique comment le complot avait été préparé entre le chevalier de Lorraine et son ami d'Effiat; mais il ne parle ni de Beuvron, ni de l'exprès envoyé d'Italie. Et enfin il donne la prétendue origine de ses informations; je dis : prétendue, puisque le fonds de son récit est tout simplement emprunté à Saint-Simon. « Un des trois témoins de l'interrogatoire de Morel le dit, longtemps après, au procureur général Joly de Fleury, père de celui d'aujourd'hui, et je le tiens d'abord d'un magistrat très distingué, ami du procureur général; mais je l'ai su encore d'un plus qu'ami de Mlle de Chausserais, à laquelle le Roi l'avoit dit. Elle avoit fait des mémoires très curieux, que l'abbé d'Andigné, son parent, lui conseilla de brûler. Je soupçonne que l'ami intime qu'elle en chargea ne les sacrifia pas tous, car il me promit un jour de les rechercher, et nous n'avons pas eu depuis occasion de nous retrouver; mais, dans une longue conversation que nous eûmes ensemble, il me confirma tous les faits dont il me voyoit instruit, et m'en apprit beaucoup d'autres. J'ai fait ailleurs connoître cette demoiselle Chausserais. » En effet, il avait parlé d'elle antérieurement[2], toujours d'après Saint-Simon, et, en nous reportant aux passages des *Mémoires* dont il s'est servi[3], nous voyons que Marie-Thérèse le Petit de Verno de Chausserais, ancienne fille d'honneur de Madame, familière du Roi lui-même, « une autre Mme de Soubise en petit, » amie intime de la duchesse de Ventadour d'une part[4], et, d'autre part, de la maîtresse du

1. Armand Baschet, *le Cabinet du duc de Saint-Simon*, p. 244-247. Voyez ci-dessus, p. 637, note 3.

2. *Œuvres de Duclos*, tome III, p. 65-66.

3. *Mémoires*, tome VII de 1873, p. 222-224, année 1710, et tome XIII, p. 90-97.

4. C'est par Mme de Ventadour que la Chausserais devint une confidente et une conseillère pour Madame. « Elle la gagna si bien, nous diront plus

duc d'Orléans et de « toute la séquelle, » avait pour Saint-Simon le même attrait exactement que Mme de Clérambault. « Je la connoissois extrêmement, dit-il; je l'avois connue chez Mmes de Nogaret et d'Urfé, ses cousines germaines, de chez qui elle ne bougeoit à Versailles les matins. Elle étoit d'excellente compagnie, et savoit mille choses de l'histoire de chaque jour par ses amis considérables. J'étois avec elle sur un pied d'amitié et de recherche[1].... » Mlle de Chausserais pouvait, tout aussi bien que Mme de Ventadour ou Mme de Clérambault, posséder la légende de 1670, et il est possible que Duclos, jeune encore, l'ait entendu raconter[2] par elle-même, ou par son « plus qu'ami, » qui n'était autre que Bussy, des Affaires étrangères[3]. Mais admettrons-nous que la demoiselle tînt son récit de la bouche même du Roi, et qu'elle l'ait colporté ensuite parmi ses amis et connaissances? Certainement non.

Quant à Saint-Simon, quoique fort mal vu d'elle une fois qu'il eut poussé le duc d'Orléans à rompre avec Mme d'Argenton, les occasions ne lui manquèrent pas néanmoins pour la revoir encore, pour l'écouter, pour la faire parler, et pour recueillir de sa bouche les mêmes confidences que de la bouche de Mme de Clérambault. Toutefois, je préférerais certainement celle-ci, qu'il rencontrait plus souvent dans l'intimité des Pontchartrain et qu'il cultivait assidûment comme la femme la mieux instruite des « anciens faits curieux de la cour[4]. » Par suite, je rattacherais au même « filon » cette autre « anecdote curieuse » de l'entretien de Madame avec Mme de Maintenon, qu'il vient de placer en 1701[5], et la légende de l'empoisonnement de la reine d'Espagne, Marie-Louise d'Orléans, en 1689[6], légende qu'on retrouve encore dans la correspondance de Madame, avec des détails précis sur le mode d'exécu-

tard les *Mémoires*, qu'elle fut toute sa vie son amie la plus intime, et, comme leurs mœurs étoient plus semblables que leurs esprits, elle fut son conseil en quantité de choses, dont elle ne lui en cacha toute sa vie aucune. »

1. Tome VII de 1873, p. 224.

2. Elle ne mourut qu'en 1733, et Duclos, depuis quelques années, avait pénétré, par les gens de lettres, dans la société de MM. de Caylus, de Maurepas, de Voisenon, etc.

3. Ce nom nous est donné par un annotateur des *Mémoires secrets*, l'abbé de Vauxcelles (*Œuvres de Duclos*, tome III, p. 406). Bussy, neveu d'un valet de chambre de Mlle de Chausserais selon le marquis d'Argenson, qui l'exécrait, s'avança par les bureaux jusqu'au poste de premier commis, puis fit les fonctions de chargé des affaires à Vienne en 1728, à Londres ou à Hanovre en 1743, 1755 et 1761.

4. Tome XIX des *Mémoires*, p. 84, et Addition au *Journal de Dangeau*, tome VIII, p. 328. En 1702 (tome III de 1873, p. 244), il dira d'elle : « Quoique venue fort tard à la cour, elle en étoit passionnée et instruite à surprendre de tout ce qui s'y passoit, dont, quand elle daignoit en prendre la peine, les récits étoient charmants; mais elle ne se laissoit aller que devant bien peu de personnes, et bien en particulier. »

5. Ci-dessus, p. 350-355.

6. Dans notre tome IV, p. 287, note 6.

tion et sur les deux femmes de chambre qui s'en chargèrent pour le compte du conseil impérial[1].

Quoi qu'il en soit, on s'imagine volontiers Mme de Clérambault, l'ennemie de Monsieur et de sa cabale, ou l'intrigante Chausserais, plutôt qu'un Joly de Fleury, procureur général, révélant le prétendu secret du drame dont Louis XIV avait été si fort affecté. D'ailleurs, comment « l'homme » sorti sain et sauf de son tête-à-tête avec Louis XIV, que ce fût Morel, Purnon ou tout autre, en aurait-il apporté la confidence au procureur général, même longtemps après? Saint-Simon met tout au compte de M. Joly de Fleury; Madame dit à sa correspondante que le secret lui est venu, à elle, par un de ses valets de chambre, « mort maintenant, » qui avait été au service d'Henriette d'Angleterre; Duclos prétend que Mlle de Chausserais le tenait du Roi lui-même; Voltaire et d'Argenson parlent de je ne sais quel domestique anonyme. Mais, de toutes les versions, la seule plausible semble être celle que nous fournit le duc de Luynes, et tout s'explique aisément, si l'on suppose que Madame puis Saint-Simon ont simplement reproduit un récit de la maréchale de Clérambault, la princesse en faisant certaines réserves : « On accuse..., à ce qu'on dit, » et l'auteur de nos *Mémoires* parlant avec l'assurance imperturbable d'un homme pour qui ce sont autant de faits positifs, historiques, incontestés, mais pourtant variant dans certains détails d'une rédaction à l'autre.

Si l'on demande comment Saint-Simon aurait osé faire intervenir faussement un nom aussi respecté que celui de Joly de Fleury, il est facile de supposer qu'entre deux conférences d'affaires il raconta à ce magistrat l' « anecdote » qu'il tenait de l'une ou l'autre de ces dames, mortes toutes deux (et d'ailleurs il n'était pas le seul à la posséder), et que le magistrat l'écouta sans contredire, reconnaissant une légende qui avait cours; rien de plus. A coup sûr, ce n'est pas M. Joly de Fleury qui fournit, en dernier lieu, dans la seconde conversation, le nom de Purnon, reporté si longtemps après sur la rédaction définitive.

Voici maintenant une page du commentaire du Chansonnier de Gaignières-Clairambault[2], presque identique encore et au récit de Saint-Simon et à celui de Madame : « Il est certain que le Roi pleura amèrement cette mort (de Madame)[3], et il eut cela de commun avec toute sa cour. Quand les charmes de cette princesse n'auroient pas été infinis, sa mort seule l'auroit fait regretter, puisqu'elle fut empoisonnée, du consentement du duc d'Orléans son mari, par l'ordre de Philippe, che-

1. Peut-être trouverons-nous la même origine au jugement d'absolue incapacité porté par Saint-Simon, comme par Madame, sur la reine Marie-Thérèse.

2. Ms. Fr. 12618, p. 369. Cette pièce manque, comme beaucoup d'autres, dans le volume correspondant du Chansonnier original de Gaignières.

3. La note de Gaignières portait sur ce vers d'une chanson du temps :

Cependant il est vrai que vous avez pleuré....

valier de Lorraine, favori de ce prince. Elle avoit du mépris pour l'un et pour l'autre, et il seroit trop long d'expliquer ici ce que tout cela avoit produit de désordres dans cette petite cour, et comme quoi, peu attachée à la chasteté conjugale, dont elle ne croyoit pas le prince son époux un digne objet, elle eut quelques galanteries avec Armand de Gramont, comte de Guiche, qui étoit alors exilé pour cela. Il suffit de dire ici que le chevalier de Lorraine, ayant été arrêté prisonnier par le crédit de cette princesse, étoit aussi chassé du Royaume, et ne s'étoit retiré à Rome que pour se venger; qu'il se servit d'un Provençal nommé Morel, qu'il avoit autrefois vu à Paris lieutenant dans le régiment des gardes; que ce misérable vint en France chargé de la commission d'empoisonner Madame. Il fit cet exécrable coup; mais on ne convient pas de la manière dont il le fit. Ce qui est de certain est que, Madame ayant demandé un verre de limonade, elle le trouva si mauvais, qu'elle ne put l'achever de boire, et qu'elle sentit aussitôt des douleurs effroyables, dont elle mourut peu d'heures après. Comme elle s'étoit trouvée mal quelques jours devant, quelques-uns disent qu'elle avoit été empoisonnée dès ce temps-là, et que le verre de limonade, par sa fraîcheur et la qualité du limon, ne fit que hâter l'opération du venin. D'autres veulent que cette limonade fût empoisonnée et lui fut présentée par un officier gagné. Quoi qu'il en soit, elle fut très sûrement empoisonnée par le ministère du perfide Morel, qui en fut depuis récompensé par la charge de premier maître d'hôtel de Charlotte-Élisabeth de Bavière, fille de l'électeur palatin, deuxième femme du duc d'Orléans. Le chevalier de Lorraine en fut l'auteur, et Monsieur y consentit; il n'y a pas deux avis là-dessus. Il doit se trouver ailleurs que ce fut le duc de Monmouth qui fit déterminer cette détestable entreprise : il étoit revenu avec Madame d'Angleterre, et Monsieur trouva qu'il y avoit trop de liaison entre eux. »

On se demandera maintenant comment Gaignières a pu recevoir les mêmes confidences, recueillir une version si compromettante pour des personnages qui avaient occupé un rang si important à la cour. Nous ne savons quelles étaient ses relations avec Mme de Clérambault ou avec la Chausserais; mais Saint-Simon, qui le prisait comme un « savant et judicieux curieux, » bon à faire causer, allait souvent chez lui[1], et déjà nous avons trouvé des preuves, en plusieurs endroits, d'une étroite parenté entre ses récits et ceux que Gaignières consignait dans le commentaire du Chansonnier. De l'un à l'autre, les échanges d'anecdotes étaient très fréquents, Saint-Simon ne voulant pas se mettre en reste et rendant à son hôte du quartier des Incurables la « monnaie de sa pièce. » Toutefois, il faut remarquer que Gaignières, qui mourut en 1715, bien avant la rédaction de nos *Mémoires*, a écrit en toutes lettres, dans son manuscrit, le nom de Morel, comme porteur du « boucon, » tandis que Saint-Simon n'a jamais connu ce nom, ou l'avait oublié, et

1. *Mémoires*, tome XVI, p. 365.

n'a porté dans les *Mémoires* celui de Purnon, à tort, je l'ai démontré, que vers 1750. Ne peut-on pas, comme explication de cette différence, supposer que Saint-Simon se rappelait seulement la qualité de « premier maître d'hôtel ; » que Gaignières, mieux instruit du personnel de la cour et des chroniques scandaleuses, a retrouvé tout de suite le nom de Morel, et que Saint-Simon, cherchant beaucoup plus tard à combler cette lacune dans son anecdote, s'est égaré sur le nom de Purnon, qui, en effet, était premier maître d'hôtel de Madame en 1670?

Que d'invraisemblances encore à relever dans ce récit si singulièrement qualifié de « curieuse anecdote[1] »! Relisons le dernier épisode[2] : « Apparemment que, dans la journée du 30, il (le Roi) eut des indices, et que ce garçon de chambre (celui qui avait surpris d'Effiat devant l'armoire) ne se tut pas, et qu'il y eut notion que [Purnon, premier maître d'hôtel de Madame[3],] étoit dans le secret par la confidence intime où, dans son bas étage, il étoit avec d'Effiat. Le Roi couché, il se relève, envoie chercher Brissac, qui dès lors étoit dans ses gardes et fort sous sa main, lui commande de choisir six gardes du corps bien sûrs et secrets, d'aller enlever le compagnon, et de le lui amener dans ses cabinets par les derrières. » Pour qui ce coup de force, cet appareil? Qui est *le compagnon?* Purnon, ou le garçon de chambre? Avec celui-ci, nous comprendrions presque le discours du Roi et ses menaces de mort; mais, à un Purnon apparenté comme nous le savons, homme de cour, et non de bas étage comme l'écrit Saint-Simon, on ne dit pas : « Si vous déguisez la moindre chose, vous êtes mort avant de sortir d'ici, » car ce n'est point un personnage à faire disparaître sans que personne s'en aperçoive, et par les supplices les plus cruels[4]. Cependant c'est bien de Purnon qu'il s'agit, et même, lorsque le Roi, « redoublant d'assurance de grâce et de menace de mort, » demande : « Et mon frère, le savait-il? » *l'homme* répond, comme s'il avait été des conciliabules racontés par Madame et y avait tenu la place du chevalier de Lorraine, absent, en face de d'Effiat et de Beuvron : « Non, Sire, aucun de *nous trois* n'était assez sot pour le lui dire.... » Et, toujours par les derrières, Brissac remène *l'homme* « quelque part où tout de suite il le laisse aller en liberté. » Décidément, s'agit-il de Purnon ou d'un simple garçon de chambre? La question a son importance, puisque « c'est cet homme lui-même qui l'a conté, longues années depuis, à M. Joly de Fleury, procureur général du Parlement, duquel je tiens cette anecdote[5]. » Mais, si Saint-Simon a laissé une place pour le nom et la qua-

1. Ci-dessus, p. 370, manchette. C'est la même expression qu'il avait employée (p. 355) pour la scène entre Madame et Mme de Maintenon.

2. Page 376. Comparez la notice inédite sur le marquis D'EFFIAT, ci-dessus, p. 631-632.

3. Les mots entre crochets ont été ajoutés après coup dans les *Mémoires* ils sont restés en blanc dans l'Addition n° 385 et dans la notice D'EFFIAT.

4. Ci-dessus, p. 632. Là, le Roi le tutoie.

5. Ci-dessus, p. 378.

lité dans ses trois rédactions, il est évident que ce n'était point un homme de bas étage et inutile à faire connaître.

Dans la version des *Mémoires*, le Roi fait retirer Brissac et son premier valet de chambre, pour rester seul avec *l'homme;* dans l'Addition, au contraire, l'interrogatoire a pour témoins « deux valets affidés et principaux, et un officier des gardes du corps, qui ne l'étoit pas moins, qui avoit amené cet homme[1]. » Dans les *Mémoires*, c'est *l'homme*, Purnon par conséquent, qui a tout conté à M. Joly de Fleury; dans l'Addition, c'est « un des trois témoins, » c'est-à-dire l'officier des gardes du corps ou l'un des deux valets de confiance; et il ne faut pas perdre de vue que l'Addition, écrite entre 1730 et 1738, plus proche par conséquent de la communication faite par le procureur général, devrait être plus exacte. Mais, comme il arrive presque toujours, la confrontation des textes de première rédaction avec les *Mémoires* aboutit à faire douter des uns comme des autres. Ainsi encore, dans une Addition que nous emploierons plus tard sur Mme de Beuvron[2], il a laissé échapper cette phrase : « Le comte de Beuvron avoit été.... chassé avec le chevalier de Lorraine et le marquis d'Effiat, tous trois plus que soupçonnés.... » Cet exil solidaire détruirait de fond en comble le récit d'empoisonnement : aussi n'a-t-il passé qu'incidemment dans les *Mémoires*[3]. Dans une autre Addition, sur le chevalier de Lorraine[4], il est dit que ce chevalier fut « accusé de la mort de Madame, » et que « le marquis d'Effiat et le comte de Beuvron furent chassés pour leur part dont on les accusa, » et que Monsieur ne les fit revenir qu'au bout de plusieurs années, à force « de bruit et de souplesse. » Mais, nous le savons bien, aucun document du temps ne fait connaître que d'Effiat et Beuvron aient été « chassés, » soit en même temps que le chevalier de Lorraine, soit après la mort de Madame.

Dans la première de ces Additions, notre auteur fait de son propre mouvement cette remarque, cette objection, qui vient en effet à l'esprit du lecteur : comment les auteurs d'un crime qui frappait si directement le Roi dans ses plus tendres, ses plus proches affections, et que « personne n'ignorait, » ne furent-ils point poursuivis? Mieux encore, comment purent-ils rentrer en grâce et reprendre leurs places de favoris chez Monsieur ou à la cour? Il répond : « La peur que quelqu'un d'eux (les empoisonneurs) osât y impliquer Monsieur fit tant d'impression sur le Roi,... et les apparences étoient si fortes contre ce prince, qui, en effet, en a toujours été cru l'auteur, que le Roi aima mieux laisser tomber toute recherche et toute punition. Le merveilleux est que, sachant ce qu'il savoit, et ce dont personne au monde ne doutoit, sur le chevalier de Lorraine, il l'ait rendu à Monsieur, et que, pour

1. Ci-dessus, p. 403. Il n'est pas question de témoins dans la notice D'EFFIAT, p. 632.

2. Addition au *Journal de Dangeau*, tome VIII, p. 328.

3. Ci-dessus. p. 540, note 4. — 4. *Journal*, tome IX, p. 60.

tenir ce prince soumis à toutes ses volontés, ce même chevalier de Lorraine ait joui toute sa vie d'une espèce de faveur marquée, d'une considération du Roi très distinguée, et que, par raison proportionnée, d'Effiat ait toujours été bien avec lui, qui, sur la fin de son règne, l'y mit extrêmement bien en se vendant et livrant à M. du Maine[1]. » Et, plus tard, il a écrit, dans les *Mémoires*[2] : « Comment, après avoir empoisonné Madame, et le Roi l'ayant su, comme on a vu, d'original, et étant outré de cette mort, il a laissé d'Effiat en charge, qui lui a valu l'Ordre, à la présentation de Monsieur, en 1688, c'est encore ce que je ne puis expliquer. »

On a vu que la détention du chevalier, d'abord adoucie et transformée en simple internement dans la ville de Marseille, avait pris fin aussitôt après le retour de Villers-Cotterets, sous la seule condition qu'il voyagerait à l'étranger, en Italie, jusqu'à nouvel ordre. Le Roi se refusait à faire plus. « Non, disait-il, il ne reviendra jamais, de mon consentement, auprès de mon frère. Quoique j'eusse beaucoup de considération pour feu Madame, il y a eu encore d'autres raisons qui me l'ont fait éloigner de mon frère, et, par ces raisons, il ne reviendra pas. Si vous le pouvez, ne me priez point pour le faire revenir, car je ne le ferois pas.... » C'est à Mlle de Montpensier qu'il parlait ainsi, et c'est elle-même qui nous rapporte ses paroles[3]; elles sont à noter, ne permettant de supposer, ni chez la princesse, ni chez Louis XIV, aucune croyance à l'empoisonnement et à la culpabilité du chevalier disgracié.

S'exécutant de bonne grâce, celui-ci arriva à Gênes le 15 avril, non pas en humble exilé, mais avec une suite de trois felouques[4]; et depuis lors nous le voyons, dans la correspondance de son frère Marsan, qui était venu le rejoindre[5], allant d'une ville à l'autre, de Gênes à Rome, de Rome à Naples, puis revenant *ad limina Apostoli*, vivant partout au grand jour, parlant de son éloignement momentané comme d'une affaire de discipline intérieure, menant beau train, et, pour ne citer que ce seul fait, scandalisant jusqu'aux Romains par ses ébats publics avec la connétable Colonna, qui avait abandonné pour lui le vilain cardinal Chigi[6]. En vérité, il est bien difficile de voir l'empoisonneur de Madame dans ce gai et fringant chevalier qui, au bout de seize mois,

1. C'est l'explication qu'a adoptée Monmerqué.
2. Tome XI, p. 239.
3. *Mémoires de Mademoiselle*, tome IV, p. 168. Il était alors question de remarier Monsieur avec cette princesse.
4. *Gazette*, année 1670, p. 428. En août suivant, il était à Rome, entretenant des relations suivies avec la cour de France ou avec Paris (Affaires étrangères, vol. *Rome* 210, fol. 221).
5. Lettres à Colbert publiées dans les *Archives de la Bastille;* ci-dessus, p. 640, note 6.
6. *Mémoires* (apocryphes) *de la connétable Colonna*, p. 123-139; *Archives de la Bastille*, tome IV, p. 42, note; *Louis XIV et Marie Mancini*, par feu M. Chantelauze, p. 249-256.

en octobre 1671, sollicite son rappel et charge le cardinal d'Estrées de lui faire donner de l'emploi quand la guerre s'engagera. Et en quels termes? « Il me parla fort de sa conduite passée, dit l'Éminence; il me dit que ses intentions avoient toujours été admirables; qu'au voyage de Chambord, S. M. lui en avoit témoigné beaucoup de satisfaction, et particulièrement de ce qu'il avoit porté Monsieur à ne donner aucune marque qu'il connût quelque chose des affaires dont Madame se mêloit, de peur que cela ne pût nuire aux affaires de S. M.[1]; que, depuis le retour de ce voyage[2], il avoit eu le malheur de déplaire au Roi, mais sans avoir changé d'intention; et, lorsque Monsieur se plaignit du refus des abbayes qu'il avoit demandées au Roi[3], il proteste qu'il ne songea jamais à l'aigrir. » Et il assurait que la disgrâce lui avait fait faire de sages réflexions, que désormais il s'appliquerait à faire aimer de plus en plus Monsieur par le Roi, etc.[4].

Quelque quatre mois plus tard, le rappel est accordé. Monsieur revenait de Paris; le Roi lui demanda : « Eh bien! mon frère, que dit-on à Paris? — Monsieur, on parle fort de ce pauvre marquis (Villeroy exilé à son tour pour « quelques discours chez la comtesse de Soissons »). — Et qu'en dit-on? — On dit, Monsieur, que c'est qu'il a voulu parler pour un autre malheureux. — Et quel malheureux? dit le Roi. — Pour le chevalier de Lorraine, dit Monsieur. — Mais, dit le Roi, y songez-vous encore, à ce chevalier de Lorraine? vous en souciez-vous? aimeriez-vous bien quelqu'un qui vous le rendroit? — En vérité, Monsieur, répondit Monsieur, ce seroit le plus sensible plaisir que je pusse recevoir en ma vie. — Eh bien! dit le Roi, je veux vous faire ce présent. Il y a deux jours que le courrier est parti; il reviendra, je vous le redonne, et veux que vous m'ayez toute votre vie cette obligation et que vous l'aimiez pour l'amour de moi. Je fais plus, car je le fais maréchal de camp dans mon armée[5]. » Mme de Sévigné, qui tenait ce récit « de très bon lieu[6], » ajoute : « Les sentiments sont divers chez Monsieur : les uns ont le visage allongé d'un demi-pied, d'autres l'ont raccourci d'autant. On dit que celui du chevalier de Beuvron est infini[7]. » Beuvron, le prétendu complice de Philippe de Lorraine, le voyait donc revenir avec un vif désappointement, avec anxiété!

Mais, à côté de ce désappointement des gens intéressés, il y eut

1. La négociation avec Charles II. Voyez ci-dessus, p. 644, note 5.
2. Le voyage de Chambord, septembre 1669.
3. Ci-dessus, p. 343, note 1. Voyez dans les *Mémoires de Mademoiselle*, tome IV, p. 87, la conversation du chevalier avec le Roi avant la mort de l'évêque de Langres.
4. *Archives de la Bastille*, tome IV, p. 58-59.
5. C'est-à-dire : je lui donne un emploi de maréchal de camp dans ma propre armée. Le chevalier avait ce grade depuis le 27 mars 1668.
6. *Lettres*, tome II, p. 501-502, 12 février 1672. Elle parle plus loin (p. 538) d'une dame ravie de ce retour.
7. Benserade disait alors que le retour de l'exilé réjouissait ses amis, mais non ses créatures, qui lui avaient été infidèles (*ibidem*, p. 517-518).

aussi de l'étonnement, des protestations, de l'émotion, dans d'autres sphères, comme le prouve la lettre suivante, sans date, mais de 1672, insérée dans le recueil Arlington-Temple de 1701[1] : « Je n'écris présentement, disait en chiffre le correspondant du ministre, que pour rendre compte à Votre Grandeur d'une chose que je crois pourtant que vous saurez déjà : c'est que l'on a permis au chevalier de Lorraine de venir à la cour et de servir à l'armée en qualité de maréchal de camp. Si Madame a été empoisonnée, comme la plus grande partie du monde le croit, toute la France le regarde comme son empoisonneur, et s'étonne avec raison que le roi de France ait si peu de considération pour le roi notre maître que de lui permettre de revenir à la cour, vu la manière insolente dont il en a toujours usé envers cette princesse pendant sa vie. Mon devoir m'oblige à vous dire cela, afin que vous le fassiez savoir au roi et qu'il en parle fortement à l'ambassadeur de France, s'il le juge à propos, car je puis vous assurer que c'est une chose qu'il ne saurait souffrir sans se faire tort. » En effet, Charles II, comme Louis XIV lui-même[2], avait paru, dès le premier jour, compter que le chevalier ne rentrerait jamais en grâce[3]; mais, qu'il soit ou non intervenu une seconde fois dans ce sens, le rappel n'en fut pas moins accordé en février 1672, et même il eut pour première conséquence un scandale qu'on n'avait pas prévu. La connétable Colonna, voulant à toute force rejoindre son chevalier, celui-ci, à peine arrivé en cour, lui envoya les passeports nécessaires pour elle et pour sa sœur Hortense, la duchesse Mazarin, qui s'était attachée à M. de Marsan ; toutes deux s'évadèrent le 29 mai de Rome, dans des conditions romanesques, qui ravirent d'aise les raffinés de la cour[4], mais firent un bruit horrible par toute l'Europe. On se retrouva à Aix[5], d'où ces Messieurs partirent pour l'armée de Hollande. Quand, à son tour, Mme la Connétable fit mine de prendre le même chemin, elle en reçut défense expresse de la part de la Reine régente; son mari et celui de sa sœur se mirent aussi en mesure de couper court à cette équipée[6]. Voilà qui était bien fait pour donner de l'éclat, du retentissement au retour des deux frères. De son côté, Monsieur, afin de marquer jusqu'où étaient allées les concessions du Roi, voulut tout de suite gratifier son favori d'une des plus belles abbayes de son diocèse, celle de Tiron, et, l'abbé-chevalier étant arrivé à l'armée, il lui fit l'honneur d'aller dîner chez lui, avec toute sa cour, à Utrecht,

1. Tome I, p. 567. C'est la cinquième lettre dont il a été parlé p. 650-651, notes.
2. Ci-dessus, p. 661, et p. 644, note 5.
3. Lettre de M. de Croissy, 10 juillet 1670, dans le livre du comte de Baillon, p. 434-435; comparez celui de feu H. Forneron, p. 42.
4. Une « chose divine ! » s'écrie Mme de Sévigné.
5. « Mme Colonna et Mme Mazarin sont entrées à Aix; l'histoire dit qu'on les y a trouvées, déguisées en hommes, qui venoient voir les deux frères, le chevalier de Lorraine et le comte de Marsan. » (*Correspondance de Bussy-Rabutin*, tome II, p. 127-128.)
6. Chantelauze, *Louis XIV et Marie Mancini*, p. 256-272.

dans la maison natale du pape Adrien[1]. Déjà notre maréchal de camp, qui était la bravoure en personne[2], s'était distingué sous les yeux du Roi en conduisant le régiment de Picardie à l'une des deux attaques contre la place d'Orsoy[3], et il avait également servi au siège de Doësbourg[4]. Tout le monde lui faisait fête; seul, ce pauvre fou de chevalier de Rohan voulut venger la princesse qu'il avait adorée : ayant déjà eu maille à partir avec Philippe de Lorraine quatre années auparavant, il s'arrangea pour le saluer de coups de bâton en plein camp, tout proche le logis du Roi[5]. Mal lui en prit avant qu'il fût bien longtemps.

Pendant tout le reste de la guerre, le chevalier continua de servir brillamment, soit aux côtés de son maître, soit comme maréchal de camp aux sièges de Maëstricht, de Besançon, de Dôle. Dans cette dernière occasion, il mérita des compliments extraordinaires pour sa conduite à la tranchée, et le Roi daigna les lui envoyer par son frère Marsan, qui faisait les fonctions d'aide de camp[6]. Il va sans dire qu'on le vit à Cassel parmi les compagnons les plus vaillants de Monsieur, bien avant dans la mêlée. Il y fut blessé, ce qui le priva d'apporter au Roi la nouvelle de la victoire; son ami d'Effiat en eut l'honneur, et aussi le profit, un diamant de mille pistoles[7]. Pour l'argent d'ailleurs, le chevalier n'avait pas à se plaindre : doté, en octobre 1676, d'une grosse pension de dix-huit mille livres, il cumula les abbayes dans l'apanage de Monsieur, Saint-Jean-des-Vignes de Soissons, en mai 1678, et, le 6 octobre 1679, Saint-Père-en-Vallée et Fleury, les deux maisons auxquelles il avait prétendu en 1670, et qu'on avait mises, en attendant, sur la tête d'un de ses frères[8]. Il eût bien voulu aussi devenir grand veneur du

1. Le 2 ou le 3 juillet 1672 : *Gazette*, p. 738 ; Pellisson, *Lettres historiques*, tome I, p. 210.

2. On connaît la belle conduite qu'il avait eue, comme volontaire, avec le chevalier de Coislin, Cavoye, Dampierre et Busca, sur le vaisseau de l'amiral Ruyter, dans la journée du 5 août 1666 : *Gazette*, p. 859 et 868. Ce n'était pas son seul exploit : en 1667, il avait été blessé devant Lille, servant comme volontaire; dans la campagne de Hongrie, en 1664, il s'était signalé par plusieurs faits d'armes glorieux.

3. Le 3 juin 1672 : *Lettres historiques*, tome I, p. 94.

4. Pris le 22 juin 1672 : *Gazette*, p. 653 et 655.

5. *Archives de la Bastille*, tome IV, p. 60 et 62-65. Le comte de Tavannes écrit encore à Bussy, le 9 janvier suivant : « On ne parle à présent que de la querelle du chevalier de Lorraine avec M. de Rohan; on a si bien fait, par les contes qu'on a faits, qu'on a quasi rendu cette querelle immortelle. » (*Correspondance de Bussy*, tome II, p. 196.) M. de Rohan était allé attendre le chevalier hors frontières, voulant se battre avec lui. Il fallut que le Roi intervînt (*Lettres de Mme de Sévigné*, tome III, p. 189).

6. *Gazette*, 1673, p. 596, 612, 614, 621, 661, et 1674, p. 443, 518, 541, 542.

7. *Gazette*, 1677, p. 311, 318-324 et 338; *Lettres historiques*, tome III, p. 262.

8. L'abbé d'Harcourt, Raymond-Bérenger de Lorraine-Armagnac, qui se démit en sa faveur (*Gallia christiana; Ormesson*, tome II, p. 584).

Roi, jouissant déjà d'une belle réputation comme chasseur[1]; mais le duc de la Rochefoucauld l'emporta sur lui.

M. de Marsan ne fut pas moins favorisé que son frère. J'ai dit qu'il suivit le Roi comme aide de camp[2]; on lui donna, en avril 1675, le justaucorps brodé (le chevalier Philippe en avait un depuis huit ans), et l'on y ajouta une pension de dix mille livres sur l'évêché de Châlons, puis une seconde de neuf mille livres, sur le Trésor royal. Nous avons vu, dans ce volume même, quelle estime tout exceptionnelle le Roi lui témoignait à chaque occasion[3].

Quant à d'Effiat, si bien traité par le Roi en 1677, ce fut lui que Monsieur envoya à Madrid, en 1679, pour complimenter Charles II sur son mariage.

Les Beuvron eux-mêmes, c'est-à-dire le chevalier et Mlle de Théobon, qu'il avait épousée en secret, eurent leur part des bienfaits grâce à la seconde Madame et malgré les persécutions de Monsieur; leurs pensions furent portées de quatre à huit mille livres pour elle, de trois à six mille livres pour lui, et enfin élevées à un total de vingt mille livres, lorsqu'ils déclarèrent leur mariage[4].

A part les « brouilleries de jalousies horribles » et les disgrâces passagères dont il a été parlé plus haut[5], tout ce monde, gorgé d'argent, de charges et de bénéfices, continua à jouir « d'une considération, d'une distinction, et d'un crédit presque aussi marqué de la part du Roi que de celle de Monsieur[6]. » Le chevalier de Lorraine et le marquis d'Effiat en obtinrent une dernière consécration lors de la promotion de 1688. Madame Palatine écrivait, à cette occasion[7] : « On m'a dit en confidence que le véritable motif pour lequel le Roi traite si bien le marquis d'Effiat et le chevalier de Lorraine, c'est qu'ils ont promis d'amener Monsieur à demander humblement au Roi de marier les enfants de la Montespan avec les miens.... On dit que d'Effiat a la promesse d'être fait duc, et que le chevalier recevra de fortes sommes d'argent[8]. » C'est pour le même motif, a dit Saint-Simon[9], que Beuvron et sa femme étaient comblés, eux aussi, de prévenances et de bienfaits.

1. *Correspondance de Bussy*, tome IV, p. 417.
2. Il avait été cornette aux mousquetaires en 1665, ayant fait sa première campagne l'année précédente, à Gigeri, comme volontaire.
3. Ci-dessus, p. 286 et note 3.
4. Ci-dessus, p. 365, note 2. Quand Beuvron mourut, la pension fut réduite à douze mille livres.
5. Ci-dessus, p. 341. C'est le chevalier de Lorraine qui fit nommer Sillery, ce libertin, gouverneur du duc de Chartres, en 1680 (*Correspondance de Bussy*, tome V, p. 162).
6. Ci-dessus, p. 342-343.
7. Recueil Jaeglé, tome I, p. 71-72.
8. En effet, le chevalier reçut de gros cadeaux en espèces. Son ami n'eut que le gouvernement de Montargis en février 1688; on refusa de le laisser devenir gouverneur du duc de Chartres.
9. Addition n° 6, dans notre tome I, p. 319.

Ce qui est donc certain et bien établi, mais absolument inconciliable avec des soupçons aussi forts de culpabilité, c'est que, jusqu'à la fin de leur vie, nos trois personnages principaux, le chevalier de Lorraine, d'Effiat, Beuvron, surtout les deux premiers, eurent toute la confiance d'un prince qui n'oubliait ni le bien ni le mal, qu'à chaque instant il usait de leur influence sur Monsieur, et qu'il les en récompensait hautement, publiquement. Il paraît impossible d'admettre que le passé des uns ou des autres fût chargé d'un crime énorme que Louis XIV n'aurait jamais pu leur pardonner; ce n'est pas le moindre des arguments qui infirment presque sur tous les points le récit de Saint-Simon, et, par conséquent, ceux des historiens trop empressés à le suivre.

ADDITIONS ET CORRECTIONS

Page 2, note 3. Aux documents indiqués sur le rôle du duc de Savoie et sur les négociations de M. de Tessé, il faut ajouter le premier tome des Mémoires de Ledran relatifs à la succession d'Espagne, qui sont au Dépôt des affaires étrangères, vol. *Espagne* (mémoires et documents) 94, fol. 99, 100, 107, 110 v° et 135 v°.

Ibidem, note 5. L'ambassadeur vénitien écrivait, le 21 juillet 1691 (*Archives de la Bastille*, tome VII, p. 141-142) : « A M. de Barbezieux.... S. M. a dit qu'elle prenait part à sa douleur, et que pour elle la perte était beaucoup plus grande; qu'il dépendrait de lui de conserver le poste où il se trouve. Il a vingt-trois ans, a beaucoup d'esprit et de facilité, qualités que son père a développées par ses instructions et par l'habitude de l'application au travail; mais il n'a pas l'expérience qu'exige une position aussi élevée.... Il est donc incertain si M. de Barbezieux restera, et si, dans ce cas, on ne lui adjoindra pas des collègues comme aides, ou plutôt comme directeurs, ou même si on ne séparera pas de son département celui de la guerre, dont on chargerait un autre ministre, ou que l'on confierait à un conseil composé de plusieurs membres.... On dit que la personne la plus avant dans la confidence intime du Roi insinue qu'il vaut mieux laisser les choses dans l'état actuel, tant par reconnaissance pour la mémoire d'un si grand ministre que pour que, les affaires recevant maintenant l'impulsion directe du Roi, on puisse croire qu'il en était de même par le passé, ce qui semble ajouter à la réputation du Roi en faisant sentir la difficulté de lui trouver un lieutenant aussi capable et l'impossibilité de rencontrer une expérience égale à celle de S. M.... »

Page 5, note 3. Le château de l'Étang était situé à la croisée de la route de Vaucresson à Versailles avec celle de Saint-Cloud à Rocquencourt.

Page 6, note 7. Cette femme galante était peut-être la demoiselle de la Lardière, qu'on envoya à l'Union chrétienne de Fontenay : Arch. nat., O[1] 45, fol. 1 v°.

Page 8, note 3, ligne 2. On trouve, dans les *Pièces intéressantes et peu connues*, publiées par M. D. L. P., en 1781, d'après les papiers de Duclos et les *Mémoires de Saint-Simon*, puis dans les *Œuvres de Duclos* lui-même, publiées en 1793 (éd. 1821, tome III, p. 82), cette anecdote (tome I, p. 177) : « Un jeune seigneur anglois, à son retour de France, ayant dit au roi Guillaume que ce qui lui avoit paru de plus plaisant à la cour de France étoit que le Roi eût une vieille maîtresse et un jeune ministre (Barbezieux) : « Cela doit vous apprendre, « jeune homme, dit Guillaume, qu'il ne fait usage ni de l'une ni de « l'autre. »

Page 20, note 6, ligne 4. Ajoutez : « Voyez *la Mesnie Hellequin*, par M. Gaston Raynaud (1890), p. 56. »

Page 30, note 6. Ajoutez : « Déjà, en 1667, Vittorio Siri se plaignait que le grand Condé fût obligé de faire sa cour aux ministres et à leurs commis, avec mille bassesses indignes d'un haut personnage (*Journal d'Ol. d'Ormesson*, tome II, p. 515-516). »

Page 35, note 3. Le testament de Stoppa, daté du 20 mars 1700, est dans les Insinuations du Châtelet : Arch. nat., Y 40, fol. 32 v° et 33.

Page 40, note 5. L'éloge que fait Saint-Simon du bonhomme Bontemps a été extrait des *Mémoires* par Duclos et publié en premier lieu dans le recueil des *Pièces intéressantes* de 1781 (tome II, p. 82-85), mais arrangé et augmenté de quelques traits, tels que celui-ci : « Lui et son camarade Nyert étoient si connus pour ce qu'ils étoient, que, lorsqu'on les voyoit ensemble auprès de Louis XIV, on disoit que ce prince étoit entre son bon et son mauvais ange. On en avoit dit autant de la marquise de Dangeau et de la comtesse d'Heudicourt à l'égard de Mme de Maintenon. »

Page 42, note 2. La maison de Bontemps fut habitée, au siècle suivant, par M. de Vergennes.

Page 48, note 4. Il est fait allusion à l'insuccès de tous les traitements dans le second *Entretien de M. Colbert avec Bouïn*, 1701, p. 87-88.

Page 49, note 7, ligne 16. Ajoutez : « Cette pièce, imprimée par Léonard, quoique sous la rubrique étrangère de P. Marteau, fut sévèrement poursuivie en février 1701 (Depping, *Correspondance administrative*, tome II, p. 783). »

Page 50, note 4. Sur les négociations du commencement de 1701 en Hollande, on peut voir les mémoires indiqués ci-dessus de Ledran, vol. *Espagne* 94, fol. 112 v° à 115, 121 v°, 127, 138-140, 166, etc.

Page 55, 1re ligne de la fin de note. Ajoutez : « *Gazette* de 1670, p. 257, de 1671, p. 972, de 1681, p. 717. »

Ibidem, note 2. Ajoutez : « En 1682 (*Gazette*, p. 401 et 424), M. de Mancera traita avec les marchands eux-mêmes, pour les contrebandes, sur le pied de quatre cent ou quatre cent cinquante mille écus. »

Page 56, note 6. Selon M. Hatzfeld, le mot *bille* désigna primitivement les parties d'un arbre ou d'une matière solide débitées en blocs massifs et carrés pour passer de là à la mise en œuvre, puis s'appliqua à la queue, également massive et carrée par le bout, dont on se servait alors pour pousser les boules du jeu dit de billard, et enfin désigna ces boules elles-mêmes. Nous avons encore *billot* dans le sens primitif.

Page 57, note 3. Ajoutez : « L'anecdote était déjà connue par le recueil des *Pièces intéressantes* publié en 1781 (tome I, p. 112) et par les *Mémoires secrets* de Duclos, publiés en 1793 (tome III, p. 15, note, de l'édition de 1821). »

Page 58, note 5. Ajoutez : « Mais c'est à Moret, et non à Bourg-la-Reine, qu'on avait reçu alors le duc de Pastrana (*Gazette*, 1679, p. 460). »

Page 59, note 4. Agurto de Gastanaga avait été d'abord mestre de camp d'un des terces d'infanterie employés aux Flandres, puis lieutenant général de la cavalerie (1670), gouverneur de Gand et général de l'artillerie (1679), mestre de camp général au Milanais (1680) et aux Pays-Bas espagnols (1682). Enfin, en décembre 1685, on l'avait créé comte, en même temps que pourvu du gouvernement de cet État, qu'il gérait par *intérim* depuis la mort de M. de Grana.

Page 61, note 4. Ajoutez : « Le marquis de Quintana, marié à une fille de M. de los Balbasès, était déjà venu au-devant de la jeune reine, en 1679 (*Gazette*, p. 584, *pour* 544). Il fut nommé sommelier du corps de Philippe V en juillet 1715, tout en conservant sa vieille compagnie des hallebardiers, et il mourut à Madrid, le 15 mai 1722, dans sa soixante-quatrième année. Saint-Simon le trouvera en fonctions à cette époque, mais sous le nom de Montealegre (tome XVIII des *Mémoires*, p. 76 et 217). »

Page 68, note 3, ligne 6. La lettre du duc de Beauvillier au duc d'Harcourt a repassé dans la vente d'autographes faite le 20 décembre 1890, sous le n° 12 du catalogue.

Page 69, ligne 4. On employait encore de préférence, au commencement du dix-huitième siècle, la forme *houragan* (du caraïbe *hurrican*), comme on peut le voir dans l'extrait du procès-verbal de l'Académie des sciences, ci-dessus, p. 423, note 1, et dans la *Gazette*, année 1705, p. 442; cependant cette même gazette, quarante ans plus tôt, en 1666 (p. 1261), avait annoncé, dans les nouvelles de la Martinique, une « tempête appelée *ouragan*. »

Page 82, fin de note. Les manuscrits de la bibliothèque Mazarine ne sont que des copies de lettres ou d'opuscules.

Page 93, note 1. *Dysenterie* se trouve aussi dans la *Gazette* de 1665.

Page 125, note 5. Nous avons déjà eu le verbe *démarier* dans notre tome V, p. 224.

Pages 125 et 126. Sur l'abdication et la fin du roi Alphonse en 1667, et sur le mariage de la reine sa femme avec son frère D. Pierre de Bragance, voyez la *Gazette* année 1668, p. 34-36, 241, 406, 411-419, 427, 428, 473, 503, 545, 599, 714, et année 1669, p. 590, 591 et 938-940.

Page 127, note 3. Ajoutez : « Lorsqu'on forma une régence en 1705, le duc de Cadaval fut le premier des cinq ministres qui la composèrent (*Gazette*, p. 535). »

Page 128, note 5, ligne 12. Ajoutez : « Dans le recueil des lettres de la main de Louis XIV conservé à la bibliothèque Sainte-Geneviève, ms. L^f_1 17, on trouve (tome II, p. 317-318, 398, 427, 433, 434 et 500) plusieurs lettres à M. et Mme de Cadaval, qui n'ont pas été imprimées. Le Roi avait accepté, en novembre 1672, d'être le parrain de leur fils. Selon la *Gazette* de 1674, p. 715 *bis*, c'est en accouchant d'un autre fils, mort aussitôt, que la duchesse mourut. »

Page 128, note 6, fin. Ajoutez : « Sur ces deux princesses de la maison de Lorraine, et sur la troisième dont il sera parlé à la page 130, voyez *les Portugais en France et les Français en Portugal*, par Francisque Michel (1882), p. 69-71. Le second mariage fut négocié par la comtesse de Soissons. »

Page 129, note 4. Le marquis de Gouveia, mort en mars 1686, était président du *desembargo do Paço*, « premier tribunal du royaume » (*Gazette*, p. 187).

Page 131, note 8. Ajoutez : « Le cardinal Henri avait un frère aîné, Louis, duc de Beja, qui, s'étant marié à une fille de basse extraction, avait été déclaré indigne, ainsi que sa descendance, de recueillir la couronne. Néanmoins, son fils naturel Antoine, prieur de Crato, prit le titre royal en 1580. Défait à Alcantara, par le duc d'Albe, il se retira à Paris, et y mourut le 15 août 1595, à soixante-quatre ans, « réduit au « train d'un bien simple gentilhomme, » dit Pierre de l'Estoile. Il avait composé une paraphrase des Psaumes. »

Page 135, note 3. La *Gazette* de 1679 (p. 654-655) contient cet article, de Lisbonne, le 31 octobre : « Doña Maria de Lancastre, femme de don Emmanuel Ponce de Léon, duc d'Arcos, a gagné le procès qu'elle avoit depuis longtemps contre le prince régent pour le duché d'Aveiro, le duché de Torrès-Novas, le comté de Monte-Mor, la nomination à plusieurs grands bénéfices, et tous les autres biens de don Raymond, duc d'Aveiro, son frère, qu'on avoit confisqués au profit de la couronne lorsqu'en 1661 il se jeta dans le parti du roi d'Espagne. Elle demande tous ces biens-là en vertu d'un privilège que les rois de Portugal ont accordé aux ducs d'Aveiro, par lequel, deux heures avant qu'ils soient rebelles, ils perdent leur bien, dont leurs plus proches parents héritent. Le roi de Portugal, après avoir joui de tous ces biens pendant quelques années, les donna à don Pedro de Lancastre, qui les a gardés jusqu'à sa mort, nonobstant les instances que doña Maria, sa nièce, a toujours faites. Après la mort de don Pedro de Lancastre, qui mourut, il y a six ans, inquisiteur général de ce royaume, le prince régent se mit en possession de tous ces biens. Doña Maria continua ses instances, et elle a enfin gagné son procès, et sera mise en possession de tout ce qu'elle demande, à condition qu'elle viendra demeurer en Portugal. Le duc d'Abrantès, son cousin germain, prétendoit cette succession, soutenant que les filles n'en pouvoient pas hériter ; mais elle a allégué l'exemple de doña Juliana, sa grand-mère, qui en hérita et les porta à son mari don Alphonse de Lancastre, qui venoit, comme elle, de don Georges de Lancastre, fils naturel du roi Jean II. » — Selon le *Moréri* (éd. 1735, tome I, p. 4 et éd. 1759, tome I, p. 63-64), la duchesse, plutôt que de revenir en Portugal, abandonna ses droits au duc de Baños, son second fils; celui-ci alla les revendiquer, accepta les clauses de soumission à la dynastie portugaise par acte du mois de mai 1732, et prit le titre du duc d'Aveiro. Voyez p. 136, note 2.

Page 138, note 3, ligne 16. La *Gazette*, aux dates du 28 et du 30 janvier 1700, ne dit pas que Gabriel Ponce ait reçu le duché de Linarès, mais qu'on cherche un domaine équivalent à ériger pour lui en place de Ciudad-Real, donné par Philippe IV à Raymond d'Aveiro.

Page 139, note 5. Ajoutez : « Le *Moréri* de 1735 (tome I, p. 4) dit que l'évêque de Cuença était déjà duc de Linarès par sa mère, quand il devint duc d'Abrantès, par la mort de son père, en 1720. »

Page 159, note 7. Sur les majordomes de semaine, voyez aussi ci-dessus l'Addition n° 362, p. 390-391, et l'appendice XI, p. 514-517 (majordomes de la reine).

Page 172, note 4. Les *Lettres de Mme de Villars à Mme de Coulanges*, éd. Courtois, p. 149-150, donnent cette définition de la mantille au temps de Charles II : « Ce n'est ni manteau, ni écharpe; cela est de velours en broderie d'or et d'argent; les unes les ont vertes, les autres incarnates. Elles les portent d'un air particulier, un bout qui passe sous le bras, et l'autre sur l'épaule, en sorte qu'elles ont un bras dégagé.... Il est écrit qu'il faut que les reines n'en portent point, en dussent-elles mourir de froid. »

Page 174, note 6. Sur les dames de la reine des diverses catégories, voyez les mêmes *Lettres de Mme de Villars*, p. 91-92, 120, 123, 149 et 203-204.

Ibidem, note 9. Mme de Villars dit (p. 149) que les *damas* sont la même chose que les filles d'honneur en France, avec de très beaux habits.

Page 177, note 6, ligne 1. On trouve aussi *Notre-Dame d'Attoccia* dans la *Gazette* de 1668, p. 761.

Page 190, note 7, ligne 8. Dès 1668, on remarqua que le comte de Miranda, faisant son entrée comme ambassadeur de Portugal à Madrid, avait des livrées à la française (*Gazette*, p. 1275, *pour* 1075). La mode de notre pays triompha lors du mariage de Charles II avec Mlle d'Orléans. Cette princesse emporta pour lui six paires d'habits à la française, comme il en avait déjà eu quelquefois, et on se figura que la gravité du jeune roi ferait un plaisant constraste avec cet accoutrement (*Correspondance de Bussy*, tome IV, p. 416); de son côté, il avait ordonné que chacun des gentilshomme de sa chambre se fit faire trois habits de campagne, dont deux à la française (*Gazette*, 1679, p. 330). L'année suivante, M. de Heliche, ambassadeur à Rome, fit exposer dans l'église des Jésuites les figures de ses deux souverains en habits à la française (*Gazette*, 1680, p. 106). Voyez aussi les *Lettres de Mme de Villars*, p. 102 et 240-241. A la fin de ce règne, la seconde reine, Marie-Anne, introduisit des innovations de costume dans le goût français :

ci-dessus, p. 561. Mais, par contre, lorsque M. de Fuensalida avait pris possession du gouvernement de Milan en 1686, son premier soin avait été de rappeler officiellement aux nobles que leur devoir était de revenir à l'habit espagnol (*Gazette*, p. 237), de même que M. de Castel-Rodrigo arrivant en Flandres en 1664 (Mignet, *Négociations*, tome I, p. 322).

Page 190, note 7, ligne 16. A Messine, après le retrait de l'armée d'occupation française, en 1678, les habitants avaient refusé de quitter leurs habits à la mode de France pour reprendre les modes espagnoles (*Gazette*, p. 694).

Page 210, note 4. Ajoutez : « On publia, en 1665, à Cologne, un *Journal des entrevues des deux ministres de France et d'Espagne dans l'île des Faisans.* »

Page 212, note 1, ligne 2. Au lieu de : *était ensuite allé*, lisez : *était alors employé.*

Page 217, note 3. Nous avons encore un peu plus loin, p. 366 : « Elle lui écrivoit à découvert. »

Page 218, note 8. Ajoutez cet autre exemple, de J. de la Fontaine, dans *Je vous prends sans verd*, vers 183 :

On compte au lansquenet le riche financier.

Page 221, note 4. Voyez ci-dessus, p. 582, ce que Louville écrivait alors de cette plaisante expression de *saccade du vicaire.*

Ibidem, note 5. En 1705, à Rome, don Girolamo Panfili, voulant épouser, malgré le prince son père et le cardinal son oncle, la fille du duc de Poli, trouva un prétexte pour attirer sous les fenêtres de celle-ci le curé de la paroisse, et, là, en présence du prêtre, ils déclarèrent qu'ils se donnaient respectivement la foi conjugale. Le Pape mit don Girolamo en arrestation et envoya la demoiselle dans un couvent ; mais, peu après, le mariage fut régularisé et célébré, avec toutes les solennités requises, à la vigne Panfili. (*Gazette*, p. 302, 303 et 343.)

Ibidem, note 7. M. de Mortara n'avait que dix-neuf ans en 1701 : ci-dessus, p. 586.

Page 223, note 1. M. de Westerloo et l'abbé de Sinzendorf, fils du grand chancelier, étant à Vienne en 1727, au temps de l'ambassade du duc de Richelieu, l'accompagnèrent lorsqu'il alla faire cette évocation qui se termina si tragiquement (*Œuvres de Duclos*, tome III, p. 341).

Page 231, ligne 11. Cotgrave rapporte ce vieux dicton : « Un Espagnol sans jésuite est une perdrix sans orange. » On a vu ci-dessus, p. 206, que l'Amirante en avait quatre pour compagnie ordinaire.

Page 234, note 5. Lavallée n'a donné, dans la *Correspondance générale de Mme de Maintenon*, tome IV, qu'une partie des lettres qu'on possède du duc de Bourgogne pendant son séjour en Languedoc, Provence et Dauphiné ; feu M. Rathery en avait publié d'autres, en 1852, dans le *Bulletin du Comité historique*, tome IV, p. 114 et 117-118.

Page 252, fin de note. Ajoutez : « M. de Torcy écrivit à Louville

(*Mémoires secrets*, tome I, p. 113) : « Vous le lirez, cet insolent écrit, « et vous le trouverez encore plus insolent que je ne vous le dis. Pour « moi, je pense qu'ils sont déjà honteux de l'avoir envoyé. Il y a de « quoi donner de la colère à devenir canard. »

Page 253, note 4. Ajoutez : « L'inventaire fait à la mort de Jean-Baptiste Poussin, par le magistrat de Hambourg, où il était envoyé extraordinaire depuis trente-cinq ans, ne parle pas de son âge (Affaires étrangères, vol. *Hambourg* 72, fol. 138). »

Page 259, note 5. Avant de devenir l'auxiliaire de son père, Denis de la Haye avait servi dans l'armée suédoise en Allemagne (1643), puis dans le régiment des gardes, après 1648.

Page 260, note 1. Loret dit (*Muse historique*, tome I, p. 282) :

Je finis par ce période.

Page 261, note 5, ligne 6. Une lettre de Catinat à son frère Croisille, datée de Diblon, le 16 septembre 1694, a passé, le 5 janvier 1891, dans la vente d'autographes faite par M. Étienne Charavay, n° 45 du catalogue. Il s'y déclarait très content de son sort, très reconnaissant du passé, et nullement impatient d'être mieux.

Page 293, note 5. Sur le chargement des galions, voyez la *Muse historique*, tome III, p. 399, en 1661, et la *Gazette* de 1686, p. 559, 593 et 671. Un des personnages du *Joueur*, de Regnard, en 1696, dit (acte III, scène VI) :

La flotte est arrivée, avec les galions ;
Cela va diablement hausser nos actions.

Page 296, note 4, ligne 7. C'est seulement en juin 1687 (*Gazette*, p. 345 et 393) que la charge de lieutenant général de la mer fut donnée au prince de Piombino, le prince Alexandre de Parme ayant reçu celle de général de la mer, précédemment exercée par le cardinal Jean-Charles de Médicis et par D. Juan, et M. de Villafranca étant passé de celle de lieutenant général au poste de gouverneur général des armes maritimes. — La *Gazette* de 1701 (p. 341) dit que M. d'Estrées refusa la pension de dix mille écus.

Page 304, note 1. Ajoutez : « Voyez aussi une lettre de Chamillart au premier président de la Chambre des comptes de Paris, dans les *Pièces pour servir à l'histoire des Premiers Présidents*, n° 681.

Page 307, note 2. M. Bogisic a publié, en 1888, à Agram : *Acta conjurationum Petri a Zrinio et Francisci de Frankopan, necnon Francisci Nadasdy, illustrantia* (1663-1671).

Page 311, note 3. On possède aux Archives nationales, venant des papiers du couvent de Chaillot, le journal du voyage du roi et de la reine d'Angleterre aux eaux de Bourbon et les lettres de la reine ou d'autres personnes à la mère Priolo : K 1302, n°s 190-219.

Page 313, note 7. Il y a des détails peu édifiants sur Monsieur et ses joueurs dans l'*Entretien de M. Colbert avec Bouïn*, publié en 1701, p. 45, 52-54, 59, 69-71.

Page 316, note de note. Ajoutez : « Presque à la même époque, en 1662, les sujets de Charles II d'Angleterre voyaient se promener ensemble en carrosse la reine Catherine de Portugal, sa rivale la Castlemaine, et le fils d'une autre maîtresse du roi (H. Forneron, *Louise de Keroualle, duchesse de Portsmouth*, p. 13). »

Page 317, note 2. En 1711, lorsque toute la cour vint à Marly à l'occasion de la mort de Monseigneur, on ne put se réunir que dans le salon central, pour défiler ensuite devant le Roi, qui se tenait dans son cabinet. Le baron de Breteuil dit : « Comme l'appartement du Roi perce des deux côtés dans de petits salons qui rentrent dans le salon du milieu, tout le monde entra par une des portes de cet appartement et sortit par l'autre.... Les quatre appartements qui environnent le salon sont égaux et entrent et sortent pareillement dans ces petits salons, de manière qu'en sortant de chez le Roi, toutes les dames et les hommes firent la même chose chez M. et Mme la Dauphine et chez Madame, qui occupoient les autres appartements bas, et ensuite on monta dans les attiques qui sont au-dessus de ces quatre petits salons et des quatre appartements, car rien n'est au-dessus du salon du milieu, pour faire la révérence à Mgr le duc de Berry, à Mme la duchesse de Berry, à Madame la Duchesse et à Mme la princesse de Conti fille du Roi, qui y étoient logés. Le degré qui y conduit étoit si peu digne d'une si grande cour, que le Roi prit ce jour-là la résolution d'en faire faire un autre en perdant une des chambres qui composent l'un des quatre appartements bas. »

Page 328, note 2. Pour atténuer l'erreur de Saint-Simon, nous pouvons dire que Madame avait voulu se retirer au monastère de Maubuisson en 1682, quand on la calomniait, et il avait fallu que le Roi s'y opposât (*Lettres*, recueil Jaeglé, tome I, p. 35-41).

Page 335, note 5. A son entrée dans Paris, le 26 août 1660, la reine Marie-Thérèse avait pour voiture « une calèche, qu'on nommeroit mieux un char de triomphe, couverte dedans et dehors d'une broderie d'or trait, d'une invention toute nouvelle, sur un fonds d'argent; les dehors, devant et derrière, et les côtés ornés de festons de relief, tous brodés d'or et d'argent trait; le dais aussi, brodé dedans et dehors de pareille broderie, avec des festons pendants à l'entour, soutenu de deux colonnes environnées de fleurs de jasmin et d'olivier, hiéroglyphes de l'amour et de la paix; et tout ce qui devoit être de fer étoit de vermeil doré, et même les roues et le train couverts d'or ducat. » (*Gazette*, 1660, p. 795.) Dans presque toutes les fêtes de Saint-Cloud (voyez, par exemple, la *Muse historique*, tome III, p. 32, ou la *Gazette* de 1673, p. 412), il est question de calèches destinées aux invités.

Page 342, note 7. Olivier d'Ormesson, en 1645 (*Journal*, tome I, p. 570), et Loret, en 1654 (*Muse historique*, tome I, p. 570), se servent aussi de *guisard*. Nous avons encore à Paris la rue Guisarde.

Page 348, note 3. Ajoutez : « Lorsque Madame avait hérité du Palatin, le premier acte de Monsieur avait été d'acheter une paire de pendants d'oreilles de cent vingt mille livres, et de meubler la galerie du Palais-Royal (*Mémoires de l'abbé de Choisy*, tome II, p. 13-14). Les pierreries de Monsieur furent décrites, à l'occasion de leur mise en vente, dans le *Mercure* de mars 1702, p. 201-206. »

Page 349, note 5. Nous savons, par le témoignage du duc de Luynes (tome IV, p. 446), que Saint-Simon n'avait pas « un appartement à la ville, à la cour, à la campagne, où il n'y eût le portrait de Louis XIII. » Quand l'inventaire de 1755 se fit à la Ferté-Vidame, on n'en trouva pas moins de douze.

Page 355, fin de note. Une autre lettre, postérieure de quinze jours (27 juin), qui a été publiée par Lavallée, dans les *Lettres édifiantes* (tome IV, p, 753), puis par M. Geffroy (*Mme de Maintenon d'après sa correspondance authentique*, tome I, p. 340), montre Madame déjà revenue à ses allures brutales. C'est à la confidente, Mme de Ventadour, que Mme de Maintenon écrit : « Je vous conjure, ma chère duchesse, de ne pas souffrir que Madame s'inquiète de la manière dont elle m'aura reçue. La plus grande marque de bonté qu'elle puisse me donner selon mon goût est la liberté, et je me croirois bien avec elle, si elle me renvoyoit quelquefois, ou qu'elle ne me dît pas grand'chose.... » Peut-on concilier cette humilité de la marquise avec le triomphe que, selon Saint-Simon, elle avait remporté deux semaines auparavant? De son côté, le 10 août suivant, Madame écrivait à son amie Ventadour : « Je vais trois fois le jour chez Mme la duchesse de Bourgogne, et y envoie très souvent. Toutes les fois que j'y trouve Mme de Maintenon, je lui parle et fais de mon mieux. Elle est sérieuse; mais je crois que c'est le chagrin de la maladie de la duchesse de Bourgogne qui la rend ainsi. Hors vous, je vous assure que je ne mettrai personne en tiers avec ces personnes-là. J'aurois grand tort, si je doutois, belle Dondon, de votre amitié, me l'ayant témoignée en toute occasion, et je vous assure que j'en ai toute la reconnoissance que je dois, et la conserverai toute ma vie. » (Lettre publiée par M. Étienne Charavay, dans *l'Amateur d'autographes*, 1889, p. 34.)

Page 361, note 1. Un mémoire fait par Clairambault, à la demande de Valincour et pour le comte de Toulouse, sur la qualité de premier prince du sang, se trouve dans les papiers de la Pairie : Arch. nat., KK 600, p. 873-876.

Page 373, note 5, ligne 5. A propos du passage où l'abbé de Choisy rapporte que c'est le projet de voyage en Angleterre qui fut connu par les révélations du vicomte de Turenne avec Mme de Coëtquen et de celle-ci avec le chevalier de Lorraine, Duclos a fait observer (*Œuvres*, tome III, p. 411) que le chevalier, étant à cette époque-là en Italie, ne put rien savoir du projet, ni rien en déceler; mais la négociation était entamée très anciennement, et Monsieur en connaissait l'existence, sinon le projet de voyage, avant l'exil de janvier 1670. Voyez ci-dessus, p. 644-645, note. — Selon l'historien moderne de *Jean de Witt* (tome II, p. 59), M. de Pomponne fut appelé de la Haye pour mettre la négociatrice au courant des affaires de Hollande, et il fut « étonné de trouver tant d'étendue d'esprit et de capacité pour les affaires dans une si jeune princesse, quand elle paroissoit née seulement pour les grâces qui font l'ornement de son sexe. »

Page 426, note 1. Aux renvois à la *Muse historique*, tome III, ajoutez : p. 220-221, 269, 290, 339 et 421.

Page 442, note 3. C'est en avril 1662 que M. de Bournonville fut obligé de se démettre de ses deux charges de gouverneur et de chevalier d'honneur : *Muse historique*, tome III, p. 496 et 507.

Page 491. Un rapport du 10 février 1701, publié dans le recueil que M. Paul Cottin vient de faire paraître sous le titre de *Rapports inédits du lieutenant de police René d'Argenson*, p. 43-44, a trait à la guérison miraculeuse de l'abbé Faydit, et nous y voyons que la Béate, sentant faiblir son crédit, avait alors l'intention de se pourvoir par-devant les juges d'Église pour faire casser le jugement rendu jadis contre elle, à Toulouse.

Page 539, lignes 6-8. Plus tard (tome XVIII, p. 129), Saint-Simon dira n'avoir pas connu ou avoir oublié le mariage de la fille unique de Mancera et la transmission du titre. Suivant Imhof, cette fille unique du premier lit avait épousé le premier marquis de Melgar, de la maison de Silva. C'est donc par là que le comte de Galvé, marié à la sœur de M. de Villafranca en février 1686, selon la *Gazette*, p. 139, et mort en 1697, était petit-fils de Mancera. La mort prématurée du comte de Galvé issu de cette union, en décembre 1701, fit passer le titre à Emmanuel-Marie-Joseph de Silva, frère du dixième duc de l'Infantado et septième prince d'Eboli, né le 18 octobre 1677, marié en 1696 à la dernière Villafranca, sœur cadette de celle qui avait épousé Gaspard, comte de Galvé, en 1686. Ce frère de M. de l'Infantado passa en 1705 au parti de l'Archiduc, et se remaria plus tard avec une fille du marquis del Carpio. M. de Villafranca était Tolède, comme Mancera, ainsi que le dit Saint-Simon d'après la relation de Louville ; mais le fils du premier, Joseph-Frédéric de Tolède Ossorio, duc de Ferrandina, était marié, depuis 1683, à la fille unique du duc de Montalto, et, quant à l'héritier de la fille de Mancera, ce fut le comte de Humanès, comme je l'ai indiqué p. 196, note 4.

Page 647, note 8. Quelques jours avant Madame, le 12 juin 1670, une fille de l'électeur Jean-Georges de Saxe, mariée au margrave de Bayreuth-Anspach, était morte à l'âge de vingt-six ans, comme Henriette, et, comme elle, d'une manière si subite et si mystérieuse, qu'on parla de poison et qu'il fallut faire l'autopsie ; là aussi les parties nobles se trouvèrent toutes gâtées. (Auerbach, *la Diplomatie française à la cour de Saxe*, p. 409.)

Page 649, note 4. Dans la seconde version de ses *Mémoires* (tome II, p. 82), Daniel de Cosnac dit que cette « déplorable mort fut assez subite, mais, par la grâce de Dieu, ne fut pas imprévue. »

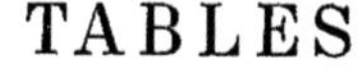

TABLES

I

TABLE DES SOMMAIRES

QUI SONT EN MARGE DU MANUSCRIT AUTOGRAPHE.

1701.

II

TABLE ALPHABÉTIQUE

DES NOMS PROPRES

ET DES MOTS OU LOCUTIONS ANNOTÉS DANS LES *MÉMOIRES*

N. B. Nous donnons en italique l'orthographe de Saint-Simon, lorsqu'elle diffère de celle que nous avons adoptée.

Le chiffre de la page où se trouve la note principale relative à chaque mot est marqué d'un astérisque.

L'indication (Add.) renvoie aux Additions et Corrections.

A

B

C

D

E

F

G

H

L

M

N

O

P

Q

R

T

U

V

W

X

Z

III

TABLE DE L'APPENDICE

PREMIÈRE PARTIE

ADDITIONS DE SAINT-SIMON AU *JOURNAL DE DANGEAU*.

(Les chiffres placés entre parenthèses renvoient au passage des *Mémoires* qui correspond à l'Addition.)

SECONDE PARTIE

I

II

III

IV

V

VI

VII

VIII

IX

X

XI

XII

XIII

XIV

XV

TABLE DES MATIÈRES

CONTENUES DANS LE HUITIÈME VOLUME.

FIN DU TOME HUITIÈME.

20023. — Imprimerie Lahure, rue de Fleurus, 9, à Paris.

www.ingramcontent.com/pod-product-compliance
Ingram Content Group UK Ltd.
Pitfield, Milton Keynes, MK11 3LW, UK
UKHW022316190726
13856UKWH00001B/47